国家基本药物学

2018 年版　上卷（化学药品和生物制品）

主　编　王相海　孙奎兴　于虹娥　赵　波　王　辉
李良平　刘淑胜　胡成侠　张　龙　于　伟

中国海洋大学出版社
·青岛·

图书在版编目(CIP)数据

国家基本药物学:2018年版 / 王相海等主编. --青岛:中国海洋大学出版社,2019.12 (2022.1重印)

ISBN 978-7-5670-2460-1

Ⅰ. ①国… Ⅱ. ①王… Ⅲ. ①药物学 Ⅳ. ① R9

中国版本图书馆CIP数据核字(2020)第022844号

出版发行 中国海洋大学出版社
出 版 人 杨立敏
社　　址 青岛市香港东路23号
邮政编码 266071
网　　址 http://pub.ouc.edu.cn
责任编辑 邓志科
电子信箱 dengzhike@sohu.com
电　　话 0532-85901040
特邀编辑 迟太升
订购电话 0532-82032573(传真)
印　　制 日照报业印刷有限公司
版　　次 2020年5月第1版
印　　次 2022年1月第2次印刷
成品尺寸 185 mm × 260 mm
印　　张 66.5
字　　数 1500千
印　　数 1001~1800
定　　价 160.00元(上、下卷)

编委会

主　编　王相海　孙奎兴　于虹娥　赵　波　王　辉
李良平　刘淑胜　胡成侠　张　龙　于　伟

副主编　（以姓名笔画为序）
王　林　王　娜　王金果　王洪江　王美英
王晓丹　左付广　冯　伟　刘伟华　刘瑞英
李　斐　李桂福　李登友　李鹏鹏　杨　杰
宋晓玲　张喜国　陈晓华　荆蕾蕾　徐华超
栾翔宇　雷　鸣

编　委　（以姓名笔画为序）
于龙广　于进堂　于晓雯　王伟峰　王宝华
王璐瑜　纪秀妮　刘　楠　刘延庆　李忠翠
张　红　张　华　张金梅　张鲁闽　陈华良
邵英华　范江华　修显科　修建荣　姜美玲
殷月玲　高素丽　蒋传松

内容提要

2018年版《国家基本药物目录》（以下简称《目录》）于2018年10月25日发布，11月1日起施行。《目录》坚持以人民健康为中心，强化基本药物“突出基本、防治必需、保障供应、优先使用、保证质量、降低负担”的功能定位，以满足疾病防治基本用药需求为导向，中西药并重，满足常见病、慢性病、应急抢救等主要临床需求，兼顾儿童等特殊人群和公共卫生防治用药需求。适用于各级各类医疗卫生机构，是其配备使用药品的依据。

本书是根据2018年版《目录》编写的。包括化学药品和生物制品417个品种，中成药268个品种，共计685个品种。6年前，我们组织编写了《新编国家基本药物读本》（2012年版）。此次，根据调整的2018年版《目录》，作了进一步修改、补充和完善，内容更加丰富翔实。介绍了药物的药理作用、药物动力学、适应证、用法与用量、不良反应、禁忌证、注意事项、药物相互作用。面向各级各类医疗卫生机构，旨在提高医师安全、有效、适时、经济、规范、合理用药，促进临床首选、优先使用基本药物。

PREFACE | 前　言

2009年8月,《关于建立国家基本药物制度的实施意见》、《国家基本药物目录管理办法》(暂行)和《国家基本药物目录》(2009年版)发布,这标志着我国建立国家基本药物制度工作正式实施。

2013年2月,《关于巩固完善基本药物制度和基层运行新机制的意见》提出,巩固完善基本药物制度和基层运行新机制是"十二五"期间深化医药卫生体制改革的重点,是实现2020年人人享有基本医疗卫生服务目标的重要基础。

2015年2月,《国家基本药物目录管理办法》提出:国家基本药物遴选应当按照防治必需、安全有效、价格合理、使用方便、中西药并重、基本保障、临床首选和基层能够配备的原则,结合我国用药特点,参照国际经验,合理确定品种(剂型)和数量。《目录》在保持数量相对稳定的基础上,实行动态管理,原则上每3年调整一次。

2018年9月,《关于完善国家基本药物制度的意见》提出:坚持以人民健康为中心,强化基本药物"突出基本、防治必需、保障供应、优先使用、保证质量、降低负担"的功能定位,着力保障药品安全有效、价格合理、供应充分,缓解"看病贵"问题。以满足疾病防治基本用药需求为导向,根据我国疾病谱和用药特点,充分考虑现阶段基本国情和保障能力,坚持科学、公开、公平、公正的原则,以诊疗规范、临床诊疗指南和专家共识为依据,中西药并重,遴选适当数量的基本药物品种,满足常见病、慢性病、应急抢救等主要临床需求,兼顾儿童等特殊人群和公共卫生防治用药需求。

2018年版《国家基本药物目录》于2018年10月25日发布,11月1日起施行。《目录》共调入药品187种,调出22种。总数由原来的520个品种增加到685个品种,其中化学药品和生物制品417个品种,中成药268个品种。针对已实施6年的2012年版《目录》,2018年版有明显的调整和完善,覆盖面更广。在覆盖临床主要病种的基础上,重点聚焦癌症、儿童疾病、慢性病等病种。适用于各级各类医疗卫生机构,是医疗卫生机构配备使用药品的依据。

为了更好地贯彻落实国家基本药物制度,促进临床首选、合理使用基本药物,我们编写了本书。目的是使各级各类医疗卫生机构更好地了解国家基本药物,医师更合理地使用基本药物，促进国家基本药物制度积极而稳妥、全面而深入地落实。

上卷为化学药品和生物制品，分为二十六章。需要强调和引起高度重视的是，目前仍然不同程度地存在不合理用药问题，尤其是滥用抗菌药物和输液。《抗菌药物临床应用指导原则》（2015年版）中指出，抗菌药物的应用涉及临床各科，合理应用抗菌药物是提高疗效、降低不良反应、减少或延缓细菌耐药发生的关键。抗菌药物应用是否合理，基于两方面：有无抗菌药物应用指征，选用的品种及给药方案是否适宜。不合理应用抗菌药物，导致不良反应增多，耐药性增长，以及治疗失败等，给病人乃至生命造成影响，对公共卫生安全带来威胁，给社会带来不良后果。合理应用抗菌药物已成为临床治疗中的重要环节，医师应当做合理用药的义务宣教者、积极倡导者和忠实践行者。随着《抗菌药物临床应用管理办法》、《抗菌药物临床应用分级管理办法》的落实，抗菌药物的合理应用在不断强化和改进。《关于完善国家基本药物制度的意见》强调：规范剂型规格，能口服不肌注，能肌注不输液。用药途径应当合理。

下卷为中成药，分为七章。悬壶济世，岐黄惠民。《国务院关于扶持和促进中医药事业发展的若干意见》指出：中医药（民族医药）是我国各族人民在几千年生产生活实践和与疾病作斗争中逐步形成并不断丰富发展的医学科学，为中华民族繁衍昌盛做出了重要贡献，对世界文明进步产生了积极影响。中医药作为中华民族的瑰宝，蕴含着丰富的哲学思想和人文精神，是我国文化软实力的重要体现。正所谓“丸散片针精成今古千家方，煅煨润漂炮制天地万种药”“丹心厚朴君子生地胜熟地，杏林红花春来木香赛麝香”。中成药是我国特有的临床用药剂型，品种多、使用范围广。应当用好中成药，发扬光大传统医学。了解其功能与主治，切不可不明方意，不知机理，望文生义。应当辨证施治，因时、因地、因人制宜，掌握中医“同病异治，异病同治”的特点，做到合理用药。更要注意中成药不是绝对安全或无副作用，尤其是肝、肾毒性。对注射剂的过敏反应尤其要注意。不同的中成药品种，其组方中含有某种或多种相同的药物成分，不宜叠加应用，以防药物过量。

临床用药原则是安全、有效、适时、合理、经济。世界卫生组织（WHO）提出合理用药标准：开具处方的药物应适宜，在适宜的时间，以公众能支付的价格保证药物供应；正确地调剂处方，以准确的剂量、用法和用药时间使用药物，确保药物质量与安全有效。处方行为的科学性和合理性，是基于尽可能的诊疗措施的准确性。应当做到合理用药，无明显不足、过量、过度的情况。所谓好药物，是最适合病情的药物。

临床中，诊断和治疗是两个重要组成部分。诊断是基础，治疗是手段，疗效是目的。药物治疗涉及面广，是治疗手段中最常用的重要方法。“工欲善其事，必先利其器。器利而后工乃精，医者舍方书何以为疗病之本？”准确把握药物，观察用药效果和病情变化，总结治疗效果和经验，提高治疗水平，这是每个医师的责任。使用药物，重在实用不虚用，贵在适用不滥用。要做到科学合理用药，应当不断学习充实，不断观察分析，不断总结提高。

医学是不断发展和变化的，需要探索和更新。药物治疗学在不断地更新，逐步规范。临床用药应以药典、药物学为指导，以诊疗规范、临床诊疗指南和专家共识为依据，以药物说明书为参考。本书尽可能地收集新的准确资料，但由于种种原因难免挂一漏万。需要郑重提出的是，对本书推荐的药物剂量，在用药前必须与其他来源的信息进行确认，核对信息的准确性。新药或不常用的药物尤其如此。不仅是对药物的用法与用量，对药物的适应证、禁忌证等，也必须遵守有关法规、标准以及相关专业之规定。

由于作者水平所限，缺点和错误在所难免，希望同仁批评指正。

王相海

2019 年 7 月

编写说明

药物名称 化学药品和生物制品名称，采用中文通用名称和英文国际非专利药名称(International Nonproprietary Names，INN)中表达的化学成分的部分，剂型单列。有“注释”的药品除外；未标明酸根或盐基的药品，其主要化学成分相同而酸根或盐基不同的均为《目录》的药品；酯类衍生物的药品单独标明。中成药采用药品通用名称。

剂型 包括口服剂型、注射剂型、外用剂型和其他剂型。

口服剂型包括片剂(即普通片)、分散片、咀嚼片、肠溶片、缓释(含控释)片、口腔崩解片、胶囊(即硬胶囊)、软胶囊、肠溶胶囊、肠溶软胶囊、缓释(含控释)胶囊、颗粒剂、缓释(含控释)颗粒、混悬液、干混悬剂、口服溶液剂、合剂(含口服液)、糖浆剂、散剂、粉剂、滴丸剂、丸剂、酊剂、煎膏剂(含膏滋)、酒剂。

注射剂型包括注射液、注射用无菌粉末(含冻干粉针剂)。注射液作为溶剂时称溶液。

外用剂型包括软膏剂、乳膏剂、凝胶剂、外用溶液剂、胶浆剂、贴膏剂、橡胶膏剂、膏药、酊剂、洗剂、涂剂、散剂、冻干粉。

其他剂型包括气雾剂、雾化溶液剂、吸入溶液剂、吸入粉雾剂、喷雾剂、鼻喷雾剂、灌肠剂、滴眼剂、眼膏剂、滴剂、滴鼻剂、滴耳剂、栓剂、阴道片、阴道泡腾片、阴道软胶囊。

规格 使用国家法定计量单位，一般用国际符号表示。质量如：千克(kg)、克(g)、毫克(mg)、微克(μg)、纳克(ng)、单位(U)、国际单位(IU)。中药饮片克(g)。容量如：升(L)、毫升(mL)。

用法 如肌内注射(肌注)、静脉注射(静注)、静脉滴注(静滴或滴注)。作叙述时根据行文用简称，如肌注、静注、静滴或滴注等。经口服用药的用口服表述。其他用法根据使用需要具体表述。

用量 使用国家法定计量单位，剂量范围表述如 1～2 mg，0.2～0.4 g；5～10 mL 等。

用药次数 如每日1次(qd)、每日2次(bid)、每日3次(tid)、每日4次(qid)、隔日1次(qod)、每小时1次(qh)、每2小时1次(q2h)、每4小时1次(q4h)、每6小时1次(q6h)、每8小时1次(q8h)、每12小时1次(q12h)、每晚用药(qn)。

用药时间 天或日(d)、小时(h)、分(min)、秒(s)。

化学药品和生物制品 药物名称下按【药理作用】、【药物动力学】、【适应证】、【用法与用量】、【不良反应】、【禁忌证】、【注意事项】、【药物相互作用】、【制剂与规格】顺序。药物动力学包括药物效应动力学和药物代谢动力学。在大部分章或节的开头，有一个概述部分，简要介绍相关药物或疾病的基本情况。

中成药 药物名称下按【药物组成】、【功能与主治】、【临床应用】、【用法与用量】、【不良反应】、【禁忌证】、【注意事项】、【制剂与规格】顺序。

CONTENTS | 目　录

上　卷

化学药品和生物制品

第一章

抗微生物药

‖ 第一节　青霉素类 ‖

青霉素类(penicillins)为杀菌药，属 β 内酰胺类，为时间依赖性抗生素。主要作用于细菌的青霉素结合蛋白，抑制细菌细胞壁合成，菌体失去渗透屏障而膨胀、裂解，同时细菌自溶酶溶解菌体而产生抗菌作用。其抗菌活性强，抗菌范围广，毒性低，疗效较高。

青霉素类包括：(1) 窄谱青霉素类，如青霉素、青霉素 V、苄星青霉素，主要作用于 G^+ 菌、G^- 球菌和某些 G^- 杆菌如嗜血杆菌属。(2) 耐酶窄谱青霉素类，如苯唑西林、氯唑西林、双氯西林、氟氯西林和萘夫西林等，对产 β 内酰胺酶葡萄球菌属也有良好抗菌作用。(3) 广谱青霉素类，如氨苄西林、阿莫西林，对其敏感的 G^+ 菌及部分 G^- 杆菌如大肠埃希菌、奇异变形杆菌、沙门菌属、志贺菌属和流感嗜血杆菌等。(4) 抗铜绿假单胞菌青霉素类，如哌拉西林、美洛西林、替卡西林和阿洛西林，对 G^+ 菌的作用较窄谱青霉素类差，但对某些 G^- 杆菌包括铜绿假单胞菌有抗菌活性。(5) 抗 G^- 杆菌青霉素类，如美西林、替莫西林和匹美西林，对 G^- 杆菌作用强，但对铜绿假单胞菌无效，对 G^+ 菌作用弱。

注意事项：(1) 不论何种途径用药，使用前须详细询问有无青霉素类过敏史、其他药物过敏史及过敏性疾病史，有青霉素类过敏史者禁用。(2) 肌内注射、静脉用药须先做皮肤敏感试验，阳性反应者禁用。(3) 对一种青霉素过敏者可能对其他青霉素过敏，亦可能对青霉胺或头孢菌素类过敏。(4) 过敏性休克一旦发生，应立即皮下注射肾上腺素，并给予吸氧，应用升压药、糖皮质激素等抗休克治疗。(5) 全身应用大剂量青霉素可引起青霉素脑病，表现为腱反射增强、肌痉挛、抽搐、昏迷等中枢神经系统反应，易出现于老年人和肾功能减退者。(6) 严重肾功能不全者若使用应延长给药间隔或调整剂量。(7) 鞘内注射应慎重。(8) 青霉素钾盐不可静脉注射，不宜快速滴注。(9) 应新鲜配制使用，每次用量稀释溶液不宜超过 200 mL，滴注时间不宜超过 1 h。

本节有青霉素、苄星青霉素、苯唑西林、氨苄西林、哌拉西林、阿莫西林、阿莫西林克拉维酸钾、哌拉西林钠他唑巴坦钠。

青霉素(Benzylpenicillin)

【药理作用】

青霉素属窄谱青霉素类，为杀菌药。通过干扰细菌细胞壁的合成，对繁殖期细菌起杀灭作用。抗菌特点：对大多数 G^+ 球菌具抗菌作用，对少数 G^- 球菌、G^+ 杆菌、G^- 杆菌及螺旋体、放线菌以及部分拟杆菌也有抗菌作用。

对溶血性链球菌等链球菌属，肺炎链球菌和不产青霉素酶的葡萄球菌具有良好抗菌作用。对肠球菌有中等度抗菌作用。淋球菌、脑膜炎球菌、白喉杆菌、炭疽杆菌、牛型放线菌、念珠状链杆菌、李斯特菌、钩端螺旋体和梅毒螺旋体对本品敏感。对流感嗜血杆菌和百日咳杆菌也有一定抗菌活性，其他 G^- 需氧或兼性厌氧菌对本品敏感性差。对梭状芽孢杆菌属、消化链球菌、厌氧菌以及产黑色素拟杆菌等有良好抗菌作用，对脆弱拟杆菌抗菌作用差。

【药物动力学】

肌注吸收迅速，注射100万U，0.5 h达峰浓度(C_{max})。广泛分布于组织和体液中，易透入炎症组织。胸、腹腔和关节腔液中浓度约为血药浓度的50%。难以透过血脑屏障，正常脑脊液中的浓度仅为血药浓度的1%～3%，脑膜炎脑脊液中可达血药浓度的5%～30%。可透过胎盘，乳汁中的浓度为血药浓度的5%～20%。不易透入眼、骨组织、无血供区域和脓腔中。血浆蛋白结合率45%～65%。消除迅速，消除半衰期为0.5 h，肾功能不全者可延长至2.5～10 h，老年人和新生儿半衰期延长。约19%在肝内代谢。主要通过肾小管分泌排泄，肾功能正常情况下，约75%的给药量于6 h内经肾排出。也有少量经胆汁排泄。可被血液透析清除，而腹膜透析则不能。

【适应证】

用于敏感菌所致的感染如脓肿、肺炎、心内膜炎、血流感染(bloodstream infection)和脓毒症(sepsis)等。

作为首选用于以下感染：(1) 溶血性链球菌感染，如咽炎、扁桃体炎、猩红热、丹毒、蜂窝织炎和产褥热等。(2) 肺炎链球菌感染，如肺炎、中耳炎、脑膜炎、血流感染和脓毒症等。(3)不产青霉素酶的葡萄球菌等 G^+ 球菌所致的感染。(4) 炭疽。(5) 破伤风、气性坏疽等梭状芽孢杆菌感染。(6) 梅毒。(7) 钩端螺旋体病。(8) 回归热。(9) 白喉。(10)与氨基糖苷类合用治疗草绿色链球菌心内膜炎。

亦用于下列感染和病症：(1) 流行性脑脊髓膜炎。(2) 放线菌病。(3) 淋病。(4) 溃疡膜性咽峡炎。(5) 莱姆病。(6) 多杀巴斯德菌感染。(7) 鼠咬热。(8) 李斯特菌感染。(9) 除脆弱拟杆菌以外的其他厌氧菌感染。(10) 风湿性心脏病或先天性心脏病进行口腔、牙科、胃肠道或泌尿生殖道手术和操作前，用于预防感染性心内膜炎发生。

【用法与用量】

注射剂：深部肌内注射、静脉滴注。青霉素钠必要时可静脉注射，但不作为常用方法。青霉素钾不可静脉注射。新生儿和婴儿以及重症推荐静脉给药。

肌注时，每 50 万 U 用灭菌注射用水 1 mL 溶解，不应以氯化钠溶液作为溶剂。静脉用药，宜用 0.9% 氯化钠或 5% 葡萄糖稀释。静滴时每次用量宜用 100 mL 稀释。

成人常用量：(1) 肌注：一日 80 万～200 万 U，分 3～4 次。(2) 静滴：一日 200 万～1 000 万 U，最大量可增至一日 2 000 万 U，分 2～4 次。

儿童常用量：(1) 足月新生儿：按一次 5 万 U/kg，肌注或静滴。出生后 7 日龄 q12h；> 7 日龄 q8h；严重感染者 q6h。(2) 早产儿：按一次 3 万 U/kg，出生后 7 日龄 q12h；7～28 日龄 q8h；> 28 日龄 q6h。(3) 1 月龄～12 岁：① 肌注：按一次 2.5 万 U/kg，q12h。② 静滴：按一日 5 万～20 万 U/kg，分 2～4 次；重症感染剂量加倍，如肺炎链球菌脑膜炎及亚急性心内膜炎时，按一日 40 万～60 万 U/kg，分 2～4 次。但一日量不超过成人一日最大量。

儿童流行性脑脊髓膜炎：静滴。新生儿：按一次 10 万 U/kg，早产儿和 7 日龄以内新生儿 q12h；7～28 日龄 q8h。1 月龄～12 岁：按一次 8 万～10 万 U/kg，q4h 或 q6h。q4h 用药时，一次最大量不超过 400 万 U。

先天性梅毒：肌注或静滴。按一次 5 万 U/kg。7 日龄以内新生儿 q12h；7 日龄～2 岁 q8h；≥ 2 岁 q4h 或 q6h，一日最大量 240 万 U。疗程 10～14 d。

儿童鞘内注射：一日 0.5 万～1 万 U（1 000 U/mL）。儿童胸腔内注射：一次 5 万～10 万 U（2 000～5 000 U/mL）。

肾功能减退者减量并延长用药间隔：轻、中度肾功能不全者使用常用量不需减量，严重者应延长给药间隔或调整剂量。肌酐清除率（Ccr）10～50 mL/min 者，常用量减少 25%，间隔时间调整为 q8h 或 q12h；< 10 mL/min 者，常用量减少 25%～50%，间隔时间调整为 q12h 或 q18h。严重肾功能不全者，成人一日最大量不超过 1 000 万 U。

【皮试方法】

溶液配制：(1) 青霉素钠或钾 80 万 U 用 0.9% 氯化钠溶液 4 mL 溶解成 20 万 U/mL。(2) 取上液 0.1 mL，加入 0.9% 氯化钠溶液至 1 mL，配制成 2 万 U/mL。(3) 取 (2) 液 0.1 mL，加入 0.9% 氯化钠溶液至 1 mL，配制成 2 000 U/mL。(4) 取 (3) 液 0.25 mL，加入 0.9% 氯化钠溶液至 1 mL，配制成 500 U/mL 皮试液。

结果观察：取 (4) 皮试液 0.1 mL（50 U）做皮内试验。成人皮内注射 0.1 mL，儿童皮内注射 0.02～0.03 mL。经 20 min 后，观察皮试结果。如局部出现红肿，直径大于 1 cm 或局部红晕或伴有小水泡者为阳性。对可疑阳性者，应在另一侧前臂用 0.9% 氯化钠注射液做对照试验。皮试阴性者，注射时亦可发生过敏反应，应做好抢救准备。

【不良反应】

(1) 过敏反应：皮疹、白细胞（WBC）减少、间质性肾炎、诱发支气管哮喘（哮喘）发作、血清病样反应（荨麻疹并伴随关节炎、关节痛、肌痛和发热）、过敏性休克等。(2) 毒性反应：偶见青霉素脑病。大剂量静滴或鞘内给药时可致抽搐、肌阵挛、昏迷及严重精神症状等。此种反应多见于婴儿、老年人和肾功能不全者。(3) 赫氏反应和治疗矛盾：治疗梅毒、钩端螺旋体病等由于病原体大量死亡，释放大量异性蛋白引起发热、寒战、头痛、低血压和皮疹，导致症状加剧，称为赫氏反应。治疗梅毒时病灶消失过快，而组织修补相对较慢或病灶部位纤维组织收缩，妨碍器官功能。（4）二重感染：少见耐青霉素金黄色葡萄球菌、G^- 杆菌或念珠菌等二重感染。（5）应用大剂量青霉素钠可因摄入过多钠盐而导致心功能不全。

【禁忌证】

对本品及青霉素类过敏者；青霉素皮肤敏感试验阳性者。

【注意事项】

（1）用药前须详细询问既往史，包括用药史、过敏反应史。有无易为病人忽略的症状，如胸闷、瘙痒、面部发麻、发热等。个人或家族有无变态反应疾病等。（2）初次使用、用药间隔 3 d 以上或换批号者须先做皮肤敏感试验，阳性反应者禁用。（3）对一种青霉素过敏者可能对其他青霉素类药、青霉胺过敏。有哮喘、湿疹、枯草热、荨麻疹等过敏性疾病慎用。（4）妊娠期和哺乳期慎用，仅在确有必要时使用。虽然母乳中含量极少，对婴儿无害，但应警惕婴儿发生过敏反应。哺乳期用药时宜暂停哺乳。（5）新生儿和婴儿首选静脉用药，当剂量大于 200 万 U 时须静滴给药。（6）青霉素水溶液在常温下不稳定，效价下降，应新鲜配制。（7）静滴时不宜过快，滴速不大于 50 万 U/min。（8）一旦发生过敏性休克应立即抢救，保持气道通畅并吸氧，给予肾上腺素、糖皮质激素等。（9）严重肾功能不全者慎用，若使用应酌情减量或延长间隔时间。（10）鞘内注射应慎重，确有指征时须权衡利弊。青霉素钾盐不可静注，静脉滴注时滴速不可过快。（11）大剂量使用应检测电解质，以防电解质紊乱。

【药物相互作用】

（1）与氨基糖苷类有协同作用，抗菌谱扩大。（2）氯霉素、红霉素、四环素类和磺胺类药等抑菌剂干扰其杀菌活性，尤其是在治疗脑膜炎或急需杀菌的严重感染时。（3）丙磺舒、阿司匹林、吲哚美辛、磺胺类药可减少本品在肾小管的排泄，使其血药浓度增高且维持较久，半衰期延长，毒性可能增加。（4）与重金属，特别是铜、锌和汞呈配伍禁忌，因后者可破坏青霉素的氧化噻唑环。（5）与头孢噻吩、林可霉素、四环素、万古霉素、红霉素、两性霉素 B、去甲肾上腺素、间羟胺、苯妥英钠、羟嗪、丙氯拉嗪、异丙嗪、维生素 B 族、维生素 C 等呈配伍禁忌。（6）可增强华法林的作用。（7）在碱性溶液中易失活。

【制剂与规格】

注射用青霉素钠：40 万 U（0. 24 g）；80 万 U（0. 48 g）；160 万 U（0. 96 g）。青霉素钠 100 万 U = 0. 6 g，或 1 g = 166. 7 万 U。100 万 U 含 Na^+1. 7 mmol（39 mg）。

注射用青霉素钾：40 万 U（0. 25 g）；80 万 U（0. 5 g）。青霉素钾 100 万 U = 0. 625 g，或 1 g = 160 万 U。100 万 U 含 K^+1. 5 mmol（65 mg）。

苄星青霉素(Benzathine Benzylpenicillin)

【药理作用】

苄星青霉素为长效青霉素制剂，是青霉素的二苄基乙二胺盐，其抗菌活性成分为青霉素。通过抑制细菌细胞壁的合成而发挥杀菌作用。

抗菌特点：对溶血性链球菌、敏感肺炎链球菌和不产青霉素酶的葡萄球菌等 G^+ 球菌，以及脑膜炎球菌、淋球菌等 G^- 球菌具有较强的抗菌作用。对白喉杆菌、炭疽杆菌、破伤风梭菌、产气荚膜杆菌、肉毒杆菌、放线菌属、真杆菌属等 G^- 杆菌，以及嗜血杆菌属和螺旋体也有一定抗菌活性。

【药物动力学】

肌内注射后，注射局部如同贮库，缓慢释放并吸收。血药浓度虽低，但维持时间长达 2～4 周。吸收后逐渐水解为活性产物青霉素。成人注射 240 万 U，2 周后血药浓度为 0. 12 μg/mL；新生儿注射 5 万 U，13～14 h 达峰浓度，约为 1. 23 μg/mL；儿童注射 60 万 U 或 120 万 U，24 h 后达峰浓度，分别为 0. 16 μg/mL、0. 15 μg/mL。广泛分布在组织和体液中，主要经肾小管分泌排泄，少量经胆汁排泄。新生儿和肾功能不全者经肾小管排泄减少。

【适应证】

主要用于预防风湿热复发，控制链球菌感染的流行。用于链球菌咽炎、白喉和梅毒。对有反复发作史的风湿热可作为预防与治疗用药。还用于对敏感菌所致的轻、中度感染如扁桃体炎、尿路感染及淋病等。

【用法与用量】

注射剂：仅供肌内注射。临用前用适量灭菌注射用水配制成混悬液。

成人常用量：一次 60 万～120 万 U，2～4 周 1 次。治疗梅毒：一次 240 万 U，每周 1 次，连续用 2～3 周。

儿童常用量：一次 30 万～60 万 U，2～4 周 1 次。12 岁以上剂量用法同成人。(1) 链球菌咽炎、风湿热的初次预防：体重 ＜ 30 kg 者，单剂一次 60 万～90 万 U；≥ 30 kg 者，单剂一次 120 万 U。(2) 预防风湿热复发：体重 ＜ 30 kg 者，单剂一次 60 万 U；≥ 30 kg 者，单剂一次 120 万 U，每 3～4 周 1 次。(3) 先天性梅毒(除外神经性梅毒)：＜ 2 岁，单剂按一次 5 万 U/kg。

【不良反应】

过敏反应和二重感染。参阅青霉素不良反应中的过敏反应与二重感染。

【禁忌证】

对本品及青霉素类过敏者。

【注意事项】

(1) 因局部刺激性较强，不宜用于婴幼儿。(2) 因其血药浓度较低，故不能替代青霉素用于治疗急性重症感染。(3) 用药前须先做青霉素皮肤敏感试验，阳性反应者禁用。(4) 其他注意事项参阅青霉素注意事项(1)、(3)、(4)、(5)。

【药物相互作用】

同青霉素（参阅青霉素）。

【制剂与规格】

注射用苄星青霉素：30万U（0.225 g）；60万U（0.45 g）；120万U（0.9 g）。100万U = 0.75 g，或1 g = 133.3万U。

苯唑西林(Oxacillin)

【药理作用】

苯唑西林属耐酸和耐酶窄谱青霉素类。通过抑制细菌细胞壁合成而发挥杀菌作用。抗菌特点：通过改变青霉素化学结构的侧链，保护了β内酰胺环，使其不易被青霉素酶水解，对青霉素酶稳定。对产青霉素酶和不产青霉素酶葡萄球菌均具有良好抗菌活性，但对青霉素敏感葡萄球菌和链球菌则较青霉素弱，对G^-杆菌作用弱。

【药物动力学】

对酸稳定，口服后30%～33%在肠道吸收。空腹服1 g后，0.5～1 h达峰浓度，约11.7 μg/mL。肌注0.5 g后，0.5 h达峰浓度，约16.7 μg/mL。剂量加倍，血药浓度亦倍增。静滴0.25 g，滴注结束时血药浓度为9.7 μg/mL，2 h后为0.16 μg/mL。广泛分布于肝、肾、肠、脾、胸腔积液和关节腔液中，均可达到有效治疗浓度。难以透过正常血脑屏障，可透过胎盘屏障，少量进入乳汁。血浆蛋白结合率93%。消除半衰期为0.4～0.7 h，新生儿明显延长。约49%在肝内代谢，经尿排泄，约10%经胆汁排泄。不能被血液透析和腹膜透析清除。

【适应证】

用于产青霉素酶（耐青霉素的β内酰胺酶）的葡萄球菌感染，如血流感染、脓毒症、心内膜炎、肺炎、皮肤和软组织感染等。亦用于化脓性链球菌或肺炎链球菌与耐青霉素葡萄球菌所致的混合感染。

单纯肺炎链球菌、溶血性链球菌、青霉素敏感葡萄球菌感染则不宜用。对中枢神经感染不适用。对耐甲氧西林金黄色葡萄球菌（methicillin-resistant staphylococcus aureus，MRSA）感染无效。

【用法与用量】

口服片剂、胶囊：于空腹服。成人常用量：一般感染一次0.5～1 g，重症一次1～1.5 g，一日3～4次。儿童常用量：按一日50～100 mg/kg，分3～4次。

注射剂：肌内注射、静脉滴注。肌注时每0.5 g用灭菌注射用水2.8 mL溶解。静滴时每1 g溶于灭菌注射用水或0.9%氯化钠溶液10 mL，再加入0.9%氯化钠溶液中，稀释浓度为20～40 mg/mL。

成人常用量：(1)肌注：一日4～6 g，分4次。(2)静滴：一日4～8 g，分2～4次。严重感染应增加剂量，如血流感染、脓毒症和脑膜炎时可增加至一日12 g。

儿童常用量：肌注或静滴。体重＜40 kg者，按一次12.5～25 mg/kg，q6h；＞40 kg者剂量用法同成人。

新生儿和早产儿：肌注或静滴。体重＜2 kg者，1～14日龄按一次25 mg/kg，q12h；15～30日龄按一次25 mg/kg，q8h。体重＞2 kg者，1～14日龄按一次25 mg/kg，q8h；15～30日龄按一次25 mg/kg，q6h。

轻、中度肾功能不全者不需调整剂量。严重肾功能不全者应避免使用大剂量，以免发生中枢神经毒性反应。

【不良反应】

(1)过敏反应：少见皮疹、药物热、白细胞减少、间质性肾炎、哮喘发作和血清病样反应等。偶见过敏性休克，一旦发生应立即抢救，保持气道通畅并吸氧，给予肾上腺素、糖皮质激素等。(2)静脉用药偶见恶心、呕吐和转氨酶(ALT及AST)升高。(3)大剂量静滴可引起抽搐、头痛、神志不清等中枢神经毒性反应，尤其是肾功能不全者易发生。(4)婴儿使用大剂量偶见血尿、蛋白尿、氮质血症甚至尿毒症。

【禁忌证】

对本品及青霉素类过敏者；皮肤敏感试验阳性者。

【注意事项】

(1)须详细询问药物过敏史，对一种青霉素过敏者可能对其他青霉素类、青霉胺过敏。注射剂用药前须做皮肤敏感试验，皮试液浓度为0.5 mg/mL，皮内注射0.1 mL。经20 min后，观察皮试结果，阳性反应者禁用。(2)有哮喘、湿疹、枯草热、荨麻疹等过敏性疾病及肝病慎用。(3)妊娠期慎用，仅在确有必要时使用。(4)母乳中含量极少，对婴儿无害，但应警惕婴儿发生过敏反应，哺乳期用药时宜暂停哺乳。(5)新生儿尤其是早产儿慎用。(6)其他注意事项参阅青霉素。

【药物相互作用】

(1)阿司匹林、磺胺类药可降低其蛋白结合率，丙磺舒可延长和增高其血药浓度。(2)二盐酸奎宁在体外减弱其对金黄色葡萄球菌的抗菌活性。(3)与西索米星或奈替米星合用可增强其对金黄色葡萄球菌的抗菌作用。(4)与氨苄西林或庆大霉素合用，对肠球菌的抗菌作用增强。(5)其他药物相互作用参阅青霉素。

【制剂与规格】

(1)苯唑西林钠片(胶囊)：0.25 g。(2)注射用苯唑西林钠：0.5 g；1 g。每1 g含钠64～71 mg(2.8～3.1 mmol)。

氨苄西林(Ampicillin)

【药理作用】

氨苄西林属半合成广谱青霉素类。通过抑制细菌细胞壁合成而发挥杀菌作用。抗菌特点：对 G^+ 球菌抗菌活性与青霉素相仿，对链球菌属和不产青霉素酶葡萄球菌等抗菌作用较强，但稍逊于青霉素；对肠球菌属和李斯特菌属的作用优于青霉素。对 G^- 杆菌抗菌活性较强，对部分 G^- 杆菌如流感嗜血杆菌、大肠埃希菌、奇异变形杆菌也有抗菌活性。对 MRSA 无效。

【药物动力学】

肌注 0. 5 g 后，0. 5～1 h 达峰浓度，为 12 μg/mL，6 h 后为 0. 5 μg/mL。静注 0. 5 g 后，15 min 和 4 h 后的血药浓度分别为 17 μg/mL 和 0. 6 μg/mL。广泛分布于胸腹腔积液、关节腔积液、房水、乳汁中。胆汁中浓度高于血药浓度数倍，甚至十几倍。血浆蛋白结合率 20%～25%。消除半衰期为 1～1. 5 h，新生儿为 1. 7～4 h，肾功能不全者可延长为 7～20 h。12%～25% 在肝内代谢，经肾排泄。可被血液透析清除，而腹膜透析不能。

【适应证】

用于敏感菌所致的呼吸道、胃肠道、胆道、尿路、皮肤和软组织感染，脑膜炎、心内膜炎、血流感染和脓毒症等。为肠球菌感染首选用药。

【用法与用量】

注射剂：肌内注射、静脉注射、静脉滴注。肌注时用适量灭菌注射用水溶解，0. 125 g、0. 5 g 和 1 g 分别用灭菌注射用水 0. 9～1. 2 mL、1. 2～1. 8 mL 和 2. 4～3. 6 mL 溶解。静滴时加入 0. 9% 氯化钠或 5%、10% 葡萄糖溶液中，配制浓度不 > 30 mg/mL。

成人常用量：(1) 肌注：一日 2～4 g，分 4 次。(2) 静滴：一日 4～8 g，分 2～4 次。重症可增至一日 12 g，一日最大量为 14 g。

儿童常用量：1 月龄～18 岁。(1) 敏感菌所致的感染包括尿路感染、中耳炎、鼻窦炎、口腔感染、流感嗜血杆菌感染等：① 按一日 50～100 mg/kg（最大量 2 g），分 2～4 次肌注。②按一日 0. 1～0. 2 g/kg（最大量 0. 3 g/kg），分 2～4 次静滴。重症感染剂量加倍。(2) 无并发症的社区获得性肺炎：按一次 50 mg/kg(最大量 1 g)静滴，q6h。(3) 李斯特菌脑膜炎、B 组链球菌感染、肠球菌心内膜炎(联合其他抗菌药物)、大肠埃希菌败血症：按一次 50 mg/kg 静滴，q4h 或 q6h；一次最大量 2 g，q4h。脑膜炎时剂量加倍。

足月新生儿：静脉滴注。(1) 敏感菌所致的感染包括尿路感染、中耳炎、鼻窦炎、口腔感染、流感嗜血杆菌感染等：按一次 12. 5～25 mg/kg，出生后 7 日龄 q12h；7～21 日龄 q8h；21～28 日龄 q6h。(2) 无并发症的社区获得性肺炎、李斯特菌脑膜炎、B 组链球菌感染、肠球菌心内膜炎(联合其他抗菌药物)：按一次 25～50 mg/kg，按出生日龄间隔时间同上。重症感染剂量加倍。

早产儿：静脉滴注。按一次12.5～50 mg/kg，出生后7日龄q12h；7～28日龄q8h；28日龄以上者q6h。

肾功能减退者减量并延长用药间隔。肌酐清除率10～50 mL/min者，间隔时间延长至6～12 h；< 10 mL/min者，延长至12～24 h。

【不良反应】

与青霉素相似，常见过敏反应。（1）荨麻疹或斑丘疹，多发生于用药5 d后。（2）偶见间质性肾炎、中性粒细胞和血小板减少、转氨酶（ALT及AST）升高。（3）偶见过敏性休克，一旦发生应立即抢救，保持气道通畅并吸氧，应用肾上腺素、糖皮质激素等。（4）少见假膜性肠炎（抗生素相关性肠炎）。（5）大剂量静脉用药可发生抽搐等神经毒性症状。（6）婴儿可能出现颅内压增高，表现为前囟门隆起、呕吐等。

【禁忌证】

对本品及青霉素类过敏者；皮肤敏感试验阳性者。

【注意事项】

（1）须详细询问药物过敏史，用药前须做皮肤敏感试验。（2）传染性单核细胞增多症、巨细胞病毒（CMV）感染、淋巴细胞白血病、淋巴瘤伴细菌感染时使用易发生皮疹，应尽量避免使用。（3）妊娠期和哺乳期慎用，仅在确有必要时使用。哺乳期使用应暂停哺乳。（4）肾功能不全者、老年人应根据肾功能调整剂量或间隔时间。（5）怀疑伴有梅毒损害之淋病者，在用药前应进行暗视野显微镜检查，并至少在4个月内，每月接受梅毒血清学试验1次。（6）长期或大剂量使用应定期检测肝、肾、造血功能及血钾、钠。（7）使用时须新鲜配制。浓度愈高，稳定性愈差。在5 ℃时1%溶液能保持其生物效价7 d，但5%溶液则为24 h。30 mg/mL在常温下放置2～8 h仍能至少保持其90%的效价。稳定性可因葡萄糖、果糖和乳酸的存在而降低，亦随温度升高而降低。

【药物相互作用】

（1）与别嘌醇合用易发生皮疹，尤其是高尿酸血症。（2）与氯霉素合用，远期不良反应较两药单用时为高。（3）能刺激雌激素代谢或减少其肠肝循环，因而可降低含雌激素的口服避孕药的效果。（4）其他药物相互作用与青霉素相同（参阅青霉素）。

【制剂与规格】

注射用氨苄西林钠：0.5 g；1 g。每1 g含钠2.7 mmol。

哌拉西林（Piperacillin）

【药理作用】

哌拉西林属抗假单胞菌青霉素类。通过抑制细菌细胞壁合成而发挥杀菌作用。抗菌特点：对G^-杆菌抗菌谱较广谱青霉素广，抗菌作用也增强。对铜绿假单胞菌有较强的杀菌作用。对 β 内酰胺酶不稳定，可为细菌产生的青霉素酶水解失活。

【药物动力学】

肌注 1 g 后 0. 7 h 达峰浓度，为 52. 2 μg/mL。静注或静滴 1 g 后即刻血药浓度分别达 142 μg/mL、58 μg/mL。在骨、心脏等组织和体液中分布良好，脑膜炎脑脊液中可达到较高浓度。极少量进入乳汁。血浆蛋白结合率 17%～22%。消除半衰期为 0. 6～1. 2 h，肾功能不全者可延长至 3. 3～5. 1 h。主要通过肾小球滤过和肾小管分泌消除，少量经胆汁排泄。静注 1 g 后，12 h 经尿排出给药量的 49%～68%。肝功能正常者 10%～20% 的药物经胆汁排泄。

【适应证】

用于不产 β 内酰胺酶的敏感肠杆菌科细菌、铜绿假单胞菌、不动杆菌属、变形杆菌、流感嗜血杆菌、伤寒沙门菌所致的呼吸道、泌尿道、胆道、腹腔、盆腔、皮肤和软组织感染，血流感染和脓毒症。与氨基糖苷类联合用于中性粒细胞减少、免疫缺陷病人的感染。

【用法与用量】

注射剂：静脉滴注、静脉注射、肌内注射。但静注、肌注不作为常用方法。肌注时，用灭菌注射用水配制成 1 g/2. 5 mL，每个肌注部位一次肌注量不超过 2 g。静注时，每 1 g 至少用灭菌注射用水或 0. 9% 氯化钠溶液 5 mL 溶解后缓慢静注。静滴时，将溶解的药液加入 0. 9% 氯化钠或 5% 葡萄糖溶液中，稀释浓度为 15～90 mg/mL，滴注时间 20～30 min。

成人常用量：静脉滴注。中度感染，一次 4 g，q12h；严重感染，一次 3～4 g，q4h 或 q6h，但一日最大量不超过 24 g。

肾功能减退者减量并延长用药间隔。肌酐清除率 > 40 mL/min 者，不需调整剂量；20～40 mL/min 者，一次 3 g，q8h，严重全身感染者，一次 4 g，q8h；< 20 mL/min 者，严重全身感染者，一次 4 g，q12h。

婴幼儿和 12 岁以下儿童：静脉滴注。一般感染按一日 0. 1 g/kg，严重感染按一日 0. 1～0. 2 g/kg，分 3～4 次，q8h 或 q6h。一日最大量不超过 0. 3 g/kg。

新生儿：静脉滴注。体重 < 2 kg 者，按一次 50 mg/kg，7 日龄 q12h；> 7 日龄 q8h。体重 > 2 kg 者，按一次 50 mg/kg，7 日龄 q8h；> 7 日龄 q6h。

【不良反应】

（1）过敏反应：各型皮疹如荨麻疹等，哮喘发作和血清病样反应。偶见过敏性休克，一旦发生应立即抢救，保持气道通畅并吸氧，应用肾上腺素、糖皮质激素等。（2）恶心、呕吐、腹泻、稀便等，罕见假膜性肠炎。（3）少见头痛、头晕和疲倦等。（4）少见白细胞减少、间质性肾炎、转氨酶（ALT 及 AST）升高、尿素氮（BUN）和肌酐（Cr）升高，偶见胆汁淤积性黄疸。（5）肾功能不全者大剂量应用时，因脑脊液药物浓度增高，可出现青霉素脑病。（6）偶见念珠菌二重感染、出血等。（7）注射部位疼痛、血栓性静脉炎等。

【禁忌证】

对本品及青霉素类过敏者；皮肤敏感试验阳性者。

【注意事项】

（1）须详细询问药物过敏史。用药前须做皮肤敏感试验，阳性反应者禁用。（2）对一种青霉素过敏者可能对其他青霉素类药过敏。对头孢菌素类、头霉素类、青霉胺过敏者，亦可能对本品过敏。（3）妊娠期尽量避免使用，仅在确有必要时使用；哺乳期慎用，确有指征应权衡利弊，若使用应暂停哺乳。（4）有过敏史、出血史、溃疡性结肠炎、克罗恩病（Crohn 病，节段性肠炎）、假膜性肠炎病史者慎用。（5）少见出血，尤其是肾功能不全者。应及时停药并给予适当治疗。（6）不可加入碳酸氢钠溶液中静滴。

【药物相互作用】

（1）与氨基糖苷类（阿米卡星、庆大霉素、妥布霉素等）联合，对铜绿假单胞菌、沙雷菌、克雷伯菌、吲哚阳性变形杆菌、普鲁威登菌属、其他肠杆菌科细菌和葡萄球菌的敏感菌株具有协同作用。（2）与庆大霉素联合对粪链球菌无协同作用。（3）和某些头孢菌素合用，对肠杆菌科细菌、铜绿假单胞菌、克雷伯菌和变形杆菌属的某些敏感菌株具有协同作用。（4）与肝素、香豆素类、茚满二酮、抗血小板药、水杨酸制剂等合用可能致出血。

【制剂与规格】

注射用哌拉西林钠：0. 5 g；1 g；2 g。每 1 g 含钠 45. 5 mg（1. 85 mmol）。

阿莫西林（Amoxicillin）

【药理作用】

阿莫西林属广谱青霉素类。通过抑制细菌细胞壁合成而发挥杀菌作用。抗菌谱与氨苄西林相仿，但耐酸性，杀菌作用强。与氨苄西林有完全的交叉耐药性。对肺炎链球菌、溶血性链球菌、不产青霉素酶葡萄球菌、粪肠球菌等需氧 G^+ 球菌，大肠埃希菌、奇异变形杆菌、沙门菌属、流感嗜血杆菌、淋球菌等需氧 G^- 菌的不产 β 内酰胺酶菌株及幽门螺杆菌（Hp）具有良好的抗菌活性。

【药物动力学】

口服吸收迅速，吸收率 75%～90%，食物对吸收的影响很小。约 2 h 达峰浓度。在多数组织和体液中分布良好。可透过胎盘，脐带血中浓度为母体血药浓度的 1/4～1/3。乳汁、汗液和泪液中含微量。血浆蛋白结合率 17%～20%。消除半衰期为 1～1. 3 h，严重肾功能不全者可延长至 7 h。24%～33% 的给药量在肝内代谢，6 h 内给药量的 45%～68% 以原形经尿排出，少量经胆汁排泄。血液透析可部分清除，但腹膜透析不能。

【适应证】

治疗敏感菌（不产 β 内酰胺酶菌株）所致的耳鼻喉感染、生殖与尿路感染、皮肤和软组织感染、呼吸道感染、无并发症的淋病等。（1）溶血性链球菌、肺炎链球菌、葡萄球菌或流感嗜血杆菌所致的中耳炎、鼻窦炎、咽炎、扁桃体炎及上呼吸道感染；急性支气管炎、肺炎、肺脓肿等下呼吸道感染。（2）大肠埃希菌、奇异变形杆菌或粪肠球菌所致的泌尿生殖系感染。（3）溶血性链球菌、葡萄球菌或大肠埃希菌所致的皮肤和软组织感染。（4）急性单纯性淋病。（5）伤寒、其他沙门菌感染和伤寒带菌者，钩端螺旋体病。（6）其他如淋巴腺炎、胰腺炎、脑膜炎、心内膜炎、骨髓炎、产褥热、细菌性痢疾、血流感染和脓毒症等。

口服剂型多用于上述的轻、中症感染，或经本品注射剂治疗好转的重症病人。与克拉霉素、左氧氟沙星、四环素、甲硝唑、呋喃唑酮（以上选一）联合，加上质子泵抑制剂和铋剂四联用药可提高幽门螺杆菌根除率，降低消化性溃疡复发率。

【用法与用量】

口服片剂、胶囊、颗粒剂、干混悬剂：空腹或饭后服，或与牛奶等食物同服。颗粒剂和干混悬剂倒入适量凉开水中摇匀，即可服用。

成人常用量：一次 0.5 g，q6h 或 q8h，一日量范围 1.5～4 g。较重感染者一次 1 g，但一日最大量不超过 4 g。严重肾功能减退者减量并延长用药间隔。肌酐清除率 10～30 mL/min 者，一次 0.25～0.5 g，q12h；< 10 mL/min 者，一次 0.25～0.5 g，qd。

联合用药根除幽门螺杆菌：一次 1 g，bid。疗程 7～10 d，耐药严重地区可延长至 14 d。

儿童常用量：（1）< 3 月龄，按一次 15 mg/kg，q12h。> 3 月龄，按一次 10～20 mg/kg，q8h。（2）敏感菌所致的感染包括尿路感染、中耳炎、鼻窦炎等。新生儿，按一次 30 mg/kg（最大量 62.5 mg），< 7 日龄，bid；7～28 日龄，tid。1 月龄～1 岁，一次 62.5 mg，tid；1～5 岁，一次 0.125 g，tid；5～12 岁，一次 0.25 g，tid；12 岁以上剂量用法同成人。重症感染剂量加倍。（3）无并发症的社区获得性肺炎：1 月龄～1 岁，一次 0.125 g；1～5 岁，一次 0.25 g；> 5 岁，一次 0.5 g。均 qid。

【不良反应】

（1）恶心、呕吐、腹泻及假膜性肠炎等。（2）皮疹、药物热和支气管痉挛等过敏反应。（3）贫血、血小板减少、白细胞减少、嗜酸性粒细胞增多等。（4）转氨酶（ALT 及 AST）轻度增高。（5）由念珠菌或耐药菌引起的二重感染。（6）偶见兴奋、焦虑、失眠、头晕以及行为异常等中枢神经系统症状。

【禁忌证】

对本品及青霉素类过敏者。

【注意事项】

（1）传染性单核细胞增多症、巨细胞病毒感染、淋巴细胞白血病、淋巴瘤伴细菌感染时使用易发生皮疹，应尽量避免使用。（2）偶见过敏性休克，尤其是有青霉素或头孢菌素过敏史者。（3）如发生过敏性休克应立即抢救，保持气道通畅并吸氧，应用肾上腺素、糖皮质激素等。（4）有哮喘、湿疹、枯草热、荨麻疹等过敏性疾病史慎用，老年人和严重肾功能不全者应酌情减量。（5）可能发生由白色念珠菌或耐药菌引起的二重感染，尤其是慢性病和自身免疫功能失调者。（6）疗程较长时应检测肝、肾功能和血常规。（7）妊娠期和哺乳期用药：动物生殖实验显示 10 倍于人类剂量损害大鼠和小鼠的生育力和胎儿。但在人类尚缺乏足够的对照研究。鉴于动物生殖实验不能完全预测人体反应，妊娠期仅在确有必要时使用。少量进入乳汁，哺乳期用药可能导致婴儿过敏，若使用应暂停哺乳。

【药物相互作用】

（1）克拉维酸可增强其对产 β 内酰胺酶细菌的抗菌活性。（2）丙磺舒、阿司匹林、吲哚美辛和磺胺类药可延缓其经肾排泄，半衰期延长，血药浓度升高。（3）与别嘌醇合用增加皮肤不良反应。（4）可增加甲氨蝶呤的毒性。（5）氯霉素、四环素及磺胺类药可抑制其杀菌作用，不宜合用。

【制剂与规格】

阿莫西林片（胶囊、颗粒、干混悬剂）：0. 125 g；0. 25 g。

阿莫西林克拉维酸钾（Amoxicillin and Clavulanate Potassium）

【药理作用】

阿莫西林克拉维酸钾为阿莫西林与克拉维酸钾的复方制剂。抗菌特点：克拉维酸为 β 内酰胺酶抑制剂，对耐药菌产生的 β 内酰胺酶有强效广谱抑酶作用，可保护阿莫西林不被 β 内酰胺酶灭活而发挥其杀菌作用，提高阿莫西林抗产酶耐药菌的作用。对产酶金黄色葡萄球菌、表皮葡萄球菌、凝固酶阴性葡萄球菌及肠球菌均具有良好作用，对某些产 β 内酰胺酶的肠杆菌科细菌、流感嗜血杆菌、卡他莫拉菌、脆弱拟杆菌等也有较好抗菌活性。但对高度耐药的肠杆菌科细菌、铜绿假单胞菌、MRSA 感染无效。

【药物动力学】

对胃酸稳定，吸收良好。两者的生物利用度分别为 97% 和 75%。达峰时间分别为（2. 89±0. 87）h 和（1. 43±0. 83）h。消除半衰期分别为 1. 3 h 和 1 h。静脉用药后即达峰浓度。药动学符合二室开放模型，消除半衰期分别为（1. 03±0. 11）h 和（0. 84±0. 04）h。血浆蛋白结合率均较低，约 70% 以游离状态存在于血液中。均以很高的浓度经尿排出，8 h 排泄率分别为 60% 和 50%。

【适应证】

用于产 β 内酰胺酶的敏感菌所致的呼吸道、肺部、中耳、鼻窦、皮肤和软组织、泌尿系统等感染，对肠杆菌属所致的尿路感染也有效。（1）上呼吸道感染、鼻窦炎、扁桃体炎、咽炎。（2）急性支气管炎、慢性支气管炎急性发作、肺炎、肺脓肿和支气管扩张合并感染。（3）泌尿系统感染：膀胱炎、尿道炎、肾盂肾炎、前列腺炎和淋球菌尿路感染。（4）皮肤和软组织感染，如疖、脓肿、蜂窝织炎、伤口感染，血流感染和脓毒症。（5）其他感染：中耳炎、骨髓炎、腹膜炎、盆腔炎和手术后感染。（6）预防大手术感染，如胃肠、盆腔、头、颈、心脏、肾、胆道和关节移植手术。

【用法与用量】

复方口服剂型：空腹或饭后服，亦可与食物同服以减少胃肠道反应。用量按阿莫西林计算，亦可按阿莫西林和克拉维酸钾总量计。应按不同制剂与规格的说明书具体使用。

片剂（按阿莫西林计）：成人和12岁以上儿童，一次0.25 g，tid或q8h。重症感染可加倍。未经重新检查，连续用药不超过14 d。

颗粒剂、干混悬剂（按阿莫西林计）：倒入适量凉开水中摇匀，即可服用。

成人常用量：一般感染：一次0.25 g，q8h，疗程7～10 d。肺炎及其他中、重度感染：一次0.5 g，tid或q8h，疗程7～10 d。

儿童常用量：（1）新生儿和3月龄以内婴儿：按一次15 mg/kg，q12h。（2）> 3月龄及体重 ≤ 40 kg，一般感染按一次12.5 mg/kg，q12h；或按一次7 mg/kg，q8h，疗程7～10 d。较重感染按一次22.5 mg/kg，q12h；或按一次13 mg/kg，q8h，疗程7～10 d。体重 > 40 kg按成人剂量。儿童亦可按以下方法：< 1岁，按一日20 mg/kg，分3次；1～6岁，一次0.125 g，q8h；> 6岁，一次0.25 g，q8h。严重感染剂量加倍。

肾功能减退者减量并延长用药间隔（用量以阿莫西林计）。成人，肌酐清除率 > 30 mL/min者不需减量；10～30 mL/min者，一次0.25～0.5 g，q12h；< 10 mL/min者，一次0.25～0.5 g，qd。血液透析者，一次0.25～0.5 g，qd。在血液透析过程中及结束时各加服1次。

注射剂：静脉注射、静脉滴注。静注时用灭菌注射用水或0.9%氯化钠溶液适量溶解。静滴时一次用量加入0.9%氯化钠溶液50～100 mL中，配制浓度10 mg/mL，滴注时间30～40 min。注射剂阿莫西林与克拉维酸两者的比例为5:1，用量按两者的总量计。

成人常用量：一次1.2 g，q8h；严重感染可q6h。12岁以上剂量用法同成人。

儿童常用量：（1）新生儿和3月龄以内婴儿：按一次30 mg/kg，< 7日龄或早产儿q12h，足月新生儿和3月龄，q8h。（2）3月龄～12岁：按一次30 mg/kg，q8h；严重感染可q6h。

肾功能减退者减量并延长用药间隔。成人：肌酐清除率 > 30 mL/min时不需减量；10～30 mL/min者，静滴首剂1.2 g，于12 h后一次0.6 g，q12h；< 10 mL/min者，静滴首剂1.2 g，于24 h后一次0.6 g，qd。血液透析者在透析结束后补充0.6 g。

预防手术感染用量：成人，于诱导麻醉时静脉给予1.2 g。对有高感染的手术如结肠手术，可在 24 h 内给予 3～4 次，一次 1.2 g，分别于开始，8 h，16 h，24 h 给药。若手术中感染风险增加，可继续按此方案给药数日。若术中有明显的感染迹象，术后需继续静脉用药或给予口服制剂一个疗程。

【不良反应】

（1）可有恶心、呕吐、消化不良、腹胀、腹泻、胃炎、口腔炎、舌炎、黑毛状舌，偶见假膜性肠炎、出血性结肠炎。（2）可有皮疹、瘙痒、荨麻疹、潮红、多形红斑，罕见皮肤黏膜眼综合征（Stevens-Johnson 综合征）、中毒性表皮坏死松解症、剥脱性皮炎（红皮病）和急性泛发性发疹性脓疱病。（3）血管性水肿、皮肤与黏膜的念珠菌病、二重感染、血清病样反应、哮喘，偶见严重过敏样反应、过敏性休克。（4）头痛、眩晕、失眠、激动、焦虑、烦躁、行为改变，罕见意识混乱、惊厥。（5）偶见白细胞减少症（包括中性粒细胞减少症）和血小板减少症或紫癜、嗜酸性粒细胞增多、血小板增多症、凝血酶原时间延长、粒细胞缺乏症和溶血性贫血。（6）偶见血尿、结晶尿、间质性肾炎、急性肾损伤（包括急性肾功能衰竭、肌酐升高）。（7）偶见转氨酶（ALT 及 AST）升高、肝炎及胆汁淤积性黄疸。（8）其他，如心悸、紫绀、呼吸困难、胸闷、寒战。（9）注射部位静脉炎。

【禁忌证】

对本品及青霉素类过敏者；青霉素皮试阳性者；妊娠期；传染性单核细胞增多症；曾经出现过本品相关胆汁淤积或肝功能损伤者。

【注意事项】

（1）须详细询问药物过敏史。（2）注射剂须做青霉素皮试。（3）与其他青霉素类和头孢菌素类有交叉过敏。若发生过敏反应，应立即停药并采取相应措施。（4）巨细胞病毒感染、淋巴细胞白血病、淋巴瘤伴细菌感染时使用易发生皮疹，应避免使用。（5）哺乳期使用应暂停哺乳。（6）对头孢菌素类过敏者、严重肝功能不全、中度或严重肾功能不全，以及有哮喘、湿疹、枯草热、荨麻疹等过敏性疾病史慎用。（7）老年人、肾功能减退者应根据肌酐清除率调整剂量或间隔时间。血液透析影响阿莫西林的血药浓度，因此在透析过程中及结束时应加用 1 次。（8）对怀疑伴有梅毒损害之淋病者，在用药前应进行暗视野显微镜检查，并至少在 4 个月内，每月接受梅毒血清学试验 1 次。（9）注射剂溶解后应立即使用。（10）长期或大剂量使用，应定期检测肝、肾和造血功能及血钾、钠。

【药物相互作用】

（1）与别嘌醇合用易发生皮疹，应避免合用。（2）注射剂不能与含有葡萄糖、右旋糖酐或酸性碳酸盐的溶液混合。（3）注射剂不可与血制品、静脉脂质乳化液、含蛋白质的液体（如水解蛋白）等混合。（4）氨基糖苷类可增强其对粪肠球菌的体外杀菌作用。注射剂不能与氨基糖苷类药混合。（5）氯霉素、红霉素、四环素类和磺胺类药等抑菌药可干扰其杀菌活性，不宜合用，尤其是在治疗脑膜炎或急需杀菌药的严重感染时。（6）可增强华法林的作用。（7）不宜与双硫仑等乙醛脱氢酶抑制剂合用。其他相互作用参阅阿莫西林。

【制剂与规格】

阿莫西林和克拉维酸钾组成比，口服制剂有 2∶1，4∶1，7∶1 等，注射剂均为 5∶1。

（1）阿莫西林克拉维酸钾片：250 mg∶125 mg（2∶1）；250 mg∶62. 5 mg（4∶1）；500 mg∶125 mg（4∶1）；400 mg∶57 mg（7∶1）；875 mg∶125 mg（7∶1）。（2）阿莫西林克拉维酸钾颗粒：125 mg∶31. 25 mg（4∶1）；200 mg∶28. 5 mg（7∶1）。（3）阿莫西林克拉维酸钾干混悬剂：250 mg∶62. 5 mg（4∶1）；200 mg∶28. 5 mg（7∶1）。（4）注射用阿莫西林钠克拉维酸钾：0. 3 g（0. 25∶0. 05）；0. 6 g（0. 5∶0. 1）；1. 2 g（1∶0. 2）。

哌拉西林钠他唑巴坦钠（Piperacillin Sodium and Tazobactam Sodium）

【药理作用】

哌拉西林钠他唑巴坦钠为哌拉西林和他唑巴坦组成的复方制剂。主要用于对前者耐药，但对本品敏感的产 β 内酰胺酶的细菌引起的中、重度感染。他唑巴坦为 β 内酰胺类，抗菌作用微弱，但可与细菌产生的 β 内酰胺酶不可逆地结合而抑制其活性。两者配伍可保护哌拉西林不被 β 内酰胺酶水解，使其保持抗菌活性，并且扩大其抗菌谱。

【药物动力学】

静脉滴注 2. 25 g、3. 375 g 和 4. 5 g 后，哌拉西林平均峰浓度分别为 134 μg/mL、242 μg/mL 和 298 μg/mL，他唑巴坦平均峰浓度分别为 15 μg/mL、24 μg/mL 和 34 μg/mL。两者广泛分布于各组织和体液中，组织中为血药浓度的 50%～100%。血浆蛋白结合率均为 30%～40%。主要经肾排泄，消除半衰期均为 0. 7～1. 2 h，肝、肾功能不全者明显延长。

【适应证】

用于因产 β 内酰胺酶而对哌拉西林耐药，但对本品敏感的细菌所致的中、重度感染：（1）肺炎克雷伯菌、鲍曼不动杆菌、铜绿假单胞菌、流感嗜血杆菌、金黄色葡萄球菌等所致的下呼吸道感染如肺炎等。用于医院获得性铜绿假单胞菌肺炎时，应联合氨基糖苷类或其他抗铜绿假单胞菌活性药物。（2）金黄色葡萄球菌等所致蜂窝织炎、脓肿、糖尿病足感染等，以及单纯性或复杂性皮肤、软组织感染。（3）大肠埃希菌、拟杆菌属所致的阑尾炎（伴发穿孔或脓肿）、腹膜炎等腹腔感染。（4）大肠埃希菌所致的盆腔炎、子宫内膜炎等盆腔感染。

【用法与用量】

注射剂：静脉注射、静脉滴注。常用静脉滴注，一次用量用 0. 9% 氯化钠溶液或灭菌注射用水 20 mL 溶解后，立即加入 0. 9% 氯化钠或 5% 葡萄糖溶液中，稀释浓度 15～90 mg/mL，滴注时间至少 30 min。若用静脉注射，静注时间 3～5 min。疗程为

7～10 d，医院获得性肺炎 7～14 d，可根据病情及细菌学检查结果进行调整。

成人常用量：按哌拉西林钠他唑巴坦钠总量计。一次 4.5 g，q8h；或一次 3.375 g，q6h。医院获得性肺炎，初始剂量一次 3.375 g，q4h；若致病菌为铜绿假单胞菌，一次 4.5 g，q6h，并合用氨基糖苷类。12 岁以上剂量用法同成人。

肾功能减退者减量并延长用药间隔。肌酐清除率 ＞ 40 mL/min 者，不需调整剂量，或一次 3.375 g，q6h；20～40 mL/min 者，一次 2.25 g，q6h；＜ 20 mL/min 者，一次 2.25 g，q8h。血液透析者，一次最大量 2.25 g，q8h，并在每次血液透析后追加 0.75 g。

儿童常用量：按哌拉西林钠他唑巴坦钠总量计。新生儿，按一次 90 mg/kg，q8h；1 月龄～12 岁，按一次 90 mg/kg，q8h 或 q6h。

【不良反应】

（1）常见皮疹、瘙痒等。（2）少见腹泻、恶心、呕吐等。（3）少见胰腺炎、发热或伴嗜酸性粒细胞增多、白细胞减少、血红蛋白减低、血小板升高、胆红素和转氨酶（ALT 及 AST）升高等。（4）少见尿素氮、肌酐升高，血尿、蛋白尿等。（5）少见斑丘疹、疱疹、荨麻疹、湿疹、烦躁、头晕、焦虑、呼吸困难。（6）注射局部疼痛、静脉炎和水肿等。

【禁忌证】

对本品及青霉素类过敏者；皮肤敏感试验阳性者；对 β 内酰胺类有过敏性休克史者。

【注意事项】

（1）须详细询问药物过敏史。用药前须做皮肤敏感试验，阳性反应者禁用。（2）对一种青霉素过敏者可能对其他青霉素类药过敏；对头孢菌素类、头霉素类或青霉胺过敏者，对本品亦可能过敏。（3）妊娠期尽量避免使用，仅在确有必要时使用；哺乳期慎用，确有指征应暂停哺乳。（4）有过敏史、出血史、炎性肠病或抗生素相关性肠炎史慎用。（5）需要控制盐摄入量者使用时，应定期检查电解质。对同时应用细胞毒药或利尿药者，应警惕发生低钾血症的可能。（6）发生假膜性肠炎时应进行粪便检查、难辨梭菌培养以及该菌的细胞毒素分析。（7）应定期检查造血功能，特别是对疗程大于 3 周者。（8）其他注意事项参阅哌拉西林。

【药物相互作用】

（1）与庆大霉素联合对粪肠球菌无协同作用。与头孢菌素联合对大肠埃希菌、铜绿假单胞菌、克雷伯菌和变形杆菌属的某些敏感菌株有协同作用。（2）与丙磺舒合用，可使哌拉西林和他唑巴坦的消除半衰期分别延长 21% 和 71%。（3）与肝素、香豆素、茚满二酮、非甾体抗炎药、抗血小板药合用，增加凝血机制障碍和出血的危险性。（4）不可与其他药物在注射器或输液瓶中混合。与其他抗生素合用时，必须分开给药。（5）可增强维库溴铵对神经肌肉接头的阻滞作用。（6）不得与血液制品、水解蛋白、碳酸氢钠的溶液混合。

【制剂与规格】

注射用哌拉西林钠他唑巴坦钠：2. 25 g（2∶0. 25）；4. 5 g（4∶0. 5）。

‖ 第二节　头孢菌素类 ‖

头孢菌素类(cephalosporins)属 β 内酰胺类抗生素，为时间依赖性抗生素。与细菌细胞的青霉素结合蛋白结合，妨碍黏肽的形成，抑制细菌细胞壁合成。根据抗菌谱、抗菌活性、对 β 内酰胺酶的稳定性以及肾毒性的不同分为五代。

第一代头孢菌素主要用于需氧 G^+ 球菌，仅对少数肠杆菌科细菌有一定抗菌活性。对 G^+ 菌抗菌作用优于第二代和第三代，但对 G^- 杆菌作用差。注射剂有头孢唑林、头孢拉定、头孢硫脒等，口服制剂有头孢拉定、头孢氨苄和头孢羟氨苄。第二代头孢菌素对 G^- 杆菌作用不及第三代，对 G^+ 菌的作用与第一代接近或稍弱。注射剂有头孢呋辛、头孢替安、头孢孟多等，口服制剂有头孢呋辛酯、头孢克洛、头孢丙烯等。第三代头孢菌素则对 G^- 菌产生的 β 内酰胺酶稳定，而且还可渗入脑膜炎脑脊液中。对肠杆菌科细菌等 G^- 杆菌有强大抗菌作用。其中头孢他啶、头孢哌酮对铜绿假单胞菌及某些非发酵菌也有较好作用。注射剂有头孢噻肟、头孢曲松、头孢他啶、头孢哌酮，口服制剂有头孢克肟、头孢泊肟酯、头孢地尼等。第四代头孢菌素对肠杆菌科细菌和铜绿假单胞菌的抗菌活性，与头孢他啶等第三代头孢菌素大致相仿或略强，但对产头孢菌素酶(AmpC)的阴沟肠杆菌、产气肠杆菌、柠檬酸杆菌和沙雷菌属的作用优于第三代头孢菌素，注射剂有头孢吡肟、头孢匹罗。第五代头孢菌素对 G^+ 菌比第四代作用强，尤其对 MRSA 更有效，对 G^- 菌与第四代类似，注射剂有头孢洛林、头孢吡普。

注意事项：(1) 禁用于对任何一种头孢菌素有过敏史，以及有青霉素过敏性休克史。从用药安全前提考虑，注射剂使用前应做皮肤敏感试验，阳性者禁用。(2) 用药前须详细询问有无对头孢菌素类、青霉素类或其他药物过敏史。有青霉素类、其他 β 内酰胺类(如单环 β 内酰胺类、碳青霉烯类和头霉素类等)以及其他药物过敏史者，有明确应用指征时应慎用。在用药过程中一旦发生过敏反应须立即停药。如发生过敏性休克应立即抢救，并给予肾上腺素、糖皮质激素等相关抗休克治疗。(3) 本类药多数主要经肾排泄，中度以上肾功能不全者应适当调整剂量。中度以上肝功能不全者，头孢曲松、头孢哌酮可能需要适当调整剂量。(4) 第一代头孢菌素与氨基糖苷类合用可能增加后者的肾毒性，应注意检测肾功能。(5) 头孢菌素和非甾体抗炎药均可抑制血小板功能，两者不宜合用。(6) 可引起“双硫仑样反应”(戒酒硫样反应)，在用药期间饮酒可引起醛中毒反应，表现为发热、面色潮红、心慌、胸闷、视觉模糊、头痛、恶心、呕吐、心动过速、血压下降、烦躁不安等，严重可发生呼吸抑制、心肌梗死、急性心衰等，并可导致休克甚至死亡。其严重程度与用药剂量和饮酒量成正比。故 12 h 内有饮酒史或饮用含乙醇成分的饮料、药物者，宜暂缓使用。用药期间及停药后 1 周(至少 5 d)内应避免饮酒、避免摄入含乙醇的饮料和食物，禁止口服或静脉输入含乙醇的药物。

注射剂皮肤敏感试验：鉴于头孢菌素类药可引起过敏反应或过敏性休克，同时与青霉素类有交叉过敏，概率在3%～15%。但目前头孢菌素注射剂应用前是否做皮肤试验的临床意义尚有争议。为慎重起见和对病人的安全用药负责，建议在用药前做皮试。另外，具体到某种药是否需要做皮肤敏感试验，应参照药品说明书和官方的药物治疗指南。各药品生产企业的产品标准不同而对皮肤试验要求不一，在用药前应仔细阅读药品说明书。头孢菌素类注射剂皮试液浓度为0.3 mg/mL或0.5 mg/mL，皮内注射0.1 mL。凡头孢菌素规格（每瓶或每支）为0.5 g、0.75 g、1 g的依次用0.9%氯化钠溶液10 mL、15 mL、20 mL稀释原药后，抽取0.1 mL，再用0.9%氯化钠溶液稀释至10 mL，抽取0.1 mL做皮试。规格为1.5 g、2 g的依次用0.9%氯化钠溶液15 mL、20 mL稀释原药后，抽取0.05 mL，再用0.9%氯化钠溶液稀释至10 mL，抽取0.1 mL做皮试。

头孢菌素类可与β内酰胺酶抑制剂（克拉维酸、舒巴坦、他唑巴坦）组成复方制剂用于临床。本节头孢菌素类有第一代的头孢唑林、头孢拉定、头孢氨苄，第二代的头孢呋辛，第三代的头孢曲松、头孢他啶。

头孢唑林(Cefazolin)

【药理作用】

头孢唑林为第一代头孢菌素，通过抑制细菌细胞壁合成而发挥杀菌作用。抗菌特点：对G^+菌，包括对青霉素敏感和耐药的金黄色葡萄球菌（MRSA除外）作用强于青霉素和第二代、第三代头孢菌素；对G^-菌不及第二代，更不及第三代头孢菌素。除肠球菌属、MRSA外，对其他G^+球菌均有良好抗菌活性。肺炎链球菌和溶血性链球菌高度敏感，伤寒杆菌、志贺菌属和奈瑟菌属敏感，流感嗜血杆菌中度敏感，白喉杆菌、炭疽杆菌、李斯特菌和梭状芽孢杆菌较敏感。对部分大肠埃希菌、奇异变形杆菌和克雷伯菌具有良好抗菌活性。G^+厌氧菌和某些G^-厌氧菌对本品多敏感。产酶淋球菌、脆弱拟杆菌耐药。

【药物动力学】

肌注1 g后，1 h达峰浓度64 μg/mL。静注1 g后，30 min达峰浓度106 μg/mL。炎症渗出液中的药物浓度与血药浓度相等，胆汁中浓度等于或略高于血药浓度。难以透过血脑屏障，乳汁中含量低。血浆蛋白结合率74%～86%。消除半衰期为1.5～2 h，老年人、肾功能不全者延长。在体内不代谢，以原形经肾小球滤过，部分通过肾小管分泌经尿排出，24 h内排出给药量的80%～90%。血液透析6 h后血药浓度减少40%～50%，腹膜透析不能清除。

【适应证】

用于敏感菌所致的呼吸道、肝胆系、尿路、皮肤和软组织、骨和关节感染；血流感染、脓毒症、感染性心内膜炎，以及眼、耳、鼻、喉部等感染。外科手术前的预防用药。

【用法与用量】

注射剂：肌内注射、静脉注射、静脉滴注。肌注时用灭菌注射用水或 0. 9% 氯化钠溶液 2～3 mL 溶解。静注时用灭菌注射用水 10 mL 溶解，注射时间为 3～5 min。静滴时先用灭菌注射用水 10 mL 溶解，再加入 0. 9% 氯化钠或 5%、10% 葡萄糖溶液 100 mL 中。

成人常用量：一次 0. 5～1 g，bid 或 q6h。严重感染可增至一日 6 g，分 2～4 次。

儿童常用量：按一日 20～50 mg/kg，重症感染可增至按一日 50～100 mg/kg，分 3～4 次。

肾功能减退者减量并延长用药间隔。（1）成人：肌酐清除率 > 50 mL/min 者，可按正常剂量；20～50 mL/min 者，一次 0. 5 g，q8h；11～20 mL/min 者，一次 0. 25 g，q12h；< 10 mL/min 者，一次 0. 25 g，qd。所有不同程度肾功能减退者首次剂量为 0. 5 g。（2）儿童：先按 12. 5 mg/kg，继而按肌酐清除率调节维持量。肌酐清除率 > 70 mL/min 者，可按正常剂量；40～70 mL/min 者，按一次 12. 5～30 mg/kg，q12h；20～40 mL/min 者，按一次 3. 1～12. 5 mg/kg，q12h；5～20 mL/min 者，按一次 2. 5～10 mg/kg，qd。

用于预防外科手术后感染：一般于术前 0. 5～1 h 麻醉诱导期肌注或静注。（1）成人，术前给予 1 g。手术时间超过 6 h 者术中加用 0. 5～1 g。术后一次 0. 5～1 g，q6h 或 q8h，至手术后 24 h 止。若有持续感染风险可连续用药数日。（2）儿童，术前按 25 mg/kg（最大量 1 g）给予。手术时间超过 3 h 者术中再加用 1 次。若需要在术后 24 h 内可按一次 25 mg/kg，q6h 或 q8h。若有持续感染风险可连续用药 5 d。

【不良反应】

（1）少见皮疹、荨麻疹、嗜酸性粒细胞增高、药物热等。（2）少见转氨酶（ALT 及 AST）、碱性磷酸酶（ALP）升高。（3）偶见溶血性贫血、中性粒细胞减少、血小板减少、肾损害。（4）应用大剂量（一日量 12 g）可能出现脑病反应。（5）肌注局部疼痛，静注可能发生血栓性静脉炎。（6）偶见白色念珠菌二重感染。

【禁忌证】

对本品及头孢菌素类过敏者；有青霉素过敏性休克或即刻反应史；皮肤敏感试验阳性者。

【注意事项】

（1）须详细询问药物过敏史。用药前须做皮肤敏感试验，阳性反应者禁用。（2）交叉过敏：头孢菌素类以及头孢菌素类与其他 β 内酰胺类存在交叉过敏；对青霉素类、青霉素衍生物或青霉胺过敏者亦可能对头孢菌素、其他 β 内酰胺类过敏。（3）对青霉素过敏或过敏体质者慎用。（4）妊娠期和哺乳期慎用，若使用须权衡利弊。哺乳期使用应暂停哺乳。（5）在早产儿、新生儿的安全性尚未确定，不推荐使用。（6）老年人消除半衰期明显延长，应适当减量或延长间隔时间。（7）有胃肠道疾病史特别是溃疡性结肠炎、克罗恩病、假膜性肠炎病史，有肝、肾功能不全者应慎用。（8）与氨基糖苷类合用可能增加后者的肾毒性，应注意检测肾功能。(9) 不宜用于中枢神经系统感染。(10) 不宜用于淋病和梅毒。(11) 对诊断的干扰：约 1% 可出现直接和间接抗人球蛋白试验（Coombs 试验）阳性；尿糖假阳性反应（硫酸铜法），用葡萄糖氧化酶法者则不受影响；可使转氨酶（ALT 及 AST）、碱性磷酸酶和尿素氮升高。(12) 药物配制在常温不溶时，可微热至 37 ℃使其溶解。(13) 因可引起“双硫仑样反应”，用药期间及用药后 1 周内避免饮酒，避免摄入含乙醇的饮料和食物，禁止口服或静脉输入含乙醇的药物。

【药物相互作用】

(1) 与多种药物有配伍禁忌，不可与其他药物同瓶滴注。(2) 与庆大霉素或阿米卡星联合，对某些菌株能增强抗菌作用。(3) 与强利尿药、氨基糖苷类合用可能增加肾毒性。(4) 与大环内酯类合用存在拮抗作用，影响抗菌效果。(5) 甘露醇可使其以原形从尿中大量排出，疗效明显降低。同时，大量药物集中于肾脏可增加肾毒性。(6) 丙磺舒使其血药浓度升高，半衰期延长。

【制剂与规格】

注射用头孢唑林钠：0. 5 g；1 g。

头孢拉定（Cefradine）

【药理作用】

头孢拉定为第一代头孢菌素，通过抑制细菌细胞壁合成而发挥杀菌作用。抗菌特点：对大多数 G^+ 菌和少数 G^- 菌有杀菌作用，抗菌活性不及头孢唑林，与头孢氨苄相仿。对不产青霉素酶和产青霉素酶金黄色葡萄球菌、凝固酶阴性葡萄球菌、A 组溶血性链球菌、肺炎链球菌和草绿色链球菌等 G^+ 球菌的部分菌株有良好抗菌作用，厌氧 G^+ 菌大多敏感。对淋球菌有一定作用，对产酶淋球菌也有活性。对肠球菌属、MRSA、脆弱拟杆菌耐药。

【药物动力学】

口服吸收迅速，空腹口服 0. 5 g，1 h 达峰浓度。在组织及体液中分布良好。肝组织中的浓度与血药浓度相等，在心肌、子宫、肺、前列腺和骨组织中皆可达到效浓度。脑组织中仅为血药浓度的 5%～10%，脑脊液中更低。可透过胎盘屏障，乳汁含量甚微。血浆蛋白结合率 6%～10%。消除半衰期为 1 h。在体内很少代谢，6 h 内经尿排出给药量的 90% 以上，少量经胆汁排泄，后者的浓度可为血药浓度的 4 倍。可被血液透析和腹膜透析清除。

【适应证】

用于敏感菌所致的急性咽炎、扁桃体炎、中耳炎、支气管炎和肺炎等，泌尿生殖系统、皮肤和软组织感染等。

【用法与用量】

口服片剂、胶囊：宜饭后服。儿童适宜服用干混悬剂和颗粒剂。

成人常用量：(1) 轻度感染，一次 0.25～0.5 g，q6h 或 q8h。(2) 中度感染，一次 0.5～1 g，q6h，一日量不超过 4 g。儿童常用量：按一次 6.25～12.5 mg/kg，q6h 或 q8h。

肾功能减退者减量并延长用药间隔。成人，肌酐清除率 > 20 mL/min 者，一次 0.5 g，q6h；5～20 mL/min 者，一次 0.25 g，q6h；< 10 mL/min 者，一次 0.25 g，q12h。

【不良反应】

(1) 常见恶心、呕吐、腹泻、上腹部不适等胃肠道反应。(2) 药疹(1%～3%)、假膜性肠炎。(3) 少见直接抗人球蛋白试验阳性，白细胞及中性粒细胞减少，嗜酸性粒细胞增多，尿素氮、碱性磷酸酶及转氨酶(ALT 及 AST)一过性升高。(4) 偶见阴道念珠菌病。(5) 罕见血尿，精神异常，听力减退，迟发型变态反应，过敏性休克，排尿困难，药物性溶血及心律失常等。

【禁忌证】

对本品及头孢菌素类过敏者；有青霉素过敏性休克或即刻反应史者。

【注意事项】

(1) 须详细询问对头孢菌素类、青霉素类以及其他药物过敏史。与青霉素类药交叉过敏的概率为 5%～7%，需在严密观察下慎用。一旦发生过敏反应须立即停用。如发生过敏性休克应立即抢救，保持气道通畅并吸氧，应用肾上腺素、糖皮质激素等措施。(2) 妊娠期和哺乳期慎用，确需使用须权衡利弊，哺乳期使用应暂停哺乳。儿童慎用。(3) 以硫酸铜法检测尿糖可出现假阳性反应。(4) 因可引起“双硫仑样反应”，用药期间及用药后 1 周内避免饮酒，避免摄入含乙醇的饮料和食物，禁止口服或静脉输入含乙醇的药物。

【药物相互作用】

(1) 与庆大霉素、阿米卡星合用，对某些敏感菌株有协同作用，但可增加肾毒性。(2) 与美西林合用，对大肠埃希菌、沙门菌属等 G^- 杆菌具协同作用。(3) 与强利尿药合用可增加肾毒性。(4) 可延缓苯妥英钠在肾小管的排泄。(5) 丙磺舒可延迟其经肾排泄。

【制剂与规格】

头孢拉定片(胶囊)：0.25 g；0.5 g。

头孢氨苄(Cefalexin)

【药理作用】

头孢氨苄为第一代头孢菌素，通过抑制细菌细胞壁合成而发挥杀菌作用。抗菌谱与头孢唑林相仿，其抗菌活性较后者弱。除肠球菌属、MRSA、铜绿假单胞菌外，对肺炎链球菌、溶血性链球菌、金黄色葡萄球菌包括耐青霉素菌株的大部分菌株敏感。对奈瑟菌属有较好抗菌作用，对流感嗜血杆菌敏感性较差。对部分大肠埃希菌、奇异变形杆菌、沙门菌和志贺菌属有一定抗菌作用。对厌氧 G^+ 球菌中度敏感。

【药物动力学】

口服吸收完全，生物利用度 90%。口服 0.5 g 后，1 h 达峰浓度。餐后服药延缓吸收并降低血药峰浓度，但吸收量不减。除脑和脑脊液外，广泛分布于各组织和体液中。可透过胎盘屏障，乳汁含量甚微。血浆蛋白结合率 10%～15%。消除半衰期为 0.6～1 h。新生儿、肾功能不全者明显延长，肾衰竭时长达 5～30 h。在体内不代谢，主要以原形经肾排泄，24 h 尿中累积排出给药量的 80%～90%。可被血液透析和腹膜透析清除。

【适应证】

用于金黄色葡萄球菌、溶血性链球菌、肺炎链球菌、大肠埃希菌、肺炎杆菌、流感嗜血杆菌、志贺菌属等敏感菌株引起的下列轻、中度感染（为口服制剂，不宜用于重症感染）。（1）扁桃体炎、扁桃体周炎、咽喉炎、支气管炎、肺炎、哮喘和支气管扩张合并感染以及手术后胸腔感染。（2）急性及慢性肾盂肾炎、膀胱炎、前列腺炎。（3）中耳炎、外耳炎、鼻窦炎。（4）急性腭炎、牙槽脓肿、根尖性牙周炎、智齿周围炎、颌骨骨周炎和骨髓炎、拔牙后感染。（5）睑腺炎、眼睑炎、急性泪囊炎。（6）毛囊炎、疖、痈、脓疱、丹毒、蜂窝织炎、痤疮感染、皮下脓肿、创伤感染、乳腺炎、淋巴管炎等。

【用法与用量】

口服片剂、胶囊、颗粒剂：空腹口服。颗粒剂倒入适量凉开水中摇匀即可服用。

成人常用量：一次 0.25～0.5 g，qid。较重感染剂量加倍，一日最大量 4 g。单纯性膀胱炎、皮肤和软组织感染及链球菌咽峡炎，一次 0.5 g，q12h。

儿童常用量：（1）1 月龄～12 岁。按一次 6.25～12.5 mg/kg，qid。或按以下方法：1 月龄～1 岁，一次 0.125 g，bid；1～5 岁，一次 0.125 g，tid；5～12 岁，一次 0.25 g，bid；12 岁以上剂量用法同成人。重症感染剂量加倍。（2）皮肤软组织感染及链球菌咽峡炎：按一次 12.5～25 mg/kg，bid。（3）预防反复发作的尿路感染：1 月龄～12 岁，按一次 12.5 mg/kg，qn。

新生儿：按一日 25 mg/kg（最大量 125 mg）。出生后 7 日龄、7～21 日龄和 21～28 日龄，一日量分为 bid、tid 和 qid。重症感染剂量加倍。

【不良反应】

（1）常见恶心、呕吐、腹泻和食欲不振等。（2）皮疹、药物热等过敏反应，偶见过敏性休克。（3）头晕、复视、耳鸣、抽搐等神经系统反应。（4）偶见肾损害、转氨酶（ALT 及 AST）升高。罕见溶血性贫血、中性粒细胞减少和假膜性肠炎。

【禁忌证】

对本品及头孢菌素类过敏者；有青霉素过敏性休克或即刻反应史者。

【注意事项】

（1）用药前须详细询问药物过敏史，对青霉素过敏者慎用。（2）与青霉素类交叉过敏的概率为5%～7%，需在严密观察下慎用。一旦发生过敏反应立即停用。如发生过敏性休克应立即抢救，保持气道通畅并吸氧，应用肾上腺素、糖皮质激素等措施。（3）妊娠期和哺乳期慎用，确需使用须权衡利弊，哺乳期使用应暂停哺乳。（4）有溃疡性结肠炎、克罗恩病、假膜性肠炎病史慎用。（5）肾功能不全者，应根据肾功能减退的程度，减量用药。（6）当一日量超过4 g时，应考虑改用注射用头孢菌素。（7）对诊断的干扰：可出现直接抗人球蛋白试验阳性和尿糖假阳性反应（硫酸铜法），ALT及AST、碱性磷酸酶升高。（8）因可引起"双硫仑样反应"，用药期间及用药后1周内避免饮酒，避免摄入含乙醇的饮料和食物，禁止口服或静脉输入含乙醇的药物。

【药物相互作用】

与考来烯胺合用，可使其血药浓度降低。其他同头孢唑林（参阅头孢唑林）。

【制剂与规格】

（1）头孢氨苄片（胶囊）：0. 125 g；0. 25 g。（2）头孢氨苄颗粒：0. 05 g；0. 125 g。

头孢呋辛（Cefuroxime）

【药理作用】

头孢呋辛为第二代头孢菌素，通过抑制细菌细胞壁合成而发挥杀菌作用。抗菌特点：对G^+菌（包括产酶耐药的金黄色葡萄球菌）作用与第一代头孢菌素相仿或略差，比第三代强。对G^-杆菌产生的超广谱β内酰胺酶（extended-spectrum β-lactamases，ESBLs）稳定，对金黄色葡萄球菌产生的β内酰胺酶稳定性优于第三代头孢菌素。抗G^-菌活性比第一代头孢菌素强，比第三代差。对MRSA、铜绿假单胞菌、不动杆菌属、肠球菌属和李斯特菌属不敏感。

【药物动力学】

头孢呋辛酯，为头孢呋辛的酯化制剂，口服后在肠黏膜及血中为酯酶分解生成头孢呋辛而起作用。食物可促进吸收，空腹和餐后生物利用度分别为37%和52%。2. 5～3 h达峰浓度。分布至全身细胞外液，血浆蛋白结合率50%。消除半衰期为1. 2～1. 6 h，新生儿、老年人和肾功能不全者明显延长。主要经肾排泄，空腹和餐后口服0. 5 g后，24 h经尿排泄量分别为给药量的32%和48%。血液透析可降低血药浓度。

肌注0. 75 g后45 min达峰浓度，静脉给药0. 75 g和1. 5 g后，分别在5. 3 h和8 h内维持2 μg/mL的有效浓度。血浆蛋白结合率30%。消除半衰期为1. 2 h。

【适应证】

（1）对甲氧西林敏感的葡萄球菌、链球菌属、肺炎链球菌等G^+球菌所致的呼吸道、胆道、尿道、皮肤和软组织、骨、关节、腹腔、盆腔感染，血流感染和脓毒症。（2）用于盆腔、腹腔感染需与抗厌氧菌药物联合。(3) 淋菌性尿道炎、宫颈炎、直肠炎。(4) 注射剂用于对青霉素、氨苄西林、磺胺类药耐药的脑膜炎球菌脑膜炎的治疗。(5) 手术前预防用药。

【用法与用量】

口服片剂、胶囊：应整片或整粒饭后服以增加吸收，提高血药浓度并减少胃肠道反应。对注射剂治疗获得一定疗效，尚需继续治疗的可改为口服用药。婴幼儿宜服用混悬剂，5 岁以下禁用胶囊。

成人常用量：一次 0. 25 g，bid。重症感染如下呼吸道感染：一次 0. 5 g，bid。单纯性下尿路感染：一次 0. 125 g，bid。淋菌性尿道炎：单剂 1 g。

儿童常用量：3 月龄～2 岁，按一次 10 mg/kg（最大量 125 mg），bid。2～12 岁，按一次 15 mg/kg（最大量 0. 25 g），bid。12 岁以上剂量用法同成人。

注射剂：深部肌内注射、静脉注射、静脉滴注。肌注时每 0. 25 g 溶于灭菌注射用水至少 1 mL 中。静注时 0. 25 g 溶于灭菌注射用水至少 2 mL 中。肌注和静注均应摇匀后缓慢给予。静滴时先用灭菌注射用水溶解，再加入 0. 9% 氯化钠或 5% 葡萄糖溶液 100～250 mL 中，滴注时间 20～30 min。

成人常用量：(1) 一次 0. 75～1. 5 g，q8h，一日量范围 2. 25～4. 5 g。疗程 5～10 d。(2) 一般轻、中度感染：肌注或静滴。一次 0. 75 g，q8h 或 q6h。(3) 重症感染：静滴。一次 1. 5 g，q8h 或 q6h。(4) 细菌性脑膜炎：静滴。可适当增加剂量，但一次用量不超过 3 g，q8h。(5) 单纯性淋病：单剂 1. 5 g 肌注，可分别注射于两侧臀部，同时口服丙磺舒 1 g。(6) 预防手术感染：术前 0. 5～1 h 静注 1. 5 g。若手术时间过长，则每隔 8 h 静注或肌注 0. 75 g。若为开胸手术，于麻醉诱导期静注 1. 5 g，随后每 12 h 一次，总用量为 6 g。

儿童常用量：用于 1 月龄以上。(1) 按一次 20 mg/kg（最大量 0. 75 g），q8h。(2) 重症感染：可适当增加剂量，按一次 50～60 mg/kg（最大量 1. 5 g），q6h 或 q8h。(3) 骨和关节感染：按一日 0. 15 g/kg，但不超过成人一日最大量，分 3 次。(4) 脑膜炎：按一日 0. 2 g/kg，分 3～4 次。(5) 预防手术感染：术前 0. 5～1 h 麻醉诱导期静注或静滴。按 50 mg/kg（最大量 1. 5 g）。若手术时间过长，则每隔 8 h 按一次 30 mg/kg（最大量 0. 75 g）静注或肌注。

新生儿：静滴或静注。按一次 25 mg/kg（最大量 0. 75 g）。出生后 7 日龄、7～21 日龄和 21～28 日龄，分别按 q12h、q8h 和 q6h 给予。重症感染剂量加倍（仅用于静脉用药）。

肾功能减退者减量并延长用药间隔。成人，肌酐清除率 > 20 mL/min 者，一次 0. 75～1. 5 g，q8h；10～20 mL/min 者，一次 0. 75 g，q12h；< 10 mL/min 者，一次 0. 75 g，qd。成人每次血液透析结束时可给予 0. 75 g。儿童参照成人肾功能不全时的相应剂量进行调整。

【不良反应】

(1) 常见腹泻、恶心和呕吐等。(2) 过敏反应如皮疹、瘙痒、荨麻疹等。偶见药物热、多形红斑、间质性肾炎、中毒性表皮坏死松解症（Lyell 综合征）。(3) 偶见假膜性肠炎、肾损害、嗜酸性粒细胞增多、白细胞和血小板减少、血红蛋白降低、溶血性贫血、胆红素和转氨酶（ALT 及 AST）升高，罕见再生障碍性贫血、出血、凝血酶原时间（PT）延长、各类血细胞减少、中性粒细胞缺乏等。(4) 其他，如阴道炎包括阴道念珠菌病，诱发癫痫。(5) 儿童偶见轻、中度听力损害。(6) 注射局部疼痛、血栓性静脉炎等。

【禁忌证】

对本品及头孢菌素类过敏者；有青霉素过敏性休克或即刻反应史者；有胃肠道吸收障碍者禁用口服制剂。

【注意事项】

(1) 用药前须详细询问药物过敏史。肌注、静脉用药须先做皮肤敏感试验，阳性者禁用。(2) 与青霉素类、头霉素类有交叉过敏，对青霉素类、青霉素衍生物、青霉胺及头霉素类过敏者慎用。(3) 妊娠期和哺乳期慎用，若使用应权衡利弊，哺乳期使用应暂停哺乳。(4) 本品对新生儿有蓄积作用，应慎用。(5) 5 岁以下禁用胶囊剂、片剂，宜服用干混悬剂。(6) 老年人、肾功能减退者，应减量或延长间隔时间。(7) 有胃肠道疾病史，特别是溃疡性结肠炎、克罗恩病、假膜性肠炎病史者慎用。(8) 假膜性肠炎诊断确立后，应给予适宜的治疗。轻度者停药即可，中、重度者应给予补充液体、电解质、蛋白质，并需选用对梭状芽孢杆菌有效的抗菌药物。(9) 注意检测肾功能，特别是重症感染大剂量使用时。(10) 因可引起“双硫仑样反应”，用药期间及用药后 1 周内避免饮酒，避免摄入含乙醇的饮料和食物，禁止口服或静脉输入含乙醇的药物。

【药物相互作用】

口服制剂与抗酸药合用可影响其吸收。其他同头孢唑林（参阅头孢唑林）。

【制剂与规格】

(1) 头孢呋辛酯片（胶囊、分散片）：0. 125 g；0. 25 g。(2) 注射用头孢呋辛钠：0. 25 g；0. 5 g；0. 75 g；1. 5 g。

头孢曲松（Ceftriaxone）

【药理作用】

头孢曲松为第三代头孢菌素，通过抑制细菌细胞壁合成而发挥杀菌作用。抗菌特点：对 G^- 杆菌产生的超广谱 β 内酰胺酶高度稳定，对肠杆菌科细菌等 G^- 杆菌有强大抗菌作用，比第一、二代头孢菌素明显增强。对大部分 G^+ 球菌作用不如第一、二代头孢菌素，对部分 G^+ 球菌作用比第一、二代强，对化脓性链球菌、肺炎链球菌、葡萄球菌（非 MRSA）所致的多种感染有效，但并非首选。

【药物动力学】

肌注 0. 5 g 和 1 g，约 2 h 达峰浓度，分别为 43 μg/mL 和 80 μg/mL。静注即刻达

峰浓度 150. 9 μg/mL；静滴结束时的即刻峰浓度为 150. 7 μg/mL。广泛分布于体内各组织、体腔和体液中，胆汁中浓度较高。可透过血脑屏障，脑膜炎脑脊液可达有效治疗浓度。可进入羊水和骨组织，母乳中浓度较低。血浆蛋白结合率 95%。消除半衰期为 6～8 h。在体内不被代谢，以原形排出体外。约 60% 经尿排出，40% 经胆汁排出。

【适应证】

用于敏感菌所致的感染，包括危及生命的严重感染。(1) 血流感染、脓毒症、脑膜炎、莱姆病。(2) 呼吸系统感染尤其是肺炎，耳鼻喉感染。(3) 胆系、腹腔、盆腔、子宫内膜、骨与关节、伤口严重感染，复杂性皮肤和软组织感染。(4) 泌尿生殖系统感染包括淋病、中枢神经系统感染、免疫功能低下者之感染。(5) 术前预防用药。(6) 盆腔、腹腔感染需与抗厌氧菌药物合用。

【用法与用量】

注射剂：深部肌内注射、静脉注射、静脉滴注。

肌注时，用灭菌注射用水或 0. 9% 氯化钠、5% 葡萄糖溶液、1% 盐酸利多卡因注射液溶解，0. 25 g 或 0. 5 g 用 2 mL，1 g 用 3. 6 mL，配制成约 0. 25 g/mL。一次用量大于 1 g 时，不主张在一处肌注。应用利多卡因溶解时禁止用于静注。

静注时，0. 25 g 或 0. 5 g 溶于灭菌注射用水 5 mL 中，1 g 溶于 10 mL 中，配制成约 0. 1 g/mL。注射时间 3～4 min。静滴时，将前述溶液(禁用盐酸利多卡因)加入 1 g 瓶装中，配制成浓度约 0. 1 g/mL，再加入 0. 9% 氯化钠或 5%、10% 葡萄糖溶液 100～250 mL 中。滴注时间至少 30 min，新生儿至少 60 min。

成人常用量：(1) 一日 1～2 g，qd；或一次 0. 5～1 g，q12h。重症感染或由中度敏感菌引起的感染剂量加倍，一日 4 g，qd；或一次 2 g，q12h。(2) 单纯性淋病和软下疳：单剂 0. 25 g 肌注。(3) 预防外科手术感染：麻醉诱导期给予一次 1 g，结直肠、肛门手术给予单剂 2 g。

儿童常用量：(1) 敏感菌所致的感染：14 日龄以下新生儿，按一日 20～50 mg/kg，qd 或等分 q12h；15 日龄至 12 岁，按一日 20～80 mg/kg，qd 或等分 q12h。(2) 重症感染：按一日 40～50 mg/kg，脑膜炎可增至一日 100 mg/kg，等分 q12h。(3) ＞ 12 岁或体重 ＞ 50 kg，应使用成人常用量。一次用量大于 50 mg/kg 时，输注时间至少 30 min。(4)新生儿先天性淋球菌结膜炎：单剂按一次 25～50 mg/kg(最大量 125 mg)。(5) 无并发症的淋病和盆腔感染：单次深部肌注。＜ 12 岁或体重 ＜ 45 kg 者，一次 125 mg；≥ 12 岁或体重 ≥ 45 kg 者，一次 0. 25 g。(6) 早期梅毒：深部肌注。≥ 12 岁，一次 0. 5 g，连续 10 d。(7) 密切接触者或脑膜炎球菌带菌者(无症状)预防用药：单次深部肌注。＜ 12 岁，一次 125 mg；≥ 12 岁，一次 0. 25 g。(8) 预防外科手术感染：≥ 12 岁剂量用法同成人。

疗程：疗程取决于病程，一般 7～14 d。在病情稳定，或体温正常，或得到细菌被清除的证据以后，应继续使用至少 48～72 h。

肾衰竭(肌酐清除率 ＜ 10 mL/min)，成人一日量不超过 2 g，儿童一次用量不超过

50 mg/kg。严重肾功能不全伴肝功能不全者应减量，有条件时监测血药浓度。正在接受透析治疗的病人，无需在透析后增补剂量。但由于这些病人的药物清除率可能会降低，故应监测血药浓度，以决定是否需要调整剂量。

【不良反应】

多与剂量、疗程有关，大剂量、长疗程易发生。(1) 皮疹、过敏性皮炎、瘙痒、荨麻疹、水肿、多形红斑、发热、支气管痉挛和血清病样反应等。(2) 头痛或头晕。(3) 恶心、呕吐、腹痛、腹泻、结肠炎、黄疸、胀气、味觉障碍和消化不良等。(4) 嗜酸性粒细胞增多、白细胞及中性粒细胞减少、溶血性贫血、血小板减少(个别增多)。罕见中性粒细胞缺乏，大多发生在治疗 10 d 后，且用药总量在 20 g 以上。(5) 肝、肾功能异常，胆红素、碱性磷酸酶、转氨酶(ALT 及 AST)、尿素氮和肌酐升高。极为罕见肾脏沉积，多见于 3 岁以上儿童，接受大剂量如一日量 ≥ 80 mg/kg，或总量超过 10 g，并有其他威胁因素如限制液体、卧床等。可导致肾损害，但停药后可逆转。(6) 少见静脉炎，减慢速度可减少发生。肌注时若不加用利多卡因可致局部疼痛。

【禁忌证】

对本品及头孢菌素类过敏者；有青霉素过敏性休克或即刻反应史者；高胆红素血症的新生儿和早产儿，以免引发胆红素脑病。

【注意事项】

(1) 须详细询问药物过敏史。用药前须做皮肤敏感试验，阳性反应者禁用。(2) 头孢菌素类有交叉过敏。对青霉素类、青霉素衍生物或青霉胺过敏者亦可能对头孢菌素、头霉素类过敏。(3) 对青霉素过敏者应用头孢菌素时过敏反应发生率 5%～10%，因此对青霉素过敏者应根据病情充分权衡利弊后决定是否使用。(4) 妊娠期和哺乳期慎用，若使用须权衡利弊，哺乳期使用应暂停哺乳。(5) 有胃肠道疾病史者，特别是溃疡性结肠炎、克罗恩病、假膜性肠炎病史慎用。(6) 有黄疸的新生儿或有黄疸严重倾向的新生儿应尽量避免使用。(7) 慢性肝病时不需调整剂量，有严重肝肾功能不全或肝硬化者应酌情减量。肌酐清除率大于 5 mL/min，一日量小于 2 g 时，不需作剂量调整。血液透析清除的量不多，透析后无需增补剂量。(8) 6 岁以下不宜肌注。(9) 对诊断的干扰：以硫酸铜法测尿糖时可出现假阳性反应，葡萄糖氧化酶法不受影响。(10) 因可引起“双硫仑样反应”，用药期间及用药后 1 周内避免饮酒，避免摄入含乙醇的饮料和食物，禁止口服或静脉输入含乙醇的药物。

【药物相互作用】

(1) 与氨基糖苷类合用有协同作用，但可能增加肾损害。(2) 不能加入含钙的溶液中，如林格液、乳酸钠林格液等。(3) 新生儿不得与补钙治疗同时进行，易致钙盐沉积。(4) 在静脉输液中不可加入红霉素、四环素、两性霉素 B、血管活性药(间羟胺、去甲肾上腺素等)、苯妥英钠、氯丙嗪、异丙嗪、维生素 B 族、维生素 C 等，因可出现浑浊。(5) 与万古霉素、氨基糖苷类、氟康唑具有不相容性。(6) 由于其配伍禁忌甚多，所以应单独给药，不可与其他药物同瓶配伍。

【制剂与规格】

注射用头孢曲松钠：0. 25 g; 0. 5 g; 1 g; 2 g。

头孢他啶(Ceftazidime)

【药理作用】

头孢他啶为第三代头孢菌素，通过抑制细菌细胞壁合成而发挥杀菌作用。抗菌谱广，对大部分 G^- 杆菌产生的β内酰胺酶稳定，对多数 G^+ 菌和 G^- 菌有效。对大多肠杆菌科细菌如大肠埃希菌、克雷伯菌、枸橼酸杆菌、变形杆菌、沙门菌属、志贺菌属、脑膜炎球菌、流感嗜血杆菌包括耐氨苄西林菌株有良好的抗菌活性。对肠杆菌属、沙雷菌属、柠檬酸菌属和不动杆菌属的抗菌作用较差。对铜绿假单胞菌作用强，超过其他β内酰胺类和青霉素类，亦优于氨基糖苷类的庆大霉素。

【药物动力学】

单次静注和静滴 1 g 后，血药峰浓度为 70～72 μg/mL 和 120～146 μg/mL。广泛分布于组织和体液中。可透过胎盘，能进入乳汁和房水。不易透过血脑屏障，脑膜炎脑脊液中可达有效治疗浓度，为血药浓度的 17%～30%。血浆蛋白结合率 5%～23%。消除半衰期为 1. 5～2. 3 h。新生儿是成人的 3～4 倍，平均 4～5 h。肾功能不全者明显延长，肾衰时可长达 14～30 h。主要自肾小球滤过排出，静脉用药后 24 h 给药量的 84%～87% 以原形经尿排出，胆汁中排出量少于 1%。可被血液透析和腹膜透析清除。

【适应证】

用于敏感菌所致的单一感染，或两种及两种以上敏感菌引起的混合感染，尤其是铜绿假单胞菌所引起的感染。(1) 全身性严重感染，呼吸道、耳鼻喉、尿路、皮肤和软组织感染，胃肠、胆系及腹部感染，骨骼及关节感染，与血液透析和腹膜透析有关的感染。(2) 脑膜炎，仅在得到敏感试验结果后才能单用本品。(3) 耐其他抗生素，包括耐氨基糖苷类和多数头孢菌素的感染。若合适可联合氨基糖苷类或其他β内酰胺类。在严重中性粒细胞减少时或怀疑脆弱拟杆菌感染时，可与抗厌氧菌药合用。(4) 经尿道前列腺切除手术的预防用药。

【用法与用量】

注射剂：深部肌内注射、静脉注射、静脉滴注。用量依感染程度、细菌敏感性及年龄、体重和肾功能而定。

肌注时，每 0. 5 g 用灭菌注射用水或 0. 2%～1% 盐酸利多卡因注射液(不含肾上腺素) 1. 5 mL，每 1 g 用 3 mL 溶解。完全溶解后作深部肌注。

静注时，0. 5 g 溶于灭菌注射用水 5 mL 中，1～2 g 溶于 10 mL 中。完全溶解后静注，注射时间3～5 min，不能少于3 min。静滴时，将前述静脉稀释液（含1～2 g），加入5%葡萄糖或0.9%氯化钠溶液100～250 mL中，滴注时间至少30 min。

成人常用量：(1) 通常一日1～6 g，等分q8h或q12h。疗程7～14 d。(2) 尿路感染等轻度感染，一次0.5～1 g，q12h。(3) 骨和关节等严重感染，一次2 g，q12或q8h。(4) 重症感染，特别是免疫缺陷和中性粒细胞减少感染者，一次2 g，q8h；或一次3 g，q12h。(5) 前列腺手术预防用药，首次1 g于诱导麻醉期间给予，第2次1 g于撤除导管时给予。(6) 患有囊性纤维化并发肺部铜绿假单胞菌感染，肾功能正常者按一日0.1～0.15 g/kg（最大量9 g），分3次。(7) 对某些危及生命的感染、严重铜绿假单胞菌感染和中枢神经系统感染，可酌情增量至按一日0.15～0.2 g/kg，分3次。(8) 老年人清除率减退，尤其是＞80岁，一日量不超过3 g。

肾功能不全者：(1) 首剂1 g，然后根据肾小球滤过率调整维持量。(2) 严重感染者，特别是中性粒细胞减少，可依据肾功能不全推荐的剂量，一次剂量增加50%或适当增加给药频率。有条件时监测血药浓度，谷浓度不应超过40 μg/mL。(3) 正在监护室接受连续动静脉或高流量血液透析者，推荐一日量1 g，分次给予。(4) 对低流量血液透析者，应参照肾功能不全时推荐的剂量。(5)血液透析者，一日量1 g，透析结束后补给1 g。

儿童常用量：静注或静滴。(1) ＞1月龄，按一次25～50 mg/kg，q12h。一日最大量不超过6 g。12岁以上剂量用法同成人。(2) 对免疫抑制合并感染、囊性纤维化并发肺部铜绿假单胞菌感染、脑膜炎：＞1月龄，按一次50 mg/kg，q8h。＜12岁一日最大量不超过6 g；≥12岁一日最大量不超过9 g。

新生儿：静滴。出生体重＞2 kg者，按一次25～50 mg/kg。出生后7日龄、7～21日龄、21～28日龄，分别按qd、q12h和q8h给予。出生体重＞2 kg者，亦可按以下方法：≤7日龄，按一次50 mg/kg，q12h；＞7日龄，按一次50 mg/kg，q8h。

肾功能减退者减量并延长用药间隔：成人，肌酐清除率31～50 mL/min者，一次1 g，q12h；16～30 mL/min者，一次1 g，qd；6～15 mL/min者，一次0.5 g，qd；＜5 mL/min者，一次0.5 g，qod。儿童，肌酐清除率＜50 mL/min者应减量并延长间隔时间。

【不良反应】

(1) 皮疹、红斑、斑丘疹及荨麻疹、瘙痒、药物热等，偶见血管性水肿，罕见严重过敏反应，如支气管痉挛或低血压。(2) 恶心、呕吐及腹泻、腹痛和结肠炎等。偶见与难辨梭菌相关性腹泻。罕见味觉障碍。(3) 少见侵袭性真菌感染如念珠菌病，包括阴道炎和口腔感染。(4) 转氨酶（ALT及AST）、乳酸脱氢酶（LDH）、碱性磷酸酶、尿素氮和肌酐一过性升高，罕见黄疸。(5) 嗜酸性粒细胞、血小板增多。少见白细胞、中性粒细胞和血小板减少。罕见淋巴细胞增多、溶血性贫血和中性粒细胞缺乏。(6) 注射部位疼痛，偶见静脉炎或血栓性静脉炎。(7) 少见头痛、眩晕、皮肤感觉异常等。(8) 肾功能不全者而未适当减量，可致神经损害，包括震颤、肌阵挛、惊厥、脑病甚至昏迷。

【禁忌证】

对本品及头孢菌素类过敏者；对青霉素有过敏性休克者。

【注意事项】

（1）应详细询问对头孢菌素类、青霉素类或其他药物过敏反应史。对青霉素或其他β内酰胺类曾有过敏反应者应特别关注。仅在备有特别谨慎措施时，才可对青霉素有Ⅰ型或即发过敏反应者使用。若发现过敏反应须停药，严重过敏反应给予肾上腺素、糖皮质激素、抗组胺药或其他紧急措施。（2）妊娠期和哺乳期慎用，尤其妊娠13周内应尽量避免使用。妊娠期应权衡预期利大于弊才可使用。哺乳期使用应暂停哺乳。（3）溃疡性结肠炎、局限性肠炎或有假膜性肠炎病史者慎用。（4）肾功能不全者应根据肾功能减退程度而适当减量。不适当减量时偶见神经损害后遗症的报道。正在接受对肾脏有损害的药物如氨基糖苷类或强效利尿药的病人，同时大剂量使用会影响肾功能。（5）长期使用可能会引起非敏感菌如念珠菌属、肠球菌过度生长，可能需要停止治疗或采取适当的措施。须仔细判断病情。（6）敏感菌耐药，原本敏感的菌属如大肠埃希菌属和沙雷菌属可能会产生耐药。因此对上述菌属感染治疗应定期进行药敏试验。（7）因可引起“双硫仑样反应”，用药期间及用药后1周内避免饮酒，避免摄入含乙醇的饮料和食物，禁止口服或静脉输入含乙醇的药物。

【药物相互作用】

（1）与哌拉西林合用，对大肠埃希菌、铜绿假单胞菌有协同或相加作用。（2）在碳酸氢钠溶液内不稳定，不可配伍。（3）与氨基糖苷类合用有协同作用，但肾毒性会增加。合用时应分别滴注，不可混合在同一给药系统或注射器内。（4）万古霉素加入已配制的头孢他啶溶液后，会出现沉淀。（5）在先后给予两种药物时，须谨慎冲洗给药系统和静脉通道。

【制剂与规格】

注射用头孢他啶：0.5 g；1 g。

‖ 第三节 氨基糖苷类 ‖

氨基糖苷类（aminoglycosides）抗菌作用及特点：抑制细菌蛋白质合成，并破坏细菌胞质膜的完整性。抗菌谱广，对绝大多数G^-杆菌和多种G^+杆菌有较强抗菌活性。对静止期细菌有较强杀灭作用，在碱性条件下杀菌作用更强。为浓度依赖性抗生素，抗菌作用与峰浓度有关。有首次接触效应（first-exposure effect）和抗生素后效应（post-antibiotic effect）。

本类药分子结构都有一个氨基环醇环和一个或多个氨基糖分子，由苷键相连接。水溶性好，性质稳定。血浆蛋白结合率大多低于10%。抗菌谱广，对需氧G^-杆菌和G^+球菌作用强。有的对铜绿假单胞菌、金黄色葡萄球菌和肠杆菌有抗菌作用。有的对结核杆菌和其他分枝杆菌有抗菌作用。

注意事项：(1) 对氨基糖苷类过敏者禁用。(2) 细菌对不同药物之间有部分或完全交叉耐药性。(3) 胃肠道吸收差，用于治疗全身性感染时须注射给药。(4) 妊娠期和哺乳期慎用，确需使用须权衡利弊，哺乳期使用应暂停哺乳。(5) 新生儿、婴幼儿、老年人应尽量避免使用，确有指征时应权衡利弊，有条件时监测血药浓度。(6) 肾功能不全者应酌情减量，并根据肾功能减退程度调整剂量。因大部分药物经肾以原形排出，肾功能减退时其消除半衰期显著延长。有条件时监测血药浓度，调整给药方案。(7) 不宜与相同毒性的药物同用，与第一代头孢菌素合用可增加其肾毒性。(8) 对门诊、急诊中常见的上、下呼吸道细菌性感染不宜用。(9) 均具肾毒性、耳毒性和神经肌肉阻滞作用，应检测肾功能、听力等，有不良反应先兆时应及时停药。(10) 急性感染疗程通常不超过 7～14 d。静脉给药时不宜与其他药物同瓶滴注。(11) 不能眼内或结膜下给药，以免引起黄斑坏死。(12) 属浓度依赖性抗菌药物，其疗效与血药峰浓度或最低抑菌浓度成正比。大量临床资料显示一日 1 次的给药方法可安全用于肾功能正常的成人、儿童、中性粒细胞减少等病人，其疗效至少与一日多次给药相仿，并可能减少药物引起的不良反应。但该方法不适用于妊娠期、感染性心内膜炎、G^- 杆菌脑膜炎、骨髓炎、肺囊性纤维化、大面积烧伤、肌酐清除率 < 50 mL/min 的 1 月龄以上的婴儿及其他肾功能减退者。

本节有阿米卡星、庆大霉素。链霉素参阅本章第十一节抗结核病药。

阿米卡星(Amikacin)

【药理作用】

阿米卡星作用机制是与细菌核糖体 30*S* 亚单位结合，抑制细菌蛋白质合成。抗菌特点：对绝大多数 G^- 杆菌和多种 G^+ 杆菌有较强抗菌活性。对肠杆菌科和铜绿假单胞菌等 G^- 杆菌有强大抗菌活性，对葡萄球菌属、结核杆菌和其他分枝杆菌也有良好作用。最大特点是耐酶性较强，对多种 G^- 杆菌所产生的氨基糖苷类钝化酶稳定。对庆大霉素等其他氨基糖苷类药耐药的 G^- 杆菌中大多对本品仍敏感。

【药物动力学】

肌注吸收迅速。主要分布于细胞外液，部分分布到各种组织，并在肾皮质细胞和内耳液中蓄积。但在心脏心耳组织、心包液、肌肉、脂肪和间质液内的浓度很低。支气管分泌物、胆汁、房水、脑脊液中浓度低。脑膜炎脑脊液中为血药浓度的 50%。可透过胎盘屏障。血浆蛋白结合率 4%。消除半衰期为 2～2. 5 h。在体内不代谢，主要经肾小球滤过排出，给药后 24 h 内排出 90% 以上。可被血液透析和腹膜透析部分清除。

【适应证】

用于铜绿假单胞菌及其他假单胞菌、大肠埃希菌、变形杆菌属、克雷伯菌属、肠杆菌属、沙雷菌属、不动杆菌属等敏感 G^- 杆菌与葡萄球菌属（甲氧西林敏感株）所致的严重感染，如血流感染、脓毒症、细菌性心内膜炎、下呼吸道感染、骨关节感染、胆道感染、腹腔感染、复杂性尿路感染、皮肤和软组织感染等。由于对多数氨基糖苷类钝化酶稳定，故尤其适用于治疗 G^- 杆菌对卡那霉素、庆大霉素或妥布霉素耐药菌株所致的严重感染。

【用法与用量】

注射剂：肌内注射、静脉滴注。不可静脉注射，以免发生神经肌肉阻滞和呼吸抑制。静滴时，每次用量加入 0.9% 氯化钠或 5% 葡萄糖氯化钠溶液 100～200 mL 中。滴注时间成人为 30～60 min，儿童则为 1～2 h。给药途径以肌注为主，严重感染可静滴。

成人常用量：（1）单纯性尿路感染：一次 0.2 g，q12h。（2）其他全身感染：按一次 5 mg/kg，q8h；或按一次 7.5 mg/kg，q12h。或一日 1 次用药法（静滴）：按一次 15 mg/kg，qd。一日量不超过 1.5 g，疗程不超过 10 d。

儿童常用量：用于 1 月龄以上。（1）按一次 7.5 mg/kg，q12h，首剂按 10 mg/kg。（2）严重感染者按一次 7.5 mg/kg（最大量 0.5 g），q8h，疗程不超过 10 d（最大累计总量 15 g）。（3）一日 1 次用药法（静滴）：初始剂量按一日 15 mg/kg，qd。随后依据血药浓度调整剂量。该法不适用于心内膜炎、脑膜炎和肾功能不全者。

肾功能减退者减量并延长用药间隔。肌酐清除率 50～90 mL/min 者，按常用量（7.5 mg/kg）的 60%～90% 给予，q12h；10～50 mL/min 者，按常用量（7.5 mg/kg）的 20%～30% 给予，qd 或 qod。

【不良反应】

（1）听力减退、耳鸣或耳部饱满感，少见眩晕、步履不稳等。听力减退一般于停药后症状不再加重，偶见停药后继续发展，甚至耳聋。（2）有一定肾毒性，少见血尿，排尿次数减少或尿量减少，尿素氮和肌酐增高等。大多为可逆性，停药后即可减轻。偶见肾衰竭。（3）少见软弱无力、嗜睡、呼吸困难等神经肌肉阻滞症状。（4）其他有头痛、麻木、针刺感、震颤、抽搐、关节痛、药物热、嗜酸性粒细胞增多、肝功能异常、视力模糊等。（5）用药时间较长可引起二重感染。

【禁忌证】

对本品及氨基糖苷类过敏者。

【注意事项】

（1）妊娠期和哺乳期慎用，确需使用须权衡利弊，哺乳期使用应暂停哺乳。（2）失水时慎用，因可使血药浓度增高，易引起毒性。（3）具有肾毒性，＜ 6 岁儿童、老年人、肾功能不全者慎用。新生儿尤其是早产儿应避免使用，因易在体内蓄积而产生毒性反应。（4）因可导致前庭神经和听神经损害，第Ⅷ对脑神经损害时慎用。（5）可引起神经肌肉阻滞，导致骨骼肌软弱乏力，重症肌无力或帕金森病慎用。（6）注意定期检测尿常规、肾功能。听力检查或高频听力测试，尤其是老年人。有条件时监测血药浓度。（7）对诊断的干扰：可使转氨酶（ALT 及 AST）、乳酸脱氢酶及胆红素升高，血钙、镁、钾、钠降低。

【药物相互作用】

（1）对铜绿假单胞菌感染，常与哌拉西林合用，但两者不可置于同一容器中，以免失效。（2）与碳酸氢钠、氨茶碱合用可增强抗菌效果。（3）与多黏菌素类药合用可增加肾毒性和神经肌肉阻滞作用。（4）与右旋糖酐、利尿药、卷曲霉素、顺铂和万古霉素等合用可增加耳毒性与肾毒性。（5）与肌松药合用加重神经肌肉阻滞作用。（6）与头孢噻吩或头孢唑林合用可增加肾毒性。（7）不宜与两性霉素 B、磺胺嘧啶和四环素等注射剂配伍，不可在同瓶中滴注。（8）与头孢菌素类和青霉素类药混合时可致相互失活，合用时须分别滴注。（9）与多种药物有配伍禁忌，不宜与其他药物同瓶滴注。

【制剂与规格】

硫酸阿米卡星注射液：1 mL∶0. 1 g（10 万 U）；2 mL∶0. 2 g（20 万 U）。

庆大霉素（Gentamycin）

【药理作用】

庆大霉素作用机制是与细菌核糖体 30*S* 亚单位结合，抑制细菌蛋白质合成，并破坏细菌细胞壁的完整性。抗菌谱与阿米卡星相似。抗菌特点：对绝大多数 G^- 杆菌和多种 G^+ 杆菌有较强抗菌活性。

对肠杆菌科细菌如大肠埃希菌、克雷伯菌属、变形杆菌属、沙门菌属、志贺菌属、肠杆菌属、沙雷菌属及铜绿假单胞菌等有良好抗菌作用。奈瑟菌属和流感嗜血杆菌中度敏感。对布鲁菌、鼠疫杆菌、不动杆菌属、弯曲菌也有一定作用。对葡萄球菌属中甲氧西林敏感菌株多数敏感，但甲氧西林耐药株则多数耐药。对链球菌属的作用较差，肠球菌属则大多耐药。

【药物动力学】

肌注吸收迅速而完全，0. 5～1 h 达峰浓度。分布于各组织和体液中，在肾皮质细胞中积聚。可透过胎盘屏障，不易透过血脑屏障。血浆蛋白结合率低。消除半衰期为 2～3 h，肾功能减退者可显著延长。在体内不代谢，以原形经肾小球滤过随尿排出，用药后 24 h 内排出给药量的 50%～93%。可被血液透析和腹膜透析部分清除。

【适应证】

用于治疗敏感 G^- 杆菌如大肠埃希菌、克雷伯菌属、肠杆菌属、变形杆菌属、沙雷菌属、铜绿假单胞菌以及葡萄球菌甲氧西林敏感株所致的严重感染，如血流感染、脓毒症、下呼吸道感染、肠道感染、盆腔感染、腹腔感染、皮肤和软组织感染、复杂性尿路感染等。常作为首选治疗肠杆菌科细菌感染。治疗腹腔感染及盆腔感染时应与抗厌氧菌药物合用。与青霉素或氨苄西林合用可治疗肠球菌属感染。敏感菌所致的中枢神经系统感染如脑膜炎、脑室炎时，可同时用本品鞘内注射。

【用法与用量】

注射剂：肌内注射、静脉滴注、鞘内注射。不可静脉注射。

静滴时，可将一日量分 2～3 次，每次用量加入 0.9% 氯化钠或 5% 葡萄糖氯化钠溶液 100～200 mL 中，浓度不 > 1 mg/mL（0.1%）。一日量 1 次静滴时加入的液体量不少于 300 mL，浓度不 > 1 mg/mL（0.1%）。滴注时间 30～60 min。缓慢滴注以免发生神经肌肉阻滞作用。通常按一日 3～5 mg/kg，qd 或等分 q12h。疗程 7～14 d。

成人常用量：一次 80 mg（8 万 U），一日 2～3 次，间隔 8 h；或按一次 1～1.7 mg/kg，q8h。亦可按一日 5 mg/kg，qd。疗程 7～14 d。对 G^- 杆菌所致的重症感染或铜绿假单胞菌全身感染可适当增量。单纯性尿路感染，体重 < 60 kg 者，按一次 3 mg/kg，qd；体重 > 60 kg 者，一次 160 mg，qd，或按一次 1.5 mg/kg，q12h。

儿童常用量：用于 1 月龄以上。（1）1 月龄～12 岁，按一次 2.5 mg/kg，q8h；> 12 岁，按一次 2 mg/kg，q8h。（2）亦可按一日 5 mg/kg 静滴，qd。但该法不适用于心内膜炎、脑膜炎和肾功能不全者。

肾功能减退者减量并延长用药间隔：肾功能正常者，常用量按一次 1～1.7 mg/kg，q8h。肌酐清除率 10～50 mL/min 者，按常用量的 30%～70%，q12h；< 10 mL/min 者，按常用量的 20%～30%，每 24～48 h 给予 1 次。

血液透析后可按感染严重程度，成人按 1～1.7 mg/kg 给予补充 1 次。儿童（3 月龄以上）按 2～2.5 mg/kg 给予补充 1 次。

鞘内及脑室内给药：成人一次 4～8 mg；儿童（3 月龄以上），一次 1～2 mg，每 2～3 天 1 次。注射时药液稀释浓度不超过 0.2%，抽入 5 mL 或 10 mL 的无菌针筒内，进行腰椎穿刺后先使相当量的脑脊液流入针筒内，边抽边推，将全部药液于 3～5 min 内缓缓注入。

【不良反应】

（1）听力减退、耳鸣或耳部饱满感等耳毒性反应，少数停药后症状仍存在。影响前庭功能时步履不稳、眩晕。（2）可能发生血尿、排尿次数或尿量减少、食欲减退、极度口渴等肾毒性。（3）少见因神经肌肉阻滞或肾毒性引起的呼吸困难、嗜睡、软弱无力等。（4）偶见皮疹、恶心、呕吐、肝损害、低血压，以及白细胞和中性粒细胞减少、贫血等。（5）全身给药合并鞘内注射可能引起腿部抽搐、皮疹、发热和全身痉挛等。

【禁忌证】

对本品及氨基糖苷类过敏者。

【注意事项】

（1）妊娠期和哺乳期慎用，确需使用须权衡利弊，哺乳期使用应暂停哺乳。（2）具有肾毒性，< 6 岁儿童、老年人慎用。新生儿尤其是早产儿不宜用，因易在体内蓄积而产生毒性反应。（3）失水、第Ⅷ对脑神经损害、重症肌无力或帕金森病、肾功能不全者慎用。应根据肾功能减退程度，减量并延长间隔时间。（4）一日用量分 2～3 次给药，

可以维持有效血药浓度，并减轻毒性反应。（5）有条件时监测血药浓度，并据以调整剂量，尤其对婴幼儿、老年人和肾功能减退者。一日 q8h 给药时有效血药浓度应保持在 4～10 μg/mL，避免峰浓度超过 12 μg/mL，谷浓度保持在 1～2 μg/mL。一日 1 次静脉滴注给药时血药峰浓度应保持在 16～24 μg/mL，谷浓度 < 1 μg/mL。（6）接受鞘内注射者应同时检测脑脊液内药物浓度。不能监测血药浓度时，应根据肌酐清除率调整剂量。（7）给予首次饱和剂量（1～2 mg/kg）后，有肾功能不全、前庭功能或听力减退者维持量应酌减。（8）疗程较长可能导致耐药菌过度生长。（9）有抑制呼吸作用，禁止静脉注射。其他注意事项参阅阿米卡星。

【药物相互作用】

同阿米卡星（参阅阿米卡星）。

【制剂与规格】

硫酸庆大霉素注射液：1 mL∶40 mg（4 万 U）；2 mL∶80 mg（8 万 U）。

‖ 第四节　四环素类 ‖

四环素类（tetracyclines）抗菌作用及特点：主要是抑制细菌胞质肽链延长和蛋白质合成。为广谱抑菌药，高浓度时对某些细菌有杀菌作用。除了常见的 G^+ 菌、G^- 菌外，多数立克次体属、支原体属、衣原体属、非典型分枝杆菌属、螺旋体也对本类药敏感。本节有多西环素、米诺环素。

多西环素（Doxycycline）

【药理作用】

多西环素作用机制是与细菌核糖体 30*S* 亚基的 A 位置结合，抑制肽链增长和蛋白质合成。高浓度时对某些细菌有杀菌作用。抗菌活性比四环素强 2～10 倍，对耐四环素的金黄色葡萄球菌仍有效。对立克次体属、支原体属、衣原体属、非典型分枝杆菌属、螺旋体敏感。对 G^+ 菌作用优于 G^- 菌，但肠球菌属对其耐药。其他如放线菌属、炭疽杆菌、李斯特菌、梭状芽孢杆菌、奴卡菌属、弧菌、布鲁菌、弯曲杆菌、耶尔森菌对本品亦敏感。对淋球菌有一定抗菌活性，但对耐青霉素菌株耐药。

【药物动力学】

其脂溶性较高，口服吸收完全，吸收率 93%，进食对吸收影响小。单剂口服 100 mg 后，血药峰浓度为 1. 8～2. 9 μg/mL。广泛分布于体内各组织和体液，组织穿透力较强，在胸导管淋巴液、腹腔积液、肠组织、眼和前列腺组织中均有较高浓度，为血药浓度的 60%～75%，胆汁中可达血药浓度的 10～20 倍。血浆蛋白结合率 80%～93%。消除半衰期为 12～22 h，肾功能不全者延长不明显。主要自肾小球滤过排泄，给药后

24 h 内可排出 35%～40%，部分在肝内代谢灭活。肾功能不全时，自胃肠道的排泄量增加，成为主要排泄途径。因此，本品是四环素类药中可安全用于肾功能减退者的药物。不能被血液或腹膜透析清除。

【适应证】

作为选用药物之一，用于下列疾病：(1) 立克次体病如流行性斑疹伤寒、地方性斑疹伤寒，落基山热、恙虫病、Q 热、附红细胞体病。(2) 支原体属感染。(3) 衣原体属感染，包括鹦鹉热、性病、淋巴肉芽肿、非特异性尿道炎、输卵管炎、宫颈炎及沙眼。(4) 回归热。(5) 霍乱。(6) 土拉菌病。(7) 软下疳。(8) 与氨基糖苷类联合，用于布鲁菌病和鼠疫。

对青霉素类过敏者的破伤风、气性坏疽、雅司、梅毒、淋病和钩端螺旋体病，放线菌属、李斯特菌感染的治疗，以及中、重度痤疮的辅助治疗。

【用法与用量】

口服片剂：饭后服可减轻胃肠道反应，亦可与食品、牛奶或含碳酸盐的饮料同服。

成人常用量：(1) 一次 0. 1 g，q12h，首剂加倍；或一次 0. 2 g，qd。疗程 7～10 d。(2) 细菌及寄生虫感染：首日一次 0. 1 g，q12h。次日起一次 0. 1～0. 2 g，qd，或一次 50～100 mg，q12h。(3) 淋球菌尿道炎和宫颈炎：一次 0. 1 g，q12h。共 7 d。(4) 非淋菌性尿道炎，由沙眼衣原体或解脲脲原体引起者，以及沙眼衣原体所致的单纯性尿道炎、宫颈炎、直肠炎：均为一次 0. 1 g，bid。疗程 7～10 d。(5) 性病淋巴肉芽肿：一次 0. 1 g，q12h。共 21 d。(6) 梅毒：一次 0. 1～0. 15 g，q12h。疗程：早期梅毒 15 d，晚期梅毒 30 d。

儿童常用量：(1) ＞ 8 岁，体重 ＜ 45 kg 者，按一次 2. 2 mg/kg（最大量 0. 1 g），q12h。或首日按一次 2. 2 mg/kg，q12h，次日起按一次 2. 2～4. 4 mg/kg，qd，一日最大量 0. 2 g。体重 ＞ 45 kg 剂量用法同成人。(2) 12 岁以上剂量用法同成人。严重感染如复杂性尿路感染一日 0. 2 g。

【不良反应】

(1) 消化系统：恶心、呕吐、腹痛、腹泻等。偶见食管炎和食管溃疡，多发生于服药后立即卧床者。(2) 肝毒性：脂肪肝和妊娠期容易发生，无此情况亦可发生。偶见胰腺炎。胰腺炎亦可与肝毒性同时发生，可无原发性肝病。(3) 过敏反应：如斑丘疹和红斑，少见荨麻疹、血管性水肿、过敏性紫癜、心包炎以及系统性红斑狼疮（SLE）皮损加重，罕见表皮剥脱性皮炎、过敏性休克和诱发哮喘。(4) 光敏反应，不要直接暴露于阳光或紫外线下，一旦皮肤有红斑应立即停药。(5) 血液系统：偶见溶血性贫血、血小板减少、中性粒细胞和嗜酸性粒细胞减少。(6) 中枢神经系统：偶见良性颅内压增高，表现为头痛、呕吐、视神经乳头水肿等，停药后可缓解。(7) 二重感染：长期应用可发生耐药金黄色葡萄球菌、G^- 菌和真菌等引起的消化道、呼吸道和尿路感染，严重者可致血流感染。(8) 可使人体内正常菌群减少，并致维生素缺乏，真菌繁殖。可有口干、咽炎、口角炎和舌炎等。

【禁忌证】

对本品及四环素类过敏者；8岁以下儿童；妊娠期。

【注意事项】

（1）四环素类药有交叉过敏。（2）可透过胎盘屏障进入胎儿体内，沉积在牙齿和骨的钙质区内，引起胎儿牙齿变色，牙釉质再生不良及抑制胎儿骨骼生长，在动物中有致畸作用。（3）可自乳汁分泌，乳汁中浓度较高。哺乳期使用应暂停哺乳。（4）肝功能不全者不宜用。肾功能不全者不必调整剂量，用药时通常不引起尿素氮升高。（5）治疗性病时，如怀疑同时合并梅毒螺旋体感染，用药前应做暗视野显微镜检查和梅毒血清学试验，后者每月1次，总次数至少4次。（6）用药时可能发生耐药菌的过度繁殖。一旦发生二重感染应立即停药并给予处理。（7）疗程较长应检测血常规和肝功能。

【药物相互作用】

（1）可抑制凝血酶原活性，所以接受抗凝血治疗者需要调整抗凝血药的剂量。（2）可增加地高辛的吸收，使其毒性增加。（3）可降低避孕药的效果，并增加经期外出血。（4）巴比妥类、苯妥英钠和卡马西平由于诱导肝微粒体酶的活性使其血药浓度降低，因此应调整其剂量。（5）碳酸氢钠、铁剂、氢氧化铝和镁盐制剂等含金属离子的药物可降低其吸收，若需要应间隔2～3 h。

【制剂与规格】

盐酸多西环素片：50 mg；100 mg。

米诺环素（Minocycline）

【药理作用】

米诺环素为半合成的四环素类药。抗菌谱与四环素相近，具有高效和长效性，抗菌作用强，抗菌活性比四环素强2～4倍。为抑菌药，高浓度有杀菌作用。作用机制和抗菌谱参阅多西环素。

【药物动力学】

其脂溶性较高，口服吸收迅速而完全，吸收率93%，进食对吸收影响小。单剂口服0.2 g后，2.1 h达峰浓度2.1～5.1 μg/mL，平均3.5 μg/mL。易渗入大多组织和体液中，如甲状腺、肺、脑和前列腺等，且能进入细胞内。胆汁和尿中的浓度是血药浓度的10～30倍，在唾液和泪液中的浓度比其他四环素类药高。能储存于肝、脾、骨、骨髓、牙本质和牙釉质中。能进入乳汁，能透过胎盘屏障，能进入羊水。不易透过血脑屏障。血浆蛋白结合率55%～75%。大部分在体内代谢，尿排泄的原形仅4%～9%，远低于其他四环素类药。排泄缓慢，大部分经胆汁从粪便排出。消除半衰期为

11. 1～22. 1 h，平均 15. 5 h。

【适应证】

参阅多西环素。因本品所致的眩晕、耳鸣等不良反应较常见，有指征时宜首选多西环素。本品还可用于严重痤疮的辅助治疗。

【用法与用量】

口服片剂、胶囊：饭后服，可与食物、牛奶或含碳酸盐饮料同服。

成人常用量：(1) 首剂 0. 2 g，以后一次 0. 1 g，q12h；或首剂 0. 2 g，以后一次 50 mg，q6h。(2) 沙眼衣原体、解脲脲原体所致单纯性非淋病奈瑟菌性尿道炎，一次 0. 1 g，q12h，疗程 7～10 d。(3) 严重痤疮的全身疗法：一次 50 mg，q12h，6 周为一疗程，最长可达 12 周。

儿童常用量：用于 8 岁以上儿童。按 2 mg/kg，q12h，首剂加倍（按 4 mg/kg）。

【不良反应】

(1) 可见眩晕、耳鸣、共济失调伴恶心、呕吐等前庭功能紊乱。多呈剂量依赖性，女性比男性多见。常发生于最初用药时，一般停药 24～48 h 后可恢复。(2) 过敏反应：皮疹、荨麻疹、药物热、光敏性皮炎和哮喘等。偶见混合性药疹、多形红斑、剥脱性皮炎，罕见全身性红斑狼疮，应立即停药并作适当处理。(3) 消化道反应和肝损害：食欲减退、恶心、呕吐、腹痛、腹泻、口腔炎、舌炎、肛门周围炎等，偶见食管溃疡、黄疸、脂肪肝、呕血和便血、转氨酶（ALT 及 AST）升高。(4) 肾损害：尿素氮、肌酐升高。(5) 影响牙齿和骨骼发育：沉积于牙齿和骨骼中，牙齿黄染，并影响胎儿、新生儿、婴幼儿骨骼的正常发育。(6) 血液系统：偶见溶血性贫血、血小板减少、中性粒细胞减少、嗜酸性粒细胞增多等。(7) 菌群失调：白色念珠菌和其他耐药菌所引起的二重感染，以及假膜性肠炎。(8) 维生素缺乏症：偶见维生素 K 缺乏症状（低凝血酶原血症、出血倾向等）、维生素 B 族缺乏症状（舌炎、口腔炎、食欲减退、神经炎等）等。(9) 偶见颅内压增高：呕吐、头痛、复视、视神经乳头水肿，应立即停药。(10) 罕见过敏性休克，须注意观察，如发现有不适感、口内异常感、哮喘、便意、耳鸣等症状时，应立即停药并作适当处理。(11) 用药时间较长偶见指甲、皮肤、黏膜处色素沉着，罕见甲状腺功能异常、听力受损。

【禁忌证】

对本品及四环素类过敏者；8 岁以下儿童；妊娠期。

【注意事项】

(1) 四环素类之间存在交叉过敏反应。(2) 在乳汁中浓度较高，虽然可与乳汁中的钙形成不溶性络合物，吸收甚少，但由于可引起牙齿永久性变色，牙釉质发育不良，并抑制婴幼儿骨骼的发育生长，哺乳期使用应暂停哺乳。(3) 可引发维生素K缺乏症，肝肾功能不全者、食管通过障碍者、老年人、口服吸收不良或不能进食、全身状态恶化者慎用。严重肾功能不全者应减量。(4) 可引起食管损伤甚至溃疡，应多饮水，尤其临睡前服用时。(5) 怀疑伴有梅毒损害之淋病者，在用药前应进行暗视野显微镜检查，并至少在4个月内，每月接受梅毒血清学试验1次。(6) 可引起光敏性皮炎，应避免日晒。(7) 可致头晕、倦怠等，用药期间不得驾驶，不得从事高空、机械作业及操作精密仪器等。(8) 应定期检测肝、肾功能。

【药物相互作用】

(1) 与抗凝血药合用时，应减少后者的剂量。(2) 避免与抑酸药、抗酸药同服，含铝、钙、镁、铁离子的药物可使其吸收减少。(3) 与强利尿药如呋塞米等合用可加重肾损害，与甲氧氟烷合用可致严重肾毒性。(4) 本品为抑菌药，不宜与杀菌药如青霉素类合用。

【制剂与规格】

(1) 盐酸米诺环素片：50 mg。(2) 盐酸米诺环素胶囊：50 mg；100 mg。

‖ 第五节　大环内酯类 ‖

大环内酯类（macrolides）是由链霉菌产生的一类弱碱性抗生素，因分子结构中均含有一个内酯结构的大环而得名。按化学结构可分为14元环：如红霉素、罗红霉素和克拉霉素；15元环：如阿奇霉素；16元环：如麦迪霉素、螺旋霉素、交沙霉素和吉他霉素等。

抗菌作用及特点：主要是抑制细菌蛋白质合成，属时间依赖性抗生素。(1) 与β内酰胺类相比抗菌谱窄，对G^+球菌有抗菌活性，对G^-杆菌抗菌活性弱。(2) 对β内酰胺类无效的衣原体、支原体、军团菌等有效。(3) 本类药通常为抑菌作用，高浓度时有杀菌作用。可作为对青霉素类过敏者的替代药物，用于溶血性链球菌、肺炎链球菌所致的呼吸道感染，猩红热，蜂窝织炎，白喉及白喉带菌者。

注意事项：(1) 妊娠期和哺乳期慎用，确有指征时应权衡利弊，哺乳期用药应暂停哺乳。(2) 肝功能不全者慎用，确有指征时应酌情减量并定期检测肝功能。(3) 肝病、妊娠期不宜用红霉素酯化物。(4) 本类药物之间有交叉过敏和交叉耐药性。(5) 因局部刺激性，注射剂不宜肌内注射。静脉滴注可引起静脉炎，故滴注时浓度宜小，滴速宜慢。(6) 不宜与林可霉素类、酰胺醇类（如氯霉素）联合，不宜与青霉素类合用。

本节有红霉素、琥乙红霉素、阿奇霉素、克拉霉素。

红霉素（Erythromycin）

【药理作用】

红霉素可透过细菌细胞膜，与细菌核糖体的50*S*亚基可逆性地结合，阻断核糖核酸（RNA）转移，抑制细菌蛋白质合成。抗菌谱与青霉素相似，对军团菌和支原体、衣原体、立克次体等有抗菌作用。作为首选治疗军团菌病；对青霉素过敏者的某些感染性疾病的替代用药。

【药物动力学】

口服生物利用度30%～65%，口服0.2～0.25 g，2～3 h达峰浓度。注射剂静滴后立即达峰浓度2.3～6.8 μg/mL，但个体差异较大。每12 h连续静滴1 g，则8 h后的血药浓度可维持在4～6 μg/mL。除脑脊液和脑组织外，广泛分布于组织和体液中，尤以肝、胆汁和脾中的浓度较高。肾、肺等组织中的浓度为血药浓度数倍，胆汁中的浓度可达血药浓度的10～40倍。皮下组织、痰及支气管分泌物中的浓度也较高，痰中浓度与血药浓度相仿。在胸、腹腔积液及脓液中可达有效浓度。不易透过血脑屏障，可透过胎盘及进入乳汁。血浆蛋白结合率70%～90%。消除半衰期为1.4～2 h。主要在肝内代谢，经肝脏浓缩和从胆汁排出。血液透析和腹膜透析清除极少。

【适应证】

作为首选治疗军团菌病、支原体肺炎、空肠弯曲菌肠炎等，或作为对青霉素过敏者的某些感染性疾病的替代用药。（1）作为对青霉素过敏者治疗下列感染的替代用药：溶血性链球菌、肺炎链球菌、流感嗜血杆菌、葡萄球菌等所致的急性扁桃体炎、急性咽炎、鼻窦炎、呼吸道感染和肺炎；溶血性链球菌所致的猩红热、蜂窝织炎；白喉及白喉带菌者；气性坏疽、炭疽、破伤风、放线菌病、梅毒、李斯特菌病等。风湿热的预防及感染性心内膜炎的预防。（2）军团菌病。（3）肺炎支原体肺炎及其他支原体感染，肺炎衣原体感染及其他衣原体感染，沙眼衣原体结膜炎。（4）化脓性链球菌、金黄色葡萄球菌青霉素敏感菌株所致的皮肤及软组织感染。（5）厌氧菌所致的口腔感染。（6）空肠弯曲菌肠炎。（7）百日咳。（8）痤疮。

注射剂为红霉素的乳糖酸盐，特点是易溶于水，用于对口服不耐受或严重感染者。

【用法与用量】

口服肠溶片剂、胶囊：应整片（粒）吞服。餐前1 h或饭后3 h服，可获得较高的血药浓度。幼儿可服用对酸稳定的酯化红霉素。

成人常用量：一日0.75～2 g，分3～4次。（1）军团菌病：一次0.5～1 g，qid。（2）预防风湿热复发：一次0.25 g，bid。（3）预防感染性心内膜炎：术前1 h服1 g，术后6 h再服0.5 g。

儿童常用量：按一日20～40 mg/kg，分3～4次。防治百日咳：治疗按一日40～50 mg/kg，分3～4次，疗程14 d；密切接触者预防用药，剂量用法同上，连续用5～7 d。

注射剂：静脉滴注。每0.25 g、0.5 g、1 g分别用灭菌注射用水5 mL、10 mL、20 mL溶解，振摇至完全溶解后再加入适量0.9%氯化钠或其他电解质溶液中，输注浓度1～5 mg/mL。溶解后亦可加入含葡萄糖的溶液中，但因其偏酸性，应加入适量碳酸氢钠。缓慢滴注以减少静脉刺激和疼痛。注射剂为红霉素的乳糖酸盐，易溶于水，用于对口服不耐受或严重感染者。

成人常用量：一日 1～3 g，分 2～3 次。治疗军团菌病可增至一日 4 g，分 4 次。一日量不超过 4 g。儿童常用量：按一日 20～30 mg/kg，分 2～3 次。

【不良反应】

（1）常见胃肠道反应，如腹泻、恶心、呕吐、中上腹部痛、口舌疼痛、食欲减退等。（2）少见发热、乏力、嗜酸性粒细胞增多、肝损害，偶见黄疸等。（3）大剂量（一日量 ≥ 4 g）可能引起听力减退，尤其是肝肾功能不全者和老年人易发生，停药后大多可恢复。（4）过敏反应如皮疹、药物热等。（5）偶见心律失常，口腔或阴道念珠菌感染。

【禁忌证】

对本品及大环内酯类过敏者。

【注意事项】

（1）妊娠期和哺乳期慎用，确需使用须权衡利弊，哺乳期使用应暂停哺乳。肝病和严重肾功能不全者慎用，确需使用应酌情减量。应定期检测肝功能。（2）为抑菌性药物，应按一定时间间隔用药，以保持体内药物浓度有利于发挥抗菌作用。（3）不同剂型有交叉过敏或不耐受。不同细菌对其敏感性存在一定差异，故应做药敏试验。（4）口服制剂应整片（粒）吞服，若服用药粉，则受胃酸破坏而降效。幼儿可服用对酸稳定的酯化红霉素。（5）注射剂应先用灭菌注射用水溶解，切不可用 0.9% 氯化钠或其他无机盐溶液溶解，因无机离子可引起沉淀。待溶解后则可用等渗葡萄糖或 0.9% 氯化钠溶液稀释后静滴，滴速宜缓慢，以防血栓性静脉炎发生。（6）注射剂在酸性溶液中易降效，在 5% 或 10% 葡萄糖溶液 100 mL 中，添加 4%、5% 碳酸氢钠 0.5～1 mL，可使 pH 升高，再加红霉素乳糖酸盐则有助于稳定。（7）金黄色葡萄球菌对本品易耐药。治疗溶血性链球菌感染，至少需持续 10 d，以防急性风湿热。

【药物相互作用】

（1）不可与林可霉素类、酰胺醇类药合用。（2）不宜与 β 内酰胺类药合用，可发生降效作用。（3）禁止与特非那丁、阿司咪唑、西沙必利、匹莫齐特合用，以免引起严重心脏不良反应。（4）本品为肝药酶抑制药，可抑制卡马西平、丙戊酸钠、氨茶碱、环孢素、洛伐他汀、咪达唑仑、三唑仑等代谢，导致其血药浓度增高，毒性增强。合用时应减量。（5）与阿司匹林合用可增加耳毒性。（6）与华法林合用可增加出血。（7）可阻碍性激素类药的肠肝循环，使之降效。（8）注射剂与氨茶碱、辅酶 A、细胞色素 C、万古霉素、磺胺嘧啶钠、青霉素、氨苄西林、头孢噻吩等混合可产生浑浊、沉淀或降效，不可配伍。

【制剂与规格】

（1）红霉素肠溶片（胶囊）：0.125 g（12.5 万 U）；0.25 g（25 万 U）。（2）注射用乳糖酸红霉素：0.25 g（25 万 U）；0.3 g（30 万 U）。

琥乙红霉素(Erythromycin Ethylsuccinate)

【药理作用】

琥乙红霉素为红霉素的乙酰琥珀酸酯。在胃酸中较红霉素稳定，吸收后在体内水解释放出红霉素而发挥作用。作用机制与抗菌谱同红霉素。

【药物动力学】

口服易吸收，在肠道中以基质和酯化物的形式被吸收，在体内酯化物部分水解为碱。1 h后达峰浓度。体内分布同红霉素。半衰期为1.2～2.6 h。

【适应证】

(1) 溶血性链球菌、肺炎链球菌等所致的急性扁桃体炎、急性咽炎、鼻窦炎；溶血性链球菌所致猩红热、蜂窝织炎；白喉及白喉带菌者；气性坏疽、炭疽、破伤风。(2) 军团菌病。(3) 肺炎支原体、肺炎衣原体肺炎。(4) 衣原体属、支原体属所致泌尿生殖系感染。(5) 沙眼衣原体结膜炎。(6) 厌氧菌所致的口腔感染。(7) 空肠弯曲菌肠炎。(8)百日咳。(9) 风湿热复发、感染性心内膜炎(风湿性心脏病、先天性心脏病、心脏瓣膜置换术后)、口腔和上呼吸道医疗操作时的预防用药，作为青霉素类药的替代药物。

【用法与用量】

口服片剂、胶囊：空腹或饭后服。

成人常用量：一日1.6 g，分2～4次。(1) 军团菌病：一次0.4～1 g，qid。一日量不超过4 g。(2) 预防链球菌感染：一次0.4 g，bid。(3) 衣原体或解脲脲原体感染：一次0.8 g，q8h，共7 d；或一次0.4 g，q6h，共14 d。

儿童常用量：按一次7.5～12.5 mg/kg，qid；或按一次15～25 mg/kg，bid。严重感染一日量可加倍，分4次。百日咳按一次10～12.5 mg/kg，qid，疗程14 d。

【不良反应】

(1) 可有腹泻、恶心、呕吐、中上腹痛、口舌疼痛、食欲减退等，其发生率与剂量大小有关。(2) 发生肝毒性较其他红霉素制剂多见，用药数日或1～2周后偶见乏力、恶心、呕吐、腹痛、皮疹、发热等，罕见黄疸，停药后可恢复。(3) 大剂量(一日量 ≥ 4 g)时，尤其是有肝、肾疾病或老年人，可能引起听力减退，主要与血药浓度过高(12 μg/mL)有关，停药后大多可恢复。(4) 过敏反应，如药物热、皮疹、嗜酸性粒细胞增多等，发生率0.5%～1%。(5) 偶见心律失常，口腔或阴道念珠菌感染。

【禁忌证】

对本品及其他红霉素制剂过敏者；妊娠期和哺乳期；慢性肝病、肝功能不全者。

【注意事项】

(1) 哺乳期使用应暂停哺乳。(2) 治疗溶血性链球菌感染时，至少连续用药10 d，以防发生急性风湿热。(3) 肾功能减退者一般无需减量，但严重者应适当减量。

(4) 应定期检测肝功能。(5) 大环内酯类之间有交叉过敏和交叉耐药性。(6) 有条件的应做药敏试验。

【药物相互作用】

(1) 可抑制卡马西平和丙戊酸钠等抗癫痫药的代谢，导致其血药浓度增高而发生毒性反应。(2) 与芬太尼合用可抑制后者的代谢，延长其作用时间。(3) 不可与特非那定等抗组胺药合用，以免增加心脏毒性，引起心律失常。(4) 可使环孢素的血药浓度增高而发生肾毒性。(5) 与林可霉素类和氯霉素有拮抗作用。(6) 可干扰青霉素的杀菌效能，故当需要快速杀菌作用如治疗脑膜炎时，两者不宜同用。(7) 长期服用华法林者应用本品时可导致凝血酶原时间延长，可能增加出血，尤其是老年人更应注意。应调整华法林的剂量并严密观察凝血酶原时间。(8) 与黄嘌呤类药(二羟丙茶碱除外)同用可使其肝清除减少，血药浓度升高，效应增强，毒性增加。(9) 与耳毒性药物合用，尤其肾功能减退者可增加耳毒性。(10) 可抑制洛伐他汀的代谢而使其血药浓度上升，可能引起横纹肌溶解。(11) 与咪达唑仑或三唑仑合用可减少两者的清除而增效。

【制剂与规格】

琥乙红霉素片(胶囊)：0. 125 g(12. 5 万 U)；0. 25 g(25 万 U)。

阿奇霉素(Azithromycin)

【药理作用】

阿奇霉素作用机制同红霉素，抗菌谱较红霉素广，作用较强。对流感嗜血杆菌、淋球菌的作用比红霉素强 4 倍；对军团菌的作用强 2 倍。对梭状芽孢杆菌的作用也比红霉素强。对弓形虫、梅毒螺旋体也有良好的杀灭作用。

【药物动力学】

口服迅速吸收，生物利用度 37%。单次服 0. 5 g，2. 5～2. 6 h 达峰浓度。体内分布广泛，符合多房室模型，各组织中的浓度显著高于血药浓度，可达血浓度的 10～100 倍。血浆蛋白结合率 15%。消除半衰期长达 35～48 h。50% 以原形经胆汁排出，4. 5% 以原形经尿排出。

【适应证】

(1) 化脓性链球菌引起的急性咽炎、急性扁桃体炎。(2) 敏感菌引起的鼻窦炎、中耳炎、急性支气管炎、慢性支气管炎急性发作。(3) 肺炎链球菌、流感嗜血杆菌以及肺炎支原体所致的肺炎。(4) 沙眼衣原体及非耐多药淋球菌尿道炎和宫颈炎。(5) 敏感菌引起的皮肤和软组织感染。(6) HIV 感染者全身鸟分枝杆菌复合体病的治疗。

【用法与用量】

口服片剂、胶囊、颗粒剂：餐前 1 h 或饭后 2 h 服，每日只服 1 次。儿童宜服用颗粒剂，服用时先加入适量温开水，溶解摇匀。

成人常用量：首日0. 5 g顿服，次日起0. 25 g顿服，连续4 d；或0. 5 g顿服，连续3 d。沙眼衣原体或敏感淋球菌所致的性传播疾病，仅需单剂1 g。

儿童常用量：用于6月龄以上。（1）中耳炎、呼吸道感染、百日咳、肺炎、皮肤和软组织感染：首日按10 mg/kg（最大量0. 5 g）顿服，次日起按5 mg/kg（最大量0. 25 g）顿服，连续4 d；或按10 mg/kg（最大量0. 5 g）顿服，连续3 d。（2）咽炎、扁桃体炎：按12 mg/kg（最大量0. 5 g）顿服，连续5 d。（3）非复杂性生殖器衣原体感染和非淋菌性尿道炎：> 12岁，仅需单剂1 g。

【不良反应】

较红霉素明显减少。（1）可有腹痛、腹泻、上腹部不适、恶心、呕吐等胃肠道反应。（2）少见头昏、头痛及发热、皮疹、瘙痒、关节痛等过敏反应。（3）偶见一过性白细胞、中性粒细胞及血小板减少，转氨酶（ALT及AST）、肌酐、乳酸脱氢酶、胆红素及碱性磷酸酶升高。（4）罕见支气管痉挛、呼吸困难、血管性水肿、胆汁淤积性黄疸、过敏性休克。

【禁忌证】

对本品及大环内酯类过敏者；严重肝病、胆汁淤积性黄疸、严重肝功能不全者。

【注意事项】

（1）妊娠期和哺乳期慎用，确需使用须权衡利弊，哺乳期使用应暂停哺乳。（2）心功能不全、心律失常、肝功能不全、严重肾功能不全者慎用。肌酐清除率 > 50 mL/min不需调整剂量，严重肾功能不全应酌情减量。（3）盆腔炎合并厌氧菌感染，应联合抗厌氧菌药物。（4）小于6月龄儿童中耳炎、社区获得性肺炎，小于2岁儿童咽炎或扁桃体炎的疗效与安全性尚未确定。（5）出现腹泻症状，应考虑假膜性肠炎。若诊断确立，应采取相应措施，包括维持水、电解质平衡，补充蛋白质等。（6）若发生过敏反应如血管性水肿、表皮坏死等，应立即停药并采取适当措施。（7）定期检测肝、肾功能。

【药物相互作用】

同红霉素（参阅红霉素）。

【制剂与规格】

（1）阿奇霉素片（胶囊、肠溶片、肠溶胶囊）：0. 25 g（25万U）。（2）阿奇霉素颗粒：0. 1 g（10万U）。

克拉霉素（Clarithromycin）

【药理作用】

克拉霉素是红霉素的衍生物，作用机制同红霉素。抗菌谱与红霉素类似，但对G^+菌如链球菌属、肺炎链球菌、葡萄球菌的抗菌作用略优，且对诱导产生的红霉素耐药菌株也有一定的抗菌活性。本品及其在体内的代谢物对流感嗜血杆菌的抗菌作用增强。对淋球菌、李斯特菌、空肠弯曲菌也有一定作用，而对嗜肺军团菌、肺炎支原体、沙眼衣原体、解脲脲原体等的作用比红霉素强。

【药物动力学】

对酸稳定，口服吸收迅速，生物利用度55%。单次服0.4 g后，2.7 h达峰浓度。体内分布广泛，鼻黏膜、扁桃体、皮肤、肺组织、中耳液和痰液中的浓度为血药浓度的2～6倍。血浆蛋白结合率65%～75%。单次给药消除半衰期为4.4 h，每12 h服用0.25 g和0.5 g，半衰期分别为3～4 h和5～7 h。主要以原形经胆汁排泄，小部分经尿排出。

【适应证】

用于敏感菌所引起的感染：(1) 扁桃体炎、咽炎、鼻窦炎、急性中耳炎。(2) 下呼吸道感染：急性支气管炎、慢性支气管炎急性发作、肺炎。(3) 皮肤和软组织感染：脓疱病、丹毒、毛囊炎、疖和伤口感染。(4) 衣原体引起的尿道炎及宫颈炎等。(5) 军团菌病、弓形虫病。(6) 与其他药物联合用于播散性鸟分枝杆菌感染。(7) 与阿莫西林、质子泵抑制剂、铋剂四联用药，提高幽门螺杆菌根除率。

【用法与用量】

口服片剂、胶囊、颗粒剂：可空腹口服，亦可与食物或牛奶同服，与食物同服不影响其吸收。颗粒剂适宜儿童，温开水冲服。

成人常用量：一次0.25 g，q12h；重症感染一次0.5 g，q12h。根据感染程度连续用6～14 d。严重肾功能不全（肌酐清除率 < 30 mL/min）减量为一次0.25 g，qd；重症感染者首剂0.5 g，以后一次0.25 g，bid。

幽门螺杆菌根除四联方案：克拉霉素一次0.5 g，bid；阿莫西林一次1 g，bid；标准剂量质子泵抑制剂（选一），如兰索拉唑30 mg或奥美拉唑20 mg，bid；枸橼酸铋钾220 mg，bid。

儿童常用量：用于6月龄以上，按一次7.5 mg/kg，q12h。或按以下方法给药：体重8～11 kg者，一次62.5 mg；12～19 kg者，一次125 mg；20～29 kg者，一次187.5 mg；30～40 kg者，一次250 mg。均q12h。根据感染程度连续用5～10 d。用于百日咳：≥1月龄者，按一次7.5 mg/kg（最大量0.5 g），q12h。新生儿不推荐使用。

【不良反应】

(1) 可有口腔异味、腹痛、腹泻、恶心、呕吐、头痛等。(2) 转氨酶（ALT及AST）、碱性磷酸酶、尿素氮、肌酐短暂升高。(3) 过敏反应，如药疹、荨麻疹，严重可发生皮肤黏膜眼综合征。(4) 短暂中枢神经系统反应，如焦虑、头昏、失眠、幻觉、噩梦或意识模糊。(5) 偶见假膜性肠炎，罕见胰腺炎、QT间期延长、室性心律失常。

【禁忌证】

对本品及大环内酯类过敏者；妊娠期和哺乳期；严重肝功能不全者；水电解质紊

乱；心脏疾病包括心律失常、心动过缓、QT 间期延长、缺血性心脏病、充血性心力衰竭等；服用阿司咪唑、西沙必利、特非那丁者。

【注意事项】

（1）与其他大环内酯类、林可霉素和克林霉素存在交叉耐药性。（2）哺乳期使用应暂停哺乳。（3）肝功能不全、重度肾功能不全者慎用。（4）肌酐清除率 < 30 mL/min 应减量。（5）可能出现真菌或耐药细菌导致的严重感染。（6）血液或腹膜透析不能降低其血药浓度。（7）除百日咳外，6 月龄以下儿童的疗效和安全性尚未确定。

【药物相互作用】

（1）禁止与阿司咪唑、西沙必利、特非那丁合用，因可导致 QT 间期延长、心律失常和充血性心力衰竭。（2）避免与钙通道阻滞剂合用，以免急性肾损伤。（3）可增高地高辛、茶碱、口服抗凝血药、麦角胺或二氢麦角胺、三唑仑的血药浓度。（4）可使卡马西平、苯妥英钠、环孢素的作用增强。

【制剂与规格】

克拉霉素片（胶囊、颗粒）：0. 125 g；0. 25 g。

第六节　其他抗生素

克林霉素（Clindamycin）

【药理作用】

克林霉素是林可霉素的半合成衍生物，抗菌作用较林可霉素强 2～3 倍。作用于细菌核糖体的 50*S* 亚基，阻止肽链延长，从而抑制细菌细胞蛋白质合成。抗菌谱与红霉素相似。对大多数 G^+ 菌和某些厌氧 G^- 菌具有抗菌活性。G^+ 菌如葡萄球菌属（包括耐青霉素及甲氧西林敏感株）、溶血性链球菌、草绿色链球菌、肺炎链球菌等，G^- 菌如拟杆菌属、梭形杆菌属、放线菌属、消化球菌、消化链球菌等对其敏感。

【药物动力学】

口服吸收快而完全，不受进食影响，生物利用度 90%。0. 75～2 h 达峰浓度，单次服 0. 15 g、0. 3 g、0. 6 g 分别为 2. 5 μg/mL、4 μg/mL、8 μg/mL。肌注时成人和儿童达峰时间分别为 3 h 和 1 h。静脉注射 0. 3 g，10 min 后血药浓度为 7 μg/mL。除脑脊液外，广泛分布于体液及组织中。在骨组织、胆汁和尿中可达高浓度，骨髓中为血药浓度的 2～3 倍。能透过胎盘。血浆蛋白结合率 92%～94%。成人和儿童消除半衰期分别为 2. 4～3 h 和 2. 5～3. 4 h，肝肾功能不全者延长。主要在肝内代谢，代谢物经胆汁和尿排泄。不能被血液透析和腹膜透析清除。

【适应证】

用于G^+菌引起的下列感染。(1) 急性扁桃体炎、化脓性中耳炎、鼻窦炎等。(2) 急性支气管炎、慢性支气管炎急性发作、肺炎、肺脓肿和支气管扩张合并感染等。(3) 皮肤和软组织感染：疖、痈、脓肿、蜂窝织炎、创伤、烧伤和手术后感染等。(4) 急性尿道炎、急性肾盂肾炎、前列腺炎等。(5) 血流感染、脓毒症、骨髓炎、腹膜炎和口腔感染等。

用于厌氧菌引起的感染。(1) 脓胸、肺脓肿、厌氧菌性肺炎。(2) 皮肤和软组织感染、血流感染。(3) 腹内感染：腹膜炎、腹腔内脓肿。(4) 女性盆腔及生殖器感染：子宫内膜炎、非淋菌性输卵管炎及卵巢脓肿、盆腔蜂窝织炎及妇科手术后感染等。

为金黄色葡萄球菌骨髓炎首选，尤其适合治疗混合性骨髓感染和化脓性骨髓炎。常与其他抗菌药物联合用于腹腔、盆腔感染。

【用法与用量】

口服片剂、胶囊：空腹或饭后服。成人常用量：一次 0. 15～0. 3 g，qid；重症感染可增至一次 0. 45 g，qid。儿童常用量：用于 1 月龄以上。按一日 8～16 mg/kg，分 3～4 次。较重感染，按一日 16～20 mg/kg，分 3～4 次。

注射剂：深部肌内注射、静脉滴注。含苯甲醇的制剂，禁止用于儿童肌内注射。肌注时一次用量不超过0. 6 g，若大于0. 6 g则应采用静脉滴注。静滴时每0. 6 g用0. 9% 氯化钠或 5% 葡萄糖溶液 100～200 mL 稀释，浓度 ≤ 6 mg/mL。每 100 mL 滴注时间 20～30 min。静脉滴注 1 h 内不超过 1. 2 g。

成人常用量：中度感染，一日 0. 6～1. 2 g；严重感染，一日 1. 2～2. 4 g；厌氧菌感染，一日 1. 2～2. 7 g；极严重感染，一日最大量可用至 4. 8 g。等分 q6h 或 q8h。

儿童常用量：用于 1 月龄以上。中度感染按一日 15～25 mg/kg；严重感染按一日 25～40 mg/kg。等分 q6h 或 q8h。

【不良反应】

(1) 胃肠道反应：恶心、呕吐、腹痛、腹泻等。重者有腹部绞痛、腹部压痛、严重腹泻，伴发热、异常口渴和疲乏。腹泻、肠炎或假膜性肠炎可出现于治疗中或停药后。(2) 过敏反应：皮疹、瘙痒等，偶见荨麻疹、血管性水肿和血清病样反应等，罕见剥脱性皮炎、多形红斑和皮肤黏膜眼综合征。(3) 血液系统：偶见各种血细胞和血小板减少、嗜酸性粒细胞增多，罕见再生障碍性贫血。(4) 肝损害：一过性转氨酶(ALT 及 AST)、碱性磷酸酶升高，黄疸等。肾损害及血尿等。(5) 耳鸣、眩晕、念珠菌感染等。(6) 肌注局部疼痛、硬结和无菌性脓肿，静滴可能引起静脉炎。(7) 使用注射剂罕见严重不良反应，包括呼吸困难、过敏性休克、过敏性紫癜、急性肾衰竭、抽搐、胸闷、心悸、寒战、高热、头晕、低血压、耳鸣、听力下降等。

【禁忌证】

对本品及林可霉素有过敏史者；新生儿。

【注意事项】

（1）与林可霉素有交叉过敏。（2）1岁以内婴儿不宜用，4岁以下儿童慎用。儿童使用应注意检测肝、肾功能。（3）妊娠期和哺乳期慎用，确需使用须权衡利弊，哺乳期使用应暂停哺乳。（4）有肠道疾病或有既往史者，特别是溃疡性结肠炎、克罗恩病或有假膜性肠炎病史慎用。严重肝、肾功能减退者慎用，有哮喘或其他过敏病史者慎用。（5）严重肝、肾功能减退、严重代谢异常者，大剂量时应监测血药浓度。（6）有严重基础疾病的老年人易发生腹泻或假膜性肠炎等不良反应，需密切观察。（7）疗程较长者，需定期检测肝、肾功能和血常规。（8）不同细菌对其敏感性有较大差异，故药敏试验有重要意义。（9）与青霉素、头孢菌素类无交叉过敏。（10）不能透过血脑屏障，故不能用于脑膜炎。（11）为防止急性风湿热的发生，治疗溶血性链球菌感染时，疗程至少10 d。（12）注射剂不可静注。含苯甲醇的注射剂，禁止用于儿童肌注。（13）注意假膜性肠炎的发生，如可疑时应及时停药。确诊后应先补充水、电解质、蛋白质。然后服用甲硝唑，成人一次0. 25～0. 5 g，tid；儿童，< 5岁，按一次5 mg/kg，qid；5～12岁，一次62. 5 mg，qid。疗程7～10 d。无效时再口服万古霉素，成人一次0. 125～0. 5 g，qid；儿童，1月龄～5岁，按一次5 mg/kg，qid；5～12岁，一次62. 5 mg，qid；12～18岁，一次125 mg，qid。疗程10～14 d。

【药物相互作用】

（1）与大环内酯类药有拮抗作用，不可合用。不可与氯霉素合用。（2）避免与有神经阻滞作用的药物合用。（3）与阿片类镇痛药合用，可加重呼吸中枢抑制作用。（4）能增强琥珀胆碱的作用。（5）注射剂与氨苄西林、苯妥英钠、巴比妥钠、氨茶碱、葡萄糖酸钙及硫酸镁呈配伍禁忌。

【制剂与规格】

（1）盐酸克林霉素片（胶囊）：0. 075 g；0. 15 g。（2）盐酸克林霉素棕榈酸酯分散片：0. 075 g；0. 15 g。（3）盐酸克林霉素注射液：2 mL∶0. 15 g。（4）注射用盐酸克林霉素：0. 15 g。

磷霉素（Fosfomycin）

【药理作用】

磷霉素抑制细菌细胞壁的早期合成，其分子结构与磷酸烯醇丙酮酸相似，因此可与细菌竞争同一转移酶，使细菌细胞壁合成受到抑制而导致细菌死亡。

【药物动力学】

口服制剂磷霉素氨丁三醇散剂系磷霉素的氨丁三醇盐，体内的抗菌活性成分为磷霉素，2 h达峰浓度。注射剂单次静滴0. 5 g、1 g和2 g后的血药峰浓度分别为28 μg/mL、46 μg/mL和90 μg/mL，1 h后即下降至约50%。生物利用度30%～40%。血浆蛋白结合率小于5%。在组织、体液中分布广泛。组织中浓度以肾为最高，其次为心、肺、肝等。可透过胎盘和血脑屏障。消除半衰期为 3～5 h。主要经肾排泄，24 h 内约 90% 给药量经尿排出。

【适应证】

用于敏感金黄色葡萄球菌、凝固酶阴性葡萄球菌（包括甲氧西林敏感株及耐药株）和链球菌属、流感嗜血杆菌、肠杆菌科细菌和铜绿假单胞菌所致的呼吸道、尿路感染，子宫附件炎与子宫内膜炎，皮肤和软组织感染等。口服制剂用于轻、中度感染。注射剂与其他抗菌药物合用，治疗由敏感菌所致的重症感染如血流感染、脓毒症、腹膜炎、骨髓炎等。

【用法与用量】

口服散剂：适量温开水溶解后服。主要用于治疗轻、中度尿路感染，如膀胱炎、尿道炎，以及肠道、皮肤和软组织感染等。

成人常用量：单纯性尿路感染，单剂 3 g 空腹顿服；复杂性尿路感染，一日 3 g 顿服，可连服 3 d。儿童常用量：按一日 50～100 mg/kg，分 3～4 次。

注射剂：静脉滴注。先用灭菌注射用水适量溶解，再加入 5% 葡萄糖或 0. 9% 氯化钠溶液 250～500 mL 中。4 g 至少用 250 mL 稀释。滴速不宜过快，滴注时间 1～2 h。

成人常用量：一日 4～12 g，严重感染可增至一日 16 g，分 2～3 次。儿童常用量：用于 5 岁以上，按一日 0. 1～0. 2 g/kg，严重感染可按一日 0. 3 g/kg，分 2～3 次。

【不良反应】

（1）可有轻度胃肠道反应如恶心、食欲减退、腹部不适、稀便或轻度腹泻。（2）偶见皮疹，嗜酸性粒细胞增多，红细胞、血小板、白细胞减少，转氨酶（ALT 及 AST）升高，头晕，头痛等。（3）罕见过敏性休克。（4）少见注射部位静脉炎。

【禁忌证】

对本品过敏者；妊娠期和哺乳期；5 岁以下儿童禁用注射剂。

【注意事项】

（1）5 岁以上儿童、老年人慎用。若使用应酌情减量。（2）肝、肾功能不全者慎用，若使用应酌情减量，应用较大剂量时应检测肝、肾功能。（3）应缓慢静脉滴注，每次用量滴注时间 1～2 h。高血压、心功能不全者尤其要注意（磷霉素钠每 1 g 含钠 0. 32 g）。

【药物相互作用】

（1）与 β 内酰胺类药合用对金黄色葡萄球菌（包括 MRSA）、铜绿假单胞菌有协同作用。（2）与氨基糖苷类、大环内酯类、喹诺酮类药合用有协同作用，并可减少耐药菌株的产生。（3）治疗由敏感菌所致的重症感染，如血流感染、腹膜炎、骨髓炎等，除需加大剂量外，可与 β 内酰胺类或氨基糖苷类联合，具有协同作用。（4）用于金黄色葡萄球菌感染时，也适宜与其他抗生素合用。可与多肽类联合治疗 MRSA 感染。

【制剂与规格】

(1)磷霉素氨丁三醇散剂：每袋(瓶)装 3 g。(2)注射用磷霉素钠：1 g(100 万 U)；2 g(200 万 U)；4 g(400 万 U)。注射剂每 1 g 含钠 0. 32 g。

第七节　磺胺类

磺胺类(sulfonamides)抗菌作用及特点：是合成抑菌药，与对氨基苯甲酸竞争二氢蝶酸合酶，进而阻止细菌二氢叶酸合成而发挥抑菌作用。抗菌谱广，对大多数 G^+ 和多种 G^- 菌有效。单独应用易产生耐药性，甲氧苄啶(TMP)可增强其抗菌作用。细菌对磺胺类药的敏感性相同，对一种磺胺药耐药意味着对磺胺类药耐药。本节有复方磺胺甲噁唑和磺胺嘧啶。

注意事项：(1) 妊娠期和哺乳期禁用。(2) 可引起脑性核黄疸，因此禁用于新生儿及 2 月龄以下婴儿。(3) 严重肝、肾功能不全者禁用。(4) 葡萄糖-6-磷酸脱氢酶(G6PD)缺乏、卟啉病、失水、休克和老年人慎用。(5) 容易引起过敏反应，重者为表皮坏死松解型药疹，过敏体质及药物过敏者尽量避免使用。(6) 交叉过敏：对噻嗪类利尿药、呋塞米、砜类、磺酰脲类、碳酸酐酶抑制剂过敏，对磺胺类药亦可能过敏。(7) 可致中性粒细胞、血小板减少及再生障碍性贫血，应检测血常规。(8) 可致肝、肾损害，应检测肝、肾功能。肝、肾功能不全者应避免使用。(9) 应多饮水，以防结晶尿发生。

复方磺胺甲噁唑(Compound Sulfamethoxazole)

【药理作用】

复方磺胺甲噁唑为磺胺甲噁唑(SMZ)与甲氧苄啶(TMP)按 5∶1 组成的复方制剂。SMZ 为中效广谱抑菌剂，TMP 虽具有一定抗菌作用，但重要的是它能增强前者的抗菌作用，因此常有磺胺增效剂之称。SMZ 与对氨基苯甲酸竞争二氢蝶酸合酶，进而阻止二氢叶酸合成。TMP 抑制二氢叶酸还原酶，阻止二氢叶酸还原为四氢叶酸。通过双重机制，协同阻断细菌的四氢叶酸合成，抗菌活性比两药单用明显增强，甚至呈现杀菌作用。抗菌谱扩大，耐药性减少。

对大多数 G^+ 和多种 G^- 菌有效。对非产酶金黄色葡萄球菌、化脓性链球菌、肺炎链球菌、大肠埃希菌、克雷伯菌属、沙门菌属、变形杆菌属、摩根菌属、志贺菌属等肠杆菌科细菌、淋球菌、脑膜炎球菌、流感嗜血杆菌均有良好抗菌作用。尤其对大肠埃希菌、流感嗜血杆菌、金黄色葡萄球菌的抗菌作用较 SMZ 单药明显增强。此外，对沙眼衣原体、星形奴卡菌、原虫、弓形虫等有良好抗微生物活性。

【药物动力学】

口服吸收完全，SMZ 和 TMP 吸收率均在 90% 以上，1 ～ 4 h 达峰浓度。按常用量服药 3 d 后达稳态血药浓度。两者均广泛分布于痰液、中耳液、阴道分泌物等全身组织和体液中。可透过血脑屏障达治疗浓度。亦可透过胎盘及进入乳汁。血浆蛋白结合率 60%～70%。两者主要经肾小球滤过和肾小管分泌，尿药浓度明显高于血药浓度。服药后 24 h 内，各有约 50% 的给药量以原形经尿排出。消除半衰期分别为 10 h 和 8～10 h，肾功能减退者明显延长。

【适应证】

用于肺炎链球菌、流感嗜血杆菌所致的呼吸道感染，急性中耳炎；大肠埃希菌等敏感菌株引起的反复发作性复杂性尿路感染；伤寒和其他沙门菌属感染；产肠毒素大肠埃希杆菌所致的旅游者腹泻、星型奴卡菌病、弓形虫病等。治疗肺孢子菌肺炎为首选。

【用法与用量】

复方口服片：通常一日量分 2 次，于早、晚饭后服。

成人常用量：规格为 SMZ 400 mg 和 TMP 80 mg。（1）治疗细菌感染：一次 2 片，q12h，首剂加倍。（2）肺孢子菌肺炎（以 SMZ 量计）：按一日 100 mg/kg，等分 q6h。或按一次 18. 75～25 mg/kg（以 SMZ 计）和 3. 75～5 mg/kg（以 TMP 计），q6h。（3）弓形虫病：一次 2 片，bid。

肺孢子菌肺炎的预防，用于已有肺孢子菌病至少一次发作史者，或人免疫缺陷病毒（HIV）感染者，其 CD4 淋巴细胞计数 ≤ 0.2×10^9/L 或少于总淋巴细胞数的 20%。首日一次 2 片，bid；次日起一次 2 片，qd；或一次 2 片，一周服 3 次。

儿童常用量：规格为 SMZ 100 mg 和 TMP 20 mg。用于 2 月龄以上。（1）治疗细菌感染（以 SMZ 量计）：用于 2 月龄以上，体重 < 40 kg，按一次 20～30 mg/kg，q12h；体重 > 40 kg，剂量用法同成人常用量。或者按以下方法：2 月龄～6 岁，一次 1～2 片；6～12 岁，一次 2～4 片，均 bid。> 12 岁使用成人剂型和剂量。（2）肺孢子菌肺炎（以 SMZ 量计）：> 2 月龄，按一次 60 mg/kg，q12h；或按一次 18. 75～25 mg/kg，q6h。（3）弓形虫病：< 2 岁，一次 1 片；2～5 岁，一次 2 片；6～12 岁，一次 4 片，均 bid。> 12 岁使用成人剂型和剂量。

疗程：（1）慢性支气管炎急性发作至少 10～14 d。（2）尿路感染 7～10 d。（3）细菌性痢疾 5～7 d。（4）儿童急性中耳炎 10 d。（5）肺孢子菌肺炎 14～21 d。（6）弓形虫病 30 d。

【不良反应】

（1）胃肠道反应，如恶心、呕吐、纳差等。（2）过敏反应，如皮疹、静脉炎、血清病样反应、光敏反应和血管性水肿。（3）结晶尿、少尿和无尿，甚至血尿。（4）血液系统反应，如正铁血红蛋白血症、中性粒细胞减少或缺乏、血小板减少、再生障碍性贫血、溶血性贫血及血红蛋白尿。G6PD 缺乏易发生，儿童较成人多见。（5）高胆红素血症和新生儿核黄疸。肝损害，严重者可发生急性肝坏死。（6）神经系统反应，如周围神经炎、失眠和头痛，偶见中枢神经毒性反应。（7）其他：引起甲状腺功能减退症（简称甲减),激活静止性系统性红斑狼疮。

【禁忌证】

对本品及磺胺类过敏者;妊娠期和哺乳期;新生儿及2月龄以下婴儿(因可引起脑性核黄疸);严重肝、肾功能不全者;巨幼细胞贫血。

【注意事项】

(1) G6PD缺乏、卟啉病、失水、休克和老年人慎用。(2) 易引起过敏反应,重者可发生表皮坏死松解型药疹。有药物过敏史及过敏体质者尽量避免使用。(3) 可致中性粒细胞、血小板减少及再生障碍性贫血等,应检测血常规。(4) 可致肝肾损害,应检测肝肾功能。有肝肾疾病尽量避免使用。(5) 在尿中乙酰化率高,且溶解度较低,故较易出现结晶尿、血尿等。应多饮水,长期、大剂量用药时宜与碳酸氢钠同服,以免出现此类情况。

【药物相互作用】

(1) 本类药有交叉过敏,对呋塞米、砜类、噻嗪类利尿药、磺酰脲类、碳酸酐酶抑制剂过敏者,对磺胺类药亦可能过敏。(2) 交叉耐药性,对一种磺胺药耐药意味着对所有磺胺类药耐药。(3) 对氨基苯甲酸可代替本品被细菌摄取,两者相互拮抗,故不可合用。(4) 不宜与青霉素类、抗肿瘤药、氨苯砜、乌洛托品合用。(5) 与口服抗凝血药和降血糖药、甲氨蝶呤、苯妥英钠合用,因本品可竞争这些药物蛋白结合部位,或抑制其代谢,使其作用时间延长或发生毒性反应。(6) 与酸性药物如维生素C等同服,易发生结晶尿、血尿。(7) 在碱性尿中的溶解度较高,合用尿碱化药可使其排泄增多。

【制剂与规格】

(1) 复方磺胺甲噁唑片:每片含SMZ 400 mg, TMP 80 mg。(2) 小儿复方磺胺甲噁唑片:每片含SMZ 100 mg, TMP 20 mg。

磺胺嘧啶(Sulfadiazine)

【药理作用】

磺胺嘧啶属中效磺胺类。与对氨基苯甲酸结构相似,可与之竞争二氢蝶酸合酶,阻止细菌二氢叶酸合成,进而减少具有代谢活性的四氢叶酸,抑制细菌的生长繁殖。对大多数G^+和G^-菌有抗菌活性。对非产酶金黄色葡萄球菌、化脓性链球菌、肺炎链球菌、大肠埃希菌、克雷伯菌属、沙门菌属、志贺菌属等肠杆菌科细菌、淋球菌、脑膜炎球菌、流感嗜血杆菌有抗菌作用。

【药物动力学】

口服吸收较缓慢,3～6 h达峰浓度。可透过血脑屏障,正常脑脊液中约为血药浓度的50%,脑膜炎脑脊液为血药浓度的50%～80%。血浆蛋白结合率38%～48%。消除半衰期为10 h。主要经肾小球滤过排泄,在48～72 h内给药量的60%～85%以原形经尿排出。

【适应证】

用于敏感菌及其他敏感病原微生物所致的感染。（1）脑膜炎球菌所致的流行性脑脊髓膜炎的治疗与预防。（2）与甲氧苄啶合用可治疗对其敏感的流感嗜血杆菌、肺炎链球菌和其他链球菌所致的中耳炎、皮肤和软组织感染、急性支气管炎、轻症肺炎。（3）奴卡菌病。（4）耐氯喹恶性疟治疗的辅助用药。（5）治疗沙眼衣原体所致的宫颈炎和尿道炎，新生儿包涵体结膜炎。（6）与乙胺嘧啶联合治疗弓形虫病有协同作用。

【用法与用量】

口服片剂：饭后服。

成人常用量：（1）一般感染，一次 1 g，bid，首剂加倍。（2）预防流行性脑脊髓膜炎，一次 1 g，bid，连续 2～3 d。（3）治疗流行性脑脊髓膜炎，一次 1 g，qid，首剂加倍。

儿童常用量：用于 2 月龄以上。（1）一般感染，按一次 25～30 mg/kg，bid，首剂加倍（最大量 2 g）。12 岁以上剂量用法同成人。（2）预防流行性脑脊髓膜炎，按一次 0. 25 g，bid，连续 2～3 d。12 岁以上剂量用法同成人。（3）弓形虫病：按一日 50～75 mg/kg，分 4 次。一疗程 4～6 周，共用 3～4 个疗程，每疗程间隔 1 个月。

注射剂：静脉注射、静脉滴注。静注时，用灭菌注射用水或 0. 9% 氯化钠溶解成 < 5% 的浓度。静滴时，用 0. 9% 氯化钠溶液稀释成 ≤ 1% 的浓度。

成人常用量：（1）一般感染，一次 1～1. 5 g，tid。（2）严重感染如流行性脑脊髓膜炎，按一日 100 mg/kg，分 3～4 次，首剂按 50 mg/kg。

儿童常用量：用于2月龄以上。（1）一般感染按一日 50～75 mg/kg，分 2 次。（2）流行性脑脊髓膜炎，按一日 100～150 mg/kg，分 3～4 次，首剂按 50 mg/kg（最大量 2 g）。

【不良反应】

（1）常见过敏反应如药疹，严重者可发生渗出性多形红斑、剥脱性皮炎和大疱表皮坏死松解症等。可有光敏反应、药物热、关节及肌肉疼痛、发热等血清病样反应。（2）中性粒细胞减少或缺乏、血小板减少、再生障碍性贫血。表现为咽痛、发热、皮肤苍白和出血倾向。（3）溶血性贫血及血红蛋白尿。G6PD 缺乏易发生，儿童较成人多见。（4）高胆红素血症和新生儿核黄疸。本品与胆红素竞争蛋白结合部位，可致游离胆红素增高。新生儿肝功能不完善，故较易发生高胆红素血症和新生儿黄疸，偶见核黄疸（胆红素脑病）。（5）肝损害，严重者可发生急性肝坏死。（6）肾损害，可有结晶尿、血尿和管型尿，偶见间质性肾炎或肾小管坏死等严重反应。（7）恶心、呕吐、食欲减退、腹泻、头痛、乏力等。偶见假膜性肠炎，应停药并给予相应治疗。（8）偶见甲状腺肿大及功能减退。（9）偶见中枢神经系统反应，如精神错乱、定向力障碍、幻觉、欣快感或抑郁等。

【禁忌证】

同复方磺胺甲噁唑（参阅复方磺胺甲噁唑）。

【注意事项】

（1）磺胺类药有交叉过敏。对呋塞米、噻嗪类利尿药、砜类、磺酰脲类、碳酸酐酶抑制剂过敏者，对磺胺类药亦可能过敏。（2）G6PD 缺乏、卟啉病、失水、休克和老年人慎用。（3）应饮用足量水，成人 24 h 尿量在 1 200 mL 以上。如疗程较长、剂量较大时除多饮水外宜同服碳酸氢钠。（4）严重感染者应监测血药浓度，对大多数感染游离磺胺浓度达 50～150 μg/mL（严重感染 120～150 μg/mL）有效。总磺胺血药浓度不应超过 200 μg/mL，如超过此浓度时不良反应增加。（5）在尿中溶解度低，易出现结晶尿，不推荐用于尿路感染。（6）不可任意加大剂量、增加用药次数或延长疗程，以防蓄积中毒。（7）能抑制大肠埃希菌的生长，妨碍 B 族维生素的肠内合成，使用 1 周以上应同时给予维生素 B 族预防。（8）注射剂仅用于重症，病情改善后尽早改为口服制剂。注射剂不可做皮下或鞘内注射。（9）注意检测血常规、肝肾功能，较长疗程时尤为重要。每 2～3 d 检测尿常规 1 次，以发现长疗程或大剂量时可能发生的结晶尿。

【药物相互作用】

（1）在碱性尿中的溶解度较高，合用尿碱化药可使其排泄增多。（2）与酸性药物如维生素 C 等同服，易导致结晶尿、血尿。（3）对氨基苯甲酸可代替本品被细菌摄取，两者相互拮抗，故不可合用。含对氨苯甲酰基的局麻药，如普鲁卡因、丁卡因等不宜合用。（4）与口服抗凝血药、口服降血糖药、甲氨蝶呤、苯妥英钠和硫喷妥钠同用，因本品可取代这些药物的蛋白结合部位，或抑制其代谢，可使其作用时间延长或毒性发生。（5）与骨髓抑制剂同用可增强本品潜在的毒副作用。若有指征时应严密观察可能发生的毒性反应。（6）与避孕药（含雌激素类）长时间合用可导致避孕的可靠性减小，并增加经期外出血。（7）与溶栓药合用可能增大其潜在的毒性作用。（8）与肝毒性药合用可增加肝毒性，尤其是用药时间较长，既往有肝病史者。（9）乌洛托品在酸性尿中可分解产生甲醛，可与本品形成不溶性沉淀物，易发生结晶尿。（10）可干扰青霉素类药的杀菌作用，尽量避免同时应用。（11）磺吡酮可减少本品自肾小管的分泌，使其血药浓度升高。

【制剂与规格】

（1）磺胺嘧啶片：0. 2 g；0. 5 g。（2）磺胺嘧啶钠注射液：2 mL：0. 4 g；5 mL：1 g。

‖ 第八节　喹诺酮类 ‖

喹诺酮类（quinolones）抗菌特点：是一类化学合成的浓度依赖性抗菌药物。通过作用于细菌的脱氧核糖核酸（DNA）而对细菌染色体造成不可逆损害。具有抗菌谱广、抗菌作用强的特点。与其他抗生素之间无交叉过敏和耐药性。第一代萘啶酸，因疗效不佳已不用。第二代吡哌酸，因抗菌作用不强且耐药严重，仅用于尿路和肠道感染。第三、第四代称氟喹诺酮类（fluoroquinolones）。第三代诺氟沙星、环丙沙星、氧氟沙星、左氧氟沙星等抗菌谱较广。第四代莫西沙星、加替沙星等抗厌氧菌作用增强，不良反应较小。第三、第四代抗菌活性显著增强、抗菌谱扩大。具有口服吸收好、组织穿透力强、体内分布广、性质稳定等优点。对某些β内酰胺类药耐药菌，对支原体、衣原体、军团菌和厌氧菌也有效。

注意事项：(1) 18 岁以下未成年人禁用。仅限于吸入性炭疽（暴露后）应用左氧氟沙星。(2) 妊娠期和哺乳期禁用。(3) 抗酸药和含钙、镁、铝等金属离子的药物可减少其吸收，应避免同用。(4) 不宜用于有癫痫或其他中枢神经系统基础疾病。(5) 不可作为手术预防用药。(6) 肝、肾功能不全者与老年人慎用，确有指征时应酌情减量。(7)可能引起光敏反应、关节病变、肌腱断裂等，偶见心电图 QT 间期延长等。(8) 注射剂滴速过快易引起静脉刺激或中枢神经系统反应。(9) 喹诺酮类药口服制剂多，生物利用度好，以及上述诸多优点，临床广泛、频繁和大剂量地使用，从而导致细菌耐药明显增加，不良反应也逐渐增多。应合理用药，不可滥用。

本节有诺氟沙星、环丙沙星、左氧氟沙星、莫西沙星。

诺氟沙星（Norfloxacin）

【药理作用】

诺氟沙星属第三代喹诺酮类。作用于细菌 DNA 回旋酶的 A 亚基，抑制 DNA 合成和复制，导致细菌死亡。具有抗菌谱广、作用强的特点，尤其对需氧 G^- 杆菌的抗菌活性强。对枸橼酸杆菌属、阴沟肠杆菌、产气肠杆菌等肠杆菌属、大肠埃希菌、克雷伯菌属、变形菌属、沙门菌属、志贺菌属、弧菌属、耶尔森菌等有良好抗菌作用。对青霉素耐药的淋球菌、流感嗜血杆菌和卡他莫拉菌也有良好抗菌作用。

【药物动力学】

空腹口服吸收迅速但不完全，吸收率 30%～40%。单次服 0. 4 g 和 0. 8 g，经 1～2 h 达峰浓度，分别为 1. 4～1. 6 μg/mL 和 2. 5 μg/mL。广泛分布于各组织和体液中，在肝、肾、胰、脾、肺和支气管黏膜、淋巴结、腮腺、前列腺、睾丸、子宫等组织中均高于血药浓度。脑组织和骨组织中浓度较低。血浆蛋白结合率 10%～15%。消除半衰期为 3～4 h，肾功能减退时可延长至 6～9 h。在体内几乎不被代谢，大部分经肾小球滤过和肾小管分泌由尿排出，小部分经胆汁排泄。

【适应证】

用于敏感菌所致的呼吸道感染、尿路感染、淋病、前列腺炎、肠道感染、伤寒及其他沙门菌感染。主要用于单纯性下尿路感染或肠道感染。

【用法与用量】

口服片剂、胶囊：空腹服并适当多饮水。

成人常用量：(1) 急性单纯性下尿路感染：一次 0. 4 g，bid，疗程 5～7 d。(2) 复杂性尿路感染：一次 0. 4 g，bid，疗程 10～21 d。(3)淋菌性尿道炎：0. 8～1. 2 g 顿服。

(4) 急性及慢性前列腺炎：一次 0.4 g，bid，疗程 28 d。(5)肠道感染：一次 0.3～0.4 g，bid，疗程 5～7 d。(6) 伤寒沙门菌感染：一日 0.8～1.2 g，分 2～3 次，疗程 14～21 d。

【不良反应】

(1) 腹部不适及疼痛、恶心、呕吐、腹泻等。(2) 少见头痛、眩晕、失眠等，甚至可诱发癫痫，罕见精神异常和意识障碍。(3) 少见皮疹、瘙痒、光敏反应、发热等，偶见渗出性多形红斑及血管性水肿、间质性肾炎。(4) 少见肝、肾损害，转氨酶(ALT 及 AST)和尿素氮升高，白细胞减少。多属轻度，并呈一过性。(5) 可影响软骨发育。(6) 罕见关节疼痛、静脉炎，大剂量时偶见结晶尿。(7) 胸闷、心悸、心律失常，偶见心电图 QT 间期延长等。(8) 罕见肌腱炎和肌腱断裂，特别是合用类固醇激素的老年人。

【禁忌证】

对本品及喹诺酮类过敏者；妊娠期和哺乳期；18 岁以下未成年人。

【注意事项】

(1) 不宜用于有癫痫及其他中枢神经系统基础疾病者，确有指征须权衡利弊。(2) 不可作为手术预防用药。(3) 肝、肾功能不全与老年人慎用，确需使用应酌情减量。(4) 避免过度暴露于阳光，若有光敏反应需停药。(5) 注意可能引起关节病变、肌腱断裂等。(6) 重症肌无力慎用，因可使症状加重，呼吸肌无力而危及生命。(7) 大剂量或尿 pH $>$ 7.0 时可发生结晶尿。宜多进水，保持 24 h 尿量在 1 200 mL 以上。(8) G6PD 缺乏可能发生溶血反应。(9) 目前大肠埃希菌对喹诺酮类耐药者多见，应在给药前留取尿培养标本，参考药敏试验调整用药。

【药物相互作用】

(1) 与青霉素合用对金黄色葡萄球菌有协同作用。(2) 与氨基糖苷类合用对大肠埃希菌、金黄色葡萄球菌有协同作用。(3) 含有钙、镁、铝等金属离子的抗酸药，以及含锌的多种维生素可减少其吸收，应避免同用。确有需要，应在服本品 2 h 前或 6 h 后服用。(4) 与呋喃妥因、利福平、氯霉素有拮抗作用，不可合用。(5) 可使茶碱类的肝清除明显减少，血药浓度升高。应调整后者的剂量或监测其血药浓度。(6) 可增强华法林的抗凝血作用。(7) 与非甾体抗炎药同用，可能引发抽搐。

【制剂与规格】

诺氟沙星片(胶囊)：0.1 g。

环丙沙星(Ciprofloxacin)

【药理作用】

环丙沙星属第三代喹诺酮类。作用机制和抗菌谱与诺氟沙星相同。具广谱抗菌活性，杀菌效果增强。几乎对所有细菌的抗菌活性均较诺氟沙星及依诺沙星强 2～4 倍。对肠杆菌科细菌、铜绿假单胞菌、流感嗜血杆菌、淋球菌、链球菌、军团菌、金黄色葡萄球菌、脆弱拟杆菌等具有抗菌作用。

【药物动力学】

口服吸收迅速，生物利用度49%～70%。1～2 h达峰浓度，口服0.2 g和0.5 g后，血药峰浓度分别为1.21 μg/mL和2.5 μg/mL。注射剂0.2 g和0.4 g静滴1 h结束时即达峰浓度，分别为2.1 μg/mL和4.6 μg/mL。广泛分布于组织和体液，包括脑脊液。组织中的浓度常超过血药浓度。血浆蛋白结合率20%～40%。消除半衰期为4 h，肾功能减退时延长。部分可在肝内代谢，代谢物仍有较弱活性。主要以原形经肾排出，小部分经胆汁排泄。

【适应证】

用于敏感菌所致的感染性疾病。（1）泌尿生殖系统感染，包括单纯性、复杂性尿路感染，细菌性前列腺炎，淋球菌尿道炎或宫颈炎（包括产酶株所致者）。（2）呼吸道感染，包括敏感 G^- 杆菌所致的支气管和肺部感染。（3）志贺菌属、沙门菌属、产肠毒素大肠埃希菌、嗜水气单胞菌、副溶血弧菌等引起的胃肠道感染。（4）胆囊炎、胆管炎、中耳炎、副鼻窦炎、骨和关节感染、皮肤和软组织感染。（5）伤寒、血流感染等全身感染。（6）MRSA感染对万古霉素不耐受者，可选用本品作为联合用药之一。

【用法与用量】

口服片剂、胶囊：宜空腹服，食物虽可延迟其吸收，但总吸收量（生物利用度）不减少。亦可饭后服用以减少胃肠道反应。宜同时饮水250 mL。

成人常用量：一日0.5～1.5 g，分2～3次。一日量不超过1.5 g。（1）骨与关节感染：一日1～1.5 g，分2～3次，疗程4～6周或更长。（2）肺炎、皮肤和软组织感染：一日1～1.5 g，分2～3次，疗程1～2周。（3）急性鼻窦炎：一次0.5 g，bid，疗程10 d。（4）肠道感染：一次0.5 g，bid，疗程5～7 d。（5）腹腔感染：一次0.5 g，bid，疗程7～14 d。（6）伤寒：一日1.5 g，分2～3次，疗程10～14 d。（7）尿路感染：急性单纯性尿路感染，一次0.25 g，bid，疗程5～7 d。复杂性尿路感染，一次0.5 g，bid，疗程7～14 d。（8）慢性细菌性前列腺炎：一次0.5～0.75 g，bid，疗程28 d。（9）单纯性淋病：单剂一次0.5 g。（10）预防吸入性炭疽：（怀疑或已证实暴露于该菌后）：一次0.5 g，bid，疗程2个月。

注射剂：静脉滴注。每次用量加入5%葡萄糖或0.9%氯化钠溶液200 mL中。乳酸环丙沙星氯化钠注射液可直接静滴。每次滴注时间60 min。

成人常用量：一次0.2～0.4 g，q12h。（1）严重感染或铜绿假单胞菌感染可增至一日0.8～1.2 g，分2～3次。（2）用于中性粒细胞减少发热病人的经验治疗时，一次0.4 g，q8h。（3）吸入性炭疽：一次0.4 g，q12h。

静脉用药疗程：（1）急性单纯性下尿路感染5～7 d；复杂性尿路感染7～14 d。（2）肺炎、皮肤和软组织感染7～14 d。（3）肠道感染5～7 d。（4）骨和关节感染4～6周或更长。（5）伤寒10～14 d。（6）中性粒细胞减少发热病人的经验治疗

7～14 d。

【禁忌证】、【不良反应】、【注意事项】、【药物相互作用】

同诺氟沙星（参阅诺氟沙星）。

【制剂与规格】

（1）盐酸环丙沙星片（胶囊）：0.25 g；0.5 g。（2）乳酸环丙沙星注射液：2 mL∶0.1 g。（3）乳酸环丙沙星氯化钠注射液：100 mL∶0.2 g。

左氧氟沙星（Levofloxacin）

【药理作用】

左氧氟沙星属第三代喹诺酮类。是氧氟沙星的左旋体，抗菌活性是其 2 倍。对葡萄球菌和链球菌抗菌活性是环丙沙星的 2～4 倍，对厌氧菌的抗菌活性是其 4 倍，对肠杆菌科细菌的抗菌活性与之相当。作用机制与诺氟沙星相同。具有抗菌谱广、抗菌作用强的特点。对大多数肠杆菌科细菌如大肠埃希菌、克雷伯菌属、沙雷菌属、变形杆菌属、志贺菌属、沙门菌属、枸橼酸杆菌、不动杆菌属以及铜绿假单胞菌、流感嗜血杆菌、淋球菌等 G^- 菌有较强的抗菌活性。对部分甲氧西林敏感葡萄球菌、肺炎链球菌、化脓性链球菌、溶血性链球菌等 G^+ 菌和军团菌、支原体、衣原体也有良好的抗菌作用，但对厌氧菌和肠球菌的作用较差。

【药物动力学】

口服吸收完全，吸收率达 100%，约 1 h 达峰浓度。单剂空腹口服 0.1 g 和 0.2 g 后，血药峰浓度分别为 1.36 μg/mL 和 3.06 μg/mL。血浆蛋白结合率 30%～40%。广泛分布各组织和体液，在扁桃体、前列腺、痰液、泪液、女性生殖道、皮肤和唾液等组织和体液中的浓度与血药浓度之比为 1.1～2.1。消除半衰期为 6～8 h。主要以原形经肾排泄，在体内代谢极少。口服 48 h 内给药量的 80%～90% 经尿排出。

【适应证】

用于敏感病原体所致的中、重度感染。（1）呼吸系统感染：包括敏感 G^- 杆菌所致的急性支气管炎、慢性支气管炎急性发作、弥漫性支气管炎、支气管扩张合并感染、肺炎、扁桃体炎与周围脓肿。（2）泌尿系统感染：肾盂肾炎、急性单纯性或复杂性尿路感染等。（3）生殖系统感染：急性前列腺炎、急性附睾炎、宫腔感染、子宫附件炎、淋球菌尿道炎或宫颈炎（包括产酶株所致者）。（4）肠道感染：细菌性痢疾、沙门菌属肠炎、伤寒及副伤寒等。（5）皮肤和软组织感染：如传染性脓疱病、蜂窝织炎、皮下脓肿、肛周脓肿，以及淋巴管与淋巴结炎等。（6）血流感染、中性粒细胞减少及免疫功能低下者的多种感染。（7）其他感染：乳腺炎、外伤、烧伤、术后伤口感染、胆囊炎、胆管炎、骨与关节感染、耳鼻咽喉及眼部感染等。腹腔感染和盆腔炎，疑有厌氧菌感染时合用甲硝唑。

【用法与用量】

口服片剂、胶囊：以往多为一日 2～3 次用药方法，不仅疗效差、副作用多，还容易引发细菌耐药。准确方法是一日量 1 次顿服。

用于肾功能正常（肌酐清除率 ≥ 50 mL/min）的成年人，一日量顿服。（1）常用量：0. 25～0. 75 g。（2）医院内肺炎：0. 75 g，疗程 7～14 d。（3）社区获得性肺炎：0. 5 g，疗程 7～14 d；或 0. 75 g，疗程 5 d。（4）急性鼻窦炎：0. 5 g，疗程 10～14 d；或 0. 75 g，疗程 5 d。（5）慢性支气管炎急性加重期：0. 5 g，疗程 10 d。（6）复杂性皮肤和软组织感染：0. 75 g，疗程 7～14 d。（7）非复杂性皮肤和软组织感染：0. 5 g，疗程 10～14 d。（8）慢性细菌性前列腺炎：0. 5 g，疗程 4 周。（9）复杂性尿路感染或急性肾盂肾炎：0. 25 g，疗程 10 d；或 0. 75 g，疗程 5 d。（10）非复杂性尿路感染：0. 25 g，疗程 2 个月。（11）吸入性炭疽：0. 5 g，疗程 4 周。

儿童（6 月龄～18 岁）仅限于吸入性炭疽（暴露后）：体重 ＞ 50 kg 者，0. 5 g，疗程 2 个月；＜ 50 kg 者，按一次 8 mg/kg（最大量 0. 25 g），q12h，疗程 2 个月。

注射剂：静脉滴注。每次用量加入 0. 9% 氯化钠或 5% 葡萄糖溶液 250～500 mL 中。左氧氟沙星氯化钠注射液可直接静滴。滴注时间每 100 mL 不得少于 60 min。

成人常用量：一日 1 次用药。通常一日 0. 25～0. 5 g。重度感染及病原体对本品敏感性较差者，如铜绿假单胞菌感染，一日最大量可增至 0. 75 g。

肾功能减退者减量并延长用药间隔：（1）肌酐清除率 20～49 mL/min 者，① 首剂 0. 75 g，qd，以后一次 0. 75 g，qod。② 首剂 0. 5 g，qd，以后一次 0. 25 g，qd。③ 首剂 0. 25 g，qd，以后仍一次 0. 25 g，qd。（2）肌酐清除率 10～19 mL/min 者，① 首剂 0. 75 g，qod，以后一次 0. 5 g，qod。② 首剂 0. 5 g，qd，以后一次 0. 25 g，qod。③ 首剂 0. 25 g，qod，以后仍一次 0. 25 g，qod。

【不良反应】

同诺氟沙星（参阅诺氟沙星）。

【禁忌证】

对本品及喹诺酮类过敏者；妊娠期和哺乳期；除炭疽外，18 岁以下未成年人。

【注意事项】

（1）注射剂宜缓慢静滴，每 100 mL 不得少于 60 min。（2）不宜与其他药物同瓶混合滴注，或在同一根静脉输液管内进行滴注。（3）肾功能不全者按肌酐清除率减量或延长间隔时间。（4）偶见用药后发生跟腱炎或跟腱断裂，若发生时应立即停药并休息，严禁运动，直到症状消失。（5）为浓度依赖性抗菌药物，半衰期长，一日 1 次大剂量给药疗效好，副作用与一日 2～3 次用药方法无差异，又减少耐药性。其他与诺氟沙星相同（参阅诺氟沙星）。

【药物相互作用】

同诺氟沙星（参阅诺氟沙星）。

【制剂与规格】

(1) 盐酸(乳酸)左氧氟沙星片(胶囊):0.2 g;0.5 g。(2) 盐酸(乳酸)左氧氟沙星注射液:2 mL:0.2 g;5 mL:0.5 g。(3) 盐酸(乳酸)左氧氟沙星氯化钠注射液:100 mL:0.2 g;250 mL:0.5 g。

莫西沙星(Moxifloxacin)

【药理作用】

莫西沙星属第四代喹诺酮类。体内、外研究结果显示,对需氧G^+菌、G^-菌、厌氧菌、支原体、衣原体有广谱抗菌活性。通过对Ⅱ、Ⅳ拓扑异构酶抑制作用,阻断细菌DNA复制而发挥抗菌作用。

【药物动力学】

口服吸收良好,不受进食影响,生物利用度约90%。0.5～4 h达峰浓度。每日口服或静脉滴注0.4 g,多次给药至少3 d达稳态血药浓度。约有45%的药物以原形从尿(约20%)和粪(约25%)中排出。在肝内通过与葡萄糖苷酸和硫酸酯结合而被代谢,不经细胞色素P450酶单加氧酶系(简称CYP)代谢,减少了药物间相互作用的可能性。肾脏代谢约45%,肝脏代谢约52%,肾功能损害和轻度肝功能不全者无需调整剂量。消除半衰期为(12 ± 1.3) h。

【适应证】

用于上呼吸道和下呼吸道感染,如急性鼻窦炎、慢性支气管急性细菌感染、社区获得性肺炎及皮肤和软组织感染。复杂性腹腔感染包括混合细菌感染,如脓肿。

【用法与用量】

口服片剂:饭后服。成人,(1) 一次0.4 g,qd。疗程:慢性气管炎急性加重期5 d;社区获得性肺炎10～14 d;急性鼻窦炎7～10 d;皮肤与软组织感染7 d。(2) 联合用药根除幽门螺杆菌:一次0.4 g,qd,疗程7～10 d,耐药严重地区可延长至14 d。

盐酸莫西沙星氯化钠注射液:静脉滴注。一次0.4 g,qd,滴注时间90 min。

【不良反应】

(1) 常见头痛、眩晕、腹痛、恶心、呕吐、腹泻、消化不良等。(2) 少见皮疹、乏力、失眠、感觉异常、肌肉疼痛、口干、便秘、胃肠功能失调、念珠菌病、白细胞减少、嗜酸细胞增多、凝血酶原减少、QT间期延长等。(3) 偶见过敏反应、水肿、胃炎、情绪不稳定、耳鸣、弱视等。(4) 罕见诱发癫痫发作、肝肾功能损害、各类血细胞减少、心律失常甚至尖端扭转型室速、中毒性表皮坏死松解症、肌腱炎、肌腱断裂、过敏性休克、心力衰竭、假膜性肠炎。

【禁忌证】

对本品及喹诺酮类过敏者;妊娠期和哺乳期;18岁以下未成年人。

【注意事项】

（1）可延长心电图QT间期，与药物浓度相关。QT间期延长、低钾血症、接受Ⅰa类（如奎尼丁）或Ⅲ类（如胺碘酮、索他洛尔）抗心律失常药物者应避免使用。（2）可诱发癫痫发作，已知或怀疑有可能导致癫痫发作或降低癫痫发作阈值的中枢神经系统疾病者慎用。（3）严重肝功能不全者慎用。（4）可能发生肌腱炎和肌腱断裂，特别是老年和使用糖皮质激素者。出现肌痛、肿胀的最初体征时应及时停药。（5）避免日光、紫外线过度暴露。以免光毒性反应。（6）如出现腹泻应注意假膜性肠炎的可能，应给予相应治疗。（7）首次用药容易发生过敏反应，应注意观察和及时处理。（8）治疗复杂盆腔感染，应静脉用药。

【药物相互作用】

（1）禁止与西沙比利、美索达嗪、硫利达嗪、匹莫齐特、齐拉西酮合用，因可能导致QT间期延长，尖端扭转型室速、心脏停搏等心脏毒性的风险增加。（2）与口服降血糖药合用可致血糖波动，若必须合用应监测血糖。（3）与镇痛药、麻醉药、抗精神病药、抗震颤麻痹药合用，QT间期延长的风险相加，尖端扭转型室速、心脏停搏等心脏毒性的风险增加。（4）抗酸药、铁剂明显降低其生物利用度，应在服用本品4 h前或2 h后服用。

【制剂与规格】

（1）盐酸莫西沙星片：0. 4 g。（2）盐酸莫西沙星氯化钠注射液：250 mL：0. 4 g（含氯化钠2 g）。

‖ 第九节　硝基咪唑类 ‖

硝基咪唑类（nitromidazoles）是人工合成的抗菌药物。甲硝唑、替硝唑同为硝基咪唑类衍生物，奥硝唑为新一代5-硝基咪唑类药。本类药对原虫，如滴虫、阿米巴、贾第虫等有独特的杀灭作用，对厌氧菌如脆弱拟杆菌等有强大抗菌活性。主要用于治疗原虫和厌氧菌感染，与其他抗菌药物联合用于多种混合性感染。本节有甲硝唑、替硝唑。

甲硝唑（Metronidazole）

【药理作用】

甲硝唑作用机制为抑制细菌DNA合成，从而干扰细菌生长、繁殖，导致细菌死亡。可抑制阿米巴原虫的氧化还原反应，使原虫氮链发生断裂。对滴虫、阿米巴和贾第虫有较强杀灭作用，其机制未明。对大多数厌氧菌有良好抗菌作用，但对需氧菌和兼性厌氧菌活性较差。

【药物动力学】

口服吸收迅速完全，生物利用度 80%，1～2 h 达峰浓度。静脉给药 20 min 达峰浓度。作用持续 12 h。广泛分布于组织和体液中，能透过血脑屏障，正常脑脊液中的浓度为血药浓度的 43%，脓液中的浓度高于血药浓度。血浆蛋白结合率 5%。消除半衰期 7～8 h。经肾排出 60%～80%，约 20% 的原形经尿排出，其余以代谢物（25% 为葡糖醛酸结合物，14% 为其他代谢结合物）形式由尿排出。10% 随粪便排出，14% 从皮肤排泄。

【适应证】

（1）肠道和肠外阿米巴病，如阿米巴肝脓肿、胸膜阿米巴病等。（2）厌氧菌感染以及各种需氧菌与厌氧菌的混合感染。包括腹腔、盆腔感染，肺脓肿，脑脓肿等，但通常需与抗需氧菌药物合用。（3）阴道滴虫病、贾第虫病、结肠小袋虫病和皮肤利什曼病、麦地那龙线虫感染等。为治疗阴道滴虫病首选。（4）与其他抗菌药物合用，用于盆腔、肠道及腹腔等手术的预防用药。（5）口服用于假膜性肠炎、牙周感染及加德纳菌阴道炎等。（6）与阿莫西林、质子泵抑制剂、铋剂四联用药，提高幽门螺杆菌根除率。

【用法与用量】

口服片剂、胶囊：饭后服。

成人常用量：（1）肠阿米巴病：一次 0. 4～0. 6 g，tid，疗程 7 d。肠外阿米巴病：一次 0. 6～0. 8 g，tid，疗程 20 d。（2）贾第虫病：一次 0. 4，tid，疗程 5～10 d。（3）麦地那龙线虫病：一次 0. 2 g，tid，疗程 7 d。（4）小袋虫病：一次 0. 2 g，bid，疗程 5 d。（5）滴虫病：一次 0. 2 g，qid，疗程 7 d。另外，每晚可同时用本品阴道栓剂 0. 5 g 或阴道泡腾片 0. 2 g 放入阴道内，连续用 7～10 d。为保证疗效，需男女同治，男性单用口服制剂。（6）厌氧菌感染：一次 0. 2～0. 4 g，tid，疗程 5～10 d。（7）皮肤利什曼病：一次 0. 2 g，qid，疗程 10 d。间隔 10 d 后重复一疗程。（8）假膜性肠炎：一次 0. 25～0. 5 g，tid，疗程 7～10 d。（9）联合用药根除幽门螺杆菌：一次 0. 4 g，bid。疗程 7～10 d，耐药严重地区可延长至 14 d。

儿童常用量：（1）肠阿米巴病：按一日 30～35 mg/kg，分 3 次，疗程 7 d。肠外阿米巴病：按一日 40～45 mg/kg，分 3 次，疗程 10 d。（2）贾第虫病、麦地那龙线虫病、小袋虫病、滴虫病：均按一日 15～25 mg/kg，分 3 次，连服 10 d。（3）厌氧菌感染：按一次 7. 5 mg/kg（首剂加倍，最大量 0. 5 g），新生儿 q12h，婴幼儿以上者 q8h，疗程 5～7 d。（4）假膜性肠炎：< 5 岁，按一次 5 mg/kg，qid；5～12 岁，按一次 62. 5 mg，qid。疗程 7～10 d。

注射剂：静脉滴注。主要用于厌氧菌感染。（1）成人：按一次 7. 5 mg/kg（首剂加倍，但最大量不超过 1 g），q6h 或 q8h，疗程不少于 7 d。（2）儿童：按一次 7. 5 mg/kg（首剂加倍，最大量 0. 5 g），新生儿 q12h，婴幼儿以上儿童 q8h。疗程 5～7 d。

【不良反应】

（1）常见消化道反应如恶心、呕吐、食欲不振、腹痛等。大多较轻，一般不影响治疗。（2）神经系统症状有头痛、眩晕，偶见感觉异常、肢体麻木、共济失调、多发性神经炎等，大剂量时可致抽搐。（3）少见荨麻疹、皮肤潮红、瘙痒、膀胱炎、排尿困难、口中金属味及白细胞减少等。均属可逆性，停药后自行恢复。

【禁忌证】

对本品及硝基咪唑类过敏者；妊娠期和哺乳期；有精神病和活动性中枢神经系统疾病；血液病；严重肝功能不全者。

【注意事项】

（1）哺乳期确需使用应暂停哺乳。（2）可能引起周围神经炎及中性粒细胞减少等，有神经系统基础疾病及血液病史尽量避免使用或慎用。（3）肝功能不全者慎用，肝病者若使用应减量。（4）可抑制乙醇代谢，禁止饮酒和含乙醇饮料，以免引起“双硫仑样反应”，以及可能出现腹痛、呕吐、头痛等症状。（5）本品的代谢物可使尿呈深红色。（6）出现运动失调或其他中枢神经系统症状时应停药。（7）重复一个疗程之前，应检测血常规，尤其是白细胞。（8）厌氧菌感染合并肾功能不全者，间隔时间应由 8 h 延长至 12 h。（9）可干扰转氨酶（ALT 及 AST）和乳酸脱氢酶的检测结果，可使血脂检测水平下降。

【药物相互作用】

（1）能增强华法林和其他口服抗凝血药的作用。（2）苯妥英钠、苯巴比妥等诱导肝微粒体酶活性的药物，可使其血药浓度降低。（3）西咪替丁等抑制肝微粒体酶活性的药物，可使其血药浓度升高。（4）糖皮质激素可加速其从体内排泄，血药浓度下降约 30%。（5）土霉素可干扰其清除阴道滴虫的作用。

【制剂与规格】

（1）甲硝唑片（胶囊）：0. 2 g。（2）甲硝唑氯化钠注射液：100 mL：0. 5 g。

替硝唑（Tinidazole）

【药理作用】

替硝唑作用机制同甲硝唑。对原虫及厌氧菌具有较强的抗原虫生物和抗菌活性，作用与甲硝唑相仿。对脆弱拟杆菌等拟杆菌属、梭杆菌属、消化球菌、消化链球菌及加德纳菌等具有抗菌活性，作用较甲硝唑强。

【药物动力学】

口服吸收迅速而完全，生物利用度比甲硝唑高。2 h 达峰浓度。广泛分布于组织和体液中，能透过血脑屏障。血浆蛋白结合率 12%。消除半衰期为 11 ～ 13 h。约 16% 以原形由尿排出，少量随粪便排出。

【适应证】

（1）各种厌氧菌感染如血流感染、骨髓炎、腹腔或盆腔感染、支气管感染、肺炎、鼻窦炎、皮肤和软组织感染、蜂窝织炎、牙周感染及术后伤口感染。（2）肠道及肠外阿米巴病、阴道滴虫病、贾第虫病、加德纳菌阴道炎等。（3）结肠、直肠、妇产科及口腔手术等的术前预防用药。（4）亦可替代甲硝唑用于治疗幽门螺杆菌相关胃炎及消化性溃疡。

【用法与用量】

口服片剂、胶囊：餐中或饭后服。

成人常用量：（1）厌氧菌感染：一次 1 g，qd，首剂加倍；或一次 0.5 g，bid。一般疗程 5～6 d，或根据病情决定。（2）预防手术后厌氧菌感染：手术前 12 h 一次 2 g 顿服。（3）滴虫病：2 g 顿服，疗程 3 d。慢性滴虫病，一次 0.5 g，bid，疗程 5 d。（4）贾第虫病，2 g 顿服，疗程 3～5 d。（5）肠阿米巴病：一次 0.5 g，bid，疗程 5～10 d；或一次 2 g，qd，疗程 2～3 d。（6）肠外阿米巴病：如阿米巴肝脓肿，须同时引流。一次 1.5～2 g，qd，疗程 3～5 d，必要时可延长至 10 d。（7）联合用药根除幽门螺杆菌：一次 0.5 g，bid。疗程 7～10 d，耐药严重地区可延长至 14 d。

儿童常用量：（1）肠阿米巴病：$<$ 12 岁，按一日 50 mg/kg 顿服，连续 3 d；$>$ 12 岁，一日 2 g 顿服，连续 3 d。（2）肠外阿米巴病：如阿米巴肝脓肿，须同时引流。$>$ 12 岁，一日 1.5～2 g顿服，连续 5 d。（3）滴虫病、贾第虫病：$<$ 12 岁，单剂按 50 mg/kg 顿服；$>$ 12 岁，单剂 2 g 顿服，必要时间隔 3～5 d 可重复 1 次。

【不良反应】

（1）少见恶心、呕吐、上腹痛、食欲下降及口腔金属味。（2）少见头痛、眩晕、皮疹、瘙痒、便秘及全身不适等。（3）少见中性粒细胞减少、双硫仑样反应及尿呈黑色。（4）大剂量时可诱发癫痫发作和周围神经病变。

【禁忌证】

对本品及硝基咪唑类过敏者；妊娠期 13 周内；哺乳期；有活动性中枢神经系统疾病和血液病者；12 岁以下儿童禁用注射剂。

【注意事项】

（1）妊娠期 13 周以上仅在确有指征时才可选用。（2）哺乳期忌用或尽量避免使用，若使用应暂停哺乳，并在停药 3 d 后方可哺乳。（3）老年人、肝功能不全者慎用，若使用应减量。有条件时监测血药浓度。（4）本品可自胃液持续清除，某些放置胃管吸引减压者，可引起血药浓度降低。（5）血液透析时，本品及代谢物可被迅速清除，故应用时不需减量。（6）念珠菌感染者应用本品其症状会加重，需同时抗真菌治疗。（7）对阿米巴包囊作用不大，宜加用杀包囊药。（8）治疗阴道滴虫病时，需同时治疗其性伴侣。（9）不可饮用含乙醇的饮料，因可引起体内乙醛蓄积，干扰乙醇的氧化过程，导致双硫仑样反应。（10）疗程中若发生中枢神经系统不良反应，应及时停药。

【药物相互作用】

同甲硝唑（参阅甲硝唑）。

【制剂与规格】

替硝唑片（胶囊）：0.5 g。

‖ 第十节　硝基呋喃类 ‖

硝基呋喃类（Nitrofurans）属广谱抗菌药物，对大多数 G^+ 菌和 G^- 菌、真菌和原虫等病原体均有杀灭作用。作用于微生物酶系统，抑制乙酰辅酶 A，干扰微生物糖类的代谢，从而起抑菌作用。本类药有呋喃妥因、呋喃唑酮、呋喃西林。呋喃妥因主要用于治疗敏感菌所致的急性单纯性膀胱炎，以及反复发作性尿路感染的预防；呋喃唑酮主要用于治疗肠道感染以及贾第虫病、阴道滴虫病；呋喃西林仅作外用。

呋喃妥因（Nitrofurantoin）

【药理作用】

呋喃妥因作用机制为干扰细菌体内氧化还原酶系统，从而阻断其代谢过程。大多数大肠埃希菌对其敏感，产气肠杆菌、阴沟肠杆菌、变形杆菌属、克雷伯菌属等肠杆菌科细菌的部分菌株对其敏感。对肠球菌属等 G^+ 菌具有抗菌作用。对铜绿假单胞菌无效。在酸性尿中活性较强。

【药物动力学】

口服吸收迅速而完全，微晶型吸收迅速，大结晶型吸收较缓。1～2 h 达峰浓度。生物利用度空腹时为 87%～94%，进食时为 94%。血药浓度较低，尿中浓度较高。可透过胎盘和血脑屏障。血浆蛋白结合率 60%。消除半衰期为 0.3～1 h。主要经肾小球滤过，少量经肾小管分泌和重吸收。30%～40% 以原形迅速经尿排出，大结晶型的排泄较慢。部分经胆汁排泄，少量进入乳汁。

【适应证】

用于对其敏感的大肠埃希菌、肠球菌属、葡萄球菌属以及克雷伯菌属、肠杆菌属等细菌所致的急性单纯性下尿路感染。亦用于预防尿路感染。

【用法与用量】

口服肠溶片：宜与食物同服，可提高生物利用度，并减少对胃肠道的刺激。

（1）急性非复杂性尿路感染：成人，一次 50～100 mg，一日 3～4 次，单纯性下尿路感染用小剂量。儿童，1～3 月龄，按一日 5～7 mg/kg；3 月龄～12 岁，按一日 3 mg/kg，分 4 次。12 岁以上剂量用法同成人。疗程 1～2 周，或用至尿培养转阴后至少 3 d。（2）预防尿路感染反复发作：睡前顿服。成人 50～100 mg。儿童，1 月龄～12 岁，按一次 1 mg/kg；12 岁以上剂量用法同成人。

【不良反应】

（1）胃肠道反应如恶心、呕吐、食欲减退和腹泻。（2）少见皮疹、药物热、中性粒细胞减少、嗜酸性粒细胞增多、肝损害，G6PD 缺乏可引起溶血性贫血。（3）少见头痛、头昏、嗜睡、肌痛、眼球震颤、周围神经炎等。（4）偶见发热、咳嗽、胸痛、肺部浸润和嗜酸性粒细胞增多等急性肺炎表现，停药后可迅速消失，重症可用糖皮质激素。（5）长期服用 6 个月以上，偶见间质性肺炎或肺纤维化，应及早停药并采取相应治疗措施。

【禁忌证】

对本品及呋喃类过敏者；妊娠晚期（38～42 周）和哺乳期；新生儿；肾功能不全者。

【注意事项】

（1）哺乳期使用应暂停哺乳。（2）G6PD 缺乏、周围神经炎、肺部疾病慎用。（3）老年人慎用，并根据肾功能调整剂量。（4）疗程至少 7 d 或继续用药至尿中细菌清除 3 d 以上。（5）禁止饮酒和含乙醇饮料，以免引起“双硫仑样反应”。（6）不宜长期用药，长期预防用药须权衡利弊。

【药物相互作用】

（1）与甲氧苄啶合用可增强抗菌作用。（2）与诺氟沙星有拮抗作用，不可合用。（3）可致溶血的药物、肝毒性药物、神经毒性药物，与其合用毒性增强。（4）丙磺舒、磺吡酮可使其血药浓度增高、半衰期延长，而尿中药物浓度降低，疗效减弱。（5）在酸性尿中活性增强，在碱性尿中活性降低，故不宜与碳酸氢钠等碱性药物合用。

【制剂与规格】

呋喃妥因肠溶片：50 mg。

‖ 第十一节　抗结核病药 ‖

结核病（tuberculosis）是由结核杆菌感染引起的慢性传染病，可侵及全身多脏器，以肺部受累多见。合理使用抗结核病药可控制疾病发展、减少复发和降低耐药性。

抗结核病药按作用特点分为两类：第 1 类对结核杆菌有杀灭作用：异烟肼、利福平、链霉素、吡嗪酰胺、阿米卡星、环丙沙星和左氧氟沙星。第 2 类对结核杆菌有抑菌作用：乙胺丁醇、对氨基水杨酸钠、丙硫异烟胺、乙硫异烟胺、卡那霉素、卷曲霉素和环丝氨酸。

抗结核病药按临床使用可分为一线和二线：一线抗结核药有异烟肼、利福平、吡嗪酰胺、乙胺丁醇、利福布汀、利福喷丁和链霉素，多用于初治病人。其余归类于二线抗结核药，多用于复治和耐药病例。

在肺结核治疗方案中应选用高效、敏感、低毒的药物，方案中至少包含3种杀菌药，异烟肼和利福平是最重要的基本药物，再加吡嗪酰胺和其他药物联用，达到杀菌灭菌和减少复发的作用，成为标准抗结核短程化疗方案。

化疗方案的确立：需依据痰中是否有排菌，既往是否抗结核治疗过，治疗多长时间以及现阶段的病情而定。是初治还是复治，是慢性排菌病人，或是耐多药病人？治疗方案都有不同。我国目前采用的是直接观察下的短程督导化疗。

短程督导化疗分为两个阶段：强化期和继续期（巩固期）。强化期为杀菌阶段，即在治疗开始时的2～3个月，联合应用4～5种抗结核药，以便在短时间内尽快杀灭大量繁殖活跃的敏感菌，减少耐药菌的产生。继续期是在强化期之后的4～6个月内，继续杀灭残留的结核菌，并减少和避免复发机会。根据不同病情，亦可延长治疗阶段，主要根据病人痰中是否还有排菌而定。有三种用药方式：（1）全程每日用药。（2）强化期每日用药，继续期间歇用药。（3）全程间歇用药。

初治菌阳活动性肺结核包括：（1）痰中查到结核菌（含涂片或培养）的肺结核病人，从未因结核病用药或试用过抗结核药治疗者。（2）因结核病用药或试用过抗结核药治疗但不足1个月者。（3）新发病有空洞或粟粒型初治菌阴肺结核病人。（4）菌阴肺结核病人，经抗结核治疗不到1个月转为涂阳的病人。

初治菌阳活动性肺结核，推荐短程化疗方案。（1）方案1。强化期：异烟肼、利福平、吡嗪酰胺、乙氨丁醇隔日1次，共2个月。继续期：异烟肼、利福平隔日1次，共4个月。（2）方案2。强化期：异烟肼、利福平、吡嗪酰胺、链霉素或乙氨丁醇一日1次，共2个月。继续期：异烟肼、利福平一日1次，共4个月。治疗中如痰菌持续不阴转，可适当延长疗程。血行播散性结核病需增加疗程至12个月为宜。

初治菌阴肺结核，推荐短程化疗方案。强化期：异烟肼、利福平、吡嗪酰胺隔日1次，共2个月。继续期：异烟肼、利福平隔日1次，共4个月。

复治菌阳肺结核，推荐短程化疗方案。强化期：异烟肼、利福平、吡嗪酰胺、乙氨丁醇、链霉素隔日1次，共2个月。继续期：异烟肼、利福平、乙氨丁醇隔日1次，共6个月。

注意事项：（1）必须遵守“早期、联合、适量、规律和全程用药”的方针，这是结核病合理化疗的基本原则。全程督导化疗可提高依从性和治愈率，并减少耐药性。（2）应制定或执行合理的化疗方案。异烟肼、利福平、吡嗪酰胺、链霉素（或乙胺丁醇）联合是各型肺结核短程疗法的基石。（3）大剂量隔日用药与每日用药方法比较，疗效均较好。（4）顿服用药。抗结核药血药峰浓度高的杀菌作用要优于经常性维持较低的药物浓度。每日量一次顿服要比2～3次分服所达到的血药峰浓度高约3倍，顿服效果明显优于分次服。而空腹顿服的方式最佳，饭后服用其生物利用度明显降低。联合用药应一起服，分开用药难以发挥协同作用，至少抗菌作用不充分。（5）对药物不耐受造成胃肠道刺激症状的，可改为晚间睡前顿服，与晨起空腹顿服的平均血药浓度无差别。（6）利福霉素类药禁用于免疫性血小板减少症。妊娠期13周内应避免使用，确有指征时应权衡利弊。肝功能不全者、胆管梗阻、慢性乙醇中毒应适当减量。（7）定期检测肝功能、血常规。吡嗪酰胺定期检测血尿酸，乙胺丁醇定期检查视力，链霉素定期检查听力。

本节有异烟肼、利福平、吡嗪酰胺、乙胺丁醇、链霉素、对氨基水杨酸钠，以及耐多药肺结核用药。

异烟肼(Isoniazid)

【药理作用】

异烟肼为强效抗结核药之一，属全效杀菌药，是治疗结核病的基本和首选药物。其作用机制可能是通过细菌内过氧化酶的活化作用，抑制敏感菌分枝菌酸的合成而使细胞壁破裂。抑制细菌叶酸的合成。能杀死细胞内外生长代谢旺盛和几乎静止的结核菌。对部分非结核分枝杆菌也有较强的抗菌作用。

【药物动力学】

口服吸收快，1～2 h达峰浓度。分布于全身组织和体液中，包括脑脊液、胸腔和腹腔积液、皮肤、肌肉、乳汁和干酪样组织。可透过血脑屏障和胎盘屏障，少量进入乳汁。在肝脏中乙酰化成为无活性代谢物，其中有的具有肝毒性；有部分水解而代谢。因遗传差异，人群分为快乙酰化与慢乙酰化者，前者半衰期为0.5～1.6 h，后者为2～5 h。肝、肾功能不全者可延长。主要经肾排泄，70%给药量在24 h内排出，大部分为无活性代谢物。少量经唾液、痰液和粪便排出。大部分可被血液透析和腹膜透析清除。

【适应证】

与其他抗结核药联合，用于结核病及部分非结核分枝杆菌病。对结核菌抗菌作用强，疗效好。用量较小，毒性相对较低，易为病人所接受。为治疗结核病的首选药物，用于各种类型的结核病，如肺、淋巴、骨、肾、肠等结核病，结核性脑膜炎、胸膜炎及腹膜炎等。为了预防和延缓耐药性的产生，增强疗效，应与其他一线抗结核药联合用药。

单用适用于预防性化疗：(1) 新近确诊为结核病的家庭成员或密切接触者。(2) 结核菌素纯蛋白衍生物(PPD)试验强阳性，同时胸部X线检查符合非进行性结核病，痰菌阴性，过去未接受过正规抗结核治疗者。(3) 正在接受免疫抑制剂或长期激素治疗者，某些疾病如白血病、霍奇金淋巴瘤、糖尿病、尿毒症、矽肺或胃切除术等，其PPD试验呈阳性反应者。(4) 35岁以下PPD试验阳性者。(5) 已知或疑为HIV感染者，其PPD试验呈阳性反应，或与活动性肺结核有密切接触者。

【用法与用量】

口服片剂：一日量宜于清晨空腹顿服。

成人常用量：(1) 治疗：一日0.3 g或按一日5 mg/kg(最大量0.6 g)顿服。或采取间歇疗法，按一日10～15 mg/kg(最大量0.9 g)顿服，一周2～3次。(2) 预防：一日0.3 g顿服。

儿童常用量：(1) 治疗：按一日 10～15 mg/kg（最大量 0.3 g）顿服。(2) 预防：按一日 10 mg/kg（最大量 0.3 g）顿服。

对某些严重结核病，如结核性脑膜炎和血行播散型肺结核，可加大剂量。成人按一日 10～20 mg/kg（最大量 0.9 g），儿童按一日 20～30 mg/kg（最大量 0.5 g）顿服。但要注意肝损害和周围神经炎的发生。

注射剂：肌内注射、静脉滴注。一般在强化期或对重症或不能口服用药者使用。静滴时加入 0.9% 氯化钠或 5% 葡萄糖溶液 250～500 mL 中。

成人常用量：一日 0.3～0.4 g，qd；或按一日 5～10 mg/kg（最大量 0.6 g），qd。或采用间歇疗法，一次 0.6～0.8 g，一周 2～3 次。急性粟粒型肺结核或结核性脑膜炎，可按一日 10～15 mg/kg（最大量 0.9 g），qd。

儿童常用量：按一日 10～15 mg/kg（最大量 0.3 g），qd。急性粟粒型肺结核或结核性脑膜炎，可按一日 30 mg/kg（最大量 0.5 g），qd。

局部用药：(1) 雾化吸入：成人一次 0.1～0.2 g，bid。儿童一次 50～100 mg。(2) 局部注射（胸膜腔、腹腔或椎管内）：成人一次 50～200 mg。儿童一次 25～100 mg。

口服剂型和注射剂一日 1 次的常规疗法，与一次大剂量一周 2～3 次的间歇疗法，均可提高疗效并减少不良反应的发生。比较提倡采用一日 1 次的常规疗法。

【不良反应】

常用量发生率较低。成人剂量至 6 mg/kg 时发生率增加，主要为周围神经炎及肝毒性，加用维生素 B_6 虽可减少毒性反应，但亦可影响疗效。(1) 肝损害，轻度一过性 ALT 及 AST 升高及黄疸等，发生率 10%～20%。(2) 周围神经炎，表现为步态不稳、麻木感、针刺感、烧灼感或手脚疼痛。(3) 少见其他神经毒性反应如兴奋、欣快感、失眠、丧失自主力、中毒性脑病或中毒性精神病，偶见视神经炎及视神经萎缩等严重毒性反应。(4) 胃肠道症状如食欲不振、恶心、呕吐、腹痛及便秘等。(5) 过敏反应如发热、皮疹、淋巴结病、脉管炎等。一旦发生应立即停药。若需再用则应从小剂量开始，逐渐增加剂量。(6) 血液系统，少见白细胞或中性粒细胞减少、嗜酸性粒细胞增多、高铁血红蛋白血症等。(7) 内分泌失调，如男子女性化乳房、阳痿等，女性泌乳、月经不调等。(8) 其他：口干、维生素 B_6 缺乏症、血糖升高、代谢性酸中毒。

【禁忌证】

对本品过敏者；严重肝功能不全者；精神病；癫痫。

【注意事项】

(1) 与乙硫异烟胺、吡嗪酰胺、烟酸有交叉过敏。(2) 妊娠期尽量避免使用，哺乳期慎用。确需使用须权衡利弊，哺乳期使用应停止哺乳。(3) 肝病或肝功能不全者慎用，若使用应酌情减量。(4) 轻度肾功能减退无需减量。严重肾功能不全或系慢乙酰化者则应减量，以服用后 24 h 的血药浓度不超过 1 μg/mL 为宜。(5) 新生儿肝脏乙酰化能力较差，消除半衰期延长，使用时应注意毒性反应。(6) ＞ 50 岁易引起肝损害，应密切注意肝功能的变化，必要时减量或同时使用保肝药。(7) 大剂量时可使维生素

B_6随尿排出，抑制脑内谷氨酸脱羧转化为γ- 氨酪酸而导致惊厥，亦可引起周围神经多发性病变。成人每日口服 50～100 mg 维生素 B_6 有助于防止或减轻周围神经炎与维生素 B_6 缺乏症状。轻度手脚发麻、头晕，可服用维生素 B_1 和维生素 B_6，严重者应立即停药。（8）治疗中若出现视神经炎症状，需立即进行眼部检查并定期复查。（9）治疗期间应定期检测肝功能和血常规。密切观察有无肝损害的前驱症状，一旦出现肝毒性时应立即停药，待完全恢复后方可重新用药，并从小剂量开始，逐渐增加剂量，若有任何肝毒性表现应立即停药。（10）禁饮酒。

【药物相互作用】

（1）与其他抗结核药联合有协同作用，但可增加各药物的毒副作用。（2）含铝抗酸药可延缓并减少其吸收，使血药浓度减低。（3）阿司匹林可增强其乙酰化，使其疗效降低。美沙拉秦可降低其乙酰化，使其血药浓度升高。（4）可使香豆素类抗凝血药作用增强。（5）可增加苯妥英钠、卡马西平、氨茶碱的血药浓度。（6）与环丝氨酸合用可增加中枢神经系统的不良反应。（7）与其他有肝毒性、神经毒性的药物合用可增加两者的毒性。（8）异烟肼为维生素 B_6 的拮抗剂，因而可能导致周围神经炎，服用异烟肼时维生素 B_6 的需要量增加。（9）本品能诱导 CYP，可使对乙酰氨基酚形成毒性代谢物的量增加，合用可增加肝肾毒性。（10）可降低酮康唑、咪康唑血药浓度，不宜合用。

【制剂与规格】

（1）异烟肼片：50 mg；100 mg；300 mg。（2）异烟肼注射液：2 mL：50 mg；2 mL：100 mg。

利福平（Rifampicin）

【药理作用】

利福平属利福霉素类半合成广谱抗菌药。为强效抗结核药之一，属全效杀菌药，是治疗结核病的基本和首选药物。作用机制是与依赖 DNA 的 RNA 聚合酶 β 亚单位牢固结合，抑制细菌 RNA 合成，防止该酶与 DNA 连接，从而阻断 RNA 转录过程，使 DNA 和蛋白合成停止。能杀死细胞内、外生长代谢旺盛和几乎静止的结核菌。对其他分枝杆菌包括麻风杆菌等，在宿主细胞内、外均有明显的杀菌作用。对脑膜炎球菌、流感嗜血杆菌、金黄色葡萄球菌、表皮链球菌、军团菌等也有一定的抗菌作用。对某些病毒、衣原体也有效。本品有酶促作用，反复用药后，药物代谢首过消除增加，还可诱导其他药物的代谢，使药效降低。

【药物动力学】

口服吸收迅速。空腹吸收好，饭后服可减少 30%。1. 5～4 h 达峰浓度，为 11 μg/mL。在组织和体液中分布良好，包括脑脊液。脑膜炎脑脊液内药物浓度可增加 4～5 倍。可透过胎盘。血浆蛋白结合率80%～91%。半衰期为3～5 h，多次给药后缩短为2～3 h。主要在肝内代谢，经胆汁和肠道排泄，可进入肠肝循环。不能被血液透析和腹膜透析清除。

【适应证】

（1）各种类型结核病和非结核分枝杆菌感染，单独用药可迅速产生耐药性，应与其他抗结核药联用。（2）与其他药物联合用于麻风。（3）与红霉素联合用于军团菌属严重感染。（4）与万古霉素（静脉用药）联合用于MRSA所致的严重感染。（5）用于无症状脑膜炎球菌带菌者，以消除鼻咽部脑膜炎球菌。但不适用于脑膜炎球菌感染的治疗。

【用法与用量】

口服片剂、胶囊：餐前1 h或饭后2 h服，因进食可影响吸收。一日量最好清晨顿服。

成人常用量：（1）抗结核治疗：空腹顿服。一日0.45～0.6 g。体重≤50 kg者，一日0.45 g；>50 kg者，一日0.6 g。或按一日8～10 mg/kg（不超过1.2 g）。（2）其他感染：一日0.6～1 g，分2～3次，餐前1 h服。（3）密切接触者或脑膜炎球菌带菌者（无症状）预防用药：按一次5 mg/kg，q12h，连续2 d。老年人，抗结核治疗或脑膜炎球菌带菌者（无症状）均按一日10 mg/kg（最大量0.6 g），空腹顿服。

儿童常用量：（1）抗结核治疗：空腹顿服。>1月龄，按一日10～20 mg/kg。体重≤50 kg者，一日0.45 g；>50 kg者，一日0.6 g。（2）密切接触者或脑膜炎球菌带菌者（无症状）预防用药：新生儿，1月龄～1岁，按一次5 mg/kg；1～12岁，按一次10 mg/kg；>12岁，一次0.6 g。均q12h，连续2 d。（3）布鲁菌病、军团菌病、严重葡萄球菌感染：需联合其他抗菌药物。<1岁，按一次5～10 mg/kg；>1岁，按一次10 mg/kg（最大量0.6 g）。均bid，餐前1 h服。

【不良反应】

（1）可有厌食、恶心、呕吐、上腹部不适、腹泻等，但能耐受。（2）肝损害多发生在用药最初数周内。少见一过性转氨酶（ALT及AST）升高，肝肿大和黄疸。老年人、酗酒、营养不良、原有肝病或其他因素造成肝损害者较易发生。（3）过敏反应，如皮疹、药物热等。（4）大剂量间歇疗法偶见"流感样症候群"，表现为畏寒、寒战、发热、不适、呼吸困难、头昏、嗜睡及肌肉疼痛等。与剂量大小及间歇时间相关。（5）偶见急性溶血、间质性肾炎，甚至肾衰竭。（6）偶见白细胞和血小板减少、凝血酶原时间缩短，头痛、眩晕、视力障碍等。

【禁忌证】

对本品及利福霉素类过敏者；妊娠期13周内；严重肝功能不全者；胆道梗阻；活动性脑膜炎球菌感染者；免疫性血小板减少症。

【注意事项】

（1）肝功能不全、有黄疸病史者慎用。原有肝病，仅在有明确指征时方可慎用。

(2) 妊娠期13周以上、哺乳期慎用。确需使用须权衡利弊,哺乳期使用应停止哺乳。(3) 婴儿应尽量避免使用。5岁以下儿童慎用,确需使用须权衡利弊。(4) 肝功能减退者需减量,一日量 ≤ 8 mg/kg。老年人肝功能有所减退,应酌情减量。(5) 肾功能减退者不需减量。在肾小球滤过率减低者中的血药浓度无显著改变。(6) 单用本品可迅速产生耐药性,应与其他药物联用。治疗可能需持续6个月至2年,甚至数年。(7) 高胆红素血症:系肝细胞性和胆汁淤积的混合型,轻症用药过程中自行消退,重者需停药观察。血胆红素升高亦可能是利福平与胆红素竞争排泄的结果。治疗初期2～3个月应严密检测肝功能。(8) 可能引起白细胞和血小板减少,并导致齿龈出血和感染、伤口愈合延迟等。应避免拔牙等手术,并注意口腔卫生,刷牙及剔牙均需慎重。(9) 本品及代谢物为橘红色,用药时排泄物(尿、粪便)、分泌物(泪液等)可呈橘红色。(10) 定期检测血常规和肝功能。(11) 禁饮酒。

【药物相互作用】

(1) 对氨基水杨酸可影响其吸收。(2) 与其他抗结核药联合增效,但也增加各药物的毒副作用。与其他肝毒性药物合用可增加肝毒性。(3) 有酶促作用,可降低糖皮质激素、香豆素类抗凝血药、茶碱类、氨苯砜、氯霉素、氯贝丁酯、环孢素、维拉帕米、普罗帕酮、甲氧苄啶、口服降血糖药、口服避孕药的作用。(4) 不宜与酮康唑、咪康唑合用。

【制剂与规格】

(1) 利福平片:0. 15 g。(2)利福平胶囊:0. 15 g; 0. 3 g。

吡嗪酰胺(Pyrazinamide)

【药理作用】

吡嗪酰胺为合成抑菌抗结核药。其作用机制尚未完全阐明,可能与吡嗪酸有关。吡嗪酰胺渗透入吞噬细胞后并进入结核杆菌菌体内,菌体内的酰胺酶使其脱去酰胺基,转化为吡嗪酸而发挥抗菌作用。吡嗪酰胺在化学结构上与烟酰胺相似,通过取代烟酰胺而干扰脱氢酶,阻止脱氢作用,妨碍结核杆菌对氧的利用,从而影响细菌的正常代谢,造成死亡。仅对生长繁殖期的分枝杆菌有效,对处于酸性环境中缓慢生长的结核菌作用最强,并可延缓结核菌产生耐药性。在中性、碱性环境中几无抑菌作用。

【药物动力学】

口服吸收快而完全,2 h达峰浓度。广泛分布于全身组织和体液中,包括肝、肺、脑脊液、肾及胆汁。脑脊液中可达血药浓度的87%～105%。血浆蛋白结合率10%～20%。消除半衰期为9～10 h。主要在肝内代谢,水解成吡嗪酸,继而羟化为无活性的代谢物,经肾小球滤过排泄。70%给药量在24 h内排出,大部分为无活性代谢物,3%以原形排出。可被血液透析和腹膜透析清除。

【适应证】

仅对分枝杆菌有效，与其他抗结核药联合治疗各型肺结核和肺外结核。通常在2个月的强化期应用，是短程化疗联合用药之一。对异烟肼耐药菌株仍然有效。

【用法与用量】

口服片剂、胶囊：一日量宜于清晨空腹顿服或分3次。提倡顿服。

成人常用量：一日1.5 g顿服；或按一日15～30 mg/kg，顿服或分3次。顿服时一日最大量2 g。或采用间歇疗法，按一次50～70 mg/kg顿服，一周2～3次。每周3次顿服时，一次最大量3 g；每周2次顿服时，一次最大量4 g。

儿童常用量：用于3岁以上，按一日20～30 mg/kg（不超过1 g），顿服或分3次。

【不良反应】

（1）食欲不振、恶心、呕吐和腹泻等。（2）肝损害，转氨酶（ALT及AST）升高，甚至出现黄疸。（3）高尿酸血症、关节痛。（4）皮疹、光敏反应等。（5）大剂量间歇疗法偶见“流感样症候群”，表现为发热、畏寒、头昏、嗜睡及肌肉疼痛等。（6）偶见急性溶血或肾衰竭。（7）偶见白细胞减少、凝血酶原时间缩短、头痛、眩晕、视力障碍等。

【禁忌证】

对本品过敏者；妊娠期13周内；3岁以下儿童；急性痛风；严重肝功能不全者。

【注意事项】

（1）妊娠期13周以上慎用。孕妇结核病可先用异烟肼、利福平和乙胺丁醇治疗9个月，如对上述任何一种药物耐药而对本品敏感者可使用。哺乳期慎用，确需使用应停止哺乳。（2）因毒性较大，儿童尽量避免使用，确需使用须权衡利弊。（3）肝功能不全者、痛风、高尿酸血症、卟啉病、糖尿病慎用。（4）糖尿病用药后血糖较难控制。定期检测肝功能、血尿酸。（5）交叉过敏，对乙硫异烟胺、异烟肼、烟酸或其他化学结构相似的药物过敏者可能对本品过敏。（6）避免日光暴晒。

【药物相互作用】

（1）与异烟肼、利福平合用具协同作用，并可减轻本品所致的关节痛。（2）与别嘌醇、秋水仙碱、丙磺舒、磺吡酮合用，可增加尿酸浓度而降低上述药物对痛风的疗效，应调整剂量以便控制高尿酸血症和痛风。（3）与乙硫异烟胺合用时两者的不良反应增加。（4）可降低环孢素的血药浓度。（5）齐多夫定可使其吸收降低。

【制剂与规格】

吡嗪酰胺片（胶囊）：0.25 g。

乙胺丁醇（Ethambutol）

【药理作用】

乙胺丁醇为合成抑菌抗结核药。可渗入分枝杆菌内干扰RNA合成，从而抑制细菌的繁殖。只对生长繁殖期的分枝杆菌有效。

【药物动力学】

口服吸收率75%～80%，2～4 h达峰浓度。广泛分布于组织和体液中(除脑脊液外)。可进入乳汁，其药物浓度相当于血药浓度。血浆蛋白结合率20%～30%。半衰期为3～4 h，肾功能不全者可延长至8 h。主要在肝内代谢，约15%的给药量代谢成为无活性代谢物。经肾小球滤过和肾小管分泌排出，给药后约80%在24 h内排出，至少50%以原形排泄，约15%为无活性代谢物。在粪便中以原形排出约20%。大部分可被血液透析和腹膜透析清除。

【适应证】

仅对分枝杆菌有效，与其他抗结核药联合治疗各型肺结核。通常在2个月的强化期应用，是短程化疗联合用药之一。亦用于结核性脑膜炎及非结核分枝杆菌感染。

【用法与用量】

口服片剂、胶囊：可与食物同服，一日量宜于清晨空腹顿服。

成人和13岁以上儿童：(1)结核病初治，一日0.75～1 g顿服；或按一日15 mg/kg(最大量1 g)顿服。采用间歇疗法按一次25～30 mg/kg(最大量1.5 g)，一周3次；或按一次50 mg/kg(最大量2.5 g)，一周2次。(2)结核病复治，按一日25 mg/kg顿服，连续2个月；随后按一日15 mg/kg顿服。(3)非结核分枝杆菌感染，按一日15～25 mg/kg顿服。需与其他抗分枝杆菌药合用。

【不良反应】

(1)主要是球后视神经炎，与剂量大小和用药时间较长有关。常用量发生率0.8%，每日量大于25 mg/kg几率较高。表现视力模糊、眼痛、红绿色盲或视力减退、视野减小、出现暗点等。视力变化可为单侧或双侧，停药后可逐渐好转直至恢复，但个别不能恢复。应检查视觉。(2)恶心、呕吐、腹泻等。(3)偶见肝损害、皮疹、发热、关节疼痛、关节炎、下肢麻木、中性粒细胞减少、高尿酸血症等。(4)精神症状如幻觉、不安、失眠等。

【禁忌证】

对本品过敏者；视神经炎；乙醇中毒者；13岁以下儿童。

【注意事项】

(1)妊娠期尽量避免使用，哺乳期慎用。确需使用须权衡利弊，哺乳期使用应停止哺乳。(2)痛风、肾功能不全者慎用。肾功能减退或老年人应酌情减量。(3)糖尿病须在病情控制的基础上方可使用。已发生糖尿病性眼底病变者不宜用，以防加重。病人一旦出现视力障碍和下降，应立即停药。(4)单用易产生耐药性，应与其他抗结核药联合。(5)检查眼睛，如视野、视力、红绿鉴别力等。每月检查1次，尤其是疗程长，一日量超过15 mg/kg时。(6)定期检测尿酸。(7)因13岁以下对不良反应症状的判断力差，故禁用。

【药物相互作用】

（1）与异烟肼、利福平合用可增强抗结核菌活性和延迟耐药性的产生。（2）与乙硫异烟胺合用可增加两者的不良反应。（3）氢氧化铝可减少其吸收。（4）与神经毒性药物合用可增加其神经毒性，如视神经炎或周围神经炎。

【制剂与规格】

盐酸乙胺丁醇片（胶囊）：0. 25 g。

链霉素（Streptomycin）

【药理作用】

链霉素属氨基糖苷类。对结核杆菌作用较强，为半效杀菌药，是治疗结核病的基本药物。其抗菌机制为抑制细菌蛋白质合成，主要通过干扰氨酰基 -tRNA 和核蛋白体 30*S* 亚单位结合，抑制 70*S* 复合物形成，从而抑制肽链的延长，影响蛋白质合成，最终导致细菌死亡。本品只能杀灭细胞外的结核菌，在 pH 为中性时起作用，不易透过血脑屏障及透入细胞内。

对其他 G^- 杆菌如大肠埃希菌、克雷伯菌属、变形杆菌属、肠杆菌属、沙门菌属、志贺菌属、布鲁菌属、巴斯德杆菌属等也有抗菌作用；对脑膜炎球菌和淋球菌也有作用。对葡萄球菌属及其他 G^+ 球菌的作用差。

【药物动力学】

肌注吸收良好，肌注 1 g 后 1～1. 5 h 达峰浓度。有效血药浓度可维持 12 h。主要分布于细胞外液，并分布至除脑以外的全身器官组织。不易透过血脑屏障，脑脊液和支气管分泌液中的量很少。可进入胆汁、胸腔和腹腔积液、结核性脓肿和干酪样组织。可透过胎盘屏障，少量进入乳汁。血浆蛋白结合率 20%～30%。消除半衰期为 2. 4～2. 7 h。肾功能减退时显著延长。在体内不代谢，主要经肾小球滤过排出，给药后 24 h 给药量的 80%～98% 经尿排出，约 1% 经胆汁排出，少量从乳汁、唾液和汗液排出。部分可被血液透析清除。

【适应证】

（1）与其他抗结核药联合用于各型结核病的初治，或其他敏感分枝杆菌感染。（2）单用治疗土拉菌病，与其他抗菌药物联合用于鼠疫、腹股沟肉芽肿、布鲁菌病、鼠咬热等。（3）与青霉素或氨苄西林联合治疗草绿色链球菌、肠球菌所致的心内膜炎。

【用法与用量】

注射剂：肌内注射。与其他抗结核、抗菌药物联合可提高疗效，减少或延缓耐药性。

成人常用量：（1）一般感染，一次 0. 5 g，q12h；或一次 1 g，qd。（2）结核病：一次

0. 5 g，q12h；或一次 0. 75 g，qd。采用间歇疗法，一次 1 g，一周 2～3 次。老年人适宜一次 0. 5～0. 75 g，qd。应与其他抗结核药联合。（3）草绿色链球菌性心内膜炎：一次 1 g，q12h，连续 1 周；随后一次 0. 5 g，q12h，连续 1 周。> 60 岁，减为一次 0. 5 g，q12h，连续 2 周。应与青霉素合用。（4）肠球菌性心内膜炎：一次 1 g，q12h，连续 2 周；随后一次 0. 5 g，q12h，连续 4 周。应与青霉素合用。（5）土拉菌病：一次 0. 5～1 g，q12h，疗程 7～14 d。（6）鼠疫：一次 0. 5～1 g，q12h，疗程 10 d。应与四环素合用。（7）布鲁菌病：一次 0. 5～1 g，q12h，疗程 3 周或 3 周以上。应与四环素合用。

儿童常用量：（1）结核病：按一日 20 mg/kg（不超过 0. 75 g），qd。应与其他抗结核药联合。（2）其他感染：按一日 15～25 mg/kg，分 2 次。

肾功能减退者减量并延长用药间隔：正常肾功能者常用量按一次 15 mg/kg，qd。肌酐清除率 50～90 mL/min 者，每 24 h 给予常用量的 50%；10～50 mL/min 者，每 24～72 h 给予常用量的 50%；< 10 mL/min 者，每 72～96 h 给予常用量的 50%。

【皮试方法】

溶液配制：（1）链霉素 1 g（100 万 U）加入 0. 9% 氯化钠溶液 3. 5 mL，溶解后即成 4 mL（25 万 U/mL）。（2）取上液 0. 1 mL，加入 0. 9% 氯化钠溶液 0. 9 mL，配制成 2. 5 万 U/mL。（3）取（2）液 0. 1 mL，加入 0. 9% 氯化钠溶液 0. 9 mL，配制成 2 500 U/mL。（4）取（3）液 0. 2 mL，加入 0. 9% 氯化钠溶液 0. 8 mL，配制成 500 U/mL 皮试液。

结果观察：取（4）皮试液 0. 1 mL（50U）做皮内试验。20 min 后，如局部出现中心晕团、周围红斑，直径大于 1 cm，或局部红晕或伴有小水泡者为阳性。皮试阴性者，注射时亦可发生过敏反应，故应做好抢救准备。

【不良反应】

主要为耳毒性和肾毒性，极少可发生过敏性休克。（1）前庭功能损害时可有步履不稳、眩晕等症状。听神经损害时出现听力减退、耳鸣、耳部饱满感。少数停药后仍可发生耳毒性。（2）血尿、排尿次数或尿量减少、食欲减退、口渴等肾毒性症状，少见尿素氮和肌酐升高。（3）少见面部或四肢麻木、针刺感等周围神经炎症状。（4）少见转氨酶（ALT 及 AST）、胆红素及乳酸脱氢酶升高，血钙、镁、钾、钠降低。（5）偶见视神经炎，视力减退以及嗜睡、软弱无力、呼吸困难等神经肌肉阻滞症状。（6）偶见皮疹、瘙痒、红肿等。

【禁忌证】

对本品及氨基糖苷类过敏者；妊娠期。

【注意事项】

（1）儿童应尽量避免使用或慎用，尤其是早产儿及新生儿。哺乳期应避免使用，确有指征应停止哺乳。（2）失水、第Ⅷ对脑神经损害、重症肌无力或帕金森病、肾功能不全者慎用。老年人应减量。（3）氨基糖苷类有交叉过敏。（4）若出现耳鸣或过敏症状应立即停药。一旦发生过敏性休克应立即抢救，保持气道通畅并吸氧，给予糖皮质激素、葡萄糖酸钙等。（5）定期检测尿常规、肾功能及听力等，尤其是老年人。有条件时监测血药浓度。（6）使用前须做皮肤敏感试验，阳性者禁用。

【药物相互作用】

（1）与其他氨基糖苷类药合用或先后连续应用，可增加耳毒性、肾毒性以及神经肌肉阻滞作用。（2）与肌松药合用加重神经肌肉阻滞作用。（3）与利尿药、卷曲霉素、顺铂、万古霉素或去甲万古霉素等合用，可增加耳毒性与肾毒性。（4）与头孢噻吩或头孢唑林合用，可增加肾毒性。（5）与多黏菌素类药合用，增加肾毒性和神经肌肉阻滞作用。

【制剂与规格】

注射用硫酸链霉素：0. 75 g（75 万 U）；1 g（100 万 U）。

对氨基水杨酸钠（Sodium Aminosalicylate）

【药理作用】

对氨基水杨酸钠为对氨基苯甲酸的同类物，仅对结核杆菌有效，对非结核分枝杆菌无效。通过对叶酸合成的竞争抑制作用而抑制结核杆菌的生长繁殖。

【药物动力学】

口服吸收良好，1～2 h 达峰浓度，有效浓度持续约 4 h。迅速分布至各体液中，以及肾、肺和肝组织。在胸腔积液和干酪样组织中可达高浓度，但在脑脊液中的浓度较低。少量进入乳汁。血浆蛋白结合率 15%。半衰期约 1 h，肾功能不全者明显延长达 23 h。在肝内代谢，50% 以上经乙酰化成为无活性代谢物。给药 7～10 h 内 85% 经肾小球滤过和肾小管分泌迅速排出，其中 14%～33% 为原形，50% 为代谢物。可被血液透析清除。

【适应证】

用于肺结核及肺外结核病，主要用作二线抗结核药。单用时可迅速产生耐药性，应与其他抗结核药联合。链霉素和异烟肼与其合用能延缓结核杆菌对前两者产生耐药性。亦用于甲状腺功能亢进症（简称甲亢），对甲亢合并结核病较适用。在用碘剂无效而影响手术时，可短期服用为手术创造条件。注射剂一般用于结核性脑膜炎及急性播散性结核病。

【用法与用量】

口服肠溶片：宜于进餐或饭后服，以减少对胃的刺激。

成人常用量：一次 2～3 g，一日 4 次。一日最大量不超过 20 g。甲亢手术前，一日 8～12 g，分 4 次。同时服维生素 B、维生素 C。用药时间不可过长，以防产生毒性。

儿童常用量：按一日 0. 2～0. 3 g/kg（不超过 12 g），分 3～4 次。

注射剂：静脉滴注。临用前先用灭菌注射用水适量溶解，再加入 5% 葡萄糖或

0.9%氯化钠溶液500 mL中，或用适量溶液配制成3%～4%的浓度，一次用量滴注时间2～3 h。

成人常用量：一日4～12 g，宜先从小剂量开始。儿童常用量：按一日0.2～0.3 g/kg。

【不良反应】

（1）食欲不振、恶心、呕吐、腹痛、腹泻，肝损害。（2）瘙痒、皮疹、药物热、支气管痉挛、嗜酸性粒细胞增多。（3）少见胃溃疡及出血、血尿、蛋白尿、中性粒细胞减少。

【禁忌证】

对本品及其他水杨酸类过敏者；肾病终末期。

【注意事项】

（1）妊娠期和哺乳期不宜用，确需使用应权衡利。哺乳期使用应停止哺乳。（2）充血性心力衰竭、胃溃疡、G6PD缺乏、严重肝肾功能不全者慎用。（3）与其他水杨酸类或其他含对氨基苯基团（如磺胺类药）药物有交叉过敏。（4）可使转氨酶（ALT及AST）、胆红素及乳酸脱氢酶升高。（5）儿童应严格按剂量使用。

【药物相互作用】

（1）对氨基苯甲酸与本品有拮抗作用。（2）可增强抗凝血药的作用。（3）与乙硫异烟胺合用可增加不良反应。（4）丙磺舒、磺吡酮与氨基水杨酸类可减少其肾小管的分泌量，导致血药浓度增高和持续时间延长，毒性反应增加。（5）可影响利福平的吸收，导致其血药浓度降低。在合用时至少间隔6 h。（6）与维生素B_{12}同服可影响后者从胃肠道吸收。（7）忌与水杨酸类同服，以免加重胃肠道反应，甚至导致溃疡病。

【制剂与规格】

（1）对氨基水杨酸钠肠溶片：0.5 g。（2）注射用对氨基水杨酸钠：2 g。

耐多药肺结核用药

耐多药肺结核用药是指按规定列入《耐多药肺结核防治管理工作方案》中的耐多药肺结核治疗药物。可直接参阅《耐多药肺结核防治管理工作方案》（第1版．北京：军事医学科学出版社，2012：3），或直接参阅《耐多药肺结核临床路径》（2012年版）。

耐多药结核病（multidrug resistance tuberculosis，MDR-TB）或耐多药肺结核（multidrug resistance pulmonary tuberculosis，MDR-PTB）：是指对几乎所有的抗结核一线和二线药都产生耐药性，至少对异烟肼、利福平耐药。因此，死亡率往往很高。

结核病是一个古老的疾病，至今已有4 000年的历史。从使用抗结核药治疗开始，就出现有关结核病耐药的报道。然而，长期以来，人们沉浸于对结核病斗争取得的成就中，并一度乐观地认为消灭结核病的时间已经不远了，对结核菌的耐药现象并没有引起足够重视。直到20世纪90年代，随着结核病在全球范围的“死灰复燃”，人们对于结核病的耐药现象才开始警觉起来。时至今日，耐药结核病尤其是耐多药结核病已成为结核病控制工作的严峻挑战，严重威胁人们在结核病控制领域取得的成就。如何有效控制耐药结核病，成为全球结核病控制工作面临的紧迫工作。

我国是全球耐多药结核病高负担国家之一，耐多药结核病数位居全球第二位。2007～2008年全国结核菌耐药性基线调查结果显示，我国肺结核中耐多药率为8.3%。耐多药肺结核与非耐多药肺结核相比，具有痰菌阴转慢、传染期长，诊断、治疗、管理技术复杂，治疗费用高，不良反应多等特点。

为了控制耐多药结核病疫情的蔓延，我国在许多地市开展了耐多药结核病规范化诊断、治疗和管理试点工作，积累了一定的经验，探索了耐多药肺结核规范化诊断、治疗和管理的工作框架和工作机制，研究了与基本医疗卫生保障制度相结合的筹资模式等，为我国下一步加强耐多药肺结核防治工作提供了技术支持和科学依据。

《耐多药肺结核防治管理工作方案》适用于各级疾病预防控制机构（结核病防治机构）、各类医疗卫生机构（包括结核病专科医院）、社区卫生服务机构及其工作人员的技术参考和培训参考。鉴于目前我国耐多药肺结核治疗管理尚在开始阶段，试点范围有待扩展，很多技术问题还有待进一步的实践检验。

耐多药肺结核病人一经确诊，就要及时给予治疗。合理的化学治疗是消除传染性、阻断传播和治愈病人的关键措施。WHO根据药物的疗效、使用经验将抗结核药分为5组，该分类方法是本工作方案药物选择和治疗方案设计的基础。常用的国内市场采购的抗结核药和全球基金项目地区使用的进口抗结核药的规格和剂量，详见表1-1和表1-2。

耐多药肺结核治疗方案主要包括标准化治疗方案、经验治疗方案和个体化治疗方案。我国耐多药结核病治疗以标准化治疗方案为主，不适宜采用标准化治疗方案的耐多药肺结核病人，可根据药敏试验结果和既往抗结核药物用药史设计经验治疗方案或个体化治疗方案。治疗方案的制订和更改，需经地市专家小组讨论确定。

表1-1　国内市场采购的耐多药肺结核常用药物规格和剂量

组别	药物（缩写）	规格（mg）		每日剂量（mg）按体重分级		
		每片	每支	<50 kg	≥50 kg	一日最大量
第一组：一线口服抗结核药物	吡嗪酰胺（Z）	250		1 500	1 750	2 000
	乙胺丁醇（E）	250		750	1 000	1 500
第二组：注射用抗结核药物	卡那霉素（Km）		500	500	750	1 000
	阿米卡星（Am）		200	400	400～600	800
	卷曲霉素（Cm）		750	750	750	750
第三组：氟喹诺酮类	氧氟沙星（Ofx）	100		400	600	800
	左氧氟沙星（Lfx）	100		400	500	600
	莫西沙星（Mfx）	400		400	400	400

续表

组别	药物(缩写)	规格(mg)		每日剂量(mg)按体重分级		
		每片	每支	<50 kg	≥50 kg	一日最大量
第四组：口服抑菌二线抗结核药物	丙硫异烟胺(Pto)	100		600	600～800	800
	对氨基水杨酸(PAS)	500	2 000	8 000	10 000	12 000
第五组：疗效不确切抗结核药物	阿莫西林/克拉维酸(Amx/Clv)	375(2∶1)		1 125	1 500	
	克拉霉素(Clr)	250		500	750	1 000
	利奈唑胺(Lzd)	300		300	600	600

表 1-2　进口耐多药肺结核常用药物规格和剂量

组别	药物(缩写)	规格(mg)		每日剂量(mg)按体重分级			
		每片	每支	<33 kg (mg/kg)	33～50 kg	51～70 kg	>70 kg
第一组：一线口服抗结核药物	吡嗪酰胺(Z)	500		30～40	1 000～1 750	1 750～2 000	2 000～2 500
	乙胺丁醇(E)	100～400		25	800～1 200	1 200～1 600	1 600～2 000
第二组：注射用抗结核药物	卡那霉素(Km)		1 000	15～20	500～750	1 000	1 000
	阿米卡星(Am)		1 000	15～20	500～750	1 000	1 000
	卷曲霉素(Cm)		1 000	15～20	500～750	1 000	1 000
第三组：氟喹诺酮类	氧氟沙星(Ofx)	200		800 mg/d	800	800	800～1 000
	左氧氟沙星(Lfx)	200～400		15～20	750	750	750～1 000
	莫西沙星(Mfx)	400		7.5～10	400	400	400
第四组：口服抑菌二线抗结核药物	丙硫异烟胺(Pto)	250		15～20	500	750	750～1 000
	环丝氨酸(Cs)	250		15～20	500	750	750～1 000
	对氨基水杨酸(PAS)	每袋 4 g		150	8 g/d	8 g/d	8 g/d

续表

组别	药物（缩写）	规格（mg）		每日剂量（ mg）按体重分级			
		每片	每支	<33 kg（mg/kg）	33～50 kg	51～70 kg	>70 kg
第五组：疗效不确切抗结核药物	阿莫西林／克拉维酸（Amx/Clv）			成人常用剂量 875/125 mg，每日 2 次或 500/125 mg，每日 3 次			
	克拉霉素（Clr）			成人 500 mg，每日 2 次			

‖ 第十二节　抗麻风病药 ‖

麻风（leprosy）是由麻风杆菌感染引起的慢性传染病，主要侵犯皮肤和神经。少数致畸致残和难以治愈，存在社会偏见。WHO 推荐的麻风联合化疗（MDT）方案，耐药性减少，疗程缩短，治愈率提高。

多菌型麻风（包括瘤型麻风、界限瘤型类麻风和界限类型麻风）：利福平 0. 6 g，一月 1 次；氯法齐明（氯苯吩嗪）0. 3 g，一月 1 次，同时每日 50 mg 顿服；氨苯砜每日 0. 1 g 顿服。疗程 24 个月。少菌型麻风（包括界限结核样型麻风、结核样型麻风和未定类麻风）：利福平 0. 6 g，一月 1 次；氨苯砜每日 0. 1 g 顿服，疗程 6 个月。应在监督指导下服用。完成治疗应继续监测，每年做一次临床和细菌学检查，至少随访 5 年。

氨苯砜（Dapsone）

【药理作用】

氨苯砜为砜类抑菌剂，对麻风杆菌有较强的抑菌作用，大剂量有杀菌作用。其作用机制与磺胺类相似，干扰细菌叶酸的合成代谢。此外，尚有免疫抑制作用，抑制疱疹样皮炎。

【药物动力学】

口服吸收快而完全，2～8 h 达峰浓度。广泛分布于全身组织和体液中，以肝、肾的浓度为高，病损皮肤的浓度比正常皮肤高 10 倍。在肝脏经 N- 乙酰转移酶代谢。慢乙酰化者血药峰浓度较高，快乙酰化者较低。血浆蛋白结合率 50%～90%。消除半衰期为 10～50 h，平均 28 h。70%～85% 的给药量以原形和代谢物经尿排出，少量从粪便、汗液、唾液、痰液和乳汁排泄。有肠肝循环，停药后在血液中仍可持续存在达数周之久。

【适应证】

（1）与其他抗麻风药联合用于各型麻风和疱疹样皮炎。（2）无菌性脓疱性皮肤病、大疱性类天疱疮、坏死性脓皮病、环形肉芽肿、系统性红斑狼疮的某些皮肤病变、放线菌性足分枝菌病、聚合性痤疮、银屑病、带状疱疹、复发性多软骨炎。(3) 与甲氧苄啶联合治疗肺孢子菌病；与乙胺嘧啶联合预防耐氯喹疟疾；与乙胺嘧啶和氯喹三联预防间日疟。

【用法与用量】

口服片剂：因有蓄积作用，故用药 6 d 应停药 1 d；用药 10 周应停药 2 周。

成人常用量：(1) 麻风：一日 100 mg，qd；或按一日 0.9～1.4 mg/kg（最大量 200 mg），qd。应与一种或多种其他抗麻风药联合。(2) 疱疹样皮炎：初始剂量一日 50 mg，qd；若症状未完全抑制，可逐渐递增至一日 200～300 mg，待病情控制后减至最小有效维持量。(3) 系统性红斑狼疮：一日 100 mg，qd，连续用 3～6 个月。(4) 痤疮：一日 50 mg，qd。(5) 银屑病或变应性血管炎：一日 100～150 mg，qd。(6) 带状疱疹：一次 25 mg，tid，连服 3～14 d。(7) 糜烂性扁平苔藓：一日 50 mg，qd，连续用 3 个月。

儿童常用量：(1) 麻风：按一日 0.9～1.4 mg/kg，qd。(2) 疱疹样皮炎：开始按一日 2 mg/kg，qd。若症状未完全控制，可逐渐增量。一旦症状控制，应立即减量至最小有效剂量。

以上治疗，疗程中均应遵循每用药 6 d 停药 1 d；每用药 10 周停药 2 周的治疗原则。

预防疟疾，成人，100 mg 与乙胺嘧啶 12.5 mg 联合，一次顿服，每间隔 7 d 用药 1 次。

【不良反应】

(1) 治疗初期少见恶心、上腹部不适、纳差、头痛、头晕、失眠、无力、皮疹等，可自行消失。如持续存在需引起注意。(2) 溶血性贫血及中性粒细胞缺乏、白细胞减少等。(3)“麻风反应”又称“砜综合征”。常于用药早期 1～4 周或药物增量过快时发生，表现发热、不适、皮肤瘙痒、剥脱性皮炎、肝坏死、黄疸、淋巴结肿大、贫血、正铁血红蛋白血症等。停药并给予糖皮质激素可好转。(4) 急性中毒，一次服用大剂量可使血红蛋白转为高铁血红蛋白，导致组织缺氧、紫绀、中毒性肝炎、肾炎和神经精神等损害，如未及时治疗可致死亡。

【禁忌证】

对本品及磺胺类、呋塞米、噻嗪类、磺酰脲类、碳酸酐酶抑制剂过敏者；严重肝、肾功能不全者；严重贫血和精神障碍者。

【注意事项】

(1) 妊娠期和哺乳期慎用，确需使用须充分权衡利弊。(2) 贫血、G6PD 缺乏、变性血红蛋白还原酶缺乏症、肝肾功能不全者、消化性溃疡及有精神病史者慎用。(3) 儿童、老年人应酌情减量。(4) 砜类有交叉过敏。此外，与磺胺类、呋塞米、噻嗪类、磺酰脲类以及碳酸酐酶抑制剂有部分交叉过敏。(5) 治疗麻风不宜单用，易产生耐药性。应与其他具有抗麻风作用的药物联合，如利福平、氯法齐明、乙硫异烟胺、丙硫异烟胺、氧氟沙星、米诺环素、克拉霉素等。(6) 皮损查菌阴性者疗程 6 个月，阳性者至少2年或用药至细菌转阴。对未定型和结核样型麻风的治疗需持续3年，非结核样型麻风需2～10年，瘤型麻风需终身用药。（7）用药过程中若出现新的或中毒性皮肤反应，应立即停用。但出现麻风反应状态时不需停药。（8）血常规检测，用药前和治疗第1个月中每周1次，以后每月1次连续6个月，以后每半年1次。（9）注意检测肝肾功能，有损害应调整剂量，严重损害应停药。（10）出现“麻风反应”或神经炎时，用大剂量糖皮质激素，随病情缓解逐渐减量。亦可用沙利度胺，症状控制后逐渐减至维持量。（11）治疗疱疹样皮炎时，应服用无麸质饮食，连续6个月。

【药物相互作用】

（1）丙磺舒增高其血药浓度，利福平降低其血药浓度。（2）不宜与具有骨髓抑制的药物合用，因可加重白细胞和血小板减少。（3）与有溶血不良作用的药物合用可加剧溶血反应。（4）与甲氧苄啶合用，两者的血药浓度均增高。（5）去羟肌苷和抗酸药可减少其吸收，若合用时至少间隔2 h。（6）可降低氯法齐明的抗炎作用，但对治疗耐药麻风杆菌有协同作用。

【制剂与规格】

氨苯砜片：50 mg；100 mg。

第十三节　抗真菌药

真菌病（mycosis）是由真菌引起的感染性疾病。分为浅部真菌病和深部真菌病。浅部真菌病是毛发、表皮和甲板的真菌感染。浅部真菌病极为普遍，常见头癣、体癣、股癣、手足癣、甲癣及花斑糠疹等。深部真菌病，又称侵袭性真菌病，由侵犯皮肤真皮黏膜和侵袭组织内脏的真菌引起，可累及皮肤、黏膜、内脏器官、骨骼及神经系统等。深部真菌病有孢子丝菌病、着色丝菌病、放线菌病、念珠菌病、曲霉菌病、隐球菌病、组织胞浆菌病和肺孢子菌病。念珠菌病皮肤、黏膜、指（趾）甲和内脏均可受到感染。深部真菌病发病率低，但危害性大。免疫功能低下易感性增加。免疫抑制剂、糖皮质激素、广谱抗菌药物的过多应用，其发病率增高。

治疗浅部真菌病有制霉素、咪康唑等。治疗深部真菌有氟康唑、伊曲康唑、两性霉素B、氟胞嘧啶等。本节有氟康唑、伊曲康唑、两性霉素B、卡泊芬净。

氟康唑（Fluconazole）

【药理作用】

氟康唑属三唑类广谱抗真菌药。对真菌依赖的CYP活性具有高度选择性干扰作用，从而抑制真菌细胞膜上麦角固醇的生物合成。抗菌谱广，对白色念珠菌及其他念珠菌、新型隐球菌、糠秕马拉色菌、小孢子菌属、毛癣菌属、表皮癣菌属、皮炎芽生菌、粗球孢子菌、组织胞浆菌、斐氏着色菌、肺孢子菌等有抗菌活性。

【药物动力学】

口服制剂和注射剂药动学相似。口服吸收完全，且不受食物、抗酸药、H_2受体拮抗剂影响。1～2 h达峰浓度，生物利用度90%，血浆蛋白结合率11%～12%。广泛分布于皮肤、水疱液、腹腔液、痰液等组织体液中。皮肤、尿中的浓度约为血药浓度的10倍；唾液、痰、水疱液、指甲中与血药浓度接近；脑膜炎脑脊液中可达血药浓度的54%～85%。少量在肝内代谢，主要经肾排泄，给药量的80%以上以原形经尿排出。消除半衰期为27～37 h，肾功能不全时明显延长。部分可被血液透析或腹膜透析清除。

【适应证】

用于敏感菌所致的多种真菌感染。(1) 念珠菌病如口咽部和食管念珠菌感染。播散性念珠菌病，包括腹膜炎、肺炎、尿路感染等。念珠菌外阴及阴道炎。骨髓移植接受细胞毒类药或放射治疗时，预防念珠菌感染的发生。(2) 隐球菌病，作为两性霉素B联合氟胞嘧啶初治后的维持治疗。(3) 免疫功能正常的深部真菌病，如球孢子菌病、类球孢子菌病和孢子丝菌病。(4) 预防真菌感染，接受化疗、放疗和免疫抑制剂的预防用药。(5) 可替代伊曲康唑用于治疗芽生菌病和组织胞浆菌病。(6) 皮肤真菌感染如体癣、手癣、足癣、头癣、花斑糠疹及皮肤着色真菌病。

【用法与用量】

口服片剂、胶囊：饭后服。

成人常用量：(1) 念珠菌性口咽炎：一次0.1 g，qd，首剂加倍。疗程2～3周。对牙托引起的口腔萎缩性念珠菌病，一次50 mg，qd，连续14 d。(2) 念珠菌性食管炎：一次0.2 g，qd，首剂加倍。至少持续3周，好转后至少持续2周。根据治疗反应，亦可加大剂量至一次0.4 g，qd。(3) 播散性、系统性念珠菌感染：一次0.4 g，qd，首剂加倍。至少持续4周，好转后至少持续2周。(4) 隐球菌脑膜炎：初始剂量0.4～0.5 g，qd，治疗期一般为脑脊液菌检转阴后再持续6～8周，直至病情明显好转。或采用另一方案：一次0.4 g，bid，连续2 d；然后一次0.4 g，qd，用至脑脊液细菌培养转阴后至少10～12周。(5) 念珠菌外阴及阴道炎，单剂0.15 g。(6) 预防念珠菌病：有指征者一次0.2～0.4 g，qd。

儿童常用量：(1) 念珠菌性食管炎、口咽炎：按一次3 mg/kg，qd，首剂加倍。疗程：食管炎21 d，严重者可适当延长；口咽炎14 d。(2) 播散性、系统性念珠菌感染：按一次6 mg/kg，qd，首剂加倍。一日最大量不超过0.6 g，疗程视病情而定。(3) 隐球菌脑膜炎：按一次6 mg/kg，qd，首剂加倍。一日最大量不超过0.6 g。疗程为脑脊液菌检转阴后再持续10～12周。

注射剂：静脉滴注。氟康唑氯化钠注射液直接静滴，滴速按0.2 g/h。

成人常用量：(1) 播散性念珠菌病：一次0.2 g，qd，首剂加倍。连续4周，好转后至少持续2周。(2) 食管念珠菌病：一次0.1 g，qd，首剂加倍。至少连续3周，好转后至少持续2周。根据治疗反应，亦可加大剂量至一次0.4 g，qd。(3) 口咽部念珠菌病：一次0.1 g，qd，首剂加倍。疗程至少2周。(4) 念珠菌外阴及阴道炎：单剂0.2 g。

（5）隐球菌脑膜炎：一次 0.4 g，qd，直至病情明显好转，然后一次 0.2～0.4 g，qd，用至脑脊液细菌培养转阴后至少 10～12周。或一次0.4 g，bid，持续2 d，然后一次0.4 g，qd，疗程同前。（6）深部真菌病：一次 0.2～0.4 g，qd。疗程可长达2年，根据不同感染而有所差别。球孢子菌病 11～24 个月；类球孢子菌病 2～17 个月；孢子丝菌病 1～16 个月；组织胞浆菌病 3～17 个月。（7）预防念珠菌病：有指征者一次 0.1～0.4 g，qd。所用剂量根据可能发生的程度而定。对有系统性感染高危因素者，如已有严重或迁延性中性粒细胞减少者，推荐一次 0.4 g，qd。

儿童常用量：浅部真菌病，按一次 1～2 mg/kg，qd。深部真菌病，按一次 3～6 mg/kg，qd；严重者可按一次 6～12 mg/kg，qd。疗程视病情而定，可根据病情由静脉给药改为口服序贯疗法，直至血培养阴性，临床感染症状和体征均消失后再使用 14 d。从静脉给药改为口服给药时，不需改变每日用量。

肾功能不全者（口服制剂与注射剂用量相同）：若只需给药 1 次，不用调整剂量；需多次给药时，第 1、第 2 d 应给予常规剂量，此后按肌酐清除率调整：肌酐清除率 50 mL/min 者，按常规剂量的 100% 用药；11～50 mL/min 者，未透析者按常规剂量的 50% 用药，定期透析者，每次透析后应按常规剂量的 100% 用药。

艾滋病患者隐球菌脑膜炎防止复发时可长期用药。成人一日 0.2 g，qd；儿童按一日 6 mg/kg（最大量 0.2 g），qd。

【不良反应】

（1）消化道反应如恶心、呕吐、腹痛、腹泻等。（2）过敏反应如皮疹，偶见剥脱性皮炎、渗出性多形红斑。可有头晕、头痛。（3）少见肝、肾损害，尤其是有严重基础疾病如艾滋病和癌症者，可发生轻度一过性转氨酶（ALT 及 AST）升高，甚至发生较重肝毒性。（4）偶见中性粒细胞和血小板减少。

【禁忌证】

对本品及其他吡咯类药有过敏史者；妊娠期。

【注意事项】

（1）与其他咪唑类有交叉过敏。（2）光滑念珠菌和克柔念珠菌应避免使用。16 岁以下不宜用，除非确有必要。哺乳期慎用，确需使用须权衡利弊，若使用应暂停哺乳。（3）在免疫缺陷者中的长期预防用药，已经导致念珠菌属等对本品及咪唑类抗真菌药耐药性增加，应避免无指征地预防用药。（4）疗程应视感染部位及个体治疗反应而定。一般治疗应持续至真菌感染的临床表现及实验室检查指标显示真菌感染消失为止。隐球菌脑膜炎或反复发作口咽部念珠菌病的艾滋病病人，需用本品长期维持治疗以防复发。（5）接受骨髓移植者，如严重中性粒细胞减少已先期发生，则应预防性使用，直至中性粒细胞上升至 1×10^9/L 以上后 7 d。（6）老年人应根据肌酐清除率调整剂量。（7）肝肾功能不全者需减量。定期检测肝、肾功能，若出现严重损害应停药。

【药物相互作用】

（1）可使磺酰脲类降血糖药的血药浓度升高，发生低血糖，合用时应减少后者的用量。（2）可使环孢素的血药浓度升高，致毒性反应增加。（3）可使茶碱的血药浓度升高约 13%，可能导致不良反应。（4）可使苯妥英钠、咪达唑仑、齐多夫定、利福喷丁的血药浓度升高。（5）可增强香豆素类抗凝血药的作用，致凝血酶原时间延长，故应检测凝血酶原时间并谨慎使用。（6）氢氯噻嗪可使其血药浓度升高 40%。（7）异烟肼或利福平可使其血药浓度降低，导致治疗失败或感染复发，合用应谨慎。（8）与肝毒性药物合用，需要本品 2 周以上或接受多倍于常用量时，可增加肝损害，需严密观察。（9）禁止与西沙比利、特非那定合用，因可使 QT 间期延长，甚至发生尖端扭转型室速等严重心律失常。

【制剂与规格】

（1）氟康唑片（胶囊、分散片）：50 mg；100 mg。（2）氟康唑氯化钠注射液：100 mL：0. 2 g。

伊曲康唑(Itraconazole)

【药理作用】

伊曲康唑属三唑类高效广谱抗真菌药，通过干扰 CYP 同工酶，从而抑制真菌细胞膜上主要成分麦角固醇的生物合成。抗菌谱广，对皮肤癣菌、念珠菌属、新型隐球菌、糠秕孢子菌属、曲霉菌属、组织胞浆菌属、巴西副球孢子菌、申克孢子丝菌、着色真菌属、枝孢霉属、皮炎芽生菌等有抗菌活性。

【药物动力学】

口服吸收迅速，单剂 2～5 h 达峰浓度。片剂、胶囊与食物同服吸收量增多，餐后服生物利用度高；口服液餐后服吸收量减少，而空腹时增多。生物利用度约为 55%，血浆蛋白结合率 99. 8%。与脂质具有很高的亲和力，组织分布广泛，肺、肾、肝、骨骼、胃、脾和肌肉中的浓度是血药浓度的 2～3 倍；在富含角蛋白的组织中，尤其是皮肤中是血药浓度的 4 倍；脑中的浓度与血药浓度相当。在 1 周内，主要以无活性的代谢物排出，约 35% 经尿、约 54% 经粪便排泄。给药量的 3%～18% 以原形经粪便排泄，0. 03% 以下以原形经尿排出。单次用药半衰期为 15～20 h，多次给药为 30～40 h。肝功能不全时明显延长。血液透析或腹膜透析对其影响不明显。

【适应证】

对深部真菌和浅部真菌病均有抗菌作用。主要用于深部真菌病。（1）皮肤黏膜等浅表的真菌感染，如手足癣、体癣、股癣、花斑糠疹，真菌性角膜炎和口腔念珠菌病。（2）皮肤癣菌与酵母菌引起的甲真菌病。（3）外阴及阴道念珠菌病。（4）系统性真菌感染：曲霉病及念珠菌病、隐球菌病（包括隐球菌性脑膜炎）、组织胞浆菌病、孢子丝菌病、巴西副球孢子菌病、芽生菌病和其他各种少见的系统性或热带真菌病。

【用法与用量】

口服片剂、胶囊、颗粒剂：与食物同服或餐后即服，以增加吸收。胶囊应整粒吞服，颗粒剂用温开水冲服。口服液则宜空腹服，适合口咽部、食管念珠菌病。口服液与胶囊不可互换，因其吸收程度不同。一日剂量超过 0. 2 g 宜分 2 次给药。免疫缺陷如白血病、艾滋病或器官移植者，口服生物利用度低，可适当增加剂量，甚至加倍。

用于局部性真菌病。成人常用量：（1）外阴及阴道念珠菌病：一日 0. 2 g 顿服，连续 3 d；或一次 0. 2 g，bid，仅用 1 d。（2）花斑糠疹：一日 0. 2 g 顿服，连续 7 d。（3）皮肤真菌病：一日 0. 2 g 顿服，连续 7 d；或一日 0. 1 g 顿服，连续 15 d。高度角化区，如足底部癣、手掌部癣采用后一种方法。（4）口咽部、食管念珠菌病：一日 0. 1 g 顿服，连续 15 d。（5）真菌性角膜炎：一日 0. 2 g 顿服，连续 21 d。（6）甲真菌病：① 冲击治疗：一次 0. 2 g，连续 1 周为一个冲击疗程。指甲感染采用 2 个冲击疗程；趾甲感染采用 3 个冲击疗程。每个疗程间隔 3 周。② 连续治疗：一日 0. 2 g 顿服，连续 3 个月。药物从皮肤和甲组织中清除比血液慢，对皮肤感染来说，停药后 2～4 周达到最理想的临床和真菌学疗效，对指（趾）甲真菌病来说，停药后 6～9 个月达到最理想的临床和真菌学疗效。

用于系统性真菌病。成人常用量：（1）曲菌病：一日 0. 2 g 顿服，疗程 2～5 个月。对侵袭性或播散性感染，增量至一次 0. 2 g，bid。（2）念珠菌病：一日 0. 1～0. 2 g 顿服，疗程 3 周至 7 个月。（3）隐球菌脑膜炎：一日 0. 2 g，bid，疗程 2 个月至 1 年。（4）非隐球菌性脑膜炎，一日 0. 2 g 顿服，疗程 2 个月至 1 年。（5）组织胞浆菌病：一日 0. 2 g 顿服，疗程 8 个月。（6）孢子丝菌病：一日 0. 1 g 顿服，疗程 3 个月。（7）副球孢子菌病：一日 0. 1 g 顿服，疗程 6 个月。（8）着色芽生菌病：一日 0. 1～0. 2 g 顿服，疗程 6 个月。（9）芽生菌病：一日 0. 2 g 顿服；或一次 0. 2 g，bid。疗程 6 个月。

儿童常用量：按一日 2～3 mg/kg 顿服，或分 2 次。一日最大量 5 mg/kg。儿童宜用口服液，适用于芽生菌病、组织胞浆菌病、曲菌病的治疗。

注射剂：静脉滴注。重症、甚至危及生命的感染可静滴。用随包装配置的 0. 9% 氯化钠溶液 50 mL 稀释，稀释后的注射液避光，并立即使用。滴速 1 mL/min，滴注时间约 1 h。静滴结束后用 0. 9% 氯化钠注射液 15～20 mL 冲注管道，以免残留的药物和继续用此导管输注其他药物之间发生反应。冲注时间数分钟至十几分钟。

成人常用量：一次 0. 2 g，bid，连续 2 d。以后一次 0. 2 g，qd。静脉用药疗程 14 d，随后用口服液一次 0. 2 g，bid。治疗芽生菌病、组织胞浆菌病和曲菌病，静脉用药后改用口服用药序贯疗法的总疗程为 3 个月，或用至真菌感染的临床症状体征消失及实验室检查恢复正常。

儿童常用量：按一次 2. 5 mg/kg，连续 2 d。以后按一次 2. 5 mg/kg，qd。一日量不 > 0. 2 g。一疗程不 > 14 d。

【不良反应】

（1）胃肠道反应，如厌食、恶心、腹痛和便秘。（2）少见头痛、可逆性转氨酶（ALT

及 AST)升高、月经紊乱、头晕、瘙痒、红斑、风团、血管性水肿,偶见重症多形型红斑。(3) 已有潜在病理改变并接受多种药物治疗者,长期疗程可见低钾血症、水肿、肝炎和脱发等,罕见周围神经病变。(4) 罕见严重肝毒性,甚至肝功能衰竭。

【禁忌证】

对本品过敏者;妊娠期;伴有充血性心力衰竭或有其病史者。

【注意事项】

(1) 妊娠期禁用,除非用于系统性真菌病,但仍应权衡利弊。(2) 哺乳期不宜使用,确需使用应停止哺乳。(3) 育龄妇女使用时应采取适当的避孕措施,直至停用后的下一个月经周期。(4) 儿童和老年人不宜使用,除非潜在益处优于可能出现的危害,但须权衡利弊。(5) 有充血性心力衰竭危险因素,包括缺血性心脏病、瓣膜性心脏病、慢性阻塞性肺疾病、肾功能衰竭以及其他水肿性疾病不宜使用,确需使用须权衡利弊。(6) 肝功能不全者慎用,除非治疗的必要性超过肝损害的危险性。确需使用应减量并监测肝功能。(7) 肾功能不全者,肌酐清除率 < 30 mL/min 时,禁止使用注射剂。(8) 钙通道阻滞剂具有负性肌力作用,合用时需加注意。(9) 持续用药超过1个月,以及治疗过程中出现厌食、恶心、呕吐、疲劳、腹痛或尿色加深,应检查肝功能,若异常应停药。(10) 当发生神经系统症状,如周围神经病变时应停止治疗。

【药物相互作用】

(1) 禁止与特非那定、阿司咪唑、咪唑斯汀、西沙必利、多非利特、奎尼丁、匹莫齐特、咪达唑仑、洛伐他汀、辛伐他汀、麦角碱、麦角胺、甲基麦角新碱、三唑仑同时应用。(2) 与胺碘酮、溴苄胺、丙吡胺、索他洛尔合用,严重心律失常的风险增加。(3) 肝药酶诱导药可降低本品的血药浓度,抗酸药、质子泵抑制药、H_2 受体拮抗药可降低其血药浓度。(4) 大环内酯类、HIV 蛋白抑制药可增加其血药浓度。(5) 可使环孢素的血药浓度升高,发生肾损害、胆汁淤积、感觉异常等毒性反应的风险增加。

【制剂与规格】

(1) 伊曲康唑分散片(颗粒、胶囊):0. 1 g。(2) 伊曲康唑口服液:150 mL∶1. 5 g。(3) 伊曲康唑注射液:25 mL∶0. 25 g。

两性霉素 B (Amphotericin B)

【药理作用】

两性霉素 B 属多烯类抗真菌药物。可与敏感真菌细胞膜上的固醇相结合,损伤细胞膜的通透性,导致细胞内重要物质如 K^+、核苷酸和氨基酸等外漏,从而破坏细胞的正常代谢,抑制其生长,导致真菌死亡。常用剂量对真菌仅具有抑菌作用,加大剂量(治疗剂量范围内)可能对某些真菌起杀菌作用。对其敏感的真菌有新型隐球菌、皮炎芽生菌、组织胞浆菌、球孢子菌属、孢子丝菌属、念珠菌属等;部分曲菌属对其耐药;皮肤和毛发癣菌则大多耐药。

【药物动力学】

静脉给药初始剂量每日 1～5 mg，后逐渐递增至每日 0.4～0.65 mg/kg 时，血药峰浓度 2～4 μg/mL。血浆蛋白结合率为 91%～95%。在体内分布广泛。胸水、腹水和滑膜液中是血药浓度的 50%；炎性胸水、腹水、滑膜液和房水中是血药浓度的 75%；支气管分泌物中较低。在肾组织中浓度最高，依次为肝、脾、肾上腺、肺、甲状腺、心、骨骼肌、胰腺等。脑脊液中为血药浓度的 2%～5%。通过肾脏缓慢排泄，每天给药量的 2%～5% 以原形排出，7 日内自尿排出给药量的 40%。停药后自尿排泄至少持续 7 周，在碱性尿中药物排泄增多。消除半衰期约 24 h。不易为透析清除。

【适应证】

用于敏感真菌所致的深部真菌感染且病情呈进行性发展者，如血流感染、脓毒症、心内膜炎、脑膜炎（隐球菌及其他真菌）、腹腔感染（包括与透析相关者）、肺部感染、尿路感染和眼内炎等。

【用法与用量】

注射剂：静脉滴注、鞘内给药、雾化吸入、持续膀胱冲洗。

静滴或鞘内给药时，5 mg 用灭菌注射用水 1 mL 溶解，再用 5% 葡萄糖溶液稀释（不可用氯化钠溶液，因可产生沉淀），药物浓度不 > 10 mg/100 mL。应避光缓慢滴注，一次滴注时间需 6 h 以上。鞘内注射时可取 5 mg/mL 的药液 1 mL，加入 5% 葡萄糖注射液 19 mL 中，稀释成 0.25 mg/mL，按照鞘内注射操作规程常规操作。

成人常用量：（1）静滴：开始先试以小剂量 1～5 mg，或按一次 0.02～0.1 mg/kg 给药，以后根据耐受力一日或隔日增加 5 mg，当增加至一次 0.6～0.7 mg/kg 时即可暂停增量，此为一般治疗量。成人一日最大量不超过 1 mg/kg，qd，或间隔 1～2 d 给药一次，总累积量 1.5～3 g，疗程 1～3 个月，亦可长至 6 个月，视病情及疾病种类而定。对敏感真菌感染宜采用较小剂量，即成人一次 20～30 mg，疗程同上。（2）鞘内给药：首次 0.05～0.1 mg，以后逐渐增至一次 0.5 mg，一次最大量不 > 1 mg，每周给药 2～3 次，总量 15 mg 左右。鞘内给药时宜与小剂量地塞米松或琥珀酸氢化可的松同时给予，并需用脑脊液反复稀释药液，边稀释边缓慢注入，以减少不良反应。（3）雾化吸入：气溶吸入时，成人一次 5～10 mg，用灭菌注射用水溶解成 0.2%～0.3% 溶液。超声雾化吸入时浓度为 0.01%～0.02%，每次吸入 5～10 mL，一日吸入 2～3 次。（4）持续膀胱冲洗：一日 50 mg 加入 1 000 mL 灭菌注射用水中，按 40 mL/h 注入速度进行冲洗，共用 5～10 d。

儿童常用量：静滴：按一日 0.1～0.25 mg/kg，qd。初始剂量按一日 0.1 mg/kg，qd；以后每 2～4 d 增量 1 次，逐渐增至一日 0.25 mg/kg。如可耐受则继续增量至一日 1 mg/kg。疗程 1～3 个月。鞘内给药、雾化吸入剂量用法同成人。

【不良反应】

（1）静脉用药中或用药后可发生寒战、高热、严重头痛、食欲不振、恶心、呕吐，严重血压下降、眩晕等。(2) 几乎所有病人在疗程中均可出现不同程度的肾功能损害，尿中有红细胞、白细胞、蛋白和管型，血尿素氮和肌酐增高，肌酐清除率降低，亦可引起肾小管性酸中毒。(3) 可见腹泻、消化不良、食欲缺乏、体重减轻等。(4) 低钾血症，由于尿排出大量钾离子所致。(5) 血液系统毒性反应有贫血，偶见白细胞、血小板减少。(6) 肝毒性较少，偶见肝细胞坏死，甚至发生急性肝功能衰竭。(7) 心血管系统反应，滴速过快时可引起心室颤动或心脏骤停，因其所致的电解质紊乱可导致心律失常。(8) 神经系统毒性反应，视物模糊或复视、癫痫样发作，偶见多发性神经病变。(9) 鞘内注射可引起严重头痛、发热、呕吐、颈项强直、下肢疼痛及尿潴留等，严重者可致下肢截瘫等。(10) 偶有过敏性休克、皮疹等，注射部位发生血栓性静脉炎。

【禁忌证】

对本品过敏者；严重肝功能不全者。

【注意事项】

(1) 本品毒性较大，不良反应多见，应限于确诊的深部真菌病。由于它是治疗危重深部真菌感染的有效药物，选用时必须权衡利弊后作出决定。(2) 妊娠期和哺乳期应避免使用，全身性真菌感染，确需使用时须权衡利弊；哺乳期若使用应停止哺乳。(3) 肾功能不全者慎用。轻、中度肾功能不全者若病情需要仍可选用；重度肾功能不全者则需延长给药间期或减量应用。老年人慎用并减量。当治疗累积量大于 4 g 时，可引起不可逆性肾功能损害。(4) 可致肝毒性，肝病应避免使用。(5) 为减少不良反应，给药前可给非甾体抗炎药和抗组胺药，如吲哚美辛和异丙嗪等，同时给予琥珀酸氢化可的松 25～50 mg 或地塞米松 2～5 mg 静滴。(6) 中止治疗 7 d 以上者，需重新自小剂量(0. 25 mg/kg)开始，逐渐增加至所需量。(7) 应避光缓慢滴注，每剂滴注时间至少 6 h。(8) 静滴时应避免药液外漏，以免加重局部刺激。(9) 儿童静脉用药及鞘内给药剂量以体重计均同成人，应限用最小有效剂量。(10) 定期检测血常规、尿常规、肝肾功能、血钾、心电图等。若尿素氮、肌酐明显升高，应减量或暂停治疗，直至肾功能恢复。

【药物相互作用】

(1) 糖皮质激素在控制两性霉素 B 的药物不良反应时可合用，但一般不推荐两者同时应用，因可加重两性霉素 B 诱发的低钾血症。如需同用，糖皮质激素宜用最小剂量和最短疗程，并需监测血钾和心脏功能。(2) 与氟胞嘧啶合用具协同作用，两者药效均增强。本品可促使宿主细胞摄取氟胞嘧啶并影响其经肾排泄，从而增加其毒性反应。(3) 与吡咯类抗真菌药如酮康唑、氟康唑、伊曲康唑等在体外具拮抗作用。(4) 可增强潜在的洋地黄毒性，可增强神经阻滞药的作用。(5) 与氨基糖苷类、抗肿瘤药物、卷曲霉素、多黏菌素类、万古霉素、环孢素等肾毒性药物合用，肾毒性增加。(6) 骨髓抑制剂、放射治疗等可加重贫血，合用时宜减少其剂量。(7) 尿碱化药可增强其排泄，并防止或减少肾小管酸中毒的发生。

【制剂与规格】

注射用两性霉素 B：5 mg（0. 5 万 U）；25 mg（2. 5 万 U）；50 mg（5 万 U）。

卡泊芬净（Caspofungin）

【药理作用】

卡泊芬净属半合成棘白素类，通过非竞争性地抑制 β（1，3）*D*- 糖苷合成酶，破坏真菌细胞壁糖苷的合成。在体外具有广谱抗菌活性。对烟曲菌、黄曲菌、土曲菌和黑曲菌具有良好抗菌活性；对念珠菌有杀灭作用；对白色念珠菌、光滑念珠菌、吉利蒙念珠菌、克柔念珠菌、近平滑念珠菌和热带念珠菌具有高度抗真菌活性，明显优于氟康唑及氟胞嘧啶，与两性霉素 B 相仿。此外，对镰孢菌属、丝状真菌，某些双相真菌如顶孢霉属、拟青霉属等抗菌活性优于两性霉素 B。对组织胞浆菌病和肺孢子菌也有一定作用。对根菌属、丝孢酵母属等作用差。新型隐球菌天然耐药。

【药物动力学】

单剂 70 mg 静脉滴注 1 h，滴注结束后即刻血药峰浓度为 12. 04 μg/mL，24 h 后为 1. 42 μg/mL。血浆蛋白结合率 97%。肝、肾、大肠中的浓度高于血药浓度；小肠、脾脏的浓度与血药浓度相仿；心、脑、肌肉中低于血药浓度。主要在肝内通过水解和 N- 乙酰化缓慢代谢。给药量的 35% 及其代谢物经粪便排泄，41% 经尿排泄，其中约 1. 4% 以原形从尿排出，原形肾清除率极低。半衰期 β 相 9 ～ 11 h，γ 相 40 ～ 50 h。肾功能衰竭、轻度肝功能不全者不需调整剂量；中度肝功能不全者应适当减量。不能被血液透析清除。

【适应证】

（1）念珠菌属血流感染、腹腔脓肿、腹膜炎和胸膜腔感染。（2）治疗食管念珠菌病。（3）难治性或不能耐受其他药物（如两性霉素 B、两性霉素 B 脂质体、伊曲康唑）治疗的侵袭性曲菌病。（4）中性粒细胞缺乏伴发热而广谱抗菌药物治疗无效、可疑侵袭性真菌感染者的经验治疗。

【用法与用量】

注射剂：静脉滴注。一次用量先用灭菌注射用水 10 mL 溶解，再加入 0. 9% 氯化钠或乳酸钠林格液中，75 mg 加入 250 mL，≤ 50 mg 可减少至 100 mL。滴注时间 1 h。疗程取决于疾病的严重程度，被抑制的免疫功能恢复情况及治疗效果。

成人常用量：（1）念珠菌血流感染及其他念珠菌感染：首日负荷量 70 mg，继而一日 50 mg，疗程为血液培养阴性后 14 d。中性粒细胞缺乏症的疗程持续至中性粒细胞计数正常。（2）食管念珠菌病：一日 50 mg，疗程依病情。（3）侵袭性曲菌病：首日负荷量 70 mg，继而一日 50 mg，疗程依据基础疾病的严重程度、免疫缺陷恢复情况及治疗效应而定。

肾功能损害及轻度肝功能损害者，不需调整剂量。中度肝功能损害者，首日负荷量 70 mg，继而一日 35 mg。65 岁以上无需调整剂量。

儿童常用量：用于 3 月龄以上。首日按 70 mg/m^2（不超过 70 mg）的单剂负荷量，继而按一日 50 mg/m^2（不超过 70 mg）。

【不良反应】

相关临床不良反应约 28%，实验室检查异常约 20%，明显低于两性霉素 B 的 58% 和 48%。（1）常见发热、寒战、头痛、恶心、呕吐、皮疹，少见颜面肿胀、瘙痒，偶见支气管痉挛。（2）白蛋白降低，高钙、低钾、低镁血症，白细胞减少、中性粒细胞减少、嗜酸性粒细胞增多、血小板减少、凝血酶原时间延长，尿中红细胞、白细胞增多，蛋白尿等。

【禁忌证】

对本品过敏者；3 月龄以下儿童。

【注意事项】

（1）妊娠期尽量避免使用，除非确有必要。（2）哺乳期若使用应停止哺乳。（3）儿童慎用。

【药物相互作用】

（1）应避免与环孢素合用，因可致肝损害、转氨酶（ALT 及 AST）升高。若合用除非利大于弊。（2）可使他克莫司血药浓度升高。（3）利福平、依非韦伦、奈韦拉平、苯妥英钠、地塞米松、卡马西平等，可使其血药浓度降低。

【制剂与规格】

注射用醋酸卡泊芬净：50 mg；70 mg。

‖ 第十四节　其他抗菌药 ‖

小檗碱(Berberine)

【药理作用】

小檗碱又称黄连素，抗菌谱广，对多种 G$^+$ 及 G$^-$ 菌具有较弱抑菌作用，其中对志贺菌属的抑制作用最强。

【适应证】

用于志贺菌属、霍乱弧菌等敏感病原体感染所致的肠道疾病，如胃肠炎、细菌性痢疾等。

【用法与用量】

口服片剂：成人，一次 0. 1～0. 3 g，tid。儿童，每次用量如下：1～3 岁，0. 05～0. 1 g；

4～6 岁，0. 1～0. 15 g；7～9 岁，0. 15～0. 2 g；10～12 岁，0. 2～0. 25 g。均 tid。

【不良反应】

（1）可有迟钝、嗜睡、注意力不集中、疲乏、头晕。（2）偶见恶心、呕吐、胃部不适、皮疹和药物热。（3）罕见幻觉、视力下降、排尿困难等。

【禁忌证】

对本品过敏者；溶血性贫血及 G6PD 缺乏者。

【注意事项】

妊娠期 13 周内慎用。儿童须在成人监护下使用。

【药物相互作用】

与含鞣质的中药合用，可生成难溶性鞣酸盐沉淀，疗效降低。

【制剂与规格】

盐酸小檗碱片：50 mg；100 mg。

‖ 第十五节　抗病毒药 ‖

抗病毒药（antiviral drugs）有以下几类：（1）阻止病毒吸附于细胞、侵入细胞内的药物，如免疫球蛋白等。（2）阻止病毒进入细胞的药物，如金刚烷胺等。（3）抑制病毒核酸复制的药物，如阿昔洛韦、利巴韦林等。（4）抑制病毒蛋白质合成的药物，如利福霉素类。（5）诱导宿主细胞产生抗病毒蛋白，从而抑制病毒繁殖，如干扰素。

根据对不同病毒的作用，抗病毒药主要有两大类：抗逆转录病毒药和抗非逆转录病毒药。抗逆转录病毒药多用于艾滋病，如齐多夫定、司他夫定、替诺福韦、阿巴卡韦、恩曲他滨、依非韦伦、奈韦拉平等，见本章第十六节抗艾滋病用药。抗非逆转录病毒药多用于病毒性肝炎，如拉米夫定、恩替卡韦、阿德福韦酯等；用于一般病毒感染如流行性感冒、疱疹等，如阿昔洛韦、利巴韦林等。

本节有阿昔洛韦、更昔洛韦、奥司他韦、恩替卡韦、利巴韦林、索磷布韦维帕他韦、替诺福韦二吡呋酯、重组人干扰素。其中，重组人干扰素包括重组人干扰素 α1b、重组人干扰素 α2a、重组人干扰素 α2b。

阿昔洛韦（Aciclovir）

【药理作用】

阿昔洛韦为嘌呤核苷类衍生物，进入病毒感染的细胞后，与脱氧核苷竞争病毒胸苷激酶或细胞激酶，被磷酸化成为活化型阿昔洛韦三磷酸酯，然后通过两种方式抑制病毒复制：干扰病毒 DNA 聚合酶，抑制病毒复制；在 DNA 聚合酶作用下，与增长的

DNA 链结合，引起 DNA 链的延伸中断。对病毒有特殊的亲和力，但对哺乳动物宿主细胞毒性低。

【药物动力学】

口服吸收差，吸收率 15%～30%。多剂量给药 1～2 d 达稳态。每 4 h 口服 0. 2 g 或 0. 4 g，5 d 后的血药峰浓度分别为 0. 6 μg/mL、1. 2 μg/mL。广泛分布至全身组织与体液中，包括脑、肾、肺、肝、小肠、肌肉、脾、乳汁、子宫、阴道黏膜与分泌物、脑脊液及疱疹液。在肾、肝、小肠等组织浓度高。脑脊液浓度约为血药浓度的 1/2。可透过胎盘屏障。血浆蛋白结合率 9%～33%。在肝内代谢，主要代谢物占给药量的 9%～14%。消除半衰期为 2～3 h，肾功能不全者明显延长。经肾小球滤过和肾小管分泌排泄，约 14% 以原形由尿排泄，约 2% 从粪便排泄。血液透析可清除约 60%，腹膜透析清除量很少。

【适应证】

（1）单纯疱疹病毒感染：生殖器单纯疱疹病毒感染，初发和复发的治疗以及反复发作者的预防；单纯疱疹性脑炎。（2）带状疱疹：免疫缺陷者严重带状疱疹或免疫功能正常者弥散型带状疱疹。（3）免疫缺陷者水痘。（4）急性视网膜坏死。

【用法与用量】

口服片剂、胶囊：均应整片（粒）服，宜多饮水。一日量服 5 次时应每次间隔 4 h。

成人常用量：（1）生殖器疱疹和免疫缺陷者皮肤黏膜单纯疱疹。初发：一次 0. 2 g，q4h（日服 5 次），连续用 10 d；或一次 0. 4 g，tid，连续用 5 d。复发：一次 0. 2 g，q4h（日服 5 次），连续用 5 d；复发性感染的慢性抑制疗法，一次 0. 2 g，tid，连续用 6 个月。必要时一次 0. 2 g，q4h（日服 5 次），连续用 6～12 个月。疗程结束后应进行再评价，以确定是否继续治疗。（2）水痘 - 带状疱疹病毒感染：一次 0. 8 g，q4h（日服 5 次），连续用 7～10 d；或一次 1. 6 g，q8h，连续用 7～10 d。重症可连续用 14 d。

儿童常用量：水痘 - 带状疱疹病毒感染：1 月龄以上，按一次 20 mg/kg，qid，连服 5 d；或按一次 40 mg/kg，bid，连服 5 d。> 12 岁或体重 > 40 kg 儿童：一次 0. 8 g，q4h（日服 5 次），连服 5～7 d；或一次 1. 6 g，bid，连服 5～7 d。或者按以下方法：1 月龄～2 岁，一次 0. 2 g；2～6 岁，一次 0. 4 g；6～12 岁，一次 0. 8 g。均 qid，连服 5 d。> 12 岁，一次 0. 8 g，q4h（日服 5 次），连续用 5～7 d。1 月龄以下儿童剂量尚未确立。

新生儿单纯疱疹：按一日 15～30 mg/kg，连服 10 d。局部用本品乳膏适量涂于患处。

肾功能减退者减量并延长用药间隔。成人：（1）生殖器疱疹初始或间歇疗法：肌酐清除率 > 10 mL/min 者，一次 0. 2 g，q4h（日服 5 次）；< 10 mL/min 者，一次 0. 2 g，q12h。（2）生殖器疱疹复发性感染的慢性抑制疗法：肌酐清除率 > 10 mL/min 者，一次 0. 4 g，q12h；< 10 mL/min 者，一次 0. 2 g，q12h。（3）带状疱疹：肌酐清除率 > 25 mL/min 者，一次 0. 8 g，q4h（日服 5 次）；10～25 mL/min 者，一次 0. 8 g，q8h；< 10 mL/min者，一次0.8 g，q12h。儿童肾功能不全者剂量尚未确立，不宜服用。

【不良反应】

（1）恶心、呕吐、胃部不适、食欲减退等。（2）皮肤瘙痒、荨麻疹、发热等。（3）白细胞、红细胞、血小板减少。（4）急性肝、肾损害，蛋白尿、血尿，尿素氮、肌酐、转氨酶（ALT及AST）、碱性磷酸酶、乳酸脱氢酶、总胆红素轻度升高。少见急性肾损伤。（5）少见胆固醇和三酰甘油升高、低血压、多汗、心悸、呼吸困难、胸闷等。（6）少见头晕、头痛，罕见意识障碍、幻觉、癫痫、下肢抽搐、舌及手足麻木感、震颤、全身倦怠感等中枢神经系统症状。（7）长疗程给药偶见痤疮、失眠、月经紊乱等。

【禁忌证】

对本品及更昔洛韦过敏者；妊娠期。

【注意事项】

（1）哺乳期慎用，确需使用时须权衡利弊并暂停哺乳。（2）儿童、老年人、脱水、精神异常、严重肝功能不全者、急慢性肾功能不全者慎用。脱水时应减量，肾功能不全者应减量并延长间隔时间。（3）急性带状疱疹应尽早治疗。青少年和成人水痘，应在24 h内进行治疗。（4）生殖器疱疹复发性感染以间歇短程给药有效，长程疗法不应超过6个月。（5）严重免疫功能缺陷者长期或多次应用，可能引起单纯疱疹病毒和带状疱疹病毒耐药。如单纯疱疹用药后皮损不见改善应考虑耐药。（6）女性生殖器疱疹易患子宫颈癌，应做妇科及相关检查，一年至少1次，以早期发现。（7）对单纯疱疹病毒的潜伏感染和复发无明显效果。

【药物相互作用】

（1）与齐多夫定合用可引起肾毒性，表现为疲劳和昏睡。（2）丙磺舒可使其排泄减慢，半衰期延长，体内药物蓄积。（3）与阿糖胞苷、干扰素、免疫增强剂、糖皮质激素合用，具有协同作用。（4）与膦甲酸钠合用，抗单纯疱疹病毒的作用增强。

【制剂与规格】

阿昔洛韦片（胶囊）：0.2 g。

更昔洛韦（Ganciclovir）

【药理作用】

更昔洛韦属核苷类抗病毒药，是一种合成鸟嘌呤的同系物，它能抑制疱疹病毒在体内及体外的复制。进入细胞后迅速被磷酸化为单磷酸化合物，然后经细胞激酶的作用成为三磷酸化合物，在已感染巨细胞病毒的细胞内其磷酸化较正常细胞更快。可竞争性地抑制DNA多聚酶，并嵌入病毒及宿主细胞的DNA中，从而抑制DNA合成。对病毒DNA多聚酶的抑制作用较宿主细胞多聚酶为强。

【药物动力学】

单剂按 5 mg/kg 静脉滴注 1 h，滴注结束后即刻血药峰浓度为 8. 3～9 μg/mL。血浆蛋白结合率 1%～2%。广泛分布各种组织，脑脊液内是血药浓度的 7%～67%。可透过胎盘屏障，亦可进入眼内组织。在体内不代谢，主要经肾排泄。静脉用药半衰期为 2. 5～3. 6 h，肾功能减退时可延长至 9～30 h。可被血液透析清除。

【适应证】

（1）免疫缺陷者如艾滋病，或器官移植者合并巨细胞病毒视网膜炎的诱导期和维持期治疗。本病易复发，因此需长期抑制治疗。单用疗效不好时可与膦甲酸钠联合。（2）艾滋病合并危及生命的感染，如肺炎或肠道感染，与免疫球蛋白或巨细胞病毒免疫球蛋白联合，可降低病死率。（3）接受器官移植者预防巨细胞病毒感染，以及对巨细胞病毒血清试验阳性的艾滋病预防发生巨细胞病毒感染性疾病。

【用法与用量】

注射剂：静脉滴注。0. 5 g 用灭菌注射用水 10 mL 溶解成 50 mg/mL，再加入 0. 9% 氯化钠或 5% 葡萄糖、复方氯化钠、乳酸钠林格液 100 mL 中，浓度不 > 10 mg/mL。一次用量滴注时间 1 h 以上。

成人常用量：（1）诱导期：按一次 5 mg/kg，q12h，疗程 14～21 d。最大量一次 6 mg/kg。肾功能减退者减量并延长用药间隔。肌酐清除率 50～69 mL/min 者，按一次 2. 5 mg/kg，q12h；25～49 mL/min 者，按一次 2. 5 mg/kg，qd；10～24 mL/min 者，按一次 1. 25 mg/kg，qd；< 10 mL/min 者，按一次 1. 25 mg/kg，一周给药 3 次，于血液透析后给予。（2）维持期：按一次 5 mg/kg，qd。肾功能减退者减量并延长用药间隔。肌酐清除率 50～69 mL/min 者，按一次 2. 5 mg/kg，qd；25～49 mL/min 者，按一次 1. 25 mg/kg，qd；10～24 mL/min 者，按一次 0. 625 mg/kg，qd；< 10 mL/min 者，按一次 0. 625 mg/kg，一周给药 3 次，于血液透析后给予。（3）预防用药：按一次 5 mg/kg，q12h，连续 7～14 d；继而按一次 5 mg/kg，qd，共 7 d。

儿童常用量：（1）诱导期：按一次 5 mg/kg，q12h，疗程 14～21 d。（2）维持期：按一次 5 mg/kg，qd。一周 3 次。总疗程 3～4 周。肾功能减退者诱导期和维持期用药，按体重计算剂量用法同成人。

【不良反应】

（1）常见骨髓抑制，约有 40% 中性粒细胞减低至 1×10^9/L 以下，约有 20% 血小板减低至 50×10^9/L 以下，可有贫血。（2）中枢神经系统症状如精神异常、紧张、震颤等，偶见昏迷、抽搐等。（3）皮疹、瘙痒、药物热、头痛、头昏、恶心、呕吐、腹痛、食欲减退、呼吸困难、消化道出血、肝功能异常等。（4）心律失常、血压升高或降低。（5）尿素氮、肌酐升高，水肿、不适、脱发、血糖降低、嗜酸性粒细胞增多症、血尿。（6）有巨细胞病毒感染性视网膜炎的艾滋病可出现视网膜剥离。（7）注射局部疼痛、静脉炎等。

【禁忌证】

对本品和阿昔洛韦过敏者；中性粒细胞 $< 0.5 \times 10^9/L$ 或血小板 $< 25 \times 10^9/L$）。

【注意事项】

（1）对阿昔洛韦过敏者可能对本品过敏。（2）妊娠期及12岁以下确需使用时须权衡利弊，哺乳期使用应停止哺乳。（3）育龄妇女使用应注意采取有效避孕措施，育龄男性应采用避孕工具至停药后至少3个月。（4）本品不能治愈巨细胞病毒感染，用于艾滋病合并感染时往往需长期维持用药，防止复发。（5）避免药液与皮肤、黏膜接触或吸入。如不慎溅及，应立即用肥皂和清水冲洗，眼睛用清水冲洗。避免药液渗漏到血管外组织。（6）应给予充足水分，以免增加毒性。（7）可引起中性粒细胞、血小板减少，易引起出血和感染。应注意口腔卫生。初始治疗期间应每2 d检查血常规，以后一周1次。有白细胞减少或中性粒细胞 $< 1 \times 10^9/L$ 者，应每天检查。若中性粒细胞 $< 0.5 \times 10^9/L$ 或血小板 $< 25 \times 10^9/L$ 时应停药，直至中性粒细胞升至 $0.75 \times 10^9/L$ 以上方可重新给药。可同用粒细胞－巨噬细胞集落刺激因子。（8）每2周检测血肌酐或肌酐清除率。肾功能减退应酌情减量。血液透析时每24 h不超过1.25 mg/kg，一次透析后血药浓度可减低约50%，故宜在透析后给药。（9）艾滋病合并巨细胞病毒视网膜炎，应每6周做一次眼科检查。对正在接受齐多夫定治疗的，常不能耐受联用本品，合用时甚至可出现严重白细胞减少。（10）器官移植者可见肾损害，尤其是与环孢素或两性霉素B联合用药。

【药物相互作用】

（1）与影响造血、骨髓抑制药，放射治疗等合用，对骨髓的抑制作用增强。（2）与肾毒性药如两性霉素B、环孢素合用，可加重肾损害。（3）与齐多夫定合用可增加对造血系统的毒性。（4）与去羟肌苷合用或先后使用，可使其药时曲线下面积（AUC）增加约1倍，两者经肾清除量不变。（5）与亚胺培南－西司他丁合用可发生全身抽搐，故不宜合用。（6）与丙磺舒合用，可抑制肾小管分泌，使本品肾清除率减少约22%，易产生不良反应。（7）应避免与氨苯砜、喷他咪、氟胞嘧啶、长春新碱、多柔比星、磺胺类及核苷类似物合用，以免引起严重不良反应。

【制剂与规格】

注射用更昔洛韦：0.05 g；0.15 g；0.25 g。

奥司他韦（Oseltamivir）

【药理作用】

奥司他韦为流感病毒神经氨酸酶抑制药。是神经氨酸酶的乙酯前体药，经酯酶的作用转变成活性型的羧基奥司他韦，是强效的选择性流感病毒神经氨酸酶抑制剂。神经氨酸酶是病毒表面的一种糖蛋白酶，其活性对新形成的病毒颗粒从被感染细胞中释放，感染性病毒在人体内进一步播散至关重要。活性代谢物羧基奥司他韦能抑制甲型和乙型流感病毒的神经氨酸酶活性。对甲型和乙型流感病毒的各种亚型均有较强的抑制作用。

【药物动力学】

口服吸收迅速，生物利用度约80%。高脂肪食物不影响其生物利用度。主要在肝脏和肠壁经酯酶几乎完全转变为具有活性代谢物的羧基奥司他韦，其活性代谢物在肺、支气管、肺泡灌洗液、鼻黏膜、中耳和气管中均可达到抗病毒的有效浓度水平。血浆蛋白结合率约42%，而活性代谢物则 < 3%。原药消除半衰期1～3 h。活性代谢物2～3 h达峰浓度，消除半衰期6～10 h，平均8.2 h。主要通过转化为活性代谢物而清除(90%)，大部分从尿液中排出，仅有少量从粪便中排出。

【适应证】

(1) 治疗甲型和乙型流感，用于成人和1岁以上儿童。(2) 预防甲型和乙型流感，用于成人和13岁以上青少年。

【用法与用量】

口服胶囊、颗粒剂：在出现流感症状的2 d内用药。儿童可用颗粒剂。

治疗：(1) 成人和13岁以上儿童：一次75 mg，bid，共5 d。对危重、重症者可酌情增加至150 mg，bid。对于病情迁延的可适当延长用药时间。(2) 1岁以上儿童：体重 ≤ 15 kg，一次30 mg，bid；体重16～23 kg，一次45 mg，bid；体重24～40 kg，一次60 mg，bid；体重 > 40 kg，一次75 mg，bid。连续5 d。

预防：(1) 成人，应在密切接触后2 d内用药，一次75 mg，qd，至少10 d。流感暴发流行时用于预防，一次75 mg，qd，共6周直至流感结束。(2) 13岁以上儿童：体重 ≤ 15 kg，一次30 mg，qd；体重15～23 kg，一次45 mg，qd；体重23～40 kg，一次60 mg，qd；体重 > 40 kg，剂量用法同成人。

肾功能减退者减量并延长用药间隔。成人，(1) 治疗：对肌酐清除率10～30 mL/min者，一次75 mg，qd，共5 d。不推荐用于肌酐清除率 < 10 mL/min者、严重肾功能衰竭、需定期血液透析、持续腹膜透析者。缺乏肾功能衰竭儿童的用药剂量资料。(2) 预防：肌酐清除率10～30 mL/min者，一次75 mg，qod；或一日30 mg，qd。不推荐用于终末期肾功能衰竭、长期血液透析、持续腹膜透析、肌酐清除率 < 10 mL/min者。

【不良反应】

(1) 常见轻度恶心。(2) 偶见失眠、头痛、呕吐、皮肤发红、皮疹、皮炎、大疱疹和面部水肿、肝损害、胰腺炎、血管性水肿、喉部水肿、支气管痉挛。(3) 转氨酶(ALT及AST)升高、嗜酸性粒细胞升高、白细胞下降和血尿等。

【禁忌证】

对本品过敏者；1岁以下婴儿。

【注意事项】

（1）妊娠期和哺乳期尽量避免使用，确需使用须权衡利弊，哺乳期使用应暂停哺乳。（2）对 1 岁以下婴儿治疗流感、13 岁以下儿童预防流感，在健康状况较差或不稳定必须入院的、在免疫抑制以及合并有慢性心脏病或呼吸道疾病者，其安全性和有效性尚不确定。（3）本品不能取代流感疫苗。仅在可靠的流行病学显示社区出现了流感流行后才能用于预防。

【药物相互作用】

（1）除非临床需要，在使用减毒活流感疫苗 2 周内不应服用本品。（2）在服用本品 48 h 内不应使用减毒活流感疫苗，因为作为抗病毒药可能会抑制活疫苗的复制。（3）三价灭活流感疫苗可以在服用本品前后的任何时间使用。

【制剂与规格】

（1）磷酸奥司他韦胶囊：30 mg；45 mg；75 mg。（2）磷酸奥司他韦颗粒：15 mg；25 mg。

恩替卡韦(Entecavir)

【药理作用】

恩替卡韦为鸟嘌呤核苷类似物，对乙型肝炎病毒（HBV）多聚酶具有抑制作用。经磷酸化成为具有活性的三磷酸盐，嵌入病毒 DNA 而导致 DNA 链合成终止，抑制 HBV 复制。三磷酸盐在细胞内的半衰期为 15 h。

【药物动力学】

口服吸收迅速，0. 5～1. 5 h 达峰浓度。每天 1 次用药，6～10 d 后可达稳态。不经 CYP 代谢，主要经肾小球滤过和肾小管主动分泌而排泄，消除半衰期 128～149 h。部分可被血液透析清除。

【适应证】

用于病毒复制活跃，血清转氨酶（ALT 及 AST）持续升高或肝组织学显示有活动性病变的慢性乙型肝炎的治疗。

【用法与用量】

口服片剂、胶囊：于餐前或饭后至少 2 h 空腹口服。成人和 16 岁以上，肌酐清除率 ≥ 50 mL/min 者，一次 0. 5 mg，qd。对拉米夫定治疗失效者，一次 1 mg，qd。疗程至少 1 年。

肾功能不全者，肌酐清除率 ＜ 50 mL/min，包括接受血液透析或持续性不卧床腹膜透析（CAPD）者，根据肌酐清除率延长用药间隔。（1）30～49 mL/min 者，一次 0. 5 mg，qod；拉米夫定治疗失效者，一次 1 mg，qod。（2）10～29 mL/min 者，一次 0. 5 mg，每次间隔 3 d；拉米夫定治疗失效者，一次 1 mg，每次间隔 3 d。（3）＜ 10 mL/min 者、血液透析或 CAPD 者，一次 0. 5 mg，每次间隔 5～7 d；拉米夫定治疗失效者，一次 1 mg，每次间隔 5～7 d。于血液透析后用药。

【不良反应】

(1) 可见疲乏、眩晕、头痛、肌痛、失眠、皮疹。(2) 恶心、腹痛、腹部不适、肝区不适。(3) 在治疗过程中发生 ALT 增高至正常值上限的 10 倍和基线值的 2 倍时，通常继续用药一段时间，ALT 可恢复正常；在此之前或同时伴随有病毒载量 2 个对数值的下降。故在用药期间，需定期检测肝功能。

【禁忌证】

对本品过敏者。

【注意事项】

(1) 妊娠期应避免使用，确需使用须充分权衡利弊。哺乳期使用应停止哺乳。(2) 16 岁以下儿童使用的安全性和有效性尚未确立。(3) > 65 岁慎用，适当减量并监测肝肾功能。(4) 停止治疗可能出现严重的急性乙型肝炎恶化，应加强监测。(5) 核苷类药在单独或与其他抗逆转录病毒药物联合时，已有乳酸性酸中毒，和伴脂肪变性的肝肿大，甚至发生致命事件。一旦发生乳酸性酸中毒或肝毒性，应立即停药。(6) 不能降低经性接触或污染血源传播 HBV 的危险性。因此，需要采取适当防护措施。(7) 应采取干预措施以防止新生儿感染 HBV。(8) 主要经肾脏排泄，肾功能不全者发生毒性反应的危险性较高。

【药物相互作用】

(1) 本品不是 CYP 的底物、抑制剂或诱导剂，对 CYP 无抑制或诱导作用。因此，同时服用通过抑制或诱导 CYP 而代谢的药物对本品的药物动力学没有影响。而且，同时服用本品对已知的 CYP 底物的药物动力学亦无影响。(2) 研究本品与拉米夫定、阿德福韦和替诺福韦的相互作用时，发现上述药物稳态药物动力学均无显著改变。(3) 本品主要通过肾脏清除，服用降低肾功能或竞争性通过肾小管主动分泌的药物的同时，服用本品可能增加这两类药物的血药浓度。同时服用本品与拉米夫定、阿德福韦、替诺福韦，不引起明显的药物相互作用。同时服用本品与其他通过肾脏清除或已知影响肾功能的药物，其相互作用尚未研究。故同时服用本品与此类药物时要密切监测肾功能和不良反应。

【制剂与规格】

(1) 恩替卡韦片(分散片)：0. 5 mg；1 mg。(2) 恩替卡韦胶囊：0. 5 mg。

利巴韦林(Ribavirin)

【药理作用】

利巴韦林为核苷类抗病毒药，是磷酸次黄嘌呤核苷脱氢酶抑制剂。具有广谱抗病毒作用。对多种病毒包括 RNA 和 DNA 病毒有抑制作用，如流感病毒、呼吸道合胞病毒和疱疹病毒，以及甲型、丙型肝炎病毒。本品不改变病毒吸附、侵入和脱壳，也不诱导干扰素的产生。进入被病毒感染的细胞后迅速磷酸化，其产物作为病毒合成酶的竞争性抑制剂，抑制肌苷单磷酸脱氢酶、流感病毒 RNA 聚合酶和 mRNA 鸟苷转移酶，从而使细胞内鸟苷三磷酸减少，损害病毒 RNA 和蛋白合成，抑制病毒复制。对呼吸道合胞病毒可能有免疫及中和抗体作用。

【药物动力学】

口服吸收良好，生物利用度 45%。1.5 h 达峰浓度，为 1～2 μg/mL。在呼吸道分泌物中的浓度高于血药浓度。可透过血脑屏障，长时间用药后，脑脊液中可达血药浓度的 67%。可透过胎盘及进入乳汁。可进入红细胞内并蓄积数周。几乎不与血浆蛋白结合。半衰期为 0.5～1 h。在肝内代谢，主要经肾排泄，72 h 内尿排泄率为 30%～55%，粪便排泄率约 15%。

【适应证】

（1）用于呼吸道合胞病毒肺炎与支气管炎，腺病毒肺炎的早期治疗，皮肤疱疹病毒感染。（2）预防和治疗流行性感冒。（3）与干扰素联合用于肝功能代偿期的慢性丙型肝炎。

【用法与用量】

口服片剂、胶囊：片剂和胶囊均应整片（粒）服，宜多饮水。

成人常用量：（1）病毒性肺炎与支气管炎：一次 0.15～0.2 g，tid。疗程 7～14 d。（2）皮肤疱疹病毒感染：一次 0.3 g，tid 或 qid。疗程 7 d。（3）慢性丙型肝炎：体重 < 65 kg 者，一次 0.4 g，bid；65～85 kg 者，早 0.4 g，晚 0.6 g；> 85 kg 者，一次 0.6 g，bid。

儿童常用量：（1）一般感染按一日 10～15 mg/kg，分 2～3 次。（2）严重急性呼吸综合征（SARS）：按一日 10～15 mg/kg，重症按一日 30～40 mg/kg，但不超过成人一日最大量。（3）慢性丙型肝炎：用于 3 岁以上。体重 < 47 kg 者，按一日 15 mg/kg，分 2 次；47～50 kg 者，早 0.2 g，晚 0.4 g；50～65 kg 者，早、晚各 0.4 g。> 65 kg 者，剂量用法同成人。

治疗肝功能代偿期的慢性丙型肝炎，首选方案是与聚乙二醇干扰素 α2a 或聚乙二醇干扰素 α2b 联合，次选方案是与干扰素 α2b 联合用药。

【不良反应】

（1）主要毒性反应是溶血性贫血，血红蛋白降低，红细胞和白细胞减少。（2）全身反应可有疲倦、头痛、虚弱、乏力、胸痛、发热、寒战、流感样症状等。（3）食欲减退、胃部不适、恶心、呕吐、轻度腹泻、便秘、消化不良等，偶见胆红素升高。（4）肌痛、关节痛等。（5）眩晕、失眠、情绪化、易激惹、抑郁、注意力障碍、神经质等。（6）呼吸困难、鼻炎等。（7）少见皮疹、瘙痒、脱发等。（8）其他可有味觉、听力异常。

【禁忌证】

对本品过敏者；妊娠期和哺乳期；自身免疫性疾病；自身免疫性肝炎；严重肝功能不全或失代偿期肝硬化；血红蛋白病；严重虚弱病人；有严重心脏病史或明显心脏病症状；胰腺炎；不能控制的严重精神失常及儿童期严重精神病史者。

【注意事项】

（1）哺乳期使用应停止哺乳。（2）肝功能不全者、老年人慎用。（3）活动性结核病、严重贫血、有珠蛋白生成障碍性贫血和异常血红蛋白病史者不宜用。（4）呼吸道合胞病毒感染应尽早用药，病初 3 d 内给药效果较好。（5）检测血常规、肝功能和促甲状腺激素。

【药物相互作用】

（1）可抑制齐多夫定转化成活性型的三磷酸齐多夫定，合用有拮抗作用。（2）与聚乙二醇干扰素或干扰素 α2b 合用，抗丙型肝炎病毒 RNA 效果增强。（3）与核苷类似物、去羟肌苷合用，可引起严重的甚至致命的乳酸性酸中毒。

【制剂与规格】

利巴韦林片（胶囊）：0. 1 g。

索磷布韦维帕他韦（Sofosbuvir and Velpatasvir）

【药理作用】

索磷布韦维帕他韦为索磷布韦和维帕他韦组成的复方制剂。索磷布韦在肝内被代谢为三磷酸尿嘧啶类似物，可替换丙型肝炎病毒复制需要的三磷酸核苷，从而导致丙型肝炎病毒复制提前终止。索磷布韦对所有基因型的丙型肝炎病毒都有抑制作用，所以被称为“泛基因型”抗丙型肝炎病毒药，通常需要和其他药物联合使用，其最大特点是不易产生耐受性。即便产生耐药性，停药后耐药病毒也会很快消失，可以更换另一种药物联合使用。再次使用索磷布韦对以前治疗失败者仍然有效，所以又被称为“高耐药屏障”的药物。维帕他韦对所有基因型的丙型肝炎病毒都有抑制作用，而且抗病毒作用强，耐药屏障较高，与索磷布韦有协同抗病毒作用。

【药物动力学】

索磷布韦口服吸收迅速，0. 52 h 达峰浓度。它是一种可被广泛代谢的核苷酸药物前体，活性代谢物在肝细胞中形成，代谢物主要经肾脏排泄，对肾功能有影响。原药终末半衰期约 0. 4 h。维帕他韦主要经粪便排泄，对肝肾功能无影响。

【适应证】

治疗成人慢性丙型肝炎病毒（HCV）感染。联合利巴韦林用于成人失代偿期肝硬化。

【用法与用量】

复方口服片：可随或不随食物同服。成人，一次1片，qd，疗程12周。（1）18 h内漏服，尽快服用该片，之后在平常时间服下一次。已超过18 h，则等平常用药时间服下一剂。（2）服药后3 h内发生呕吐，应补服1次；超过3 h则不需补服。（3）无论是否有肝硬化，或既往是否接受过干扰素治疗，都需一个疗程12周。联合利巴韦林，疗程同样为12周。

【不良反应】

（1）常见头痛、疲劳、恶心、呕吐等。（2）少见血红蛋白降低。（3）偶见心律失常，可出现严重心动过缓和心脏传导阻滞。

【禁忌证】

对本品过敏者。

【注意事项】

（1）18岁以下用药的安全性和有效性尚未确立。（2）用药期间注意监测肾功能。

【药物相互作用】

（1）不可与含有索磷布韦的其他药物合用。（2）CYP诱导剂如利福平、卡马西平、苯巴比妥、苯妥英钠，以及贯叶连翘，可明显降低本品的血药浓度，疗效降低甚至无效。

【制剂与规格】

索磷布韦维帕他韦片：每片含索磷布韦0.4 g，维帕他韦0.1 g。

替诺福韦二吡呋酯（Tenofovir Disoproxil）

【药理作用】

替诺福韦二吡呋酯属核苷酸类逆转录酶抑制药。是腺苷单磷酸的无环核苷酸二酯类似物。在体内首先水解为替诺福韦，然后通过细胞酶的磷酸化形成替诺福韦二磷酸，继而竞争性地抑制脱氧腺苷5′-三磷酸，使DNA链延伸终止。可抑制HIV-1逆转录酶的活性，同时也抑制HBV多聚酶的活性，从而抑制HIV及HBV复制。

【药物动力学】

本品为其有效成分替诺福韦的水溶性双酯前体药。空腹口服生物利用度约25%。单剂口服0.3 g，（1 ± 0.4）h达峰浓度，为（0.3 ± 0.09）μg/mL。通过肾小球过滤和肾小管主动分泌排泄。半衰期为17 h。

【适应证】

与其他抗HIV药联合治疗HIV-1感染；治疗慢性乙型肝炎。

【用法与用量】

口服片剂、胶囊：与食物同服，药物吸收不受进食影响。

成人和 12 岁以上儿童：一次 0. 3 g，qd。肾功能减退者减量并延长用药间隔。肌酐清除率 30～49 mL/min 者，一次 0. 3 g，qod；10～29 mL/min 者，一次 0. 3 g，每次间隔 72～96 h；血液透析者，一次 0. 3 g，每周 1 次或每次透析后约 12 h 服药。

【不良反应】

（1）常见全身无力、头痛、头晕、抑郁、皮疹、呼吸困难。（2）腹泻、腹痛、食欲减退、恶心、呕吐和胃肠胀气，罕见胰腺炎。（3）可能发生乳酸性酸中毒、肝损害、肝脂肪变性，与脂肪变性相关的肝肿大。严重者甚至致死。（4）少见骨质丢失、骨质疏松、骨密度降低。（5）罕见低磷酸盐血症、脂肪蓄积和分布异常。（6）急性肾损伤、Fanconi 综合征、急性肾小管坏死、急性肾损伤、间质性肾炎、肾源性尿崩症等。（7）HBV 合并 HIV 感染者停药时肝炎症状可能加重。

【禁忌证】

对本品过敏者。

【注意事项】

（1）妊娠期和哺乳期慎用，哺乳期确需使用应停止哺乳。（2）12 岁以下用药的安全性和有效性尚未确立。（3）肝肾功能不全者、可能有乳酸性酸中毒者慎用。（4）用于治疗慢性乙型肝炎时应首先明确 HIV-1 是否阳性。因为合并 HIV-1 感染的慢性乙型肝炎，不能单用本品。（5）慢性乙型肝炎中止治疗，可能出现严重急性肝炎恶化。一旦停药应加强监测，必要时重新用药治疗。（6）可能造成肾损害甚至肾功能衰竭，用药前、用药期间应检测肌酐清除率、肾功能。（7）有病理性骨折或有骨量减少者应监测骨密度。（8）可能出现体脂重新分布或体脂异常聚集、免疫重建炎症综合征。

【药物相互作用】

（1）避免与拉米夫定、阿巴卡韦三药联合，因治疗失败率高，易出现耐药。（2）可增加去羟肌苷的血药浓度和不良反应，合用还可迅速出现耐药性。（3）与阿扎那韦合用，本品的血药浓度增高，阿扎那韦的血药浓度降低。（4）洛匹那韦利托那韦可使其血药浓度增加。（5）与阿德福韦酯竞争肾小管排泌，肾清除均降低，血药浓度均升高，可导致肾毒性。禁止两药合用治疗慢性乙型肝炎。（6）呋塞米可升高其 AUC，但合用无需调整剂量。（7）可升高双氯芬酸钠 AUC，合用应检测肾功能。（8）与阿司匹林、布洛芬、塞来昔布、尼美舒利、吡罗昔康等合用，应检测肾功能。（9）不可与含有本品的复方制剂合用。

【制剂与规格】

富马酸替诺福韦二吡呋酯片（胶囊）：0. 3 g。

重组人干扰素 α1b（Recombinant Human Interferon α1b）

【药理作用】

重组人干扰素 α1b 具有广谱抗病毒、抗肿瘤及免疫调节功能。干扰素与细胞表面受体结合，诱导细胞产生多种抗病毒蛋白，从而抑制病毒在细胞内的复制；可通过调节免疫功能增强巨噬细胞、淋巴细胞对靶细胞的特异细胞毒作用，有效地遏制病毒侵袭和感染的发生；可增强自然杀伤细胞活性，抑制肿瘤细胞生长，清除早期恶变细胞等。

【药物动力学】

单次皮下注射 60 μg，注射后约 4 h 达峰浓度，吸收半衰期为 1. 86 h，消除半衰期 4. 53 h。吸收后分布于各脏器，注射局部含量最高，其次为肾、脾、肺、肝、心脏、脑及脂肪组织，然后在体内降解。胆汁、粪便、尿排泄较少。

【适应证】

用于治疗病毒性疾病和某些恶性肿瘤。（1）主要用于治疗慢性乙型肝炎、慢性丙型肝炎和毛细胞白血病等。（2）病毒性感染如带状疱疹、尖锐湿疣、流行性出血热和小儿呼吸道合胞病毒肺炎。（3）恶性肿瘤如黑色素瘤、淋巴瘤、慢性髓系白血病等。

【用法与用量】

注射剂：皮下注射、肌内注射、病灶基底部注射。冻干制剂用灭菌注射用水 1 mL 溶解。

（1）慢性乙型肝炎：一次 30～60 μg，qod。一般疗程 4～6 个月，根据病情延长至 1 年。亦可进行诱导治疗，即在开始时一次 30～60 μg，qd，15～30 d（或 4 周）后改为 qod，直至疗程结束。（2）慢性丙型肝炎：一次 30～60 μg，qod。治疗 4～6 个月，无效者停用。有效者可继续用至 12 个月。根据病情需要，可延长至 18 个月。亦可进行诱导治疗，即在开始时一次 30～60 μg，qd。连续用 1 个月后改为 qod。疗程结束后随访 6～12 个月。对急性丙型肝炎应早期使用，可减少慢性化。（3）毛细胞白血病、慢性髓系白血病：一次 30～60 μg，qd。连续用药 6 个月以上。可根据病情适当调整，缓解后可改为 qod。（4）肿瘤：一次 30～60 μg，qd 或 qod，连续用药 6 个月以上。视病情可延长疗程，若无病情迅速恶化或严重不良反应，应在适当剂量下继续用药。（5）尖锐湿疣：一次 10～30 μg，qd。或于疣体基底部隔日注射 10 μg。连续 3 周为一疗程，可根据病情延长或重复疗程。

【不良反应】

（1）用药初期常见发热、疲劳等反应，多为一次性。（2）少见头痛、肌痛、关节痛、食欲不振、恶心等。（3）少见白细胞和血小板减少等血象异常，停药后可恢复。若出现不能耐受的严重不良反应时，应减量或停药，并给予对症治疗。

【禁忌证】

对本品过敏者；有心绞痛、心肌梗塞病史及其他严重心血管疾病；癫痫和其他中枢神经系统功能紊乱者；有其他严重疾病不能耐受本品者。

【注意事项】

(1) 过敏体质者，特别是对抗生素有过敏史慎用。(2) 妊娠期和哺乳期不宜使用，确需使用须权衡利弊。哺乳期使用应停止哺乳。(3) 治疗儿童病毒性疾病是可行的，未发现严重不良反应，但目前经验尚不多，若使用应在儿科医师严密观察下并适当控制剂量。(4) 年老体衰耐受力差，应在医师严密观察下应用。要谨慎使用较大剂量，必要时可先用小剂量，逐渐加大剂量以减少不良反应。(5) 若发生过敏反应须立即停药，并给予相应治疗。(6) 药瓶或瓶塞有裂隙、破损，有不溶解物不可使用。

【药物相互作用】

使用本品时应慎用镇静催眠药。

【制剂与规格】

(1) 重组人干扰素 α1b 注射液：0.5 mL：10 μg；1 mL：30 μg。(2) 注射用重组人干扰素 α1b：10 μg；30 μg。本品 10 μg 相当于 100 万 U。

重组人干扰素 α2a (Recombinant Human Interferon α2a)

【药理作用】

重组人干扰素 α2a 具有广谱抗病毒、抗肿瘤及免疫调节功能。作用机制同重组人干扰素 α1b。

【药物动力学】

皮下或肌内注射吸收率大于 80%，肌注 3 600 万 U 后，平均达峰时间 3.8 h，血药峰浓度为 1 500～2 580 pg/mL，平均 2 020 pg/mL。皮下注射 3 600 万 U 后，平均达峰时间 7.3 h，血药峰浓度为 1 250～2 320 pg/mL，平均 1 730 pg/ mL。肾脏分解代谢为主要清除途径，其次是胆汁分泌与肝脏代谢。消除半衰期为 3.7～8.5 h，平均 5.1 h。

【适应证】

用于治疗病毒性疾病和某些恶性肿瘤。(1) 病毒性疾病：伴有 HBV-DNA、DNA 多聚酶阳性或 HBeAg 阳性等病毒复制标志的成年慢性活动性乙型肝炎，伴有 HCV 抗体阳性和 ALT 增高但不伴有肝功能代偿失调的成人急、慢性丙型肝炎。尖锐湿疣、带状疱疹、小儿病毒性肺炎及上呼吸道感染、慢性宫颈炎、丁型肝炎等。(2) 某些恶性肿瘤：毛细胞白血病、多发性骨髓瘤、非霍奇金氏淋巴瘤、慢性髓系白血病以及卡氏肉瘤、肾癌、喉乳头状瘤、黑色素瘤、蕈样肉芽肿、膀胱癌、基底细胞癌等。

【用法与用量】

注射剂：皮下注射、肌内注射、病灶基底部注射。冻干制剂用灭菌注射用水 1 mL 溶解。

(1) 慢性活动性乙型肝炎：适合伴有 HBV-DNA，HBeAg 及 DNA 多聚酶阳性等病毒复制标志的成人。一次500万U，每周3次隔日注射，共用6个月。若用药1个月后病毒复制标志或HbeAg无下降，则可逐渐加大剂量，并可进一步将剂量调整至病人能够耐受的水平，如治疗3～4个月后仍无改善，则应考虑停用并改用其他药物治疗。（2）急、慢性丙型肝炎：适合治疗HCV抗体阳性，ALT增高和不伴肝脏失代偿的成人。但没有临床和组织学方面长期好转的依据。一次300万～600万U，qd，连续用4周改为隔日1次。疗程6～12个月，根据病情需要可延长至18个月。疗程结束随访6～12个月。对急性丙型肝炎应早期使用，可减少慢性化。（3）毛细胞白血病：起始剂量一次300万U，qd，共4～6个月。耐受力差者可减为一次150U，qd；或减少每周用药次数，一次300万U，qod。维持治疗一次300万U，每周3次隔日注射，共6～20个月。耐受力差者可减为一次150万U，每周3次隔日注射。（4）慢性髓系白血病：60%处于慢性期的病人，不管是否曾接受其他治疗，接受本品治疗后可达到血液学缓解。对≥18岁的病人治疗8～12周，推荐逐渐增加剂量的方案如下：第1～3 d一日300万U；第4～6 d一日600万U；第7～84 d一日900万U。疗程至少8周，要取得更好的疗效至少12周。疗效良好应继续用药，直至取得完全的血液学缓解，或者一直用到最长疗程达18个月。（5）多发性骨髓瘤，一次300万U，每周3次隔日注射。根据病情和耐受力，可逐周增至最大耐受剂量900万～1 800万U，每周3次隔日注射。除病情迅速发展或耐受力极差外，这一剂量可持续使用。（6）低度恶性非霍奇金淋巴瘤：作为化疗的辅助治疗（伴随或不伴随放疗），可以延长病人的生存期。在常规化疗结束后（伴随或不伴随放疗），一次300万U，每周3次隔日注射，至少维持治疗12周。亦可和化疗同时进行。（7）肾细胞癌：开始第1～3 d，一日300万U；第4～6 d，一日900万U；第7～9 d，一日1 800万U；第10～84 d，一日3 600万U。最大维持量一次3 600万U，每周3次隔日注射，共8～12周或更长。（8）恶性黑色素瘤：起始剂量一次1 800万U，每周3次隔日注射，共8～12周。维持量，一次1 800万U或以病人能耐受的最大剂量，每周3次隔日注射，至少8周，根据病情可延长至12～24周。（9）尖锐湿疣：一次100万～300万U，每周3次隔日注射，疗程1～2个月。或于疣体基底部隔日注射100万U，连续3周。

【不良反应】

（1）常见发热、疲乏、头痛、肌痛、关节痛等，大多出现在用药后第1周。为可逆性，多在48 h后消失。（2）少见粒细胞和血小板减少等，停药后可恢复。（3）偶见厌食、恶心、呕吐、腹泻、脱发、血压升高或降低、神经系统功能紊乱等。（4）罕见肝功能损害，甚至发生肝衰竭。（5）极少出现自身免疫现象，如脉管炎、关节炎、溶血性贫血、甲状腺功能异常、系统性红斑狼疮。

【禁忌证】

对本品过敏者；有严重心脏疾病或有心脏病史者；严重肝、肾功能和骨髓功能不正常者；癫痫及中枢神经系统功能损伤者；伴有晚期失代偿性肝病或肝硬化的肝炎；正在接受或近期内接受免疫抑制剂治疗的慢性肝炎（短期“去激素”治疗者除外）；即将接受同种异体骨髓移植的HLA抗体识别相关的慢性髓系白血病。

【注意事项】

（1）对β内酰胺类过敏者不得使用本品。（2）过敏体质者，特别是对抗生素有过敏者应慎用。（3）妊娠期和哺乳期不宜使用，确需使用须权衡利弊。哺乳期使用应停止哺乳。（4）儿童不宜使用，若使用应权衡利弊。（5）对有心脏病的老年人和老年癌症晚期，若接受本品治疗，用药前及治疗期间应作心电图检查。根据病情作剂量调整或停药。（6）若发生过敏反应立即停药，并给予相应治疗。（7）药瓶或瓶塞有裂隙、破损，有不溶解物不可使用。

【药物相互作用】

使用本品时应慎用镇静催眠药。可使茶碱的清除率降低。

【制剂与规格】

（1）重组人干扰素α2a注射液：300万U；500万U。（2）注射用重组人干扰素α2a：300万U；500万U。

重组人干扰素α2b (Recombinant Human Interferon α2b)

【药理作用】

重组人干扰素α2b具有广谱抗病毒、抗肿瘤、抑制细胞增殖及提高免疫功能等作用。作用机制同重组人干扰素α1b。

【药物动力学】

皮下或肌内注射吸收率大于80%，3.5～8 h达峰浓度。消除半衰期4～12 h。肾脏分解代谢为主要清除途径，其次是胆汁分泌与肝脏代谢清除。

【适应证】

用于治疗病毒性疾病和某些恶性肿瘤。（1）病毒性感染：如慢性乙型肝炎、急慢性丙型肝炎、带状疱疹、尖锐湿疣等。（2）肿瘤：如毛细胞白血病、慢性髓系白血病、多发性骨髓瘤、非霍奇金淋巴瘤、恶性黑色素瘤、肾细胞癌、喉乳头状瘤、卡氏肉瘤、卵巢癌、基底细胞癌、表面膀胱癌等。

【用法与用量】

注射剂：皮下注射、肌内注射、疣体基底部注射。冻干制剂用灭菌注射用水1 mL溶解。

（1）慢性乙型肝炎，急、慢性丙型肝炎：一次300万～500万U，qd，4周后改为每周3次隔日注射，一疗程3～6个月。或一次300万～500万U，每日或隔日1次，一疗程3～6个月。（2）慢性丁型肝炎：一日300万～500万U，qd。连续4周后改为每周3次隔日注射，连续用药16周以上。（3）毛细胞白血病或喉乳头状瘤：一次

300万U，每周3次隔日注射。通常经过1～2个月后表现出疗效，其后可进行间歇治疗，使病情长期缓解。（4）慢性髓系白血病：一次300万～900万U，qd，治疗3个月。血象缓解后可进行维持治疗，隔日注射1次，9～10个月后细胞遗传学指标可有缓解。与化疗药物联合。（5）肾细胞癌：一次600万U，每周3次隔日注射。与化疗药物联合。（6）卵巢癌：一次500万～800万U，每周3次隔日注射，与化疗药物合用。（7）恶性黑色素瘤：开始一次900万～1 800万U，每周3次隔日注射，直至出现疗效后进行持续治疗，一次1 800万U，每周3次隔日注射。Ⅰ、Ⅱ期恶性黑色素瘤手术切除后，用于辅助治疗可降低复发率。（8）多发性骨髓瘤：按一次300万～900万U，每周3次隔日注射。（9）非霍奇金淋巴瘤：按一次900万U，每周3次隔日注射。与化疗药物合用。（10）淋巴瘤（囊泡性）：一次300万U，每周3次隔日注射。根据不同患者的耐受力，酌情将剂量逐周增至最大量900万～1 800万U，每周3次隔日注射。一疗程8～12周。若未出现病情加剧或严重的不耐受反应，这一剂量应持续治疗至少12个月。同时配合光化学疗法可提高疗效。（11）艾滋病相关性卡氏肉瘤：一日1 800万U，如有可能将剂量逐渐增至一日3 600万U。若未出现病情加剧或严重的不耐受反应，应持续维持此疗法。当反应稳定后剂量改为一次1 800万U，每周3次隔日注射，疗程4周。（12）转移性类癌：一次300万U，每周3次隔日注射。（13）基底细胞癌：瘤灶内注射500万U，每周3次隔日注射，连续3周。（14）带状疱疹，一次100万U，qd，共6次。同时口服阿昔洛韦。（15）尖锐湿疣：一次100万～300万U，qd，共4周；或一次100～300万U，每周3次隔日注射，1～2个月为一疗程。或于疣体基底部隔日注射100万U，连续3周。可与激光或电灼等合用，一般采用疣体基底部注射。

【不良反应】

（1）常见发热、疲乏、头痛、肌痛、关节痛等，常出现在用药后第1周。为可逆性，多在注射48 h后消失。（2）少见粒细胞和血小板减少等，停药后可恢复。（3）偶见厌食、恶心、呕吐、腹泻、脱发、血压升高或降低、神经系统功能紊乱等。（4）极少出现高血糖。应注意检查和随访血糖。（5）极少出现严重肝功能损害，甚至发生肝衰竭。（6）极少出现自身免疫现象，如脉管炎、关节炎、溶血性贫血、甲状腺功能障碍、系统性红斑狼疮。

【禁忌证】

对本品过敏者；有严重心脏疾病；严重肝、肾功能不全；骨髓功能异常；癫痫及中枢神经系统功能损伤；有其他严重疾病对本品不能耐受者。

【注意事项】

（1）妊娠期和哺乳期不宜使用，确需使用须权衡利弊。哺乳期使用应停止哺乳。（2）儿童用药的安全性和有效性尚未确立。（3）对有心脏病的老年人和老年癌症晚期，若接受本品治疗，用药前及治疗期间应作心电图检查。根据病情作剂量调整或停药。（4）若发生过敏反应立即停药，并给予相应治疗。（5）药瓶或瓶塞有裂隙、破损，有不溶解物不可使用。

【药物相互作用】

能降低CYP活性，影响西咪替丁、华法令、茶碱、地西泮、普萘洛尔等药物的代谢。使用本品时应慎用镇静催眠药。

【制剂与规格】

（1）重组人干扰素α2b注射液：300万U；500万U。（2）重组人干扰素α2b注射液（假单细胞）：300万U；500万U。（3）注射用重组人干扰素α2b：300万U；500万U。（4）注射用重组人干扰素α2b（假单细胞）：300万U；500万U。

‖ 第十六节　抗艾滋病用药 ‖

获得性免疫缺陷综合征（acquired immunodeficiency syndrome，AIDS）简称艾滋病。病原体为人免疫缺陷病毒（human immunodeficiency virus，HIV），亦称艾滋病病毒，属逆转录病毒。我国对艾滋病实行免费治疗管理，包括抗艾滋病用药及艾滋病机会性感染用药。

抗艾滋病用药是指国家免费治疗艾滋病的药品。《国家免费艾滋病抗病毒药物治疗手册》（第4版．北京：人民卫生出版社，2016：9），是我国开展针对HIV感染者临床关怀和实施免费抗病毒治疗工作的技术指南。是为落实国家的"四免一关怀"政策，指导免费艾滋病抗病毒药物治疗工作的开展和推广，提高治疗水平和效果特别制定的。介绍了国家免费艾滋病抗病毒药物治疗的相关知识，包括艾滋病的临床关怀与国家免费抗病毒药物治疗、治疗入选与治疗准备、抗病毒治疗、特殊人群的抗病毒治疗如HIV合并肺结核等内容。是基于现有的资源包括可获得的药物和检测，而制定的简单、可行、标准的免费治疗方案。总目标是降低我国HIV感染者的发病率和病死率，并通过有效抗病毒治疗减少HIV传播。

目前抗HIV感染药分为如下几类：（1）核苷类逆转录酶抑制剂，如齐多夫定、拉米夫定、司他夫定、替诺福韦、阿巴卡韦、恩曲他滨、去羟肌苷。（2）非核苷类逆转录酶抑制剂，如依非韦伦、奈韦拉平、利匹韦林、依曲韦林。（3）蛋白酶抑制剂如茚地那韦、沙奎那韦、达芦那韦、阿扎那韦。（4）整合酶抑制剂，如多替拉韦、拉替拉韦、马拉韦罗。（5）融合酶抑制剂，如恩福韦肽。（6）复方制剂，由核苷类药物组成，如齐多夫定-拉米夫定、阿巴卡韦-齐多夫定-拉米夫定、阿巴卡韦-拉米夫定、替诺福韦-恩曲他滨。由核苷类和非核苷类药物组成，如替诺福韦-恩曲他滨-利匹韦林。由蛋白酶抑制剂组成，如洛匹那韦-利托那韦。

国家免费提供的药物是：齐多夫定、拉米夫定、司他夫定、替诺福韦、阿巴卡韦、依非韦伦、奈韦拉平；复方制剂，如洛匹那韦利托那韦、齐多夫定拉米夫定。

在免费治疗中，治疗方案是根据HIV感染者情况及我国目前可获得的抗病毒药物而决定的。所有的一线治疗方案均含3种抗病毒药物，其中包括2种核苷类逆转录酶抑制剂和 1 种非核苷类逆转录酶抑制剂。成人和青少年未接受过抗病毒治疗的 HIV 感染者（特殊人群抗病毒治疗除外），一线抗病毒治疗方案由 3 种药物组成：替诺福韦或齐多夫定 + 拉米夫定 + 依非韦伦或奈韦拉平。对于合并 HBV 的 HIV 感染者，一线方案首选替诺福韦。HIV 感染孕妇方案为：替诺福韦或齐多夫定 + 拉米夫定 + 依非韦伦或洛匹那韦利托那韦。联合用药可减少病毒复制、改善和修复免疫状态，减少或避免机会性感染和部分肿瘤的发生，提高生存、生活质量。合理有效的联合用药称之为高效抗逆转录病毒治疗（highly active antiretroviral therapy, HAART）。抗病毒治疗是目前 HIV 防治的关键措施和有效手段。但必须要认识到，抗 HIV 药并不能根除病毒，不能治愈 HIV 感染，终身抗病毒治疗是个长期的系统工程。获得治疗益处的同时，也会带来一些问题和潜在的风险。

齐多夫定(Zidovudine)

【药理作用】

齐多夫定为胸腺嘧啶核苷衍生物，对逆转录病毒包括 HIV 具有高度活性。在受病毒感染的细胞内被细胞胸苷激酶磷酸化为三磷酸齐多夫定，后者能选择性地抑制 HIV 逆转录酶，导致 HIV 链合成终止从而阻止 HIV 复制。

【药物动力学】

口服吸收迅速，1 h 达峰浓度。有首过消除，生物利用度 52% ～ 75%。可透过血脑屏障。血浆蛋白结合率 10% ～ 30%。消除半衰期为 1 ～ 1. 5 h。尿排出原形约 14%、代谢物约 74%。

【适应证】

与其他抗 HIV 药联合治疗 HIV 感染。

【用法与用量】

口服片剂、胶囊、口服液：应按时服药，用药与进食无关。

成人常用量：一次 0. 3 g，q12h；或一日 0. 5 ～ 0. 6 g，分 2 ～ 3 次。严重肾功能不全者减量为一日 0. 3 ～ 0. 4 g。

儿童常用量：宜用口服液。（1）新生儿和婴幼儿，按一次 2 mg/kg，qid。（2）4 ～ 12 岁，按一次 4 mg/kg（最大量 0. 2 g），tid；或按一次 160 mg/m^2，tid。

预防母婴传播：妊娠 > 14 孕周孕妇，一次 0. 1 g，q4h，一日 5 次。直至分娩开始。在分娩过程中静脉用齐多夫定按 2 mg/kg，滴注 1 h 以上，继而每小时 1 mg/kg 直至脐带结扎。新生儿服口服液，按一次 2 mg/kg，q6h。出生后 12 h 内开始用药，持续至 6 周。不能口服的静脉用齐多夫定按一次 1. 5 mg/kg，q6h，每次滴注时间 > 0. 5 h。

【不良反应】

随着疾病进展，不良反应增加，应仔细监护病人，特别是当疾病进展时。除过敏反应外，均与疾病本身有关。（1）骨髓抑制，白细胞和中性粒细胞减少，贫血，淋巴结肿胀。约 30% 有贫血，45% 有中性粒细胞减少。应定期检测血常规，贫血应适当减量或停药。（2）头痛、无力、发热、恶寒、感冒症状、背痛、胸痛、疲劳感等。（3）食欲缺乏、腹泻、消化不良、腹痛、恶心、呕吐、便秘、吞咽困难等，偶见胰腺炎。（4）过敏反应、皮疹、瘙痒、荨麻疹、痤疮等。（5）肌病、肌肉疼痛、关节痛。（6）眩晕、失眠、不安、感觉异常、嗜睡、抑郁、神经过敏、识别障碍及癫痫等。大剂量可致中枢抑制。（7）咳嗽、鼻出血、咽喉炎、鼻炎等。（8）少尿或多尿、排尿障碍、肾损害等。（9）偶见高胆红素血症、肝炎、肝功能异常、严重肝肿大伴肝脂肪变性。（10）血管炎、血管扩张、缺血性心功能不全。（11）弱视、畏光、味觉异常和听力障碍等。（12）偶见高脂血症、胰岛素抵抗、脂肪萎缩，罕见乳酸性酸中毒。

【禁忌证】

对本品过敏者；中性粒细胞 $< 0.75 \times 10^9/L$ 或血红蛋白 < 75 g/L。

【注意事项】

（1）妊娠期 14 周内应尽量避免使用，确需使用须权衡利弊。在妊娠期 14～34 周开始服用本品，分娩过程中静脉给药。（2）哺乳期慎用，若使用应停止哺乳。（3）肝肾功能减退及维生素 B_{12} 缺乏者慎用。（4）因可导致贫血和中性粒细胞减少，血红蛋白 < 95 g/L 或中性粒细胞 $< 1 \times 10^9/L$ 使用时应特别谨慎。当血红蛋白降低在 75～90 g/L 或中性粒细胞减少在$(0.75 \sim 1) \times 10^9/L$ 时应减量，直至有骨髓功能恢复的征象。否则，应停药 2～4 周以利骨髓功能恢复。（5）严重贫血常发生于治疗 4～6 周时，应停药，必要时输血。（6）定期检测血常规，至少每 2 周 1 次。

【药物相互作用】

（1）与更昔洛韦合用加重骨髓抑制。（2）司他夫定、利巴韦林拮抗其抗病毒作用。（3）与干扰素合用可加重中性粒细胞减少及肝毒性。（4）对乙酰氨基酚、阿司匹林、吲哚美辛、西咪替丁等可竞争性地抑制其葡糖醛酸化而降低清除，增加毒性。（5）丙磺舒可抑制本品的葡糖醛酸结合，并减少其肾排泄，毒性增加。（6）与有肾毒性或骨髓抑制的药物合用毒性增加。（7）可使吡嗪酰胺的血药浓度明显降低。

【制剂与规格】

（1）齐多夫定片（胶囊）：0.1 g；0.3 g。（2）齐多夫定口服液：100 mL：1 g。

拉米夫定(Lamivudine)

【药理作用】

拉米夫定为脱氧胞苷类似物，对 HIV 和 HBV 均有抑制作用。在外周单核细胞和肝细胞内经磷酸激酶作用，形成具有抗病毒作用的活性 5′－三磷酸拉米夫定，对病毒 DNA 链的合成和延长有竞争性抑制作用，抑制 HIV 和 HBV 的逆转录酶和 HBV 聚合酶，阻止 HIV 和 HBV 的 DNA 合成和病毒复制。

【药物动力学】

口服吸收迅速，口服0.1 g约1 h达峰浓度，为1.1～1.5 μg/mL。生物利用度80%～85%。可透过血脑屏障和胎盘屏障，并在乳汁中分泌。血浆蛋白结合率16%～36%。半衰期为5～7 h。主要以原形经肾排泄，约占总清除的70%，仅5%～10%被代谢成磺基氧化物等。肝功能不全者不影响其代谢过程。

【适应证】

（1）与其他抗HIV药联合治疗HIV感染。（2）有ALT升高和病毒活动复制的、HBV-DNA阳性、肝功能代偿的慢性乙型肝炎。

【用法与用量】

口服片剂、口服液：餐前或饭后服。

HIV感染：成人，一次0.15 g，bid，或一次0.3 g，qd。新生儿，按一次2 mg/kg，bid；1月龄～12岁儿童，按一次4 mg/kg（最大量0.15 g），bid。12岁以上剂量用法同成人。

肾功能减退者减量并延长用药间隔。肌酐清除率30～49 mL/min者，一日0.15 g，qd；15～29 mL/min者，首日0.15 g，随后一日0.1 g，qd；5～14 mL/min者，首日0.15 g，随后一日50 mg，qd；＜5 mL/min者，首日50 mg，随后一日25 mg，qd；血液透析者，首日0.15 g，随后一日25～50 mg，qd。

慢性乙型肝炎：成人，一次0.1 g，qd。2岁以上儿童，按一次3 mg/kg（最大量0.1 g），qd。疗程根据病情恢复情况而定，HBeAg阳性者至少治疗1年。达显效病人，HBeAg转阴、HBeAb转阳、HBV-DNA转阴、ALT正常，经连续2次（至少间隔3个月）检测，确认疗效巩固后，可考虑停药观察。

艾滋病合并慢性乙型肝炎时，成人，一次0.15 g，bid，并需与其他抗HIV药联合。

【不良反应】

（1）常见上呼吸道感染样症状、头痛、恶心、身体不适、腹痛和腹泻、贫血、红细胞及血小板减少，症状一般较轻并可自行缓解。（2）少见肝炎病情加重、高血糖、关节疼痛、肌痛、皮肤过敏反应等。（3）罕见横纹肌溶解。

【禁忌证】

对本品过敏者；妊娠期13周内。

【注意事项】

（1）妊娠期13周以上使用须权衡利弊，哺乳期使用应停止哺乳。（2）妊娠期用药仍应对新生儿进行常规的乙型肝炎疫苗接种。（3）治疗慢性乙型肝炎，少数停药后病情加重。因此，停药后要严密观察，若症状加重应重新用药。（4）对慢性乙型肝炎尚无2岁以下儿童的疗效和安全性资料。（5）对临床情况及病毒学指标进行定期检查。（6）随用药时间延长耐药性增加，因而其长期应用受到限制。（7）应特别警惕，核苷类抗逆转录病毒药单用或联合均可导致乳酸性酸中毒、严重肝肿大伴脂肪变性，甚至发生致命性事件。

【药物相互作用】

（1）与具有相同排泄机制的药物，如磺胺甲噁唑、甲氧苄啶同用，其血药浓度可增加 40%，无临床意义，但有肾功能不全者应注意。（2）可增高齐多夫定的血药峰浓度，但生物利用度无显著变化。（3）禁止联用恩曲他滨，因其结构、效应、安全性和耐药特点相似。（4）避免与膦甲酸钠、更昔洛韦注射剂合用。

【制剂与规格】

（1）拉米夫定片：0. 1 g；0. 15 g；0. 3 g。（2）拉米夫定口服液：240 mL：2. 4 g。

司他夫定(Stavudine)

【药理作用】

司他夫定为胸腺核苷类似物，在体内被细胞激酶磷酸化后形成有活性的代谢物三磷酸司他夫定，抑制 HIV 逆转录酶，从而阻止病毒 DNA 合成。

【药物动力学】

口服易吸收，0. 5～1. 5 h 达峰浓度，生物利用度 80%。当血药浓度较低时，细胞内的药物浓度仍处于抑制 HIV 的有效浓度，因而其血药浓度和临床疗效的关系不明显。在体内的代谢途径和代谢物尚未了解。在细胞内的半衰期为 3～3. 5 h，消除半衰期为 1～1. 6 h。30%～60% 以原形从尿排出。

【适应证】

与其他抗 HIV 药联合治疗 HIV-1 感染。

【用法与用量】

口服片剂、胶囊、糖浆：每次间隔 12 h，服药与进餐无关。个体间剂量差异较小。

成人常用量：体重 ≥ 60 kg 者，一次 40 mg，q12h；< 60 kg 者，一次 30 mg，q12h。

儿童常用量：新生儿，按一次 0. 5 mg/kg，q12h。1 月龄以上，体重 < 30 kg 者，按一次 1 mg/kg，q12h；≥ 30 kg 者均按 30 kg 计算，按一次 1 mg/kg，q12 h。

剂量调节：用药后若出现手足麻木、刺痛，需注意周围神经病变。这些症状在儿童中难以发现。治疗中若出现以上症状，应立即停药，症状可自行消失，但少数会加剧。待症状完全消失后，成人可用以下剂量继续用药：体重 ≥ 60 kg 者，一次 20 mg，q12h；< 60 kg 者，一次 15 mg，q12h。儿童按推荐剂量减半。继续用药后若再发生神经损害，需考虑完全停用。

肾功能减退者减量并延长用药间隔。肌酐清除率 ≥ 50 mL/min 者，不需调整剂量。26～50 mL/min 者，体重 ≥ 60 kg 者，一次 20 mg，q12h；< 60 kg 者，一次 15 mg，q12h。10～25 mL/min 者，体重 ≥ 60 kg 者，一次 20 mg，qd；< 60 kg 者，一次 15 mg，qd。

血液透析者推荐剂量为：体重 ≥ 60 kg 者，一次 20 mg，qd；< 60 kg 者，一次 15 mg，

qd。在完成血液透析后或非血液透析日的同一时间服用。

【不良反应】

（1）主要为剂量依赖性周围神经炎，表现为手足麻木刺痛。一日量0. 1 mg/kg、0. 5 mg/kg、2 mg/kg，发生率分别为6%、17%、31%。因此，其使用受到限制。（2）贫血，中性粒细胞和血小板减少，甚至发生白血病。（3）少见乳酸性酸中毒、肝脂肪变性、肝炎及肝损害、胰腺炎，转氨酶（ALT及AST）和淀粉酶升高。（4）肌肉疼痛、头痛、寒战、发热、腹泻、脂肪营养不良、皮疹等。（5）偶见焦虑、抑郁、眩晕、嗜睡、神经痛、精神错乱、哮喘、呼吸困难。（6）罕见迅速进展的神经性肌无力。

【禁忌证】

对本品过敏者。

【注意事项】

（1）妊娠期不推荐使用，确有指征须权衡利弊，哺乳期使用应停止哺乳。（2）应警惕周围神经毒性：须谨慎使用任何会加剧周围神经损害的药物。一旦发生应停药，症状消退后可考虑再次用药，若再次发生则应完全停药。（3）可能发生乳酸性酸中毒、肝脂肪变性及重度肝肿大、胰腺炎。联合用药时发生率高，一旦发生应停药。（4）老年人肝肾功能减退，应酌情减量。（5）定期检测肝功能、血常规。

【药物相互作用】

（1）利巴韦林、齐多夫定、多柔比星可使其细胞内磷酸化激活被抑制，从而降低其抗病毒作用，故禁止合用。（2）与去羟肌苷、羟基脲和利巴韦林合用，可发生胰腺炎甚至致死。故有先期症状出现时应立即停药。不推荐与去羟肌苷合用，尤其对妊娠期妇女。（3）应避免与具有神经毒性的药物合用。

【制剂与规格】

（1）司他夫定片：20 mg；30 mg；40 mg。（2）司他夫定胶囊：15 mg；20 mg；30 mg；40 mg。（3）司他夫定糖浆：240 mL：2. 4 g。

阿巴卡韦（Abacavir）

【药理作用】

阿巴卡韦为一种新型碳环2′-脱氧鸟苷核苷类药，在体内代谢为具有活性的三磷酸酯，通过竞争性地抑制2′-脱氧鸟苷核苷三磷酸酯结合进入核酸链，并阻止新碱基的加入，终止DNA链的合成，从而抑制HIV-DNA的合成。

【药物动力学】

口服吸收迅速而充分，生物利用度约83%。片剂1. 5 h达峰值，口服液1 h达峰值。可透过血脑屏障，脑脊液中为血药浓度的30%～44%。血浆蛋白结合率50%。主要经肝代谢，约66%的药物经乙醇脱氢酶葡糖醛酸化作用生成5′-羧酸和5′-葡萄糖苷酸。主要经肾排泄，尿中原形 1%～2%；粪便排出 16%。

【适应证】

与其他抗 HIV 药联合治疗 HIV 感染。

【用法与用量】

口服片剂、口服液：药物吸收不受进食影响。不宜服用片剂者可服口服液。

成人常用量：一次 0.3 g，bid。3 月龄～12 岁儿童：按一次 8 mg，bid。12 岁以上剂量用法同成人。

【不良反应】

（1）皮疹、头痛、疲劳、纳差等。（2）过敏反应，可有发热、恶心、呕吐、腹泻、腹痛、不适、乏力、咳嗽、咽痛、气短等。（3）严重有肝损害、肝肿大、肝脂肪变性、心肌梗死、乳酸性酸中毒。

【禁忌证】

对本品过敏者；中、重度肝功能不全者。

【注意事项】

（1）妊娠期确有指征须权衡利弊，哺乳期使用应停止哺乳。（2）有肝肿大、肝炎和其他已知有危险因素的肝病者，特别是肥胖、女性或长期服用核苷类似物者，应慎用核苷类药。（3）轻度肾功能不全者不必减量，重者应减量或不用。轻度肝功能不全者应减量。（4）疗程中若转氨酶（ALT 及 AST）迅速升高、进行性肝肿大或原因不明的代谢性或乳酸性酸中毒应停药。（5）可能出现免疫重建炎症综合征。

【药物相互作用】

（1）与大多抗 HIV 药如齐多夫定、拉米夫定、奈韦拉平有协同作用。（2）与利巴韦林合用可引起致死性乳酸性酸中毒，与更昔洛韦合用可增加血液毒性。（3）乙醇使其血药浓度增高，利福平使其血药浓度降低。

【制剂与规格】

（1）硫酸阿巴卡韦片：0.3 g。（2）硫酸阿巴卡韦口服液：240 mL：4.8 g。

依非韦伦（Efavirenz）

【药理作用】

依非韦伦为非核苷类逆转录酶抑制药，是半合成二脱氧核苷酸类似物。可抑制 HIV-1 逆转录酶，但对 HIV-2 逆转录酶和人细胞的 DNA 聚合酶 α、β、γ 或 δ 无作用。通过与 HIV-1 逆转录酶上的特定位点可逆性结合，终止 RNA 和 DNA 依赖性 DNA 聚合酶的活性，阻止病毒复制。主要作用于病毒复制早期，单用可致急性耐药，应联合用药。

【药物动力学】

口服吸收好，3～5 h 达峰浓度。血浆蛋白结合率 99.5%。在肝脏经 CYP 代谢，CYP3A4 和 CYP2B6 是主要同工酶，长期用药可诱导自身代谢，使药物蓄积度下降 22%～42%，半衰期缩短。消除半衰期在单剂时为 52～76 h，多剂量时缩短为 40～55 h（与酶诱导作用有关）。14%～34% 以代谢物由尿排出，16%～61% 以原形从粪便排出。

【适应证】

与其他抗 HIV 药联合治疗 HIV-1 病毒感染。

【用法与用量】

口服片剂：一日量顿服，睡前空腹顿服较好。

成人常用量：一次 0.6 g，体重 < 60 kg 者可酌情减量，一次 0.4 g。儿童常用量：用于 3 月龄以上。体重 > 10 kg 者，按一次 15 mg/kg；13～15 kg 者，一次 0.2 g；16～20 kg 者，一次 0.25 g；21～25 kg 者，一次 0.3 g；26～32 kg 者，一次 0.35 g；33～40 kg 者，一次 0.4 g。> 40 kg 者，剂量用法同成人。

【不良反应】

（1）常见瘙痒、皮疹，多为轻、中度的斑丘疹，常发生于治疗前 2 周，随继续治疗可在 1 个月内消退。（2）头痛、眩晕、失眠、嗜睡、多梦、抑郁、注意力下降等。（3）发热、恶心、腹泻，转氨酶（ALT 及 AST）升高、高脂血症等。（4）严重者 QT 间期延长、尖端扭转型室速、精神障碍、严重抑郁、自杀意念、多形红斑、皮肤黏膜眼综合征。

【禁忌证】

对本品过敏者；妊娠期 13 周内和哺乳期。

【注意事项】

（1）严重肝肾功能不全者、老年人、乙型和丙型肝炎慎用；有精神疾病或有滥用药物史者慎用。（2）转氨酶升高超过正常值的 5 倍可考虑停药。（3）约有 52% 出现精神症状，通常在用药后 1～2 d 内开始，睡前服用可减轻。当出现精神症状时应避免驾驶和操作机械。（4）若出现皮疹伴随发热、脱皮或起疱，应及时停药或加服糖皮质激素和抗组胺药。（5）高脂肪、高热量饮食可提高血药峰浓度，增加其生物利用度 50%，应当控制。（6）乙醇或含有乙醇的饮料可增加不良反应，禁止饮用。（7）不易经透析排除，一旦过量应及时服用药用炭。（8）尚未进行 3 月龄以下或体重 < 10 kg 儿童的研究。

【药物相互作用】

（1）可抑制特非那定、阿司咪唑、西沙必利、咪唑达仑、三唑仑和麦角胺的代谢，诱发心律失常或呼吸抑制，不可合用。（2）由于酶诱导作用，可降低蛋白酶抑制剂茚地那韦等的血药浓度。（3）苯巴比妥、苯妥英钠、克拉霉素、利福平等酶诱导药可增加其消除，降低其血药浓度峰值及 AUC。（4）可降低抗真菌药的血药浓度峰值及 AUC。

(5) 不可与匹莫齐特、氯吡格雷等合用。

【制剂与规格】

依非韦伦片：0.05 g；0.2 g；0.6 g。

奈韦拉平(Nevirapine)

【药理作用】

奈韦拉平为非核苷类逆转录酶抑制药，与 HIV-1 的逆转录酶直接结合，通过破坏该酶的催化位点，阻断 RNA、DNA 依赖的 DNA 聚合酶的活性。不与底物或三磷酸核苷产生竞争。对 HIV-2 病毒的逆转录酶及真核细胞 DNA 聚合酶，如人类 DNA 聚合酶 α、β、γ 或 δ 无抑制作用。

【药物动力学】

口服吸收良好，生物利用度 80%～90%，1 h 达峰浓度。与食物同服可延迟达峰时间 0.25～2.5 h，峰浓度下降 10%～40%，但生物利用度不变。半衰期为 5～7 h。主要在肝内代谢，经肾清除约 70%，粪便排出约 10%。

【适应证】

与其他抗 HIV 药联合治疗 HIV-1 感染。

【用法与用量】

口服片剂、胶囊、口服液：有导入期(先导期)，即在开始治疗的最初 14 d，服用治疗量的半量，即导入剂量顿服。若无严重不良反应才可增至全量分 2 次服。

成人常用量：一次 0.2 g，qd，连续 14 d；随后一次 0.2 g，bid。

儿童常用量：新生儿和婴幼儿，按一次 5 mg/kg，qd，连续 14 d；随后按一次 5 mg/kg，bid。3～8 岁，按一次 4 mg/kg，qd，连续 14 d；随后按一次 4 mg/kg，bid。> 8 岁，按一次 7 mg/kg，qd，连续 14 d；随后按一次 7 mg/kg，bid。儿童亦可按一次 160～200 mg/m^2，qd，连续 14 d；随后按相同剂量，bid。

成人和儿童一日最大量均不超过 0.4 g。应告知病人按剂量每日服用的必要性。如漏服应尽快服用下一次，但不要加倍服用。如停药超过 7 d，应按照推荐剂量重新开始，譬如成人 0.2 g，qd，先导期 14 d；随后一次 0.2 g，bid。

【不良反应】

(1) 少见严重肝毒性、皮肤黏膜眼综合征、中毒性表皮坏死松解症等。(2) 偶见症状性肝炎，罕见致死性肝坏死。(3) 出现皮疹约 16%，通常出现在前 6 周，常为轻度至中度。皮肤红斑或斑丘疹、瘙痒，分布于躯干、面部和手足。大多数病人由于皮疹而停药。(4) 上呼吸道感染样症状、头痛、全身不适、恶心、腹痛和腹泻等。

【禁忌证】

对本品过敏者；在用药期间，AST 或 ALT 超过正常值上限 5 倍，重新服药后迅速发生肝损害者；因严重皮疹、皮疹伴全身症状、过敏反应和严重肝毒性而中断治疗者不能再重新用药。

【注意事项】

（1）妊娠期慎用，哺乳期用药应停止哺乳。（2）肝、肾功能不全者慎用，确需使用要特别谨慎。（3）治疗中前 12 周是个临界期，这期间要严密观察与检测，防止潜在致命性的肝损害及皮肤反应。每个月至少检测 1 次以上，特别在增加剂量之前及增加剂量后 2 周。最初的 12 周过后，仍然要进行监控。（4）须经历 14 d 的先导期，可降低皮疹的发生率。若在先导期内发现皮疹，应待皮疹消失后再增加剂量。（5）先导期内与泼尼松（一日 40 mg）合用会扩大治疗前 6 周内皮疹的范围和程度。因此，不推荐用泼尼松预防本品引起的皮疹。（6）若有严重皮疹或皮疹伴有其他症状，如发热、水疱、口腔内黏膜损害、结膜炎、肿胀、肌肉或关节痛等应停药。（7）若出现肝炎症状应停药，即使恢复后亦不能继续用药。

【药物相互作用】

（1）可增快美沙酮的代谢而降低其血药浓度。（2）可使酮康唑的血药浓度明显下降，不可合用。（3）可降低口服避孕药的血药浓度，不宜合用。（4）与利福平、利福布汀合用时，仅在确有指征及密切观察下联合，并监测血药浓度。

【制剂与规格】

（1）奈韦拉平片（胶囊）：0.2 g。（2）奈韦拉平口服液：240 mL：2.4 g。

洛匹那韦利托那韦（Lopinavir and Ritonavir）

【药理作用】

洛匹那韦利托那韦为两种蛋白酶抑制剂组成的复方制剂。抗病毒活性由洛匹那韦产生，它是 HIV-1 和 HIV-2 蛋白酶抑制剂。而利托那韦可抑制 CYP3A4 介导的洛匹那韦代谢，从而提高其血药浓度。洛匹那韦可以阻断 Gag-pol 多聚蛋白前体的分裂，导致产生未成熟且无感染力的病毒颗粒。

【药物动力学】

食物不影响吸收。洛匹那韦基本上全部经肝 CYP3A4 代谢，利托那韦抑制 CYP3A4 对洛匹那韦的代谢，从而提高其血药浓度。服用本品 400：100 mg，洛匹那韦 4 h 达峰值。一日 2 次，连续 3 周，洛匹那韦的稳态血药浓度为（9.8 ± 3.7）μg/mL。洛匹那韦血浆蛋白结合率 98%～99%。洛匹那韦主要经肝代谢排出，尿排泄原形不到给药量的 3%。

【适应证】

与其他抗逆转录病毒药联合治疗 HIV 感染。

【用法与用量】

复方口服片、软胶囊、口服液：空腹或与食物同服。不宜片剂和胶囊的可服口服液。片剂、胶囊应整片(粒)服，不能咀嚼、掰开或压碎。

成人常用量：一次 400 mg∶100 mg（洛匹那韦∶利托那韦），bid；或一次 800 mg∶200 mg，qd。与依非韦伦或奈韦拉平联用，一次 500 mg∶125 mg，qd。

儿童常用量：6 月龄以上。体重 ≥ 45 kg，一次 400 mg∶100 mg，bid；< 45 kg，剂量减半。

【不良反应】

（1）常见轻至中度腹泻，少见恶心、呕吐、腹痛、消化不良、胃肠胀气和大便异常。（2）头痛、失眠、虚弱、皮疹。（3）中性粒细胞和血小板减少，转氨酶(ALT 及 AST)、胆红素、淀粉酶、血脂和血糖升高。（4）严重时可有房室传导阻滞、PR 间期延长、QT 间期延长，甚至尖端扭转型室速。（5）罕见肝损害、胰腺炎、多形红斑等。

【禁忌证】

对本品过敏者。

【注意事项】

（1）妊娠期确有指征应权衡利弊，哺乳期使用应停止哺乳。（2）血友病患者可诱发出血。（3）有器质性心脏病、缺血性心脏病、心肌病发生心脏不良反应的风险增加。（4）潜在的乙型肝炎或丙型肝炎，可出现或加重转氨酶(ALT 及 AST)升高、肝损害。（5）可能发生免疫重建炎症综合征。（6）先天性长 QT 间期综合征或低钾血症，发生 QT 间期延长和尖端扭转型室速的风险增加。

【药物相互作用】

（1）不可与主要依赖 CYP3A 清除且血药浓度升高会引起严重或致命性不良事件的药物同用。如阿司咪唑、特非那定、二氢麦角醇、麦角新碱、麦角胺、西沙必利、匹莫齐特、咪达唑仑、三唑仑等。（2）利福平可明显降低本品的血药浓度，影响疗效，不可合用。（3）本品是 CYP3A4 抑制剂，主要由 CYP3A4 代谢的药物如二氢吡啶类钙通道阻滞剂、免疫抑制剂、以及西地那非、卡马西平、利多卡因、芬太尼、地高辛、氟替卡松、伊立康唑、文拉法辛、长春新碱等，合用可导致这些药物血药浓度升高。（4）禁止与胺碘酮、普罗帕酮、恩卡胺、氟卡胺、奎尼丁、辛伐他汀、洛伐他汀、依普利酮、利福平、甾体激素类药合用。（5）大蒜制剂可降低其血药浓度，疗效减低。

【制剂与规格】

（1）洛匹那韦利托那韦片：100 mg∶25 mg；200 mg∶50 mg。（2）洛匹那韦利托那韦软胶囊：133. 3 mg∶33. 3 mg。（3）洛匹那韦利托那韦口服液：每瓶 160 mL，每 1 mL 含洛匹那韦 80 mg，利托那韦 20 mg。

（王相海　张鲁闽　李忠翠　荆蕾蕾）

第二章

抗寄生虫病药

‖ 第一节　抗疟药 ‖

疟疾(malaria)是感染疟原虫所引起的虫媒传染病。被雌性按蚊叮咬而传播，输入带疟原虫者的血液或使用被疟原虫污染的注射器亦可感染。临床表现为周期性和间歇性发作，以发热、寒战、多汗为其临床特征。长期多次发作后可引起贫血和脾肿大。可发生轻重不同的并发症，如支气管炎、肾炎、血红蛋白尿等。

疟原虫有间日疟原虫、卵形疟原虫、三日疟原虫和恶性疟原虫，分别引起间日疟、卵形疟(卵圆疟)、三日疟和恶性疟。近年来确认了第五种，即诺氏疟原虫，其自然宿主是猴，不过亦可感染人类，引起诺氏疟。在我国主要是间日疟和恶性疟，其他少见，偶见输入病人。临床表现分为潜伏期、寒战期、发热期和出汗退热期。

纳入《国家基本药物目录》的抗疟药有氯喹、羟氯喹、伯氨喹、乙胺嘧啶和青蒿素类药。"青蒿素类药"是《抗疟药使用原则和用药方案》(修订稿)中所列的以青蒿素类药为基础的复方制剂、联合用药的药物和青蒿素类注射剂。方案中指出:"以青蒿素类药为基础的复方或联合用药(ACT)，包括青蒿琥酯片加阿莫地喹片、双氢青蒿素哌喹片、复方磷酸萘酚喹片、复方青蒿素片等。青蒿素类注射剂包括蒿甲醚和青蒿琥酯。"

青蒿素是我国首先研制成功的一种抗疟新药，它是从植物黄花蒿茎叶中提取的有效单体，有过氧基团的倍半萜内酯药物。或提取黄花蒿中含量较高的青蒿酸，然后半合成得到青蒿素衍生物，并可合成多种复方青蒿素制剂。青蒿素类药具有很强的抗疟作用，并对恶性疟有显著疗效。对红细胞内期疟原虫有杀灭作用，而对红细胞外期和继发性红细胞外期无效。主要作用于滋养体的膜结构，使食物泡膜呈螺纹状，使线粒体膜、核膜和内质网等发生改变，最后导致虫体结构裂解。主要用于控制疟疾症状，无预防和控制复发作用。

青蒿素类药一度为疟疾的治疗带来曙光，但随着普遍应用，疟原虫株对青蒿素也逐渐产生了耐药性。为了防止抗药性，现提倡联合用药。联用不同作用特点的抗疟药，干扰疟原虫的不同代谢环节，具有协同作用，既增强疗效又减少不良反应。

近年来WHO提出，为防止疟原虫抗药性的产生，不应单独使用青蒿素，应将复方青蒿素列为一线治疗药。复方青蒿素制剂是目前最有效的抗疟药，其治愈率可达到95%，而且起效时间比青蒿素单方制剂要短。

《抗疟药使用原则和用药方案》（修订稿）中提出："抗疟药的使用应遵循安全、有效、合理和规范的原则。根据流行地区的疟原虫及其对抗疟药的敏感性和临床表现，合理选择药物，严格掌握剂量、疗程和给药途径，以保证治疗效果和延缓抗药性的产生。"其中用药方案包括：间日疟的治疗、恶性疟的治疗、重症疟疾的治疗、孕妇疟疾的治疗、间日疟休止期根治以及预防用药。是合理使用抗疟药，规范疟疾治疗的技术指南。医疗卫生机构应结合本地实际参照执行，并不断总结实践经验加以提高。

氯喹(Chloroquine)

【药理作用】

氯喹为4-氨基喹啉衍生物，通过干扰原虫的核酸代谢，使其核酸合成减少，同时干扰原虫的蛋白酶分解来自宿主红细胞的血红蛋白，使虫体氨基酸缺乏，从而干扰原虫的繁殖。主要作用于红细胞内期裂殖体，对红细胞外期无效，对配子体也无直接作用，故不能用于预防及中断传播。能有效控制疟疾症状发作。易产生耐药性，常与其他抗疟药合用。

【药物动力学】

口服制剂和注射剂药物动力学相似。口服吸收快而充分，1～2 h达峰浓度，血药浓度维持较长。在红细胞中的浓度为血药浓度的10～20倍，而被疟原虫侵入的红细胞内的浓度，又比正常红细胞的浓度高约25倍。血浆蛋白结合率55%。与组织蛋白结合更多，在肝、脾、肾、肺中的浓度高于血药浓度达200～700倍，在脑和脊髓组织中的浓度为血药浓度的10～20倍。消除半衰期为2. 5～10 d。主要在肝内代谢转化，其主要代谢物是去乙基氯喹。10%～15%以原形经肾排泄，约8%随粪便排泄，极少量由乳汁排出。

【适应证】

（1）治疗对氯喹敏感的恶性疟、间日疟及三日疟。（2）疟疾症状的抑制性预防。（3）肠外阿米巴病、肺吸虫病、华支睾吸虫病。（4）结缔组织病如类风湿关节炎、盘状红斑狼疮、系统性红斑狼疮伴皮损及关节病变、干燥综合征。亦用于治疗光敏性皮炎如日晒红斑。

注射剂用于不能口服的对氯喹敏感的恶性疟、间日疟、三日疟和卵形疟，主要用于脑型疟。亦用于肠外阿米巴病如阿米巴肝脓肿等。在病情好转后改用口服制剂。

【用法与用量】

口服片剂：治疗间日疟应与伯氨喹联合。口服制剂和注射剂用量均以氯喹基质计。

成人常用量：(1) 治疗疟疾：首剂 1 g，第 2、第 3 d 各 0.5 g 顿服。与伯氨喹合用时，氯喹首剂 0.6 g，第 2、第 3 d 各 0.3 g 顿服。从服用氯喹的第 1 d 起，同时顿服伯氨喹一日 22.5 mg，连服 8 d。该联合疗法亦用于三日疟和卵形疟的治疗。(2) 抑制性预防疟疾症状发作：一次 0.5 g，一周 1 次。(3) 肠外阿米巴病：一日 1 g 顿服，连服 2 d；随后改为一日 0.5 g 顿服，总疗程为 3 周。(4) 类风湿关节炎、系统性红斑狼疮等：初始剂量一次 0.25 g，一日 1～2 次。经过 2～3 周，待症状控制后，改为一次 0.125 g，一日 2～3 次；或一次 0.25 g，qd。需长期维持，服用 6 周至 6 个月才能达到最大疗效。可作为水杨酸制剂及递减糖皮质激素时的辅助治疗。系统性红斑狼疮，经糖皮质激素治疗症状缓解后，可加用氯喹以减少激素用量。(5) 光化性唇炎及长期糜烂不愈的盘状红斑狼疮：初始剂量一日 0.25～0.5 g 顿服。1～2 周改为一日 0.125～0.25 g 顿服。以后每 1～2 周减至前次剂量的 1/2，最多服用 8 周。

儿童常用量：(1) 治疗疟疾：首剂按 10 mg/kg（最大量 0.6 g），高热期酌情减量。6 h 后按 5 mg/kg 再服 1 次；第 2、第 3 d 按一日 5 mg/kg 顿服。(2) 抑制性预防疟疾症状发作：按一次 8 mg/kg，一周 1 次。(3) 肠外阿米巴病，按一日 10 mg/kg（不超过 0.6 g），连服 2 d 后减量按一日 5 mg/kg，分 2～3 次，连服 2～3 周。间歇 1 周可重复一疗程。

注射剂：静脉滴注。不宜肌内注射，禁止静脉注射。主要用于脑型疟。

静滴时 0.5～0.75 g 加入 5%、10% 葡萄糖或 5% 葡萄糖氯化钠、0.9% 氯化钠溶液 500 mL 中，滴速按每分钟 12～20 滴。首日用量于 12 h 内全部输注完。

成人常用量：第 1 d 按 18～24 mg/kg（体重 > 60 kg 按 60 kg 计），第 2 d 按 12 mg/kg，第 3 d 按 10 mg/kg。成人亦可第 1 d 给予 1.5 g，第 2、第 3 d 均给予 0.5 g，总量为 2.5 g。

儿童常用量：按体重计，剂量用法同成人。但儿童应慎用注射液静滴。

【不良反应】

(1) 治疗疟疾时，可有头晕、头痛、眼花、耳鸣、烦躁，以及食欲减退、恶心、呕吐、腹痛、腹泻。可有皮疹、瘙痒、光敏反应和剥脱性皮炎等。大多较轻，停药后可自行消失。(2) 在治疗肺吸虫病、华支睾吸虫病及结缔组织疾病时，用药量较大、疗程较长，可能会有较重的反应。主要是对眼的毒性，因氯喹可由泪腺分泌，并由角膜吸收，在角膜上出现弥漫性白色颗粒，停药后可消失。(3) 本品相当部分在组织内蓄积，久服可致视网膜轻度水肿和色素聚集，出现暗点、色视受损、视力下降，严重时可有失明，常为不可逆性。(4) 可损害听力。妊娠期服用可导致小儿先天性耳聋、智力迟钝、脑积水、四肢缺陷等。(5) 少见白细胞减少，罕见溶血、再生障碍性贫血、可逆性中性粒细胞缺乏、血小板减少、紫癜等。(6) 偶见窦房结抑制，导致心律失常、休克，严重时可发生阿 - 斯综合征，甚至死亡。(7) 偶见药物性精神病、银屑病、毛发变白、脱发、神经与肌痛等。

【禁忌证】

对本品及 4- 氨基喹啉化合物过敏者；妊娠期和哺乳期；G6PD 缺乏；视网膜或视野改变者。肝、肾功能不全和心脏病禁用注射剂。

【注意事项】

（1）肝肾功能不全者、心脏病、重型多形红斑、卟啉病、银屑病及精神病慎用。（2）耐氯喹者效果不佳，吸烟可影响其疗效。（3）长期维持剂量以一日 ≤ 0. 25 g 为宜，疗程不 > 1 年。（4）长期应用可致视网膜黄斑病变，连续用 1 年者应作眼底及视野筛查。视网膜病变与超剂量有关。（5）G6PD 缺乏可发生溶血性贫血。（6）用药后白细胞 < 4×10^9/L 应停药。（7）注射剂不宜肌注，因容易引起心脏抑制，尤其是儿童。禁止静注。

【药物相互作用】

（1）与伯氨喹合用根治间日疟。（2）与氯喹同类物阿莫地喹、羟氯喹等合用可使其血药浓度增高。（3）与氯丙嗪等合用易加重肝脏负担。（4）与链霉素合用可加重神经肌肉阻滞作用。（5）洋地黄化后应用本品易引起心脏传导阻滞。（6）与肝素或青霉胺合用可增加出血。（7）氯化铵可加速其排泄而降低血药浓度。（8）与单胺氧化酶抑制剂（如呋喃唑酮、丙卡巴肼、苯乙肼、帕吉林等）合用毒性增加。（9）与曲安西龙合用易致剥脱性皮炎。（10）禁止饮酒和咖啡，以免加重不良反应。

【制剂与规格】

（1）磷酸氯喹片：75 mg（基质 50 mg）；250 mg（基质 155 mg）。（2）磷酸氯喹注射液：2 mL：129 mg（基质 80 mg）；5 mL：322 mg（基质 200 mg）。

羟氯喹（Hydroxychloroquine）

【药理作用】

羟氯喹其化学结构与氯喹相似，是氯喹 4 位氮原子上的乙基被羟乙基取代的衍生物。其抗疟作用与氯喹相同，但毒性仅为氯喹的一半。某些治疗效应，以及对自身免疫性疾病尚不清楚。这些包括与巯基的相互作用、干扰酶的活性、和 DNA 结合、稳定溶酶体膜、抑制前列腺素的形成、抑制多形核细胞的趋化作用和吞噬细胞的作用、干扰单核细胞白介素 -1 的形成和抑制中性粒细胞超氧化物的释放。

【药物动力学】

具有和氯喹相似的药理作用、药物动力学和体内代谢过程。口服吸收迅速，生物利用度约 74%。2～4. 5 h 达峰浓度。在眼、肝、肾、肾上腺等组织和器官中广泛分布。红细胞中的浓度是血药浓度的 2～5 倍。可透过胎盘屏障，少量进入乳汁。血浆蛋白结合率 50%。部分在肝内代谢为具有活性的脱乙基代谢物。主要经肾排泄，其中原形为 23%～25%，酸化尿液可增加药物随尿排出。

【适应证】

用于疟疾的治疗和预防，还可用于红斑狼疮、类风湿关节炎，以及由阳光引发或加剧的皮肤病变。

【用法与用量】

口服片剂：饭后服，与食物或牛奶同服可减轻胃肠道反应。疟疾治疗共服用4次；预防应在进入疟疾流行区前1～2周开始服或当时服用，一直持续至离开疫区8周后。

成人常用量：(1) 治疗：首剂0.8 g，6 h后再服0.4 g。第2、第3 d，一次0.4 g，qd。(2) 预防：一次0.4 g，每周1次。

儿童常用量：(1) 治疗：首剂按10 mg/kg，6 h后再服一次5 mg/kg。第2、第3 d，按一次5 mg/kg，qd。(2) 预防：按一次5 mg/kg，每周1次。

成人用于盘状红斑狼疮、系统性红斑狼疮、口腔扁平苔藓、光化性唇炎、干燥综合征等疾病：一次0.1～0.2 g，bid。一疗程2～4周，或视病情轻重而定。用于轻症系统性红斑狼疮、类风湿关节炎等自身免疫性疾病：一次0.2 g，一日1～2次。疗程持续数周或数月。长期维持治疗一日0.2 g，一日最大量0.4 g。

【不良反应】

(1) 长期用药有头晕、眩晕、耳鸣、听觉缺失、头痛、神经过敏和情绪不稳、精神障碍、惊厥等。(2) 长期用药可见眼外肌麻痹、骨骼肌无力、腱反射减退或消失等。(3) 引起视觉及角膜的改变远低于氯喹。长期大量用药可见睫状体调节障碍、视觉模糊。具有剂量相关性，停药可逆转。角膜一过性水肿、浑浊、敏感性降低，角膜色素沉着。视网膜黄斑水肿、萎缩、异常色素沉着、中央凹反射消失等，表现为视物困难、畏光等。停药后仍会进展，具有剂量相关性。(4) 皮肤和黏膜色素沉着、皮疹、紫癜、环形红斑和剥脱性皮炎、瘙痒、脱发等。(5) 食欲减低、恶心、呕吐、腹泻、腹痛等。(6) 偶见再生障碍性贫血、中性粒细胞缺乏、血小板减少等。(7) 心肌损害、传导异常、心室肥大时，应怀疑到药物的慢性毒性，停药后可能恢复。(8) 疲倦、体重减轻、非光敏性银屑病、卟啉病加重等。

【禁忌证】

对本品及4-氨基喹啉化合物过敏者；妊娠期和哺乳期；G6PD缺乏；视网膜或视野改变者，包括对任何4-氨基喹啉化合物治疗引起的视网膜或视野改变。

【注意事项】

(1) 6岁以下儿童尽量避免服用，肝肾功能不全者慎用。(2) 银屑病、卟啉病应避免使用，因可使病情加重，除非利大于弊。(3) 用药前均应进行眼科检查，包括视力灵敏度、眼科镜检、中心视野、色觉和眼底检查等。此后，应每年至少检查1次。(4) 视网膜病变与药物剂量相关性，每日剂量不超过6.5 mg/kg，发生视网膜损害的风险降低。(5) 若出现视力障碍应立即停药，并密切观察异常情况的进展。(6) 若出现骨骼肌功能和腱反射降低，应停药。(7) 长期用药应定期检测血常规、肝肾功能。(8) 因过量或过敏出现严重中毒症状时，建议给予氯化铵，成人一日8 g分次服，每周3～4天。

【药物相互作用】

(1) 抗酸药可减少本品的吸收，西咪替丁可增加其血药浓度。(2) 可增加地高辛、环孢素的血药浓度，可增加美托洛尔的生物利用度。(3) 与易致心律失常药合用可能增加室性心律失常的风险。(4) 可降低惊厥阈，可能诱发癫痫发作的风险增加。

【制剂与规格】

硫酸羟氯喹片：0.1 g；0.2 g。

伯氨喹(Primaquine)

【药理作用】

伯氨喹可杀灭间日疟、三日疟、恶性疟和卵形疟组织期的虫株，尤其是间日疟。并可杀灭多种疟原虫的配子体。对恶性疟的作用较强，使之不能再于蚊体内发育，以阻断传播。但对红细胞内期虫体作用较弱。

【药物动力学】

口服吸收快而充分，生物利用度 96%，1 h 达峰浓度。主要分布在肝、肺、脑和心等组织。消除半衰期为 6 h。大部分在体内代谢，仅 1% 经尿排出。因血药浓度维持时间短，故需反复多次用药才能收效。

【适应证】

用于根治间日疟、控制疟疾传播、治疗恶性疟。常与氯喹或乙胺嘧啶合用。

【用法与用量】

口服片剂：按伯氨喹基质计。

成人常用量：(1) 根治间日疟：一日 22.5 mg 顿服，连服 8 d；或一日 15 mg 顿服，连服 14 d；或一次 7.5 mg，tid，连服 7 d。(2) 杀灭恶性疟配子体，控制疟疾传播：配合氯喹等治疗恶性疟时，一日 15 mg 顿服，连服 3 d。

儿童常用量：(1) 根治间日疟：按一日 0.39 mg/kg 顿服，连服 14 d；或按一次 0.2～0.3 mg/kg，tid，连服 7 d。(2) 杀灭恶性疟配子体，控制疟疾传播：按一日 0.39 mg/kg 顿服，连服 3 d。

【不良反应】

毒性较其他抗疟药强。(1) 一日量超过 30 mg 时易发生疲乏、头昏、恶心、呕吐、腹痛、紫绀、药物热等，停药后可自行恢复。(2) G6PD 缺乏可发生急性溶血性贫血，一旦发生应立即停药，给予地塞米松或泼尼松可缓解，并静滴 5% 葡萄糖氯化钠注射液，严重者给予输血。如发生高铁血红蛋白血症，出现紫绀、胸闷等症状，可静注亚甲蓝按 1～2 mg/kg，能迅速改善症状。(3) 类风湿关节炎、系统性红斑狼疮病人使用易发生中性粒细胞缺乏。

【禁忌证】

对本品过敏者；妊娠期和哺乳期；1 岁以下婴儿；类风湿关节炎；系统性红斑狼疮；

G6PD 及烟酰胺腺嘌呤二核苷酸还原酶缺乏；蚕豆病及其他溶血性贫血及家族史。

【注意事项】

（1）应详细询问有无蚕豆病及其他溶血性贫血史及家族史、有无 G6PD 缺乏及烟酰胺腺嘌呤二核苷酸还原酶缺乏。（2）有肝、肾、血液系统疾病，糖尿病，急性细菌或病毒感染者慎用。（3）用药期间定期检测血常规。

【药物相互作用】

（1）本品作用于间日疟原虫的红细胞外期，与作用于红细胞内期的氯喹合用，可根治间日疟。（2）米帕林、氯胍可抑制其代谢，血药浓度明显提高，维持时间延长，毒性增加，但疗效未见增加。（3）不宜与其他具有溶血或骨髓抑制作用的药物合用。（4）避免与蒿甲醚、本芴醇合用。

【制剂与规格】

磷酸伯氨喹片：13. 2 mg（基质 7. 5 mg）；26. 4 mg（基质 15 mg）。

乙胺嘧啶（Pyrimethamine）

【药理作用】

乙胺嘧啶对某些恶性疟及间日疟原虫的红细胞外期有抑制作用，对红细胞内期的抑制作用仅限于未成熟的裂殖体阶段，能抑制滋养体的分裂。通过抑制二氢叶酸还原酶而影响疟原虫叶酸的代谢，使二氢叶酸不能还原为四氢叶酸，进而影响嘌呤及嘧啶核苷酸的生物合成，最终使疟原虫的繁殖受到抑制。疟原虫的 DNA 合成主要发生在滋养体阶段，在裂殖体期合成极少，故其主要作用于进行裂体增殖的疟原虫，对已发育完成的裂殖体则无效。

【药物动力学】

口服吸收较慢但完全。4～6 h 达峰浓度，血药浓度维持时间较长。抗叶酸作用可持续 48 h 以上。主要分布于红细胞、白细胞及肺、肝、肾、脾等器官中。可透过胎盘，能进入乳汁。半衰期为 80～95 h。主要经肾脏缓慢排出，少量从粪便排出。血药浓度为 10～100 μg/mL 时，能抑制恶性疟原虫敏感株的血内裂殖体。

【适应证】

用于预防疟疾，由于排泄缓慢，作用较持久，一次服药其预防作用可维持 1 周以上。与磺胺嘧啶合用治疗弓形虫病。

【用法与用量】

口服片剂：预防疟疾每周仅服 1 次，治疗弓形虫病应与磺胺嘧啶联合。

成人常用量：（1）预防疟疾：一次 25 mg，一周 1 次。于进入疫区前 1～2 周开始服，用至离开疫区后 6～8 周。（2）耐氯喹恶性疟：一次 6. 25 mg，bid，疗程 3 d。（3）弓形虫病：一日 50～100 mg 顿服，共 1～3 d（视耐受力而定），然后一日 25 mg 顿服，疗程 4～6 周。

儿童常用量：（1）预防疟疾：按一次 0.9 mg/kg（不 ＞ 25 mg），一周 1 次。（2）耐氯喹恶性疟：按一次 0.3 mg/kg，tid，疗程 3 d。（3）弓形虫病：按一次 0.5 mg/kg，q12h，服用 2～4 d 后剂量减半。疗程 4～6 周。新生儿可间隔 3～4 d 服药 1 次。

治疗弓形虫病，免疫功能低下者疗程可适当延长，伴 AIDS 应给予维持量长期用药。成人一日 15～30 mg，儿童一日 10～20 mg，分 2～3 次。同时服叶酸常用量以减少毒性反应。

【不良反应】

一般剂量时较为安全。（1）大剂量时，如一日 25 mg 连服 1 个月以上，就会出现叶酸缺乏现象。主要影响生长繁殖特别迅速的组织如骨髓、消化道黏膜等，导致造血功能障碍及消化道症状，如味觉改变或丧失，舌疼痛、红肿、烧灼感及针刺感，口腔溃疡、白斑等，食管炎所致的吞咽困难，恶心、呕吐、腹痛、腹泻等。（2）较严重为巨幼细胞贫血、白细胞减少等，如及早停药可自行恢复。（3）少见过敏性皮肤红斑。（4）过量可引起急性中毒，儿童更易发生。误服过量后 1～2 h 内可出现恶心、呕吐、胃部烧灼感、烦渴、心悸、烦躁不安等，重者出现眩晕、视力模糊、阵发性抽搐、惊厥昏迷，甚至引起死亡。

【禁忌证】

对本品过敏者；妊娠期和哺乳期。

【注意事项】

（1）意识障碍、G6PD 缺乏、巨幼细胞贫血慎用。（2）大剂量治疗弓形虫病时可引起中枢神经毒性反应，并干扰叶酸代谢。（3）大剂量时每周检测血常规 2 次。

【药物相互作用】

（1）与磺胺类、砜类、二氢叶酸还原酶抑制剂合用，在叶酸代谢的两个环节上起双重抑制作用，可提高疗效并减少耐药性，但亦可导致巨幼细胞贫血或全血细胞减少。（2）与叶酸有拮抗作用，合用可降低其效应。（3）与劳拉西泮合用可致肝损害。

【制剂与规格】

乙胺嘧啶片：6.25 mg；25 mg。

青蒿素哌喹(Artemisinin and Piperaquine)

【药理作用】

青蒿素哌喹又名复方青蒿素（compound artemisinin），为青蒿素与哌喹组成的复方制剂。两者组合有增效作用，并可延缓耐药性。

青蒿素亦称黄花蒿素（Arteannuin），系从菊科植物黄花蒿（青蒿）中提取的有过氧基团的倍半萜内酯，是高效、速效、低毒抗疟药。作用机制尚不十分清楚，主要是干扰疟原虫的表膜和线粒体功能。通过影响疟原虫红细胞内期的超微结构，使膜系结构发生变化。由于对食物泡膜的作用，阻断了疟原虫的营养摄取。当疟原虫损失大量胞浆和营养物质而又得不到补充时，会很快死亡。其作用方式是通过其内过氧化物桥，经血红蛋白分解后产生的游离铁所介导，产生不稳定的有机自由基以及其他亲电子的中介物，然后与疟原虫的蛋白质形成共价化合物，而使疟原虫死亡。

哌喹对疟原虫红细胞内期超微结构的部位主要是食物泡膜和线粒体，改变膜的功能以及线粒体肿胀导致其生理功能的破坏，使虫体死亡。

【药物动力学】

青蒿素口服吸收好，起效迅速，半衰期为2～3 h。青蒿素及其衍生物在体内首先转化为双氢青蒿素，其抗疟作用主要由双氢青蒿素产生。主要在肝内代谢，首过消除明显，时间依赖性明显，这种特性可能是复发率高的原因之一，其机制与药物的自身诱导代谢有关。

哌喹口服吸收好，24 h内吸收率80%～90%。分布于肝、肾、肺、脾等组织内，给药后8 h内，在肝内可达给药总量的1/4。在体内缓慢消失，作用时间持久，消除半衰期为9 d。主要经胆汁排出，存在肠肝循环。

【适应证】

用于治疗间日疟、恶性疟和三日疟，控制症状。可用于耐氯喹的疟疾，亦用于治疗凶险型恶性疟，如脑型、黄疸型等。

【用法与用量】

复方口服片（含青蒿素62.5 mg，哌喹375 mg）：总量等分2次，首剂后24 h服第2次。儿童：2～3岁，一次0.5片，总量1片；4～6岁，一次0.75片，总量1.5片；7～10岁，一次1片，总量2片；11～15岁，一次1.5片，总量3片。16岁以上儿童和成人，一次2片，总量4片。

【不良反应】

（1）可有恶心、呕吐、食欲不振、腹痛、腹泻等。（2）少见头晕、头痛、耳聋、睡眠不佳等。（3）过敏反应如皮疹、瘙痒等。（4）外周红细胞、转氨酶（ALT及AST）和肌酐一过性升高等。

【禁忌证】

对本品过敏者；妊娠期13周内；严重肝、肾功能不全者；白细胞和血小板减少。

【注意事项】

（1）妊娠期13周后、哺乳期慎用，哺乳期使用应停止哺乳。（2）儿童、肝肾功能不全者慎用。（3）因哌喹半衰期较长，半个月内不可重复使用。

【药物相互作用】

与伯氨喹合用可根治间日疟。与甲氧苄啶合用具有增效作用，并可减少近期复燃或复发。

【制剂与规格】

青蒿素哌喹片：每片含青蒿素 62.5 mg，磷酸哌喹 375 mg。

复方磷酸萘酚喹(Compound Naphthoquine Phosphate)

【药理作用】

复方磷酸萘酚喹为速效的青蒿素和长效的萘酚喹组成的复方制剂，两者组合有增效作用。萘酚喹对各种疟原虫裂殖体及某些虫株疟原虫配子体和组织期原虫有杀灭作用，对抗药性疟原虫有良好的治愈作用；对疟原虫有长效预防作用。

萘酚喹的特点是半衰期长，抗疟作用持续时间长。优点是治愈率高、杀虫彻底、复燃率低、毒性低，病人易于接受全疗程足量治疗，但其缺点是起效作用较慢。与青蒿素联合具有速效和延缓抗药性，作用互补、缩短疗程、减少剂量和延缓疟原虫对两者产生抗药性。

【药物动力学】

萘酚喹口服吸收较快且完全，生物利用度 96.4%，2～4 h 达峰浓度。分布较广，以肝脏最高，肾、脾、肺次之，红细胞内浓度高于血药浓度。半衰期长达 12.5 d。主要由尿排泄，少量从粪便排出。

【适应证】

用于治疗恶性疟、间日疟。

【用法与用量】

复方口服片：成人，萘酚喹总量 0.4 g、青蒿素总量 1 g，一次顿服。(1) 规格：每片含萘酚喹 50 mg、青蒿素 125 mg，共 8 片顿服。(2) 规格：每片含萘酚喹 100 mg、青蒿素 250 mg，共 4 片顿服。

【不良反应】

(1) 恶心、胃部不适。(2) 偶见转氨酶(ALT 及 AST)一过性升高，停药后可自行恢复。(3) 罕见血尿。

【禁忌证】

对本品过敏者；妊娠期 5 个月内；严重肝、肾功能不全者。

【注意事项】

(1) 妊娠期 5 个月后、哺乳期慎用，哺乳期使用应停止哺乳。(2) 肝肾功能不全者慎用。(3) 因萘酚喹半衰期较长，半个月内不可重复使用。(4) 尚无儿童用药经验。

【药物相互作用】

尚不明确。

【制剂与规格】

复方磷酸萘酚喹片：每片含萘酚喹 50 mg，青蒿素 125 mg；每片含萘酚喹 100 mg，青蒿素 250 mg。

双氢青蒿素哌喹(Dihydroartemisinin and Piperaquine)

【药理作用】

双氢青蒿素哌喹为双氢青蒿素和哌喹组成的复方制剂，两者组合有增效作用，并可延缓耐药性。双氢青蒿素为青蒿素的衍生物，是青蒿素的体内活性物质，作用机制同青蒿素。对疟原虫无性体有较强的杀灭作用，能迅速杀灭疟原虫和控制症状，对耐氯喹和哌喹的恶性疟仍有效。

【药物动力学】

双氢青蒿素口服吸收良好，起效迅速。口服 2 mg/kg 后，约 1. 3 h 达峰浓度，为 0. 71 μg/mL。体内分布广，排泄和代谢迅速。半衰期为 1. 6 h。

【适应证】

用于治疗恶性疟、间日疟。

【用法与用量】

复方口服片：成人总量 8 片。首剂 2 片，首剂后 6～8 h、24 h、32 h 各服 2 片；或总量 8 片，一次 2 片，早晚各 1 次。儿童，7～10 岁总量 4 片，一次 1 片；11～15 岁总量 6 片，一次 1. 5 片，共服用 4 次，用药时间同成人。≤ 6 岁儿童酌情减量。> 16 岁剂量用法同成人。

【不良反应】

(1) 可有恶心、呕吐、食欲不振、腹痛、腹泻等。(2) 少见头晕、头痛、耳聋、睡眠不佳等。(3) 过敏反应，如皮肤瘙痒、皮疹等。(4) 外周红细胞一过性降低，转氨酶(ALT 及 AST)、肌酐一过性升高等。

【禁忌证】

对本品过敏者；妊娠期 13 周内；严重肝、肾功能不全者；白细胞和血小板减少。

【注意事项】

(1) 妊娠期 13 周后、哺乳期慎用，哺乳期使用应停止哺乳。(2) 肝肾功能不全者慎用。(3) 本品无退热作用。(4) 因哌喹半衰期较长，半个月内不可重复使用。

【制剂与规格】

双氢青蒿素磷酸哌喹片：每片含双氢青蒿素 40 mg，磷酸哌喹 320 mg。

青蒿琥酯(Artesunate)

【药理作用】

青蒿琥酯为青蒿素的水溶性衍生物，作用机制同青蒿素。对疟原虫红细胞内期有强大而快速的杀灭作用，能迅速控制临床发作及症状。

【药物动力学】

静注后体内分布广泛，以肠、肝、肾较高。血药浓度很快下降，半衰期约 30 min。主要在体内代谢转化。仅有少量由尿、粪便排泄。

【适应证】

用于恶性疟，如脑型疟及各种危重疟疾的抢救。症状控制后，再用其他抗疟药根治。

【用法与用量】

口服片剂：成人，首日一次 100 mg，bid；次日起一次 50 mg，bid。疗程共 5 d。儿童，< 7 岁按一日 1.5 mg/kg，> 7 岁按一日 1.2 mg/kg，等分 bid 或 q12h。疗程共 5 d。

注射剂：静脉注射、肌内注射，不可静滴。60 mg 加入所附的 5% 碳酸氢钠溶液 0.6 mL 中，振摇 2～3 min，待完全溶解，再加入 5% 葡萄糖或 5% 葡萄糖氯化钠、0.9% 氯化钠溶液 5.4 mL 中，配制成 10 mg/mL。静注速度按 3～4 mL/min。

成人常用量：首剂 60 mg 或按 1.2 mg/kg，首剂后 4 h、24 h、48 h 各重复 1 次。危重者首剂 120 mg。3 d 为一疗程，疗程总量 240～300 mg。或一次 60 mg，qd，连续用 7 d，首剂加倍，疗程总量 480～540 mg。危重者首剂后 4～6 h 可再静注 60 mg。

儿童常用量：< 7 岁按一次 1.5 mg/kg；> 7 岁按一次 1.2 mg/kg（不超过 60 mg）。首剂后 4 h、24 h、48 h 各重复 1 次，共 4 次。

使用注射剂病情缓解且能进食后，改用 ACT 口服剂型，直至完成治疗疗程。

【不良反应】

用量大于 2.75 mg/kg 时，少见外周网织红细胞和白细胞一过性降低，转氨酶（ALT 及 AST）升高。

【禁忌证】

对本品过敏者；妊娠期 2 个月内。

【注意事项】

（1）妊娠期 2 个月后、哺乳期慎用。（2）症状控制后，宜用其他抗疟药如阿莫地喹、伯氨喹根治。（3）本品 5 d 疗程，在耐氯喹地区治疗恶性疟复燃率 < 10%。若用于治疗无免疫力病人和重症，宜用 7 d 疗程。当病人清醒后或能口服时，可改为青蒿琥酯片，直至完成 7 d 疗程。（4）注射剂溶解后立即使用，若出现浑浊不可使用。

【药物相互作用】

注射剂不能与酸性药物混合静注。与甲氟喹合用有协同作用。

【制剂与规格】

（1）青蒿琥酯片：50 mg；100 mg。（2）注射用青蒿琥酯：60 mg；120 mg。

蒿甲醚(Artemether)

【药理作用】

蒿甲醚为青蒿素的脂溶性衍生物，作用机制同青蒿素。对疟原虫红细胞内期有高效、速效的杀灭作用，抗疟作用为青蒿素的 10～20 倍。

【药物动力学】

口服吸收快且较完全，0. 5 h 达峰浓度。肌内注射 10 mg/kg，7 h 达峰浓度，为 0. 8 μg/mL。体内分布广泛，以脑最多，肝、肾次之。半衰期为 13 h。主要经粪便排泄，其次经尿排泄。

【适应证】

用于各型疟疾，但主要用于耐氯喹恶性疟的治疗和凶险型恶性疟的急救，显效迅速，近期疗效好。注射剂还用于急性上呼吸道感染高热病人的对症处理，疗效较好。

【用法与用量】

口服片剂、胶囊：一日量顿服。成人，首剂 160 mg 顿服；次日起一次 80 mg 或按一次 1. 6 mg/kg 顿服。共服 5 d。成人亦可按以下方法：首剂及首剂后 8 h 各服 80 mg 或按一次 1. 6 mg/kg；次日起 80 mg 顿服。连续 7 d。儿童，5～10 岁为成人剂量的 1/3～1/2；10～15 岁为成人剂量的 2/3～3/4。用法和疗程同成人。

注射剂：肌内注射。成人，首剂 160 mg，次日起一次 80 mg，qd，连续用 5～7 d。严重者首剂后 4～6 h 再肌注 80 mg。成人亦可首剂 160～200 mg，次日起一次 80～100 mg，用药时间同前述。儿童，首剂按 3. 2 mg/kg，次日起按一次 1. 6 mg/kg，qd，连续用 5 d。使用注射剂病情缓解且能进食后，改用 ACT 口服剂型，再进行 1 个疗程。

注射剂用于急性上呼吸道感染高热病人：成人一次 160 mg，肌内注射。

复方口服片(复方蒿甲醚片)：用药时间，第 1 d 首剂后 8 h 再服 1 次，第 2、第 3 d 于早、晚各服 1 次。3 d 共服用 6 次。成人及 16 岁以上或体重 ＞ 35 kg 的儿童，一次 4 片，共服 6 次总量 24 片。儿童体重 5～15 kg，一次 1 片，共服 6 次总量 6 片；体重 15～25 kg，一次 2 片，共服 6 次总量 12 片；体重 25～35 kg，一次 3 片，共服 6 次总量 18 片。

【不良反应】

少见转氨酶(ALT 及 AST)轻度升高，偶见网织红细胞一过性减少。

【禁忌证】

对本品过敏者；妊娠期 2 个月内。

【注意事项】

（1）妊娠期 2 个月后、哺乳期慎用。（2）体重 < 5 kg 的儿童不推荐使用。（3）注射液遇冷若有凝固现象，可微温溶解后使用。

【药物相互作用】

与伯氨喹合用可降低复燃率。苯巴比妥可诱导本品的脱醚甲基，使代谢增快。

【制剂与规格】

（1）蒿甲醚片：40 mg。（2）蒿甲醚胶囊：40 mg；100 mg。（3）蒿甲醚注射液：0. 5 mL∶40 mg；1 mL∶80 mg；1 mL∶100 mg；2 mL∶200 mg。（4）复方蒿甲醚片（复方本芴醇）：每片含蒿甲醚 20 mg，本芴醇 120 mg。

阿莫地喹(Amodiaquine)

【药理作用】

阿莫地喹为 4- 氨基喹啉类抗疟药，是一种有效的裂殖体杀灭药。抗疟作用与氯喹相似，作用于红细胞内期疟原虫，能迅速控制临床症状。其特点是副作用较氯喹少，妊娠期与肝功能不全者亦可应用，尤其适宜儿童。对抗氯喹疟原虫也有效，常与伯氨喹合用。

【药物动力学】

口服吸收快。在肝内迅速转化为活性代谢物去乙基阿莫地喹。仅有 2% 药物原形从尿排出。去乙基阿莫地喹排除速度缓慢，半衰期长达 9 ~ 18 d。个别数月后还可从尿中检测到原形及其代谢物。

【适应证】

用于治疗各种疟疾，尤其是对其他抗疟药产生抗药性的恶性疟，亦用于疟疾的急性发作。在用药后 24 ~ 48 h 内迅速控制发热和头痛等症状。还用于治疗肝阿米巴病、华支睾吸虫病、肺吸虫病、结缔组织病等。亦用于治疗光敏性皮炎，如日晒红斑。

【用法与用量】

口服片剂：每日或每周量顿服。

成人：预防用药每周顿服 0. 3 g。治疗用药首日、次日各顿服 0. 6 g，第 3 d 顿服 0. 45 g。阿莫地喹与青蒿琥酯联合：两者总用量各为 12 片（阿莫地喹每片 150 mg，青蒿琥酯每片 50 mg），每日各顿服 4 片，连服 3 d。

儿童：预防用药每周顿服 0. 3 g。治疗用药按一日 10 mg/kg，连续 3 d，总量 30 mg/kg。不同年龄组和体重组推荐每日剂量如表 2-1 所示。

表 2-1　各年龄段和体重用药剂量（规格：每片 150 mg）

年龄	体重（kg）	第 1 d（片）	第 2 d（片）	第 3 d（片）
<4 月龄	5～6	0.5	0.5	0.25
4～11 月龄	7～10	1	0.5	0.5
1～2 岁	11～14	1	1	1
3～4 岁	15～18	1.5	1	1
5～7 岁	19～24	1.5	1.5	1.5
8～10 岁	25～35	2.5	2.5	2
11～13 岁	36～50	3	3	3
≥14 岁	>50	4	4	3

【不良反应】

（1）治疗剂量时与氯喹类似（参阅氯喹）。但其所致药物性肝炎、周围神经炎和中性粒细胞缺乏的高发生率，其使用受到限制。（2）偶见恶心、呕吐、腹泻、眩晕、嗜睡、头痛和光敏反应等。（3）长期用药可导致角膜沉积物、视觉障碍，出现指甲、皮肤变青灰色。（4）可引起心律失常，如期前收缩、心动过缓等。（5）大剂量可发生昏厥、痉挛和不自主运动。

【禁忌证】

对本品及 4- 氨基喹啉过敏者；有阿莫地喹治疗引起的肝损伤史；有阿莫地喹治疗引起血液系统不良反应者；有视网膜疾病史（如反复用药）。

【注意事项】

因其肝毒性和引起中性粒细胞减少等毒副作用，不再推荐用于预防疟疾。其他与氯喹相同（参阅氯喹）。

【制剂与规格】

盐酸阿莫地喹片：150 mg。

‖ 第二节　抗阿米巴病药及抗滴虫病药 ‖

阿米巴病（amebiasis）是由溶组织内阿米巴引起的疾病。有肠内感染；肠外感染，如肝、肺、脑阿米巴脓肿等。滴虫病（trichomoniasis）是由阴道毛滴虫感染所致的一种常见的性传播疾病，它仅累及泌尿生殖道，主要是阴道、尿道及前列腺。硝基咪唑类药目前仍为治疗阿米巴、滴虫等原虫和厌氧菌感染的主要药物。参阅第一章第九节，硝基咪唑类药。

第三节　抗利什曼原虫病药

利什曼病(leishmaniasis)又称黑热病(kala-azar),由利什曼原虫引起的慢性地方性传染病,侵害皮肤、黏膜和内脏。通过白蛉传播。5～8月为白蛉活动季节,白蛉吸吮病人血液,原虫便进入白蛉体内,发育繁殖成鞭毛体,7 d后白蛉再次叮蛟人体时,将鞭毛体注入人体内即可引起感染。原虫主要寄生在病人血液、肝、脾、骨髓和淋巴结中。

内脏利什曼病表现不规则发热、消瘦、贫血、全血细胞减少,肝、脾、淋巴结肿大,皮肤和黏膜形成肥厚或溃疡病变,进行性面色苍白、浮肿及皮肤粗糙,皮肤颜色加深。

治疗药物主要有葡萄糖酸锑钠和喷他脒。前者疗效好,副作用少,为首选药物。后者疗效不及葡萄糖酸锑钠,且毒性大,副作用多,仅用于对锑剂有耐药性或不能使用者。

葡萄糖酸锑钠(Sodium Stibogluconate)

【药理作用】

葡萄糖酸锑钠为五价锑剂,在体内转化成三价锑剂,通过干扰原虫硫醇代谢促进凋亡。锑剂可通过与巯基结合而起作用。经选择性细胞内胞饮摄入,进入巨噬细胞的吞噬体,其中存在的利什曼原虫被消灭。

【药物动力学】

肌注吸收良好,肝脾中含量最高,药物浓集于脾中,有利于杀灭利什曼原虫。不与红细胞结合,其血药浓度远较三价锑化合物为高,但维持时间较短,较快经肾排出,约80%于6 h内经尿排出。静注相同剂量95%以上经尿排出,表明在体内无明显代谢和蓄积现象。肾功能减退可影响锑的排泄,可致蓄积中毒。少量在肝内还原成三价锑。约12%蓄积于血管外腔隙,给药5 d后即呈饱和状态,由此锑剂缓慢释放。

【适应证】

治疗利什曼原虫病。近期治愈率99%,2年复发率低于10%。复发可再用本品治疗。

【用法与用量】

注射剂:肌内注射、静脉注射。用量按五价锑计。

成人常用量:一次0.6 g,qd,连续用6～10 d;或疗程总量按90～130 mg/kg,体重以50 kg为限,总量以6.5 g为限,等分为6～10次剂量,每日注射一次剂量。

儿童常用量:疗程总量按120～150 mg/kg,总量以6.5 g为限,等分为6次剂量,每日注射一次剂量。

对敏感性较差的虫株感染,可重复1～2个疗程,疗程间隔10～14 d。对全身情况较差者,可采用3周疗法。疗程总量等分6次剂量,一周静注2次剂量(间隔3 d)。对新近曾接受锑剂治疗者可减量。WHO推荐:按一日20 mg/kg,qd,至少20 d,直至骨髓或脾穿刺图片利什曼原虫转阴。

【不良反应】

（1）可有恶心、呕吐、腹痛、腹泻、咳嗽等。（2）偶见白细胞减少。（3）注射局部疼痛、肌痛和关节僵直。（4）后期可出现心电图改变，如T波低平或倒置、QT间期延长等，多为可逆性，但可能为严重心律失常的前奏。（5）罕见休克和猝死。

【禁忌证】

对本品过敏者；肺炎；肺结核；严重心、肝、肾疾病。

【注意事项】

（1）心、肝、肾功能不全者慎用，若使用应加强监护。（2）治疗过程中有出血倾向，体温突然上升或中性粒细胞减少、呼吸加速、剧烈咳嗽、水肿、腹腔积液时应暂停用药。（3）过期药物有变成三价锑的可能，不可使用。

【药物相互作用】

尚不明确。

【制剂与规格】

葡萄糖酸锑钠注射液：6 mL∶1.9 g（含五价锑0.6 g）。

第四节　抗血吸虫病药

血吸虫病（schistosomiasis）由血吸虫感染所致，流行于长江流域及江南地区。根据感染程度、临床症状、宿主免疫状态、虫卵沉积部位及病程的不同，分为急性、慢性、晚期和异位血吸虫病。急性血吸虫病主要由接触疫水（含血吸虫尾蚴），经皮肤感染，主要表现发热和腹泻。慢性血吸虫病由多次接触疫水，少量反复感染，或急性血吸虫病经治疗未愈转变为慢性。临床表现隐匿，多在其他原因就医或粪便检测时发现，可有腹泻和腹痛，稀便偶带血，重者有脓血便，伴里急后重，症状间歇出现，时轻时重。随病情发展可有乏力、消瘦、肝脾肿大、贫血及嗜酸性粒细胞增加。治疗血吸虫病首选吡喹酮。

吡喹酮（Praziquantel）

【药理作用】

吡喹酮为广谱抗吸虫和绦虫药。对血吸虫、绦虫、囊虫、华支睾吸虫、肺吸虫、姜片虫均有杀灭作用。对虫体的作用机制为：（1）增加虫体细胞膜的通透性，使其细胞内Ca^{2+}丧失，导致虫体肌发生强直性收缩继而产生痉挛性麻痹。（2）对虫体皮层有迅速而明显的损伤作用，引起合胞体外皮肿胀，出现空泡，形成大疱，突出体表，最终表皮糜烂溃破，分泌体几乎全部消失，环肌与纵肌亦迅速先后溶解。皮层破坏后，影响虫体吸收与排泄功能，更重要的是其体表抗原暴露，从而易遭受宿主的免疫攻击，大量嗜酸性粒细胞附着皮损处并侵入，促使虫体死亡。此外，还可抑制虫体核酸与蛋白质合成，增加内源性糖原耗竭。

【药物动力学】

口服吸收迅速，吸收率 80%，2 h 达峰浓度。口服 10～15 mg/kg 血药峰值约 1 μg/mL。在肝内代谢，主要形成羟基代谢物，仅极少量未代谢的原形进入体循环。门静脉血中浓度较周围静脉血药浓度高 10 倍以上。脑脊液浓度为血药浓度的 15%～20%，哺乳期乳汁中约为血药浓度的 25%。主要分布于肝脏，其次为肾、肺、胰腺、肾上腺、脑垂体、唾液腺等，很少透过胎盘，无器官特异性蓄积现象。半衰期为 0. 8～1. 5 h，其代谢物的半衰期为 4～5 h。主要以代谢物形式经肾排出，72% 于 24 h 内排出，80% 于 4 d 内排出。

【适应证】

用于治疗血吸虫病、华支睾吸虫病、肺吸虫病（并殖吸虫病）、姜片虫病以及绦虫病和囊虫病。

【用法与用量】

口服片剂：饭后或餐间服。

成人常用量：（1）治疗吸虫病：① 血吸虫病：急性血吸虫病，疗程总量为 120 mg/kg，等分于 4 d 连服，每日量分 3 次。体重 > 60 kg 按 60 kg 计算。各种慢性血吸虫病，采用疗程总量为 60 mg/kg 的 2 日疗法，每日量等分 3 次于餐间服。② 华支睾吸虫病：疗程总量为 150～210 mg/kg，等分于 3 d 连服，每日量分 3 次。③ 肺吸虫病（并殖吸虫病）：疗程总量为 225 mg/kg，等分于 3 d 连服，每日量分 3 次。④ 姜片虫病：按 15 mg/kg 顿服。（2）治疗绦虫病：① 牛带绦虫病和猪带绦虫病：按 10～20 mg/kg 清晨顿服，1 h 后服用硫酸镁导泻。② 短小膜壳绦虫和阔节裂头绦虫病：按 25 mg/kg 顿服。（3）治疗囊虫病：疗程总量按 120～180 mg/kg，等分于 3～5 d 连服，每日量分 2～3 次。囊虫数量多、病情重者，宜采用小剂量、长疗程法，即疗程总量按 120～180 mg/kg，等分 9 d 连服，每日量分 3 次。未愈者可间隔 2～3 个月再服 1 个疗程。

儿童常用量：（1）治疗吸虫病：① 血吸虫病：急性血吸虫病，疗程总量为 120～140 mg/kg，等分于 4 d 连服，每日量分 3 次。各种慢性血吸虫病，疗程总量为 60 mg/kg，体重 < 30 kg 者为 70 mg/kg，等分于 2 d 连服，每日量分 3 次。皮肤涂擦 1‰的吡喹酮，12 h 内对血吸虫尾蚴有可靠的防护作用。② 华支睾吸虫病：疗程总量为 120～150 mg/kg，等分于 3 d 连服，每日量分 3 次。③ 肺吸虫病（并殖吸虫病）：疗程总量为 150～225 mg/kg，等分于 3～5 d 连服，每日量分 3 次。④ 姜片虫病：按 15 mg/kg 顿服。（2）治疗绦虫病。① 牛带绦虫病和猪带绦虫病：按 10 mg/kg 清晨顿服，1 h 后服用硫酸镁导泻。② 短小膜壳绦虫和阔节裂头绦虫病：按 15 mg/kg 顿服。（3）治疗囊虫病：疗程总量按 120～180 mg/kg，等分 3～5 d 连服，每日量分 2～3 次。

WHO推荐治疗吸虫病：用于4岁以上儿童。① 血吸虫病：按一次20 mg/kg，tid，服1 d。② 肝吸虫病：按一次25 mg/kg，tid，服1 d。③ 肺吸虫病（并殖吸虫病）：按一次25 mg/kg，tid，连服2 d。每次间隔时间均为4～6 h。

【不良反应】

（1）常见头昏、头痛、恶心、腹痛、腹泻、乏力、四肢酸痛等。（2）少见心悸、胸闷等，心电图显示T波改变和期前收缩，偶见室上性心动过速、心房颤动。（3）偶见诱发精神失常，消化道出血，转氨酶（ALT及AST）一过性升高。

【禁忌证】

对本品过敏者；哺乳期；眼囊虫病。

【注意事项】

（1）严重心、肝、肾疾病及有精神病史者慎用，哺乳期使用应暂停哺乳，直至停药后72 h内。（2）治疗寄生于组织内的寄生虫，如血吸虫、肺吸虫、囊虫等，由于虫体死亡后释放出大量的异种蛋白抗原物质，可引起发热、嗜酸性粒细胞增多、皮疹等，偶见过敏性休克，应注意观察。（3）脑囊虫病需住院治疗，并辅以防治脑水肿和降低颅内压（应用地塞米松和脱水剂）或防治癫痫持续状态的治疗措施，以防发生意外。（4）合并眼囊虫病时，应先手术摘除虫体，随后进行药物治疗。（5）有明显头昏、嗜睡等神经系统反应者，治疗期间以及停药后24 h内切勿驾驶、操作机械等。（6）在囊虫病驱除带绦虫时，应将隐性脑囊虫病除外，以免发生意外。（7）接受利福平治疗而又急需抗寄生虫药治疗的，应考虑使用其他药物。若必须用吡喹酮治疗，应在给药前停用利福平4周。在完成吡喹酮治疗后1 d，即可恢复利福平的治疗。

【药物相互作用】

禁止同时使用CYP强诱导剂，如利福平等。

【制剂与规格】

吡喹酮片：0.2 g。

‖ 第五节　驱肠虫药 ‖

肠虫病主要包括蛔虫病、蛲虫病、钩虫病、鞭虫病、类圆线虫病、旋毛虫病和广州管圆线虫病等。驱肠虫药有阿苯达唑、甲苯达唑、左旋咪唑、噻嘧啶、三苯双脒、哌嗪和伊维菌素等。阿苯达唑为治疗蛔虫病、蛲虫病、鞭虫病、类圆线虫病、旋毛虫病和广州管圆线虫病首选，钩虫病次选药物（首选三苯双脒）。

阿苯达唑(Albendazole)

【药理作用】

阿苯达唑为高效广谱驱虫药，系苯并咪唑类中驱虫谱较广、杀虫作用最强的一种。除杀成虫外，还可杀灭虫卵和幼虫。在体内迅速代谢为亚砜、砜醇和2-胺砜醇。可影响虫体内多种生化代谢活动。阻断肠道寄生虫对多种营养和葡萄糖的摄取，导致虫体内源性糖原耗竭；抑制虫体线粒体延胡索酸还原酶系统，阻止三磷酸腺苷(ATP)的产生，致使虫体无法生存和繁殖；与虫体微管蛋白结合，抑制分泌颗粒转运和其他亚细胞运动，胞浆逐渐溶解，吸收细胞完全变性，导致虫体死亡。并有完全杀死钩虫卵和鞭虫卵及部分杀死蛔虫卵的作用。

【药物动力学】

不溶于水，在肠道内吸收缓慢。2.5～3 h达峰浓度。在肝内转化为丙硫苯咪唑-亚砜、丙硫苯咪唑-砜，前者为杀虫成分。分布于肝、肾、肌肉等组织，能透过血脑屏障。半衰期为8.5～10.5 h。在24 h内87%的原形及代谢物从尿排出，13%从粪便排出，在体内无蓄积。

【适应证】

用于治疗钩虫、蛔虫、鞭虫、蛲虫、旋毛虫病等，还用于治疗囊虫病、棘球蚴病(包虫病)和华支睾吸虫病。

【用法与用量】

口服片剂、胶囊：幼小儿童完整吞服有困难，可以压碎和咀嚼，并用少量凉开水送服。

成人和12岁以上儿童：(1)蛔虫病、蛲虫病：一次0.4 g顿服。若需要2～4周后重复1次。(2)钩虫、鞭虫、贾第虫、类圆线虫病：一次0.4 g，bid，连服3 d。(3)旋毛虫病：一次0.4 g，bid，连服7 d。(4)囊虫病：按一日20 mg/kg，分2～3次，一疗程10 d。停药15～20 d后，可进行第2疗程。一般需2～3个疗程。(5)棘球蚴病：按一日20 mg/kg，分2次，一疗程1个月。一般需5个疗程以上，疗程间隔7～10 d。(6)华支睾吸虫病：按一日10 mg/kg顿服，连服7 d；或按一日20 mg/kg，分2～3次，连服3～4 d。

2～12岁儿童：(1)蛔虫病：一次0.4 g顿服。若需要10 d后重复1次。(2)蛲虫病：一次0.4 g顿服。2～4周后重复1次。(3)钩虫、鞭虫、贾第虫、类圆线虫病：一次0.2 g，bid，连服3 d。(4)旋毛虫病：一次0.2 g，tid，连服7 d。(5)囊虫病：按一日20 mg/kg，分2～3次，一疗程10 d。停药15～20 d后，可进行第2疗程。一般需2～3个疗程，甚至5个疗程。(6)棘球蚴病：按一日20 mg/kg，分2次，一疗程1个月。一般需6～12个疗程，疗程间隔5～7 d。(7)广州管圆线虫病：按一日20 mg/kg，分3次，一疗程7 d。(8)华支睾吸虫病：按一日10 mg/kg顿服，连服7 d；或按一日20 mg/kg，分2～3次，连服3～4 d。

【不良反应】

（1）少见口干、乏力、嗜睡、头晕、头痛，以及恶心、上腹部不适等，但均较轻微。（2）药疹、剥脱性皮炎等，白细胞（尤其是中性粒细胞）、血小板减少。（3）治疗囊虫病特别是脑囊虫病时，因囊虫死亡释出异种蛋白，可出现头痛、发热、皮疹、肌酸痛、视力障碍、癫痫发作等，多在用药后2～7 d发生。应采取相应措施（应用糖皮质激素、降颅内压、抗癫痫等治疗）。（4）治疗囊虫病和棘球蚴病，因用药剂量较大，疗程较长，可出现转氨酶（ALT及AST）升高，多于停药后逐渐恢复。（5）罕见脑炎综合征，为迟发性反应，多发生在用药后10～40 d，逐渐出现精神神经异常。

【禁忌证】

对本品过敏者；妊娠期和哺乳期；2岁以下儿童；有蛋白尿、化脓性皮炎以及各种急性疾病；严重心、肝、肾功能不全者及活动期溃疡病；眼囊虫病手术摘除虫体前。

【注意事项】

（1）蛲虫病易自身重复感染，故2周后应重复治疗1次。（2）脑囊虫病应住院治疗，以免发生意外。（3）合并眼囊虫病时，应先行手术摘除虫体，随后进行药物治疗。（4）治疗囊虫病，囊尾蚴的异种蛋白可引起明显的炎性反应和脑水肿，使临床症状加重，应严密观察，同时给予脱水剂和糖皮质激素治疗，有癫痫发作者可使用抗癫痫药控制症状。

【药物相互作用】

（1）与西咪替丁、地塞米松或吡喹酮合用，可增加不良反应。（2）可抑制茶碱类的代谢，增加其毒性反应。（3）不可与哌嗪类药合用。（4）与噻嘧啶合用，可消除因虫体移动造成的不良反应如呕吐、腹痛、胆道蛔虫、口吐蛔虫等，同时可增强驱虫效果。

【制剂与规格】

阿苯达唑片（胶囊）：0.1 g；0.2 g。

（张鲁闽　王相海）

第三章

麻醉药

‖ 第一节　局部麻醉药 ‖

局部麻醉药(local anesthetics)简称局麻药，通过可逆性地阻断神经纤维冲动和传导作用，因而在局部产生暂时性的感觉缺失。局麻药作用于给药部位，并从给药部位扩散而迅速消失。然而，局麻药的作用不仅限于局部，若被吸收进入血液或直接注入，可影响中枢神经、心血管系统及其他功能，其影响程度和性质取决于单位时间内进入血液循环的药量。

不同局麻药的效能、毒性、作用时间、稳定性、水溶性和黏膜的渗透力相差甚大。因此，局麻药有多种用药方法，如表面麻醉、局部浸润、局部静脉麻醉、神经丛阻滞、硬脊膜外隙阻滞和蛛网膜下隙阻滞。局麻药亦用于缓解术后疼痛，以减少镇痛药需求量。按化学结构分类，主要有酰胺类和酯类。酰胺类局麻药如利多卡因、布比卡因、罗哌卡因、甲哌卡因、依替卡因、丙胺卡因等；酯类局麻药如普鲁卡因、氯普鲁卡因、丁卡因、可卡因。依据局麻药作用时效分为短效、中效和长效局麻药。短效局麻药如普鲁卡因、氯普鲁卡因；中效局麻药如利多卡因、甲哌卡因、丙胺卡因；长效局麻药如布比卡因、罗哌卡因、依替卡因、丁卡因。本节有盐酸利多卡因、碳酸利多卡因、布比卡因、盐酸罗哌卡因。

盐酸利多卡因(Lidocaine Hydrochloride)

【药理作用】

盐酸利多卡因为中效酰胺类局麻药和Ⅰb类抗心律失常药。既作为局麻药，又作为抗心律失常药用于治疗室性心律失常。局部麻醉作用比普鲁卡因强，维持时间长1倍。血液吸收后或静脉给药，对中枢神经系统有明显的兴奋和抑制双相作用，而且可无先驱的兴奋。血药浓度较低时，出现镇痛和嗜睡、痛阈提高。随剂量加大，作用或毒性增强。当血药浓度超过5 μg/mL可引起中毒症状，甚至发生惊厥。在低剂量时，可促进心肌细胞内 K^+ 外流，降低心肌的自律性，具有抗室性心律失常作用；在治疗剂量时，对心肌细胞的电活动、房室传导和心肌的收缩无明显影响；较大剂量时，可引起心脏传导速度减慢，房室传导阻滞，抑制心肌收缩力和使心排血量下降。

【药物动力学】

注射后组织分布快而广，能透过血脑屏障和胎盘。麻醉强度大、起效快、弥散力强，从局部消除约需 2 h。与肾上腺素合用可延长其作用时间。大部分先经肝微粒体酶降解为仍有局麻作用的脱乙基中间代谢物单乙基甘氨酰胺二甲苯，毒性增高，再经酰胺酶水解，经尿排出。给药量的 10% 以原形排出，少量经胆汁排泄。

注射剂用于抗心律失常时，可静注或静滴。静注起效迅速，注射后 45～90 s 起效，作用持续 10～20 min。血浆蛋白结合率 50%～80%，半衰期为 1～2 h。

【适应证】

（1）浸润麻醉、硬脊膜外隙阻滞、表面麻醉（包括在胸腔镜检查或腹腔手术时作黏膜麻醉）及神经传导阻滞。（2）治疗急性心肌梗死（AMI）后室性期前收缩和室性心动过速，强心苷类药中毒、心脏外科手术、心导管术等引起的室性心律失常。

【用法与用量】

注射剂：用于麻醉时，根据不同需要，有多种用药方法，采用不同浓度的溶液。药液若含对羟基苯甲酸酯作为防腐剂者，不得用于神经阻滞或椎管内注射。

成人常用量：（1）表面麻醉：2%～4% 溶液，一次不超过 100 mg。（2）骶管阻滞：用 1% 溶液，以 200 mg 为限。（3）硬脊膜外隙阻滞：胸腰段用 1. 5%～2% 溶液，250～300 mg。（4）浸润麻醉或静注区域阻滞：用 0. 25%～0. 5% 溶液，50～300 mg。（5）周围神经阻滞：臂丛（单侧）用 1. 5% 溶液，250～300 mg。牙科用 2% 溶液，20～100 mg。肋间神经用 1% 溶液，每支神经 30 mg，总量以 300 mg 为限。宫颈旁浸润用 0. 5%～1% 溶液，左、右侧各 100 mg。椎旁脊神经阻滞用 1% 溶液，每支神经 30～50 mg，总量以 300 mg 为限。阴部神经用 0. 5%～1% 溶液，左、右侧各 100 mg。（6）交感神经节阻滞：颈星状神经节用 1% 溶液，50 mg。

成人一次限量：不加肾上腺素为 200 mg（4 mg/kg），加肾上腺素为 300～350 mg（6 mg/kg）；静注区域阻滞，极量 4 mg/kg；治疗用静注，首次按 1～2 mg/kg，极量 4 mg/kg；成人静滴以 1 mg/min 为限。反复多次给药，间隔时间不得少于 45～60 min。

儿童常用量：根据身体状况和麻醉方法不同，使用最低的浓度和有效剂量。常用 0. 25%～0. 5% 溶液，特殊情况可用 1% 或 2% 溶液，一次给药总量不超过 4. 5 mg/kg。（1）局部浸润和周围神经阻滞：用 1% 或 2% 溶液，1% 溶液按 0. 3 mL/kg，2% 溶液按 0. 15 mL/kg，不超过 3 mg/kg（最大量 200 mg），2 h 内不可重复给药。（2）咽喉、气管表面麻醉：用 2% 溶液，按 0. 15 mL/kg，不超过 3 mg/kg，2 h 内不可重复给药。可使用喷雾方式给药。（3）尿道表面麻醉：用 2% 溶液，按 0. 15 mL/kg，不超过 3 mg/kg，2 h 内不可重复给药。（4）脊髓麻醉：用 2% 溶液，不超过 3 mg/kg，2 h 内不可重复给药。

2% 胶浆：用时振摇。（1）在胃镜检查前 5～10 min 含于咽喉部慢慢咽下。成人常用量：一次 10～30 mL。(2) 5～7 mL 涂抹于食管、咽喉、气管和尿道导管的外壁；女性作阴道检查时可用棉签涂抹于局部。尿道扩张术和膀胱镜检查术用量 200～400 mg。

注射剂用于抗心律失常：静注或静滴。静滴一般以 5% 葡萄糖溶液配成 1～4 mg/mL。使用微量注射泵以便更准确地控制速率。

成人常用量：(1) 静注：首次 50～100 mg 或按 1～1. 5 mg/kg 作负荷量，注射时间 2～3 min。必要时每 5 min 重复 1～2 次，每次按 0. 5～0. 75 mg/kg，但 1 h 内总量不超过 300 mg。静注最大负荷量为 3 mg/kg。(2) 静滴：在静注负荷量后以 1～4 mg/min 持续滴注，或以每分钟 0. 015～0. 03 mg/kg 持续滴注，最大维持量滴速 4 mg/min。老年人、心衰、心源性休克、肝血流量减少、肝肾功能不全者应减量，以 0. 5～1 mg/min 滴注。0. 1% 溶液滴速不 > 100 mg/h。(3) 极量：静注时 1 h 内最大负荷量为 4. 5 mg/kg 或 300 mg。滴注时最大维持量 4 mg/min。

儿童常用量：按一次 1 mg/kg 静注，每 10～15 min 可重复 1 次，总量不超过 5 mg/kg。维持量按每分钟 0. 02～0. 05 mg/kg 持续滴注。

【不良反应】

(1) 可作用于中枢神经系统，引起嗜睡、感觉异常、肌震颤、惊厥、昏迷甚至呼吸抑制等。(2) 可引起低血压及心动过缓。血药浓度过高，可引起心房传导速度减慢、房室传导阻滞，抑制心肌收缩力、心输出量下降。(3) 可有红斑皮疹、血管性水肿等。(4) 其他如恶心、呕吐，血小板减少、高铁血红蛋白血症。

【禁忌证】

对本品及其他局麻药过敏者；阿 - 斯综合征；预激综合征；严重传导阻滞包括窦房、房室及心室内传导阻滞；卟啉病；未经控制的癫痫禁止静脉用药。

【注意事项】

(1) 对其他局麻药过敏者，也可能对本品过敏。(2) 下列情况慎用：妊娠期、新生儿尤其是早产儿、肝血流量减低、肝肾功能不全者、充血性心力衰竭、严重心肌受损、低血容量及休克等。(3) 应严格掌握用药浓度和用药总量，超量可引起惊厥及心脏骤停。其体内代谢较普鲁卡因慢，有蓄积作用，可引起中毒而发生惊厥。(4) 老年人应根据需要和耐受力调整剂量，> 70 岁剂量减半。(5) 麻醉时应防止误入血管，以防中毒症状。(6) 治疗心律失常或麻醉时心电图 PR 间期延长或 QRS 波增宽，出现其他心律失常或原有心律失常加重者应立即停药。(7) 治疗心律失常时应注意检查血压、心电图，并备有抢救设备。

【药物相互作用】

(1) 中枢神经抑制剂可增强和延长其麻醉作用，增强局麻效果。纳洛酮可明显减少因静注所致呼吸频率减慢的发生率。(2) 因协同作用使肌松药增效。琥珀胆碱还可控制本品的中毒惊厥。(3) 氨基糖苷类可增强本品的神经阻滞作用。(4) 与普鲁卡因合用可增强麻醉效应。(5) 可增强静脉全麻药丙泊酚的催眠效应。(6) 与抗惊厥药合用，可增强本品对心脏的影响，导致心脏停搏，亦可增加中枢神经系统的不良反应。巴比妥类药可促进本品代谢，合用可引起心动过缓，甚至窦性停搏。（7）β受体拮抗剂、西咪替丁抑制本品在肝内代谢，使其血药浓度增高，易发生心脏和神经系统不良反应，应调整剂量。（8）不可与双氢麦角胺等合用，因可导致血压极度升高。（9）异丙肾上腺素因增加肝血流量，可使其总清除率升高；去甲肾上腺素因减少肝血流量，使其总清除率下降。（10）与下列药物有配伍禁忌：苯巴比妥、硫喷妥钠、硝普钠、甘露醇、两性霉素B、氨苄西林、磺胺嘧啶。

与抗心律失常药合用的相互作用：（1）溴苄胺可拮抗本品负性变力作用，两药合用可增强抗心律失常作用。（2）与普萘洛尔合用，抗心律失常作用和毒性均增强。（3）与普鲁卡因胺合用，抗心律失常作用和毒性均增强。可发生一过性谵妄及幻觉，但不影响本品血药浓度。（4）奎尼丁、美西律、丙吡胺、美托洛尔可使本品的毒性增加，甚至引起窦性停搏。（5）胺碘酮可能降低本品的清除，导致心律失常如窦性停搏等，癫痫发作，昏迷等。（6）与普罗帕酮合用可抑制本品的氧化代谢途径，减少肝脏血流量，从而增强中枢神经系统的不良反应如眩晕、感觉异常、昏睡等。（7）与妥卡尼合用可导致严重的中毒反应如癫痫发作，而抗心律失常的效应无明显提高。

【制剂与规格】

（1）盐酸利多卡因注射液：2 mL∶4 mg（溶剂用）；5 mL∶0.1 g；10 mL∶0.2 g。（2）2%利多卡因胶浆：10 g∶0.2 g。

碳酸利多卡因(Lidocaine Carbonate)

【药理作用】

碳酸利多卡因为中效酰胺类局麻药。与盐酸利多卡因相比阻滞作用强，起效快，肌松弛好。表面麻醉作用为其4倍，浸润麻醉和椎管麻醉作用为其2倍，传导麻醉作用为其6倍。但两者的毒性无差别。

【药物动力学】

动力学参数与盐酸利多卡因无显著性差异。本品为CO_2饱和条件下制成的注射液，pH 7.2～7.7，非离子成分较盐酸利多卡因高，其中的CO_2可促进局麻药的弥散与捕获。使组织分布更快且广，致神经组织效应增强。能透过血脑屏障和胎盘。注射后通过组织吸收，15 min内的血药浓度较盐酸利多卡因稍高，从局部消除约需2 h，加肾上腺素可延长至4 h。大部分先经肝微粒体酶降解为仍有局麻作用的脱乙基中间代谢物单乙基甘氨酰胺二甲苯，毒性增高，再经酰胺酶水解，经尿排出。给药量约10%以原形排出，少量经胆汁排泄。

【适应证】

用于硬脊膜外隙阻滞、臂丛神经阻滞、齿槽神经阻滞。

【用法与用量】

注射剂：阻滞麻醉。药液宜现用现抽取，抽吸时尽量减少空气吸入，药液抽入注射器后直接使用，剩余应弃去。

（1）硬脊膜外隙阻滞：根据需要阻滞的节段数和病情调节用量。成人常用量为 10～15 mL（173～259. 5 mg），肝、心功能不全者用量酌减。（2）神经干（丛）阻滞：15 mL（259. 5 mg），极量 20 mL（346 mg）。（3）齿槽神经阻滞：2 mL（34. 6 mg）。

【不良反应】

（1）可作用于中枢神经系统，引起嗜睡、感觉异常、肌震颤、惊厥、昏迷及呼吸抑制等。（2）可引起低血压及心动过缓。血药浓度过高，可引起心房传导速度减慢、房室传导阻滞，抑制心肌收缩力、心输出量下降。

【禁忌证】

对本品及其他局麻药过敏者；二度或三度房室传导阻滞；有癫痫大发作史；严重肝功能不全者及休克。

【注意事项】

（1）妊娠期、哺乳期不宜使用。（2）儿童、年老体弱、肝肾功能不全者、充血性心力衰竭、严重心肌受损、低血容量等慎用。（3）其扩散力较强，一般不用于蛛网膜下隙阻滞，慎用于浸润麻醉。（4）由于个体差异较大，应先给予小剂量，无特殊情况才给常用量或足量。（5）其毒性较普鲁卡因大，且易于扩散，故用于局部麻醉的剂量应减少 1/3～1/2，同时应按规定稀释，严格掌握用药浓度和剂量，超量可引起惊厥及心脏骤停。（6）高血压不宜加用肾上腺素。（7）应注意检测血电解质和血药浓度，血压和心电监护，并备有抢救设备。麻醉时心电图 PR 间期延长或 QRS 波增宽，出现心律失常或原有心律失常加重时应立即停药。

【药物相互作用】

（1）β 受体拮抗剂、西咪替丁抑制本品在肝内代谢，使其血药浓度增高，易发生心脏和神经系统不良反应，应调整剂量。（2）巴比妥类可促进其代谢，两药合用可引起心动过缓，甚至窦性停搏。（3）与普鲁卡因胺合用，可发生一过性谵妄及幻觉，但不影响本品的血药浓度。（4）异丙肾上腺素因增加肝血流量，可使其总清除率升高；去甲肾上腺素因减少肝血流量，使其总清除率下降。（5）与下列药物有配伍禁忌：苯巴比妥、硫喷妥钠、硝普钠、甘露醇、两性霉素 B、氨苄西林、磺胺嘧啶。

【制剂与规格】

碳酸利多卡因注射液：5 mL∶86. 5 mg；10 mL∶173 mg。

布比卡因(Bupivacaine)

【药理作用】

布比卡因为长效酰胺类局麻药。麻醉时间比盐酸利多卡因长 2～3 倍。弥散度与其相仿。对循环和呼吸的影响较小，对组织无刺激性，不产生高铁血红蛋白血症。常用量对心血管功能无影响，大剂量时可致血压下降，心率减慢。对 β 受体有明显阻断作用。无明显快速耐受性。

【药物动力学】

给药后首先在注射局部分布，主要由神经组织摄取，按浓度梯度以弥散方式扩散，其弥散度与盐酸利多卡因相似。一般给药 5～10 min 起效，15～25 min 达药物效应峰值，维持 3～6 h 或更长。当药物浓度达一定水平时，神经的兴奋与传导被阻断。血浆蛋白结合率 95%，体内蓄积少，大部分在肝内代谢后经肾排泄，约 5% 以原形随尿排出。

【适应证】

用于浸润麻醉、周围神经阻滞、椎管内阻滞和术后镇痛。

【用法与用量】

注射剂：根据不同需要，有多种用药方法，采用不同浓度的溶液。浸润麻醉用 0. 1%～0. 125%；神经阻滞用 0. 25%～0. 5%；硬脊膜外隙阻滞用 0. 25%～0. 75%。上胸部使用低浓度，而腹部手术肌松弛要求高，可用 0. 5%～0. 75%；术后镇痛一般用 0. 125% 即可。

成人常用量：(1) 臂丛神经阻滞：0. 25% 溶液 20～30 mL（50～75 mg），或 0. 375% 溶液 20 mL（75 mg）。(2) 骶管阻滞：0. 25% 溶液 15～30 mL（37. 5～75 mg），或 0. 5% 溶液 15～20 mL（75～100 mg）。(3) 硬脊膜外隙阻滞：0. 25%～0. 375% 溶液，10～20 mL 可以镇痛；0. 5% 溶液，10～20 mL 用于一般的下腹部手术；0. 75% 溶液，10～20 mL 用于中上腹部手术。每隔 3 h 可重复给药，用量为上述初始量的一半。(4) 局部浸润：总用量一般以 175～200 mg（0. 25% 溶液 70～80 mL）为限，24 h 内分次给药，一日极量 400 mg。(5) 交感神经节阻滞：总用量 50～125 mg（0. 25% 溶液 20～50 mL）。(6) 蛛网膜下隙阻滞：常用量 5～15 mg，加入 10% 葡萄糖溶液成高渗液，或用脑脊液稀释成近似等渗液。

成人局部浸润一次用药安全剂量不超过 2 mg/kg，加入肾上腺素可增加到 3 mg/kg，一日最大量不超过 8 mg/kg。年老体弱者应酌情减量。蛛网膜下隙阻滞不超过 15 mg。

儿童常用量：(1) 婴儿，单次注射最大量 2 mg/kg，常用 0. 0625%～0. 15% 溶液，持续术后输注（区域阻滞）最大量按每小时 0. 2 mg/kg。(2) 1 岁以上儿童，单次注射最大量 2. 5 mg/kg，常用 0. 15%～0. 25% 溶液，持续术后输注（区域阻滞）最大量按每小时 0. 4 mg/kg。

【不良反应】

(1) 少见低血压、心动过缓、恶心、呕吐、头晕、头痛、寒战、尿潴留等。若出现严重副作用,可静注麻黄碱或阿托品。(2) 对心脏毒性大,过量或误入血管可发生严重毒性反应,心血管性虚脱,甚至发生心律失常。一旦发生心脏毒性,导致心脏停搏几无复苏希望。

【禁忌证】

对本品过敏者;肝、肾功能不全者。

【注意事项】

(1) 妊娠期、低蛋白血症、酸血症、缺氧病人、12 岁以下慎用。(2) 毒性较利多卡因大 4 倍,对心脏毒性尤其要注意,可引起循环衰竭和惊厥。心脏毒性症状出现较早,往往循环衰竭与惊厥同时发生,一旦心脏停搏,复苏甚为困难。(3) 对高龄或伴有心脏传导阻滞应特别注意,硬脊膜外隙阻滞后会出现低血压和心动过缓。应预先输液扩容或使用血管活性药,可用麻黄碱 5～10 mg 静注,必要时可重复用药。(4) 本品不可静脉给药,所以在注射时须反复抽吸,不得有回血,以确定不是在血管内注射。

【药物相互作用】

(1) 与其他局麻药或与酰胺类局麻药结构相关的药物合用,毒性反应增加,应高度警惕。(2) 鞘内注射的同时硬脊膜外隙给予罗哌卡因可使其效应延长。(3) 可增加顺阿曲库铵的神经肌肉阻滞效应。(4) 先给予本品后丙泊酚的催眠作用增强,而用量降低。(5) 与抗心律失常药合用,增加心脏抑制。(6) 普萘洛尔可使其清除率降低,毒性增加。(7) 利多卡因可被本品从蛋白结合处置换出来,可能引起高铁血红蛋白血症。(8) 与维拉帕米合用,易引起心脏传导阻滞。(9) 与血管紧张素转换酶抑制剂合用,可加重心动过缓和低血压,甚至引起意识丧失。(10) 与伊曲康唑合用,本品的清除率降低 20%～25%,而稳态血药浓度相对升高 20%～25%。虽然临床意义有限,但合用时应考虑到此影响。(11) 服用哌唑嗪者用本品硬脊膜外隙阻滞的过程中可出现严重低血压。

【制剂与规格】

盐酸布比卡因注射液:5 mL∶25 mg;5 mL∶37. 5 mg。

盐酸罗哌卡因(Ropivacaine Hydrochloride)

【药理作用】

盐酸罗哌卡因是首个纯左旋异构体(S- 形)长效酰胺类局部麻醉药。具有麻醉和镇痛双重效应,大剂量可产生外科麻醉,低浓度时产生感觉神经阻滞和运动神经阻滞的分离。对心脏毒性较低;有一定的血管收缩作用,加用肾上腺素不改变其阻滞强度和持续时间;对子宫胎盘的血流无明显影响。

【药物动力学】

其血药浓度取决于剂量、用药途径和注射部位的血管分布。符合线性药物动力学，最大血药浓度和剂量成正比。从硬脊膜外隙的吸收是完全的，呈双相性，快相半衰期为 14 min，慢相终末半衰期约为 4 h。易透过胎盘屏障。主要通过芳香羟基化作用而充分代谢，静注后总剂量的 86% 由尿排出。

【适应证】

外科手术麻醉：硬脊膜外隙麻醉包括剖宫产术，蛛网膜下隙麻醉，区域神经阻滞。急性疼痛控制：持续硬脊膜外隙输注或间歇性单次用药，如术后或分娩疼痛，区域神经阻滞。

【用法与用量】

注射剂：仅供有区域麻醉经验的医师或在其指导下使用。（1）硬脊膜外隙阻滞麻醉，包括骨科、妇科、泌尿科等下腹部手术以及下肢手术，常用浓度 0. 5%～1%。剖宫产手术硬脊膜外隙麻醉浓度不 > 0. 75%。（2）手术镇痛及分娩镇痛，常用浓度 0. 125%～0. 2%。（3）周围神经阻滞麻醉，浓度越高，剂量越大，起效越快，常用浓度 0. 4%～0. 5%。（4）蛛网膜下隙阻滞麻醉，常用浓度 0. 5%。

推荐剂量：（1）硬脊膜外隙阻滞外科手术：15～25 mL（113～188 mg）。（2）硬脊膜外隙阻滞剖宫产术：15～20 mL（113～150 mg）。（3）硬脊膜外隙阻滞术后镇痛：5～15 mL（38～113 mg）。（4）区域阻滞：1～30 mL（7. 5～225 mg）。（5）蛛网膜下隙阻滞：3～5 mL（15～25 mg）。

儿童常用量：（1）婴儿，单次注射最大量 2 mg/kg，常用 0. 0625%～0. 15% 溶液，持续术后输注（区域阻滞）最大量按每小时 0. 2 mg/kg。（2）1 岁以上儿童，单次注射最大量 2. 5 mg/kg，常用 0. 15%～0. 25% 溶液，持续术后输注（区域阻滞）最大量按每小时 0. 4 mg/kg。

【不良反应】

（1）恶心、低血压十分常见。（2）常见体温升高、僵直、背痛、心动过缓或过速、高血压、感觉异常、头晕、头痛、呕吐、尿潴留。（3）偶见低体温、晕厥、焦虑、感觉减退、呼吸困难。偶见中枢神经系统中毒症状如惊厥、癫痫大发作、头晕、口周感觉异常、舌麻木、听觉过敏、耳鸣、视觉障碍、构音障碍、肌抽搐、震颤。（4）罕见过敏反应甚至发生过敏性休克、心搏停止和心律失常。

其中心动过缓、头痛、呕吐、低体温、晕厥、感觉减退及呼吸困难多发生于蛛网膜下隙阻滞麻醉之后。中枢神经系统中毒症状多由误注入血管，药物过量或快速吸收所引起。其他还包括与麻醉技术相关的同类药物的不良反应，包括神经系统并发症及全脊髓阻滞。

【禁忌证】

对本品或酰胺类局麻药过敏者。

【注意事项】

（1）急性卟啉症应避免使用。（2）老年人或伴有其他严重疾患，如心脏传导部分或完全阻滞、严重肝肾功能不全、营养不良、低血容量休克等而需用区域麻醉者应特别注意。（3）过量或意外注入血管会引起中枢神经系统毒性反应（如惊厥、意识障碍），心血管系统毒性反应（如心律失常、血压下降、心肌抑制）。（4）若药液误入血管发生心跳停止，应延长复苏时间以提高复苏成功率。（5）有血管收缩作用，药液中无需加肾上腺素。（6）硬脊膜外隙麻醉会产生低血压和心动过缓，预先扩容或使用血管活性药，可减少发生。一旦发生低血压可静注麻黄碱 5～10 mg，必要时可重复。

【药物相互作用】

（1）因毒性作用累加，接受其他局麻药或与酰胺类局麻药结构相似的药物（如Ⅰb类抗心律失常药物）治疗时，若同时使用本品应慎重。（2）同时给予 CYP1A2 的强效抑制剂（如氟伏沙明、依诺沙星），可使其清除率下降达 77%，血药浓度明显升高。（3）本品在 pH 6. 0 以上时难溶，所以在碱性环境中会导致沉淀。

【制剂与规格】

盐酸罗哌卡因注射液：10 mL∶75 mg；10 mL∶100 mg。

‖ 第二节　全身麻醉药 ‖

全身麻醉药（general anesthetics）简称全麻药，可逆性地抑制中枢神经系统功能，使意识、感觉和反射暂时消失，骨骼肌松弛，主要用于手术麻醉。分为吸入麻醉药和静脉麻醉药。前者如挥发性液态麻醉剂异氟烷、七氟烷、地氟烷和乙醚，气态麻醉剂氧化亚氮；后者如氯胺酮、丙泊酚、硫喷妥钠、羟丁酸钠和依托咪酯等。本节有静脉麻醉药氯胺酮、丙泊酚，吸入麻醉药七氟烷。

在全麻期间往往同时给予几种不同的药物，使病人意识消失、无痛苦、肌松弛和内环境稳定。麻醉诱导既可用吸入挥发性麻醉剂，亦可用静脉麻醉药。麻醉维持可使用吸入麻醉药或静脉麻醉药，还可用到麻醉镇痛药和肌松药。复合麻醉能延长药物相互作用时间并增强作用强度，减轻病人的紧张情绪及克服全麻药的诱导期长和骨骼肌松弛不完全等缺点。“全凭静脉麻醉”技术，既可维持自主通气，亦可施行机械通气，但应把握好对麻醉深度的评价。吸入麻醉药可引起恶性高热，禁用于恶性高热易感者。为避免缺氧，应确保病人吸入氧浓度 > 30%。含氟吸入麻醉药可延长非去极化肌松药的作用。

氯胺酮（Ketamine）

【药理作用】

氯胺酮为苯环己哌啶的衍生物，是唯一具有镇静、镇痛和麻醉作用的静脉全麻药。选择性地抑制丘脑的内侧核，阻滞脊髓至网状结构的上行传导，兴奋边缘系统，并对中枢神经和脊髓中的阿片受体有亲和力。其麻醉作用，主要是抑制兴奋性神经递质（乙酰胆碱、*L*- 谷氨酸）及 *N*- 甲基 -*D*- 天门冬氨酸受体的结果。其镇痛作用，主要是阻滞脊髓至网状结构对痛觉传入信号及与阿片受体结合，而对脊髓丘脑传导无影响，故对体表镇痛效果好，内脏疼痛改善有限。静脉注射 1～2 mg/kg 或肌内注射 4～6 mg/kg，分别于 30 s 及 3～5 min 意识消失。麻醉后出现睁眼凝视及眼球震颤，肢体肌力增强，呈木僵状态，眼泪、唾液分泌增多。术前用抗胆碱药可避免或减少上述症状发生。对交感神经和循环有兴奋作用如血压升高、心率加快、眼压和颅内压升高、肺动脉压及心排血量增加。有支气管平滑肌松弛作用，使肺顺应性增加，呼吸道阻力降低，并能使支气管痉挛缓解。对心肌有直接抑制作用，在循环衰竭病人更为突出。大剂量时可出现呼吸抑制或呼吸暂停。对肝肾功能无明显影响。在麻醉恢复期常有恶心、呕吐发生。可使儿茶酚胺增高、血糖上升、内分泌亢进。不影响子宫收缩，但在剖宫产使用时，可因血压升高而致出血量较多。

【药物动力学】

其相对分子质量小，解离常数接近生理 pH，且脂溶性高，故很快透过血脑屏障。药物进入血循环后大部分进入脑组织，可分布于全身组织中，肝、肺和脂肪内的药物浓度也较高。分布半衰期为 2～11 min，消除半衰期为 2～3 h。主要在肝内经生物转化成去甲氯胺酮，再逐步代谢成无活性的化合物，经肾排出，仅有 2. 5% 以原形随尿排出。

按 1～2 mg/kg 静脉注射后迅速进入中枢神经，25～30 s 内病人意识消失，作用持续 10～15 min。按 5～10 mg/kg 肌内注射后 3～4 min 内意识消失，作用持续 12～25 min。

【适应证】

（1）无需肌松弛的各种表浅、烧伤清创及短小手术麻醉。（2）不合作儿童的诊断性检查麻醉。（3）复合麻醉时用于吸入全麻的诱导，或作为氧化亚氮或局部麻醉的辅助用药。

【用法与用量】

注射剂：根据不同麻醉方法需要，可静脉注射、静脉滴注、肌内注射。

成人常用量：（1）全麻诱导：先按 1～2 mg/kg 静注，注射时间在 1 min 以上。（2）全麻维持：在全麻诱导随后麻醉维持可静注或用 0. 9% 氯化钠溶液稀释后静滴，每次按 0. 5～1 mg/kg，每小时不超过 3～4 mg/kg。采用持续滴注为 1～2 mg/min，即按每分钟 10～30 μg/kg。遇有肌强直或痉挛加用苯二氮䓬类药时，可减少其用量。（3）镇痛：先按 0. 2～0. 75 mg/kg 静注，于 2～3 min 注射完毕，随后按每分钟 5～20 μg/kg 持续滴注。亦可先按 2～4 mg/kg 肌注，随后静滴。（4）极量：静注每分钟 4 mg/kg；肌注每次 13 mg/kg。

儿童常用量：(1) 全麻诱导和维持：先按 0.5～2 mg/kg 静注，注射时间在 1 min 以上；维持按每小时 0.6～2.7 mg/kg 持续滴注，即每分钟 10～45 μg/kg。加用苯二氮䓬类药时，可减少其用量。根据反应进行调节。(2) 基础麻醉：个体用量差异较大，按 4～5 mg/kg 肌注。必要时追加 1/3～1/2 量。

新生儿：全麻诱导和维持：先按 0.5～2 mg/kg 静注，注射时间在 1 min 以上；维持按每小时 0.5 mg/kg 持续滴注，即每分钟 8 μg/kg。根据反应进行调节。

【不良反应】

(1) 可有血压升高、脉搏增快，少见低血压、心动过缓。(2) 单用时麻醉恢复期可出现幻觉、复视、躁动不安、噩梦及谵语等，被认为是分离麻醉所致。青壮年多见而且较严重。(3) 术中常有泪液、唾液分泌增多，血压、颅内压及眼压升高。偶见不能自控的肌收缩。(4) 偶见呼吸抑制或暂停、喉痉挛及气管痉挛，在剂量较大、分泌物较多时易发生。

【禁忌证】

对本品过敏者；难治性高血压；严重心血管疾病；近期内心肌梗死；严重心功能不全者；甲亢；青光眼；脑血管意外；颅内压增高。

【注意事项】

(1) 严格按体重给药，严格控制剂量。静脉注射速度切忌过快，否则易致一过性呼吸暂停。(2) 有癫痫和精神病史、嗜铬细胞瘤、急性乙醇中毒或慢性依赖者慎用。(3) 苏醒期间可出现噩梦、幻觉。预先应用苯二氮䓬类镇静药，可减少此反应。(4) 完全清醒后心理恢复正常需要一定时间，24 h 内不得驾驶和操作仪器等。(5) 不适合咽、喉或气管区的手术，因该区的反射仍存在，也不抑制黏液分泌。(6) 可使妊娠子宫的压力、收缩强度和频率增加，并可迅速透过胎盘屏障，使胎儿肌张力增加，故孕妇慎用。(7) 失代偿性休克或心功能不全者可引起血压剧降，甚至心脏骤停。(8) 对内脏牵拉反射无效，不宜单独用于全麻剖腹手术。

【药物相互作用】

(1) 与苯二氮䓬类及阿片类药合用，可延长作用时间并减少不良反应，应酌情减量。(2) 与含氟吸入麻醉药同用，作用时间延长，苏醒迟延。(3) 与抗高血压药或中枢神经抑制剂合用，尤其是本品用量偏大、静注过快，可导致血压剧降，呼吸抑制。(4) 服用甲状腺素者，可引起血压过高和心动过速。(5) 伍用麻醉性镇痛药，可抑制呼吸甚至呼吸暂停。

【制剂与规格】

盐酸氯胺酮注射液：2 mL∶0.1 g；10 mL∶0.1 g。

丙泊酚(Propofol)

【药理作用】

丙泊酚为烷基酚类短效静脉全麻药。具有很强的镇静、麻醉作用。通过激活γ-氨基丁酸受体-氯离子复合物发挥镇静催眠作用。静注后迅速分布于全身，40 s内可呈现睡眠状态，进入麻醉迅速、平稳。麻醉效价是硫喷妥钠的1.6～1.8倍。对循环系统有抑制作用。全麻诱导时，可引起血压下降，心肌血液灌注及氧耗量下降，外周血管阻力降低。可抑制CO_2的通气反应，表现为潮气量减少，清醒状态时可使呼吸频率增加。静注可发生呼吸暂停，对支气管平滑肌及喉痉挛无明显影响。能降低颅内压及眼内压，减少脑耗氧量和脑血流量。镇痛作用微弱，术后恶心、呕吐少见。与其他中枢神经抑制剂合用有协同作用。

【药物动力学】

单次静注或静滴给药，符合三室开放模型。首相具有迅速分布（半衰期2～4 min）及迅速消除（半衰期30～60 min）的特点。主要在肝内代谢，形成丙泊酚和相应的无活性的醌醇结合物经尿排泄。当输注速率在推荐范围内，其药物动力学是线性的。

【适应证】

常与肌松药联合用于全身麻醉的诱导和维持。“全凭静脉麻醉”的组成部分或麻醉辅助药。亦用于重症监护病人机械通气时的镇静，以及无痛人工流产术、无痛内镜检查术。不合作儿童的诊断性检查及有创检查。

【用法与用量】

注射剂：静脉注射、静脉滴注。通常需要配合使用止痛药，可辅助用于脊髓和硬脊膜外隙阻滞。与常用的术前用药、肌松药、吸入麻醉药和止痛药配合使用。作为全身麻醉以及辅助区域麻醉技术，所需的剂量较低。

注射液能直接用于输注。当使用未稀释的注射液直接输注时，使用微量注射泵以便更准确地控制速率。亦可稀释后使用，但只能用5%葡萄糖溶液稀释，存放于聚氯乙烯输液袋或输液瓶中。稀释浓度不＞1∶5（2 mg/mL）。亦可预先与阿芬太尼（500 μg/mL）按20∶1至50∶1的容积比混合。用于麻醉诱导时，可用小于20∶1的比例与0.5%或1%的利多卡因混合使用。

成人常用量：(1) 全麻诱导：按1～2 mg/kg缓慢静注，注射速度每秒4 mg，35～45 s内注射完毕，直至病人意识消失。若有必要可分次追加20～50 mg。对ASA Ⅲ级和Ⅳ级病人尤其要缓慢静注，注射速度每秒2 mg。55岁以上尤其是老年人用量宜小，注射速度宜慢，以免循环和呼吸抑制。(2) 全麻维持：总量0.2～0.4 g持续静滴，通常按每小时4～12 mg/kg，即每分钟0.07～0.2 mg/kg，就能达到令人满意的麻醉效果。若有必要可单次或重复静注20～50 mg。老年人、体质虚弱者静滴剂量减半，尤其是不可单次或重复快速静注。(3) ICU镇静：0.2～0.4 g持续静滴，通常按每小时0.3～0.4 mg/kg就能获得满意的镇静效果。(4) 外科手术及诊断时的清醒镇静：应个体化用药，并根据反应逐步给药。通常按 0.5～1 mg/kg，1～5 min 能初步镇静。镇静维持需同时静滴以维持所需的镇静水平，通常按每小时 1.5～4.5 mg/kg。在静滴时，若需要快速加深镇静深度时可单次静注 10～20 mg。对 ASA Ⅲ级和Ⅳ级病人给药速率及剂量应酌减。老年人滴速宜缓慢，不可单次或重复快速静注。(5) 人工流产术：按 2 mg/kg 进行诱导麻醉，根据情况可以 0.5 mg/kg 的剂量追加。

儿童常用量：(1) 全麻诱导：> 8 岁按 1.5～2 mg/kg；< 8 岁需要量可能更大，初始剂量按 2～3 mg/kg，必要时可按 1 mg/kg 剂量追加。但对 ASA Ⅲ级和Ⅳ级年幼儿童，建议使用更低的剂量。(2) 全麻维持：1 月龄～12 岁，滴速按每小时 9～15 mg/kg，即每分钟 0.15～0.25 mg/kg。麻醉的最长时间不超过 60 min。1 月龄以下不可使用。12 岁以上剂量用法同成人。

【不良反应】

(1) 麻醉诱导少见兴奋，但因剂量、术前用药等可产生低血压和短暂性呼吸停止。(2) 偶见诱导过程中肌阵挛，发生率约 1%。(3) 在恢复阶段，少见恶心、呕吐和头痛。(4) 偶见术后发热、胰腺炎、横纹肌溶解。(5) 与其他麻醉药合用，可能出现性欲兴奋。(6) 罕见支气管痉挛、肺水肿、红斑和血管性水肿。(7) 罕见惊厥、角弓反张和癫痫样抽动。(8) 少见注射部位疼痛，罕见血栓形成和静脉炎。

【禁忌证】

对本品或其乳化剂成分过敏者；禁用于 1 月龄以下的全身麻醉，1 岁以下婴儿的镇静。

【注意事项】

(1)不推荐用于儿童镇静；不推荐 3 岁以下用于全麻诱导和维持。(2) 妊娠期和哺乳期、低血压或休克慎用。(3) 脂肪代谢紊乱，心脏、呼吸、肝、肾疾病慎用。(4) 老年人、体质虚弱、心功能不全者、血容量减少以及心脏传导阻滞应减量并缓慢注射。(5) 癫痫使用可能引起惊厥发作。(6) 大剂量或注射速度过快可抑制呼吸，应保持呼吸道通畅。(7) 作用持续时间较长，用量不宜超过每小时 4 mg/kg。(8) 输注时不得使用串联有终端过滤器的输液装置。

【药物相互作用】

常与脊髓麻醉或硬脊膜外隙阻滞同用，也常与麻醉前给药如肌松药、吸入麻醉药、镇痛药合用。使用前不得与其他药物或输液相混合，可经 Y 形管给予其他药物。

【制剂与规格】

丙泊酚注射液：20 mL∶0.2 g；50 mL∶0.5 g。

七氟烷(Sevoflurane)

【药理作用】

七氟烷吸入麻醉药，是含氟吸入麻醉药中诱导时间短，苏醒快的麻醉药。麻醉时无交感神经系统兴奋现象，合用肾上腺素不诱发心律失常，对循环系统影响较小。对呼吸道无刺激，尤其适合小儿全麻诱导与维持。肌松弛作用大于恩氟烷、异氟烷。对脑血流量、颅内压的影响与异氟烷相似，苏醒较快。

【药物动力学】

从肺泡吸收，血 / 气分配系数较低，起效迅速。大部分以药物原形由肺排出。体内代谢率为 5%，生成六氟异丙醇，释放无机氟离子和二氧化碳。与其他氟化吸入麻醉药不同，其代谢物不具有诱发免疫性肝损害的半抗原特性。

【适应证】

用于全身麻醉的诱导和维持。对呼吸道无刺激，诱导苏醒迅速，适合门诊手术的麻醉。

【用法与用量】

吸入溶液剂：吸入给药。使用专用带刻度的挥发器，以便准确调节麻醉剂浓度。全麻诱导如采用肺活量法可设定浓度为 8%，意识消失后注射瑞芬太尼 1 ～ 1. 5 μg/kg，诱导时间 3. 5 ～ 5. 5 min，麻醉维持浓度为 1. 5% ～ 2. 5%。儿童单纯使用七氟烷诱导，吸入浓度 7% ～ 8%，氧流量 6 L/min，2 min 内即可达到外科麻醉效果；维持吸入浓度 2% ～ 3%，氧流量 2 L/min。

【不良反应】

（1）可引起血压下降、心律失常、恶心、呕吐。儿童苏醒期易谵妄。（2）罕见恶性高热、横纹肌溶解、过敏反应或过敏性休克、惊厥和不随意运动、肝损害和黄疸。（3）罕见严重心律失常如完全性房室传导阻滞、心动过缓、室性早搏、室性心动过速包括尖端扭转型室速，甚至心室颤动、心搏骤停。

【禁忌证】

对本品过敏者；既往使用氟化吸入麻醉剂而发生黄疸或发热者；恶性高热易感者；全身麻醉有关禁忌者。

【注意事项】

（1）肝胆疾病、肾功能减退者慎用。（2）肌营养不良慎用，因可能引起横纹肌溶解。（3）本品可引起子宫肌松弛，产科麻醉慎用。（4）定期更换二氧化碳吸收器，保持湿润。

【药物相互作用】

可增强肌松药的作用，可与丙泊酚及其他常用的静脉麻醉药物混合使用。

【制剂与规格】

七氟烷吸入溶液剂：100 mL；120 mL；250 mL。

‖ 第三节 麻醉辅助药 ‖

麻醉过程中，除使用麻醉药外，根据不同病情、手术和麻醉方法的需要，还要使用不同的麻醉辅助药。其目的是：便于气管插管和良好的肌松弛；抑制呼吸道腺体分泌；解除焦虑，充分镇静；提高痛阈，加强镇痛；减少麻醉药的需求量；降低误吸胃内容物的风险程度；稳定血流动力内环境；防止术后恶心、呕吐。

常用的麻醉辅助药有：（1）骨骼肌松弛药（简称肌松药）：全麻诱导时有利于气管插管和术中保持良好的肌松弛。（2）抗胆碱药：减少腺体分泌，保持呼吸道通畅，解除或减轻内脏牵拉反应。（3）镇静药：解除焦虑和恐惧，充分镇静。（4）镇痛药：加强镇痛，减少麻醉药的需求量。（5）抗胆碱酯酶药：拮抗非去极化肌松药的残留肌松弛作用。（6）中枢和呼吸抑制拮抗剂：如纳洛酮拮抗阿片类镇痛药导致的呼吸抑制，氟马西尼拮抗苯二氮䓬类引起的中枢神经系统抑制。（7）其他如止吐药等。

肌松药包括去极化肌松药和非去极化肌松药，前者如琥珀胆碱，后者有筒箭毒碱、维库溴铵、罗库溴铵、泮库溴铵、哌库溴铵、阿曲库铵和顺阿曲库铵等。按肌松药的作用时效，可分为超短时效、短时效、中时效和长时效。超短时效如琥珀胆碱；中时效如米库氯铵和瑞库溴铵；中时效如阿曲库铵、顺式阿曲库铵、维库溴铵和罗库溴铵；长时效如泮库溴铵、哌库溴铵和杜什氯铵。

本节有氯化琥珀胆碱、维库溴铵、罗库溴铵。其他麻醉辅助药参阅有关章节。

氯化琥珀胆碱(Suxamethonium Chloride)

【药理作用】

氯化琥珀胆碱属去极化肌松药。肌松弛作用快，持续时间短，易于控制。本品与N受体结合后，产生稳定的除极作用，引起骨骼肌松弛。进入体内能迅速被丁酰胆碱酯酶水解，其中间代谢物琥珀酰单胆碱肌松弛作用很弱。静注后先引起短暂的肌束震颤，随后出现肌松弛作用。从眉际和上眼睑等小肌开始，向肩胛肌和胸大肌、至上下肢肌群。肌松弛作用 60～90 s 起效，维持约 10 min。重复静注或持续滴注可使作用延长。大剂量静注时可致心率减慢，亦可出现房室交界性心律和期前收缩等心律失常。组胺释放可致支气管痉挛或过敏性休克，剂量超过 1 g，易发生脱敏感阻滞，使肌张力恢复延迟。

【药物动力学】

静注后迅速被丁酰胆碱酯酶水解，先分解成琥珀酰单胆碱，再缓慢分解为琥珀酸和胆碱，成为无肌松弛作用的代谢物，只有 10%～15% 的药量到达作用部位。约 2%

以原形，其余以代谢物的形式从尿排泄。半衰期为 2～4 min。

【适应证】

用于全身麻醉时气管插管和术中维持肌松弛。

【用法与用量】

注射剂：静脉注射、静脉滴注、深部肌内注射。静注时用 0. 9% 氯化钠溶液稀释成 1% 溶液（10 mg/mL）；静滴时用 0. 9% 氯化钠或 5% 葡萄糖溶液稀释至 0. 1% 溶液。

成人常用量：(1) 气管插管：① 静注：一次 50～100 mg，或按一次 1～1. 5 mg/kg，最大量 2 mg/kg。② 肌注：剂量同静注，一次最大量不超过 150 mg。(2) 维持肌松弛：① 静注：一次 50～100 mg，或按一次 1～1. 5 mg/kg。若需继续维持其作用，可用 0. 1%～0. 2% 溶液，以 2. 5 mg/min 速度给予。② 静滴：一次 150～300 mg，滴速按每分钟 5～10 μg/kg。每次手术最大量不超过 500～600 mg。(3) 用于电休克时肌强直：静注 10～30 mg，应备有人工通气设备。

儿童常用量：(1) 气管插管：① 静注：按一次 1～2 mg/kg（不超过 150 mg）。② 肌注：剂量同静注，一般用于找不到合适静脉注射部位时。(2) 维持肌松弛：① 静注：婴幼儿按 2 mg/kg，年龄稍大儿童减量，按 1 mg/kg。② 肌注：按 3～4 mg/kg（总量不超过 150 mg），用于找不到合适静脉注射部位时。

【不良反应】

(1) 高钾血症。肌纤维去极化时使细胞内 K^+ 迅速流至细胞外，正常者血钾上升 0. 2～0. 5 mmol/L；严重烧伤、软组织损伤、腹腔内感染、破伤风、截瘫及偏瘫等，在其作用下引起异常的大量 K^+ 外流致高钾血症，可产生严重室性心律失常甚至心搏停止。(2) 心脏反应。其拟乙酰胆碱作用可引起心动过缓、房室交界性心律失常和心搏骤停，尤其是重复大剂量用药最易发生。(3) 眼压升高。对眼外肌引起痉挛性收缩以致眼内压升高。(4) 胃内压升高。可引起饱胃病人胃内容物反流误吸。(5) 恶性高热。多见于与氟烷合用的病人，也多发生于儿童。(6) 术后肌痛或可能导致肌张力增强。胸大肌最明显，其次是腹肌，严重时波及肱二头肌和股四头肌等。这时不仅机体总的氧耗量加大，足以引起胃内压甚至颅内压升高。

【禁忌证】

对本品过敏者；脑出血；青光眼；视网膜剥离；白内障手术；严重创伤；大面积烧伤；上运动神经元损伤；胆碱酯酶过低；高钾血症；有恶性高热家族史。

【注意事项】

(1) 妊娠期和哺乳期慎用。(2) 使用抗胆碱酯酶药者慎用。(3) 大剂量时可引起呼吸麻痹，不具备控制或辅助呼吸条件时，严禁使用。(4) 不可在病人清醒下给药。(5) 严重肝功能不全者、营养不良、晚期癌症、严重贫血、年老体弱、严重电解质紊乱等慎用。(6) 为了减轻肌松弛作用引起的短暂纤维颤动，可预先静注小剂量维库溴铵（0. 5 mg）。(7) 预先给予阿托品可防止对心脏的不良反应。(8) 呼吸麻痹时或出现较长时间的呼吸停止,不能用抗胆碱酯酶药新斯的明对抗,需用人工呼吸。

【药物相互作用】

(1)在碱性溶液中分解,故忌与硫喷妥钠配伍。(2)下列药物可降低丁酰胆碱酯酶活性,而增强本品的作用:抗胆碱酯酶药,环磷酰胺、氮芥、塞替哌等抗肿瘤药,普鲁卡因等局麻药,单胺氧化酶抑制剂,雌激素等。(3)吩噻嗪类、普鲁卡因胺、奎尼丁、卡那霉素、多黏菌素 B 等可增强其作用,合用须谨慎。

【制剂与规格】

氯化琥珀胆碱注射液:1 mL:50 mg;2 mL:100 mg。

维库溴铵(Vecuronium Bromide)

【药理作用】

维库溴铵为中时效单季铵甾类非去极化肌松药。结构与泮库溴铵相似,起效时间比泮库溴铵和筒箭毒碱短,比阿曲库铵略长。通过与乙酰胆碱竞争位于横纹肌运动终板的 N 受体而阻断神经末梢与横纹肌之间的传导。与去极化肌松药如琥珀胆碱不同,本品不引起肌纤维成束颤动。肌松弛效能较筒箭毒碱强 3 倍。无阻断迷走神经作用,不引起心率增快,故适用于心肌缺血及心脏病人,但应用兴奋迷走神经药及 β 受体拮抗剂易产生心动过缓。组胺释放作用极弱,也有支气管痉挛及过敏反应,但很少见。

【药物动力学】

静注 80～100 μg/kg 后,1 min 内起效,3～5 min 达峰浓度,维持时间 30～90 min。静注后体内分布迅速,不透过胎盘。药动学符合二室开放模型,分布相半衰期 2～4 min,消除半衰期为 30～80 min。主要经肝脏代谢和排泄,原形和代谢物主要经胆汁排泄,40%～80% 以单季铵形式经胆汁排泄,15%～30% 经肾排泄。肾功能不全时可通过肝脏消除来代偿。

【适应证】

主要作为全麻辅助用药,用于全麻时的气管插管及术中的肌松弛,亦用于危重病人机械通气时消除自主呼吸以免人机对抗,以及治疗痉挛性疾病。

【用法与用量】

注射剂:仅供静脉注射、静脉滴注,不可肌内注射。溶剂:可用灭菌注射用水或 5% 葡萄糖、0.9% 氯化钠、乳酸钠林格、葡萄糖氯化钠溶液溶解成 1 mg/mL。稀释剂:本品溶解后,用 0.9% 氯化钠或 5% 葡萄糖、乳酸钠林格、葡萄糖氯化钠溶液,稀释成 40 μg/mL。

成人常用量:(1)气管插管:按 80～120 μg/kg,3 min 内达插管状态。(2)维持量:按 20～30 μg/kg,维持肌松弛作用,在神经安定镇痛麻醉时按 50 μg/kg,吸入麻醉时按 30 μg/kg。最好在颤搐反应恢复到对照值的 25% 时再追加维持量。

儿童常用量：气管插管剂量、维持量按体重计，剂量方法同成人。（1）1 岁以下婴儿较敏感，小剂量时其肌张力恢复所需时间比成人长 1. 5 倍。特别是 4 月龄以内婴儿，首剂按 10～20 μg/kg 即可。若颤搐反应未抑制到 90%～95%，可追加剂量。但用量不应超过 100 μg/kg。（2）5 月龄～1 岁的婴儿所需量与成人相似，但由于作用和恢复时间较成人和儿童长，维持量应酌减。儿童与成人类似，当颤搐反应恢复至对照值的 25% 时，重复追加初始剂量的 1/4 作为维持用药，不会有蓄积作用发生。（3）持续静滴时的剂量，应先给予单剂 80～100 μg/kg，等神经肌肉阻滞开始恢复时再开始静滴，滴速调节到颤搐反应在对照值的 10% 为宜。通常滴速按每分钟 0. 8～1. 4 μg/kg。新生儿和婴儿参照上述内容。

用量应因人而异。肥胖病人应减量，按理想体重计算用量。剖宫产和新生儿手术不超过 100 μg/kg。建议使用神经刺激器检查神经肌肉阻滞及恢复程度。

【不良反应】

（1）神经肌肉阻滞作用延长：药理作用延长，超过了所需要的作用时间。这种作用会有不同的表现，从骨骼肌无力到因长时间的深度骨骼肌麻痹而导致呼吸功能不全或呼吸暂停。（2）十分罕见局部或全身类组胺反应，如支气管痉挛、低血压、心动过速和休克、血管性水肿和荨麻疹。

【禁忌证】

对本品及溴离子有过敏史者。

【注意事项】

（1）肌松药有交叉过敏。（2）妊娠期经医师权衡利弊后方可使用。哺乳期、血流感染、肾衰竭慎用。（3）可致呼吸肌松弛，使用时应给予机械通气，直至自主呼吸恢复。（4）有神经肌肉疾病或曾有儿童麻痹症应慎重，需缓慢滴注直至出现反应为止。重症肌无力患者不宜使用。（5）吸入麻醉药可强化其作用，合用时应减少 15%。（6）肝硬化、胆汁淤积或严重肾功能不全者可延长肌松弛持续时间和恢复时间。（7）肾衰竭病人用药，药物起效时间和恢复时间会略有延长。（8）心血管疾病、老年人、水肿等导致分布容量增大，可使起效时间延长。（9）剖宫产术的剂量不应超过 100 μg/kg。（10）因个体差异，有些病人可能需要使用较大的剂量，只要维持合适的机械通气，无论是用氟烷麻醉还是采用神经安定镇痛麻醉，首剂可按 150～300 μg/kg，而无心血管不良反应。（11）肥胖者应酌情减量，根据理想体重计算剂量。（12）烧伤者对非去极化肌松药具有一定的耐受性，应缓慢滴注直至出现效应为止。（13）妊娠期高血压使用硫酸镁治疗者能增加本品的效应，故应减量并根据颤搐反应慎重滴注。（14）低钾血症、高镁血症、低钙血症、低蛋白血症、脱水、酸中毒、高碳酸血症、恶病质可使其作用增强。应尽可能纠正电解质失衡和酸碱紊乱。（15）药物过量时应用机械通气，使用适当的抗胆碱酯酶药如新斯的明作为拮抗剂，机械通气应持续至自主呼吸恢复。

【药物相互作用】

增效作用的药物：(1) 吸入麻醉药如氟烷、恩氟烷和异氟烷等。(2) 大剂量硫喷妥钠、氯胺酮、芬太尼、羟丁酸钠、依托咪酯和丙泊酚。(3) 其他非去极化肌松药。(4) 抗菌药物如氨基糖苷类、多肽类、酰脲类青霉素及大剂量甲硝唑。(5) 利尿药、β受体拮抗剂、单胺氧化酶抑制剂、奎尼丁、鱼精蛋白、α受体拮抗剂和镁盐等。

减效作用的药物：(1) 新斯的明、溴吡斯的明和依酚氯铵等。(2) 长期使用糖皮质激素或卡马西平后。(3) 去甲肾上腺素、茶碱、氯化钙，硫唑嘌呤(短暂、有限)。(4) 选择性肌松弛拮抗剂舒更葡糖钠可逆转其神经肌肉阻滞作用。

【制剂与规格】

注射用维库溴铵：4 mg。

罗库溴铵(Rocuronium Bromide)

【药理作用】

罗库溴铵为中时效甾类非去极化肌松药。是维库溴铵的衍化物，分子结构与其相似。通过与乙酰胆碱竞争位于横纹肌运动终板的N受体而阻断神经末梢与横纹肌之间的传导。与去极化肌松药如琥珀胆碱不同，本品不引起肌纤维成束颤动。肌松弛效能较筒箭毒碱强。治疗剂量不引起组胺释放，对心率和血压无明显影响。虽然起效时间最短，但作用时间仍嫌过长，不能替代琥珀胆碱用于困难插管。严重肝肾功能不全时其时效延长。

【药物动力学】

起效时间为45～60 s，作用时间45～60 min。作用强度为维库溴铵的1/6～1/8，时效为维库溴铵的2/3。气管插管剂量0. 6～1 mg/kg，维持剂量0. 1～0. 15 mg/kg。稳态分布容积0. 2～0. 3 L/kg。血浆蛋白结合率25%。主要在肝内代谢(主要代谢物是17- 羟罗库溴铵)，经胆道排泄。部分原形经胆道和肾排泄。消除半衰期1. 5～3 h。

【适应证】

常规诱导麻醉期间气管插管、维持术中骨骼肌松弛。主要用作全麻诱导气管内插管。

【用法与用量】

注射剂：仅供静脉注射、静脉滴注，不可肌内注射。

成人常用量：(1) 气管插管：静注：按一次0. 6 mg/kg，90 s内可达良好插管状态，维持肌松弛时间30～45 min。快速气管插管用量增至0. 9 mg/kg，60 s达良好插管状态，维持肌松弛时间可达75 min。(2) 维持肌松弛：间断静注：一次0. 15 mg/kg，长时间应用吸入麻醉剂用量降至0. 075～0. 1 mg/kg。持续静滴，在静脉全麻时按每分钟5～10 μg/kg，吸入全麻时按每分钟5～6 μg/kg。

老年人及肝肾功能减退者，插管剂量为0.6 mg/kg静注，维持肌松弛可间断注射0.1 mg/kg，或以每分钟5～6 μg/kg持续静脉滴注。

儿童常用量：（1）气管插管：按一次0.6 mg/kg静注，60 s内可达良好插管状态。（2）维持肌松弛：按一次0.15 mg/kg静注，在较长时间吸入麻醉时可适当减少至0.075～0.1 mg/kg。年龄小起效较快，作用时间较短。

【不良反应】、【禁忌证】、【注意事项】、【药物相互作用】

同维库溴铵（参阅维库溴铵）。

【制剂与规格】

罗库溴铵注射液：2.5 mL：25 mg；5 mL：50 mg。

（雷鸣　胡成侠　蒋传松）

第四章

镇痛、解热、抗炎、抗风湿、抗痛风药

‖ 第一节　镇痛药 ‖

镇痛药(analgesics)主要作用于中枢神经系统，能选择性地减轻或缓解剧烈疼痛，防止剧痛引起严重生理功能紊乱如恐惧、紧张、焦虑不安等，在对症治疗中具有重要意义。镇痛药可分为麻醉性镇痛药(阿片类镇痛药)和非麻醉性镇痛药，前者通过激动中枢神经系统的阿片受体而产生镇痛作用，如芬太尼、瑞芬太尼、哌替啶和吗啡等。本节有芬太尼、瑞芬太尼、哌替啶、吗啡、普瑞巴林。

麻醉性镇痛药为国家特殊管理的麻醉药品。本类药具有明显的两重性：有很强的镇痛等作用；若不规范地使用，又易产生耐受性和依赖性。若流入非法渠道则可成为毒品，对社会造成危害。2019 年 4 月，国家发布了《关于将芬太尼类物质列入非药用类麻醉药品和精神药品管制品种增补目录的公告》，正式整类列管芬太尼类物质。医疗卫生机构务必严格遵守国家《麻醉药品和精神药品管理条例》。根据 WHO《癌症疼痛三阶梯止痛治疗指导原则》中关于癌症疼痛个体化治疗的规定，对癌症病人镇痛使用应由医师根据病情和耐受性决定剂量。未明确诊断的疼痛，尽可能不用，以免掩盖病情，贻误诊断。

芬太尼(Fentanyl)

【药理作用】

芬太尼属阿片受体激动剂，为强效麻醉性镇痛药。镇痛作用机制与吗啡相似，作用强度为吗啡的 60～80 倍。与吗啡和哌替啶相比，作用迅速，维持时间短，不释放组胺，对心血管功能影响小，能抑制气管插管时的应激反应。对呼吸的抑制作用弱于吗啡，但静注过快则可抑制呼吸，肌僵硬。纳洛酮等能拮抗本品的呼吸抑制和镇痛作用。

【药物动力学】

静注 1 min 即起效，4 min 达峰浓度，维持 30～60 min。肌注 7～8 min 起效，维持

1～2 h，肌注生物利用度 67%。血浆蛋白结合率 80%。硬脊膜外隙单独注入，4～10 min 起效，20 min 脑脊液药物浓度达峰值，作用时效 3～6. 7 h。消除半衰期为 3. 7 h。主要在肝内代谢，代谢物与 10% 的原形经肾排出。

【适应证】

用于麻醉前、中、后的镇静与镇痛，以及其他情况的镇静和剧烈疼痛的镇痛。是目前复合麻醉中常用药。麻醉前给药及诱导麻醉，并作为辅助用药与全麻药及局麻药联合用于各种手术。氟哌啶醇 2. 5 mg 和本品 0. 05 mg 的混合液，于麻醉前给药，能使病人安静，对外界环境漠不关心，但仍能合作。

【用法与用量】

注射剂：根据不同需要，可肌内注射、静脉注射、静脉滴注、硬脊膜外隙给药。

成人常用量：（1）麻醉前给药：50～100 μg，或按 0. 7～1. 5 μg/kg，于术前 30～60 min 肌注。（2）全麻时的诱导及维持：诱导麻醉：50～100 μg 静注，间隔 2～3 min 重复注射，直至达到要求。老年、危重病人用量减小至 25～50 μg。麻醉维持：当病人出现苏醒状时，给予 50～100 μg 静注或肌注。通常全麻时初始剂量，小手术按 1～2 μg/kg；大手术按 2～4 μg/kg；体外循环心脏手术时按 20～30 μg/kg。维持量可每隔 30～60 min 给予初始剂量的一半，或按每小时 1～2 μg/kg 持续静滴。配伍恩氟烷、异氟烷、氧化亚氮等吸入麻醉药时应酌情减量，按每小时 1～2 μg/kg 静注。作为局部麻醉镇痛不全的辅助用药按 1. 5～2 μg/kg。（3）神经安定镇痛麻醉：芬太尼与氟哌啶醇按 1∶50 混合配伍即为“氟芬合剂”，也称为“安定镇痛剂”。芬太尼 0. 1 mg 和氟哌啶醇 5 mg 混合称为一单元。麻醉诱导按每千克体重 0. 05 单元，分 2～3 次静注，维持应根据术中病人的疼痛反应酌情追加。芬太尼的总量为 0. 3～0. 4 mg，氟哌啶醇的总量为 20～25 mg。（4）一般镇痛及术后镇痛：50～100 μg，或按 0. 7～1. 5 μg/kg，肌注或静注，必要时 1～2 h 后重复给药。（5）术后硬脊膜外隙给药镇痛：100 μg 加入 0. 9% 氯化钠溶液 8 mL 中，每 2～4 h 可重复，维持量每次为初始剂量的一半。

儿童常用量：一般按 1～2 μg/kg 就可达到镇痛效果，不延长术后苏醒时间。（1）自主呼吸条件下术中镇痛，增强麻醉效果：静脉注射，注射时间 > 30 s。1 月龄～12 岁，初始剂量按 1～3 μg/kg，根据需要追加剂量每次 1 μg/kg；> 12 岁，初始剂量 50～100 μg，根据需要追加剂量每次 25～50 μg。（2）辅助通气下术中镇痛，增强麻醉效果：静脉注射，注射时间 > 30 s。新生儿至 12 岁，初始剂量按 1～5 μg/kg，根据需要追加剂量每次 1～3 μg/kg；> 12 岁，初始剂量按 1～5 μg/kg，根据需要追加剂量每次 50～200 μg。（3）辅助通气下 ICU 镇痛及呼吸镇静：静注和静滴。新生儿，初始剂量按 1～5 μg/kg 静注，维持量按每小时 1. 5 μg/kg 滴注；1 月龄以上，初始剂量按 1～5 μg/kg 静注，维持量按每小时 1～6 μg/kg 滴注。根据反应调整。

【不良反应】

（1）可有眩晕、视物模糊、恶心、呕吐、低血压、嗜睡、精神错乱、幻觉、欣快、胆道括约肌痉挛、喉痉挛及出汗等，偶见肌抽搐。（2）严重时可有呼吸抑制、窒息、肌僵直以及心动过缓，甚至发生呼吸停止、循环抑制及心脏停搏等。(3) 有依赖性，但较哌替啶轻。

【禁忌证】

对本品及阿片类过敏者；哮喘；呼吸抑制；呼吸道阻塞；重症肌无力；正在服用单胺氧化酶抑制剂者。

【注意事项】

(1) 妊娠期和哺乳期、心律失常、肝肾肺功能不全、慢性阻塞性肺疾病(COPD，简称慢阻肺)、颅内压增高、脑肿瘤、易发生呼吸抑制者慎用。(2) 本品不是静脉全麻药，虽然大剂量快速静注能使意识消失，但应激反应依然存在，常伴有术中知晓。(3) 药液有一定的刺激性，不得误入气管、支气管黏膜，也不得涂敷于皮肤和黏膜。(4) 肥胖者应根据理想体重的标准计算用量，避免过量。老年人首剂应适当减量。(5) 快速静注可引起胸壁、腹壁肌强直而影响通气。硬脊膜外隙注入镇痛时，可有全身瘙痒，而且仍有呼吸频率减慢和潮气量减小。反复或大剂量静注可在用药后 3～4 h 出现延迟性呼吸抑制，应引起警惕。(6) 注射剂可能引起呼吸抑制和窒息，应在呼吸和心血管功能监护及辅助设施完备的情况下使用。(7) 不可与单胺氧化酶抑制剂合用，务必在单胺氧化酶抑制剂停用 2 周以上才可应用本品，而且应先从小剂量(1/4 常用量)开始。否则会发生难以预料的严重并发症，表现为多汗、肌僵直、血压先升高后剧降、呼吸抑制、发绀、昏迷、高热、惊厥，导致循环虚脱，甚至死亡。(8) 为特殊管理的麻醉药品，务必严格遵守《麻醉药品和精神药品管理条例》使用。

【药物相互作用】

(1) 与哌替啶的化学结构相似，有交叉过敏。(2) 与中枢抑制剂，如镇静催眠药(巴比妥类、地西泮等)、抗精神病药(如吩噻嗪类)、其他麻醉性镇痛药以及全麻药等有协同作用，合用时应慎重并适当调整剂量。(3) 与吸入麻醉药如 80% 的氧化亚氮合用，可诱发心率减慢、心肌收缩减弱、心排血量减少，左心室功能欠佳者尤其明显。(4) 与抗胆碱药尤其是阿托品合用，可使便秘加重，可能引起麻痹性肠梗阻和尿潴留。(5) 与西布曲明合用，可能引起 5-羟色胺(5-HT)综合征(高血压、体温降低、肌阵挛等)。(6) 与纳曲酮竞争阿片受体，合用可引起阿片戒断症状。(7) 与钙通道阻滞剂、β 受体拮抗剂合用，可引起严重的低血压。(8) 利托那韦可增强其毒性。(9) 纳洛酮、丙烯吗啡能拮抗其呼吸抑制和镇痛作用。(10) 可使肌松药的用量减少，肌松药能解除本品的肌僵直。遇有呼吸暂停持续时间又长，应识别是中枢性的(系本品作用所致)，还是外周性的(由于肌松药作用于神经肌肉接头处 N_2 受体)。

【制剂与规格】

枸橼酸芬太尼注射液：2 mL：0. 1 mg。

瑞芬太尼(Remifentanil)

【药理作用】

瑞芬太尼为芬太尼类中纯粹的 μ 受体激动药。其效价与芬太尼相似，是阿芬太尼的 15～30 倍。镇痛作用及副作用呈剂量依赖性，与吸入性麻醉药、苯二氮䓬类、催眠药合用有协同作用。

【药物动力学】

静脉给药快速起效，1 min 达有效浓度，作用持续时间仅 5～10 min。药物浓度衰减符合三室模型，其分布半衰期（α 相）1 min，消除半衰期（β 相）6 min，终末半衰期（γ 相）10～20 min。有效生物学半衰期 3～10 min，与给药剂量和持续给药时间无关。血浆蛋白结合率约 70%。稳态分布容积约 0. 35 L/kg。可透过胎盘屏障，能进入乳汁。代谢不受血浆胆碱酯酶及抗胆碱酯酶药影响，不受肝、肾功能及年龄、体重、性别的影响，主要通过血浆和组织中非特异性酯酶水解代谢，约 95% 代谢后经尿排泄。长时间输注给药或反复注射用药其代谢速度无变化，体内无蓄积。

【适应证】

用于全麻诱导和全麻中维持镇痛。由于其独特的药物动力学特点，更适用于平衡麻醉或全凭静脉麻醉时静脉输注镇痛。

【用法与用量】

注射剂：静脉注射、静脉滴注。适用定量输液装置持续静脉滴注给药。可用灭菌注射用水或 0. 9% 氯化钠、5% 葡萄糖、5% 葡萄糖氯化钠溶液稀释成 25 μg/mL 或 50 μg/mL、250 μg/mL。

机械通气条件下增强和维持麻醉：(1) 成人，用于静脉全麻时，诱导剂量为每分钟 0. 25～2 μg/kg。维持可采用间断静脉注射 0. 25～1 μg/kg，或采用靶浓度给药。大于 65 岁初始剂量减半，持续静滴给药剂量应酌减。(2) 新生儿持续滴注按每分钟 0. 4～1 μg/kg，持续输注期间可单次追加 1 μg/kg。1 岁以上静脉注射剂量按 0. 1～1 μg/kg，注射时间 30 s 以上，然后根据麻醉方法和术中反应静脉持续输注：1～12 岁按每分钟 0. 05～1. 3 μg/kg；12 岁以上按每分钟 0. 05～2 μg/kg。持续输注时可追加额外静脉注射剂量。

【不良反应】

(1) 具有 μ 阿片受体类药的典型不良反应，如恶心、呕吐、呼吸抑制、心动过缓、低血压和肌肉强直，上述不良反应在停药或降低输注速度后几分钟内即可消失。(2) 罕见寒战、发热、眩晕、视觉障碍、头痛、呼吸暂停、心动过速、高血压、激动、低氧氧症、癫痫、潮红、瘙痒和过敏反应。

【禁忌证】

(1) 对本品及芬太尼类过敏者；哮喘、重症肌无力及易致呼吸抑制者。(2) 不能单独用于全麻诱导，即使大剂量使用也不能保证使意识消失。（3）含有甘氨酸，不能硬脊膜外隙和鞘内给药。（4）正在服用单胺氧化酶抑制剂者。

【注意事项】

（1）妊娠期和哺乳期、2岁以下儿童慎用。（2）能引起肌肉强直，与给药剂量和给药速率有关。因此，单剂量注射时应缓慢给药，给药时间不 < 60 s。可提前使用肌松药防止发生。（3）能引起剂量依赖性低血压和心动过缓，可预先给予适量的抗胆碱药抑制这些反应。（4）肝肾功能减退不需调整剂量，严重肝肾功能不全对其呼吸抑制的敏感性增强，使用时应监测。（5）禁止与血液、血制品经同一路径给药。

【药物相互作用】

与其他麻醉药有协同作用，与硫喷妥钠、异氟烷、丙泊酚、咪达唑仑等同时给药，本品剂量应减至75%。与中枢神经系统抑制药有协同作用。

【制剂与规格】

注射用瑞芬太尼：1 mg；2 mg；5 mg。

哌替啶(Pethidine)

【药理作用】

哌替啶属阿片受体激动剂，为强效麻醉性镇痛药。与吗啡相似，激动中枢神经系统的μ及κ受体而产生镇痛、镇静作用。镇痛作用为吗啡的1/10～1/8。与吗啡在等效剂量下可产生同样的镇痛、镇静及呼吸抑制作用。但后者维持时间较短，无吗啡镇咳作用。能短时间提高胃肠道括约肌及平滑肌的张力，减少胃肠蠕动，但引起便秘及尿潴留低于吗啡。对胆道括约肌的兴奋作用使胆道压力升高，但亦较吗啡弱。有轻微的阿托品样作用，可引起心率增快。

【药物动力学】

肌注后10 min起效，1～2 h达峰浓度，可出现两个峰值，镇痛持续2～4 h。血浆蛋白结合率40%～60%。主要在肝内代谢成哌替啶酸、去甲哌替啶和去甲哌替啶酸水解物，然后与葡糖醛酸形成结合型或游离型经肾排出。酸性尿时，随尿排出的原形和去甲基衍生物增加。半衰期3～4 h，肝功能不全时可长达7 h以上。可透过胎盘屏障，少量经乳汁排出。

【适应证】

用于各种剧痛如创伤、手术后疼痛。麻醉前用药，或局麻与静脉吸入复合麻醉辅助用药等。对内脏绞痛应与阿托品配伍。因为对新生儿有呼吸抑制作用，所以用于分娩止痛时须监护。麻醉前给药、人工冬眠时，常与氯丙嗪、异丙嗪组成“人工冬眠合剂”应用。用于心源性肺水肿，有利于肺水肿的消除。慢性重度疼痛的晚期癌症病人不宜长期使用。

【用法与用量】

注射剂：皮下注射、肌内注射、静脉注射、静脉滴注。

成人常用量：(1) 镇痛：一次 25～100 mg 肌注，一日 100～400 mg；极量一次 150 mg，一日 600 mg。静注时一次 0.3 mg/kg 为限。(2) 分娩镇痛：阵痛开始时肌注 25～50 mg，可每 4～6 h 按需重复。极量以一次 50～100 mg 为限。(3) 麻醉前用药：在麻醉前 30～60 min，按 1～2 mg/kg 肌注。麻醉维持中，按 1.2 mg/kg 计算出 60～90 min 的总用量，配制成稀释液后按 1 mg/min 持续滴注。(4) 手术后镇痛：硬脊膜外隙给药，24 h 总用量按 2.1～2.5 mg/kg 为限。(5) 晚期癌症解除中、重度疼痛：应个体化用药，比常规剂量较大，可逐渐增量，直至疼痛满意缓解。WHO 已将其列为癌症疼痛治疗不推荐使用的药物，故不提倡使用。

儿童常用量：(1) 皮下或肌内注射：2 月龄～12 岁，按一次 0.5～2 mg/kg，q4h 或 q6h。(2) 静注：新生儿～2 月龄，按一次 0.5～1 mg/kg，q12h；2 月龄～12 岁，按一次 0.5～1 mg/kg，q4h 或 q6h。> 12 岁，一次 25～50 mg，q4h 或 q6h。(3) 静注和静滴：1 月龄～18 岁，首次按 1 mg/kg 静注后，根据反应，按每小时 0.1～0.4 mg/kg 持续滴注维持。

【不良反应】

(1) 治疗剂量少见轻度眩晕、出汗、口干、恶心、呕吐、心动过速、体位性低血压等。(2) 静注后可出现外周血管扩张、血压下降，尤其与氯丙嗪和中枢抑制剂合用时。(3) 偶见呼吸困难、焦虑、兴奋、震颤、惊厥、癫痫大发作等。

【禁忌证】

对本品过敏者；妊娠临近分娩时；室上性心动过速；颅脑损伤；颅内占位性病变；颅内压增高；急性呼吸抑制；通气不足；哮喘；慢阻肺；肺心病；严重肺功能不全；中毒性腹泻；前列腺增生；排尿困难者；正在服用单胺氧化酶抑制剂者。

【注意事项】

(1) 与芬太尼的化学结构相似，有交叉过敏。(2) 妊娠期和哺乳期慎用。分娩镇痛以及哺乳期确需使用应酌情减量，分娩镇痛时须注意对新生儿的呼吸抑制。(3) 儿童、老年人、惊厥或有惊厥发作史、精神失常、肝肾功能不全者、甲状腺功能不全者、恶病质慎用。(4) 不可与单胺氧化酶抑制剂合用，务必在单胺氧化酶抑制剂停用 2 周以上才可应用，而且应先从小剂量(1/4 常用量)开始。否则会发生难以预料的、严重的并发症，甚至死亡。(5) 与氯丙嗪及中枢抑制剂合用时血压明显降低。(6) 不宜用于自控镇痛，尤其不能做皮下自控镇痛。(7) 过量中毒时可静注纳洛酮，按 5～10 μg/kg，成人常用量 0.4 mg，亦可用烯丙吗啡作为拮抗剂。但中毒出现的兴奋惊厥等症状，拮抗剂可使其症状加重，此时只能用地西泮或巴比妥类药解除。当其血药浓度及其代谢物浓度过高时，血液透析能促进其排泄。(8) 为特殊管理的麻醉药品，务必严格遵守《麻醉药品和精神药品管理条例》使用。

【药物相互作用】

（1）与巴比妥类、吩噻嗪类、镇静催眠药、三环类抗抑郁药、硝酸酯类药等合用会加重呼吸抑制，需减量。（2）可增强硫酸镁静脉用药的中枢抑制作用。（3）能增强香豆素类、茚满二酮类抗凝血药的作用。（4）与抗胆碱药阿托品等有协同作用。（5）与抗高血压药合用，可致血压过度下降，发生重度眩晕与昏厥。（6）不得与氨茶碱、巴比妥类、苯妥英钠、碳酸氢钠、肝素钠、碘化物、磺胺嘧啶、磺胺甲噁唑等混合注射。

【制剂与规格】

盐酸哌替啶注射液：1 mL : 50 mg；2 mL : 100 mg。

吗啡(Morphine)

【药理作用】

吗啡属阿片受体激动剂，为强效镇痛药。同时有明显的镇静和镇咳作用。能抑制呼吸中枢，使其对 CO_2 张力的反应性降低，过量可致呼吸衰竭致死。能兴奋平滑肌，增加肠道平滑肌张力引起便秘，并使胆道、输尿管、支气管平滑肌张力增加。

【药物动力学】

口服易吸收，首过消除明显，生物利用度 25%，血药浓度不高。普通片剂 1 h 达峰浓度并起效。单次给药镇痛作用可维持 4～6 h，缓释片镇痛作用可维持 12 h。

注射剂起效时间因给药途径而不同：静注即刻，肌注 1～5 min，皮下注射 15～30 min，椎管内给药 15～60 min。峰作用时间：静脉注射 5～20 min，肌注 30～60 min，皮下注射 50～90 min，硬脊膜外隙单次注射 30 min。作用持续时间：静注、肌注、皮下注射为 3～6 h，椎管内给药 6～12 h。

吸收后迅速分布至肺、肝、脾，肾等各组织。成人仅有少量透过血脑屏障，但已能产生高效的镇痛作用。可透过胎盘。主要在肝内代谢，经肾排泄，少量经胆汁和乳汁排出。

【适应证】

根据癌痛治疗三阶梯方案的要求，缓释片是治疗重度癌痛的代表性药物。普通片剂、注射剂用于其他镇痛药无效的急性剧痛如严重创伤、战伤、烧伤的剧烈疼痛，晚期癌症疼痛。心肌梗死而血压尚正常者，可使病人镇静，并减轻心脏负荷。用于心源性肺水肿可使其症状暂时有所缓解。麻醉和手术前给药可保持病人安静进入嗜睡状态。较少用于镇咳、腹泻、恐惧性失眠。因对平滑肌的兴奋作用较强，故不能单独用于内脏绞痛如胆绞痛等，而应与阿托品等解痉药合用。慢性非癌痛病人不宜长期使用。

【用法与用量】

口服片剂：成人常用量：（1）一次 5～15 mg，一日 15～60 mg。（2）极量：一次

30 mg，一日 100 mg。（3）重度癌痛应按时口服，个体化用药，逐渐增量以充分缓解癌痛。首次剂量范围可较大，一日 3～6 次，晚睡前剂量可加倍。

口服缓释（控释）片：整片吞服，不可掰开或嚼服。应根据疼痛程度、年龄及服用镇痛药史决定用药剂量，个体间存在较大差异。成人一般从 10～20 mg 开始，q12h。并根据镇痛效果调整，逐渐增量，直至疼痛消失，以达到缓解疼痛的目的。

注射剂：皮下注射、肌内注射、静脉注射、硬脊膜外隙给药。

成人常用量：（1）皮下注射：一次 5～15 mg，一日 10～40 mg；极量：一次 20 mg，一日 60 mg。（2）静注：镇痛时一次 5～10 mg。用于全静脉麻醉时按 1 mg/kg，不够时加用作用时效短的本类镇痛药，以免苏醒迟延、术后发生血压下降和长时间呼吸抑制。但由于其缺点突出，如麻醉深度不足、组胺释放作用、抑制应激反应不充分等，现已被芬太尼取代。（3）手术后镇痛：注入硬脊膜外隙，于腰段部位注入，一次极量 5 mg，胸段硬脊膜外隙给药应减为 2～3 mg。按一定间隔时间可重复给药。注入蛛网膜下隙，一次 0.1～0.3 mg，原则上不再重复给药。（4）重度癌痛病人，首次剂量范围较大，用药次数可一日 3～6 次，晚睡前剂量可加倍，以充分缓解癌痛。

儿童常用量：各年龄段用药均需根据反应调整剂量。静注时间均应大于 5 min。（1）皮下或肌内注射：新生儿，按一次 0.1 mg/kg，q6h；1～6 月龄，按一次 0.1～0.2 mg/kg，q6h；6 月龄～2 岁，按一次 0.1～0.2 mg/kg，q4h；2～12 岁，按一次 0.2 mg/kg，q4h；> 12 岁，一次 2.5～10 mg，q4h。（2）静注：新生儿，按一次 0.05 mg/kg，q6h；1～6 月龄，按一次 0.1 mg/kg，q6h；6 月龄～12 岁，按一次 0.1 mg/kg，q4h；> 12 岁，一次 2.5 mg，q4h。（3）静注和静滴：新生儿先按 0.025～0.1 mg/kg 静注，再根据反应按每小时 0.005～0.04 mg/kg 持续静滴；1～6 月龄，先按 0.1～0.2 mg/kg 静注，再根据反应按每小时 0.01～0.03 mg/kg 持续静滴；6 月龄～12 岁，先按 0.1～0.2 mg/kg 静注，再根据反应按每小时 0.02～0.03 mg/kg 持续静滴；> 12 岁，先按 2.5～10 mg 静注后，再根据反应按每小时 0.02～0.03 mg/kg 持续静滴。（4）皮下持续输注：1～3 月龄，按每小时 0.01 mg/kg；> 3 月龄，按每小时 0.02 mg/kg。（5）口服或直肠给药：1～12 月龄，按一次 0.08～0.2 mg/kg，q4h；1～2 岁，按一次 0.2～0.4 mg/kg，q4h；2～12 岁，按一次 0.2～0.5 mg/kg（最大量 20 mg），q4h；> 12 岁，一次 5～20 mg，q4h。

【不良反应】

（1）连续使用 3～5 d 即可产生耐受性，1 周以上可致依赖性。但对晚期中、重度癌痛病人治疗适当则依赖性少。（2）恶心、呕吐、呼吸抑制、嗜睡、眩晕、便秘、排尿困难、胆绞痛等。（3）偶见瘙痒、荨麻疹、皮肤水肿等过敏反应。（4）剂量过大可致急性中毒，成人中毒量为 60 mg，致死量为 250 mg。急性中毒的主要症状为昏迷、呼吸深度抑制、瞳孔极度缩小（两侧对称或呈针尖样大小）、血压下降、紫绀、尿少、体温下降、皮肤湿冷、肌无力。由于严重缺氧致休克、循环衰竭、瞳孔散大，甚至死亡。（5）中毒解救可静注纳洛酮按 5～10 μg/kg，成人常用量为 0.4 mg。亦可用烯丙吗啡作为拮抗剂。

【禁忌证】

(1) 对本品过敏者；未成熟新生儿；妊娠期和哺乳期；妊娠分娩前；呼吸抑制已显示紫绀；颅内压增高和颅脑损伤；肺心病心肺功能失代偿；哮喘；甲减；肾上腺皮质功能减退症；前列腺肥大；排尿困难及严重肝功能不全者；休克尚未纠正前；中毒性腹泻；炎性肠梗阻等。(2) 新生儿、婴幼儿禁用缓释、控释片。(3) 严禁与单胺氧化酶抑制剂同用。

【注意事项】

(1) 老年人与儿童、心律失常、胃肠道术后肠蠕动尚未恢复、惊厥或有惊厥发作史、肝肾功能不全者慎用。(2) 因可使 CO_2 潴留，脑血管扩张，可致脑脊液压力升高。(3) 能促使胆道括约肌收缩，引起胆管系统的内压上升。(4) 注入硬脊膜外隙或蛛网膜下隙后，应监测呼吸及循环功能，前者 24 h，后者 12 h。(5) 可使淀粉酶和脂肪酶升高。(6) 对胆红素、碱性磷酸酶、乳酸脱氢酶等检测有一定影响。(7) 为特殊管理的麻醉药品，务必严格遵守《麻醉药品和精神药品管理条例》使用。

【药物相互作用】

(1) 吩噻嗪类、镇静催眠药、三环类抗抑郁药、抗组胺药、硫喷妥钠、哌替啶、可待因、美沙酮、芬太尼和肌松药可加重和延长其呼吸抑制作用，故合用时应减量。(2) 与亚硝酸盐、奎尼丁、普鲁卡因胺、胍乙啶、美加明、利多卡因、利尿药、金刚烷胺、左旋多巴、溴隐亭合用可发生体位性低血压。(3) 与抗胆碱药尤其是阿托品合用便秘加重，并可致麻痹性肠梗阻和尿潴留。(4) 与二甲双胍合用，可增加乳酸性酸中毒。(5) 与纳曲酮、卡马西平合用，可出现阿片戒断症状。(6) 与西咪替丁合用，可引起呼吸暂停、精神紊乱和肌抽搐。(7) 与头孢菌素类、青霉素类、林可霉素、克林霉素合用，可诱发假膜性肠炎，出现严重水样腹泻。(8) 纳洛酮、丙烯吗啡可拮抗其作用。(9) 硫酸镁可加剧呼吸抑制和低血压。(10) 利福平、利福喷丁、生长抑素可降低其疗效。(11) 可使艾司洛尔的血药浓度升高。(12) 可增强香豆素类抗凝血作用。(13) 可延迟美西律的吸收。(14) 可增加氮芥、环磷酰胺的毒性。

【制剂与规格】

(1) 盐酸(硫酸)吗啡片：5 mg；10 mg。(2) 盐酸(硫酸)吗啡缓释(控释)片：10 mg；30 mg；60 mg。(3) 盐酸(硫酸)吗啡注射液：0.5 mL：5 mg；1 mL：10 mg。(4) 硫酸吗啡注射液：1 mL：20 mg；1 mL：30 mg。

普瑞巴林(Pregabalin)

【药理作用】

普瑞巴林为 γ- 氨基丁酸类似物，结构和作用与加巴喷丁相似，具有镇痛和抗焦虑、抗癫痫活性。

【药物动力学】

口服吸收迅速，镇痛 30 min 起效，达峰时间 1 h，作用持续时间约 5 h，用于糖尿病性神经病变时 1 周起效。生物利用度 90%。较少在肝脏代谢，92%～99% 以原形经肾排泄，仅 0. 1% 经粪便排泄，半衰期为 5～6. 5 h。

【适应证】

（1）治疗带状疱疹后神经痛、糖尿病周围神经病变的神经痛。（2）用于焦虑症、社交恐怖症、关节炎。（3）癫痫部分发作的辅助治疗。

【用法与用量】

口服胶囊：可与食物同服，亦可单独服。推荐剂量一次 75～150 mg，bid；或一次 50～100 mg，tid。初始剂量可为一次 75 mg，bid；或一次 50 mg，tid。可在 1 周内根据疗效及耐受力增至一次 150 mg，bid。

（1）疱疹后遗神经痛：初始剂量一次 75 mg，bid；或一次 50 mg，tid。根据疗效和耐受力在一周内增至一日 300 mg。维持量一次 75～150 mg，bid；或一次 50～100 mg，tid。（2）糖尿病周围神经病变神经痛：初始剂量一次 50 mg，tid；根据疗效和耐受力在 1 周内增至一次 100 mg，tid。（3）术后牙痛：单次 300 mg。可根据麻醉持续时间，q6h。（4）癫痫部分发作辅助治疗：一次 75 mg，bid；或一次 50 mg，tid。根据疗效和耐受力，可增至一日最大量 600 mg，分 2～3 次。其他抗癫痫药无效的顽固性癫痫，加用本品一日 150～600 mg，分 2～3 次。（5）广泛性焦虑障碍：一日 300～600 mg。（6）社交恐怖症：一次 200 mg，tid。

肾功能减退者应调整剂量。以上剂量适用于肌酐清除率 ≥ 60 mL/min。若一日 300 mg，2～4 周后疼痛未得到充分缓解，可耐受者增至一次 300 mg，bid，或一次 200 mg，tid。其不良反应呈剂量依赖性，且可导致高停药率，剂量超过一日 300 mg 仅用于可耐受此剂量的持续性疼痛。如需停用，至少用 1 周时间逐渐减停。

【不良反应】

（1）可见周围性水肿、PR 间期延长。（2）少见头晕、嗜睡、共济失调、头痛、衰弱、语言障碍、震颤、健忘、神经错乱、思维紊乱、口干、便秘。（3）偶见体重增加、肌阵挛，横纹肌溶解。（4）偶见肌酸激酶升高、转氨酶（ALT 及 AST）一过性升高、血小板减少。（5）罕见视力模糊、复视、弱视等，与其因果关系尚未确定。

【禁忌证】

对本品过敏者。

【注意事项】

（1）妊娠期和哺乳期慎用，哺乳期使用应停止哺乳。（2）17 岁以下者不宜使用。（3）可能引起外周水肿，充血性心力衰竭慎用。（4）其相关的头晕、嗜睡可影响驾驶或操作机械的能力。（5）肌酸激酶升高，显著升高或考虑肌病时应停用。（6）可能引起躯体依赖性。

【药物相互作用】

（1）与噻唑烷二酮类口服降血糖药合用，体重增加和周围性水肿的风险增加。（2）可增强中枢神经系统抑制药的镇静作用。（3）可增强乙醇的镇静作用。

【制剂与规格】

普瑞巴林胶囊：75 mg；150 mg。

‖ 第二节　解热镇痛、抗炎、抗风湿药 ‖

解热镇痛、抗炎药（antipyretic-analgesics and anti-inflammatory drugs）具有解热镇痛，而且大多还有抗炎、抗风湿作用。虽然本类药的化学结构差别很大，但有相似的药理作用、作用机制和不良反应。其相同的作用机制，即抑制体内前列腺素（PG）合成所需要的环氧酶（cyclooxygenase，COX）。鉴于其抗炎作用与糖皮质激素不同，故又称为非甾体抗炎药（non-steroidal anti-inflammatory drugs，NSAIDs）。阿司匹林是本类药的代表，所以又称为“阿司匹林类药物”（aspirin-like drugs）。

前列腺素与发热、炎症和疼痛密切相关。本类药可使各类前列腺素的合成减少，继而减少炎症组织痛觉神经冲动的形成和抑制炎性反应，包括抑制白细胞的趋化性及溶酶体酶的释放等。还作用于下丘脑体温调节中枢，引起外周血管扩张和出汗，使散热增加，从而产生退热作用。这种中枢性退热作用亦可能与下丘脑的前列腺素合成受到抑制有关。另外，可因减少前列腺素的生成而抑制血小板聚集功能和降低胃黏膜不受损伤的保护功能。前者有利于防止血栓的形成，用于心肌梗死的预防；但后者则为NSAIDs相关消化性溃疡的原因。

作用特点与临床应用：（1）解热作用：具有较好的解热作用，解热效果好，可靠而迅速，主要是增强散热过程，对产热过程一般不影响。在治疗量时可使发热病人体温降至正常，但对正常人体温没有影响。发热是许多疾病的常见症状，是病情发展的重要讯号，同时也是一种防御性反应。高热可引起并发症，应适当用解热药。（2）镇痛作用：仅对轻、中度疼痛有效，用于体表痛、神经痛如头痛、牙痛、关节痛、肌痛及月经痛效果较好；对外伤性剧痛及内脏平滑肌绞痛无效。其镇痛效应在组织炎症时更为显著。（3）抗炎、抗风湿作用：除对乙酰氨基酚、非那西丁外，都具有不同程度的抗炎、抗风湿作用。抗炎、抗风湿药主要是消除炎症，在炎症组织中药物浓度较高，有利于发挥抗炎作用。（4）抗血小板聚集作用：阿司匹林等抑制COX，使血栓素 A_2（TXA_2）生成减少，抑制血小板聚集，预防血栓形成。

根据化学结构可分为很多种类。本节有对乙酰氨基酚、阿司匹林、布洛芬、双氯芬酸钠、吲哚美辛，以及抗炎、抗风湿药羟氯喹、来氟米特、青霉胺。羟氯喹参阅第二章第一节，抗疟药；来氟米特、青霉胺参阅第十四章，免疫系统用药。其他抗炎、抗风湿药参阅有关章节。

对乙酰氨基酚(Paracetamol)

【药理作用】

对乙酰氨基酚属乙酰苯胺类。具有良好的解热、镇痛作用，无抗炎、抗风湿作用。其镇痛与抑制中枢神经系统和外周的前列腺素合成有关；其解热与下丘脑的前列腺素合成受到抑制而影响下丘脑体温调节中枢有关。与阿司匹林相比，解热作用相似但较持久；镇痛作用较弱；抗炎作用很弱，小剂量时对风湿性疼痛无效。对血小板及凝血机制无影响。

【药物动力学】

口服吸收迅速，0.5～2 h达峰浓度，血浆蛋白结合率25%～50%。90%～95%在肝内代谢，主要代谢物为葡糖醛酸及硫酸结合物，中间代谢物对肝有毒性。主要以与葡糖醛酸结合的形式经肾排泄，24 h内约有3%以原形随尿排出。可进入乳汁。消除半衰期为1～3 h，平均约2 h。肾功能不全时半衰期不受影响，但在肝功能不全者及新生儿、老年人半衰期有所延长；而在儿童则有所缩短。

【适应证】

用于中、高度发热。缓解轻至中度疼痛，如头痛、肌痛、关节痛等的对症治疗。为退热以及轻、中度骨性关节炎镇痛首选。颗粒剂和混悬滴剂适宜儿童。

【用法与用量】

口服片剂、颗粒剂：成人，一次0.3～0.5 g，一日3～4次，一日量不超过2 g。儿童，按一次10～15 mg/kg，一日3～4次。12岁以上剂量用法同成人。

口服溶液剂：成人，一次15～25 mL，一日3～4次。一日量不超过80 mL。儿童，一次用量：1～3岁5～8 mL；4～6岁8～10 mL；7～9岁10～12 mL；10～12岁12～15 mL。均一日3～4次。12岁以上剂量用法同成人。

干混悬剂：主要用于儿童。(1)瓶装(规格12.65 g：3.75 g)服用时加温开水至瓶身折痕处为60 mL药液，每1 mL含对乙酰氨基酚62.5 mg，充分振摇混合均匀即可服用。一次用量：1～3岁2～2.5 mL；4～6岁2.5～3.5 mL；7～9岁3.5～4.5 mL；10～12岁4.5～5.5 mL。均一日3～4次。(2)袋装(规格1.01 g：0.3 g)服用时加温开水5 mL混合均匀，配好的药液1 mL含对乙酰氨基酚60 mg，剂量用法同上。

混悬液：主要用于儿童。混悬液1 mL含对乙酰氨基酚32 mg。一次用量：1～3岁2～3 mL；4～6岁3～5 mL；7～9岁5～8 mL；10～12岁8～10 mL。均一日3～4次。

若持续发热或疼痛，上述用药可间隔4～6 h重复1次，但24 h内不超过4次。用于退热，成人和儿童不＞3 d。用于镇痛，成人不＞10 d，儿童不＞5 d。

骨关节炎选用缓释片，成人一次0.65～1.3 g，q8h，一日量不超过4 g，疗程根据病情。

【不良反应】

（1）少见皮疹、荨麻疹、瘙痒以及药物热。（2）偶见恶心、呕吐、出汗、腹痛及皮肤苍白等。（3）偶见中性粒细胞缺乏、血小板减少、高铁血红蛋白血症、贫血、肝肾损害和胃肠道出血等。

【禁忌证】

对本品过敏者；严重肝、肾功能不全者；乙醇中毒者。

【注意事项】

（1）妊娠期和哺乳期慎用，哺乳期使用应暂停哺乳。（2）3月龄以下婴儿不宜用；3岁以下儿童、长期嗜酒者、肝病或病毒性肝炎、肝肾功能不全者慎用。（3）剂量过大可引起肝损害，严重者可致昏迷甚至死亡。（4）不宜大剂量或长期服用，以免引起造血系统及肝、肾损害。（5）不能同服其他含有非甾体抗炎药的药物，如某些含有非甾体抗炎药的复方抗感冒药。（6）长期大剂量用药应定期检测肝、肾功能和血常规。

【药物相互作用】

（1）不应与巴比妥类、卡马西平、解痉止痛药和氯霉素同用，以免增加肝毒性。（2）不应与其他非甾体抗炎药同用，以免增加肾毒性。（3）可增强抗凝血药的作用。（4）齐多夫定可增加其毒性，应避免同时应用。（5）不得饮酒或饮用含有乙醇的饮料。

【制剂与规格】

（1）对乙酰氨基酚片：0.5 g。（2）对乙酰氨基酚颗粒：0.1 g。（3）对乙酰氨基酚口服溶液：100 mL：2.4 g。（4）对乙酰氨基酚干混悬剂：每瓶装12.65 g：3.75 g；每袋装1.01 g：0.3 g。（5）对乙酰氨基酚混悬液：15 mL：0.48 g；30 mL：0.96 g；100 mL：3.2 g。

阿司匹林(Aspirin)

【药理作用】

阿司匹林属水杨酸类。（1）抑制血小板聚集作用：通过抑制血小板COX，使由COX催化而产生的血栓素A_2（TXA_2）生成减少。TXA_2在体内能加速血小板聚集，小剂量以抑制TXA_2为主，所以具有较强的抑制血小板聚集、抗血栓形成的作用。大剂量具有抑制前列腺素（PGI_2）的生成，促进血小板的聚集和血栓形成的作用。（2）抗炎、抗风湿作用：作用于炎症组织，通过抑制前列腺素或其他炎性反应介质如组胺的合成，稳定溶酶体膜、抑制溶酶体酶的释放而起抗炎作用。（3）解热作用：能降低发热病人的体温，对正常体温几无影响，通过抑制体温中枢的前列腺素的合成与释放，增强散热过程（如体表血管扩张、出汗增加）而产生解热作用。（4）镇痛作用：主要是通过抑制前列腺素，以及能使痛觉对机械性或化学性刺激敏感的物质如缓激肽、组胺的合成，属外周性镇痛药。

【药物动力学】

普通片口服吸收迅速、完全，在胃内已开始吸收，在小肠上部可吸收大部分。肠溶片吸收慢。服药后1～2 h达峰浓度。吸收率和溶解度与胃肠道pH有关。食物可降低吸收速率，但不影响吸收量。血浆蛋白结合率低，水解后的水杨酸盐蛋白结合率65%～90%。血药浓度高时蛋白结合率相应降低，肾功能不全及妊娠时蛋白结合率较低。半衰期为15～20 min。水杨酸盐的半衰期长短取决于剂量的大小和尿pH，一次服小剂量时为2～3 h。在胃肠道、肝及血液内大部分很快水解为水杨酸盐，然后在肝内代谢。代谢物主要为水杨尿酸及葡糖醛酸结合物，小部分氧化为龙胆酸。以结合的代谢物和游离的水杨酸经肾排泄。

【适应证】

除解热、镇痛、抗炎、抗风湿外，尚有抗血小板功能，防止血栓形成。为治疗川崎病（皮肤黏膜淋巴结综合征）首选，可迅速缓解急性发热及关节疼痛。对风湿热伴有心脏炎者，可合用糖皮质激素。还用于治疗胆道蛔虫病（有效率在90%以上）。

小剂量阿司匹林有独特的抗血小板作用，用于心、脑血管事件的预防和治疗。预防一过性脑缺血发作、心肌梗死、心房颤动、人工心脏瓣膜、动静脉瘘或其他手术后的血栓形成。亦用于治疗不稳定型心绞痛。中、小剂量血药浓度达5.4～9 μg/mL时，即能抑制血小板聚集，如每日服用180 mg就能使血小板TXA_2合成酶99%受到抑制。

【用法与用量】

口服片剂、肠溶片：与食物同服可减少对胃肠道的刺激。肠溶片不可掰开或嚼服。用于解热镇痛、治疗风湿病等，应选用大规格制剂；用于抗血小板选用小规格制剂。

成人常用量：（1）解热、镇痛：一次0.3～0.6 g，tid，必要时q4h。（2）抗炎、抗风湿：一日3～5 g，急性风湿热可用到7～8 g，分4次，症状控制后逐渐减量。（3）抑制血小板聚集：宜用小剂量，一次50～150 mg，qd。在急性心肌梗死、冠状动脉内药物洗脱支架植入术后的1个月内，建议一次0.3 g，qd。急性冠状动脉综合征急诊PCI术前，顿服0.3 g，应使用非肠溶片。预防搭桥手术后术后再狭窄，一日50 mg顿服。（4）胆道蛔虫病：一次1 g，一日2～3次，连续用2～3 d，当阵发性绞痛缓解24 h后停用，然后进行驱虫治疗。（5）X线照射或放疗引起的腹泻：一次0.6～0.9 g，qid。

儿童常用量：（1）解热、镇痛：按一次5～10 mg/kg，tid，必要时q4h或q6h。（2）抗炎、抗风湿：按一日80～100 mg/kg，分3～4次。1～2周未获疗效，可根据血药浓度调整。个别需增至一日130 mg/kg（最大量5 g）。初始剂量用至体温下降，关节症状消失，血沉、C反应蛋白及白细胞恢复至正常，约2周减为3/4量，再用2周，随后逐渐减量至完全停药。单纯关节炎用4～6周，有轻度心脏炎用12周。（3）川崎病：开始一般采用中等剂量，按一日30～50 mg/kg，分3～4次。热退2～3 d后逐渐减量，2周内减量至按一日3～5 mg/kg（最大量75 mg）顿服，减量维持2～3个月；若有冠状动脉病变应维持至冠状动脉正常。血小板增多、血液呈高凝状态期间，按一日5～10 mg/kg顿服。

用于抑制血小板聚集，参阅第十一章第二节，抗血小板药，阿司匹林。

【不良反应】

（1）常见胃肠道刺激症状如上腹部不适、恶心、呕吐，重者可有溃疡、胃肠出血，转氨酶（ALT 及 AST）升高。（2）凝血酶原减少、凝血时间延长、贫血、中性粒细胞与血小板减少，加重出血倾向。（3）发生“阿司匹林哮喘”，出现呼吸困难等。（4）剂量过大可发生“水杨酸反应”：如头痛、眩晕、恶心、呕吐、耳鸣、视减听衰、精神障碍等。（5）荨麻疹、血管性水肿和过敏性休克。（6）少见肝、肾损害，尤其是老年人或伴有心、肝、肾功能不全者，甚至可发生肾衰竭。损害与剂量大小有关，血药浓度达 250 μg/mL 时易发生。损害是可逆性的，停药后大多可恢复。（7）其他有脱发、味觉异常、尿酸升高等。

【禁忌证】

（1）对本品及其他非甾体抗炎药过敏者；溃疡病出血或其他活动性出血；腐蚀性胃炎；哮喘；血友病或血小板减少症；严重肝、肾疾病及严重肝、肾功能不全者；重度心功能不全和高血压；冠状动脉搭桥手术围术期疼痛。（2）妊娠期和哺乳期忌用或尽量避免使用。

【注意事项】

（1）有哮喘史、鼻息肉、慢性荨麻疹者等过敏性疾病、溃疡病、痛风、G6PD 缺乏不宜用。（2）儿童病毒性感染，如流感、水痘、麻疹、流行性腮腺炎等应避免使用，因偶见引起预后极差的瑞夷综合征（Reye syndrome），即急性肝脂肪变性－脑病综合征。（3）若需手术者，术前 1 周应停药。（4）长期用药可能发生肾损害。（5）小规格的肠溶剂型不宜作止痛剂使用。

【药物相互作用】

（1）可降低其他非甾体抗炎药的生物利用度，合用疗效并不增强，反而增加胃肠道症状、其他部位出血、肾损害。（2）与任何抗凝血药、抗血小板药、溶栓药、可能诱发消化道溃疡出血的药物同用时，可加重凝血障碍甚至出血。（3）尿碱化药、抗酸药可使其血药浓度下降；尿酸化药可使其血药浓度升高。（4）碳酸酐酶抑制剂可使其血药浓度降低，但可使透入脑组织中的量增多，从而增加毒性反应。（5）与大剂量糖皮质激素同用，可发生胃肠溃疡和出血。（6）可增强和加速胰岛素或口服降血糖药的作用。（7）可增加甲氨蝶呤的毒性反应。（8）可增加巴比妥类及苯妥英钠的作用或毒性反应。（9）可增加氨基糖苷类药的血药浓度，可增强磺胺类药的作用。（10）甲氧氯普胺可增加其吸收。（11）与抗凝血药肝素及香豆素类、溶栓药尿激酶等同用，可增加出血。

【制剂与规格】

（1）阿司匹林片：0. 3 g；0. 5 g。（2）阿司匹林肠溶片：0. 3 g。

布洛芬(Ibuprofen)

【药理作用】

布洛芬属芳基丙酸类。具有镇痛、抗炎、解热作用。其作用机制是抑制COX而减少前列腺素的合成。其抗炎、镇痛、解热作用与阿司匹林相似，比对乙酰氨基酚强。

【药物动力学】

口服易吸收，与食物同服吸收减慢，但吸收量不减少。与含铝和镁的抗酸药同服不影响吸收。口服1.2～2.1 h达峰浓度。服药5 h后关节液浓度与血药浓度相等，以后的12 h内关节液浓度高于血药浓度。血浆蛋白结合率99%。半衰期为1.8～2 h。在肝内代谢，60%～90%经肾由尿排出，100%于24 h内排出，其中约1%为原形，部分随粪便排出。

【适应证】

(1) 缓解轻、中度疼痛如头痛、关节痛、偏头痛、牙痛、肌痛、神经痛、痛经、痛风等。(2) 感冒、流感等引起的发热。(3) 风湿性关节炎、类风湿关节炎。

【用法与用量】

口服片剂、胶囊：胶囊应整粒服。宜餐中或饭后服，以减少胃肠道不良反应。

成人常用量：(1) 止痛或退热：一次0.2～0.4 g，tid。若持续疼痛和发热，可q4h或q6h。(2) 抗风湿：一次0.4～0.8 g，tid或q6h。类风湿关节炎比骨性关节炎用量较大。用于止痛或退热、抗风湿，一日最大量均不超过2.4 g。

儿童常用量：(1) 止痛或退热：3月龄～12岁，按一次5～10 mg/kg，tid，必要时可q4h或q6h。一日最大量40 mg/kg（不超过2 g）。12岁以上剂量用法同成人。(2) 抗风湿：> 6月龄，按一日30 mg/kg（不超过2.4 g），分3～4次。12岁以上剂量用法同成人。(3) 新生儿有呼吸窘迫综合征时关闭动脉导管：首剂按10 mg/kg，随后按一次5 mg/kg，于第24、48 h各用1次，共用3次。其机制为：前列腺素E是胎儿及出生后初期维持动脉导管开放的重要物质，而本品可减少其合成，有助于导管关闭。

口服缓释片、缓释胶囊：成人和12岁以上儿童：通常一次0.3 g，bid，于早、晚各1次。晚间用药可使疗效保持一夜，也有助于防止晨僵。

颗粒剂：温开水冲服。主要用于儿童退热。按一日20 mg/kg，分2次，或遵医嘱。

口服混悬液：成人和12岁以上儿童：一次15～20 mL，bid或tid。12岁以下儿童：1～3岁体重10～15 kg，一次4 mL；4～6岁体重16～21 kg，一次5 mL；7～9岁体重22～27 kg，一次8 mL；10～12岁体重28～32 kg，一次10 mL。根据病情可4～6 h服1次，但24 h内不超过4次。儿童亦可按一次0.25～0.5 mL/kg，bid或tid。

【不良反应】

(1) 少见恶心、呕吐、消化不良、胃烧灼感或溃疡及出血、转氨酶(ALT及AST)升高。(2) 少见头痛、头晕、耳鸣、视力模糊、精神紧张、嗜睡、下肢水肿或体重增加。

(3) 罕见皮疹、支气管痉挛、过敏性肾炎、膀胱炎、肾病综合征、肾乳头坏死甚至肾衰竭。

【禁忌证】

对本品及非甾体抗炎药过敏者；活动期消化性溃疡；严重肝病及严重肾功能不全者；“阿司匹林哮喘”；新生儿尤其是早产儿（新生儿有呼吸窘迫综合征时关闭动脉导管除外）；脱水儿童；妊娠期晚期或近分娩期。

【注意事项】

(1) 妊娠期早、中期，哺乳期慎用。(2) 婴儿，3月龄以下尽量不用，3～6月龄不宜用。(3) 心、肝、肾功能不全者，有哮喘或溃疡病史，凝血机制或血小板功能障碍者慎用。(4) 可能增加胃肠道出血并导致水钠潴留。(5) 轻度肾功能不全者可使用最小有效剂量，并密切检测肾功能和水钠潴留情况。(6) 长期用药应定期检测血常规及肝、肾功能。

【药物相互作用】

(1) 与其他非甾体抗炎药合用可增加胃肠道不良反应，并可能导致溃疡。(2) 与抗凝血药同用，可导致凝血酶原时间延长，增加出血倾向。(3) 可使地高辛、甲氨蝶呤、口服降血糖药的血药浓度升高。(4) 可降低呋塞米的排钠和降压作用，可降低抗高血压药的降压效果。(5) 维拉帕米、硝苯地平可使其血药浓度升高。(6) 丙磺舒可降低其排泄，增加血药浓度，从而增加毒性，故合用时宜减量。

【制剂与规格】

(1) 布洛芬片（颗粒）：0.1 g；0.2 g。(2) 布洛芬胶囊：0.2 g。(3) 布洛芬缓释片（胶囊）：0.3 g。(4) 布洛芬混悬液：60 mL∶1.2 g；100 mL∶2 g。

双氯芬酸钠(Sodium Diclofenac)

【药理作用】

双氯芬酸钠属芳基乙酸类。具有减轻炎症介质致炎、致痛的增敏作用，可抑制炎症渗出，减轻红肿。其作用机制为抑制 COX，从而减少前列腺素的合成，并有一定程度的抑制脂氧酶而减少白三烯、缓激肽等的生成而发挥解热镇痛及抗炎作用。

【药物动力学】

口服吸收快而完全，1～2 h 达峰浓度，与食物同服则延迟为 6 h，并使血药浓度降低。在关节滑液中的浓度高于血药浓度并可维持 12 h。乳汁中药物浓度极低。血浆蛋白结合率 99%。半衰期为 1～2 h。约 50% 经肝脏代谢。40%～65% 经肾排出，35% 从胆汁、粪便排出。

【适应证】

(1) 缓解类风湿关节炎、骨关节炎、脊柱关节炎、风湿性关节炎等的关节肿痛症状。（2）治疗各种软组织风湿性疼痛如肩痛、腱鞘炎、滑囊炎、肌痛及运动后损伤性疼痛等。（3）急性轻、中度疼痛如手术后、创伤后、劳损后疼痛，痛经、牙痛、头痛以及痛风等。

【用法与用量】

口服肠溶片：餐前整片服。

成人常用量：（1）关节炎，一次 25～50 mg，bid 或 tid。（2）急性疼痛，首剂 50 mg，随后一次 25～50 mg，q6h 或 q8h。轻度疼痛酌情减量。

儿童常用量：用于 6 月龄以上。根据病情按一日 0. 5～2 mg/kg，分 2～3 次。青少年型类风湿关节炎，一日 2～3 mg/kg，分 2～3 次。

口服缓释片、缓释胶囊：需整粒吞服，勿掰开或嚼碎。成人，用于关节炎，一次 50～100 mg，qd 或 bid，一日最大量为 150 mg。

【不良反应】

（1）常见胃肠道反应，严重者可发生消化道出血和溃疡。（2）头痛、头晕、焦虑和失眠等。（3）少见血压升高、困倦、意识模糊、惊厥、精神行为障碍、抑郁、晕厥。（4）少见血尿、水肿、肾损害。（5）妊娠可能引起胎儿短肢畸形等发育异常。（6）偶见肝损害，白细胞、血小板减少，甚至再生障碍性贫血。（7）罕见溶血性贫血。

【禁忌证】

对本品及其他非甾体抗炎药过敏者；妊娠期和哺乳期，尤其是妊娠期 13 周内；“阿司匹林哮喘”；荨麻疹或其他变态反应疾病；活动期消化性溃疡；严重心血管疾病；严重心、肝、肾功能不全者；冠状动脉搭桥围术期疼痛。

【注意事项】

（1）6 月龄以下婴儿应避免使用，儿童慎用。（2）肝肾功能不全者、有溃疡病史、凝血机制或血小板功能障碍者慎用，尤其是老年人。（3）可增加胃肠道出血，水钠潴留，血压升高。对限制钠盐摄入者慎用。（4）有眩晕史或其他中枢神经疾病史者，禁止驾驶或操纵机器。（5）长期用药应检测血常规、肝肾功能，检查血压。

【药物相互作用】

（1）与其他非甾体抗炎药同用，消化性溃疡的发病率增高。与阿司匹林或其他水杨酸盐同用并不能增强疗效，而不良反应明显增多，由于抑制血小板聚集作用增强，可增加出血倾向。（2）饮酒或与糖皮质激素、促肾上腺皮质激素（ACTH，简称促皮质素）、秋水仙碱、磺吡酮同用，可增加消化性溃疡或出血。（3）与对乙酰氨基酚长期合用可增加肾毒性。（4）与胰岛素或口服降血糖药合用，可增强降血糖效应，应调整后者的剂量。（5）与氨苯蝶啶合用可致肾损害。（6）可使强心苷类药血药浓度升高而增加毒性，因而需调整后者的剂量。（7）可使肝素、口服抗凝血药及溶栓药的效应增强，易引起出血。（8）可减弱呋塞米、布美他尼及吲达帕胺的作用。（9）与硝苯地平、维拉帕米合用，本品血药浓度增高。(10) 可减少碳酸锂经尿排泄，使其血药浓度增高，毒性增加。(11) 可使甲氨蝶呤血药浓度增高，时间延长。若需使用应间隔 24～48 h，以免毒性增加。(12) 可降低齐多夫定清除率，两药的毒性均增加，故应避免合用。(13) 丙磺舒可增高其血药浓度，毒性增加，合用时应减量。

【制剂与规格】

(1) 双氯芬酸钠肠溶片：25 mg。(2) 双氯芬酸钠缓释片(胶囊)：50 mg；100 mg。

吲哚美辛(Indometacin)

【药理作用】

吲哚美辛属吲哚乙酸类。具有抗炎、解热、镇痛作用。其作用机制为抑制 COX 从而减少外周和中枢的前列腺素合成。

【药物动力学】

栓剂经直肠黏膜吸收良好，起效迅速，在肝内代谢，大部分与葡糖醛酸结合，代谢物又可水解为吲哚美辛重新进入血液。消除半衰期为 4. 5 h，早产儿明显延长。约 60% 经肾排泄，其中 10%～20% 为原形。33% 经胆汁排泄，其中 1. 5% 为原形。少量经乳汁排泄。老年人的排泄较慢。口服制剂吸收良好，1～4 h 达峰浓度，血浆蛋白结合率 90%，消除半衰期为 7～12 h，平均 4. 5 h。不能被透析清除。

【适应证】

(1) 缓解关节炎的疼痛、肿胀，改善关节活动功能，如风湿性关节炎、急性痛风性关节炎、类风湿关节炎、骨性关节炎、强直性脊柱炎、银屑病关节炎。(2) 软组织损伤和炎症疼痛，其他如偏头痛、痛经、手术创伤后疼痛。(3) 解热。

【用法与用量】

栓剂：直肠给药，于睡前塞入肛门内，直肠给药更易吸收。成人一次 50 mg，qd 或 bid。一般连续用 10 d 为一疗程。儿童适宜右旋布洛芬栓剂。

口服肠溶片：宜饭后服或与食物同服。

成人常用量：(1) 抗风湿：一次 25～50 mg，一日 2～3 次，一日最大量不超过 150 mg。关节炎若有持续性夜间疼痛或晨起时关节疼痛发作，可给予栓剂 50～100 mg，于睡前塞入肛门内。(2) 抗痛风：首剂 50～75 mg，继而一次 25～50 mg，tid，直到疼痛缓解可停药。(3) 镇痛：首剂 25～50 mg，随后一次 25 mg，tid，直至疼痛缓解。(4) 退热：一次 12. 5～25 mg，一日不超过 3 次。口服剂型与栓剂合用剂量，成人一日最大量 150～200 mg。

儿童常用量：(1) 按一日 1. 5～2. 5 mg/kg (不超过 150 mg)，分 3～4 次。待起效后减至最小剂量。(2) 新生儿有呼吸窘迫综合征时关闭动脉导管：按一次 0. 2 mg/kg，首次用药后第 12、第 24 h 各用 1 次，共 3 次。其机制为：前列腺素 E 是胎儿及出生后初期维持动脉导管开放的重要物质，而本品可减少其合成，有助于导管关闭。

【不良反应】

栓剂直肠用药可能导致直肠激惹和出血。其他不良反应同双氯芬酸钠（参阅双氯芬酸钠）。

【禁忌证】

对本品及其他非甾体抗炎药过敏者；新生儿尤其是早产儿（新生儿有呼吸窘迫综合征时关闭动脉导管除外）；妊娠期和哺乳期；活动期消化性溃疡；溃疡性结肠炎；癫痫；帕金森病；精神病；严重肝、肾功能不全者；哮喘和血管性水肿。

【注意事项】

（1）心功能不全者及高血压、肝肾功能不全者、有溃疡病史、凝血机制或血小板功能障碍、再生障碍性贫血、中性粒细胞减少慎用。儿童抗风湿治疗慎用。（2）与阿司匹林有交叉过敏。（3）解热作用较强，口服制剂一次小剂量即可快速大幅度退热，故应防止大汗和虚脱，补充足量液体。（4）对血小板聚集有抑制作用。（5）定期检测血常规及肝、肾功能。（6）个案报道可导致角膜沉着及视网膜改变（包括黄斑病变），遇有视力模糊时应作眼科检查。（7）因其不良反应较大，不为关节炎首选用药，仅在其他非甾体抗炎药无效时才考虑应用。

【药物相互作用】

同双氯芬酸钠（参阅双氯芬酸钠）。

【制剂与规格】

吲哚美辛栓剂：25 mg; 50 mg; 100 mg。

‖ 第三节　抗痛风药 ‖

痛风（gout）是嘌呤代谢异常或紊乱所致的疾病，其特征是尿酸增高及尿酸盐结晶在关节和组织沉积引起的一组综合征。临床表现包括急性或慢性痛风性关节炎、痛风性肾病、尿酸性肾结石、痛风石和高尿酸血症。

抗痛风药包括：急性发病期用药，用于控制急性关节炎症状，如秋水仙碱、糖皮质激素和非甾体抗炎药。抑制尿酸合成药，如别嘌醇、非布司他；促尿酸排泄药，如苯溴马隆、丙磺舒和磺吡酮。本节有别嘌醇、秋水仙碱、苯溴马隆。用于痛风的其他药物，如非甾体抗炎药、糖皮质激素类药参阅有关章节。

治疗痛风的目的和原则：控制急性发作；纠正高尿酸血症，防止关节炎复发；预防尿酸盐沉积造成的关节破坏、肾损害及痛风石的形成。急性痛风性关节炎：以控制关节炎的症状如红、肿、痛为目的。高尿酸血症：痛风性关节炎症状基本控制后2～3周开始采取降尿酸措施。目的是预防急性关节炎复发、防止关节骨破坏及肾结石形成。

注意事项：(1) 非药物治疗如禁酒、饮食控制、生活调节极为重要，严格遵守可避免或减少口服降尿酸药的使用剂量和不良反应。(2) 预防和抗痛风治疗是终生的。(3) 无症状的高尿酸血症一般不需治疗，但应注意生活饮食。

别嘌醇(Allopurinol)

【药理作用】

别嘌醇为尿酸合成抑制剂，可控制高尿酸血症。别嘌醇及其代谢物异黄嘌呤醇均能抑制黄嘌呤氧化酶，阻止次黄嘌呤和黄嘌呤代谢为尿酸；可抑制对次黄嘌呤 - 鸟嘌呤磷酸核酸转换酶的作用，减少体内新的嘌呤合成。从而减少尿酸生成，使尿酸降低到溶解度以下水平，防止尿酸形成结晶沉积在关节及其他组织内，也有助于组织内的尿酸结晶重新溶解。

【药物动力学】

口服吸收完全，2～6 h 达峰浓度，在肝内代谢为有活性的氧嘌呤醇，两者都不能和血浆蛋白结合，别嘌醇与氧嘌呤醇均经肾排出。半衰期为 14～28 h。口服后 24 h 血尿酸浓度就开始下降，而在 2～4 周时下降最为明显。肾功能不全时其排出量减少。联合促尿酸排泄药可促进氧嘌呤醇的排泄，但肝、肾功能不全时其排出量减少。

【适应证】

用于尿酸生成过多或不适合使用排尿酸药物者。(1) 原发性或继发性高尿酸血症，尤其是尿酸生成过多的高尿酸血症。(2) 反复发作性或慢性痛风。(3) 痛风石。(4) 尿酸性肾结石、尿酸性肾病。(5) 有肾功能不全的高尿酸血症。(6) 预防白血病、淋巴瘤或其他肿瘤在化疗或放疗后继发的组织内尿酸盐沉积、肾结石等。对已经形成的尿酸结石，也有助于结石的重新溶解。(7) 重症癫痫的辅助治疗。

【用法与用量】

口服片剂：宜饭后服。

成人常用量：(1) 痛风：初始剂量一次 50 mg，一日 1～2 次。每周递增 50～100 mg，当递增至一日 0. 2～0. 3 g时，分 2～3 次。每 2 周检测尿酸，若正常不再增加剂量，若仍高可再递增，但一日最大量不超过 0. 6。成人亦可第 1 周一日 0. 1 g，第 2 周一日 0. 2 g，第 3 周一日 0. 3 g，分 2～3 次。(2) 尿酸结石：一次 0. 1～0. 2 g，一日 1～4 次；或一次 0. 3 g，qd。维持量一日 0. 1～0. 2 g。

肾功能减退者减量并延长用药间隔。肌酐清除率 10～20 mL/min 者，一日最大量 0. 2 g；3～10 mL/min 者，一日最大量 0. 1 g；< 3 mL/min 者，最大量 0. 1 g，给药间隔 24 h 以上。

儿童常用量：继发性高尿酸血症。6 岁以下，一次 50 mg，一日 1～3 次；6 岁以上，一次 100 mg，一日 1～3 次。儿童亦可按一日 8 mg/kg，分 1～3 次。可酌情调整剂量。

【不良反应】

发生率为2%～5%，其中有些情况需要停药，停药后一般均能恢复正常。(1) 皮疹如瘙痒性丘疹或荨麻疹，罕见剥脱性皮炎、中毒性表皮坏死松解症、重症多形红斑、药物超敏综合征，严重者可致死。一旦出现皮疹立即停用并及时就医。(2) 胃肠道反应如腹泻、恶心、呕吐和腹痛等。(3) 周围神经炎、头痛、眩晕、嗜睡、视觉和味觉障碍等。(4) 白细胞与血小板减少、贫血等，甚至骨髓抑制，均应考虑停药。(5) 少见脱发、发热、淋巴结肿大、肝毒性、间质性肾炎及过敏性血管炎等。

【禁忌证】

(1) 对本品过敏者；妊娠期和哺乳期；严重肝、肾功能不全者；血细胞明显减少者。(2) 痛风性关节炎急性期禁用，已经应用本品期间出现痛风急性发作则可继续使用。

【注意事项】

(1) 本品不能控制痛风性关节炎的急性炎症症状，不能用于痛风急性发作。因其可促使尿酸结晶重新溶解，可诱发并加重关节炎急性期症状。(2) 应在痛风性关节炎的急性炎症症状消失后(一般在发作后2周左右)方可开始用药。(3) 在治疗的最初数月内，痛风急性发作可能更频繁，因此应同服预防量的秋水仙碱。而在治疗期间出现痛风急性发作时，应及时给予足量的秋水仙碱。(4) 肝肾功能不全者及老年人应慎用，并酌情减量。(5) 应多饮水，并使尿呈中性或碱性以利于尿酸排泄。(6) 用于血尿酸和24 h尿尿酸过多，或有痛风石、或有泌尿系结石及不宜用促尿酸排出药如苯溴马隆、丙磺舒者。(7) 若由促尿酸排出药换用本品或合用时，应在数周内前者逐渐减量，本品逐渐增量，直至能维持正常尿酸水平。(8) 应从小剂量开始，逐渐递增至有效剂量，维持正常尿酸水平。以后逐渐减量，用最小有效剂量维持较长时间。(9) 用药期间定期检测血、尿24 h尿酸水平，以此作为调整药物剂量的依据；定期检测血常规及肝肾功能。

【药物相互作用】

(1) 与促尿酸排泄药如苯溴马隆合用增效。(2) 与秋水仙碱合用，可提高疗效。(3) 饮酒、噻嗪类利尿药、吡嗪酰胺均可增加尿酸。对高血压或肾功能不全者，与噻嗪类利尿药同用，可发生肾损害，甚至肾衰竭，并可出现过敏反应。(4) 与氨苄西林合用易发生皮疹，尤其是高尿酸血症。(5) 可增强抗凝血药的作用。(6) 可使硫唑嘌呤或巯嘌呤分解代谢减慢、毒性增加，合用时后者一般要减少1/4～1/3量。(7) 可减轻氟尿嘧啶的毒性。(8) 与环磷酰胺同用，可加重对骨髓的抑制作用。(9) 合用氯化钙、尿酸化药可增加肾脏中黄嘌呤结石的形成。(10) 不宜与铁剂合用。

【制剂与规格】

别嘌醇片：0. 1 g。

秋水仙碱(Colchicine)

【药理作用】

秋水仙碱对急性痛风性关节炎有选择性消炎作用，通过多种机制控制痛风的急性炎症反应，减轻关节局部疼痛和肿胀。可对抗痛风性关节炎炎症反应的病因，如关节液和关节滑膜的中性粒细胞趋化，聚集并吞噬尿酸盐，以及释放一些炎性介质，因而可控制关节局部红肿热痛的炎症反应。其作用机制在于：(1) 与中性粒细胞微管蛋白的亚单位结合而改变细胞膜功能，包括抑制中性粒细胞的趋化、黏附和吞噬作用。(2) 抑制磷脂酶 A_2，减少单核细胞和中性粒细胞释放前列腺素和白三烯。(3) 抑制局部细胞产生白介素 -6 等。不影响尿酸盐的生成、溶解和排泄，因而无降尿酸作用。

【药物动力学】

口服迅速吸收。其吸收率因制剂的溶解度、胃排空程度、肠蠕动强度、吸收部位 pH 及胃肠黏膜细胞内本品与微管蛋白结合程度的不同而有差异。0. 5～2 h 达峰浓度，口服 2 mg 峰浓度为 2. 2 ng/mL。急性痛风一般 12～24 h 起效，在服药 24～48 h 后 90% 疼痛消失，疗效持续 48～72 h。血浆蛋白结合率 10%～34%。在肝内代谢，经胆汁及肾排出。原形及代谢物主要从粪便排出，10%～20% 经肾排泄。停药后药物排泄可持续 10 d。肝病者达峰时间快，消失也快，由肾脏的排泄量增加。

【适应证】

(1) 主要用于急性痛风，是治疗急性痛风性关节炎的特效药物。间歇用药可预防复发性痛风性关节炎的急性发作。(2) 亦用于贝赫切特病(白塞病)、硬皮病、免疫性血小板减少症、皮肤坏死性血管炎、恶性肿瘤的辅助治疗。(3) 用于家族性地中海热。

【用法与用量】

口服片剂：成人常用量：(1) 急性痛风：① 首次 1 mg，随后一次 0. 5 mg，q4h，直至剧痛缓解为止。24 h 最大量为 6 mg，大多数服药后于 48 h 内疼痛缓解。3 d 内不得重复此疗程。疼痛缓解后一次 0. 5 mg，一日 2～3 次，维持数天后停药。② 亦可一次 0. 5～1 mg，每 1～2 h 服用 1 次，直至关节症状缓解，或出现胃肠道不良反应，达到治疗量一般为 3～5 mg，24 h 内不超过 6 mg，停服 72 h 后一日量 0. 5～1. 5 mg 分次服，共 7 d。③ 还可采用一次 1 mg，tid，1 周后剂量减半，疗程 2～3 周。(2) 预防痛风急性发作：一次 0. 5～1 mg，qd 或 qod。疗程酌定，若出现不良反应时应随时停药。

儿童，用于控制家族性地中海热：一日 0. 5～2 mg，根据病情恢复情况，可逐渐减停。

【不良反应】

与剂量大小明显相关。(1) 胃肠道症状：早期常见腹痛、腹泻、呕吐及食欲不振等，发生率可达 80%，严重者可导致脱水及电解质紊乱等。长期用药可出现严重的出血性胃肠炎或吸收不良综合征。(2) 肌肉、周围神经病变：近端肌无力及肌酸激酶升高。在肌细胞受损的同时可出现周围神经轴突性多神经病变，表现为麻木、刺痛和无力。肌神经病变并不多见，往往在预防痛风而长期用药时和有轻度肾功能不全者易出现。（3）骨髓抑制：可有血小板与中性粒细胞减少，甚至再生障碍性贫血，有时可危及生命。（4）休克：表现为少尿、血尿、抽搐及意识障碍。病死率较高，多见于老年人。（5）其他：脱发、皮疹、发热及肝损害。（6）长期用药女性痛经或闭经，男性精子减少，个案报道致畸。

【禁忌证】

对本品过敏者；妊娠期和哺乳期；骨髓增生低下；严重肝、肾功能不全者。

【注意事项】

（1）年老体弱、心肝肾功能不全者或有潜在损害者、胃肠道疾病慎用。（2）由于不良反应与剂量大小明显相关，使用剂量要慎重。应尽量避免长时间使用。（3）如发生呕吐、腹泻等应减量，严重者应立即停药。（4）治疗急性痛风，每一疗程间应停药 3 d，以免发生蓄积中毒。（5）痛风性关节炎症状控制后可继续减量，短程与降血尿酸药合用预防痛风复发。（6）定期检测血常规、肝肾功能和骨髓造血功能。

【药物相互作用】

（1）可导致可逆性维生素 B_{12} 吸收不良。（2）可使中枢神经抑制剂增效，拟交感胺药效应增强。（3）可降低口服抗疟药、抗高血压药的作用。（4）噻嗪类利尿药可影响其抗痛风疗效。（5）克拉霉素和红霉素可增加其毒性。（6）可使环孢素的血药浓度升高，合用可增加肾毒性和肌肉毒性。（7）氯丙嗪可减弱其作用。（8）糖皮质激素可减轻其骨髓抑制等不良反应。

【制剂与规格】

秋水仙碱片：0. 5 mg。

苯溴马隆(Benzbromarone)

【药理作用】

苯溴马隆为强力促尿酸排泄药。通过抑制肾小管对尿酸的重吸收，从而降低血尿酸浓度和组织中尿酸结晶的沉着，亦可促进尿酸结晶的重新溶解。作用比丙磺舒强。

【药物动力学】

口服吸收好，吸收率 50%，其余以原形从粪便排出。口服 50 mg 和 100 mg，分别于 2～3 h 和 6 h 达峰浓度。4～5 h 尿酸廓清率达最大值。血浆蛋白结合率 99%。在肝内代谢，其代谢物为有效型。在肝内去溴离子后以游离型或结合型主要从胆汁排泄。半衰期 12～13 h。

【适应证】

反复发作的痛风性关节炎伴高尿酸血症及痛风石，原发性和继发性高尿酸血症。

【用法与用量】

口服片剂、胶囊：早餐后服。

成人常用量：一次 50 mg，qd。应从小剂量开始，一次 25 mg，qd，无不良反应可逐渐增至 100 mg，同时加服碳酸氢钠一日 3 g。或初始剂量一次 100 mg，qd。待血尿酸降至正常范围时改为一次 50 mg，qd。

【不良反应】

（1）可见胃肠道反应，恶心、呕吐、腹泻、胃胀、腹部不适。（2）少见皮肤发红、皮疹、红斑、光敏症、结膜炎、头痛和尿意频增感。（3）偶见引起肾结石和肾绞痛。（4）偶见发热、肝损害、转氨酶（ALT 及 AST）、碱性磷酸酶升高。（5）偶见中性粒细胞减低。

【禁忌证】

对本品过敏者；妊娠期和哺乳期；中至重度肾功能损害者（肾小球滤过率 < 20 mL/min）；肾结石。

【注意事项】

（1）儿童用药的安全性和有效性尚未确立，故不推荐儿童使用。（2）必须在痛风性关节炎急性症状控制后方可应用。因组织中尿酸溶出，可加重病情。（3）初始治疗可合用秋水仙碱或非甾体抗炎药，以免引起痛风急性发作。（4）治疗期间应多饮水，每日 1.5～2 L，尿量 > 2 L。以免因尿酸过多导致尿酸结晶。（5）注意监测尿酸碱度，维持尿 pH6.5～6.8。为促进尿液碱化，可给予碳酸氢钠，并注意酸碱平衡。（6）初始剂量要小，以防大量尿酸随尿排出引起不良反应。（7）长期用药，应定期检查肝功能。

【药物相互作用】

（1）避免与有肝损害的药物合用。（2）乙酰水杨酸类、吡嗪酰胺、苯磺唑酮可降低其排尿酸作用。（3）可增强口服抗凝血药的作用。

【制剂与规格】

苯溴马隆片（胶囊）：50 mg。

（第一节　雷鸣　胡成侠　刘淑胜；第二节　张龙　王伟峰　李桂福；第三节　于进堂）

第五章

神经系统用药

‖ 第一节　抗震颤麻痹药 ‖

原发性震颤麻痹(paralysis agitans)又称帕金森病(parkinson disease),是原因未明的中老年人神经退变性疾病。以静止性震颤、运动缓慢、肌强直及姿势平衡障碍为主要特征。主要病变在黑质和纹状体通路,其神经递质多巴胺(DA,主抑制)生成减少,乙酰胆碱(ACh,主兴奋)的功能相对增强,发生失衡所致。补充脑内多巴胺可改善其运动症状,提高生活质量。但目前的药物治疗只能改善症状,不能达到阻止疾病进展的目的。继发性震颤麻痹通常病因明确,由脑动脉硬化、脑血管病、感染(如脑炎后遗症)、药物、中毒及外伤等引起,称为帕金森综合征(parkinsonism)。

抗震颤麻痹药主要有拟多巴胺类如左旋多巴,促多巴胺释放药如金刚烷胺,DA受体激动剂如普拉克索、溴隐亭,氨基酸脱羧酶抑制剂如苄丝肼,抗胆碱类如苯海索等。复方制剂如多巴丝肼。(1) 用药须采取"个体化剂量"的方法:即从小剂量开始,缓慢增加剂量,在可耐受的副作用的剂量范围内,达到最佳疗效时便以该剂量维持治疗。因中老年人易导致幻觉、谵妄等精神症状,故从小剂量开始逐渐增量的方法尤为重要,以减少不良反应。(2) 一旦开始治疗,应告知病人药物的局限性(不能根治)和可能的不良反应。初始治疗大多有一些副作用,其中以消化和神经系统的症状最常见,如恶心、呕吐、眩晕、失眠等。(3) 少数病人疗效较差。应特别注意不能突然停药,以免发生神经阻滞剂恶性综合征(neuroleptic malignant syndrome),表现为肌紧张、高热、意识障碍、大汗、血压不稳等。

目前主张对年龄 < 65 岁且认知功能正常者建议先使用 DA 受体激动剂,或金刚烷胺、苯海索;> 65 岁或认知功能减退者可直接使用左旋多巴。随着疾病的进展需要两种以上药物。多数病人最终需服用左旋多巴,应用 2～5 年近半数会逐步出现运动并发症。本节有金刚烷胺、苯海索、多巴丝肼、普拉克索、溴隐亭。

金刚烷胺(Amantadine)

【药理作用】

金刚烷胺具有抗震颤麻痹作用和抗病毒作用。原本为抗 RNA 病毒药,属抗流感病毒的 M_2 膜蛋白离子通道阻滞剂,作用机制为阻止甲型流感病毒穿入呼吸道上皮细胞、剥除病毒的外膜以及释放病毒的核酸进入宿主细胞;对已穿入细胞内的病毒亦可影响其初期复制,仅对甲型流感病毒有效。其抗震颤麻痹作用机制主要是促进纹状体多巴胺的合成和释放,减少神经细胞对多巴胺的再摄取,并有抗乙酰胆碱作用,从而改善震颤麻痹症状。

【药物动力学】

口服易吸收,2～4 h 达峰浓度。每日用药在 2～3 d 内可达稳态浓度。可透过胎盘及血脑屏障,可进入乳汁。半衰期为 11～15 h,老年人、肾功能不全者 24～29 h,严重肾功能不全者可长达数天。90% 以原形经肾排泄,部分可被重吸收,酸性尿排泄率增加。

【适应证】

用于帕金森病、帕金森综合征(包括脑炎后、药物性、一氧化碳中毒后及血管性)。尤其适用不耐受左旋多巴者。用于防治甲型流感,治疗疱疹后神经痛。

【用法与用量】

口服片剂:成人常用量:(1) 帕金森病、帕金森综合征:一次 0.1 g,一日 1～2 次,一日最大量 0.4 g。(2) 抗甲型流感病毒:一日 0.2 g,qd;或一次 0.1 g,q12h。(3) 疱疹后神经痛:一次 0.1 g,bid。持续 14 d,若需要可再用 14 d。

儿童常用量:抗甲型流感病毒:1～9 岁,按一次 1.5～2.5 mg/kg,q8h;或按一次 2.2～4.4 mg/kg,q12h。一日最大量不超过 0.15 g。9～12 岁,一次 0.1 g,q12h。12 岁以上剂量用法同成人。

【不良反应】

(1) 常见眩晕、失眠和神经质、恶心、呕吐、厌食、口干、便秘。(2) 少见白细胞、中性粒细胞减少。(3) 偶见抑郁、焦虑、幻觉、精神错乱、共济失调、头痛,罕见惊厥。

【禁忌证】

对本品过敏者;妊娠期和哺乳期;新生儿和 1 岁以下婴儿。

【注意事项】

(1) 有癫痫和精神病史、精神错乱、幻觉、充血性心力衰竭、肾功能不全者、外周血管性水肿或体位性低血压、脑动脉硬化、老年人慎用,或在严密监护下使用。$>$ 65 岁、肾功能不全者应酌情减量。(2) 治疗帕金森病时不应突然停药。(3) 每日最后一次服药时间应在下午 4 时前,以免引起失眠。(4) 治疗甲型流感病毒感染,在有神经氨酸酶抑制剂的情况下，不推荐作为一线药单独使用。不推荐 5 岁以下儿童用于抗病毒。（5）用药期间不宜驾驶，操纵机械和高空作业。

【药物相互作用】

（1）与左旋多巴合用治疗帕金森病可提高疗效。（2）与其他抗震颤麻痹药、抗胆碱药、抗组胺药、吩噻嗪类或三环类抗抑郁药合用，可使抗胆碱效应增强。（3）乙醇可使其中枢抑制作用增强。（4）可增强中枢神经兴奋药的作用，严重者可引起惊厥或心律失常。

【制剂与规格】

盐酸金刚烷胺片：0. 1 g。

苯海索(Trihexyphenidyl)

【药理作用】

苯海索为中枢抗胆碱药，选择性阻断纹状体的胆碱神经通路，而对外周作用较小，从而有利于恢复震颤麻痹病人脑内多巴胺和乙酰胆碱的平衡，改善症状。

【药物动力学】

口服吸收快而完全，可透过血脑屏障。1 h 起效，作用持续 6～12 h。给药量的 56% 随尿排出，肾功能不全时排泄减慢而有蓄积作用。极少量进入乳汁。

【适应证】

帕金森病、帕金森综合征。药物引起的锥体外系症状，但迟发性运动障碍除外。

【用法与用量】

口服片剂：饭后或与食物同服。帕金森病、帕金森综合征需长期用药。

成人常用量：（1）帕金森病、帕金森综合征：开始一日 1～2 mg，以后每 3～5 d 每日剂量增加 2 mg，达到疗效满意、可耐受而又不出现副作用为止。一般一日量不超过 10 mg，分 3～4 次。一日极量 20 mg。（2）药物诱发的锥体外系症状：首日 2～4 mg，分 2～3 次，以后视病情及耐受力逐渐增加至一日 5～10 mg。

儿童常用量：用于 3 月龄以上。药物诱发的锥体外系症状、帕金森病、帕金森综合征：开始一日 1～2 mg，分 1～2 次，以后每 3～7 d 每日剂量增加 1 mg，至达到疗效最好、可耐受而又不出现副作用为止，分 2～3 次。一日量不超过 10 mg，分 3～4 次。

【不良反应】

（1）可有口干、瞳孔散大、视物模糊等。（2）偶见心动过速、恶心、呕吐、尿潴留、便秘等。（3）长期用药可出现嗜睡、抑郁、记忆力下降、幻觉、意识障碍。

【禁忌证】

对本品过敏者；2 月龄以下婴儿；闭角型青光眼；尿潴留；迟发性运动障碍；前列腺

增生明显者。

【注意事项】

（1）妊娠期和哺乳期、老年人、心血管病、高血压、精神病、发热、肝肾功能不全者慎用。4岁以下儿童不宜用。（2）老年人长期用药易诱发青光眼，故年老体弱者应酌情减量。（3）应按时服药，漏服应尽快补服，若离下次服药时间不到2 h，则不宜补服，且下次剂量不可加倍。（4）长期用药不能突然停药。

【药物相互作用】

（1）乙醇可使其中枢抑制作用增强。（2）与金刚烷胺、抗胆碱药、单胺氧化酶抑制剂合用，可增强抗胆碱作用，可能发生麻痹性肠梗阻。（3）与单胺氧化酶抑制剂合用，可导致高血压。（4）抗酸药或吸附性止泻药可减弱其效应。（5）氯丙嗪可使其血药浓度降低。（6）可使强心苷类药在胃肠道停留时间延长，吸收增加，易发生中毒。

【制剂与规格】

盐酸苯海索片：2 mg。

多巴丝肼(Levodopa and Benserazide Hydrochloride)

【药理作用】

多巴丝肼为左旋多巴与苄丝肼按4∶1组成的复方制剂。这一比例具有最佳疗效，与单独给予大剂量左旋多巴的效果相当。左旋多巴是多巴胺生物合成的中间产物，是多巴胺前体，在芳香族L-氨基酸脱羧酶的作用下生成多巴胺。左旋多巴可透过血脑屏障，而多巴胺则不能，因此左旋多巴被用作前药来增加多巴胺水平。左旋多巴在脑外以及大脑组织中发生快速脱羧反应生成多巴胺，使得大多数左旋多巴不能到达基底神经节，而外周产生的多巴胺常会引起不良反应。因此，抑制脑外组织中左旋多巴的脱羧反应是十分必要的。与外周脱羧酶抑制剂苄丝肼同时给药即可达到这一目的。苄丝肼能抑制左旋多巴在脑外脱羧，故能减少左旋多巴在脑外脱羧生成多巴胺，并可减少左旋多巴的用量，因而减少其恶心、呕吐、头晕、心律失常等不良反应，但对不随意运动及各种精神症状等则未见减少。

【药物动力学】

口服迅速吸收，左旋多巴可使苄丝肼的吸收轻度增加，摄入食物可降低左旋多巴吸收的速度和程度。空腹口服后1～2 h达峰浓度。左旋多巴吸收后分布于体内各种组织，通过饱和转运系统透过血脑屏障，进入脑内转化成多巴胺而发挥作用。与左旋多巴不同，治疗剂量的苄丝肼并不透过血脑屏障，而主要集中在肾、肺、小肠和肝脏等部位。苄丝肼能抑制左旋多巴在外周的脱羧反应。苄丝肼在小肠黏膜和肝内通过羟基化作用生成三羟基苄基肼，也是一种有效的芳香族氨基酸脱羧酶抑制剂。左旋多巴通过代谢降解成多巴胺代谢物。代谢物主要经肾排泄，小部分经粪便排泄。有些代谢物可使尿变红色。

【适应证】

用于治疗帕金森病、帕金森综合征、非药物引起的锥体外系症状。

【用法与用量】

复方口服片、胶囊：餐前 1 h 或饭后 1. 5 h 服。按左旋多巴与苄丝肼总量计。

初始剂量一次 62. 5～125 mg，一日 2～3 次。以后每隔 1 周每日剂量增加 62. 5～125 mg，直至达到疗效满意、可耐受而又不出现副作用为止。有效剂量通常为一日 0. 5～1 g，分 3～4 次。若有必要一日量可在 1 g 以上，增加剂量应以 1 个月为间隔期。老年人初始剂量一次 62. 5 mg，一日 1～2 次。根据疗效每间隔 3～4 d 每日剂量增加 62. 5 mg。

【不良反应】

（1）常见厌食、恶心、呕吐、三唑仑样反应、不安、眩晕、心律失常、尿或体液红染。（2）少见眼睑痉挛或闭合现象、体位性低血压（罕见不稳定性高血压）、胃痛、疲乏、溶血性贫血。（3）罕见过敏、不自主运动，精神症状包括轻症躁狂和剂量相关性精神病、抑郁、嗜睡、头痛、潮红、出汗、周围神经病、味觉失常等。（4）罕见消化道出血、瘙痒、皮疹、转氨酶（ALT 及 AST）升高及恶性综合征。（5）罕见性欲增强或亢进，尤其大剂量时，减量或停药后恢复正常。（6）十分罕见青光眼。（7）接受本品治疗 1 年以上者，部分病人可突然发生运动不能、震颤及强直，如“开关”现象，情绪紧张可促发反常运动不能或“起步困难”。

【禁忌证】

对本品过敏者；妊娠期；25 岁以下；严重内分泌疾病；严重心、肝、肾疾病；严重精神病；闭角型青光眼。

【注意事项】

（1）哺乳期、哮喘、肺气肿、消化性溃疡、心血管疾病、有惊厥病史者、糖尿病及其他内分泌疾病、骨软化病、开角型青光眼、闭角型青光眼易感者、肝肾功能不全者、有黑色素瘤病史或可疑者、有心肌梗死病史并心律失常者、精神病人、有尿潴留者均应慎用。（2）应告知病人有过度嗜睡，应提醒病人要逐渐开始正常活动，并避免突然停药。（3）长期治疗应检查精神状态，检测血常规及心、肝、肾功能。

【药物相互作用】

（1）不可与单胺氧化酶抑制剂同用，以免引起高血压急症或亚急症。应间隔 2 周以上。（2）小剂量维生素 B_6 或含有其成分的复方制剂可提高疗效，但大剂量可增加其不良反应。（3）金刚烷胺、苯海索可增强左旋多巴的疗效，但有精神病史者不主张合用。（4）抗酸药，尤其是含钙、镁或碳酸氢钠的药物，可增加左旋多巴的吸收。（5）乙内酰脲类抗惊厥药、苯二氮䓬类药可降低左旋多巴的疗效。（6）丁酰苯类、吩噻嗪类和硫杂蒽类抗精神病药可降低左旋多巴的疗效。(7) 溴隐亭可增强左旋多巴的疗效。(8) 降压药可增强本品的降压作用。(9) 甲基多巴可改变左旋多巴的抗震颤麻痹作用,并产生中枢神经毒性,促使精神病等发作。(10) 甲氧氯普胺可加快左旋多巴自胃中排空,增加小肠吸收速度和吸收量。

【制剂与规格】

(1) 多巴丝肼片:0. 25 g。(2) 多巴丝肼胶囊:0. 125 g; 0. 25 g。左旋多巴:苄丝肼为 4:1。

普拉克索(Pramipexole)

【药理作用】

普拉克索是非麦角胺类多巴胺受体激动药。选择性激动 DA 受体,特别是 D_2 和 D_3 受体,对 D_3 受体有优先亲和力。对震颤效果较好,还有较强的抗抑郁作用。

【药物动力学】

口服吸收迅速完全,生物利用度 > 90%。1 ~ 3 达峰浓度。血浆蛋白结合率 20%,食物不降低其吸收程度,但可降低其吸收速率。呈线性动力学特点,个体血浆水平差异很小。给药量的 90% 以原形从肾脏排出,仅有 2% 从粪便排出。消除半衰期 8 ~ 12 h。

【适应证】

帕金森病和帕金森综合征,以及不宁腿综合征。

【用法与用量】

口服片剂、缓释片:进餐时服可减轻对胃的刺激。可单用或与左旋多巴联合。

帕金森病、帕金森综合征:普通片,起始剂量一次 0. 125 mg, tid。第 2 周一次 0. 25 mg, tid。第 3 周一次 0. 5 mg, tid。若需进一步增加,且耐受力好,可每周增量一次,每日剂量增加 0. 75 mg,以达到满意疗效,一日最大量 4. 5 mg。缓释片,起始剂量一日 0. 375 mg, qd。随后每 5 ~ 7d 增加一次剂量。若耐受力好,应逐渐增量以达到满意疗效,一日最大量 4. 5 mg。

维持治疗:个体剂量范围在一日 0. 375 ~ 4. 5 mg。治疗中止:突然停药可能发生神经阻滞剂恶性综合征。因此,应以每天递减 0. 75 mg 逐渐减量,直至一日量降至 0. 75 mg。此后再逐渐减量直至停药。

肾功能减退者减量并延长用药间隔:肌酐清除率 20 ~ 50 mL/min 者,起始剂量一次 0. 125 mg, bid; < 20 mL/min 者,起始剂量一日 0. 125 mg, qd。

不宁腿综合征:普通片,一次 0. 125 ~ 0. 25 mg,睡前 2 h 顿服。

【不良反应】

(1) 常见头晕、恶心、便秘、嗜睡,或有失眠、健忘、乏力、幻觉、精神错乱、周围水肿等。一日剂量大于 1. 5 mg 嗜睡发生率增加。(2) 偶见运动障碍、食欲增加、性欲异常、偏执、瘙痒、皮疹等过敏症状。（3）治疗初期可发生低血压，尤其增量过快时。（4）与左旋多巴联用常见运动障碍、异动症。（5）罕见发生纤维变性，如腹膜后纤维化、肺浸润、胸膜肥厚、胸膜腔积液。

【禁忌证】

对本品过敏者；妊娠期和哺乳期。

【注意事项】

（1）哺乳期确需使用应停止哺乳。（2）儿童用药的安全性和有效性尚未确立。（3）肾功能不全者慎用，若使用应减量。（4）可致直立性低血压，尤其是开始用药或在增大剂量时；注意诱发心功能不全的风险。有心血管疾病应注意监测。（5）药物可能诱发黑色素瘤的风险增加。（6）突然停药、减量可导致高热或精神错乱。（7）出现异常冲动、控制异常应减量或中止治疗。（8）用药期间不宜驾驶、操作机械或高空作业，已有嗜睡不良反应的应当禁止。

【药物相互作用】

（1）避免与抗精神病药合用。（2）不宜与其他镇静类药合用。（3）与左旋多巴合用，应减少后者的剂量。（4）可抑制肾小管主动分泌或通过肾小管主动分泌而清除的药物，如西咪替丁、金刚烷胺等可相互降低清除率。

【制剂与规格】

（1）普拉克索片：0. 125 mg; 0. 25 mg; 1 mg。（2）普拉克索缓释片：0. 375 mg; 0. 75 mg; 1. 5 mg; 3 mg; 4. 5 mg。

溴隐亭(Bromocriptine)

【药理作用】

溴隐亭为多肽类麦角生物碱，能激动下丘脑和垂体中的多巴胺受体，对多巴胺 D_2 受体激动作用较强，对 D_1 受体拮抗作用较弱。（1）能够促进已经活化的突触前黑质纹状体神经元释放内源性多巴胺，并且同时选择性刺激突触后受体。（2）可降低泌乳激素的分泌，恢复正常的月经周期，并且能够治疗与高泌乳素血症有关的生育功能障碍。还可阻止和减少乳汁的分泌。（3）对肢端肥大症，可降低其生长激素水平，对其临床症状和糖耐量异常产生有利影响。

【药物动力学】

口服吸收率30%，有首过消除，生物利用度仅6%。1. 5～3 h达峰浓度。单次口服，2 h泌乳素开始降低，约8 h作用最强，持续24 h；治疗帕金森病，30～90 min起效，2 h后作用达高峰；抑制生长激素作用1～2 h起效，持续4～8 h，通常4～8周才能达到有效程度。抑制产后乳汁分泌一般需要3周。血浆蛋白结合率90%～96%。在肝中主要经水解代谢成麦角酸和肽类。代谢物95%通过胆汁排泄，2. 5%～5. 5%经尿排泄。

α 相半衰期和 β 相半衰期分别为 4～5 h 和 40～50 h。

【适应证】

（1）帕金森病或帕金森综合征，以及不宁腿综合征。（2）垂体泌乳素瘤所致的女性闭经、溢乳，男性性功能减退。为垂体泌乳素微腺瘤及大腺瘤（包括有视力障碍者）的首选治疗。亦用作大腺瘤手术前用药，以及因无法手术而行放疗的大腺瘤的辅助用药。（3）高泌乳素血症引起的男性、女性不育、不孕症。（4）肢端肥大症，手术或放射治疗的辅助用药。（5）月经周期紊乱及女性不育症。如泌乳素依赖性闭经、月经过少、黄体功能不足、药物诱导的高泌乳素血症。与泌乳素无关的女性不孕症：多囊卵巢综合征，无排卵周期（与抗雌激素药如克罗米酚合用）。（6）泌乳素过高引起的经前期综合征。对周期性乳房痛和乳房结节，可使症状改善，但对非周期性乳房痛和月经正常者无效。（7）抑制生理性泌乳。仅用于医疗原因而不能哺乳的情况，如死产、新生儿死亡、母亲感染人免疫缺陷病毒（HIV）等情况。

【用法与用量】

口服片剂。于睡前、进食或餐后服以减少胃肠道刺激。单次用药可于睡前进食时服。

（1）帕金森病和帕金森综合征：起始剂量一次 0. 625 mg，一日 1～2 次。一周后每隔 1 周增加 0. 625～0. 125 mg，分次服。调整达到最小有效量，治疗量一日 7. 5～15 mg，一日量不超过 20～25 mg。（2）垂体泌乳素瘤及高泌乳素血症：起始剂量一次 1. 25 mg，一日 2～3 次。数周后可逐渐增至一日 10～15 mg，分次服。维持量一次 2. 5～5 mg，一日 2～3 次。一日最大量 15 mg。（3）男性高泌乳素血症引起的性功能低下：一次 1. 25 mg，一日 2～3 次。逐渐增至一日 5～10 mg，分 3 次服。（4）高泌乳素血症引起的闭经、溢乳和不育症：起始剂量一次 1. 25 mg，qd。若效果不明显，可逐渐增至一次 2. 5 mg，一日 2～3 次。月经恢复常在血泌乳素恢复正常后 2～8 周，溢乳明显减少往往需要 6～7 周。再继续用药几周，完全停止则需 12～13 周，以防复发。（5）泌乳素增高所致的经前期综合征：起始剂量一日 1. 25 mg，于经前期第 14 d 开始服用，每日增加 1. 25 mg，直至达到一次 2. 5 mg，bid，按此剂量直至月经来潮。（6）抑制生理性泌乳（产后回乳）：若为预防性用药，于分娩或流产后 4 h，心率、血压和呼吸平稳时顿服 2. 5 mg。次日起一次 2. 5 mg，bid，于早、晚与食物共服，连续用 14 d。若已有乳汁分泌，则一日 2. 5 mg 顿服，2～3 d 后一次 2. 5 mg，bid，连续用 14 d。停药后，个别有少量的乳汁分泌 2～3 d，以同样剂量继续服用数日后就可停止。（7）产后乳房充血：轻者 1. 25 mg 顿服，若需要而又没有停止泌乳，则 6～12 h 后可重复 1 次。短时间用药不会抑制生理性泌乳。（8）肢端肥大症：起始剂量一次 1. 25～2. 5 mg，qd，于睡前或进食时服用。逐渐增至一日 10～20 mg，维持量一日 5～10 mg，分 3～4 次服。（9）皮质醇增多症：一日 7. 5～10 mg，分次服。（10）不宁腿综合征：一次 1. 25～2. 5 mg，睡前 2 h 顿服。

【不良反应】

（1）多发生于治疗开始阶段，可见症状性、直立性低血压，恶心。（2）头痛、焦虑、疲劳、月经失调等。（3）腹痛、稀软便、胃肠胀气等。（4）瘙痒、皮疹、荨麻疹、血管神经性水肿等过敏反应等。（5）偶见异动症如面、舌、臂、手、头及身体下部的不自主运动。（6）罕见产后冠状动脉血栓、产后心肌梗死、心包积液、消化性溃疡、脑血管意外、癫痫发作、幻觉、妄想、精神障碍、胸腔积液、肺纤维化。

【禁忌证】

（1）对本品过敏者；已知对溴麦角环肽或其他麦角碱过敏者。（2）控制不佳的高血压，妊娠期高血压相关疾病（包括子痫、子痫前期或妊娠高血压综合征），分娩后及产褥期高血压患者；冠状动脉疾病或其他严重的心血管疾病患者。（3）有严重精神疾病的症状及病史者。（4）已有瓣膜病的患者。

【注意事项】

（1）对麦角生物碱过敏者对本品可能过敏。（2）8 岁以下垂体瘤促乳激素分泌治疗的安全性和有效性尚未确立；15 岁以下儿童应限制使用。18 岁以下用于其他各种适应证的安全性和有效性尚未确立。（3）一日最大量不超过 30 mg，大剂量长期使用可能发生纤维化。（4）用药后若有肝功能损害，应酌情减量。（5）一旦出现血管痉挛或血栓形成的症状，进行性或持续严重头痛（不论有无视力障碍）或其他中枢神经系统毒性表现，应中止治疗。（6）一旦出现胃肠道出血和胃溃疡应中止治疗。（7）分娩后和产褥期使用，极少数可出现高血压、心肌梗死、癫痫、中风及精神障碍等严重反应。甚至在严重头痛或短暂视觉障碍后发生癫痫或中风。一旦出现高血压，严重而持续的头痛（伴或不伴视觉障碍），或中枢神经系统表现，应立即停药。（8）垂体大腺瘤者，应严密观察肿瘤大小，如肿瘤进展，应首先考虑外科治疗。（9）泌乳素大腺瘤可伴发视野缺损。治疗中应监测视野变化，以便及早发现并调整用量。（10）用于治疗闭经或乳溢可能恢复生育能力；不愿生育的育龄妇女，应使用不含雌激素的避孕药或其他措施。（11）治疗期间若怀孕应立即停药。在妊娠期间，泌乳素分泌性腺瘤可能会增长，必要时应外科手术。（12）可加重阿尔茨海默病症状。（13）用药期间不宜驾驶、操作机械或高空作业。

【药物相互作用】

（1）与左旋多巴合用抗震颤麻痹有协同作用。（2）奥曲肽、红霉素可提高其生物利用度。（3）口服雌激素类避孕药可致闭经或溢乳，干扰本品的效应，并可能使垂体增大，不宜合用。（4）氟哌啶醇、吩噻嗪类、硫杂蒽类、单胺氧化酶抑制剂、镇静催眠药、H_2 受体拮抗剂、甲氧氯普胺、多潘立酮可增加泌乳素的浓度，减弱本品的作用。（5）禁止饮酒，因可发生双硫仑反应。

【制剂与规格】

甲磺酸溴隐亭片：2. 5 mg。

‖ 第二节　抗重症肌无力药 ‖

重症肌无力(myasthenia gravis)是一种获得性自身免疫性神经肌肉接头传递障碍疾病。病变主要累及神经肌肉接头突触后膜上的乙酰胆碱受体。临床特征为部分或全身骨骼肌极易疲劳，通常在活动后加重，经休息和抗胆碱酯酶药治疗后减轻。治疗药物包括抗胆碱酯酶药、糖皮质激素、人免疫球蛋白、硫唑嘌呤、环孢素和其他免疫抑制剂。本节为抗胆碱酯酶药新斯的明、溴吡斯的明。其他药物参阅有关章节。

新斯的明(Neostigmine)

【药理作用】

新斯的明为可逆性抗胆碱酯酶药。通过抑制胆碱酯酶活性而发挥完全拟胆碱作用，并能直接激动骨骼肌运动终板上 N 受体。对骨骼肌兴奋作用较强，但对中枢系统的作用较弱。对腺体、眼、心血管及支气管平滑肌作用较弱，对胃肠道平滑肌作用较强，能促进胃收缩和增加胃酸分泌，促进小肠尤其是结肠的蠕动，从而防止肠弛缓、促进肠内容物向下推进。

【药物动力学】

皮下或肌内注射吸收良好，1～2 h 达峰浓度。生物利用度仅 1%～2%。血浆蛋白结合率 15%～25%。通过胆碱酯酶水解并在肝内代谢，消除迅速，原形和代谢物随尿排出。肌注半衰期为 0. 89～1. 2 h，静注半衰期为 47～60 min，肾功能不全者明显延长。给药量的 80% 在 24 h 内经尿排出，其中原形占给药量的 50%。

【适应证】

用于重症肌无力、手术后功能性肠胀气及尿潴留、手术结束时拮抗非去极化肌松药的残留肌松弛作用。

【用法与用量】

注射剂：皮下注射、肌内注射。拮抗肌松药残留作用可静脉注射。

成人常用量：(1) 新斯的明试验：用于诊断重症肌无力，1～1. 5 mg 肌注，若用药后 10～15 min 内肌无力症状改善，30～60 min 明显改善，持续 2～3 h，即为阳性。(2) 重症肌无力：一次 0. 25～1 mg，一日 1～3 次。极量一次 1 mg，一日 5 mg。(3) 重症肌无力危象：一次 1 mg，每 30 min 给予 1 次，好转后改为口服溴吡斯的明，分泌物增多可肌注阿托品 0. 5～1 mg。(4) 手术后功能性肠胀气：一次 0. 5 mg，并定时重复给药。随时准备阿托品 0. 5～1 mg 静注或肌注，用以防治心动过缓。阿托品可先用或同时使用。(5) 手术后逼尿肌无力尿潴留：一次 0. 25 mg，q4h 或 q6h。持续 2～3 d。(6) 拮抗肌松药残留作用：静注。按 0. 04～0. 07 mg/kg，同时给予阿托品 0. 02～0. 035 mg/kg。

儿童常用量：(1) 重症肌无力诊断、重症肌无力危象：按一次 0. 02～0. 04 mg/kg

（不超过 1 mg）肌注。新生儿一次 0. 1～0. 15 mg，＞ 1 岁一次 0. 25～0. 5 mg。重症肌无力的判断标准同上。（2）拮抗肌松药残留作用：静注。按 0. 04～0. 06 mg/kg（不超过 2. 5 mg），同时给予阿托品 0. 02～0. 03 mg/kg。（3）重症肌无力、手术后功能性肠胀气及尿潴留等，儿童用药尚不明确。

【不良反应】

（1）少见皮疹。（2）大剂量时可引起恶心、呕吐、腹泻、流泪、流涎等，严重时可出现共济失调、惊厥、昏迷、语言不清、焦虑不安、恐惧，甚至心脏停搏。

【禁忌证】

对本品过敏者；过敏体质者；癫痫；哮喘；机械性肠梗阻；泌尿道梗阻；心绞痛；心律失常（如室性心动过速、窦性心动过缓等）；血压下降；迷走神经张力增高。

【注意事项】

（1）妊娠期和哺乳期慎用。（2）甲亢和帕金森病等慎用。（3）拮抗非去极化肌松药时应与阿托品同用。（4）不可过量使用，因可导致胆碱危象，甚至心脏停搏。用药过量可常规给予阿托品对抗之。

【药物相互作用】

（1）不宜与去极化肌松药合用。（2）某些能干扰神经肌肉传递的药物如奎尼丁，可使其作用减弱，不宜合用。（3）可使肌无力症状加重的药物，如奎宁、青霉胺、普萘洛尔、四环素、氨基糖苷类，应避免使用。

【制剂与规格】

甲硫酸新斯的明注射液：1 mL∶0. 5 mg；2 mL∶1 mg。

溴吡斯的明（Pyridostigmine Bromide）

【药理作用】

溴吡斯的明为可逆性抗胆碱酯酶药，能抑制胆碱酯酶的活性，使胆碱神经末梢释放的乙酰胆碱破坏减少，突触间隙中乙酰胆碱积聚，表现 M 受体和 N 受体兴奋作用。此外，对运动终板上的 N 受体有直接兴奋作用，并能促进运动神经末梢释放乙酰胆碱，从而提高胃肠道、支气管平滑肌和全身骨骼肌的肌张力，作用较溴新斯的明弱但维持时间较长。

【药物动力学】

口服吸收差，生物利用度 11. 5%～18. 9%。口服 60 mg 后 1～5 h 达峰浓度。30～60 min 作用达高峰，持续 2～6 h，其后迅速消失。半衰期为 3. 3 h。可被胆碱酯酶水解，也在肝内代谢，能进入胎盘，不易进入中枢神经系统。主要以原形与代谢物经尿排泄，微量从乳汁排泄。

【适应证】

用于重症肌无力，手术后功能性肠胀气及尿潴留等。

【用法与用量】

口服片剂：从小剂量开始，剂量与间隔时间因人而异。

成人常用量：(1) 重症肌无力：成人，一次 60 mg，一日 3～4 次。极量：一次 120 mg，一日 360 mg。维持量一日 60 mg。(2) 手术后功能性肠胀气及尿潴留、膀胱逼尿肌收缩无力：一次 60 mg，tid。

儿童常用量：重症肌无力：(1) 新生儿，初始剂量按一日 1～1.5 mg/kg，根据病情逐渐增加，一日最大量 10 mg，分 4～6 次于哺乳前 30 min 服。(2) 1 月龄～12 岁，初始剂量按一日 1～1.5 mg/kg，根据病情逐步增至按一日 7 mg/kg，分 4～6 次。一日常用量范围 30～360 mg，一日最大量不超过 360 mg。(3) 12 岁以上剂量用法同成人。

【不良反应】

(1) 可有腹泻、恶心、呕吐、胃痉挛、出汗及唾液增多等。(2) 少见尿频、瞳孔缩小等。(3) 大剂量时常出现精神异常。

【禁忌证】

对本品过敏者；心绞痛；哮喘；室性心动过速；癫痫；机械性肠梗阻及尿路梗阻者。

【注意事项】

(1) 妊娠期和哺乳期、儿童、老年人慎用。(2) 心律失常、房室传导阻滞、术后肺不张或肺炎慎用。(3) 本品在吸收、分布、代谢、排泄上存在明显的个体差异，剂量和间隔时间应根据效应而定。

【药物相互作用】

(1) 不宜与去极化肌松药合用。(2) 可使肌无力症状加重的药物，如奎尼丁、奎宁、氯喹、羟氯喹、普鲁卡因胺、普罗帕酮、普萘洛尔、碳酸锂、青霉胺、黏菌素、克林霉素、氨基糖苷类、环丙烷、含氟吸入麻醉药，不宜合用。

【制剂与规格】

溴吡斯的明片：60 mg。

‖ 第三节　抗癫痫药 ‖

癫痫（epilepsy）是由多种病因引起的慢性脑功能障碍临床综合征。癫痫发作是脑神经元异常过度、同步化反复放电所致的发作性短暂中枢神经系统功能失常。临床表现为反复痫样发作，突发性、一过性脑功能障碍。按其发作情况分为较多的类型：(1) 全面性发作，又可分为强直阵挛发作、失神发作、强直发作、肌阵挛发作和失张力发作。（2）部分性发作，又可分为单纯部分性发作、复杂部分性发作和部分性发作继发全面性发作等。

抗癫痫药是治疗癫痫的首选方法，主要在于预防和控制癫痫发作。确诊后应尽早用药，合理选择药物，尽量单药治疗。应规律用药，合理换药或停药，并注意某些抗癫痫药可能引起发作加重，病情恶化。依据癫痫发作的类型选择用药。（1）伴有或不伴泛化的部分性发作和强直阵挛发作：首选卡马西平、丙戊酸钠和拉莫三嗪等。（2）失神发作：典型失神发作首选丙戊酸钠和乙琥胺，次选氯硝西泮和拉莫三嗪。（3）肌阵挛发作：可以在一系列综合征中出现，并对治疗的反应差别很大。首选丙戊酸钠，次选氯硝西泮。（4）非典型失神，失张力和强直发作：通常见于儿童，表现为特定癫痫综合征，或与脑外伤或智力迟钝相关。可选用丙戊酸钠、氯硝西泮和拉莫三嗪。

抗癫痫药应特别注意药物选择、单药或联合用药、药物相互作用、个体化剂量、换药与停药等。（1）长期规则用药：一般从低剂量开始，以减少不良反应，逐渐增量直到癫痫发作被控制而又无明显的不良反应，即最佳剂量最佳疗效。（2）给药次数：应根据药物半衰期来确定。大多药物可分为一日2次或3次，按q12h或q8h给予。半衰期较长如苯巴比妥和苯妥英钠等，可一日睡前顿服。但由于有些药物剂量偏大，需要一日3次以免出现与血药浓度峰值相关的不良反应。抗癫痫药体内代谢儿童比成人要快，儿童使用需更频繁地调整剂量并按体重计量。（3）单药治疗：是治疗的基本原则，优点是依从性好、无药物间的相互作用、不良反应少、费用低。可使大多发作得到控制。（4）联合用药：在单药治疗无效时才考虑2种或2种以上药物联合。可增加药物毒性以及可能发生的药物相互作用。这种药物相互作用是复杂的，有高度可变性和不可预测性，可能毒性增加而药效并没有相应提高。药物相互作用往往通过诱导或抑制代谢酶以及与竞争性蛋白结合而产生。（5）换药与停药：应在神经内科医师指导下换药和停药。除非必须，应避免突然停药，尤其是巴比妥类及苯二氮䓬类。因为这可使发作加重。减量也应循序逐渐递减，如巴比妥类，撤药可能需要几个月的时间甚至更长。换药也应谨慎，只有当新的服药法已大致确立（新药达稳态血药浓度约需经过5个半衰期的时间，一般1～2周），才可递减第一种药物。联合用药不能同时停药，只能先停一种，无碍时再停另一种。对已停止癫痫发作的病人，决定停药时机往往较难，应视个体情况而定（何种发作类型或癫痫综合征、有无脑结构或脑电图异常、有无癫痫持续状态病史等）。要避免在青春期、月经期、妊娠期停药。即使已无癫痫发作数年之久又无上述之一的情况，停药也有可能使癫痫复发。

本节有卡马西平、奥卡西平、丙戊酸钠、苯妥英钠、苯巴比妥、拉莫三嗪。其他相关药物参阅有关章节。

卡马西平（Carbamazepine）

【药理作用】

卡马西平具有抗惊厥、抗癫痫、抗神经性疼痛、抗躁狂抑郁症、改善某些精神疾病的症状、抗中枢性尿崩症等作用，产生这些作用的机制分别为：(1) 依赖性地阻滞各种可兴奋细胞膜的钠通道，能明显抑制异常高频放电的发生和扩散。(2) 抑制T型钙通道。(3) 增强中枢去甲肾上腺素能神经的活性。(4) 促进抗利尿激素的分泌或提高效应器对抗利尿激素的敏感性。

【药物动力学】

口服吸收慢而不规则，生物利用度58%～85%。口服普通片，4～8 h内达峰浓度。单剂口服0.4 g后，平均峰浓度为4.5 μg/mL。恒量、恒定时间多次用药1～2周内达稳态血药浓度。血浆蛋白结合率76%。体内分布广泛，可透过胎盘及进入乳汁。主要在肝内代谢，并可诱导肝药酶活性，加速自身代谢。代谢物的药理活性与原形相似。主要以无活性代谢物形式大部分经尿和粪便排出。单次给药时半衰期为25～65 h，儿童半衰期明显缩短。长期用药由于自身代谢，半衰期可缩短为10～20 h。

【适应证】

治疗部分癫痫的一线药，三叉神经痛首选。(1) 癫痫。部分性发作，包括复杂部分性发作、单纯部分性发作和继发性全身发作；全身性发作如强直、阵挛、强直阵挛发作；混合型发作。可单用或与其他抗惊厥药合用。(2) 三叉神经痛和舌咽神经痛发作，以及三叉神经痛缓解后的长期预防性用药。还用于脊髓结核和多发性硬化、糖尿病周围神经痛、患肢痛和外伤后神经痛以及疱疹后神经痛。(3) 预防或治疗躁狂抑郁症。对碳酸锂、抗精神病药、抗抑郁药无效或不耐受者，可单用或与碳酸锂和其他抗抑郁药合用。(4) 中枢性尿崩症。可单用或与氯磺丙脲、氯贝丁酯合用。(5) 神经内分泌性多尿和烦渴。(6) 乙醇戒断综合征。

【用法与用量】

口服片剂：饭后即服可减少胃肠道反应。

成人常用量：(1) 抗癫痫、抗惊厥：初始剂量一次0.1～0.2 g，一日1～2次，第2d增加0.1 g，随后逐渐增量，直至达到最佳疗效为止。通常为一日0.4 g，个别需增加至一日1.6 g才能达到疗效。(2) 抗躁狂症和躁狂抑郁症的预防治疗：初始剂量一日0.2～0.4 g，以后每周逐渐增加，至一日最大量1.6 g，分3～4次。对急性躁狂症应适当快速增加剂量。用于预防双相情感障碍应以小剂量逐渐增加，使耐受力和效应最佳。(3) 镇痛，开始一次0.1 g，bid，次日起每隔一日增加0.1～0.2 g，直到疼痛缓解，维持量一日0.4～0.8 g分次服。一日最大量不超过1.2 g。(4) 三叉神经痛：首日一次0.1 g，bid，次日起增加0.1 g，逐渐增加剂量直到疼痛缓解，通常一次0.4 g，一日3～4次。(5) 糖尿病神经病变引起的疼痛：一次0.2 g，一日2～4次。(6) 中枢性尿崩症：单用时一日0.3～0.6 g，分2～3次；与其他抗利尿药合用时一日0.2～0.4 g。(7) 乙醇戒断综合征：一次0.2 g，一日3～4次。

儿童常用量：按一日10～30 mg/kg。初始剂量可按一日5～10 mg/kg，每3～5d增加5～10 mg/kg，至维持量按一日10～30 mg/kg，分3次。通常一日量：1岁以下

0. 1～0. 2 g；1～5 岁 0. 2～0. 4 g；6～10 岁 0. 4～0. 6 g；11～15 岁 0. 6～1 g。均分 3～4 次。有条件时监测血药浓度，维持量血药浓度 4～12 μg/mL。

【不良反应】

（1）可有头晕、共济失调、嗜睡、视力模糊、复视、眼球震颤。（2）恶心、呕吐、食欲减低、肝损害、胆管炎、黄疸。（3）亚裔可有皮肤反应，包括皮肤黏膜眼综合征和中毒性表皮坏死松解症。（4）罕见腺体瘤或淋巴腺瘤、中性粒细胞减少、骨髓抑制、心律失常、房室传导阻滞、中枢神经毒性反应等。

【禁忌证】

对本品及三环类抗抑郁药过敏者；妊娠期和哺乳期；血清铁严重异常；有骨髓抑制病史或急性间歇性卟啉病；房室传导阻滞；严重肝、肾功能不全者；正服用单胺氧化酶抑制剂。

【注意事项】

（1）与三环类抗抑郁药有交叉过敏。（2）下列情况慎用：乙醇中毒、心脏功能不全、冠心病、糖尿病、肝肾疾病、青光眼、尿潴留，对其他药物有血液反应史者（易诱发骨髓抑制），抗利尿激素分泌异常或其他内分泌功能紊乱。（3）用于特异性疼痛综合征止痛时，若疼痛完全缓解，应每月减量直至停药。对一般疼痛不要用。（4）糖尿病人可能引起尿糖增加。老年人对本品较敏感，不良反应增加。（5）已用其他抗癫痫药的病人，本品用量应逐渐递增，治疗 4 周后可能需要增加剂量，避免自身诱导所致的血药浓度下降。抗癫痫时不能突然撤药。（6）出现肝中毒或骨髓抑制症状、心血管系统不良反应、皮疹应停药。（7）饭后服可减少胃肠反应，漏服时应尽快补服，不可一次服双倍量，可一日内分次补足。（8）用药期间注意检测血常规、网织红细胞、血清铁、肝肾功能、尿常规和眼科检查。应经常复查可长达 2～3 年。有条件时可检测人体白细胞抗原等位基因、监测血药浓度。

【药物相互作用】

（1）与对乙酰氨基酚合用增加肝毒性。（2）可减弱香豆素类抗凝血药的作用。（3）与碳酸酐酶抑制剂合用，可增加骨质疏松症。（4）由于本品的肝酶诱导作用，与氯磺丙脲、氯贝丁酯、去氨加压素、赖氨加压素、垂体后叶素等合用，可增强抗利尿作用，合用时需减量。（5）与雌激素、含雌激素的避孕药、环孢素、强心苷类药（地高辛除外）、左甲状腺素或奎尼丁合用，可使这些药物的效应降低。（6）与口服避孕药合用可能出现阴道大出血。（7）可降低多西环素的血药浓度。（8）红霉素、右丙氧芬、氟哌啶醇、硫杂蒽类、三环类抗抑郁药可使其血药浓度升高，毒性增加。（9）碳酸锂可降低卡马西平的抗利尿作用。（10）苯巴比妥和苯妥英钠可加速其代谢。（11）与单胺氧化酶抑制剂合用，可引起高热、高血压急症或亚急症，严重者惊厥甚至死亡，两药间隔时间至少要 14 d。

【制剂与规格】

卡马西平片：0.1 g；0.2 g。

奥卡西平(Oxcarbazepine)

【药理作用】

奥卡西平是卡马西平的10-酮基衍生物，药效比卡马西平稍强。本品及其代谢物10-单羟基衍生物均具有抗惊厥活性，对大脑皮质有高度选择性抑制作用，阻断脑细胞的电压依赖性钠通道，从而阻止病灶放电的扩布。此外，亦作用于钾、钙离子通道而起作用。

【药物动力学】

口服吸收迅速，与食物同服，可增加生物利用度16%。一次口服0.4 g和0.6后，达峰值时间分别为4～6 h和5.5 h，峰浓度分别为17.7 mmol/L和18.8 mmol/L。在肝中迅速代谢为具有生物活性的10-单羟基衍生物，然后与葡糖醛酸结合而失活。母药半衰期为2 h，10-单羟基衍生物半衰期为9 h，肾功能减退延长至19 h。代谢物在体内分布广泛。血浆蛋白结合率40%。易透过血脑屏障和胎盘屏障，乳汁中为血药浓度的50%。94%～97.7%经肾排出，仅1.9%～4.3%由粪便排泄。

【适应证】

单纯及复杂部分性发作，继发性强直-阵挛发作的单药治疗。难治型癫痫的加用治疗。

【用法与用量】

口服片剂、混悬液：空腹或与食物同服。可单用或与其他抗癫痫药联合。

成人常用量：起始剂量一日0.3 g，以后可逐渐每日增加0.3 g，以达到满意疗效。单药治疗维持量一日0.6～1.2 g，加用治疗维持量一日0.9～3 g，分2次。

儿童常用量：混悬液用于2岁以上，片剂用于5岁以上儿童。起始剂量按一日8～10 mg/kg（不超过0.3 g），分2次。可每隔1周增加日剂量，每日增量不超过10 mg/kg。维持量一日30 mg/kg就能获满意疗效。最大维持量一日40 mg/kg（混悬液可达60 mg/kg），分2次服。

【不良反应】

（1）常见头晕、头痛、复视、疲劳。过量可出现共济失调。（2）少见视力模糊、恶心、呕吐、嗜睡、鼻炎、感冒样综合征、消化不良、皮疹、协调障碍、低钠血症。（3）罕见血管性水肿、皮肤黏膜眼综合征、中毒性表皮坏死松解症、多器官损害。

【禁忌证】

对本品过敏者；房室传导阻滞者。

【注意事项】

（1）与卡马西平有交叉过敏反应。（2）妊娠期和哺乳期不宜使用，哺乳期若使用应停止哺乳。（3）用药期间应检测肝功能、血钠（因可导致低钠血症）。（4）不可突然停药，以免癫痫发作。

【药物相互作用】

（1）禁止与司来吉兰合用，若使用应间隔 2 周以上。（2）与丙戊酸钠合用，丙戊酸钠的半衰期延长，而本品的活性代谢物降低。（3）可使苯妥英钠的半衰期缩短。（4）可使拉莫三嗪抗癫痫作用减弱。（5）可降低炔雌醇、左炔诺孕酮、二氢吡啶类钙通道阻滞剂的生物利用度。（6）可使激素类避孕药失效。（7）乙醇可增强其镇静作用。

【制剂与规格】

（1）奥卡西平片：0. 15 g；0. 3 g。（2）奥卡西平混悬液（60 mg/mL）：100 mL∶6 g；250 mL∶15 g。

丙戊酸钠（Sodium Valproate）

【药理作用】

丙戊酸钠为广谱抗癫痫药。能增加抑制性神经递质 γ- 氨基丁酸的合成，并减少其降解，提高其浓度，从而降低神经元的兴奋性而抑制发作。

【药物动力学】

口服吸收快而完全，生物利用度近 100%。1～4 h 达峰浓度，有效血药浓度 50～100 μg/mL，超过 120 μg/mL 时可出现明显副作用。血浆蛋白结合率 85%～95%。主要分布在细胞外液和肝、肾、肠和脑组织等。可透过胎盘及进入乳汁。随着血药浓度增高，游离部分增加，从而增加进入脑组织的量，脑脊液中为血药浓度的 10%～20%。半衰期为 7～10 h。大部分在肝内代谢，包括与葡糖醛酸结合和某些氧化过程，主要经肾排出，少量随粪便排出。

【适应证】

对各型癫痫如各型小发作、肌阵挛性癫痫、局限性发作、大发作和混合型癫痫均有效。常用于其他抗癫痫药治疗无效的各型癫痫病人，尤以小发作为佳。亦用于双相情感障碍躁狂发作，预防偏头痛。

【用法与用量】

口服片剂、口服液：饭后即服以减少胃肠刺激。

成人常用量：（1）癫痫：按一日 15 mg/kg 或一日 0. 6～1. 2 g，分 2～3 次。开始时按一日 5～10 mg/kg，1 周后递增，直至发作得以控制为止。当一日量大于 0. 25 g 时应分次服，以减少胃肠刺激。一日最大量范围为 1. 8～2. 4 g，或不超过 30 mg/kg。（2）双相情感障碍的急性躁狂发作：开始一日 0. 2～0. 4 g，逐渐增至一日 0. 8～1. 2 g，分

2～3次。症状缓解后一日0.4～0.6 g维持。血药浓度维持在50～120 μg/mL。

儿童常用量：癫痫、双相情感障碍相关的燥狂发作的治疗，预防偏头痛。开始时按一日15 mg/kg，分2～3次。按需每隔1周每日剂量增加5～10 mg/kg，直至有效或不能耐受为止，一般增至一日20～30 mg/kg，一日最大量不超过40 mg/kg（不超过2 g）。

注射剂：静脉注射、静脉滴注。用于癫痫持续状态或暂时不能口服用药时。

一次用量用0.9%氯化钠溶液适量溶解后缓慢静注。一日量用0.9%氯化钠溶液稀释后持续滴注，滴速按每小时1 mg/kg；或分4次静滴，每次滴注约1 h。若需要快速达到有效血药浓度并持续维持时，先以15 mg/kg缓慢静注，持续至少5 min；然后再以每小时1 mg/kg持续滴注，使血药浓度维持约75 μg/mL，并根据临床情况调整滴速。成人，通常静注一次0.4 g，bid；或按一日20～30 mg/kg。一旦停止静脉用药，要立刻口服给药，以补充有效成分。口服剂量可用以前的剂量或调整剂量。

【不良反应】

（1）可有恶心、呕吐、腹痛、腹泻、食欲减退、肝损害，重者可发生肝衰竭。（2）疲乏、眩晕、头痛、震颤、共济失调、不安和烦躁、复视、脱发。（3）淋巴细胞增多、血小板减少。（4）偶见听力下降、可逆性听力损害。长期用药偶见胰腺炎及急性肝坏死。

【禁忌证】

对本品过敏者；急慢性肝炎；有肝病及家族史；严重肝功能不全者；药物所致肝性卟啉病；尿素循环障碍；高氨性脑病。

【注意事项】

（1）妊娠期和哺乳期、3岁以下儿童、有血液病、肝肾功能不全者、器质性脑病慎用。（2）因其毒性较大，应控制使用，多限于对其他抗癫痫药治疗无效者。（3）出现腹痛、恶心、呕吐时应及时检测淀粉酶。（4）停药时应逐渐减量以防再次发作。由其他抗癫痫药改用本品时，前者应逐渐减量，本品则应逐渐增量。（5）用药前、后及用药时应检测血常规、出凝血时间、肝肾功能。在最初半年内每1～2月复查1次肝功能，半年后复查间隔时间酌情延长。（6）有条件时监测血药浓度。

【药物相互作用】

（1）禁止饮酒，因可加重镇静作用。（2）可增强全麻药或中枢神经抑制剂的效应。（3）可增强抗凝血药如华法林、肝素等的抗凝血作用，可增加阿司匹林或双嘧达莫的效应。（4）可使苯巴比妥类、苯妥英钠、扑米酮、氯硝西泮的血药浓度增高，毒性增加。合用应调整剂量。（5）与卡马西平合用，两者的血药浓度均降低、半衰期缩短。（6）与对肝脏有毒性的药物合用，潜在肝毒性增加。（7）与氟哌啶醇、洛沙平、马普替林、单胺氧化酶抑制剂、吩噻嗪类、硫杂蒽类、三环类抗抑郁药合用，可增加中枢神经系统的抑制，降低惊厥阈和丙戊酸钠的效应，须及时调整用量以控制发作。

【制剂与规格】

（1）丙戊酸钠片：0.1 g；0.2 g。（2）丙戊酸钠口服液：300 mL：12 g。（3）注射用丙戊酸钠：0.4 g。

苯妥英钠(Phenytoin Sodium)

【药理作用】

苯妥英钠具有抗癫痫和抗心律失常作用。（1）抗癫痫作用机制在于增加细胞 Na^+ 外流，减少 Na^+ 内流，使神经细胞膜稳定，提高兴奋阈，减少病灶高频放电的扩散。（2）抗心律失常作用：可缩短动作电位间期及有效不应期、抑制 Ca^{2+} 内流、降低心肌自律性，抑制交感中枢，对心房、心室的异位节律点有抑制作用，提高房颤与室颤阈值。（3）抗神经疼痛及骨骼肌松弛作用：稳定细胞膜作用及降低突触传递作用。（4）还有抑制皮肤成纤维细胞合成或分泌胶原酶、加速维生素 D 代谢、引起淋巴结肿大和抗叶酸作用，抑制造血系统。可引起过敏反应，有酶诱导作用，静脉用药可扩张周围血管。

【药物动力学】

口服吸收较慢，吸收率 85%～90%，个体差异大，且受食物影响。4～12 h 达峰浓度。分布于细胞内、外液，细胞内多于细胞外。可透过胎盘及进入乳汁。血浆蛋白结合率 88%～92%。主要在肝内代谢，有肠肝循环。主要经肾排泄，碱性尿排泄较快。半衰期为 7～42 h，平均 22 h。静注半衰期为 10～15 h。长期用药半衰期明显延长，可达 15～95 h 甚至更长。

为零级消除动力学的典型药物，应用一定剂量后肝脏代谢能力达饱和时，此时即使增加很小剂量，也会造成血药浓度非线性急剧升高，毒性增加。每日服 0.3 g，7～10 d 可达稳态浓度。有效血药浓度为 10～20 μg/mL；超过 20 μg/mL 可有眼球震颤；超过 30 μg/mL 可出现共济失调；超过 40 μg/mL 可出现严重毒性作用。

【适应证】

（1）强直阵挛发作、复杂部分性发作（精神运动性发作、颞叶癫痫）、单纯部分性发作和癫痫持续状态。（2）三叉神经痛、发作性舞蹈手足徐动症、发作性控制障碍（包括发怒、焦虑和失眠的兴奋过度等的行为障碍）、肌强直症和隐性营养不良性大疱性表皮松解。（3）强心苷类药中毒所致的室性及室上性心律失常，对室性期前收缩、室性心动过速疗效好于室上性心动过速、心房颤动及心房扑动。三环类抗抑郁药过量时心脏传导障碍等。

【用法与用量】

口服片剂：饭后服。一日量分次服用时，间隔 6 h。应个体化用药。

成人常用量：（1）抗癫痫：初始剂量一次 0.1 g，bid，于 1～3 周内增加至一次 0.1 g，tid。极量：一次 0.3 g，一日 0.5 g。达到控制发作和稳态血药浓度后，可改用控释或缓释剂型一次顿服。对发作频繁者，首日可按 12～15 mg/kg，分 2～3 次，间隔 6 h。第 2 d 开始一次 0. 1 g 或按一次 1. 5～2 mg/kg，tid，逐渐调整至适当剂量。极量：一次 0. 3 g，一日 0. 5 g。（2）三叉神经痛：一次 0. 1～0. 2 g，一日 2～3 次。（3）抗心律失常：一日 0. 1～0. 3 g，分 1～3 次；或第 1d 按 10～15 mg/kg，第 2～4 d 按 7. 5～10 mg/kg，维持量按一日 2～6 mg/kg。

儿童常用量：（1）抗癫痫：开始按一日 5 mg/kg，分 2～3 次，按需调整剂量，维持量按一日 4～8 mg/kg（不超过 0. 25 g），分 2～3 次，间隔 6 h。对发作频繁者，首日可增至 12～15 mg/kg，分 2～3 次，间隔 6 h。第 2 d 开始按一次 1. 5～2 mg/kg，tid，逐渐调整至合适剂量。一日极量 0. 25 g。（2）抗心律失常：开始按一日 5 mg/kg，分 2～3 次，按需调整剂量，维持量按一日 4～8 mg/kg（不超过 0. 3 g），分 2～3 次，间隔 6 h。

注射剂：静脉注射、静脉滴注。亦可肌内注射，但不推荐该法。静注时一次用量加入 5% 葡萄糖或 0. 9% 氯化钠溶液 20～40 mL 中缓慢注射。

成人常用量：（1）抗癫痫、抗惊厥：首次 0. 15～0. 25 g 缓慢静注 5～15 min，注射速度不 > 50 mg/min。必要时 30 min 后可再静注 0. 1～0. 15 g，一日最大量不超过 0. 5 g。或给予肌注：一日 0. 2～0. 4 g，分 4～6 次给药。（2）抗心律失常：一次 0. 1 g 缓慢静注 2～3 min。根据需要每隔 10～15 min 重复 1 次，直至心律失常终止或出现不良反应为止，总量不超过 0. 5 g。

儿童常用量：（1）抗癫痫、抗惊厥：按 3～5 mg/kg，单次或分 2 次静注。（2）癫痫持续状态，首剂负荷量按 18 mg/kg，注射速度每分钟 1～3 mg/kg。此后给予维持量按一次 2. 5～5 mg/kg，bid。必要时可按一次 5～10 mg/kg，但不超过成人用量。12 岁以上剂量用法同成人。

【不良反应】

（1）常见齿龈增生、恶心、呕吐、眩晕、头痛、失眠、行为改变等。（2）偶见共济失调、巨幼细胞贫血、中性粒细胞和血小板减少，罕见再生障碍性贫血。（3）偶见皮疹等过敏反应。（4）静注过快可致低血压、心动过缓、房室传导阻滞，甚至心脏骤停、呼吸抑制。

【禁忌证】

对本品及乙内酰脲类过敏者；妊娠期；阿－斯综合征；二度或三度房室传导阻滞；窦房结阻滞；窦性心动过缓等心功能损害者。

【注意事项】

（1）哺乳期使用应停止哺乳。（2）贫血、心血管疾病、糖尿病、肝肾功能不全者、甲状腺功能异常、嗜酒者等慎用。（3）老年人、儿童尤其是婴儿用药需慎重，用量宜小，有条件时监测血药浓度，以决定用药剂量和次数。（4）应检测血常规、肝功能、血钙、甲状腺功能等，检查脑电图。（5）静脉用药时应监护心电图、血压。

【药物相互作用】

（1）对乙酰氨基酚可增加其肝毒性并降低疗效。（2）可降低糖皮质激素、强心苷类药、口服避孕药、环孢素、雌激素、左旋多巴、奎尼丁、三环类抗抑郁药的效应。(3) 长期饮酒可降低其血药浓度和疗效，但用药同时大量饮酒可增加血药浓度。(4) 氯霉素、异烟肼、磺胺类药可使其血药浓度增高，毒性增强。(5) 与抗凝血药合用，开始增加抗凝效应，持续应用则降低。(6) 含镁、铝或钙制剂等可降低其生物利用度，应间隔 2～3 h 使用。(7) 因本品可使血糖升高，与降血糖药或胰岛素合用，需调整后者用量。(8) 不宜与多巴胺合用。(9) 与利多卡因、普萘洛尔合用可能增加心脏的抑制作用。(10) 与丙戊酸钠合用有蛋白结合竞争作用。(11) 可降低卡马西平的血药浓度。(12) 若合用大剂量抗精神病药或三环类抗抑郁药可诱发癫痫发作，需调整本品用量。

【制剂与规格】

(1) 苯妥英钠片：50 mg; 100 mg。(2) 注射用苯妥英钠：0. 1 g; 0. 25 g。

苯巴比妥(Phenobarbital)

【药理作用】

苯巴比妥属长效巴比妥类药。对中枢神经随剂量增加而产生不同的抑制作用，如镇静、催眠和抗惊厥。大剂量时产生麻醉作用，过量可麻痹延髓呼吸中枢，甚至致死。大剂量对心血管和呼吸系统有明显抑制。其作用机制主要与阻断脑干网状结构上行激活系统有关。

可抑制中枢神经系统单突触和多突触传递，增加皮质的电刺激阈值，从而提高癫痫发作阈值；并抑制病灶异常放电向周围正常脑组织扩散。抗癫痫的作用机制在于增强中枢抑制性递质 γ- 氨基丁酸受体的活性，也有参与调节钠、钾及钙通道的作用。

【药物动力学】

口服吸收完全但较缓慢，0. 5～1 h 起效，2～18 h 达峰浓度。静注 15 min 起效。作用持续 10～12 h。分布于体内组织和体液中，脑组织内浓度最高，其次为骨骼肌，并能透过胎盘和进入乳汁。血浆蛋白结合率 20%～45%，平均 40%。有效血药浓度为 10～40 μg/mL，超过 40 μg/mL 可出现毒性反应。成人半衰期为 50～144 h，儿童为 40～70 h，肝肾功能不全时延长。48%～65% 在肝内代谢，转化为羟基苯巴比妥。大部分与葡糖醛酸或硫酸盐结合。27%～50% 以原形经肾排出。

【适应证】

(1) 镇静：如焦虑不安、烦躁、高血压、功能性恶心、小儿幽门痉挛等。(2) 催眠：用于顽固性失眠症，但醒后往往有疲倦、嗜睡等后遗效应。(3) 抗惊厥：常用其对抗中枢兴奋药中毒或高热、破伤风、脑炎、脑出血等引起的惊厥。(4) 抗癫痫：用于癫痫大发作，一般在苯妥英钠、卡马西平、丙戊酸钠无效时选用，亦用于癫痫持续状态。(5) 麻醉前给药。(6) 抗高胆红素血症、治疗新生儿核黄疸。

【用法与用量】

口服片剂：饭后即服或与牛奶同服，可减少胃肠道反应。应个体化用药。

成人常用量:(1) 催眠:一次 30～100 mg 睡前顿服。(2) 镇静:一次 15～30 mg, bid 或 tid。(3) 抗癫痫:一次 15～30 mg, tid。(4) 抗惊厥:一日 90～180 mg 顿服;或一次 30～60 mg, tid。极量:一次 0. 25 g, 一日 0. 5 g。老年或体虚者应减量。(5) 抗高胆红素血症:一次 30～60 mg, tid。

儿童常用量:(1) 镇静:按一次 2 mg/kg, 或按一次 60 mg/m^2, bid 或 tid。(2) 抗癫痫:按一次 2 mg/kg, bid。(3) 抗惊厥:按一次 3～5 mg/kg, qd 或 bid。(4) 抗高胆红素血症:按一日 5～8 mg/kg, 分 2 次, 3～7d 可见效。

注射剂:肌内注射、静脉注射。静注时用灭菌注射用水稀释成 20 mg/mL 缓慢注射,注射速度不超过每分钟 1 mg/kg。

成人常用量:(1) 催眠:睡前一次 100 mg 肌注。(2) 镇静:一次 100 mg 肌注;极量:一次 0. 25 g, 一日 0. 5 g。(3) 抗癫痫、抗惊厥:一次 0. 2～0. 25 g 肌注。必要时 6 h 重复 1 次。(4) 麻醉前给药:0. 1～0. 2 g 肌注,于术前 0. 5～1 h 给予。(5) 癫痫持续状态,一次 0. 1～0. 2 g 缓慢静注,必要时 6 h 重复 1 次。极量:一次 0. 25 g, 一日 0. 5 g。

儿童常用量:(1) 镇静、抗癫痫、抗惊厥:一次 16～100 mg 肌注,或按一次 3～5 mg/kg, 必要时 4～6 h 重复 1 次。一次极量不超过 0. 2 g。(2) 癫痫持续状态:按一次 3～5 mg/kg 缓慢静注。必要时 4～6 h 重复 1 次。首剂可加倍,但不超过成人极量。(3) 新生儿破伤风:首次负荷量按 15～20 mg/kg, 缓慢静注。维持量按一日 5 mg/kg, 等分 q4h～q8h。可与地西泮交替使用。

【不良反应】

(1) 常有倦睡、眩晕、头痛、乏力、精神不振等延续效应。(2) 偶见皮疹、环形红斑,荨麻疹、血管性水肿及支气管痉挛等,甚至发生剥脱性皮炎、中毒性肝炎、黄疸等。(3) 老年人、儿童和糖尿病可有意识模糊,抑郁或逆向反应(兴奋),情感变化,出现认知和记忆缺损。(4) 可有中性粒细胞减少、巨幼细胞贫血,关节疼痛,骨软化病。(5) 长期用药偶见叶酸缺乏和低钙血症。(6) 久用可产生耐受性与依赖性,突然停药可引起戒断症状,发生惊厥或癫痫发作、晕厥、幻觉、多梦、梦魇、震颤、不安、入睡困难等,应逐渐减量停药。

【禁忌证】

对本品过敏者;妊娠期和哺乳期;严重肺、肝、肾功能不全者;严重贫血;卟啉病;有哮喘病史;未控制的糖尿病。

【注意事项】

(1) 下列情况慎用:肝肾功能不全者、老年人、神经衰弱、甲亢、糖尿病、严重贫血、发热、轻微脑功能障碍、低血压、高血压、肾上腺皮质功能减退症,高空、精细和危险作业者。(2) 哺乳期使用应暂停哺乳。(3) 新生儿可发生低凝血酶原血症及出血,维生素 K 有治疗或预防作用。(4) 儿童长期用药可能影响认知功能及出现行为障碍。(5) 作为催眠治疗,应以几种作用机制不同的药物交替用药。(6) 长期应用不可突然停药，以免引起撤药症状。（7）避免驾驶、操作机械和高空作业，以免发生意外。

【药物相互作用】

（1）为肝药酶诱导药，能提高药酶活性。长期用药可加速自身代谢和其他药物代谢。如在应用氟烷、恩氟烷、甲氧氟烷等麻醉之前有长期应用巴比妥类者，可增加麻醉剂的代谢物，增加肝毒性。与氯胺酮同用，特别是大剂量静脉给药，可引起血压降低、呼吸抑制。（2）可降低抗凝血药的作用。（3）可降低口服避孕药、雌激素的作用，减低避孕药的可靠性。（4）可降低糖皮质激素、强心苷类药、三环类抗抑郁药的效应。（5）可增强奎尼丁的代谢而减弱其作用。（6）与钙通道阻滞剂合用，可引起血压下降。（7）与氟哌啶醇合用治疗癫痫时，可引起癫痫发作形式改变，需及时调整用量。（8）与吩噻嗪类和抗抑郁药马普替林合用可增加抑制作用。（9）布洛芬可降低其效应。

【制剂与规格】

（1）苯巴比妥片：15 mg；30 mg；100 mg。（2）苯巴比妥钠注射液：1 mL：0. 1 g；2 mL：0. 2 g。（3）注射用苯巴比妥钠：0. 1 g。

拉莫三嗪(Lamotrigine)

【药理作用】

拉莫三嗪为电压依赖性钠通道阻滞剂，通过减少钠内流而稳定神经细胞膜，可抑制谷氨酸的爆发性放电；阻滞病灶的异常高频放电和神经细胞去极化，但不影响正常神经细胞的兴奋传导。可对抗超强电刺激引起的强直性惊厥，此作用强于苯妥英钠。

【药物动力学】

口服吸收好，无明显首过消除，生物利用度达 98%。单剂口服 1～3 h 达峰浓度。血浆蛋白结合率 55%。体内分布广泛，可从乳汁分泌。在肝内代谢，生成失活代谢物。94% 经肾排泄，其中 10% 为原形，2% 经粪便排泄。半衰期 6. 4～30 h，平均 12. 6 h。在使用丙戊酸钠的基础上加用本品，半衰期可延长至 11. 2～51. 6 h，平均 27 h。

【适应证】

单纯及复杂部分发作、继发性全面强直－阵挛性发作的单药治疗，难治性癫痫的加用治疗。亦可用于双相情感障碍。

【用法与用量】

口服片剂、分散片：分散片可咀嚼或直接吞服，亦可用少量水溶解后服。可单用或与丙戊酸钠合用。从小剂量开始，逐渐增至维持量。

成人常用量：（1）单药治疗（不与丙戊酸钠合用）：起始剂量一日 25 mg，qd，连服 2 周；随后增至一日 50 mg，qd，连续 2 周。此后，每隔 1～2 周增加剂量，最大增量为 50～100 mg，直至达最佳疗效。通常最佳疗效的维持量一日 100～200 mg，一次顿服或分 2 次服。少数需要维持量一日 300～500 mg，才能达到所期望的疗效。（2）加用治疗：在服用丙戊酸钠的病人，第1、第2周一日25 mg，qod；第3、第4周开始一日25 mg，qd。此后，每隔1～2周增加日剂量25～50 mg，直至达到维持量一日100～150 mg，分2次服。少数需要维持量一日200 mg。(3) 双相情感障碍：从小剂量开始，逐渐增量。单药治疗目标剂量为一日200 mg，与丙戊酸钠合用时目标剂量为一日100 mg。与诱导酶(除丙戊酸钠之外)合用时目标剂量为一日400 mg。

儿童常用量：(1) 单药治疗。2～12岁，第1、第2周按一日0.3 mg/kg，分1～2次；第3、第4周增至一日0.6 mg/kg，分1～2次；第5周后，每隔1～2周增加每日剂量(每日最大增加0.6 mg/kg)，直至最佳疗效或最大耐受剂量，通常维持量一日1～10 mg/kg，分1～2次，一日最大量可达15 mg/kg。12岁以上儿童，第1、第2周一日25 mg，qd；此后，每隔1～2周增加剂量，逐渐增至最佳疗效或最大耐受剂量，通常维持量一日100～200 mg，分1～2次。少数需要维持量一日300～500 mg，才能达到所期望的疗效。(2) 加用治疗：与丙戊酸钠合用，剂量减半。

【不良反应】

(1) 常见头痛、头晕、嗜睡、失眠、眩晕、视物模糊、复视、震颤、共济失调、恶心、呕吐、腹痛、腹泻、消化不良、虚弱、焦虑、抑郁、痛经、鼻炎、皮疹等。(2) 偶见面部肿胀、肢体坏死、光敏性皮炎、体重减轻等。(3) 罕见严重的不良反应如多形红斑、皮肤黏膜眼综合征、中毒性表皮坏死松解症、贫血、嗜酸性粒细胞增多、白细胞减少、血小板减少、再生障碍性贫血、肝损害、血管性水肿、多器官损害、癫痫发作。

【禁忌证】

对本品过敏者；妊娠期。

【注意事项】

(1) 哺乳期不宜使用，若使用应停止哺乳。(2) 肝肾功能减退、年老体弱者剂量减半。(3) 可引起严重甚至致命的皮肤反应，尤其是与丙戊酸钠合用时风险增加。(4) 儿童严重皮疹的发生率较高。(5) 本品能与眼睛及全身其他色素组织结合，使眼睛和皮肤组织中毒。(6) 应避免突然停药，以免癫痫发作。

【药物相互作用】

(1) 在服用丙戊酸钠时加用本品，两药对肝脏的代谢竞争，前者的血药浓度降低，后者的半衰期延长，出现不良反应的风险增加。(2) 苯巴比妥、卡马西平、苯妥英钠和扑米酮可使其代谢加速，血药浓度降低。

【制剂与规格】

(1) 拉莫三嗪片：25 mg; 50 mg; 100 mg。(2) 拉莫三嗪分散片：25 mg; 50 mg。

‖ 第四节　脑血管病用药及降颅压药 ‖

脑血管病（cerebrovascular discase）具有发病率、致残率和病死率较高等特点。对脑血管病的治疗不仅要追求急性期的安全、有效、及时，同时还要重视高危因素的干预，做好一级预防和二级预防工作。脑血管病用药多为辅助治疗用药，可改善脑循环，增加脑血流量，改善脑部氧供应，以利恢复或缓解脑血流障碍所造成的症状，如头昏、头痛、耳鸣、血管性头痛、注意力不集中、精神错乱、记忆力减退、失眠等。降颅压药能通过高渗脱水作用，产生利尿、降低眼压、降低颅内压和脑脊液容量的效应。

本节有尼莫地平、倍他司汀、氟桂利嗪。降颅压药甘露醇、甘油果糖参阅第十章第二节，脱水药。其他脑血管病用药及降颅压药参阅有关章节。

尼莫地平（Nimodipine）

【药理作用】

尼莫地平为二氢吡啶类钙通道阻滞剂。脑血管扩张作用比硝苯地平强，有利尿作用，降压作用持久而温和。通过阻止 Ca^{2+} 进入细胞内，选择性地作用于脑血管平滑肌，解除血管痉挛，增加脑血流量，显著减少血管痉挛引起的缺血性脑损伤。

【药物动力学】

口服吸收快，达峰时间为 1 h，首过消除明显，生物利用度 13%。血浆蛋白结合率 98%。脑脊液中的浓度为血药浓度的 10%。分布半衰期为 2 ～ 7 h，消除半衰期为 9 h。

【适应证】

用于缺血性脑血管病如脑梗死、一过性脑缺血发作（TIA），偏头痛（血管性、紧张性、丛集性及混合性），蛛网膜下隙出血所致的脑血管痉挛，急性脑血管病恢复期的血液循环改善，突发性耳聋，轻、中度高血压。

【用法与用量】

口服片剂、胶囊：一日量分 3 ～ 4 次。

成人常用量：（1）脑梗死：一日 120 mg，分 3 ～ 4 次，连服 1 个月。（2）缺血性脑血管病：一次 20 ～ 30 mg，tid，连服 1 个月。（3）蛛网膜下隙出血所致脑血管痉挛：一次 40 ～ 60 mg，tid 或 qid。发病后即服，连服 3 ～ 4 周。若需手术者，手术当天停药，术后继续用药。（4）急性脑血管病恢复期：一次 30 ～ 40 mg，tid 或 qid。（5）老年性脑功能障碍，如认知功能障碍和血管性痴呆：一次 30 ～ 40 mg，tid，连服 2 ～ 3 个月。（6）偏头痛：一次 40 mg，tid，12 周为一疗程。（7）突发性耳聋：一日 40 ～ 60 mg，分 3 次。5 d 为一疗程，一般 3 ～ 4 个疗程。（8）轻、中度高血压：若合并上述脑血管病者可优先选用。初始剂量一日 40 ～ 60 mg，分 2 ～ 3 次。一日最大量为 240 mg，分 3 ～ 4 次。根据血压控制情况调整剂量。

儿童常用量：用于蛛网膜下隙出血后血管痉挛的预防。1 月龄以上，按一次

0. 9～1. 2 mg/kg（不超过 60 mg），q4h，出血后 4 d 内服，连续 3 周。

【不良反应】

面红、出汗、热感、头晕、头痛、瘙痒、皮疹、口唇麻木、胃肠道不适等，一般不需停药。偶见肝损害，碱性磷酸酶、乳酸脱氢酶、血糖升高，血小板减少或增多。

【禁忌证】

对本品过敏者；严重肝功能不全者。

【注意事项】

（1）其代谢物具有毒性，妊娠期和哺乳期避免使用，哺乳期使用应停止哺乳。（2）肝功能不全者、脑水肿、颅内压增高、低血压病人慎用。（3）在高血压合并蛛网膜下隙出血或脑卒中者，应注意减少或暂时停用降压药，或减少本品剂量。（4）可发生假性肠梗阻，表现为腹胀、肠鸣音减弱。当有上述症状时应减量和密切观察。（5）伴有严重心、肾功能不全者应定期随访检查，对颅内压升高或脑水肿者应密切监护。

【药物相互作用】

（1）禁止与利福平及抗癫痫药苯巴比妥、苯妥英钠、卡马西平合用，因能显著降低其生物利用度。（2）避免与 β 受体拮抗剂或其他钙通道阻滞剂合用。（3）西咪替丁能增加其血药浓度，作用增强。（4）与胺碘酮合用，可能发生心动过缓和房室传导阻滞。（5）与芬太尼合用，可出现严重低血压。

【制剂与规格】

尼莫地平片（胶囊）：20 mg；30 mg。

倍他司汀（Betahistine）

【药理作用】

倍他司汀为组胺 H_1 受体激动剂。具有扩张毛细血管的作用，改善微循环。扩张脑血管、心血管，特别是对椎基底动脉系统有较明显的扩张作用，显著增加心、脑及周围循环血流量，并降低全身血压。此外能增加耳蜗和前庭血流量，从而消除内耳性眩晕、耳鸣和耳闭塞感，还能增加毛细血管通透性，促进细胞外液的吸收，消除淋巴内水肿。有抗血小板聚集和抗血栓形成作用，还有轻微的利尿作用。

【药物动力学】

口服吸收迅速，3～5 h 达峰浓度，在肝内广泛代谢为无活性的代谢物，经肾排泄，消除半衰期为 3. 5 h。

【适应证】

用于梅尼埃综合征、血管性头痛及脑动脉硬化。高血压以及缺血性脑血管病如脑梗死、TIA 等所致的直立性眩晕、耳鸣等。

【用法与用量】

口服片剂：成人，一次 4～8 mg，一日 2～4 次。一次最大量不超过 12 mg，一日最大量不超过 48 mg。

【不良反应】

（1）可有胃部不适、食欲不振、恶心、呕吐、口干、头晕、头胀、心悸、出汗等。（2）偶见出血性膀胱炎、发热。（3）偶见过敏反应如皮疹、瘙痒等。

【禁忌证】

对本品过敏者；儿童；嗜铬细胞瘤。

【注意事项】

（1）妊娠期和哺乳期尽量避免使用或慎用。（2）活动期消化性溃疡、哮喘、慢阻肺、心血管病、肝病、肾上腺髓质瘤慎用。（3）老年人酌情减量。

【药物相互作用】

勿与其他组胺类药或抗组胺药同时使用。

【制剂与规格】

盐酸倍他司汀片：4 mg。

氟桂利嗪(Flunarizine)

【药理作用】

氟桂利嗪为哌嗪类钙通道阻滞剂。能防止因缺血等原因导致的细胞内病理性钙超载而造成的细胞损害。（1）缓解血管痉挛，对血管收缩物质引起的持续性血管痉挛有持久的抑制作用，尤其对基底动脉和颈内动脉明显。（2）前庭抑制作用，能增加耳蜗小动脉血流量，改善前庭器官循环。（3）抗癫痫作用，可阻断神经细胞的病理性钙超载而防止阵发性去极化，细胞放电，从而避免癫痫发作。（4）保护心肌，明显减轻缺血性心肌损害。（5）改善肾功能作用，用于慢性肾衰竭。（6）抗组胺作用。

【药物动力学】

口服易吸收，2～4 h 达峰浓度。分布于肝、肺、胰，并在骨髓、脂肪中蓄积，连服 5～6 周达稳态血药浓度。血浆蛋白结合率 90%。可透过血脑屏障，极少量进入乳汁。消除半衰期为 18～19 d。主要在肝内代谢，原形及代谢物经胆汁排泄。

【适应证】

（1）缺血性脑血管病如脑梗死、TIA 等。（2）前庭神经功能紊乱之眩晕、耳鸣。（3）偏头痛的预防和治疗。（4）癫痫辅助治疗。（5）周围血管病如间歇性跛行、足踝水肿等。

【用法与用量】

口服片剂、胶囊：成人，(1) 缺血性脑血管病的中枢性眩晕及外周性眩晕：一日 10～20 mg，一疗程 2～8 周。(2) 脑动脉硬化，脑梗死恢复期：一日 5～10 mg。(3) 特发性耳鸣：一次 10 mg，qn，一疗程 10 d。(4) 间歇性跛行：一日 10～20 mg。(5) 偏头痛预防和治疗：一次 5 mg，bid，或 10 mg 睡前顿服。> 65 岁一次 5 mg，qn。维持用药每周 5 d。初次疗程通常为 2 个月。出现抑郁、锥体外系反应和其他不耐受反应时应停药。儿童，按一次 0.2 mg/kg（不超过 10 mg），qd。体重 < 40 kg 者，推荐初始剂量 2.5～5 mg 顿服。

【不良反应】

(1) 常见嗜睡和疲惫感。长期用药可以出现抑郁症，以女性多见。老年人较易发生锥体外系反应，表现为不自主运动、下颌运动障碍、强直等，多在用药 3 周后出现，停药后消失。少见失眠，焦虑等。(2) 胃部烧灼感，食欲、食量增加，体重增加。(3) 少见皮疹、口干、溢乳、肌酸痛等。极少可有转氨酶（ALT 及 AST）、乳酸脱氢酶升高。但多为短暂性，停药可恢复。

【禁忌证】

对本品过敏者；妊娠期；抑郁症或有病史者；帕金森病；运动障碍性疾病；急性脑出血。

【注意事项】

(1) 哺乳期使用应暂停哺乳。(2) 能透过血脑屏障，有明显的中枢神经不良反应，儿童对其反应敏感，故慎用。老年病人、肝功能不全者慎用，老年人可酌情减量。(3) 应严格控制剂量，当维持量达不到治疗效果或长期应用出现锥体外系症状时，应减量或停药。(4) 治疗中疲惫现象逐渐加重应停药。(5) 用药期间不宜驾驶、操作机械或高空作业。

【药物相互作用】

(1) 与乙醇、催眠药或镇静药合用，镇静作用增强。(2) 苯妥英钠、卡马西平、丙戊酸钠可降低其血药浓度。(3) 肿瘤病人放疗时合用本品，可提高对肿瘤细胞的杀伤力。(4) 在应用抗癫痫药治疗的基础上，加用本品可提高抗癫痫效果。

【制剂与规格】

盐酸氟桂利嗪片（胶囊）：5 mg。

‖ 第五节　中枢兴奋药 ‖

中枢兴奋药（central stimulants）能提高中枢神经系统功能活动。主要作用于大脑、延髓和脊髓，对中枢神经的不同部位有一定程度的选择性。按照药物的作用部位和效用分为3类：(1) 主要兴奋大脑皮层即精神兴奋药，如咖啡因、哌甲酯等。(2) 主要兴奋延髓呼吸中枢，如尼可刹米、洛贝林等。(3) 促进大脑功能恢复，如茴拉西坦、甲氯芬酯等。本节有胞磷胆碱、尼可刹米和洛贝林。

中枢兴奋药在抢救危重与濒死病人治疗上，以往曾一度认为是不可缺少的，现在情况有所改变。呼吸衰竭时，保持气道通畅、人工或机械呼吸；循环衰竭时，调整血容量、支持心肌收缩和血管张力、保证脑与其他脏器血流量，显然是有效的方法。而中枢兴奋药却无能为力，对重症病人反而消耗体内有限的能源。药物、毒物中毒，除支持疗法外，给予洗胃或导泻、应用解毒药，甚至血液透析，而中枢兴奋药并非必要。因此，中枢兴奋药的用途已逐步减少。

胞磷胆碱钠(Citicoline Sodium)

【药理作用】

胞磷胆碱钠为胞嘧啶核苷酸衍生物。可增强脑干网状结构，尤其是与意识密切相关的上行网状结构激动系统的机能；增强椎体系统的机能，改善运动麻痹；改善大脑循环，减少大脑血流阻力，增加大脑血流而促进脑物质代谢，对促进大脑功能恢复和促进苏醒等具有一定作用。

【药物动力学】

注射后血药浓度迅速下降。分布以肝内最多，占10%。在肝脏代谢为游离胆碱和胞苷二磷酸，主要经肾脏和肺清除，原药半衰期为3. 5 h，主要代谢物胆碱的清除半衰期为2 h。极少部分可透过血脑屏障进入脑组织，但药物在脑内停留时间很长。其中胆碱部分在体内成为良好的甲基化供体，可对多种化合物有转甲基化作用。

【适应证】

用于急性颅脑外伤和脑手术后意识障碍。亦用于治疗脑血管意外所引起的神经系统后遗症，以及急性中毒、感染等所致的意识障碍。

【用法与用量】

注射剂：静脉注射、静脉滴注、肌内注射。静注应缓慢，一般不采用肌注。

(1) 静注：一次0. 1～0. 25 g，qd或bid。(2) 静滴：常用量一次0. 25～0. 5 g，脑梗死急性期可一次1 g，加入5%、10%葡萄糖或0. 9%氯化钠溶液100～250 mL中，qd。(3) 肌注：一日0. 1～0. 3 g，1次或分2次。一疗程5～10 d。根据病情可连续用1～4个疗程。

胞磷胆碱钠氯化钠注射液、胞磷胆碱钠葡萄糖注射液：直接缓慢静滴，一日100 mL。

【不良反应】

(1) 偶见发热、倦怠、过敏样反应甚至过敏性休克。(2) 偶见暂时性血压下降、心动过缓和心动过速。(3) 偶见恶心、呕吐、食欲不振、胃痛、胃烧灼感、腹泻和肝功能异常。(4) 有发生过敏性哮喘的报告,严重者可出现呼吸困难和喉水肿。(5) 偶见眩晕、震颤、头痛、失眠、兴奋、烦躁不安和痉挛。(6) 偶见皮疹及一过性复视。

【禁忌证】

对本品过敏者;严重颅内损伤急性期及活动性颅内出血者。

【注意事项】

(1) 妊娠期和哺乳期慎用。(2) 对伴有脑出血、脑水肿和颅内压增高的严重急性颅脑损伤,癫痫及低血压慎用。(3) 脑出血急性期不宜用大剂量。(4) 一般不采用肌注,若用时应经常更换注射部位。

【药物相互作用】

用于震颤麻痹病人时,不宜与左旋多巴合用,否则可引起肌僵直恶化。

【制剂与规格】

(1) 胞磷胆碱钠注射液:2 mL:0. 25 g。(2) 胞磷胆碱钠氯化钠注射液:100 mL:0. 25 g。(3) 胞磷胆碱钠葡萄糖注射液:100 mL:0. 25 g。

尼可刹米(Nikethamide)

【药理作用】

尼可刹米可选择性地直接兴奋延髓呼吸中枢。亦可通过刺激颈动脉体和主动脉体化学感受器,反射性地兴奋呼吸中枢,并提高呼吸中枢对 CO_2 的敏感性,使呼吸加深加快。对血管运动中枢有微弱兴奋作用。剂量过大可引起惊厥。

【药物动力学】

静注、皮下或肌内注射吸收好,作用快。但作用时间较短,如一次静注只能维持作用 5～10 min。迅速分布至全身,体内代谢为烟酰胺,再被甲基化为 N- 甲基烟酰胺经尿排出。

【适应证】

用于中枢性呼吸抑制,以及其他多种原因引起的呼吸抑制。

【用法与用量】

注射剂:静脉注射、皮下或肌内注射。成人常用量:一次 0. 25～0. 5 g,必要时 1～2 h 重复用药。极量一次 1. 25 g。儿童常用量:按一次 10～16 mg/kg。通常 < 1 岁一次 75 mg; > 1 岁一次 125 mg; 4～7 岁一次 175 mg。必要时 30 min 后可重复 1 次。

【不良反应】

(1) 可有出汗、恶心、呕吐、咳嗽、皮肤潮红、皮疹等。(2) 大剂量时可出现血压升高、心悸、高热、多汗、面部潮红、震颤、心律失常、惊厥、甚至昏迷。

【禁忌证】

对本品过敏者；抽搐与惊厥；重症哮喘；呼吸道机械性梗阻者。

【注意事项】

（1）妊娠期和哺乳期慎用。（2）作用时间短暂，一次静注只能维持作用5～10 min，应视病情重复间隔给药。（3）大剂量使用若出现不良反应时，应及时停药以防惊厥。若发生惊厥，可静注苯二氮䓬类药或小剂量硫喷妥钠加以控制。（4）用于中枢性呼吸衰竭，对呼吸肌麻痹所引起的呼吸抑制无效。

【药物相互作用】

与其他中枢兴奋药合用有协同作用，但可引发惊厥。

【制剂与规格】

尼可刹米注射液：1.5 mL：0.375 g；2 mL：0.5 g。

洛贝林(Lobeline)

【药理作用】

洛贝林刺激颈动脉窦和主动脉体化学感受器，反射性地兴奋呼吸中枢，使呼吸加快，但对呼吸中枢并无直接兴奋作用。对迷走神经中枢和血管运动中枢也同时有反射性兴奋作用。对自主神经节先兴奋而后阻断。

【药物动力学】

静注后作用持续时间短，维持作用约20 min。

【适应证】

用于多种原因引起的中枢性呼吸抑制。常用于新生儿窒息、一氧化碳和阿片中毒等。

【用法与用量】

注射剂：静脉注射、皮下或肌内注射。成人：（1）静注：一次3 mg，极量一次6 mg，一日20 mg。（2）皮下或肌内注射：一次10 mg，极量一次20 mg，一日50 mg。儿童：（1）静注：一次0.3～3 mg，必要时每隔30 min可重复使用。新生儿窒息可注入脐静脉3 mg。（2）皮下或肌内注射：一次1～3 mg。

【不良反应】

（1）恶心、呕吐、呛咳、头痛、心悸等。（2）剂量较大时可引起大量出汗、低体温、低血压、局部麻痹、心动过速、传导阻滞、呼吸抑制甚至昏迷、惊厥。

【禁忌证】

对本品过敏者。

【注意事项】

（1）本品可用于婴幼儿、新生儿。（2）大剂量能引起心动过速、房室传导阻滞及呼吸抑制，甚至引起惊厥。

【制剂与规格】

盐酸洛贝林注射液：1 mL∶3 mg；1 mL∶10 mg。

‖ 第六节　抗痴呆药 ‖

痴呆（dementia）是慢性获得性进行性智能障碍综合征。以缓慢出现的智能减退为主要特征，伴有不同程度的人格改变。是一组临床综合征，而非一种独立的疾病。在意识清醒状态下，已获得的职业和社会活动能力减退和障碍，认知功能下降，记忆力减退和丧失，视空间技能损害，定向力、计算力、判断力等丧失，并相继出现人格、情感和行为改变等障碍，且呈进行性加重过程。按病因分为：神经退变性痴呆（即阿尔茨海默病）、神经系统退变性疾病伴发痴呆、血管性痴呆和继发于其他疾病的痴呆。本节为抗胆碱酯酶药石杉碱甲。

石杉碱甲（Huperzine A）

【药理作用】

石杉碱甲为强效、可逆性抗胆碱酯酶药。易透过血脑屏障，对脑内真性胆碱酯酶具有选择性抑制作用，明显提高脑内乙酰胆碱水平。具有促进记忆再现和增强记忆保持的作用。

【药物动力学】

口服吸收迅速而完全，10～30 min 达峰浓度，分布亦快，生物利用度 96.6%。排泄缓慢，消除半衰期为 4 h，主要以原形及代谢物经肾排出。

【适应证】

用于良性记忆障碍，提高病人指向记忆、联想学习、图像回忆、无意义图形再认及人像回忆等能力。对痴呆者和脑器质性病变引起的记忆障碍也有改善作用。

【用法与用量】

口服片剂、胶囊：一日 0.1～0.2 mg，分 2 次，一日最大量不超过 0.45 mg。良性记忆障碍疗程为 1～2 个月，而阿尔茨海默病、血管性痴呆的疗程需更长。根据病情和用药后反应，可酌情调整剂量和疗程。不可超量用药，当剂量超过一次 0.25 mg 时，记忆功能反而减退。

【不良反应】

一般不明显，剂量过大时可有头晕、恶心、胃肠道不适、视力模糊、乏力等，一般可自行消失。症状明显时减量或停药后可缓解或消失。

【禁忌证】

对本品过敏者；癫痫；肾功能不全；心绞痛；低血压；严重心动过缓；哮喘；尿路梗阻和机械性肠梗阻。

【注意事项】

妊娠期和哺乳期、心动过缓慎用。用量有个体差异，一般应从小剂量开始，逐渐增量。

【药物相互作用】

尚不明确。

【制剂与规格】

石杉碱甲片（胶囊）：50 μg。

（王宝华　王相海）

第六章

治疗精神障碍药

‖ 第一节　抗精神病药 ‖

精神病（psychosis）或心理疾病（mental illness）是多种因素引起大脑功能失调，导致认知、思维、情感、意志等精神活动不同程度障碍的一类疾病，常有幻觉、妄想等精神病性症状。精神分裂症、分裂型障碍、妄想性障碍、急而短暂的精神病性障碍、分裂情感性障碍及脑器质性精神障碍等都可以精神病性症状为主，或病程中出现精神病性症状。精神病性障碍用药可以控制各种精神病理改变引起的兴奋紊乱，缓解症状，并能预防症状复发。

抗精神病药（antipsychotics）用于治疗精神分裂症等精神障碍。本类药对精神活动有选择性抑制，能治疗各种精神病和多种精神症状。常规剂量并不影响病人的智力和意识，并能有效地控制其精神运动兴奋、烦躁、妄想、敌对情绪、思维障碍和儿童行为异常等阳性症状，达到安定的作用；但对阴性症状如情感淡漠、孤独退缩、少语和思维贫乏等疗效差。其作用机制多为拮抗 D_2 受体、α_1 受体、α_2 受体、M_1 受体和 H_1 受体等，选择性不高，因而不良反应较多，其中有一些是难以克服的，如锥体外系反应和迟发性运动障碍。

抗精神病药按药理作用分为两大类：第一代典型抗精神病药，包括：（1）吩噻嗪类，如奋乃静、氯丙嗪等。（2）丁酰苯类，如氟哌啶醇、氟哌利多等。（3）硫杂蒽类，如氯普噻吨、氟哌噻吨等。（4）苯甲酰胺类，如舒必利、氨磺必利等。（5）二苯丁酰哌啶类，如五氟利多等。第一代抗精神病药主要为 D_2 受体拮抗剂，其他尚可阻断 α 受体、M_1 受体、H_1 受体等。这些药物对精神分裂症的阳性症状有效，但有副作用如急性肌张力障碍、震颤等。其局限性为：不能改善病人的认知功能；对精神分裂症阴性症状一般疗效不佳；部分阳性症状不能有效缓解；引起锥体外系和迟发性运动障碍等不良反应较多；依从性较差。第二代非典型抗精神病药，包括：（1）二苯氧氮平类，如氯氮平、喹硫平等。（2）苯丙异唑类，如利培酮等。（3）其他如阿立哌唑等。第二代抗精神病药除拮抗 DA 受体外，对 5-HT_2 受体拮抗作用较强。对中脑边缘系统比对纹状体系统更具有选择性作用。避免了第一代抗精神病药的某些缺点，对精神分裂症的阳性症状和阴性症状均有一定疗效，较少影响认知功能，有利于病人回归社会。但某些第二代抗精神病药的不良反应较多且严重；部分病人疗效不满意。

抗精神病药的使用原则：(1) 尽可能以单一药物治疗为主，包括各种精神病性障碍的急性发作、复发和病情恶化者。疗效不满意时，若无严重不良反应，可在治疗剂量范围内适当增加剂量。经足够剂量、适当疗程（6～8周）治疗仍无效时，可考虑换用另一类抗精神病药。(2) 经上述单一药物治疗，若疗效仍不满意，可考虑两种药物合用，以化学结构不同，作用机制不同的药物联合较好，在达到预期疗效后仍以单一用药为原则。(3) 个体化用药。根据病人主要症状、疾病类型、躯体状况和药物药理选择药物种类、剂量和用法。(4) 向病人家属和病人说明用药的相关问题，解除不必要的顾虑，提高用药的依从性。(5) 给药时一般由小剂量开始，逐渐增加至有效治疗量。停药时剂量应递减，不宜骤停。剂量调整速度和幅度，应根据病情和药物性质而定。疗程应充足，急性期治疗至病情缓解后，应有相当时间的巩固治疗，然后减量作较长时间维持治疗，对精神分裂症等病程长的疾病，一般不少于2～5年，以预防复发。(6) 治疗中应密切观察，正确评价疗效，注意不良反应，及时处理并调整剂量。(7) 心病还需医“心”，心理治疗、家庭关怀、社会关心的作用不容忽视。

本节有奋乃静、氯丙嗪、氟哌啶醇、舒必利、氨磺必利、癸氟奋乃静、氯氮平、奥氮平、利培酮、帕利哌酮、喹硫平、阿立哌唑、五氟利多。

奋乃静(Perphenazine)

【药理作用】

奋乃静为吩噻嗪类的哌嗪衍生物。作用机制主要与阻断中脑边缘系统及中脑皮层通路的 D_2 受体有关。对 D_1 受体、5-HT受体、M受体、α受体均有拮抗作用，作用广泛。镇吐作用较强，镇静作用较弱，并可产生较重的锥体外系反应。

【药物动力学】

口服吸收慢而不规则，有首过消除，生物利用度20%。口服4～8 h达峰浓度，肌注1～2 h达峰浓度。作用可持续6 h，甚至12 h以上。分布至全身，具有高度的亲脂性与蛋白结合率，可透过胎盘及进入乳汁。半衰期为9～12 h。经胆汁排泄，部分在肠道重吸收，儿童和老年人排泄明显降低。

【适应证】

(1) 对幻觉妄想、思维障碍、淡漠木僵及焦虑激动等症状有较好的疗效，用于精神分裂症或其他精神病性障碍。因镇静作用较弱，对血压的影响较小，适用于器质性精神病、老年性精神障碍及儿童攻击性行为障碍。(2) 止呕，多种原因所致的呕吐或顽固性呃逆。

【用法与用量】

口服片剂：用于成人和12岁以上儿童。(1) 精神分裂症：从小剂量开始，一次2～4 mg，一日2～3次。以后每隔1～2 d增加6 mg，逐渐增至常用治疗量一日20～60 mg。维持量一日10～20 mg。(2)止呕：一次2～4 mg，一日2～3次。

注射剂：肌内注射、静脉注射。静注时，5 mg用0.9%氯化钠溶液稀释成0.5 mg/mL，注射速度不＞1 mg/min。用于成人和12岁以上儿童。(1) 精神分裂症或其他精神障碍：一次5～10 mg肌注，一日2～4次；或一次5 mg稀释后缓慢静注。应依耐受力调整用量，待合作后改为口服制剂。(2) 用于呕吐或焦虑：一次5 mg。

【不良反应】

(1) 主要有锥体外系反应如震颤、僵直、流涎、运动迟缓、静坐不能、急性肌张力障碍等。长期大剂量用药可引起迟发性运动障碍。(2) 可引起血泌乳素浓度增加，可能有溢乳、男子女性化乳房、女性月经失调或闭经。(3) 少见口干、视物模糊、乏力、头晕、心动过速、便秘、出汗等。(4) 少见体位性低血压，中性粒细胞减少、中毒性肝损害。(5) 偶见过敏性皮疹及恶性综合征。

【禁忌证】

对本品及吩噻嗪类过敏者；基底神经节病变；帕金森病；帕金森综合征；骨髓抑制；青光眼；昏迷；严重肝功能不全者。

【注意事项】

(1) 不得用于治疗痴呆相关的精神病，以免增加病死率。(2) 妊娠期和哺乳期尽量避免使用，哺乳期使用应停止哺乳。(3) 12岁以下儿童用量尚未确定，不推荐使用。(4) 严重心血管疾病(心功能不全、心肌梗死、心脏传导阻滞)、癫痫慎用。肝肾功能不全者、老年人使用应减量。(5) 出现迟发性运动障碍，应停用所有的抗精神病药。(6) 出现过敏性皮疹及恶性综合征应立即停药并给予处理。(7) 引起体位性低血压应卧床，血压过低可静滴去甲肾上腺素，禁用肾上腺素。(8) 应定期检测血常规和肝肾功能。(9) 不宜驾驶、操作机械或高空作业。

【药物相互作用】

(1) 与乙醇、中枢神经抑制剂，尤其是巴比妥类、吸入全麻药以及静脉全麻药合用，可彼此增效。(2) 与苯丙胺类药合用，由于吩噻嗪类具有α受体阻断作用，后者的效应可减弱。(3) 抗酸药、止泻药可降低其口服吸收。(4) 与抗惊厥药合用，不能使抗惊厥药增效。(5) 与抗胆碱药合用，彼此效应增强。(6) 与肾上腺素合用，肾上腺素的α受体效应受阻，仅显示出β受体效应，可导致明显的低血压和心动过速。(7) 可降低胍乙啶的降压效应。(8) 可抑制左旋多巴的抗震颤麻痹效应。(9) 与单胺氧化酶抑制剂、三环类抗抑郁药合用，抗胆碱作用可相互增强并延长。

【制剂与规格】

(1) 盐酸奋乃静片：2 mg；4 mg。(2) 盐酸奋乃静注射液：1 mL：5 mg。

氯丙嗪(Chlorpromazine)

【药理作用】

氯丙嗪为吩噻嗪类抗精神病药。作用机制同奋乃静。小剂量时可抑制延髓催吐化学感受区的DA受体，大剂量时直接抑制呕吐中枢，产生强大的镇吐作用。可抑制体温调节中枢，使体温降低，体温可随外环境变化而改变。拮抗外周α受体作用，使血管扩张，血压下降。

【药物动力学】

口服易吸收，单次服用2～3 h达峰浓度。注射剂生物利用度比口服制剂高3～4倍。血浆蛋白结合率96%。亲脂性高，体内分布广。易透过血脑屏障，脑脊液中是血药浓度的4～5倍。可进入乳汁。有首过消除，在肝内代谢，主要以代谢物形式经尿和粪便排出。单次用药半衰期为17 h；恒量、恒定时间多次用药，5～7 d达稳态血药浓度，此时半衰期为30 h。

【适应证】

（1）对兴奋躁动、幻觉妄想、思维障碍及行为紊乱等疗效较好。用于精神分裂症、躁狂症或其他精神病。（2）多种原因所致的呕吐，但对晕动病呕吐无效，亦用于顽固性呃逆。（3）低温麻醉与人工冬眠。与物理降温配合用于低温麻醉，与哌替啶、异丙嗪联合用于人工冬眠。

【用法与用量】

口服片剂：应从小剂量开始，逐渐增加剂量。12岁以上剂量用法同成人。

成人常用量：（1）精神分裂症或躁狂症：初始剂量一次25～50 mg，一日2～3次，每隔2～3 d递增25～50 mg，治疗量达一日400～600 mg。病情稳定减至维持量一日100～150 mg。其他精神病或体弱者剂量偏小，并缓慢增量。（2）止呕：一次12.5～25 mg，一日2～3次。

儿童常用量：用于精神分裂症，1～6岁按一次0.5 mg/kg，q4h或q6h，一日最大量50 mg。6～12岁一次10 mg，tid，一日最大量不超过100 mg。

注射剂：肌内注射、静脉滴注。肌注可避免首过消除。静滴时25～50 mg用5%葡萄糖氯化钠或0.9%氯化钠溶液稀释成1 mg/mL，滴速不 > 1 mg/min。12岁以上剂量用法同成人。

成人常用量：（1）精神分裂症或躁狂症：一次25～50 mg肌注，bid。控制严重兴奋躁动时，可根据病情或耐受力间隔数小时重复用药一次。待病情控制、合作后改为口服制剂。静滴应从小剂量开始，一次25～50 mg，qd。每隔1～2 d缓慢增加25～50 mg，逐渐增至常用治疗量一日100～200 mg。老年人或体弱者应从小剂量开始，依耐受力缓慢增量。（2）止呕：一次12.5～25 mg肌注，一日2～3次。

儿童常用量：用于精神分裂症，肌注。1～6岁，按一次0.5 mg/kg，q6h或q8h，一日最大量40 mg。6～12岁，按一次0.5 mg/kg，q6h或q8h，一日最大量75 mg。

【不良反应】

(1) 常见口干、上腹不适、食欲缺乏、乏力及嗜睡。(2) 可引起体位性低血压、心悸或心电图改变。(3) 少见锥体外系反应如震颤、僵直、流涎、运动迟缓、静坐不能、急性肌张力障碍。(4) 长期大剂量使用可引起迟发性运动障碍。(5) 可引起血泌乳素增加，可有溢乳、男子女性化乳房、女性月经失调、闭经。(6) 中毒性肝损害或阻塞性黄疸。(7) 少见骨髓抑制。(8) 偶见癫痫、过敏性皮疹或剥脱性皮炎、恶性综合征。(9) 可引起眼部损害，主要表现为角膜和晶状体混浊、眼压升高。

【禁忌证】

对本品及吩噻嗪类过敏者；基底神经节病变；帕金森病；帕金森综合征；骨髓抑制；青光眼；昏迷；严重心、肝、肾疾病。

【注意事项】

(1) 不得用于治疗痴呆相关的精神病，以免增加病死率。(2) 妊娠期和哺乳期应避免使用，确需使用须权衡利弊，哺乳期使用应停止哺乳。(3) 6 岁以下儿童、心血管疾病、癫痫、抑郁症、重症肌无力、前列腺增生、闭角型青光眼、严重呼吸系统疾病、有黄疸史或有血液系统疾病史慎用。肝肾功能不全、老年人应酌情减量。(4) 出现迟发性运动障碍、过敏性皮疹及恶性综合征应立即停药并给予处理。引起体位性低血压应卧床，血压过低可静滴去甲肾上腺素，禁用肾上腺素。(5) 较大剂量时可能发生光敏反应，应避免日光直射。(6) 应深部肌注。因刺激性较大，静脉注射易引起血栓性静脉炎，不宜作静注。(7) 长期用药应定期检测血常规与肝肾功能。

【药物相互作用】

(1) 与乙醇或其他中枢神经抑制剂合用中枢抑制作用增强。(2) 与抗高血压药合用易发生体位性低血压。(3) 与舒托必利合用，易发生室性心律失常，甚至尖端扭转型室速。(4) 与抗胆碱药合用不良反应增加。(5) 碳酸锂可使其血药浓度增高。(6) 抗酸药可降低其口服制剂吸收。(7) 苯巴比妥可加快其排泄，因而可减弱其抗精神病作用。(8) 与单胺氧化酶抑制剂、三环类抗抑郁药合用，抗胆碱作用增强，不良反应加重。

【制剂与规格】

(1) 盐酸氯丙嗪片：12. 5 mg; 25 mg; 50 mg。(2) 盐酸氯丙嗪注射液：1 mL : 10 mg; 1 mL : 25 mg; 2 mL : 50 mg。

氟哌啶醇(Haloperidol)

【药理作用】

氟哌啶醇为丁酰苯类抗精神病药。有很好的抗幻觉妄想和抗精神躁动作用。作用机制与阻断脑内 D_2 受体，并促进脑内多巴胺的转化有关。其阻断锥体外系多巴胺的作用较强，镇吐作用亦较强，但镇静、拮抗 α 受体及胆碱受体作用较弱。

【药物动力学】

口服吸较快，生物利用度 40%～70%，3～6 h 达峰浓度。肌注 10～20 min 达峰浓度。血浆蛋白结合率 92%。体内分布广，易透过血脑屏障，可进入乳汁。半衰期为 13～35 h，平均 21 h。在肝内代谢，活性代谢物为还原氟哌啶醇。单剂口服约 40% 在 5 d 内经肾排出，其中 1% 为原形；约 15% 经胆汁排出。

【适应证】

（1）治疗各型精神分裂症、躁狂症兴奋状态、抽动秽语综合征。控制兴奋躁动、敌对情绪和攻击行为的效果较好。因对心血管的不良反应较少，亦用于脑器质性和老年性精神障碍。（2）有神经安定作用及增强镇痛药作用之特点，与强镇痛药芬太尼一起静注，可使病人产生一种特殊麻醉状态，如意识模糊、活动减少、不入睡、痛觉消失等，称为“神经安定镇痛术”。（3）用于外科麻醉，可进行某些小手术，如烧伤大面积换药、各种内镜检查及造影等。亦可作麻醉前给药，具有较好的抗精神紧张、镇吐、抗休克等作用。

【用法与用量】

口服片剂：应从小剂量开始，逐渐增加剂量。

成人常用量：精神分裂症：初始剂量一次 2～4 mg，一日 2～3 次。然后根据病情和耐受力，逐渐增至常用量一日 10～20 mg，严重或难治性精神分裂症最大量可加至一日 40 mg。维持量一日 4～20 mg。年老体弱者初始剂量一次 1～2 mg，一日 1～2 次，然后根据病情和耐受力，再逐渐调整剂量。

儿童常用量：（1）精神分裂症：3～12 岁，初始剂量一次 0.15～0.25 mg，bid。每 3～5 d 每日量增加 0.25～0.5 mg，一日最大量 0.15 mg/kg。通常维持量一次 0.0125～0.025 mg/kg，tid。> 12 岁，初始剂量一次 0.5～3 mg，一日 2～3 次。根据病情和耐受力，逐渐增至常用量一日 10～20 mg，严重或难治性精神分裂症可增至一日 30 mg。维持量一日 3～10 mg。（2）抽动秽语综合征：一次 1～2 mg，一日 2～3 次。

注射剂：肌内注射、静脉注射、静脉滴注。静滴时用 5% 或 10% 葡萄糖溶液 250～500 mL 稀释。

成人常用量：（1）精神分裂症：常用于控制兴奋躁动和精神运动性兴奋：一次 5～10 mg 肌注，一日 2～3 次；或 10～30 mg 稀释后持续滴注。病情控制或安静合作后尽快改为口服制剂。（2）神经安定镇痛术：氟哌啶醇每 5 mg 加芬太尼 0.1 mg，在 2～3 min 内缓慢静注，5～6 min 内若未达一级麻醉状态，可追加半量至 1 倍的剂量。（3）麻醉前给药：手术前半小时注射 2.5～5 mg。

儿童常用量：肌注。（1）精神分裂症：6～12 岁，一次 1～3 mg，q4h～q8h。一日最大量 0.15 mg/kg。病情控制或安静合作后尽快改为口服制剂。12 岁以上剂量用法同成人。（2）抽动秽语综合征：一次 2.5～5 mg，一日 2～3 次。安静合作后改为口服制剂。

【不良反应】

（1）常见锥体外系反应且较重，急性肌张力障碍在儿童和青少年更易发生，出现明显的扭转痉挛、吞咽困难、静坐不能及帕金森综合征。（2）少见口干、视物模糊、乏力、便秘、出汗等。（3）可引起血泌乳素增加，出现溢乳、男子女性化乳房、女性月经失调、闭经。（4）长期大剂量可出现迟发性运动障碍。（5）偶见皮疹、中性粒细胞减少、抑郁、恶性综合征。（6）注射局部红肿、疼痛和硬结。

【禁忌证】

对本品过敏者；妊娠期和哺乳期；基底神经节病变；帕金森病；帕金森综合征；严重中枢神经抑制状态；骨髓抑制；青光眼；重症肌无力。

【注意事项】

（1）不得用于治疗痴呆相关的精神病，以免增加病死率。（2）下列情况慎用：6岁以下儿童、严重心血管疾病、药物引起的急性中枢神经抑制、癫痫、抑郁症、重症肌无力、前列腺增生、尿潴留、闭角型青光眼、甲亢或毒性甲状腺肿、严重呼吸系统疾病、既往有黄疸史或有血液系统疾病史、肝肾肺功能不全者。肝肾功能不全和老年人应减量。（3）出现迟发性运动障碍、过敏性皮疹及恶性综合征应立即停药并给予处理。（4）药物过量发生血压过低时可静滴去甲肾上腺素，禁用肾上腺素。（5）不宜驾驶、操作机械或高空作业。（6）定期检测血常规与肝功能。

【药物相互作用】

（1）与乙醇或其他中枢神经抑制剂合用，中枢抑制作用增强。（2）可降低苯丙胺的作用。（3）与巴比妥或其他抗惊厥药合用，可改变癫痫的发作形式，并不能使抗惊厥药增效。（4）与抗高血压药合用，可发生严重低血压。（5）与抗胆碱药合用，可减少椎体外系反应，但可使眼压升高。（6）不可合用肾上腺素，由于阻断了α受体，使β受体的活动占优势，可导致血压下降。（7）与碳酸锂合用，需注意观察神经毒性与脑损害。（8）与甲基多巴合用可出现意识障碍、思维迟缓、定向障碍。（9）卡马西平可降低其血药浓度，效应减弱。（10）饮茶或咖啡可减低其吸收，疗效降低。

【制剂与规格】

（1）氟哌啶醇片：2 mg；4 mg。（2）氟哌啶醇注射液：1 mL：5 mg。

舒必利（Sulpiride）

【药理作用】

舒必利为苯甲酰胺类抗精神病药。可选择性地阻断中脑边缘系统 D_2 受体，对其他递质受体影响较小，抗胆碱作用较轻，无明显镇静和抗兴奋躁动作用。还有强止吐和抑制胃液分泌作用。

【药物动力学】

口服吸收慢，2～6 h达峰浓度。血浆蛋白结合率40%，迅速分布到组织，可进入乳汁，但不宜透过血脑屏障。半衰期为6～9 h。主要经肾排泄，口服48 h后，给药量的30%经尿排出，一部分从粪便排出。

【适应证】

对淡漠、退缩、木僵、抑郁、幻觉和妄想症状的效果较好。用于精神分裂症单纯型、偏执型、紧张型，以及精神分裂症缓解后的孤僻、退缩、淡漠等症状。对抑郁症状有一定疗效。亦用于止呕。

【用法与用量】

口服片剂：从小剂量开始，缓慢增加剂量。治疗精神分裂症，一般以口服制剂为主，对拒药、违拗者或治疗开始1～2周内可用注射液，以后改用口服制剂维持疗效。

成人常用量：(1) 精神分裂症：初始剂量一次100 mg，一日2～3次，逐渐增至治疗量一日0.6～1.2 g。维持量一日0.2～0.6 g。(2) 止呕：一次50～100 mg，一日2～3次。

儿童常用量：用于6岁以上。(1) 精神分裂症：＞6岁，初始剂量一次50～100 mg，一日2～3次，根据病情和耐受力逐渐增量。6～12岁治疗量一日0.2～0.4 g，维持量一日0.1～0.3 g；＞12岁治疗量一日0.4～0.8 g，维持量一日0.2～0.6 g。(2) 止呕：一次50～100 mg，一日2～3次。

【不良反应】

(1) 常见失眠、早醒、头痛、烦躁、乏力、食欲不振等，少见口干、视物模糊、心动过速、排尿困难与便秘等抗胆碱作用。(2) 一日量大于0.6 g时可出现锥体外系反应，如震颤、僵直、流涎、运动迟缓、静坐不能、急性肌张力障碍。(3) 可引起血泌乳素增加，可有溢乳、女性月经失调、闭经、男子女性化乳房、体重增加等。(4) 少见心电图异常和肝损害。(5) 少见兴奋、激动、睡眠障碍或血压升高。(6) 长期大剂量可引起迟发性运动障碍。

【禁忌证】

对本品过敏者；6岁以下儿童；嗜铬细胞瘤；严重肝病；中高危高血压和心血管疾病。

【注意事项】

(1) 妊娠期和哺乳期避免使用，哺乳期使用应停止哺乳。(2) 高血压、心血管疾病、基底神经节病变、帕金森综合征、癫痫、严重中枢神经抑制状态者慎用。(3) 若出现迟发性运动障碍，应停用所有的抗精神病药。(4) 出现过敏性皮疹及恶性综合征应立即停药并给予处理。(5) 不得从事机械操作。(6) 定期检测肝肾功能和血常规。

【药物相互作用】

(1) 除氯氮平外，几乎所有抗精神病药和中枢抑制剂均可增加中枢抑制。(2) 与曲马多、佐替平合用，可能诱发癫痫发作。(3) 碳酸锂可降低其疗效，并加重不良反应。(4) 抗酸药和止泻药可减少其吸收率，不宜同服。应间隔 1 h 以上。

【制剂与规格】

舒必利片：10 mg；50 mg；100 mg。

氨磺必利(Amisulpride)

【药理作用】

氨磺必利为苯甲酰胺类抗精神病药。可选择性地与边缘系统的 D_2、D_3 受体结合。不与 5-HT、组胺、胆碱、肾上腺素能等受体结合。与纹状体相比，大剂量主要阻断边缘系统中的多巴胺能神经元，低剂量主要阻断突触前 D_2、D_3 受体，可能与阴性症状的改善作用有关。

【药物动力学】

在体内有两个吸收峰：1 h 达第一个吸收峰，3～4 h 达第二个吸收峰。服用 50 mg 后，相对两个吸收峰浓度分别为(39±3) ng/mL 和(54±4) ng/mL。血浆蛋白结合率 16%。生物利用度 48%。体内代谢较少，仅能检测到两个无活性的代谢物。重复给药在体内不蓄积。消除半衰期约 12 h。多以原形从尿排泄。静脉用药，约 50% 以原形从尿排泄。用药 24 h 内约 90% 从尿排出。肝功能不全者不需调整剂量。肾功能不全者的 AUC 明显提高。极少被血液透析清除。

【适应证】

治疗以阳性症状如谵妄、幻觉、认知障碍，阴性症状如反应迟缓、情感淡漠及社会能力退缩为主的急性或慢性精神分裂症，也包括以阴性症状为特征的精神分裂症。

【用法与用量】

口服片剂：通常情况下，若日剂量 ≤ 0.4 g 应顿服，日剂量 > 0.4 g 应分 2 次服。成人和 15 岁以上：(1) 急性精神病发作：起始用低剂量，逐渐增至一日 0.4～0.8 g，一日最大量不超过 1.2 g。然后根据个体反应情况，维持或调整剂量。(2) 阳性及阴性症状混合阶段：治疗初期，主要控制阳性症状，一日 0.4～0.8 g，然后根据个体反应将维持量调整到最小有效剂量。(3) 阴性症状占优势阶段：一日 0.05～0.3 g，然后根据个体反应调整，通常最佳剂量为一日 0.1 g。(4) 维持治疗：任何情况下，均应根据个体反应将维持量调整到最小有效剂量。

肾功能减退者减量并延长用药间隔：肌酐清除率 30～60 mL/min 者，剂量减半；10～30 mL/min 者，减至 1/3；< 10 mL/min 者，不推荐使用。肝功能不全者不需调整剂量。

【不良反应】

（1）常见锥体外系反应如震颤、肌张力亢进、流涎、静坐不能、运动功能减退等。（2）肌张力障碍如痉挛性斜颈、动眼危象、牙关紧闭等。（3）恶心、呕吐、口干、便秘、失眠、焦虑、激动。（4）泌乳素升高，出现乳溢、闭经、乳房肿胀、性功能异常等。（5）偶见迟发性运动障碍、癫痫、血糖及转氨酶（ALT 及 AST）升高，皮疹等过敏反应。

【禁忌证】

对本品过敏者；妊娠期和哺乳期；嗜铬细胞瘤；泌乳素分泌性腺瘤和乳腺癌。

【注意事项】

（1）14 岁以下用药的安全性和有效性尚不明确。（2）肾功能不全者慎用并减量。（3）可能发生潜在致命性恶性综合征，表现为高热、肌强直、植物神经功能紊乱、意识障碍等。应停止所有抗精神病药。（4）帕金森病慎用，以免病情加重。（5）能延长 QT 间期，与剂量相关。可增加发生严重室性心律失常的风险，如尖端扭转型室速。若有心动过缓、低钾血症、先天性或获得性 QT 间期延长，发生严重心律失常的风险增加。应常规检测心电图。（6）发生脑血管事件的风险增加。

【药物相互作用】

（1）禁止与可能引起尖端扭转型室速的药物合用，Ⅰa 类如奎宁丁、丙吡胺等，Ⅲ类如胺碘酮、索他洛尔、多非利特、伊布利特等，某些精神镇静药如硫利达嗪、氯丙嗪、舒比利、氟哌啶醇、氟哌利多等。（2）禁止与多巴胺激动药如左旋多巴等合用（治疗帕金森病除外）。（3）不宜与中枢神经系统抑制药、抗高血压药合用。

【制剂与规格】

氨磺必利片：50 mg；200 mg。

癸氟奋乃静（Fluphenazine Decanoate）

【药理作用】

癸氟奋乃静为氟奋乃静的长效酯类化合物，作用时间比氟奋乃静长 9～20 倍。主要与阻断脑内 D_2 受体有关。抑制网状结构上行激活系统而有镇静作用，止吐和降低血压作用较弱。

【药物动力学】

肌注吸收后，经酯解缓慢释放出氟奋乃静，然后分布至全身而产生药理作用。42～72 h 开始发挥效应，48～96 h 作用最明显，一次给药可维持 2～4 周，半衰期为 3～7 d。

【适应证】

用于急、慢性精神分裂症。对单纯型和慢性精神分裂症的情感淡漠和行为退缩症状有振奋作用。亦用于拒绝服药者及需长期用药维持治疗者。

【用法与用量】

注射剂：深部肌内注射。最佳用药剂量和给药间隔须依据具体病人而定，因为已经证实，所需剂量应随病情及个体对药物的反应而变化。

成人和12岁以上儿童：首剂12.5～25 mg，每2～4周1次。以后逐渐增至一次25～75 mg，每2～4周1次。巩固治疗时，根据病情需要及耐受力，每3～4周注射50 mg。

【不良反应】

（1）锥体外系反应如震颤、僵直、流涎、运动迟缓、静坐不能、急性肌张力障碍等。长期大剂量用药可引起迟发性运动障碍。（2）恶心、呕吐、食欲减退、腹胀、便秘，结肠炎，胃肠功能紊乱。（3）血泌乳素增加，可能有溢乳、男子女性化乳房、女性月经失调、闭经。少见口干、视物模糊、乏力、头晕、心动过速、出汗等。（4）少见心肌病、心肌炎、低血压、白细胞和中性粒细胞减少、肝损害或阻塞性黄疸。（5）偶见过敏性皮疹、荨麻疹、剥脱性皮炎、骨髓抑制、癫痫及恶性综合征。（6）可有体重增加，肢体水肿，口腔功能障碍。（7）注射局部红肿、疼痛和硬结。

【禁忌证】

对本品及吩噻嗪类过敏者；12岁以下儿童；老年人；基底神经节病变；帕金森病；帕金森综合征；皮质下脑损伤；恶液质；骨髓抑制；青光眼；昏迷。

【注意事项】

（1）不得用于治疗痴呆相关的精神病，以免增加病死率。（2）妊娠期和哺乳期确需使用须权衡利弊，哺乳期使用应停止哺乳。（3）心血管疾病（如心功能不全、心肌梗死、传导阻滞）、癫痫慎用。（4）出现迟发性运动障碍应停用所有抗精神病药。（5）出现过敏性皮疹及恶性综合征应立即停药并给予处理。（6）肝、肾功能不全者应减量。（7）不宜驾驶、操作机械或高空作业。（8）定期检测血常规与肝功能。

【药物相互作用】

（1）与乙醇或其他中枢神经抑制剂合用，中枢抑制作用增强。（2）与抗高血压药合用可发生体位性低血压。（3）与舒托必利合用，易发生室性心律失常，甚至尖端扭转型室速。（4）与抗胆碱药合用不良反应增加。（5）与碳酸锂合用可引起意识丧失。（6）与吩噻嗪类合用，抗胆碱作用增强，可能发生麻痹性肠梗阻，尤其是老年人，有时甚至危及生命。

【制剂与规格】

癸氟奋乃静注射液：1 mL∶25 mg。

氯氮平(Clozapine)

【药理作用】

氯氮平为二苯氧氮平类广谱抗精神病药。对脑内多种受体如D_1、D_2、D_4、5-HT_2A、M_1、H_1、α受体有较强亲和力。对D_4受体亲和力较高，与其抗精神病作用强而锥体外系反应少有关。几乎不引起血中泌乳素增高。能直接抑制脑干网状结构上行激活系统，具有较强的镇静催眠作用。不仅对精神病阳性症状有效，对阴性症状也有一定效果。

【药物动力学】

口服吸收迅速而完全，1～4 h达峰浓度，平均2. 5 h。生物利用度个体差异较大，平均50%～60%，有首过消除。血浆蛋白结合率95%。迅速广泛分布到各组织，可透过血脑屏障，进入乳汁。达稳态血药浓度时，消除半衰期为12 h。在肝内代谢，80%以代谢物形式出现在尿和粪便中，主要代谢物有N-去甲基氯氮平、氯氮平的N-氧化物等。在同等剂量与体重的情况下，女性的血药浓度明显高于男性。吸烟可加速代谢，老年人肾清除率及代谢明显减低。

【适应证】

用于急、慢性精神分裂症的各个亚型，对幻觉妄想型、青春型效果好。可减轻与精神分裂症有关的情感症状，如抑郁、负罪感、焦虑等。还用于治疗躁狂症或其他精神病性障碍的兴奋躁动和幻觉妄想。因可导致中性粒细胞减少，一般不宜作为首选药。

【用法与用量】

口服片剂：应从小剂量开始，逐渐增加剂量。一日量在200 mg以下，于睡前顿服；200 mg以上分次服，晚上剂量较大。

成人常用量：初始剂量一次12. 5～25 mg，一日1～2次，随后一日增加25～50 mg。若耐受力好，在第2周末，增加至常用治疗量一日200～400 mg。若病情需要，可继续每周增量1～2次，每次增加50～100 mg。一日最大量可达600 mg。维持量一日100～200 mg。

儿童常用量：用于12岁以上。初始剂量一次12. 5 mg，一日1～2次，然后逐渐增量。若耐受力好，在第2～3周后，增至常用治疗量一日200～300 mg。若病情需要，可继续每周增加50～100 mg，通常一日200～450 mg，一日最大量不超过600 mg。

【不良反应】

（1）常见头晕、无力、嗜睡、多汗、流涎、恶心、呕吐、口干、便秘、体位性低血压、心动过速。（2）可有食欲和体重增加。（3）少见不安、易激惹、精神错乱、视物模糊、血压升高及严重持续性头痛，通常与剂量有关。（4）心电图异常改变、脑电图改变或癫痫发作、血糖增高。（5）偶见中性粒细胞缺乏及继发性感染。

【禁忌证】

对本品过敏者；12岁以下儿童；妊娠期和哺乳期；严重心、肝、肾疾病；昏迷；谵妄；低血压；癫痫；青光眼；白细胞减少者。

【注意事项】

（1）哺乳期使用应停止哺乳，老年人若使用应酌情减量。（2）中枢神经抑制状态、闭角型青光眼、前列腺增生、痉挛性疾病、癫痫、心血管疾病、尿潴留慎用。（3）出现过敏性皮疹及恶性综合征应立即停药并给予处理。（4）用药前2个月出现持续心动过速时，需注意检测心肌炎或心肌病的有关指标。（5）前3个月每1～2周检测血常规，随后定期检查。若白细胞 $< 3 \times 10^9$/L 或中性粒细胞 $< 1.5 \times 10^9$/L 时应停药，是否恢复治疗应根据恢复情况而定。（6）定期检查心电图，检测肝功能和血糖，避免发生糖尿病或酮症酸中毒。（7）出现不明原因发热，应暂停用药。（8）不宜驾驶、操作机械或高空作业。

【药物相互作用】

（1）与乙醇或其他中枢神经抑制剂合用，中枢抑制作用增强。（2）与抗高血压药合用可增加体位性低血压。（3）与抗胆碱药合用可增加抗胆碱作用。（4）与抗肿瘤药、苯妥英钠、卡马西平、青霉胺、地高辛、肝素、华法林合用，可加重骨髓抑制。（5）与碳酸锂合用，易发生惊厥、恶性综合征、精神错乱与肌张力障碍。（6）氟伏沙明、氟西汀、帕罗西汀、舍曲林等抗抑郁药可使其血药浓度升高，可引起锥体外系反应。（7）大环内酯类药可使其血药浓度显著升高，可诱发癫痫发作。

【制剂与规格】

氯氮平片：25 mg；50 mg。

奥氮平(Olanzapine)

【药理作用】

奥氮平为新型二苯氧氮平类抗精神病药。与多种受体具有亲和力，包括5-HT、DA受体、M受体、H_1受体。对5-HT_2受体的亲和力比D_2受体高。可拮抗5-HT、DA和M受体，选择性地抑制边缘系统多巴胺能神经功能，而对纹状体的多巴胺能神经功能影响很小。

【药物动力学】

口服吸收良好，不受进食影响。5～8 h达峰浓度。有首过消除。血浆蛋白结合率93%。可进入乳汁。在肝内经CYP代谢，形成无活性的10-N-葡糖醛酸和4′-N-去甲基奥氮平。主要以代谢物的形式排出，57%从尿中、30%从粪便中排出。半衰期为30～38 h。

【适应证】

（1）用于精神分裂症，急性期控制症状，恢复期巩固治疗以及长期治疗以预防复发。（2）中、重度躁狂发作。（3）对治疗有效的躁狂者，预防双相情感障碍的复发。

【用法与用量】

口服片剂：（1）成人和12岁以上儿童：起始剂量一日5～10 mg，逐渐增至一日10～20 mg，维持量一日10 mg，分1～2次。根据病情和耐受力调整剂量，有效剂量一日5～20 mg。（2）老年人、女性、非吸烟者、有低血压倾向、严重肾功能不全、中度肝功能不全者，起始剂量一日5 mg。递增剂量须谨慎，每次递增5 mg，至少间隔1周。

【不良反应】

（1）常见嗜睡、体重增加。（2）少见头晕、头痛、口干、便秘、外周水肿、体位性低血压、锥体外系反应包括迟发性运动障碍、转氨酶（ALT及AST）一过性升高等。（3）罕见泌乳素升高，出现乳溢、闭经、乳房肿胀、性功能异常等。（4）罕见光敏反应、血糖升高、肌酸激酶升高、肝损害、抽搐等。

【禁忌证】

对本品过敏者；闭角型青光眼。

【注意事项】

（1）妊娠期和哺乳期不宜使用，确需使用须权衡利弊；哺乳期若使用应停止哺乳。（2）12岁以下用药的安全性和有效性尚不明确。（3）有低血压倾向的心脑血管疾病、肝功能不全、前列腺增生明显、麻痹性肠梗阻、癫痫、骨髓抑制如白细胞和中性粒细胞减低者慎用。（4）用药期间不宜驾驶、操作机械或高空作业。

【药物相互作用】

（1）能引起QT间期延长的药物，应避免合用。（2）可拮抗多巴胺受体激动药的作用。（3）CYP抑制药如氟伏沙明、环丙沙星、酮康唑可明显抑制其代谢。（4）卡马西平能诱导CYP的活性，加快其代谢。（5）乙醇可使镇静作用增强。

【制剂与规格】

奥氮平片：5 mg；10 mg。

利培酮（Risperidone）

【药理作用】

利培酮为苯丙异唑类抗精神病药。属高选择性单胺能拮抗剂，对5-HT_2受体、D_2受体亲和力高，对α_1及α_2受体和H_1受体亲和力较低。对其他受体也有拮抗作用，但较弱。对5-HT_1A，5-HT_1C和5-HT_1D有低至中度的亲和力，对D_1及氟哌啶醇敏感的σ受体亲和力弱，对M受体或β_1及β_2受体没有亲和作用。可改善精神分裂症的阳性症状，但可引起运动功能抑制。据认为其治疗作用是对 D_2 受体及 5-HT_2 受体拮抗联合效应的结果。对 D_2 及 5-HT_2 以外其他受体的拮抗作用可能与本品的其他作用有关。

【药物动力学】

口服吸收完全，不受食物影响。1～2 h 达峰浓度。在体内部分代谢成 9- 羟基利培酮，与利培酮药理作用相似。体内分布迅速，可进入乳汁。血浆蛋白结合率 88%。消除半衰期为 3 h，抗精神病有效成分的消除半衰期为 24 h。恒量、恒定时间多次用药 4～5 d 达稳态血药浓度。大部分经肾排泄，少量经粪便排泄。老年人和肾功能不全者的血药浓度较高，清除速度较慢。

【适应证】

用于治疗急、慢性精神分裂症以及其他各种精神病性状态的明显的阳性症状，如幻觉、妄想、思维紊乱、敌视、怀疑等；明显的阴性症状，如反应迟钝、情绪淡漠及社交淡漠、少语等。亦可减轻与精神分裂症有关的情感症状，如抑郁、负罪感、焦虑等。对急性期治疗有效者，在维持期治疗中，可继续发挥其疗效。

亦用于治疗双相情感障碍躁狂发作，其表现为情绪高涨、夸大或易激惹、自我评价过高、睡眠要求减少、语速加快、思维奔逸、注意力分散或判断力失常（包括紊乱或过激行为）。

【用法与用量】

口服片剂：治疗精神分裂症，由使用其他抗精神病药改用本品者，开始使用时应逐渐停用原先使用的抗精神病药。若病人原来使用的是长效抗精神病药，则可用本品来替代下一疗程的用药。已用的抗震颤麻痹药是否需要继续则应定期进行重新评定。

成人常用量：（1）精神分裂症。推荐初始用小剂量，首日 1 mg 顿服。第 2 d 起一次 1 mg，bid。第 2 周增加到一次 2 mg，bid。如能耐受，第 3 周可增加到一次 3 mg，bid。此后，可维持此剂量不变，或根据病情进一步调整剂量。一般情况下，最适量为一日 2～6 mg。一日量一般不超过 10 mg。临床结果表明，其缓解精神分裂症复发的有效剂量为一日 2～8 mg，已经证明采用一日 1 次给药方式的有效性和安全性。应定期对病人进行再评估以确定用适当剂量进行维持治疗的必要性。不管采用何种给药方式，应缓慢进行调整。推荐调整的间隔时间一般不少于 1 周，增减幅度以 1～2 mg 为宜。最大有效剂量范围为一日 4～8 mg。由于对一日 16 mg 的安全性尚未评价，因此一日最大量不应超过 16 mg。在需要增强镇静作用时，可加用苯二氮草类药。（2）双相情感障碍躁狂发作：初始剂量一日 1～2 mg 顿服。可根据个体情况进行调整。调整间隔至少隔日或间隔数天，每日剂量增幅为 1～2 mg。大多病人理想剂量为一日 2～6 mg。应对是否需要继续使用本品进行评价。（3）老年人、肝肾疾病或肝肾功能不全者应慎用：初始剂量及维持量减半，剂量调整应缓慢。初始剂量一次 0. 5 mg，bid。根据个体情况，逐渐增至一次 1～2 mg，bid。调整间隔时间不少于 1 周，增减幅度为一次 0. 5 mg。

儿童常用量:（1）用于 12 岁以上儿童精神分裂症，躁狂发作。初始剂量一次 0. 5～1 mg，一日 1～2 次。随后每间隔 3～5 d 酌情增加 0. 5～1 mg，通常一日量为 4～6 mg，分 2 次。一日最大量不超过 10 mg。（2）用于 5 岁以上，体重 > 15 kg 的孤独症儿童和少年易激惹。① 体重 15～20 kg 者，初始剂量一日 0. 25 mg，至少服用 4 d 后，可增至一日 0. 5 mg。若疗效不满意，可间隔 2 周或 2 周以上，增加 0. 25 mg，一日最大量 1 mg 顿服或分 2 次。② 体重 > 20 kg 者，初始剂量一日 0. 5 mg，至少服用 4 d 后，可增至一日 1 mg。若疗效不满意，可间隔 2 周或 2 周以上，增加 0. 5 mg。体重 < 45 kg 者，一日最大量 2. 5 mg；体重 > 45 kg 者，一日最大量 3 mg，顿服或分 2 次。若达到最大量效果仍不明显，可在家长知情同意下酌情增量，但不超过说明书推荐的最大量。< 5 岁，体重 < 15 kg 儿童的疗效和安全性尚未确定。

【不良反应】

（1）可有失眠、焦虑、激越、头痛、口干。（2）少见嗜睡、疲劳、注意力下降、便秘、消化不良、恶心、呕吐、腹痛、视物模糊、阴茎异常勃起、勃起困难、射精无力、性淡漠、尿失禁、鼻炎、皮疹以及其他过敏反应。（3）可引起锥体外系反应，如肌紧张、震颤、僵直、流涎、运动迟缓、静坐不能和急性肌张力障碍。减量或给予抗震颤麻痹药可消除。（4）少见体重增加、水肿和转氨酶（ALT 及 AST）升高。（5）治疗老年痴呆相关精神病的脑血管不良事件，包括死亡事件的发生率显著高于安慰剂。（6）偶见体位性低血压、反射性心动过速或高血压症状。（7）可引起血泌乳素增加，可有溢乳、男子女性型乳房、月经失调、闭经。（8）偶见迟发性运动障碍、恶性综合征、体温失调以及癫痫发作。（9）罕见由于病人烦渴或抗利尿激素分泌失调引发水中毒。（10）罕见轻度中性粒细胞、血小板下降，心电图 QT 间期延长。

【禁忌证】

对本品过敏者；妊娠期和哺乳期。

【注意事项】

（1）不得用于治疗痴呆相关的精神病，以免增加病死率。（2）对 12 岁以下儿童的精神分裂症、18 岁以下的双相情感障碍躁狂发作、5 岁以下的品行障碍和其他行为紊乱，目前尚缺乏足够临床经验，应避免使用。（3）哺乳期使用应停止哺乳。（4）心功能不全或传导异常、心肌梗死、脱水、失血、脑血管疾病、肝肾功能不全者慎用，若使用应从小剂量开始并应逐渐增量。（5）由于具有 α 受体阻断活性，因此在用药初期和增量速度过快时会发生体位性低血压，对此应减量。（6）迟发性运动障碍的特征为有节律的不随意运动，主要见于舌及面部。若出现迟发性运动障碍，应停用所有抗精神病药。（7）恶性综合征临床特征为高热、颤抖、意识改变和肌酸激酶升高，应停用包括本品在内的抗精神病药。（8）帕金森综合征慎用，以免病情加重。（9）癫痫慎用，因可降低癫痫的发作阈值。（10）应避免进食过多，以免发胖。（11）慎与中枢神经抑制剂合用。（12）用药期间不宜驾驶、操作机械或高空作业。

【药物相互作用】

(1) 可拮抗左旋多巴等多巴胺激动剂的作用。(2) 肝酶诱导药可降低其活性成分的血药浓度，一旦停用卡马西平等肝酶诱导药，则应重新确定使用本品的剂量，必要时可减量。(3) 吩噻嗪类抗精神病药、三环类抗抑郁药和一些 β 受体拮抗剂会增加其血药浓度，但不增加抗精神病活性成分的血药浓度。(4) 与曲马多、佐替平合用，可能诱发癫痫。(5) 与碳酸锂合用，可能引起脑病症状、锥体外系反应与运动障碍。

【制剂与规格】

利培酮片：1 mg；2 mg。

帕利哌酮(Paliperidone)

【药理作用】

帕利哌酮为 9- 羟利培酮，是利培酮的主要活性代谢物。对中枢 D_2、5-HT_2 受体有拮抗作用。对 H_1、α_1、α_2 受体拮抗作用与困倦、直立性低血压有关。对 M、β_1、β_2 受体无亲和力。

【药物动力学】

口服缓释片生物利用度 28%，单次给药血药浓度逐渐上升，24 h 达峰浓度。血浆蛋白结合率 74%。可进入乳汁。少量经肝代谢，血药浓度几乎不受 CYP 活性的影响。主要经尿液和粪便排泄(90%)，其中 59% 为原形，32% 为代谢物。消除半衰期为 23 h。

【适应证】

精神分裂症急性期和维持期的治疗。

【用法与用量】

口服缓释片：早晨整片吞服，不可嚼服、掰开、压碎。成人，一日 6 mg 顿服，根据病情和耐受情况增减。个体有效剂量范围 3～12 mg。中、重度肾功能不全者一日最大量 3 mg。13 岁以上，应从小剂量开始，一日 3 mg 顿服，随后根据病情和耐受情况，可间隔 5 d 或以上增加 3 mg。一日最大量不超过 12 mg。

注射剂：肌内注射。成人，首日 150 mg，1 周后再注射 100 mg，注射部位为三角肌。维持量每月 75 mg，根据疗效、耐受力，可在 25～150 mg 范围内调整每月的剂量。第 2 剂用药之后，每月 1 次的注射部位可以是三角肌或臀肌。使用注射剂，用药前先通过本品口服缓释片或利培酮片确定病人对本品的耐受情况。

【不良反应】

同利培酮(参阅利培酮)。

【禁忌证】

对本品过敏者；妊娠期和哺乳期；先天性 QT 间期延长和心律失常者。

【注意事项】

（1）哺乳期使用应停止哺乳。（2）12岁以下用药的安全性和有效性尚未确立。（3）严重心脑血管疾病、低血压、严重肝肾功能不全者、有癫痫病史者慎用。（4）增加与阿尔茨海默病相关精神疾病的病死率和心脑血管病。（5）可致QT间期延长，用药期间应监测心电图。（6）可引起血糖升高，注意检测血糖。（7）可能引起恶性综合征。（8）禁止饮酒。

【药物相互作用】

（1）避免与能延长QT的药物合用。（2）抗高血压药，可使直立性低血压的风险增加。（3）可拮抗左旋多巴和多巴胺受体激动药的作用。（4）不宜与作用于中枢神经系统的药物合用。

【制剂与规格】

（1）帕利哌酮缓释片：3 mg；6 mg；9 mg。（2）棕榈酸帕利哌酮注射液：0. 75 mL∶75 mg；1 mL∶100 mg；1. 5 mL∶150 mg。

喹硫平（Quetiapine）

【药理作用】

喹硫平为新型二苯氧氮平类抗精神病药，是脑内多种神经递质受体拮抗剂。可阻断中枢 D_2 受体和 5-HT_2 受体。对 H_1 受体、α_1 受体也有阻断作用，对M受体和苯二氮䓬类受体无作用。

【药物动力学】

口服后2 h达峰浓度，达稳态血药浓度时间为48 h。血浆蛋白结合率83%。有首过消除，在肝内代谢，主要代谢酶为CYP3A4。半衰期为4～12 h，约70%经肾排泄，20%经粪便排出。＞65岁平均清除率较成年人低30%～50%。

【适应证】

用于各型精神分裂症，躁狂发作。不仅对精神分裂症阳性症状有效，对阴性症状也有一定效果。亦可减轻与精神分裂症有关的情感症状，如抑郁、焦虑及认知缺陷症状。

【用法与用量】

口服片剂：餐前或饭后服。开始小剂量，逐渐加量，出现疗效和不耐受时为度。

成人常用量：（1）精神分裂症：首日50 mg，次日为0. 1 g，第3 d为0. 2 g，第4 d为0. 3 g。以后逐渐调整到有效剂量，一般为一日0. 3～0. 45 g，可依病情和耐受力调整为一日0. 15～0. 75 g，分2次。（2）双相情感障碍躁狂发作：单药或情绪稳定剂的辅助治疗时，初始剂量一日0. 1 g，分2次，一日增量0. 1 g，可在第6 d增至一日0. 8 g，一日增量不超过0. 2 g。依病情和耐受力调整为一日0. 2～0. 8 g，常用有效剂量为一日 0.4～0.8 g。

肾功能不全者、老年人应慎用。初始剂量一日 25 mg。随后每日以 25～50 mg 递增至有效治疗量，但应低于成人常用量，分 2 次服。

儿童常用量：用于 10 岁以上双相情感障碍、12 岁以上儿童精神分裂症：初始剂量一次 25 mg，bid。依病情和耐受力逐渐增量，每隔 1～3 d 每次增加 25 mg，逐渐增至有效或耐受治疗量一日 0.3～0.6 g，一日最大量 0.75 g，分 2～3 次。

【不良反应】

（1）常见头晕、嗜睡、体位性低血压、心悸、口干、食欲不振和便秘。（2）可引起体重增加、腹痛，转氨酶（AST 与 ALT）升高。（3）偶见嗜酸性粒细胞增多，碱性磷酸酶、总胆固醇和三酰甘油升高，甲状腺素水平降低。（4）少见锥体外系反应。偶见兴奋与失眠，诱发癫痫。（5）罕见恶性综合征和阴茎异常勃起。

【禁忌证】

（1）对本品过敏者；妊娠期和哺乳期；心功能不全和传导异常；心肌梗死；缺血性心脏病；严重脑血管病；昏迷；白细胞减少；甲状腺疾病；癫痫；严重肝、肾功能不全者；可能诱发低血压的状态（脱水、低血容量、抗高血压药治疗）。（2）10 岁以下儿童双相情感障碍；12 岁以下精神分裂症。

【注意事项】

（1）心脑血管疾病或其他有低血压倾向、肝肾损害、有抽搐病史者慎用。（2）出现过敏性皮疹或恶性综合征应立即停药并给予处理。（3）老年人因其清除率下降，应酌情减量，增量要缓慢。（4）定期检测肝肾功能、血常规，定期检查晶状体，了解有无白内障。（5）用药期间不宜驾驶、操作机械或高空作业。

【药物相互作用】

（1）酮康唑、氟康唑、红霉素、氯氮平、奈法唑酮、氟伏沙明等可使其血药浓度升高。（2）苯妥英钠、卡马西平、硫利达嗪等可降低其血药浓度。（3）应避免与含有乙醇的饮料合用。（4）与抗高血压药合用，可诱发体位性低血压。（5）可减弱左旋多巴、DA 受体激动剂的效应。（6）慎与可延长心电图 QT 间期的药物合用。（7）与碳酸锂合用，可引起脑病症状、锥体外系反应与运动障碍。

【制剂与规格】

富马酸喹硫平片：25 mg；100 mg。

阿立哌唑(Aripiprazole)

【药理作用】

阿立哌唑为一新型的非典型抗精神分裂症药，对多巴胺能神经系统具有双向调节作用，是多巴胺递质的稳定剂。通过对 D_2 和 5-HT_1A 受体的部分激动作用，对

5-$HT_{2}A$ 受体的拮抗作用产生抗精神分裂症作用。对 α_{1} 受体的拮抗作用可以阐释其体位性低血压的现象。

【药物动力学】

口服吸收良好，生物利用度 87%。3～5 h 达峰浓度。体内分布广泛，其主要代谢物脱氢阿立哌唑的血浆蛋白结合率 99%。阿立哌唑与脱氢阿立哌唑共同构成抗精神病有效成分，其消除半衰期分别为 75 h 和 94 h。两种活性成分大多在 14 d 内达稳态血药浓度。稳态时代谢动力学与给药量成正比。18% 以原形经粪便排出，1% 以原形经尿排出。

【适应证】

用于治疗各型精神分裂症。在短期（4 周和 6 周）对照试验中确立了其治疗精神分裂症的疗效。选择本品用于长期治疗时，应定期重新评估其长期疗效。

【用法与用量】

口服片剂、胶囊、口腔崩解片：从小剂量开始，逐渐增量。不依肝肾功能调节剂量。

成人常用量：精神分裂症。初始剂量一次 10 mg 顿服。2 周后可依病情和耐受力逐渐增量，最大可增至 30 mg。此后可维持此剂量不变。有效剂量范围为一日 10～30 mg。

儿童常用量：用于 12 岁以上精神分裂症。初始剂量一次 2. 5 mg 顿服。2d 后可增至一次 5 mg 顿服。维持 2 d 后可逐渐增至一次 10 mg 顿服。之后可依病情和耐受力逐渐增量，一次可增加 2. 5～5 mg，一日最大量不超过 30 mg。

6 岁以上孤独症的易激症：初始剂量一次 1. 25～2. 5 mg 顿服。1 周内可增至一日 2. 5～5 mg，顿服或分 2 次。随后可间隔 1 周或以上，每日量增加 1. 25～5 mg，一日最大量 15 mg。若效果仍不明显，可在家长知情同意下酌情增量，但不超过说明书推荐的最大量。

【不良反应】

（1）常见头痛、头晕、目眩、焦虑、失眠、困倦或嗜睡、小便失禁、静坐不能、心动过速和体位性低血压。（2）少见锥体外系反应。（3）罕见心电图 QT 间期延长、恶心、呕吐、便秘、体重增加、高血糖、血泌乳素升高、恶性综合征。

【禁忌证】

对本品过敏者；妊娠期和哺乳期；12 岁以下儿童精神分裂症；6 岁以下孤独症的易激症。

【注意事项】

（1）不得用于治疗痴呆相关的精神病，以免增加病死率。（2）目前尚缺乏在儿童中使用的足够临床经验。（3）可引起体位性低血压，故心血管疾病如心肌梗死、缺血性心脏病、心衰或传导异常，脑血管病，有吸入性肺炎危险，诱发低血压的情况如脱水、低血容量和降压药治疗者慎用。(4) 可诱发癫痫发作，故有癫痫史或癫痫阈值较低的情况(如阿尔茨海默病)慎用。(5) 发热、同服抗胆碱药、脱水病人应进行适当护理。(6) 注意发生药物相关的恶性综合征，如高热、肌强直、精神状态改变和自主神经不稳定性表现(脉搏不规律、血压不稳定、出汗、心动过速和其他心律失常)。其他可能出现肌酸激酶升高、肌红蛋白尿(横纹肌溶解)和急性肾衰竭。(7) 合并糖尿病应定期检测血糖，维持血糖稳定。(8) 在伴痴呆的糖尿病，安全性和有效性尚未确立。(9) 对 Lewy 小体型痴呆或帕金森病可增加恶性综合征或帕金森样症状。(10) 有潜在的认知和运动功能损害，用药期间不宜驾驶、操作机械或高空作业。

【药物相互作用】

(1) 与其他作用于中枢神经的药物和含乙醇的药物合用时应慎重。(2) 可增强某些降压药的作用。(3) 卡马西平可使其清除率升高，血药浓度降低。(4) 酮康唑、奎尼丁、氟西汀、帕罗西汀可抑制其代谢，血药浓度升高。

【制剂与规格】

阿立哌唑片(胶囊、口腔崩解片)：5 mg; 10 mg。

五氟利多(Penfluridol)

【药理作用】

五氟利多为二苯丁基哌啶类的衍生物，长效抗精神病药。与其阻断脑内 D_2 受体有关，还可阻断神经系统 α 受体，抗精神病作用强而持久，口服一次可维持数天至 1 周。有镇吐作用，镇静作用较弱，对心血管功能影响较轻。

【药物动力学】

口服吸收缓慢。24～72 h 达峰浓度，停药 7 d 后仍可从血中检出。脂溶性高，可贮存于脂肪组织并从中缓慢释放，逐渐进入脑组织并从中排出，故起效慢、作用时间长。大部分以原形经粪便排出，少量经尿排出。

【适应证】

用于治疗各型精神分裂症，对幻觉妄想、孤僻、淡漠、退缩等症状疗效较好。主要用于精神分裂症缓解后的维持治疗，对急性病人也有效。

【用法与用量】

口服片剂：(1) 慢性精神分裂症：治疗量范围一次 20～120 mg，每周 1 次服用。初始剂量从一周 10～20 mg 开始，逐渐增量，每周或每 2 周增加 10～20 mg，以减少锥体外系反应。通常治疗量一周 30～60 mg，一周最大量 120 mg，待症状消失后继续巩固治疗 3 个月，维持量一周 10～20 mg。老年人、儿童若使用应酌情减量。(2) 抽动-秽语综合征：10 岁以上儿童。一周 20～120 mg，一周 1 次或分 2 次。初始剂量一周 10 mg，随后逐渐增量，每周增加 10 mg，直至达到较好疗效。

【不良反应】

（1）主要为锥体外系反应，如静坐不能、急性肌张力障碍和类帕金森病。（2）长期大剂量可发生迟发性运动障碍，以及嗜睡、乏力、口干、月经失调、溢乳、焦虑或抑郁反应等。（3）偶见过敏性皮疹、心电图异常、中性粒细胞减少及恶性综合征。

【禁忌证】

对本品过敏者；基底神经节病变；帕金森病；帕金森综合征；骨髓抑制者。

【注意事项】

（1）妊娠期和哺乳期慎用，哺乳期使用应停止哺乳。（2）肝肾功能不全者慎用。不适用于年老体弱或合并躯体病症，老年人、儿童若使用应酌情减量。（3）定期检测血常规与肝功能。（4）用药期间不宜驾驶、操作机械或高空作业。

【药物相互作用】

（1）不可与各种短效抗精神病药合用，以防发生严重锥体外系反应。（2）与乙醇或其他中枢神经抑制剂合用，中枢抑制作用增强。（3）与抗高血压药合用，易发生体位性低血压。

【制剂与规格】

五氟利多片：20 mg。

第二节　抗抑郁药

抑郁症（depression）是情感性精神障碍，以持续的心境恶劣与情绪低落、郁郁寡欢、悲观、消极、兴趣缺失、精力不足等为主要特征，常伴认知或精神运动障碍或躯体症状等。包括反应性抑郁、内源性抑郁、双相情感障碍抑郁。根据抑郁程度分为轻、中、重度。

抗抑郁药（antidepressants）不仅用于治疗各类抑郁症，而且对焦虑、强迫、头痛、疑病及恐怖等都有一定疗效。抗抑郁药可使情绪振奋，增强思维能力及精力好转。常见副作用有困倦、口干、视物模糊、便秘、心率加快、排尿困难和体位性低血压。有些较轻的副作用在治疗过程中可逐渐适应而不影响治疗。少见严重的心血管副作用、尿潴留和肠麻痹。

抗抑郁药的用药原则：（1）因人而异，须全面考虑症状特点、年龄、躯体状况、有无合并症、耐受性，个体化合理用药。（2）应从小剂量开始，逐渐递增，尽可能采用最小有效剂量，使不良反应减至最少，以提高用药依从性。当小剂量疗效不佳时，可依耐受力逐渐增至足量（有效剂量上限）。（3）药物起效都需要一定时间，大多药物起效时间较慢，需要足够长的疗程，一般4～6周方显效，即便是起效较快的文拉法辛，也需要1周左右的时间，因此要有足够的耐心，切忌频繁换药。（4）换用抗抑郁药时要谨慎，只有在足量、足疗程使用某种抗抑郁药仍无效时，方可考虑换用同类另一种或作用机制不同的另一类药。换用不同种类药物时，应停留一定的时间，以利于药物的清除，防止药物相互作用。氟西汀需停药5周才能换用单胺氧化酶抑制剂，其他5-HT再摄取抑制剂需2周。单胺氧化酶抑制剂停用2周后才能换用5-HT再摄取抑制剂。（5）单一用药：应尽可能单一用药，以免发生药物相互作用，只有在足量、足疗程单一用药治疗无效时，方可考虑联合两种作用机制不同的药物。一般情况下不主张合用两种以上抗抑郁药。（6）应密切观察病情变化和不良反应，若病人的经济条件允许，最好使用每日用药1次、不良反应轻微、起效较快的新型抗抑郁药，如5-HT再摄取抑制剂帕罗西汀、氟西汀、舍曲林等，5-HT及去甲肾上腺素再摄取抑制剂文拉法辛等。（7）注意与其他药物可能发生的代谢性相互作用。

本节有帕罗西汀、氟西汀、阿米替林、多塞平、氯米帕明、米氮平、艾司西酞普兰、文拉法辛。

帕罗西汀(Paroxetine)

【药理作用】

帕罗西汀为强效、高选择性中枢神经5-HT再摄取抑制剂。可使突触间隙中5-HT浓度增高，发挥抗抑郁作用。对其他递质作用较弱，对自主神经系统和心血管系统的影响较小。

【药物动力学】

口服易吸收且完全，不受抗酸药或食物影响，有首过消除，5～6 h达峰浓度，为17. 6 ng/mL。血浆蛋白结合率95%。7～14 d达稳态血药浓度，迅速分布到各组织器官。半衰期为21 h。在肝内代谢，约2%以原形由尿排出，其余以代谢物形式经尿排出，小部分从粪便排泄。

【适应证】

用于治疗各型抑郁症，包括伴有焦虑的抑郁症及反应性抑郁症。亦可治疗强迫症、惊恐障碍及社交恐怖障碍等。

【用法与用量】

口服片剂：一日用量于晨起顿服，剂量较大时可分2次。

成人常用量：（1）抑郁症：初始剂量一次10～20 mg，依病情一日量逐渐以每周增加10 mg为阶梯递增，治疗剂量范围为一日20～50 mg，一日最大量不超过50 mg。老年人和肾功能不全者，初始剂量一日10 mg，根据病情逐渐递增，一日最大量不超过40 mg。（2）惊恐障碍、社交恐怖与社交焦虑障碍：初始剂量一日10 mg，依病情一日量逐渐以每周增加10 mg为阶梯递增，一般增至一日40 mg，最大量不超过50 mg。（3）强迫症：初始剂量一次20 mg，依病情逐渐以每周增加10 mg为阶梯递增，一般一日量40 mg，最大量不超过60 mg。治疗剂量范围为一日20～60 mg。

【不良反应】

（1）胃肠道不适、恶心、厌食、腹泻等。（2）少见头痛、不安、无力、嗜睡、失眠、头晕等。（3）少见皮疹及性功能减退。（4）停药后可有撤药综合征，如失眠、焦虑、恶心、呕吐等。（5）罕见锥体外系反应、瞳孔扩大和精神运动性兴奋。

【禁忌证】

对本品过敏者；妊娠期；正在服用单胺氧化酶抑制剂或匹莫齐特者。

【注意事项】

（1）哺乳期不宜使用，若使用应暂停哺乳。（2）18 岁以下用药的安全性尚未确立。（3）闭角型青光眼、癫痫、肝肾功能不全者慎用，若使用应酌情减量。（4）用药 1～3 周方显效，用药时间足够长才可巩固疗效，维持治疗时间较长。（5）若有转向躁狂发作倾向时应立即停药。（6）用药期间不宜驾驶、操作机械或高空作业。（7）禁止饮酒。

【药物相互作用】

（1）与色氨酸合用，可引起 5-HT 综合征，表现为躁动、不安及胃肠道症状。重者可出现肌张力增高、高热或意识障碍。（2）用药前后 2 周内不能使用单胺氧化酶抑制剂，在停用单胺氧化酶抑制剂 2 周后，开始服用本品时应慎重，剂量应逐渐增加。（3）与碳酸锂合用时应慎重。（4）苯妥英钠及其他抗惊厥药可降低其血药浓度。（5）能增强华法林、强心苷类药的效应。（6）可使三环类抗抑郁药阿米替林、丙咪嗪的血药浓度增高。（7）不可与硫利达嗪和匹莫齐特合用，因可致 QT 间期延长、严重室性心律失常，甚至猝死。

【制剂与规格】

盐酸帕罗西汀片：20 mg。

氟西汀（Fluoxetine）

【药理作用】

氟西汀为选择性 5-HT 再摄取抑制剂。通过选择性抑制 5-HT 的再摄取，增加突触间隙 5-HT 浓度，从而增强中枢 5-HT 能神经功能，发挥抗抑郁作用。长期用药可使 5-HT 受体功能下调。与组胺、胆碱、肾上腺素受体几无亲和力。

【药物动力学】

口服吸收良好，生物利用度不受食物影响，有首过消除。6～8 h 达峰浓度。服药数周后达稳态血药浓度。血浆蛋白结合率 95%。体内分布广泛，可进入乳汁。半衰期长达 1～3 d，长期用药半衰期为 4～6 d。在肝内代谢为有活性的去甲氟西汀。去甲氟西汀的半衰期为 4～16 d。主要以代谢物形式经尿排出，小部分从粪便排泄。仅约 2% 以原形由尿排出。

【适应证】

用于治疗抑郁症、强迫症，对神经性贪食症（暴食症）作为心理治疗的辅助用药，以减少贪食和导泻行为。

【用法与用量】

口服片剂、分散片、胶囊：一日用量于晨起顿服，剂量较大时可分2次。一般在用药2周后起效。疗程遵医嘱。

成人常用量：(1) 抑郁症：一日20 mg顿服。若必要可每3～4周调整剂量，一日最大量不超过60 mg。持续治疗至少6个月。(2) 强迫症：初始剂量一日20 mg顿服。疗效不佳时，可于2周后逐渐增至一日60 mg。(3) 贪食症（暴食症）：一日60 mg顿服。老年人酌情减量，剂量宜小，增量宜缓。

儿童常用量：(1) 抑郁症：8～12岁，初始剂量一日10 mg顿服。若必要1～2周后可增至一日20 mg顿服。12岁以上，初始剂量一日10 mg顿服。若必要1～2周后可根据病情和耐受情况调整剂量，一日最大量不超过60 mg。(2) 强迫症：7岁以上，参考儿童抑郁症用药。

【不良反应】

(1) 常见厌食、腹泻、恶心、倦怠、焦虑、头痛、失眠等。(2) 少见QT间期延长、心率加快、咳嗽、胸痛、味觉改变、呕吐、胃痉挛、食欲缺乏、体重减低、便秘、注意力涣散、多梦、头晕、口干、乏力、震颤、视力改变、尿频、痛经、性功能障碍、皮肤潮红等。(3) 罕见诱发躁狂和癫痫发作、低血糖、皮肤过敏反应等。

【禁忌证】

对本品过敏者；妊娠期和哺乳期；6岁以下儿童；正在服用单胺氧化酶抑制剂或匹莫齐特者。

【注意事项】

(1) 7岁以上儿童慎用，确需使用须权衡利弊，并密切关注病情和用药效应。(2) 肝肾功能不全者慎用并酌情减量，有癫痫病史者慎用。(3) 双相情感障碍慎用。(4) 若有转向躁狂发作倾向时应立即停药。(5) 用药期间不宜进行有潜在危险的活动，不宜驾驶、操作机械或高空作业。(6) 禁止饮酒。

【药物相互作用】

(1) 禁止与单胺氧化酶抑制剂合用，以免发生5-HT综合征。(2) 可升高吩噻嗪类、利培酮、氟哌啶醇、三环类抗抑郁药的血药浓度。(3) CYP抑制药可增加其血药浓度，CYP诱导药可降低其血药浓度。

【制剂与规格】

(1) 盐酸氟西汀片：10 mg。(2) 盐酸氟西汀分散片（胶囊）：20 mg。

阿米替林(Amitriptyline)

【药理作用】

阿米替林为三环类抗抑郁药。其抗抑郁作用机制在于抑制5-HT和去甲肾上腺素的再摄取，其中对5-HT再摄取的抑制更强，可使抑郁情绪明显改善。并有拮抗H_1和M受体，具有抗焦虑、镇静及抗胆碱作用，镇静及抗胆碱作用较强。

【药物动力学】

口服吸收完全，有首过消除，生物利用度31%～61%，6～12 h达峰浓度。血浆蛋白结合率82%～96%，分布广，可进入乳汁。半衰期为9～25 h。主要在肝内代谢，活性代谢物为去甲替林，主要经肾排泄。

【适应证】

（1）抑郁症，因其镇静作用较强，主要用于焦虑性或激动性抑郁症。（2）预防偏头痛。（3）发作性、慢性紧张性头痛及面部疼痛综合征。（4）儿童遗尿症。

【用法与用量】

口服片剂：宜饭后服，以减少胃部刺激。

成人，开始一次25 mg，bid或tid。随后依病情和耐受力逐渐增至一日150～250 mg，分3次。维持量一日50～150 mg。一日最大量不超过300 mg。老年人应酌情减量。

儿童遗尿症：用于6岁以上，一次10～25 mg睡前顿服。

【不良反应】

（1）常见口干、视觉模糊、排尿困难、便秘和心动过速等抗胆碱作用。（2）少见多汗、无力、嗜睡、震颤、眩晕、体位性低血压。（3）少见激越、失眠、精神症状加重、青光眼加剧、麻痹性肠梗阻、尿潴留、抽搐、迟发性运动障碍、男性乳房增大、女性闭经、肝功能异常、胆汁淤积性黄疸、过敏反应等。（4）偶见骨髓抑制、谵妄、癫痫发作、心脏传导阻滞、心律失常，甚至发生猝死等。

【禁忌证】

对本品及三环类抗抑郁药过敏者；5岁以下儿童；严重心脏病；高血压；近期有心肌梗死病史；癫痫；青光眼；甲亢；严重肝、肾功能不全者；排尿困难；尿潴留；正在服用单胺氧化酶抑制剂者。

【注意事项】

（1）哺乳期和哺乳期应避免使用，哺乳期使用应停止哺乳。（2）6岁以上儿童，除用于遗尿症外，其他适应证不宜使用，确需使用须权衡利弊。（3）肝肾功能不全者、有癫痫发作倾向者、精神分裂症、前列腺炎、膀胱炎、哮喘慎用。（4）禁止与单胺氧化酶抑制剂合用，应在停用单胺氧化酶抑制剂后14 d才能使用。（5）不可过量使用。过量时可引起兴奋、口干、瞳孔扩大、心动过速、尿潴留、便秘甚至肠梗阻等抗胆碱作用，严重时可致意识障碍、惊厥、肌阵挛、反射亢进、低血压、代谢性酸中毒、呼吸心跳抑制等。即使恢复后仍有可能发生致命的心律失常以及谵妄、意识障碍、激惹和幻觉等。（6）若有转向躁狂发作倾向时应立即停药。（7）检查心电图，检测血常规与肝功能。（8）用药期间不得驾驶、操作机械或高空作业。

【药物相互作用】

（1）与舒托必利合用，增加室性心律失常，甚至尖端扭转型室速。（2）与乙醇或其他中枢神经抑制剂合用，其中枢神经抑制作用增强。（3）与肾上腺素、去甲肾上腺素合用，易致高血压及心律失常。（4）可减弱可乐定的抗高血压作用。（5）可降低抗惊厥药的作用。（6）与氟西汀或氟伏沙明合用，可增加两者的血药浓度，不良反应增加甚至发生惊厥。（7）与抗胆碱药合用不良反应增加。（8）与甲状腺激素合用易致心律失常。（9）与单胺氧化酶抑制剂合用或先后用药，可引起 5-HT 综合征。如两药需换用时，间隔时间应超过 2 周。

【制剂与规格】

盐酸阿米替林片：25 mg。

多塞平（Doxepin）

【药理作用】

多塞平为三环类抗抑郁药。抗焦虑和镇静作用与阿米替林相似（参阅阿米替林）。有较强的抗抑郁、抗焦虑和镇静作用。还有肌松弛和中等抗胆碱作用。开始用药先出现镇静作用，抗焦虑作用一般在数日内出现，抗抑郁作用则在 2 周后明显。

【药物动力学】

口服吸收迅速，有首过消除，生物利用度 13%～45%。2～4 h 达峰浓度。血浆蛋白结合率 76%。体内分布广，可透过血脑屏障和胎盘屏障，可进入乳汁。半衰期为 8～25 h。主要在肝内代谢，活性代谢物为去甲基化物，经肾排泄。

【适应证】

治疗抑郁症及焦虑性神经症，以及过敏性瘙痒性皮肤病。

【用法与用量】

口服片剂：宜饭后服，以减少胃部刺激。成人和 12 岁以上儿童：初始剂量一次 25 mg，一日 1～3 次，单剂时于睡前顿服。逐渐增至一日 150～300 mg（不超过 300 mg）。一日量超过 100 mg 时，分 3 次。维持治疗时，可每晚睡前一次顿服，但儿童、老年人及心血管疾病者仍宜分次服用。

【不良反应】

（1）常见口干、视觉模糊、排尿困难、便秘和心动过速等抗胆碱作用。（2）少见多汗、无力、嗜睡、震颤、眩晕、皮疹、体位性低血压。（3）偶见癫痫发作、骨髓抑制、肝损害。

【禁忌证】

对本品及三环类抗抑郁药过敏者；严重心脏病和心律失常；近期急性心肌梗死；哮喘；癫痫；青光眼；尿潴留；甲亢；严重肝功能不全者；中性粒细胞减少；正在服用单胺氧化酶抑制剂者；12岁以下儿童。

【注意事项】

（1）妊娠期和哺乳期不宜使用，哺乳期使用应停止哺乳。（2）肝肾功能不全者、前列腺增生明显、老年人或心血管病慎用，老年人若使用应酌情减量。（3）不可与单胺氧化酶抑制剂合用，应在停用单胺氧化酶抑制剂后14 d才能使用。（4）若有转向躁狂发作倾向时应立即停药。（5）突然停药可产生头痛、恶心等不适，宜在1～2个月期间逐渐减量。（6）定期检测血常规，心、肝、肾功能。（7）用药期间不宜驾驶、操作机械或高空作业。

【药物相互作用】

同阿米替林（参阅阿米替林）。

【制剂与规格】

盐酸多塞平片：25 mg。

氯米帕明（Clomipramine）

【药理作用】

氯米帕明为三环类抗抑郁药。可阻断中枢神经系统去甲肾上腺素和5-HT的再摄取，对5-HT的再摄取的阻断作用更强，发挥抗抑郁及抗焦虑作用，也有镇静和抗胆碱作用。开始用药先出现镇静作用，一般在2周后产生抗抑郁作用。

【药物动力学】

口服吸收快而完全，有首过消除，生物利用度30%～40%。血浆蛋白结合率96%～97%。体内分布广，可透过血脑屏障和胎盘屏障，可进入乳汁。在肝内代谢，活性代谢物为去甲氯米帕明，由尿排出。原药半衰期为21 h，去甲氯米帕明为36 h。

【适应证】

用于治疗各种抑郁症、强迫症、恐怖性神经症以及5岁以上儿童遗尿症。

【用法与用量】

口服片剂：易饭后服，以减少对胃部的刺激。

成人常用量：（1）抑郁症与强迫症：初始剂量一次25 mg，一日2～3次，于1～2周内逐渐增加至有效剂量，一般为一日150～250 mg，最大量不超过250 mg。老年人初始剂量一日 10 mg，逐渐（约 10 d）增加至一日 30～50 mg，然后改为维持量，一日最大量以不超过 75 mg 为宜。（2）恐怖性神经症：按一日 75～150 mg，分 2～3 次。

儿童常用量：（1）强迫症：初始剂量一日 10 mg，于 10 d 后逐渐增量。5～7 岁增至一日 20 mg，8～14 岁增至一日 20～25 mg，> 14 岁增至一日 50 mg，或按病情调节，分 2～3 次。（2）抑郁症与恐怖症：< 12 岁不推荐使用，12 岁以上剂量用法同成人。（3）遗尿症：初始剂量，5～8 岁一日 20～30 mg；9～12 岁一日 25～50 mg；12 岁以上一日 25～75 mg。于晚饭后顿服，对入睡不久就遗尿者，下午 4 h 给予部分剂量。若用药 1 周疗效不明显，可根据需要和耐受力增量。获得预期疗效后，应逐渐减至维持量，并继续治疗 1～3 个月。（4）5 岁以上伴有发作性睡病的猝倒症：在家长知情同意下，从小剂量开始，可根据需要和耐受力增加剂量，一日 25～75 mg。尚无 5 岁以下的用药经验。

注射剂：肌内注射、静脉滴注。用于治疗成人严重或难治性抑郁症。（1）肌注：初始剂量一次 25 mg，一日 1～2 次，以后逐渐增加至一日 100～150 mg。症状好转后，改为口服制剂维持量。（2）静滴：初始剂量一次 25～50 mg，加入 5% 葡萄糖或 5% 葡萄糖氯化钠、0.9% 氯化钠溶液 250～500 mL 中，滴注时间 1.5～3 h，qd。一日最大量不超过 200 mg。一般于第 1 周见效，见效后再继续滴注 3～5 d，然后改为口服制剂维持。老年人开始一日 10 mg，逐渐（约 10 d）增加至一日 30～50 mg，然后改为口服制剂维持。

【不良反应】

同多塞平（参阅多塞平）。

【禁忌证】

（1）对本品过敏者；与三环类抗抑郁药或苯二氮䓬类药交叉过敏者；妊娠期 13 周内；严重心脏病；循环障碍；急性心肌梗死；房室传导阻滞；先天性长 QT 间期综合征；低血压；癫痫；青光眼；尿潴留；白细胞减少；正在服用单胺氧化酶抑制剂者。（2）5 岁以下儿童禁用口服制剂；12 岁以下儿童禁用注射剂。

【注意事项】

（1）妊娠期 13 周后、哺乳期不宜使用，哺乳期使用应停止哺乳。（2）严重肝肾功能不全者、哮喘、心血管疾病、甲亢、前列腺肥大、精神分裂症、卟啉代谢障碍、老年人慎用。老年人应酌情减量。（3）儿童对本品较敏感，宜从小剂量开始，逐渐增加至最适剂量。（4）不得与单胺氧化酶抑制剂合用。（5）若有转向躁狂倾向时应立即停药。（6）突然停药时可产生头痛、恶心等不适，宜在 1～2 个月期间逐渐减量。（7）检测血常规、肝功能，检查血压、心电图等。（8）用药期间不宜驾驶、操作机械或高空作业。

【药物相互作用】

同阿米替林（参阅阿米替林）。

【制剂与规格】

（1）盐酸氯米帕明片：10 mg；25 mg。（2）盐酸氯米帕明注射液：2 mL：25 mg。

米氮平(Mirtazapine)

【药理作用】

米氮平对中枢去甲肾上腺素能和5-HT能神经末梢突触前α_2受体有拮抗作用，增加去甲肾上腺素和5-HT的释放，并阻断5-HT_2、5-HT_3受体以调节5-HT功能。拮抗H_1受体较强，故具有镇静作用。对M受体的亲和力小，几无抗胆碱作用。

【药物动力学】

口服吸收快而完全。2 h达峰浓度。血浆蛋白结合率85%。可通过胎盘屏障，可进入乳汁。在肝内经CYP去甲基和氧化代谢，生成具有活性的N-去甲基代谢物，然后与葡糖醛酸结合。半衰期为20～40 h。代谢物75%经尿液、15%经粪便排泄。

【适应证】

用于抑郁症。对快感缺乏、精神运动性抑制、睡眠欠佳及体重减轻等均有效。

【用法与用量】

口服片剂：成人，一次15～45 mg，睡前顿服。肝肾功能不全者应减量。

【不良反应】

（1）常见食欲增强、体重增加、嗜睡、镇静、头晕。（2）少见直立性低血压、震颤、肌痉挛、皮疹、转氨酶(ALT及AST)升高。（3）罕见急性骨髓抑制，中性粒细胞减少、再生障碍性贫血。

【禁忌证】

对本品过敏者；妊娠期和哺乳期；正在服用单胺氧化酶抑制剂者。

【注意事项】

（1）哺乳期使用应停止哺乳。（2）18岁以下用药的安全性和有效性尚未确立。（3）严重肝肾功能不全、心脑血管疾病、癫痫、糖尿病、黄疸、前列腺增生明显、青光眼等慎用。（4）停药时应逐渐减量，突然停药可发生严重的撤药症状。（5）用药期间不宜驾驶、操作机械或高空作业。（6）禁止饮酒。

【药物相互作用】

（1）不可与单胺氧化酶抑制剂合用，应在停用单胺氧化酶抑制剂后14 d才能使用。（2）与氟西汀、奥氮平、氟伏沙明等合用，发生5-HT综合征的风险增加。（3）可增强苯二氮䓬类药的镇静作用。

【制剂与规格】

米氮平片：15 mg；30 mg。

艾司西酞普兰(Escitalopram)

【药理作用】

艾司西酞普兰为西酞普兰的S-异构体，是高选择性5-HT再摄取抑制药，其活性比R-对映体至少强100倍。作用机制类似氟西汀。对去甲肾上腺素、多巴胺的再摄取影响小，对α、β、M、H、DA受体几无亲和力或仅有较低的亲和力。

【药物动力学】

口服吸收完全，不受食物影响。生物利用度80%。多次给药约4 h达峰浓度。艾司西酞普兰及代谢物的血浆蛋白结合率80%。主要在肝内经CYP代谢，去甲基化和去二甲基化，2种代谢物均有药理活性。主要以代谢物形式从尿排出。多次给药半衰期为30 h，代谢物更长。

【适应证】

抑郁症，伴或不伴广场恐怖症的惊恐障碍。

【用法与用量】

口服片剂：一日量顿服。成人和12岁以上儿童：(1) 抑郁症：一日10 mg，最大量20 mg。通常2～4周起效。症状缓解后，应持续至少6个月以巩固疗效。(2) 惊恐障碍：伴或不伴广场恐怖症的惊恐障碍，起始剂量一日5 mg，持续1周后增至一日10 mg。根据个体反应，最大量可用至一日20 mg。约3个月可取得最佳疗效。疗程一般持续数月。

老年人、肝功能不全者起始剂量、维持量均减半。轻、中度肾功能不全者不需调整剂量，严重肾功能减退者慎用。

【不良反应】

(1) 常见恶心、口干、食欲缺乏、多汗、头痛、失眠、性功能障碍。(2) 少见癫痫发作、低钠血症等。

【禁忌证】

对本品过敏者；正在服用单胺氧化酶抑制剂者。

【注意事项】

(1) 妊娠期和哺乳期不宜使用，确需使用须权衡利弊，哺乳期使用应停止哺乳。(2) 12岁以下用药的安全性和有效性尚未确立。(3) 有出血倾向者慎用。(4) 一日量大于20 mg的安全性还未得到证实。(5) 惊恐障碍用药初期可加重焦虑症状，减低起始剂量有益。(6) 慎用于有躁狂发作史者，对转为躁狂发作者应停药。(7) 应避免突然停药。需要停用时，应在1～2周内逐渐减量，以免发生撤药症状。(8) 禁止饮酒。

【药物相互作用】

(1) 禁止与单胺氧化酶抑制剂合用，以免发生5-HT综合征。应在停用单胺氧化酶抑制剂后14 d才能使用。（2）避免与匹莫齐特合用，以免发生QT间期延长。（3）不宜与氯米帕明、阿米替林、丙米嗪、苯丙胺、芬氟拉明、色氨酸等合用，以免发生QT间期延长。（4）慎与氟卡尼、普罗帕酮、美托洛尔合用。（5）与地昔帕明、氯米帕明、去甲替林、利培酮、氟哌啶醇合用，应减量。（6）西咪替丁、奥美拉唑、兰索拉唑、氟西汀、氟伏沙明、噻氯匹定可使其血药浓度升高。（7）苯妥英钠、利福平可降低其血药浓度。

【制剂与规格】

艾司西酞普兰片：5 mg；10 mg；20 mg。

文拉法辛（Venlafaxine）

【药理作用】

文拉法辛是苯乙胺衍生物，为5-HT及去甲肾上腺素再摄取抑制药。通过抑制5-HT及去甲肾上腺素的再摄取，增强中枢5-HT及去甲肾上腺素能神经功能而发挥抗抑郁作用。对多巴胺的再摄取抑制作用较弱。

【药物动力学】

口服易吸收，有首过消除，2 h达峰浓度。生物利用度45%。血浆蛋白结合率27%。在肝内经CYP去甲基和氧化代谢，生成具有活性代谢物O-去甲基文拉法辛（ODV）。大部分以代谢物经尿排出，2%经粪便排泄。文拉法辛和ODV的半衰期分别为5 h和11 h。

普通片，文拉法辛和ODV的达峰时间分别为2 h和4 h。缓释剂型，文拉法辛和ODV的达峰时间分别为5. 5 h和9 h，血药峰浓度分别为150 ng/mL和260 ng/mL。

【适应证】

抑郁症、广泛性焦虑症，以及社交焦虑、惊恐障碍。

【用法与用量】

口服片剂、胶囊：初始剂量一日75 mg，分2～3次服。一般2周内即可见效。

缓释片、缓释胶囊：初始剂量一日75 mg，顿服。每日在相同时间与食物同服。

上述剂型必要时可递增至一日225 mg。递增间隔时间不少于4 d，每次增加75 mg。肝肾功能不全者，初始剂量降低50%。治疗6周以上，应逐渐停药，停药所需时间不少于2周。

【不良反应】

（1）常见恶心、呕吐、口干、厌食、腹泻、便秘、消化不良等。（2）常见嗜睡、失眠、头痛、头晕、紧张、焦虑、出汗、性功能障碍等。（3）少见乏力、震颤、激越、腹胀、鼻炎、心悸、高血压、诱发躁狂、惊厥、体重下降、视物模糊、转氨酶（ALT及AST）升高等。（4）罕见中性粒细胞减少、紫癜、皮疹、瘙痒、抗利尿激素分泌异常等。

【禁忌证】

对本品过敏者；正在服用单胺氧化酶抑制剂者。

【注意事项】

（1）妊娠期和哺乳期不宜使用，哺乳期使用应停止哺乳。（2）18岁以下用药的安全性和有效性尚未确立。（3）双相情感障碍、肝肾功能不全、近期心肌梗死、不稳定心绞痛、甲亢、血液病、癫痫、青光眼、有出血倾向等慎用。（4）停药时应逐渐减量，突然停药可发生严重的撤药症状。（5）用药期间应监测血压，若血压持续升高，应减量或停药。（6）不宜驾驶、操作机械或高空作业。（7）禁止饮酒。

【药物相互作用】

（1）禁止与单胺氧化酶抑制剂、色氨酸合用，以免发生5-HT综合征，其表现为躁动、不安及胃肠道症状。重者可出现肌张力增高、高热或意识障碍。（2）与三环类、氟西汀、氟哌啶醇合用，毒性均增加。（3）与氯氮平、氟哌啶醇等合用，可增加不良反应。（4）CYP抑制药如伊曲康唑、酮康唑等可增加其血药浓度，CYP诱导药可降低其血药浓度。

【制剂与规格】

（1）盐酸文拉法辛片（胶囊）：25 mg; 50 mg。（2）盐酸文拉法辛缓释片：75 mg。（3）盐酸文拉法辛缓释胶囊：75 mg; 150 mg。

第三节　抗焦虑药

焦虑障碍（anxiety disorder）是以焦虑为主的多种精神障碍，并非指单一的心理异常。多担心发生威胁自身安全和其他不良后果的心境状态。是以焦虑、恐惧、强迫等为主要临床特征的一组疾病。包括焦虑症（惊恐障碍和广泛性焦虑）、恐惧症（场所恐惧症、社交恐惧症和特定恐惧症），以及强迫症等。病人在缺乏明显客观因素或充分根据的情况下，对其本身健康或其他问题感到忧虑不安，或认为病情严重，或认为问题复杂，无法解决等，以致坐立不安、惶惶不可终日，即使多方劝解也不能消除。有时常伴有自主神经功能紊乱和疑病观念，以焦虑性神经症表现突出。

焦虑障碍的治疗包括心理治疗和药物治疗。心理治疗可采取支持性心理治疗如倾听、理解、解释、宣泄、保证等，使其对疾病本身有正确的认识，消除对疾病本身的错误认识和疑虑，增强其配合治疗和自我战胜疾病的信心并付诸于行动。

抗焦虑药（anxiolytics）能减轻和缓解严重焦虑、紧张、恐惧，稳定情绪并兼有镇静催眠作用。主要为苯二氮䓬类药，药理作用基本相似，但作用的强弱或持续时间有所不同。作用机制为促进γ-氨基丁酸中介的神经传导。持续性焦虑和躯体症状，则以半衰期较长的药物为宜，如地西泮、阿普唑仑等。如焦虑呈波动形式，应选择半衰期较短的药物，如劳拉西泮等。应避免长期使用，以防产生依赖性。对急性发作或严重者应给予药物治疗。除抗焦虑药外，亦可用抗抑郁药甚至某些抗精神病药。

苯二氮䓬类仍是目前抗焦虑的首选药。新的一类非苯二氮䓬类抗焦虑药如坦度螺酮、丁螺环酮近年也用于临床，其优点是镇静作用轻，无滥用风险，但起效缓慢。

本节有地西泮、氯硝西泮、劳拉西泮、艾司唑仑、阿普唑仑、坦度螺酮、丁螺环酮。

地西泮（Diazepam）

【药理作用】

地西泮属长效苯二氮䓬类。不同剂量可产生中枢神经系统不同部位的抑制。小剂量起镇静作用，使病人安静、减轻或消除激动、焦虑不安等；中等剂量引起近似生理性睡眠；大剂量时则有抗惊厥、麻醉作用。其作用机制在于加强或易化γ-氨基丁酸的抑制性神经递质的作用，即γ-氨基丁酸在苯二氮䓬受体激动下，在中枢神经各个部位，发挥突触前和突触后的抑制作用。

【药物动力学】

口服吸收快而完全，生物利用度76%。0.5～2 h达峰浓度。肌注20 min起效，30～90 min达峰浓度。静注1～3 min起效，15 min达峰浓度。血浆蛋白结合率99%。本品及其代谢物脂溶性高，易透过血脑屏障，可透过胎盘及进入乳汁。主要在肝内代谢，代谢物去甲地西泮和奥沙西泮等，也有不同程度的药理活性。有肠肝循环，口服及注射给药4～10 d达稳态血药浓度。主要以代谢物的游离或结合形式经肾排泄。半衰期为20～70 h，去甲地西泮30～100 h。长期用药有蓄积作用，停药后消除较慢，可滞留在血液中数天甚至数周。

【适应证】

（1）镇静、催眠、抗焦虑、抗癫痫、抗惊厥。（2）缓解炎症引起的反射性肌痉挛。（3）治疗惊恐症，肌紧张性头痛。（4）家族性、老年性和特发性震颤。（5）麻醉前给药。

注射剂为治疗癫痫持续状态首选之一，但同时需用其他抗癫痫药巩固与维持。对破伤风轻度阵发性惊厥也有效。亦可作为全身麻醉的诱导和麻醉前给药。

【用法与用量】

口服片剂：6月龄以下不推荐使用。

成人常用量：（1）抗焦虑：一次2.5～10 mg，一日2～4次；镇静：一次2.5～5 mg，bid；催眠：一次5～10 mg睡前顿服。（2）抗癫痫发作：一次2.5～10 mg，一日2～4次。（3）急性乙醇戒断：首日一次10 mg，tid，以后按需减至一次5 mg，tid。年老体弱者应减量。

儿童常用量：用于6月龄以上。一次1～2.5 mg，或按一次0.04～0.2 mg/kg，一日3～4次。可根据病情需要适量增减。一日最大量幼儿不超过5 mg，5～10岁不超过10 mg。

注射剂：肌内注射、静脉注射。静注宜缓慢，注射速度按每分钟2～5 mg。

成人常用量:（1）基础麻醉或静脉全麻:10～30 mg。（2）镇静、催眠或急性乙醇戒断:开始 10 mg，以后按病情需要每隔 3～4 h 给予 5～10 mg，24 h 总量以 40～50 mg 为限。（3）癫痫持续状态和严重频发性癫痫:开始 10 mg 静注，必要时每间隔 10～15 min 可重复，或按需增加至最大限用量。（4）破伤风:可能需要较大剂量。年老体弱者，肌注或静注时剂量减半。

儿童常用量:（1）抗癫痫:癫痫持续状态或严重频繁发作，新生儿至 5 岁，每 2～5 分钟静注 0.2～0.5 mg，最大限用量为 5 mg。> 5 岁，每 2～5 分钟静注 1 mg，最大限用量为 10 mg。若需要在 2～4 h 后可重复上述剂量。（2）热性惊厥或中毒所致严重惊厥发作:新生儿至 12 岁，按一次 0.3～0.4 mg/kg（不超过 10 mg）静注。必要时 10 min 后重复 1 次。12 岁以上一次 10～20 mg，必要时 10 min 后重复 1 次。癫痫持续状态或严重频繁发作亦可采用此法。（3）破伤风:用于解痉时，新生儿按一次 0.3～0.5 mg/kg，q4h～q8h。1 月龄～5 岁一次 1～2 mg；> 5 岁一次 5～10 mg，必要时 3～4 h 可重复注射。静注速度，3 min 内按体重不超过 0.25 mg/kg，间隔 15～30 min 后可重复。

【不良反应】

（1）可有嗜睡、轻微头痛、乏力、运动失调，与剂量有关，老年人更易出现。（2）偶见皮疹、低血压、呼吸抑制、视力模糊、抑郁、精神错乱、尿潴留、白细胞或中性粒细胞减少。（3）大剂量时少见兴奋不安。（4）长期用药可产生耐受性与依赖性，突然停药可有戒断症状。（5）注射时宜缓慢，否则可引起心脏停搏和呼吸抑制。

【禁忌证】

对本品过敏者；妊娠期和哺乳期；新生儿；重症肌无力伴呼吸困难；急性闭角型青光眼；重度慢阻肺；睡眠呼吸暂停综合征；严重呼吸功能不全者；严重肝功能不全者。

【注意事项】

（1）苯二氮䓬类有交叉过敏。（2）肝、肾、肺功能不全者，中性粒细胞减少者不宜用。（3）妊娠期除用作抗癫痫外，应避免使用。孕妇在分娩前 15 h 内应用本品 30 mg 以上，尤其是肌注或静注，可使新生儿窒息、肌张力减退、低温、厌食、对冷刺激反应微弱并抑制代谢。（4）治疗癫痫时，可能增加癫痫大发作的频度和严重程度，需要增加其他抗癫痫药的剂量。突然停用亦可使癫痫发作的频度和严重程度增加。（5）原则上不应作持续静滴，但在癫痫持续状态时例外。（6）使用时宜从小剂量用起，老年人剂量减半。长期使用，停药前应逐渐减量，不要骤停。（7）静注易发生静脉血栓或静脉炎。静注过快可导致呼吸暂停、低血压、心动过缓或心脏停搏。

【药物相互作用】

（1）中枢神经抑制剂可增加呼吸抑制作用，合用时注意调整剂量。（2）与有依赖性的药物合用依赖性增加。（3）乙醇能增强其作用，应避免饮酒或含乙醇的饮料。（4）与全麻药、可乐定、镇痛药、吩噻嗪类、单胺氧化酶 A 型抑制剂和三环类抗抑郁药合用，可彼此增效，应调整用量。（5）与抗高血压药和利尿药合用，可使降压作用增强。（6）可使扑米酮的代谢减慢。（7）可降低左旋多巴的疗效。（8）西咪替丁、普萘洛尔可使其清除减慢，半衰期延长。（9）利福平可使其血药浓度降低，异烟肼可使其血药浓度增高。（10）可增加地高辛的血药浓度。（11）可增加筒箭毒碱、三碘季胺酚的作用，但可减弱琥珀胆碱的肌松弛作用。（12）遇有超量或中毒，可使用本类药的拮抗剂氟马西尼，而且宜及早进行对症处理，包括催吐或洗胃等，以及呼吸和循环等支持疗法。

【制剂与规格】

（1）地西泮片：2. 5 mg；5 mg。（2）地西泮注射液：2 mL：10 mg。

氯硝西泮（Clonazepam）

【药理作用】

氯硝西泮属长效苯二氮䓬类。作用于中枢神经系统的苯二氮䓬受体，加强中枢抑制性神经递质γ-氨基丁酸与γ-氨基丁酸A受体的结合，促进氯通道开放，细胞去极化，增强γ-氨基丁酸能神经元所介导的突触抑制，使神经元的兴奋性降低。具有抗癫痫、抗惊厥、抗焦虑、催眠及中枢性肌松弛作用。对各型癫痫有抑制作用，既抑制癫痫病灶的发作性放电，也抑制放电活动向周围组织扩散。其抗惊厥作用比地西泮强5倍，而镇静催眠作用相对较弱。

【药物动力学】

口服吸收良好，30～60 min起效，1～2 h达峰浓度，作用持续6～8 h。脂溶性高，易透过血脑屏障，可透过胎盘及进入乳汁。半衰期为20～40 h。几乎全部在肝内代谢，代谢物以游离或结合形式经尿排出，在24 h内仅有给药量的0. 5%以原形排出。

【适应证】

用于各型癫痫，尤其适用于失神发作、肌阵挛性发作、运动不能性发作、婴儿痉挛症以及伦-加综合征（Lennox-Gastaut syndrome，LGS）。亦用于焦虑性神经症、失眠和舞蹈病。

【用法与用量】

口服片剂：应从小剂量开始，根据病情逐渐增加剂量，疗程3～6个月。

成人常用量：（1）抗癫痫：初始剂量一日0. 75～1 mg，分2～3次，逐渐增量，维持量一日4～8 mg，分2～3次。一日最大量不超过20 mg。（2）焦虑性神经症：初始剂量一次1 mg，一日2～3次。根据病情逐渐增量，一日最大量不超过12 mg。

儿童常用量：12岁以下或体重＜30 kg者，初始剂量按一日0. 01～0. 03 mg/kg，通常＜5岁一日0. 25 mg，5～12岁一日0. 5 mg，均分3～4次。以后每3 d增加0. 25～0. 5 mg，直至达到按一日0. 1～0. 3 mg/kg，通常＜5岁一日1～3 mg，5～12岁一日3～6 mg。12岁以上剂量用法同成人。

【不良反应】

(1) 可有困倦、无力、头昏、头晕、嗜睡,少见肌张力减低及共济失调、行为紊乱、异常兴奋、神经过敏易激惹等。(2) 少见行为障碍、思维不能集中、易暴怒(儿童多见)、精神错乱、幻觉、精神抑郁。(3) 皮疹或过敏、咽痛、发热或出血异常、瘀斑。(4) 极度疲倦、乏力、血细胞减少。

【禁忌证】

对本品过敏者;妊娠期;新生儿;重症肌无力伴呼吸困难;急性闭角型青光眼;重度慢阻肺;睡眠呼吸暂停综合征;严重呼吸功能不全者;严重肝病。

【注意事项】

(1) 哺乳期使用应停止哺乳。(2) 急性乙醇中毒、外科或长期卧床者慎用。(3) 应从小剂量开始,逐渐递增剂量,若出现不良反应可酌情减量或停用。(4) 避免长期使用,以免产生依赖性。(5) 长期或大剂量用药不宜骤停,应逐渐递减停药。(6) 癫痫突然停药可导致发作。(7) 忌酒。

【药物相互作用】

(1) 可降低地昔帕明的稳态血药浓度。(2) 与氯氮平合用,易引起虚脱,甚至呼吸停止与心脏停搏。其他同地西泮(参阅地西泮)。

【制剂与规格】

氯硝西泮片:0.5 mg;2 mg。

劳拉西泮(Lorazepam)

【药理作用】

劳拉西泮属中效苯二氮䓬类。具有镇静、抗癫痫、抗惊厥和肌松弛作用,并有显著的催眠和抗焦虑作用。

【药物动力学】

口服吸收迅速,生物利用度90%。2 h达峰浓度。口服2 mg后峰浓度约20 ng/mL。恒量、恒定时间用药,2～3 d后达稳态血药浓度。血浆蛋白结合率85%。可透过胎盘及进入乳汁。半衰期为10～12 h,代谢物葡糖醛酸劳拉西泮约为18 h,经尿排出。

【适应证】

主要用于严重焦虑症,或用于缓解焦虑症状以及与抑郁症状相关焦虑的短期治疗。长期(4个月以上)应用的效果尚无系统的临床研究评估,应定期重新评估其有效性。还用于治疗失眠、癫痫、紧张性头痛、麻醉前和内镜检查前用药。

【用法与用量】

口服片剂:为达到最佳疗效,应根据病情对用量、频度及治疗期限进行个体化调整。在必要时应逐渐增加剂量，切勿突然调整以免发生不良反应。当需要增量时，应首先增加晚上的剂量，再增加白天的剂量。

成人和12岁以上儿童：(1) 常规剂量一日2～6 mg分次服，一次最大量晚睡前服。一日量可在1～10 mg间调整。(2) 抗焦虑，初始剂量为一日2～3 mg，分2～3次。一次最大量2 mg。(3) 镇静催眠，0.5～2 mg睡前顿服。由于焦虑或暂时性精神压力引起的失眠者，一次2～4 mg睡前顿服。(4) 年老体弱者，初始剂量一日1～2 mg分次服，可依病情和耐受力调整。

围术期镇静：于术前至少1 h给予。成人和12岁以上儿童，给予1～4 mg。1月龄～12岁，按0.05～0.1 mg/kg，最大量不超过4 mg。

【不良反应】

(1) 常见疲劳、嗜睡、眩晕、乏力、步态不稳、运动失调。嗜睡和步态不稳随年龄增长而增加。(2) 少见恶心、头痛、不安、激动、精神错乱、视力模糊、一过性遗忘。(3) 可能会产生依赖性。(4) 长期用药宜逐渐递减停药。

【禁忌证】

对本品及苯二氮䓬类过敏者；妊娠期和哺乳期；重症肌无力伴呼吸困难；急性闭角型青光眼；重度慢阻肺；睡眠呼吸暂停综合征；严重呼吸功能不全者。

【注意事项】

(1) 除围术期镇静外，12岁以下儿童用药的安全性和有效性尚未确立。哺乳期使用应暂停哺乳。(2) 不作为原发性抑郁障碍或精神疾病的治疗。先前已有的抑郁可能出现或加重。(3) 仅作为短期(2～4周)使用，不推荐长期持续性应用。(4) 连续用药不可突然停药，应逐渐减量，以免发生戒断综合征。(5) 应按第二类精神药品管理，防止滥用产生依赖性。(6) 长期用药应定期检测血常规和肝功能。(7) 用药期间不宜驾驶、操作机械或高空作业。

【药物相互作用】

(1) 与中枢神经抑制剂如乙醇、巴比妥类、抗精神病药、镇静催眠药、抗焦虑药、抗抑郁药、麻醉性镇痛药、镇静性抗组胺药、抗惊厥药和麻醉剂合用，可使中枢抑制作用增强。(2) 与氯氮平合用可能产生显著的镇静、过量唾液分泌和运动失调。(3) 丙戊酸钠可使其血药物浓度增加，合用时本品剂量减半。(4) 丙磺舒可使本品起效更迅速或作用时间延长，合用时剂量减半。(5) 茶碱类可能降低其镇静作用。

【制剂与规格】

劳拉西泮片：0.5 mg；1 mg。

艾司唑仑(Estazolam)

【药理作用】

艾司唑仑属中效苯二氮䓬类。因作用于中枢神经的不同部位，不同剂量可产生轻度的镇静到睡眠，抗焦虑，抗惊厥及麻醉作用。（1）作用于苯二氮䓬受体，加强中枢神经内 γ- 氨基丁酸的作用，影响边缘系统功能而抗焦虑；阻滞网状结构的激活而产生抗焦虑、镇静和催眠作用。（2）能抑制中枢内癫痫病灶异常放电的扩散。（3）小剂量可抑制或减少网状结构对脊髓运动神经元的易化作用，较大剂量可促进脊髓中的突触前抑制和抑制多突触反射，产生中枢性骨骼肌松弛作用。

【药物动力学】

口服吸收快，1～2 h 达峰浓度，2～3 d 达稳态血药浓度。血浆蛋白结合率 93%。易透过血脑屏障，可透过胎盘及进入乳汁。在肝内代谢，经肾排泄。消除半衰期为 10～24 h。

【适应证】

用于治疗焦虑、失眠。亦用于紧张、恐惧及抗癫痫和抗惊厥。

【用法与用量】

口服片剂：成人，（1）镇静：一次 1～2 mg，tid。（2）催眠：1～2 mg 睡前顿服。（3）抗癫痫、抗惊厥：一次 2～4 mg，tid。（4）麻醉前给药：术前 1 h 服 2～4 mg。

【不良反应】

（1）常见口干、嗜睡、头晕、乏力等，大剂量可有共济失调、震颤。（2）少见皮疹、白细胞减少。（3）少见兴奋、多语、睡眠障碍，甚至幻觉，停药后可很快消失。（4）持续用药可有依赖性，但程度较轻。长期用药，停药可发生撤药症状，表现为激动或抑郁。

【禁忌证】

对本品及苯二氮䓬类过敏者；妊娠期和哺乳期；重症肌无力伴呼吸困难；急性闭角型青光眼；重度慢阻肺；睡眠呼吸暂停综合征；严重呼吸功能不全者；严重肝、肾功能不全者。

【注意事项】

（1）哺乳期使用应暂停哺乳。（2）18 岁以下用药的安全性和有效性尚未确定。（3）中枢神经系统处于抑制状态、急性乙醇中毒、肝肾功能不全、未经治疗的开角型青光眼、驾驶以及高空和精细作业等慎用。（4）老年人对本品较敏感，初始用小剂量，注意调整。（5）癫痫病人突然停药可导致发作。（6）长期大剂量使用可致依赖性。长期用药应逐渐减量，不宜骤停。（7）忌酒。

【药物相互作用】

（1）红霉素、酮康唑、伊曲康唑可升高其血药浓度，不可同服。（2）苯妥英钠、卡马西平、巴比妥类、利福平可降低其血药浓度。其他同地西泮（参阅地西泮）。

【制剂与规格】

艾司唑仑片：1 mg；2 mg。

阿普唑仑（Alprazolam）

【药理作用】

阿普唑仑属中效苯二氮䓬类。作用于中枢神经的苯二氮䓬受体，加强中枢抑制性神经递质γ-氨基丁酸与其受体的结合。具有抗焦虑、抗抑郁、镇静、催眠、抗惊厥和骨骼肌松弛等作用。

【药物动力学】

口服易吸收，1～2 h达峰浓度，2～3 d达稳态血药浓度。血浆蛋白结合率80%。可透过胎盘及进入乳汁。消除半衰期为11～15 h，老年人为19 h。在肝内代谢，代谢物α-羟基阿普唑仑也有一定药理活性。经肾排泄，体内蓄积量极少，停药后清除快。

【适应证】

用于抗焦虑、紧张、激动，惊恐。亦用于催眠和抗焦虑、抗惊恐的辅助用药。并能缓解急性乙醇戒断症状。

【用法与用量】

口服片剂：（1）抗焦虑、抗惊厥、抗惊恐：开始一次0.4 mg，tid，按需递增。极量：抗焦虑一日4 mg，抗惊厥、抗惊恐一日10 mg。老年人较敏感，开始用小剂量，一次0.2 mg，tid，逐渐增至最大耐受量。（2）镇静催眠：一次0.4～0.8 mg睡前顿服，老年人剂量减半。

【不良反应】

（1）常见嗜睡、头昏、乏力等。（2）大剂量偶见共济失调、震颤、尿潴留、黄疸。（3）少见口干、精神不集中、多汗、心悸、便秘或腹泻、视物模糊、低血压。（4）少见兴奋、多语、睡眠障碍、甚至幻觉，停药后可很快消失。（5）罕见皮疹、白细胞减少。（6）长期使用易产生依赖性，停药后可能发生戒断症状，表现为激动或抑郁。

【禁忌证】

对本品及苯二氮䓬类过敏者；妊娠期和哺乳期；重症肌无力伴呼吸困难；急性或隐性闭角型青光眼；重度慢阻肺；睡眠呼吸暂停综合征；严重呼吸功能不全；严重肝功能不全者。

【注意事项】

(1) 哺乳期使用应暂停哺乳。(2) 18 岁以下用药的安全性和有效性尚未确定。(3) 有精神抑郁、中枢神经系统处于抑制状态、急性乙醇中毒、肝肾功能不全、未经治疗的开角型青光眼、驾驶、高空和精细作业等慎用。精神抑郁者用本品时可出现躁狂。(4) 停药和减量需逐渐进行，不可骤停或大幅度减量。(5) 在治疗恐惧症过程中发生晨起焦虑症状，提示有耐受性或两次间隔期的血药浓度不够，可考虑增加用药次数。(6) 长期应用有明显的依赖性，应特别注意。

【药物相互作用】

酮康唑、伊曲康唑可升高其血药浓度，不可同服。其他同地西泮(参阅地西泮)。

【制剂与规格】

阿普唑仑片：0. 4 mg。

坦度螺酮(Tandospirone)

【药理作用】

坦度螺酮属氮杂螺酮类，与丁螺环酮相似。高选择性地作用于脑内 $5\text{-}HT_1A$ 受体，产生抗焦虑作用。其作用靶点相对集中，抗焦虑作用的选择性更高，因而无苯二氮䓬的肌松弛、镇静、催眠作用，以及对认知、运动功能的损害，也无滥用之忧。对多巴胺能神经的兴奋作用也有较强抑制作用。长期用药，可使 5-HT 受体下调，这可能与其抗抑郁作用有关。

【药物动力学】

口服吸收快，口服 20 mg，0. 8～1. 4 h 达峰浓度，为 2. 9～3. 2 ng/mL，在肝内代谢。70% 从尿排出，20% 从粪便排出。半衰期 1. 2～1. 4 h。

【适应证】

(1) 各种神经症所致的焦虑状态，如广泛性焦虑症。(2) 原发性高血压、消化性溃疡等躯体疾病伴发的焦虑状态。但一般不作为焦虑的首选用药。

【用法与用量】

口服片剂、胶囊：成人，一次 10～20 mg，tid。根据病情适当增减剂量，但一日最大量不超过 60 mg。老年人起始剂量一次 5 mg，tid，再酌情调整至适当剂量。

【不良反应】

少而轻，常见头痛、头晕、嗜睡、蹒跚、心动过速、口干、出汗、倦怠、乏力、情绪不佳、食欲下降。少见转氨酶(ALT 及 AST)升高。

【禁忌证】

对本品过敏者；妊娠期和哺乳期。

【注意事项】

（1）哺乳期使用应停止哺乳。（2）18 岁以下用药的安全性和有效性尚未确立。（3）器质性脑功能、心肺功能、肝肾功能减退者慎用，以免病情恶化。（4）病情 3 年以上、病情较重、苯二氮䓬类无效的难治性焦虑，本品可能难以产生疗效。当一日量达 60 mg 仍无疗效时应就医，不得随意长期服用。（5）与苯二氮䓬类无交叉依赖性，若将苯二氮䓬类药改用本品时，前者应逐渐递减停用。若立即停用换用本品，可能出现戒断现象。（6）可能增加泌乳素、促性腺激素、睾酮的作用。（7）由于困倦和头晕不良反应，在用药期间不得从事伴有危险的机械性作业。

【药物相互作用】

（1）与氟哌啶醇合用可增强锥体外系症状。（2）与钙通道阻滞剂如硝苯地平、氨氯地平等合用可增强降压作用。

【制剂与规格】

枸橼酸坦度螺酮片（胶囊）：5 mg；10 mg。

丁螺环酮（Buspirone）

【药理作用】

丁螺环酮属氮杂螺环癸烷二酮类化合物。高选择性地作用于脑内 5-HT_1A 受体，产生抗焦虑作用。对 5-HT_2A 和 D_2 受体也有亲和力，其意义尚不清楚。长期用药可下调 5-HT_2A 受体。与苯二氮䓬类药不同，本品无镇静、催眠、肌松弛和抗惊厥作用，无滥用之忧，无戒断现象，也不引起记忆障碍。对呼吸、心血管和自主神经系统作用轻微，老年用药较安全。

【药物动力学】

口服吸收快，食物可延缓吸收，0. 5～1 h 达峰浓度。有首过消除。血浆蛋白结合率 95%。大部分在肝内经 CYP 代谢，其代谢物为 5- 羟基丁螺环酮等，仍有一定生物活性。主要以代谢物大部分经肾排泄，小部分由粪便排出。半衰期为 2～4 h，少数长达 11 h。

【适应证】

广泛性焦虑障碍，尤其是慢性焦虑症，伴恐惧、抑郁症状，不能耐受苯二氮䓬类药，或对苯二氮䓬类药特别敏感或有药物滥用史的焦虑病人。

【用法与用量】

口服片剂：成人，开始一次 5 mg，一日 2～3 次。以后根据病情和耐受情况调整剂量。每隔 2～3 d 增加 5 mg，直至一日 15～30 mg，一日最大量不超过 60 mg。

【不良反应】

（1）常见头痛、头晕、恶心、乏力、烦躁不安等。（2）少见失眠、兴奋、震颤、共济失调、麻木、疲乏、胃肠不适、感觉异常等。(3) 罕见诱发躁狂,大剂量时泌乳素、生长激素升高,心境恶化。

【禁忌证】

对本品过敏者;妊娠期和哺乳期;青光眼;重症肌无力;白细胞减少。

【注意事项】

(1) 哺乳期使用应停止哺乳。(2) 儿童用药的安全性和有效性尚未确立。(3) 肝肾功能、肺功能不全者及老年人慎用,若使用应适当减量。(4) 与苯二氮䓬类无交叉依赖性,若将苯二氮䓬类药改用本品时,前者应逐渐减量至停用。若立即停用前者换用本品,可能出现戒断现象。(5) 应定期检查肝功能与血常规。(6) 不宜驾驶车辆、操作机械或高空作业。(7) 禁止饮酒。

【药物相互作用】

(1) 避免与单胺氧化酶抑制剂合用,以免血压增高。(2) 与氟西汀、氟伏沙明、西酞普兰、曲唑酮合用,可能引起 5-HT 综合征。(3) 氟哌啶醇可使其血药浓度升高。(4) 红霉素、咪唑类等 CYP 抑制药可使其峰浓度升高。(5) 利福平等 CYP 诱导药可使其代谢加快,抗焦虑作用降低。(6) 可使地高辛、环孢素的血药浓度升高。

【制剂与规格】

盐酸丁螺环酮片:5 mg。

‖ 第四节　抗躁狂药 ‖

躁狂症(mania)为心境障碍(mood disorders),又称情感障碍(affective disorders),是以明显而持久的心境高涨或低落为主,伴有思维和行为异常。严重发作有精神病性症状如幻觉、妄想。其表现形式有躁狂发作、抑郁发作,或躁狂抑郁混合发作。

双相情感障碍(bipolar affective disorder)一般呈发作性病程,躁狂和抑郁常反复循环或交替出现,亦可以混合方式存在。躁狂症以情感高涨、思维奔逸,以及言语增多为典型症状。病情严重者在发作高峰期还可出现幻觉、妄想或紧张等精神病性症状,长期反复发作可导致人格改变和社会功能受损。

抗躁狂药(antimanics)亦称心境稳定药(mood stabilizer)。因其不仅具有抗躁狂作用,对躁狂或抑郁发作均有治疗和预防复发作用,且不会引起躁狂与抑郁转相,或导致发作变频繁转为快速循环或混合状态。抗躁狂药对躁狂症有较好的防治作用,专属性强,主要指碳酸锂。有些药物虽然亦用于治疗躁狂症,但并非首选,而且习惯上归属其他,如卡马西平和丙戊酸钠属抗癫痫药;氯丙嗪和氟哌啶醇属抗精神病药,常用于躁狂发作的急性期治疗。

碳酸锂(Lithium Carbonate)

【药理作用】

碳酸锂以锂离子形式发挥作用，其机制为抑制神经末梢 Ca^{2+} 依赖性的去甲肾上腺素和多巴胺释放，促进神经细胞对突触间隙中去甲肾上腺素的再摄取，增加其转化和灭活，从而使去甲肾上腺素浓度降低。尚可促进 5-HT 合成，使其含量增加，也有助于情绪的稳定。

【药物动力学】

口服易吸收而完全，生物利用度 100%。0. 5～3 h 达峰浓度。按常规给药 5～7 d 达稳态，脑脊液达稳态浓度则更慢。锂离子不与血浆和组织蛋白结合，随体液分布于全身，可透过胎盘及进入乳汁。甲状腺、肾浓度最高，脑中浓度高于血药浓度。半衰期为 12～24 h，老年人为 36～48 h。无代谢物，绝大部分以原形经肾排出，80% 可由肾小管重吸收，随年龄增长排泄时间减慢，消除速度与血钠有关，钠盐能促进锂盐经肾排出。

【适应证】

主要用于治疗躁狂症，对躁狂和抑郁交替发作的双相情感性精神障碍有较好的治疗和预防复发作用，对反复发作的抑郁症也有预防作用。亦用于治疗分裂－情感性精神病。

【用法与用量】

口服片剂：宜饭后服，以减少对胃的刺激。逐渐增量并参照血锂浓度调整。

成人和 12 岁以上儿童：常用量按一日 20～25 mg/kg。（1）急性躁狂症，从小剂量开始，一次 0. 125～0. 25 g，一日 2～3 次。以后根据疗效可逐日增加 0. 25～0. 5 g，通常一日量范围 0. 6～1. 5 g，一日最大量不超过 2 g。维持量一日 0. 5～1 g，分 3～4 次。（2）控制甲状腺毒症：主要用于对抗甲状腺药和碘剂都过敏者，控制甲状腺毒性。一次 0. 25～0. 5 g，q8h。

【不良反应】

（1）常见口干、烦渴、多饮、多尿、便秘、腹泻、恶心、呕吐、上腹痛。（2）神经系统可有双手细震颤、委靡、无力、嗜睡、视物模糊、腱反射亢进。（3）少见体重增加、水肿、甲状腺功能亢进或减退、高钙血症、甲状腺肿、抗利尿激素升高、低钾血症、肾损害及心电图改变。（4）可引起白细胞和中性粒细胞增多。上述不良反应加重时，可能是中毒的先兆，应停药并密切观察，给予适当处理。

【禁忌证】

对本品过敏者；妊娠期和哺乳期；12 岁以下儿童；严重肾功能不全者；严重心血管病；脑损伤；重症肌无力；帕金森病；癫痫；尿崩症；甲减；脱水；电解质平衡失调；使用利尿药者；钠耗竭者。

【注意事项】

（1）哺乳期使用应停止哺乳。（2）脑器质性疾病、严重躯体疾病和低钠血症慎用。12岁以上儿童和老年人应从小剂量开始，并根据血锂浓度缓慢增量。（3）由于锂盐的治疗指数低，治疗量和中毒量较接近，应检测血锂浓度以调节治疗量及维持量，以防急性中毒或及时发现。每1～2周检测血锂浓度1次，维持治疗期间可每月检测1次。取血时间应在次日晨即末次用药后12 h。急性治疗期的血锂浓度为0.6～1.2 mmol/L，维持治疗期为0.4～0.8 mmol/L。1.4 mmol/L视为有效浓度的上限，超过此值易出现锂中毒。（4）需注意体液大量丢失，如持续呕吐、腹泻、大量出汗等情况易引起锂中毒。用药期间不可用低盐饮食。（5）长期用药应定期检测肾功能和甲状腺功能。（6）突然停药可能导致病情复发，应逐渐递减停药。

【药物相互作用】

（1）与吩噻嗪类、氯氮平、氟哌啶醇等合用，可出现锥体外系反应和神经毒性。（2）与抗利尿药、甲基多巴、卡马西平、苯妥英钠、卡托普利、地尔硫䓬、维拉帕米等合用，可使血锂浓度过高，易致中毒。（3）与单胺氧化酶抑制剂、选择性5-HT再摄取抑制剂等抗抑郁药合用可导致5-HT综合征。（4）与碘化物合用，可促发甲状腺功能减退。（5）与去甲肾上腺素合用，后者的升压效应降低。（6）与肌松药如琥珀胆碱等合用，肌松弛作用增强，作用时效延长。（7）氨茶碱、咖啡因、碳酸氢钠可使其排出增加，血药浓度降低。（8）与非甾体抗炎药如吡罗昔康等合用，可导致血锂浓度过高而中毒。

【制剂与规格】

碳酸锂片：0.25 g。

‖ 第五节　镇静催眠药 ‖

失眠症（insomnia）是一种持续相当长时间的睡眠的质与量令人不满意的状况。在失眠者中，最常见是难以入睡，其次是维持睡眠困难和早醒。若长期失眠，就会对失眠越来越恐惧，感到紧张、焦虑、担心或抑郁，形成恶性循环。失眠症除药物治疗外，还包括心理治疗、良好的睡眠生理习惯的培养。

心理因素在失眠症的形成过程中关系密切，往往开始时是由于某种原因引起失眠，以后因怕失眠而在入睡前产生焦虑，加重了失眠症状。因此，首先要消除焦虑情绪，学会放松自己，建立自信心。注意睡眠生理并养成良好习惯。

镇静催眠药（sedative-hypnotics）抑制中枢神经系统功能而起镇静催眠作用。包括：（1）苯二氮䓬类，如地西泮、氯硝西泮、劳拉西泮、阿普唑仑、艾司唑仑等。（2）巴比妥类：苯巴比妥、司可巴比妥等。（3）其他：如环吡咯酮类的佐匹克隆，咪唑吡啶类的唑吡坦，醛类的水合氯醛等。苯二氮䓬类具有一定的依赖性，尤其是咪达唑仑、硝西泮等依赖性较为明显。巴比妥类药具有依赖性，尤其以中、短效更为明显，目前已不作为首选用药，且不建议长期使用。无论种类或剂量多少，若使用时间过长，均可形成一定的依赖性。苯二氮䓬类药对儿童特别是婴幼儿的中枢神经异常敏感，新生儿不易将其代谢为无活性的产物，中枢神经抑制较长。儿童除了偶尔用于夜间恐惧和睡行症，其他使用均为不合理。老年人可能出现共济失调和意识混乱，并且因此容易摔倒和受伤，故应慎用并告知注意事项。目前，苯二氮䓬类药仍是治疗失眠常用的药物，佐匹克隆、唑吡坦的疗效和安全性均较好，有逐渐取代苯二氮䓬类药的趋势。

镇静催眠药能有效帮助睡眠和改善睡眠，提高睡眠质量，避免失眠对人体的严重危害。镇静药和催眠药之间并没有明显界限，只有量的差别。在小剂量时产生镇静作用，中等剂量时产生催眠作用。此外，抗组胺药、抗精神病药、镇痛药也有镇静催眠作用。本节有地西泮、咪达唑仑、佐匹克隆、唑吡坦。地西泮参阅本章第三节，抗焦虑药。其他具有镇静催眠作用的药物参阅有关章节。

咪达唑仑（Midazolam）

【药理作用】

咪达唑仑属短效苯二氮䓬类。苯二氮䓬受体位于神经元突触膜上，与γ-氨基丁酸受体相邻，耦合于共同的氯通道，在苯二氮䓬受体水平存在着γ-氨基丁酸调控蛋白，它能阻止γ-氨基丁酸与其受体结合，而本品与苯二氮䓬受体结合时就阻止调控蛋白发生作用，从而增强γ-氨基丁酸与其受体结合，产生抗焦虑、镇静、催眠、抗惊厥、肌松弛作用，甚至意识消失。

【药物动力学】

为亲脂性物质，在生理性pH条件下，其亲脂性碱基释出，迅速透过血脑屏障，作用迅速。可透过胎盘及进入乳汁。因脂溶性高，静脉输注后代谢动力学与单次静注基本相似。生物利用度91%。肌注吸收迅速而完全。肌注15 min内起效，静注1. 5～5 min起效。15～60 min达峰浓度，作用持续约2 h。半衰期1～5 h，平均2 h。在肝脏代谢，经肾排泄。

【适应证】

（1）麻醉前给药，用于镇静。（2）全麻诱导和维持。（3）椎管内麻醉及局部麻醉时辅助用药。（4）诊断或治疗性操作，如心血管造影、心律转复、内镜检查时病人镇静。（5）ICU病人镇静。

【用法与用量】

注射剂：肌内注射、静脉注射、静脉滴注。

肌注时用0. 9%氯化钠溶液稀释。静脉给药用0. 9%氯化钠或5%葡萄糖、10%葡萄糖、5%果糖、复方氯化钠溶液稀释。为强镇静药，注射速度宜缓慢，剂量应根据临床需要、病人生理状态、年龄和伍用药物情况而定。老年人酌情减量。

成人常用量：（1）麻醉前给药：在麻醉诱导前20～60 min给予，按50～75 μg/kg

肌注。全麻诱导 5～10 mg，或按 100～150 μg/kg 静注。（2）局部麻醉或椎管内麻醉辅助用药，按 30～40 μg/kg 分次静注。（3）ICU 病人镇静，先静注 2～3 mg，继而每小时 50 μg/kg 滴注维持。

儿童常用量：（1）镇静：操作前 5～10 min 给予，静注 2～3 min。1 月龄～6 岁初始剂量按 25～50 μg/kg，若需要则小剂量追加（最大总量为 6 mg）。6～12 岁初始剂量按 25～50 μg/kg，若需要则小剂量追加（最大总量为 10 mg）。（2）麻醉前给药：在麻醉诱导前 15～30 min 给予，静注 2～3 min。> 7 岁，初始剂量按 150μg/kg（最大量 7. 5 mg），若需要则小剂量追加，最大总量为 500 μg/kg（不超过 25 mg）。（3）ICU 病人镇静：静注或静滴。新生儿按每小时 30 μg/kg 持续静滴，1～6 月龄按每小时 60 μg/kg 持续静滴。根据反应进行调整。6 月龄～12 岁，初始剂量按 50～200 μg/kg 缓慢静注，时间 3 min 以上，继而持续静滴，按每小时 30～120 μg/kg，根据反应进行调整。（4）癫痫持续状态：首剂按 150～200 μg/kg 静注，随后按每小时 60 μg/kg 持续静滴。若发作不能控制，可每 15 min 再增加每小时 60 μg/kg，直至惊厥控制或达到最大量每小时 300 μg/kg。

【不良反应】

（1）麻醉或外科手术时常见低潮气量和呼吸频率降低。少见呼吸抑制，老年人易发生，表现为呼吸暂停、窒息、心跳暂停，甚至死亡。（2）静脉注射，特别是与阿片类镇痛药合用，可发生呼吸抑制，甚至呼吸停止，罕见因缺氧性脑病而死亡。（3）作为镇静剂长期使用可发生精神运动障碍。少见肌颤动，不能控制的躯体运动或跳动。罕见兴奋，不能安静等。（4）少见低血压、谵妄、蒙眬、失定向、幻觉、焦虑、神经质或腿不安宁等。（5）心率加快而不规则、过度换气、呼吸急促、皮肤红肿、皮疹等。（6）少见视物模糊、轻度头痛、头昏、咳嗽、手脚无力、麻木、疼痛或针刺样感等。（7）肌注局部硬块、疼痛，静注局部静脉触痛、静脉炎等。

【禁忌证】

对本品及苯二氮䓬类过敏者；妊娠期和哺乳期；急性闭角型青光眼；未经治疗的开角型青光眼；重症肌无力；精神分裂症；严重抑郁症。

【注意事项】

（1）体质衰弱、慢性疾病、慢阻肺、慢性肾衰竭、肝功能不全者、充血性心力衰竭慎用，若使用应减量并监护生命体征。（2）全麻诱导术后常有较长时间再睡眠现象，应注意保持气道通畅。（3）不能用 6% 右旋糖酐或碱性注射液稀释或混合。（4）长时间用药，突然撤药可引起戒断综合征，应逐渐减量。（5）肌注或静注后至少 3 h 不能离开医院或诊室，之后应有陪同才能离开。至少 12 h 内不得驾驶或操作机器等。（6）急性乙醇中毒时，合用将抑制生命体征。可出现昏迷或休克，低血压的作用将延长，可导致肝损害。（7）老年人较大手术和斜视、白内障手术推荐使用本品，但可能有意识朦胧或定向障碍。

【药物相互作用】

（1）可增强催眠药、镇静药、抗焦虑药、抗抑郁药、抗癫痫药、麻醉药和镇静性抗组胺药的中枢抑制作用。（2）可增强降压药的作用。（3）肝药酶抑制药特别是 CYP3A4 抑制剂，可影响其代谢动力学，使其镇静作用时间延长。（4）乙醇可增强其镇静作用。

【制剂与规格】

咪达唑仑注射液：1 mL：5 mg；2 mL：10 mg。

佐匹克隆（Zopiclone）

【药理作用】

佐匹克隆为环吡咯酮类催眠药。与苯二氮䓬类作用于相同受体和部位，但作用于不同区域，加强和易化 γ- 氨基丁酸抑制性神经递质的作用。为速效催眠药，能延长睡眠时间，提高睡眠质量，减少夜间觉醒和早醒次数。特点为次晨残余作用低。

【药物动力学】

口服吸收迅速，生物利用度 80%。15～30 min 起效，1. 5～2 h 达峰浓度。血浆蛋白结合率 45%～80%。迅速分布至全身，连续多次给药无蓄积作用。可透过血脑屏障。在体内广泛代谢（主要经 CYP 生物转化），主要代谢物为无活性的 N- 脱甲基物和有一定药理活性的 N- 氧化物。代谢物主要经肾排泄，仅 4%～5% 以原形随尿排出。半衰期 5～6 h，老年人约 7 h。肝硬化因脱甲基作用减慢，消除能力明显降低，应调整剂量。

【适应证】

用于治疗各种失眠症，尤其适用于不能耐受次晨残余作用者。

【用法与用量】

口服片剂：常规剂量具有镇静催眠和肌松弛作用。成人，一次 7. 5 mg 睡前顿服。老年人初始剂量 3. 75 mg，必要时 7. 5 mg。肝功能不全者，以 3. 75 mg 为宜。

【不良反应】

与剂量及病人的敏感性有关。（1）偶见嗜睡、口苦、口干、肌无力、遗忘、醉态，有些表现异常的易恐、激惹、易受刺激或精神错乱、头痛、乏力。（2）长期用药后突然停药会出现戒断症状（因药物半衰期短故出现较快），可能有较轻的激动、焦虑、肌痛、震颤、反跳性失眠及噩梦、恶心及呕吐。（3）罕见较重的肌痉挛或颤抖、较轻的神志模糊。

【禁忌证】

对本品过敏者；15 岁以下儿童；失代偿性呼吸功能不全者；重症肌无力；重症睡眠

呼吸暂停综合征；严重肝功能不全者。

【注意事项】

（1）妊娠期和哺乳期避免使用，哺乳期使用应暂停哺乳。（2）肌无力者用药时需注意医疗监护，呼吸功能不全和肝、肾功能不全者应适当调整剂量。（3）连续用药时间不宜过长，突然停药可引起停药综合征，故应逐渐减量。（4）困倦可能延续到次日，故不宜驾驶、操作机械和高空作业等。（5）禁止饮酒和含乙醇饮料。

【药物相互作用】

（1）与肌松药、其他中枢神经抑制剂合用可增强镇静作用。（2）与苯二氮䓬类抗焦虑药和催眠药合用，可发生戒断综合征。（3）可延长氯丙嗪的半衰期。

【制剂与规格】

佐匹克隆片：3. 75 mg; 7. 5 mg。

唑吡坦(Zolpidem)

【药理作用】

唑吡坦是咪唑吡啶类催眠药，其药效学活性有肌松弛、抗焦虑、镇静、催眠、抗惊厥、引起遗忘。其镇静作用所需的剂量低于抗惊厥、肌松弛和抗焦虑作用所需的剂量。缩短入睡所需的时间，减少夜间醒来的次数，增加总的睡眠持续时间并改善睡眠质量。延长中度睡眠期和深睡（熟睡）期。

【药物动力学】

生物利用度 70%，0. 5～3 h 达峰浓度。血浆蛋白结合率 92%。经肝脏代谢，以非活性的代谢物形式，60% 由尿液，40% 由粪便排泄。消除半衰期 0. 7～3. 5 h，平均 2. 4 h。不能被血液透析清除。

【适应证】

限于严重睡眠障碍如偶发性失眠症、暂时性失眠症。

【用法与用量】

口服片剂：成人，一次 10 mg 睡前顿服，一日量不超过 10 mg。老年、肝功能不全者，一次 5 mg 睡前顿服。尽可能短期用药，最短数天，最长 3 周，包括逐渐减量期。对偶发性失眠（如旅行期间），可服用 2～5 d；对暂时性失眠（如烦恼期间），可服用 2～3 周。

【不良反应】

（1）可见腹泻、恶心、呕吐、腹痛、疲劳、幻觉、兴奋、噩梦、意识错乱、易激惹。（2）嗜睡、头痛、头昏、失眠症加剧、顺行性遗忘、梦游症等。

【禁忌证】

对本品过敏者；严重呼吸功能不全；睡眠呼吸暂停综合征；严重急慢性肝功能不全；重症肌无力。

【注意事项】

（1）妊娠期和哺乳期避免使用。（2）18岁以下用药的安全性和有效性尚未确立。（3）抑郁症、呼吸功能障碍、肝功能不全者慎用。（4）本品含有乳糖，先天性半乳糖血症、葡萄糖或半乳糖吸收不良综合征、乳糖酶缺乏症禁用。（5）少数次日早晨出现头晕、困倦、乏力、精神警觉度降低等状况。在此状况下或服药不足8 h，不宜驾驶机动车、操纵机械或从事其他需要精神警觉度的工作。（6）禁止饮酒。

【药物相互作用】

（1）与中枢抑制药合用，中枢抑制作用增强。（2）CYP抑制药可增强其安眠作用，CYP诱导药可降低其作用。

【制剂与规格】

酒石酸唑吡坦片：5 mg；10 mg。

（王宝华　王相海）

第七章

心血管系统用药

‖ 第一节　抗心绞痛药 ‖

心绞痛(angina pectoris)是由于冠状动脉粥样硬化,血管管腔狭窄、痉挛或一过性阻塞,导致心肌急剧而短暂的缺血所出现的临床症状。分为慢性稳定型、不稳定型两类。

稳定型心绞痛(stable angina):冠状动脉粥样硬化导致管腔狭窄,直径减少50%～75%以上时,在过度劳累或精神应激时可诱发心肌缺血,引起心绞痛。急性发作时给予硝酸甘油0.3～0.6 mg,或硝酸异山梨酯5～10 mg舌下含服。缓解期可选用缓释或长效硝酸酯类药。β受体拮抗剂常与硝酸酯类药合用增效。心绞痛控制不满意时可加用钙通道阻滞剂,本类药还具有解除冠状动脉痉挛的作用,对变异型心绞痛为首选。常用的钙通道阻滞剂有二氢吡啶类如硝苯地平等;苯噻氮类如地尔硫䓬等。

不稳定型心绞痛(unstable angina):主要由于冠状动脉粥样硬化斑块纤维帽破裂或斑块内出血、表面血小板聚集、血栓形成或诱发冠状动脉痉挛,导致心肌缺血。其心绞痛发作不一定与劳累相关,可在休息时或睡眠中发作。心绞痛程度较重、持续时间较长、硝酸酯类药缓解作用较弱。重者可出现明显心电图缺血性ST段、T波变化。在临床上列入"急性冠状动脉综合征"(acute coronary syndrome, ACS)范畴。急性发作时除卧床休息、吸氧、硝酸甘油或硝酸异山梨酯舌下含服外,常采用静脉滴注用药。以硝酸甘油每分钟10 μg开始,每3～5 min可增加5～10 μg,直至症状缓解,并可持续静滴维持。持续滴注的时限为24～48 h,开始24 h一般不会产生耐受性,后24 h若疗效减弱或消失可增加滴注剂量。但持续时间一般不应超过48 h,以免出现耐受性。

对药物治疗效果不佳,心绞痛发作时伴有严重心律失常、心功能不全、血流动力学障碍等,应采用经皮冠状动脉介入术(PCI)或冠状动脉搭桥术(CABG)。

本节有硝酸酯类药硝酸甘油、硝酸异山梨酯、单硝酸异山梨酯,钙通道阻滞剂硝苯地平、地尔硫䓬、尼可地尔。具有抗心绞痛的β受体拮抗剂如美托洛尔等参阅本章第二节。

硝酸甘油(Nitroglycerin)

【药理作用】

硝酸甘油属硝酸酯类药。主要作用是松弛血管平滑肌而引起血管扩张。可释放一氧化氮，激活鸟苷酸环化酶，使平滑肌和其他组织内的环鸟苷酸增加，继而降低细胞液中的游离钙浓度而松弛平滑肌细胞。本品以扩张静脉为主。外周静脉扩张使静脉血管床血液积聚，回心血量减少，左心室舒张末压(前负荷)降低。小动脉扩张使外周阻力(后负荷)降低。对心外膜冠状动脉分支也有扩张作用。由于心脏做功减少，冠状动脉供血增加，可缓解心绞痛。治疗剂量时就可降低收缩压、舒张压和平均动脉压，而反射性地使心率稍增快。

【药物动力学】

舌下含服立即吸收而完全。2～3 min 起效，5 min 达最大效应，血药峰浓度为 2～3 ng/mL，作用持续 10～30 min。舌下含化生物利用度 80%，而口服因首过消除，生物利用度仅为 8%。半衰期 1～4 min。主要在肝内代谢，经肾排出。

【适应证】

用于治疗和预防心绞痛发作。亦用于治疗充血性心力衰竭、降低高血压。

【用法与用量】

片剂：舌下含服，不可吞服。成人一次 0. 25～0. 5 mg，每 5 min 可重复，直至疼痛缓解。若 15 min 内总量达 1. 5 mg 后疼痛仍持续存在，应立即就医。亦可在活动或排便之前 5～10 min 做预防性使用，可避免诱发心绞痛。

注射剂：静脉滴注。静滴即刻起作用。用 5% 葡萄糖或 0. 9% 氯化钠溶液稀释，可配制成任意浓度，主要通过滴速来调节剂量，使用微量注射泵恒速输入。因个体差异很大，静滴时无固定的适合剂量，应根据个体的血压、心率和其他血流动力学参数来调整。

成人常用量：(1) 用于降低血压或治疗心衰时，开始剂量 5 μg/min，可每隔 3～5 min 增加滴速 5 μg/min，如在 20 μg/min 时无效可按 10 μg/min 递增，以后可按 20 μg/min 递增。推荐滴速范围为 10～200 μg/min，但在一些外科手术过程中用量可增至 400 μg/min。(2) 手术：用来控制高血压或在手术中保持低血压状态，初始剂量 25 μg/min，可以每隔 5 min 增加 25 μg/min，直到血压稳定为止，虽然在手术中的某些情况下需要增至 400 μg/min，但一般 10～200 μg/min 就足够。治疗手术前心肌缺血的初始剂量为 15～20 μg/min，随后可增加 10～15 μg/min，直到获得所需的效果。(3) 隐匿性充血性心力衰竭：初始剂量 20～25 μg/min。可以降至 10 μg/min，亦可每 15～30 min 增加 20～25 μg/min，直至达到所需的效果。(4) 不稳定型心绞痛：初始剂量 10 μg/min，必要时每隔 30 min 以 10 μg/min 速度增量 1 次。

儿童常用量：持续滴注，滴速按每分钟 0. 25～6 μg/kg。

【不良反应】

（1）用药后即可发生头痛，可为剧烈性、持续性头痛。（2）偶见眩晕、虚弱、心悸和体位性低血压，尤其在直立位和制动时。（3）治疗剂量就可发生明显的低血压反应，表现为恶心、呕吐、虚弱、出汗、苍白和虚脱。（4）偶见晕厥、面红、药疹和剥脱性皮炎。

【禁忌证】

对本品及硝酸酯类过敏者；急性心肌梗死早期有严重低血压及心动过速时；严重贫血；青光眼；颅内压增高；梗阻性肥厚型心肌病。

【注意事项】

（1）妊娠期和哺乳期慎用，确需使用须权衡利弊。哺乳期使用应暂停哺乳。（2）血容量不足、收缩压低、严重肝肾功能不全者慎用。（3）片剂只可舌下含服，不可吞服。应坐位或卧位舌下含化，以免发生体位性低血压、脑供血不足头晕而摔倒。（4）应使用最小有效剂量，小剂量有时亦可能发生严重低血压。发生低血压时可合并反常性心动过缓和心绞痛加重。（5）可使梗阻性肥厚型心肌病引起的心绞痛恶化。（6）不应突然停药，以免发生反跳现象。（7）长时间连续用药可产生耐受性。（8）若出现视力模糊或口干应停药。（9）合并前列腺增生者可加重其尿路梗阻。（10）片剂瓶装开启后 3～6 个月就过期失效。注射液应避光保存，静滴时须采取避光措施。（11）注射液持续滴注的时限为 24～48 h，开始 24 h 一般不会产生耐受性，后 24 h 若疗效减弱或消失可增加滴注剂量。（12）注射液与玻璃输液瓶和聚乙烯输液塞有很好的相容性，与聚氯乙烯不相容，会有明显丢失。

【药物相互作用】

（1）乙酰胆碱、组胺或去甲肾上腺素可减弱其疗效。（2）拟交感胺药如肾上腺素、去氧肾上腺素和麻黄碱可降低其抗心绞痛的效应。（3）与降压药或血管扩张药合用可增加体位性低血压。（4）与三环类抗抑郁药同用可增强降压效应。（5）阿司匹林可增强其血流动力学效应。（6）使用本品时，中度或过量饮酒可导致血压过低。（7）禁止与西地那非合用，因可引起血压过度降低。

【制剂与规格】

（1）硝酸甘油片：0.5 mg。（2）硝酸甘油注射液：1 mL：5 mg。

硝酸异山梨酯(Isosorbide Dinitrate)

【药理作用】

硝酸异山梨酯属速效、长效硝酸酯类药。在体内代谢生成单硝酸异山梨酯而起作用。作用机制同硝酸甘油（参阅硝酸甘油）。

【药物动力学】

口服吸收快而完全，首过消除明显，口服生物利用度 22%，15～40 min 起效，持续 4～6 h。舌下含服生物利用度 60%，2～5 min 起效，15 min 达最大效应，作用持续 1～2 h。口服、舌下含服、静注半衰期分别为 4 h、1 h、20 min。25% 以葡糖醛酸、2% 以原形由尿排出，粪便排出 ＜ 1%。主要在肝内代谢为 5- 单硝酸异山梨酯（75%～85%）和 2- 单硝酸异山梨酯（15%～25%），二者均有生物活性，消除半衰期分别为 5. 1 h、3. 2 h。

【适应证】

防治冠心病心绞痛，心肌梗死后持续心绞痛的治疗。与强心苷类药、利尿药联用治疗慢性充血性心力衰竭。亦用于治疗肺动脉高压。

【用法与用量】

口服片剂：口服或含化，应个体化用药。

成人常用量：（1）预防心绞痛：一次 5～10 mg，一日 2～3 次，一日总量 10～30 mg。（2）缓解心绞痛发作时症状：舌下含化 5 mg，3～5 min 可缓解心绞痛。（3）心衰：一次 5～20 mg，q6h 或 q8h。

儿童常用量：按一次 0. 2～0. 3 mg/kg，一日 2～4 次。

硝酸异山梨酯氯化钠或葡萄糖注射液：直接静滴。主要用于心绞痛和充血性心力衰竭。剂量根据病情需要和临床反应情况进行调整，并需要监测血流动力学参数。常用浓度为 50 μg/mL 或 100 μg/mL，若需限制液体摄入时浓度为 200 μg/mL。使用微量注射泵以便更准确地控制给药速率。

成人常用量：初始剂量从 30 μg/min，根据情况每 4～5 min 增加 10～20 μg/min。一般用量为 2～10 mg/h。观察 0. 5～1 h，然后根据反应进行调整。若无不良反应可加倍，通常最大量不超过 8～10 mg/h。然而，有心衰时可能需要增量达 10 mg/h，个别甚至高达 50 mg/h。疗程一般为 10 d 左右。

儿童常用量：持续滴注，滴速按每分钟 0. 5～20 μg/kg。

【不良反应】

在开始用药时因血管扩张，可出现头痛、面部潮红、眩晕、多汗、呕吐、体位性低血压和反射性心动过速。偶见血压明显降低、心动过缓和心绞痛加重，罕见虚脱及晕厥。

【禁忌证】

对本品及硝酸酯类过敏者；急性循环衰竭（休克、循环性虚脱）；严重低血压（收缩压 ＜ 90 mmHg）；急性心肌梗死伴低充盈压（除非在有持续血流动力学监测的条件下）；梗阻性肥厚型心肌病；缩窄性心包炎或心包填塞；严重贫血；青光眼；头部创伤；脑出血或头颅外伤；颅内压增高症；原发性肺动脉高压。

【注意事项】

（1）妊娠期和哺乳期尽量避免使用。（2）主动脉瓣或二尖瓣狭窄、甲减、营养不良、严重肝肾疾病、体重过低者慎用。（3）应严密观察病人的心率和血压。（4）不应突然停药，以免发生反跳现象。

【药物相互作用】

（1）其他血管扩张药、钙通道阻滞剂、β受体拮抗剂、降压药、三环类抗抑郁药、乙醇可增强其降压作用。（2）可提高二氢麦角胺的血药浓度，作用及毒性增强。（3）类固醇类药可降低其疗效。（4）禁止与西地那非合用，因可引起血压过度降低。

【制剂与规格】

（1）硝酸异山梨酯片：5 mg。（2）硝酸异山梨酯氯化钠注射液：100 mL：10 mg。（3）硝酸异山梨酯葡萄糖注射液：100 mL：10 mg。

单硝酸异山梨酯(Isosorbide Mononitrate)

【药理作用】

单硝酸异山梨酯是硝酸异山梨酯的主要活性代谢物5-硝酸山梨酯，属长效硝酸酯类药。作用机制同硝酸甘油和硝酸异山梨酯。参阅硝酸甘油和硝酸异山梨酯。

【药物动力学】

口服吸收快而完全，无肝脏首过消除。普通片生物利用度达100%，缓释片为90%～100%。1 h达峰浓度。普通片作用持续时间为6 h，缓释片为8～9 h。静脉用药45 min起效，作用持续24～48 h。在心、脑和胰腺中含量较高，脂肪组织、皮肤、结肠、肾上腺、肝脏中含量较低。血浆蛋白结合率约5%。主要在肝内脱硝基为无活性的异山梨醇和右旋山梨醇等，消除半衰期为5～6 h。主要经肾由尿排泄，经胆汁由粪便排出量不足1%。可被血液透析清除。

【适应证】

冠心病心绞痛和心力衰竭的长期治疗，预防心绞痛，与强心苷类药、利尿药合用治疗慢性充血性心力衰竭。治疗肺动脉高压。

【用法与用量】

口服片剂：饭后服。一次10～20 mg，一日2～3次。严重者一次40 mg，一日2～3次。预防心绞痛：一次5～10 mg，一日2～3次，一日量10～30 mg。需个体化用药。

缓释片：一次50～60 mg，早餐后顿服。需个体化用药。

注射剂：静脉滴注。一次20 mg加入5%葡萄糖或0. 9%氯化钠溶液250 mL中，qd。开始滴速按1～2 mg/h，根据反应调整，最大滴速为8～10 mg/h。注意观察心率和血压。

【不良反应】、【禁忌证】、【注意事项】、【药物相互作用】

同硝酸甘油和硝酸异山梨酯（参阅硝酸甘油和硝酸异山梨酯）。

【制剂与规格】

（1）单硝酸异山梨酯片：10 mg；20 mg。（2）单硝酸异山梨酯缓释片：30 mg；40 mg；50 mg；60 mg。（3）单硝酸异山梨酯注射液：1 mL : 10 mg；5 mL : 20 mg。

硝苯地平（Nifedipine）

【药理作用】

硝苯地平为二氢吡啶类钙通道阻滞剂。可选择性地抑制 Ca^{2+} 进入心肌细胞和平滑肌细胞的跨膜转运，其扩张冠状动脉和周围动脉作用强。（1）能同时舒张正常供血区和缺血区的冠状动脉，缓解冠状动脉痉挛，增加心肌氧的供应，解除和预防冠状动脉痉挛。（2）可抑制心肌收缩，降低心肌代谢，减少心肌耗氧量。（3）能舒张外周阻力血管，降低外周阻力，可使收缩压和舒张压降低，减轻心脏后负荷。

【药物动力学】

普通片口服吸收良好，15 min 起效，30 min 达峰浓度，作用持续 4～8 h。舌下含化或嚼服起效快，达峰时间提前，2～3 min 起效，20 min 达峰值。血浆蛋白结合率 90%。分布半衰期为 2. 5～3 h，消除半衰期为 5 h。在肝内转换为无活性的代谢物，约 80% 经肾排泄，20% 随粪便排出。缓释片 1. 6～4 h 达峰浓度，服药 1 次作用持续 12 h。控释片血药浓度逐渐升高，约 6 h 达平台，波动小，可维持 24 h。

【适应证】

用于治疗心绞痛、高血压。心绞痛包括变异型心绞痛、不稳定型心绞痛、慢性稳定型心绞痛，以及儿童川崎病发生冠状动脉狭窄时。治疗高血压可单用或与其他降压药联合。

【用法与用量】

普通片用于治疗心绞痛、高血压。缓释片或控释片主要用于治疗高血压。

口服普通片：病情紧急时可嚼服或舌下含服。从小剂量开始，依病情和耐受力调节剂量。

成人常用量：开始一次 10 mg，tid。维持量一次 10～20 mg，tid。有明显冠状动脉痉挛者可一次 20～30 mg，tid 或 qid。一次最大量 30 mg，一日最大量 120 mg。病情紧急时可嚼服或舌下含服，一次 10 mg，根据效应和病情决定是否再次用药。在严格监护下的住院病人，可根据心绞痛或缺血性心律失常的控制情况，每隔 4～6 h 增量 1 次，每次增加 10 mg。

儿童常用量：1 月龄～12 岁，开始按一次 0. 2～0. 3 mg/kg，tid。一日最大量不超过 3 mg/kg（90 mg）。> 12 岁，一次 5～10 mg，tid。一日最大量不超过 90 mg。

口服缓释片：成人，一次 10～20 mg，bid；或一次 20～40 mg，qd。一次最大量 40 mg，一日最大量 120 mg。

口服控释片：应整片吞服，不可掰开或嚼服。成人，一次 30～60 mg，qd。

【不良反应】

(1) 常见面部潮红、头晕、头痛、恶心。(2) 少见足踝部水肿、牙龈增生、低血压。(3) 少见心悸、心动过速。(4) 罕见胸痛、呼吸困难、昏厥、胆石症、肝损害。

【禁忌证】

对本品过敏者;妊娠期和哺乳期;心源性休克;急性卟啉病。

【注意事项】

(1) 哺乳期使用应停止哺乳。(2) 应从小剂量开始,尤其是老年人。应根据病情和耐受力逐渐调整,剂量过大可导致血压过低。(3) 重度主动脉瓣狭窄不宜用。(4) 严重肝功能不全时应减量。(5) 停药时应缓慢减量。长期给药不宜骤停,以免发生停药综合征而出现反跳现象。(6) 可影响驾驶和操作机械的能力。

【药物相互作用】

(1) 可增加地高辛血药浓度,合用应注意调整后者的剂量。(2) 与硝酸酯类药合用,抗心绞痛作用增强。(3) 与β受体拮抗剂合用增效,但可能导致血压过低、心功能抑制甚至心衰。(4) 与哌唑嗪合用可导致血压过低。(5) 蛋白结合率高的药物,如苯妥英钠、奎尼丁、奎宁、双香豆素、华法林等与本品同用,这些药物的游离浓度常发生改变。可使苯妥英钠血药浓度升高;可使奎尼丁的血药浓度降低,抗心律失常作用减弱。(6) 西咪替丁使其峰浓度增高,效应增强。(7) 利福平可降低其血药浓度,不宜合用。

【制剂与规格】

(1) 硝苯地平片:5 mg; 10 mg。(2) 硝苯地平缓释(控释)片:20 mg; 30 mg。

地尔硫䓬(Diltiazem)

【药理作用】

地尔硫䓬属苯噻氮类钙通道阻滞剂,对心脏的电生理效应与维拉帕米相似。通过作用于心肌、冠状动脉血管、末梢血管的平滑肌以及房室结等部位的钙通道,抑制 Ca^{2+} 由细胞外向细胞内的跨膜内流,减少细胞内 Ca^{2+} 的浓度。缓解和预防心肌、血管平滑肌细胞的收缩,具有扩张冠状动脉和末梢血管、改善心肌肥大及延长房室结传导时间等作用,可有效治疗高血压、心绞痛、心律失常。

【药物动力学】

吸收较完全,吸收率约80%,首过消除明显,生物利用度仅40%。单次口服30～120 mg,2～3 h达峰浓度。有效血药浓度50～200 ng/mL。血浆蛋白结合率70%～80%。消除半衰期为3. 5 h。在体内代谢完全,仅2%～4%原形由尿排出。

【适应证】

用于冠心病心绞痛、高血压、肥厚型心肌病。

【用法与用量】

口服片剂：餐前及睡前服。成人，初始剂量一次 30 mg，tid 或 qid。每 1～2d 可增加一次剂量，直至获得最佳疗效。维持量范围为一日 90～360 mg。

【不良反应】

（1）可有水肿、头痛、恶心、眩晕、皮疹、乏力。（2）食欲缺乏、呕吐、腹泻、感觉异常等。（3）偶见房室传导阻滞、心动过缓、低血压，罕见心脏停顿和窦性停搏。（4）罕见急性肝损害，停药后可恢复。

【禁忌证】

对本品过敏者；妊娠期和哺乳期；病态窦房结综合征以及二度或三度房室传导阻滞未安装起搏器者；收缩压 < 90 mmHg；充血性心力衰竭；心源性休克；急性心肌梗死或肺充血。

【注意事项】

（1）可进入乳汁且近于血药浓度，哺乳期使用应停止哺乳。（2）心肌病、心动过缓、一度房室传导阻滞、血压偏低、伴有预激综合征的心房颤动与心房扑动、正在使用β受体拮抗剂者慎用。（3）肝肾功能不全者慎用，若使用应用小剂量。（4）老年人应从小剂量开始。（5）长期用药应定期检测肝肾功能。

【药物相互作用】

（1）与β受体拮抗剂合用耐受较好，但在左心室功能不全及传导功能障碍中资料尚不充分。可增加普萘洛尔生物利用度 50%，因而在开始或停止两药合用时需调整后者的剂量。（2）西咪替丁可明显增加其血药浓度峰值及 AUC，雷尼替丁可使其血药浓度轻度升高。（3）可使地高辛血药浓度增高。（4）与麻醉药合用，可增加对心肌收缩、传导、自律性的抑制作用，并有血管扩张作用。合用时须调整剂量。

【制剂与规格】

盐酸地尔硫䓬片：30 mg。

尼可地尔（Nicorandil）

【药理作用】

尼可地尔是烟酰胺的硝酸酯衍生物。可阻止细胞内 Ca^{2+} 游离，增加细胞膜对 K^{+} 的通透性，扩张冠状血管，持续性增加冠状动脉血流量，抑制冠状动脉痉挛。在扩张冠状血管时，并不影响血压、心率、心肌收缩力以及心肌耗氧量。还具有抑制血小板聚集，防止血栓形成的作用。

【药物动力学】

口服吸收良好，30～60 min 达峰浓度。生物利用度 75%。血浆蛋白结合率

34.2%～41.5%体内代谢过程主要是脱硝酸酯。给药量20%的主要代谢物经尿排出。消除半衰期约1 h。

【适应证】

冠心病心绞痛的预防和治疗。

【用法与用量】

口服片剂：成人，起始剂量一次5 mg，一日2～3次。根据病情可逐渐增至最大量一次20 mg，bid。

【不良反应】

（1）常见头痛、头晕、耳鸣、失眠等。（2）少见腹痛、腹泻、食欲不振、消化不良、恶心、呕吐、便秘。（3）少见心悸、乏力、颜面潮红、血管性水肿、全身不适、光敏反应等。（4）偶见口角炎、肝功能损害、黄疸、转氨酶（ALT及AST）升高、血小板减少。（5）罕见口腔溃疡、消化性溃疡、肛门溃疡。（6）大剂量时可出现反射性心率加快、严重低血压等。

【禁忌证】

对本品及烟酸过敏者；心源性休克；低血压；左心衰竭合并充盈压降低。

【注意事项】

（1）妊娠期、青光眼、肝功能减退者慎用。（2）低血容量、收缩压低、急性肺水肿避免使用。

【药物相互作用】

禁止与西地那非合用，因可引起血压过度降低。

【制剂与规格】

尼可地尔片：5 mg。

‖ 第二节 抗心律失常药 ‖

心律失常（arrhythmia）是指心脏冲动的频率、节律、起源部位、传导速度或激动次序的异常。由于窦房结激动异常或激动产生于窦房结以外，激动的传导缓慢、阻滞或经异常通道传导。可单独发病亦可与心血管病伴发，可突然发作而致猝死，亦可持续累及心脏而衰竭。根据心律失常时心率的快慢，分为快速性心律失常和缓慢性心律失常。快速性心律失常，如期前收缩、心动过速、扑动、颤动；缓慢性心律失常，如停搏、心动过缓、传导阻滞等。根据其发生部位则又可分为房性、房室交界性和室性心律失常。

抗心律失常药通常分为两大类：治疗快速性心律失常药和治疗缓慢性心律失常

药。前者根据作用于心肌细胞的电活动的机制分为4类：Ⅰ类：钠通道阻滞剂（膜稳定药），又分为三个亚类，Ⅰa类如普鲁卡因胺等；Ⅰb类如美西律、利多卡因、苯妥英钠等；Ⅰc类如普罗帕酮、莫雷西嗪等。Ⅱ类：β受体拮抗剂，如普萘洛尔、阿替洛尔、美托洛尔等。Ⅲ类：钾通道阻滞剂（延长动作电位时程药），如胺碘酮、索他洛尔等。Ⅳ类：钙通道阻滞剂，如维拉帕米等。其他：不属上述分类而具有抗心律失常作用如腺苷。

应当注意，抗心律失常药有附加的负性变力作用，尤其对有器质性心脏病、合并心功能不全或心肌缺血者。必须指出，抗心律失常药在某种条件下，都可能引起新的心律失常或使原有心律失常加重，称为促心律失常作用。低钾血症能增加多种药物的致心律失常作用。

本节有Ⅰb类的美西律，Ⅰc类的普罗帕酮、莫雷西嗪；Ⅱ类β受体拮抗剂的普萘洛尔、阿替洛尔、美托洛尔、艾司洛尔；Ⅲ类钾通道阻滞剂的索他洛尔、胺碘酮、伊布利特；Ⅳ类钙通道阻滞剂的维拉帕米。临床常用的Ⅰb类的盐酸利多卡因，参阅第三章第一节，局部麻醉药。其他抗心律失常药参阅有关章节。

美西律（Mexiletine）

【药理作用】

美西律属Ⅰb类抗心律失常药。能抑制Na^+内流，缩短动作电位，相对延长有效不应期和降低兴奋性。用于QT间期延长的室性心律失常。此外，还有抗惊厥及局部麻醉作用。对心肌的抑制作用较小。

【药物动力学】

口服吸收完全，生物利用度80%～90%。30 min起效，2～3 h达峰浓度，作用持续约8 h。血浆蛋白结合率50%～60%。体内分布广泛，红细胞内的浓度比血药浓度高15%。主要在肝内代谢成多种产物，药理活性很小。约10%以原形经肾排出，酸性尿其清除速度加快，碱性尿则减慢。消除半衰期单次用药为10～12 h，多次用药为13 h，急性心肌梗死为17 h。肝功能不全者延长。

【适应证】

用于快速性室性心律失常，如室性期前收缩、室性心动过速。

【用法与用量】

口服片剂：成人，首次0.2～0.3 g，必要时2 h后再服0.1～0.2 g。一般维持量一日0.4～0.8 g，分2～3次。极量一日1.2 g，分3次。儿童，按一日6～8 mg/kg，分2～3次。稳定后可减量。

【不良反应】

（1）恶心、呕吐，肝损害。（2）头晕、震颤、共济失调、眼球震颤、嗜睡、昏迷及惊厥、复视、视物模糊、精神失常、失眠。(3) 窦性心动过缓及窦性停搏、胸痛、室性心动过速、低血压、心衰。(4) 少见皮疹，偶见白细胞和血小板减少。

【禁忌证】

对本品过敏者；哺乳期；心源性休克；二度或三度房室传导阻滞；病态窦房结综合征。

【注意事项】

(1) 妊娠期应避免使用，确需使用须权衡利弊。哺乳期使用应暂停哺乳。(2) 低血压、严重充血性心力衰竭、室内传导阻滞、严重窦性心动过缓、严重肝肾功能不全、癫痫慎用。(3) 有严重器质性心脏病、急性心肌梗死可能增加病死率，故应慎用。(4) 可引起严重心律失常，多发生于恶性心律失常者。在危及生命的心律失常病人中可能使心律失常恶化。(5) 无症状的室性期前收缩不宜用。(6) 心电图 PR 间期延长、QRS 波增宽或出现其他心律失常，或原有心律失常加剧，均应立即停药。(7) 定期检查血压、心电图和肝功能，尤其是老年人。

【药物相互作用】

(1) 肝药酶诱导药如苯妥英钠、苯巴比妥、利福平可降低其血药浓度。(2) 吗啡可延迟并减少其吸收。(3) 抗酸药可减低其血药浓度，但亦可因尿 pH 增高，血药浓度升高。(4) 与奎尼丁、普萘洛尔或胺碘酮合用效果较好，用于单一药物无效的顽固室性心律失常。但不宜与Ⅰb类药合用。

【制剂与规格】

盐酸美西律片：50 mg; 100 mg。

普罗帕酮(Propafenone)

【药理作用】

普罗帕酮属Ⅰc类抗心律失常药。延长传导、动作电位的持续时间及有效不应期，提高心肌细胞阈电位，明显减少心肌的兴奋性。既作用于心房、心室，也作用于兴奋的形成及传导。

【药物动力学】

口服吸收良好，其生物利用度呈剂量依赖性。0.5～1 h 起效，2～3 h 达峰浓度，作用持续 6～8 h，血浆蛋白结合率 93%。消除半衰期单次用药为 3.5～4 h，多次用药为 6～7 h。主要在肝内代谢。主要代谢物为 5- 羟普罗帕酮和 N- 去丙基帕利哌酮，均具有抗心律失常活性。约 1% 以原形经肾排出，90% 以氧化代谢物经肾和肠道排泄。

【适应证】

口服制剂用于各类期前收缩，如室性或室上性异位期前收缩。亦用于预防阵发性室性或室上性心动过速、预激综合征伴室上性心动过速、心房扑动或心房颤动。注射剂用于阵发性室性、室上性心动过速及心房颤动，包括预激综合征伴有此类心律失常发作者。

【用法与用量】

口服片剂：由于其局部麻醉作用，宜在饭后与饮料或食物同时吞服，不得嚼碎。

成人常用量：开始一次 0.1～0.2 g，一日 3～4 次。治疗量一日 0.3～0.9 g，分 4～6 次。维持量一日 0.3～0.6 g，分 2～4 次。

儿童常用量：按一次 1～3 mg/kg，一日 3～4 次。或按一日 0.2～0.6 g/m^2；或体重 < 15 kg 者按一日 10～20 mg/kg，> 15 kg 者按一日 7～15 mg/kg，均分 3 次。

注射剂：静脉注射、静脉滴注。用 5% 葡萄糖溶液稀释。静注可中止阵发性室性或室上性心动过速和预激综合征伴室上性心动过速，电转复律后室颤发作等。

成人常用量：按一次 70 mg，或按一次 1～1.5 mg/kg，于 10 min 内缓慢静注，必要时 10～20 min 重复 1 次，总量不超过 210 mg。静注起效后改为持续滴注，滴速按 0.5～1 mg/min，或改用口服制剂维持。

儿童常用量：负荷量按 1～1.5 mg/kg，于 10 min 内缓慢静注，必要时 10～20 min 重复 1 次。维持量按每分钟 4～7 μg/kg 持续滴注，24 h 总量不超过 6 mg/kg。

【不良反应】

（1）可有口干、舌唇麻木、味觉障碍。（2）头痛、头晕、恶心、呕吐、便秘、胆汁淤积性肝损害等。（3）少见窦房结抑制、房室传导阻滞、PR 间期和 QT 间期延长、QRS 波增宽。（4）少见加重心衰和支气管痉挛等。

【禁忌证】

对本品过敏者；无起博器保护的窦房结功能障碍、二度或三度房室传导阻滞、双束支传导阻滞；严重充血性心力衰竭；心源性休克；严重低血压。

【注意事项】

（1）妊娠期应避免使用，确需使用须权衡利弊。哺乳期使用应暂停哺乳。（2）急性心肌梗死慎用，可能增加病死率。（3）一度房室传导阻滞、严重心肌损害、严重心动过缓、肝肾功能不全者、低血压慎用。（4）老年人用药后可能出现血压下降，且易发生肝、肾损害。因此要谨慎应用，若使用应减量。（5）若出现高度窦房阻滞或高度房室性传导阻滞时，可给予乳酸钠、阿托品、异丙肾上腺素或间羟胺等解救。

【药物相互作用】

（1）与其他抗心律失常药如奎尼丁、维拉帕米、普鲁卡因胺合用，可提高抗心律失常疗效，但不良反应也增加，因此应减量。（2）与局麻药合用可增加中枢神经系统的副作用。（3）可使地高辛、普萘洛尔、美托洛尔、华法林的血药浓度升高。（4）西咪替丁可使其血药稳态水平提高。（5）苯巴比妥、利福平可降低其血药浓度。

【制剂与规格】

（1）盐酸普罗帕酮片：50 mg；100 mg。（2）盐酸普罗帕酮注射液：10 mL：35 mg。

莫雷西嗪(Moricizine)

【药理作用】

莫雷西嗪属Ⅰc类抗心律失常药。可抑制快 Na^+ 内流，具有膜稳定作用，缩短2相和3相复极及动作电位时间，延长有效不应期。对窦房结自律性影响很小，但可延长房室及希浦系统的传导。对血流动力学作用轻微，有严重器质性心脏病可使其心衰加重。

【药物动力学】

口服生物利用度38%。饭后30 min服可影响吸收速度，使峰浓度下降，但不影响吸收量。口服后0.5～2 h达峰浓度。蛋白结合率约95%。可进入乳汁。约60%经肝脏生物转化，至少有2种代谢物具有药理活性。半衰期为1.5～3.5 h。抗心律失常作用与血药浓度的高低和时程无关。给药量的56%从粪便排出，约39%从尿排出。

【适应证】

主要用于治疗室性心律失常，包括室性早搏和室性心动过速。亦用于房性早搏和房性心动过速、心房颤动和扑动。

【用法与用量】

口服片剂：成人，首剂0.3 g，维持量0.6 g。通常一次0.15～0.3 g，q8h。极量一日0.9 g。应个体化用药，在用本品前，应停用其他抗心律失常药物1～2个半衰期。

【不良反应】

可见头晕、头痛、乏力、嗜睡、恶心、呕吐、消化不良、腹痛、出汗、感觉异常、口干、复视等。致心律失常作用的发生率约3.7%。

【禁忌证】

对本品过敏者；心源性休克；二度或三度房室传导阻滞及双束支传导阻滞且未安装起搏器者。

【注意事项】

（1）妊娠期和哺乳期避免使用，除非利大于弊，哺乳期使用应暂停哺乳。（2）18岁以下用药的安全性和有效性尚未确立。（3）本品在心肌梗死后无症状的非致命性室性心律失常病人中，可增加2周内的病死率，长期应用也未对改善生存有益，故应慎用于此类病人。（4）注意促心律失常作用与原有心律失常加重的鉴别。用药早期最好能进行监测。（5）一度房室阻滞和室内阻滞、肝肾功能不全、严重心衰慎用。（6）用药期间检查血压、心电图、肝功能。

【药物相互作用】

（1）西咪替丁可使其血药浓度增加，同用应减少本品剂量。（2）可使茶碱类药物清除加快，半衰期缩短。（3）与华法林合用时可改变凝血酶原时间，在华法林稳定抗凝的病人开始用本品或停用本品时应进行监测。

【制剂与规格】

盐酸莫雷西嗪片：50 mg。

普萘洛尔（Propranolol）

【药理作用】

普萘洛尔为非选择性β受体拮抗剂，属Ⅱ类抗心律失常药。通过减弱或防止β受体兴奋而使心脏收缩力与收缩速度下降、传导速度减慢，使心脏对运动或应激反应减弱而产生抗心律失常作用。由于心脏活动减少，可减低心肌氧耗，增加运动耐量而有利于抗心绞痛。此外，还可通过中枢、肾上腺素能神经元阻滞、抗肾素活性以及减低心排血量等而降低血压。

【药物动力学】

口服吸收率大于90%。因肝代谢而失活，生物利用度仅30%。1～1.5 h达峰浓度，血药浓度存在明显个体差异。血浆蛋白结合率90%～95%。可透过血脑屏障和胎盘，少量进入乳汁。消除半衰期为3.5～6 h。主要由肝代谢，代谢物和小于1%的原形经肾排泄。

【适应证】

用于高血压、心绞痛、室上性快速心律失常和室性心律失常、肥厚型心肌病、心肌梗死、嗜铬细胞瘤、甲亢、偏头痛、非丛集性头痛、焦虑症和震颤。

【用法与用量】

口服片剂：空腹或饭后服。应从小剂量开始，逐渐增量。撤药须逐渐递减。

成人常用量：（1）室上性、室性快速性心律失常：一次10～30 mg，tid或qid，于餐前、睡前服。依病情和耐受力调整剂量。（2）心绞痛：开始一次5～10 mg，tid或qid。每3 d可增加10～20 mg，可逐渐增至一日200 mg，分次服。（3）高血压：开始一次10 mg，bid或tid。应逐渐增量，一日最大量200 mg。可单独或与其他降压药合用。（4）心肌梗死：一日30～200 mg，分2～3次。开始一次10 mg，bid或tid。每3 d可增量1次，可逐渐增至一日200 mg。（5）肥厚型心肌病：一次10～20 mg，tid或qid。可依病情和耐受力调整剂量。（6）嗜铬细胞瘤：控制心动过速。一次10～20 mg，tid或qid。术前用药3 d。一般应先用α受体拮抗剂，待药效稳定后加用本品。（7）偏头痛：一日30～100 mg，分3次。宜从小剂量开始，逐渐增量达最适剂量。（8）甲亢：一次10～20 mg，tid。对甲亢危象者，一次20～80 mg，qid。（9）甲亢术前准备：一次

20～40 mg，q6h。必要时增量直至症状控制，心率恢复至正常范围。手术日清晨还需用药1次，术后继续用药数天，以后根据病情逐渐减量，若病情稳定，可在1周后逐渐停药。（10）焦虑症：一次40 mg，qd。必要时可增至一日2～3次。（11）原发性震颤：一次40 mg，一日2～3次。必要时每周增加1次，可增至一日160 mg。

儿童常用量：（1）高血压：新生儿，开始按一次0.25 mg/kg，tid。1月龄～12岁，按一次0.25～0.5 mg/kg，tid。必要时每周增加剂量。（2）心律失常：新生儿，开始按一次0.25～0.5 mg/kg，tid，根据治疗反应调整剂量。1月龄以上，按一次0.25～0.5 mg/kg，tid，根据治疗反应调整剂量，一次最大量1 mg/kg，qid。（3）嗜铬细胞瘤：控制心动过速。一次10 mg，bid或tid。可逐渐增量以达到控制心率。一般应先用α受体拮抗剂，待药效稳定后加用本品。（4）法洛四联症：新生儿，按一次0.25～1 mg/kg，一日2～3次。一次最大量2 mg/kg，tid。1月龄～12岁，按一次0.25～1 mg/kg，一日3～4次。（5）偏头痛：2～12岁，按一次0.25～0.5 mg/kg，tid，一日最大量4 mg/kg。（6）甲亢：用于心率较快或术前。用量同上述治疗心律失常，心率每分钟 < 90次减量或停药。上述治疗，12岁以上剂量用法同成人。

【不良反应】

（1）可有眩晕、神志模糊（多见于老年人）、精神抑郁、反应迟钝等。（2）头昏（低血压所致），心率缓慢（每分钟 < 50次）。（3）少见支气管痉挛及呼吸困难、充血性心力衰竭。罕见发热和咽痛（中性粒细胞缺乏）、皮疹、出血倾向（血小板减小）。（4）腹泻、倦怠、眼干、口干、皮肤干燥、恶心、指趾麻木、异常疲乏等，雷诺现象如四肢冰冷等。（5）偶见全身性红斑狼疮样反应、多关节病综合征、幻视、性功能障碍或性欲下降。（6）剂量过大可引起低血压、心动过缓、惊厥、呕吐、诱发缺血性脑梗死，可发生心源性休克，甚至死亡。

【禁忌证】

对本品过敏者；哮喘；心源性休克；二度或三度房室传导阻滞；重度或急性心衰；窦性心动过缓。

【注意事项】

（1）有报告妊娠高血压用药后可导致宫内胎儿发育迟缓，分娩时无力造成难产，新生儿可出现低血压、低血糖、呼吸抑制及心率减慢。尽管也有报告对母亲及胎儿均无影响，但应尽量避免使用，不宜作为妊娠期一线用药。（2）哺乳期使用应停止哺乳。（3）过敏体质者、充血性心力衰竭、糖尿病、肺气肿、甲减、雷诺病或其他周围血管疾病、肝肾功能不全者、运动员等慎用。老年人应酌情减量。（4）个体差异较大，须个体化用药。首次使用应从小剂量开始，逐渐增量并密切观察以免发生意外。（5）长期用药少见心衰，可用强心苷类药、利尿药纠正，并逐渐减量至停药。（6）冠心病用药不宜骤停，否则可出现心绞痛、心肌梗死或心动过速。甲亢用药也不可骤停，否则可使其症状加重。（7）长期用药撤药时须逐渐递减，至少经过3 d，一般为2周。（8）糖尿病可引起血糖过低，非糖尿病无降血糖作用，故糖尿病用药应定期检测血糖。(9)定期检测血压，血常规，心、肝、肾功能等。

【药物相互作用】

(1) 与强心苷类药合用，可发生房室传导阻滞而使心率减慢。(2) 与钙通道阻滞剂合用，特别是静注维拉帕米，可加重其对心肌和传导系统的抑制。(3) 氢氧化铝可降低其肠道吸收。(4) 与氯丙嗪合用可增加两者的血药浓度。(5) 茶碱类药和利多卡因可降低其清除率。(6) 与甲状腺素合用可导致三碘甲状腺原氨酸(T_3)浓度降低。(7) 西咪替丁可使其血药浓度增高。(8) 不可与单胺氧化酶抑制剂、氟哌啶醇合用。

【制剂与规格】

盐酸普萘洛尔片：10 mg。

阿替洛尔(Atenolol)

【药理作用】

阿替洛尔为选择性长效 β_1 受体拮抗剂，属Ⅱ类抗心律失常药。不具有膜稳定作用和内源性拟交感活性。其降血压与减少心肌耗氧量的机制与普萘洛尔相同。

【药物动力学】

口服吸收快，吸收率约 50%。1～3 h 达峰浓度，作用持续 24 h。血浆蛋白结合率 6%～16%。广泛分布于各组织，可透过胎盘及进入乳汁，少量透过血脑屏障。半衰期为 6～7 h，肾功能不全时延长，可在体内蓄积。主要以原形经尿排出。能被血液透析清除。

【适应证】

用于高血压、心绞痛、心肌梗死、心律失常、心肌病、甲亢、嗜铬细胞瘤、心衰。心律失常，如室上性和室性心律失常、强心苷类药及儿茶酚胺类药引起的快速性心律失常。

【用法与用量】

口服片剂：空腹或饭后服。应从小剂量开始，逐渐增量。

成人常用量：一次 50～100 mg，qd 或 bid。开始一次 6. 25～12. 5 mg，bid。按需及耐受力可渐增至一日 50～200 mg。肾功能减退，肌酐清除率 < 15 mL/min 者，一日 25 mg；15～35 mL/min 者，一日最大量 50 mg。

儿童常用量：开始按一次 0. 25～0. 5 mg/kg，bid。可根据病情逐渐增量，按一日 0. 5～2 mg/kg，bid。12 岁以上剂量用法同成人。肾功能减退，肌酐清除率 < 15 mL/min 者，减量至常用量的 1/4；15～35 mL/min 者，减量至常用量的 1/2。

【不良反应】

可见低血压、窦性心动过缓、心脏传导阻滞。少见头晕、四肢发凉、疲劳、乏力、肠胃不适、精神抑郁、脱发、银屑病样皮肤反应、银屑病恶化、皮疹、血小板减少。

【禁忌证】

对本品过敏者；二度或三度房室传导阻滞；心源性休克；病态窦房结综合征及严重窦性心动过缓；低血压；严重充血性心力衰竭；哮喘等。

【注意事项】

（1）妊娠期应避免使用，确需使用须权衡利弊。哺乳期使用应停止哺乳。（2）慢阻肺合并高血压、运动员慎用。（3）老年人应酌情减量，尤其是肾功能减退时。（4）儿童应注意检查心率、血压。（5）心衰时可与强心苷类药或利尿药合用，若症状仍存在，应逐渐减量使用。（6）停药过程至少 3 d，通常为 2 周。若有撤药症状，如心绞痛发作可再用药，待稳定后逐渐停用。（7）可改变因血糖降低而引起的心动过速。（8）可使末梢动脉血循环失调，可能对用于治疗过敏反应常规剂量的肾上腺素无反应。

【药物相互作用】

同普萘洛尔（参阅普萘洛尔）。

【制剂与规格】

阿替洛尔片：12. 5 mg；25 mg；50 mg。

美托洛尔（Metoprolol）

【药理作用】

美托洛尔为选择性 β_1 受体拮抗剂，属Ⅱ类抗心律失常药。能阻断 β_1 受体，无内源性拟交感活性，膜稳定作用弱。其阻断 β 受体的作用与普萘洛尔相同，但对 β_1 受体的选择性稍逊于阿替洛尔。对减慢心率、抑制收缩力、降低自律性和延缓房室传导等与普萘洛尔、阿替洛尔相似。对血管和支气管平滑肌的收缩作用较普萘洛尔弱，因此对呼吸的影响较小，但仍强于阿替洛尔。降血压与其血药浓度不平行，而减慢心率则与血药浓度呈线性关系。

【药物动力学】

口服吸收迅速而完全，吸收率 95%。首过消除 25%～60%，生物利用度 50%。1. 5 h 达峰浓度，最大作用时间 1～2 h。能透过血脑屏障，可透过胎盘，能进入乳汁。主要在肝内代谢为羟基美托洛尔，代谢率达 95%，体内的代谢受遗传因素影响。经肾排泄，尿内以代谢物为主，原形小于 5%。半衰期为 3～7 h，快代谢型者为 3～4 h，慢代谢型者为 7. 5 h。血药峰浓度的个体差异可达 20 倍。

【适应证】

用于高血压、心绞痛、肥厚型心肌病、主动脉夹层、室上性快速性心律失常、心房颤动控制心室率、甲亢、嗜铬细胞瘤、慢性心衰。预防和治疗急性心肌梗死的心肌缺血、快速性心律失常和胸痛。

【用法与用量】

口服片剂：应从小剂量开始，逐渐增量。

成人常用量：(1) 高血压：一次 25～50 mg，bid 或 tid。(2) 心绞痛、心律失常、肥厚型心肌病、甲亢等：一次 25～50 mg，bid 或 tid；或一次 100 mg，bid。(3) 心力衰竭：在使用强心苷类药及利尿药、血管紧张素转换酶抑制剂等抗心衰治疗基础上使用。开始一次 6. 25 mg，bid 或 tid。以后可视病情每 2～4 周增加剂量，一次 6. 25～12. 5 mg，一日 2～3 次。可用至最大量一次 50～100 mg，bid。(4) 甲亢辅助治疗：一次 50 mg，qid。(5) 预防偏头痛：一日量 50～200 mg。应从小剂量开始，逐渐增量达有效剂量。

儿童常用量：1 月龄～12 岁。(1) 高血压：按一次 0. 5～1 mg/kg，bid。必要时可增至一日最大量 8 mg/kg，分 2～4 次。(2) 心律失常：按一日 0. 5～1 mg/kg，分 2～3 次，根据治疗反应增量，通常一日 3 mg/kg。(3) 心力衰竭：开始按一次 0. 25 mg/kg，bid。2～3 周内逐渐增至一次 0. 5 mg/kg，bid。上述治疗，12 岁以上剂量用法同成人。

注射剂：静脉注射。用于室上性快速性心律失常，预防和治疗心肌缺血、拟诊或确诊的急性心肌梗死伴快速性心律失常和胸痛。由于静注易出现心率、血压及心排血量的急剧变化，故应在心电监护下谨慎使用。

成人常用量：(1) 室上性快速性心律失常：开始以 1～2 mg/min 的速度静注给药，一次 5 mg。若病情需要，可间隔 5 min 重复注射，总量 10～15 mg 通常足以见效。推荐静脉给药最大总量为 20 mg。静注后 4～6 h，心律失常已经控制，继续口服制剂维持，一次口服剂量不超过 50 mg，一日 2～3 次。收缩压 < 110 mmHg 时不能立即静脉给药。(2) 急性心肌梗死、不稳定心绞痛：立即静注 5 mg，间隔 2 min 后可重复注射，一般总量 10～15 mg。随后 15 min 开始服用口服制剂，一次 25～50 mg，q6h 或 q12h，共 24～48 h。以后一次 50～100 mg，bid。心率每分钟 < 70 次、收缩压 < 110 mmHg 时，或有一度房室传导阻滞不能立即静脉给药。

儿童常用量：用于室上性快速性心律失常。按一次 0. 1 mg/kg（不超过 5 mg），若病情需要可间隔 5 min 重复注射 2～3 次。

【不良反应】

(1) 可见窦性心动过缓、房室传导阻滞、低血压、甚至心衰加重。(2) 外周血管痉挛导致四肢冰冷或脉搏不能触及、雷诺现象。(3) 疲乏和眩晕、抑郁、头痛、多梦、失眠、幻觉。(4) 恶心、胃痛、便秘或腹泻。(5) 其他有气急、瘙痒、耳聋、眼痛、关节痛和腹膜后腔纤维变性等。

【禁忌证】

(1) 对本品过敏者；不稳定、失代偿性心衰（肺水肿，低灌注和低血压）；重度或急性心衰；二度或三度房室传导阻滞；有临床意义的窦性心动过缓或病态窦房结综合征；心源性休克；末梢循环灌注不良；严重周围血管疾病；哮喘及喘息性支气管炎；重度慢阻肺。(2) 对胎儿和新生儿可产生不利影响,妊娠期和分娩期忌用。

【注意事项】

(1) 心、肝功能不全者、低血压、慢阻肺、糖尿病慎用。(2) 哺乳期使用应暂停哺乳。(3) 有哮喘或慢阻肺,确需使用以小剂量为宜,须给予适量的 β_2 受体激动剂。(4) 有下列情况者不能立即静脉用药:室上性快速性心律失常收缩压 < 110 mmHg 时,急性心肌梗死、不稳定心绞痛心率每分钟 < 70 次、收缩压 < 110 mmHg 时,或有一度房室传导阻滞。(5) 治疗拟诊或确诊的急性心肌梗死时,若呼吸困难或冷汗现象有任何加重,不再重复用药。(6) 嗜铬细胞瘤应先使用 α 受体拮抗剂。(7) 对要进行全身麻醉者,应在麻醉前 48 h 停用本品。

【药物相互作用】

(1) 与利血平合用可引起眩晕、低血压。(2) 与强心苷类药同用,可致心率缓慢。(3) 与钙通道阻滞剂合用,可加重其对心肌和传导的抑制。使用时不可静注维拉帕米,有心衰时不可与地尔硫䓬合用。(4) 可增加抗心律失常药(奎尼丁类和胺碘酮)的负性变力和负性传导作用。(5) 预先使用奎尼丁可增加其血药浓度。(6) 吸入麻醉增加其心脏抑制作用。(7) 肝药酶诱导药降低其血药浓度,而肝药酶抑制药则升高其血药浓度。(8) 吲哚美辛等可降低其抗高血压作用。(9) 禁止与单胺氧化酶抑制剂合用,因可导致严重低血压。

【制剂与规格】

(1) 酒石酸美托洛尔片:25 mg; 50 mg。(2) 酒石酸美托洛尔注射液:5 mL:5 mg。

艾司洛尔(Esmolol)

【药理作用】

艾司洛尔为超短效选择性 β_1 受体拮抗剂,无内源性拟交感作用和膜稳定性。作用机制参阅普萘洛尔。

【药物动力学】

注射后很快被红细胞酯酶水解,以每分钟 0.05～0.3 mg/kg 注射,30 min 达稳态血药浓度。给予适当的负荷剂量后,稳态浓度可在 5 min 内达到。单次注射作用持续时 10～30 min。分布半衰期仅 2 min,消除半衰期为 9 min。血浆蛋白结合率 55%。主要以去酯后的代谢物从尿排出。肾功能减退半衰期明显延长。

【适应证】

室上性心律失常,如心房颤动、心房扑动或窦性心动过速时快速控制心室率。围术期高血压和心动过速的控制。

【用法与用量】

注射剂:静脉注射、静脉滴注。应稀释至 10 mg/mL 方可静注,使用微量注射泵以便更准确地控制给药速率。

成人常用量：(1) 室上性心律失常：先静注负荷量按每分钟 0.5 mg/kg，1 min 注射完毕，随后以每分钟 0.05 mg/kg 静注或静滴，4 min 后若取得理想疗效继续维持（若血压或心率太低需调整滴速）。若疗效欠佳，可再给予负荷量按每分钟 0.5 mg/kg，随后以每分钟 0.1 mg/kg 维持。根据病情，维持量可以每分钟 0.05 mg/kg 的幅度递增，直至治疗效果满意。最大维持量不超过每分钟 0.3 mg/kg。(2) 围术期控制心动过速或高血压：① 即刻控制法：80 mg 或按 1 mg/kg，于 30 s 内静注完毕，随后以每分钟 0.15 mg/kg 静滴维持，可较快达到目的。最大维持量滴速不超过每分钟 0.3 mg/kg。但每分钟 0.2 mg/kg 以上的剂量未显示能带来明显的好处。② 逐渐控制法（缓慢控制法）：剂量用法同上述(1)治疗室上性心律失常。治疗高血压的剂量一般比心律失常的剂量较大。

儿童常用量：(1) 室上性心律失常、高血压危象：用于 1 月龄以上儿童，按体重计量，剂量用法同成人室上性心律失常。(2) 法洛四联症：新生儿首剂按 0.6 mg/kg，静注 1～2 min，必要时维持量按每分钟 0.3～0.9 mg/kg 持续滴注。

【不良反应】

(1) 可发生低血压、偶见潮红、心动过缓、胸痛、晕厥、心脏传导阻滞。(2) 少见眩晕、嗜睡、头痛、乏力、感觉异常、焦虑或抑郁、幻想、惊厥等。(3) 偶见支气管痉挛、气短、鼻充血。(4) 偶见恶心、呕吐、便秘、口干、腹部不适或味觉异常。(5) 注射局部皮肤烧灼感、水肿、红斑、硬结等，偶见血栓性静脉炎，甚至坏死。

【禁忌证】、【药物相互作用】

同普萘洛尔（参阅普萘洛尔）。

【注意事项】

(1) 较高浓度（> 10 mg/mL）给药会造成严重的静脉反应，包括血栓性静脉炎。高浓度（> 20 mg/mL）在血管外可造成严重的局部反应，甚至坏死。故应尽量经大静脉给药。(2) 本品可掩盖低血糖反应，糖尿病用药应谨慎。(3) 与维拉帕米合用于心功能不全时可能导致心脏停搏。(4) 用药期间需监测血压、心率、心功能变化。(5) 突然撤药，不会产生与其他 β 受体拮抗剂类似的撤药反应。

【制剂与规格】

艾司洛尔注射液：1 mL∶0.1 g；2 mL∶0.2 g；10 mL∶0.1 g。

索他洛尔(Sotalol)

【药理作用】

索他洛尔归属Ⅲ类抗心律失常药。兼有Ⅱ类和Ⅲ类抗心律失常药物特性。其作用是非心脏选择性的，无内在拟交感作用。可延长动作电位平台相，减慢窦律，延缓房室结传导，使心房、心室肌及传导系统（包括旁路）不应期延长。心电图表现为 PR 间期延长，QRS 轻度增宽，QT 间期明显延长。有轻度降低心排血量和血压的作用。

【药物动力学】

口服吸收完全，生物利用度 90%～100%。2～4 h 达峰浓度。无首过消除。按一日 2 次用药，2～3 d 达稳态血药浓度。不与血浆蛋白结合，也无肝脏代谢。不易透过血脑屏障。全部以原形经肾排出。消除半衰期约 12 h，肾功能减退半衰期延长。

【适应证】

用于心房扑动，心房颤动，预防房性心动过速和预激综合征伴房性心动过速。各种室性心律失常，包括室性早搏、持续性及非持续性室性心动过速。

【用法与用量】

口服片剂：成人，开始一次 80 mg，bid。根据病情需要可在 2～3 d 内增加剂量，一次 120～160 mg，bid。对于威胁生命的室性心动过速，在严密监护下，一日最大量可达 480～640 mg。肾功能不全者适当减量。新生儿，开始按 1 mg/kg，bid。必要时间隔 3～4 d 增加剂量，一次最大量 4 mg/kg，bid。1 月龄～12 岁，开始 1 mg/kg，bid。必要时间隔 2～3 d 增加剂量，一次最大量 4 mg/kg，bid；或一次最大量 80 mg，bid。12 岁以上剂量用法同成人。

【不良反应】

（1）与其作用相关的有心动过缓、低血压、支气管痉挛等。（2）少见气短、乏力、眩晕、恶心、呕吐、皮疹、肢痛等。（3）严重的不良反应是致心律失常作用，由于 QT 间期延长，可致尖端扭转型室速和新的严重室性心律失常。与 QT 间期延长有关外，与剂量较大、低钾血症、严重心脏疾病等也有关。还可发生心动过缓、低血压、晕厥、呼吸困难、水肿、心力衰竭加重等。

【禁忌证】

对本品过敏者；妊娠期和哺乳期；窦性心动过缓；哮喘；病态窦房结综合征；二度或三度房室传导阻滞（安装心脏起搏器者除外）；心源性休克；先天性或获得性长 QT 间期综合征；未控制的心力衰竭。

【注意事项】

（1）因有促心律失常作用，一般不作为首选用于非持续性室性心动过速和室上性心律失常。（2）老年人、低钾血症、低镁血症、一度房室传导阻滞、肾功能不全者慎用。心力衰竭在使用洋地黄及利尿药控制后方可慎用本品。（3）从其他抗心律失常药改用本品时，应在严密监测下逐渐停用前一种药，一般停用时间至少为该药 2～3 个半衰期才开始应用本品。（4）不可骤然停药。突然停药可能出现冠状动脉供血不足，引起心绞痛或心律失常恶化，故长期用药应在 1～2 周逐渐减停，特别是伴有心肌缺血性疾病。（5）本品所引起的严重心律失常，多发生在开始用药的最初 7 d 或调整药物剂量后的最初3 d，应注意观察。（6）当QT间期超过500毫秒时应酌情减量，超过550毫秒时应停药。（7）用药期间注意检测血电解质、肾功能、血压、心电图等。

【药物相互作用】

（1）与其他Ⅰa类、Ⅱ类、Ⅲ类抗心律失常药同用有协同作用。（2）与钙通道阻滞剂同用时可加重传导障碍，进一步抑制心室功能，降低血压。（3）与儿茶酚胺类药如利血平、胍乙啶同用可发生低血压和严重心动过缓。（4）可致血糖增高，需增加胰岛素和降血糖药用量。（5）避免与能延长QT间期的药物合用。

【制剂与规格】

盐酸索他洛尔片：80 mg。

胺碘酮(Amiodarone)

【药理作用】

胺碘酮归属Ⅲ类抗心律失常药。是以Ⅲ类作用为主的心脏离子多通道阻滞剂，兼有Ⅰ、Ⅱ、Ⅳ类抗心律失常药的电生理作用。其多种电生理作用使其成为一广谱抗心律失常药。

主要电生理效应是延长各部心肌组织的动作电位及有效不应期，有利于消除折返激动。抑制心房及心肌传导纤维的快Na^+内流，减慢传导速度。减低窦房结自律性。对静息膜电位及动作电位高度无影响。对房室旁路前向传导的抑制大于逆向传导。由于复极过度延长，心电图有QT间期延长及T波改变。静注后有轻度负性变力作用，但通常不抑制左心室功能。对冠状动脉及周围血管有直接扩张作用。可影响甲状腺素代谢。其特点为半衰期长，服药次数少，治疗指数大，抗心律失常谱广。

【药物动力学】

口服吸收缓慢而不规则，生物利用度50%。3～7 h达峰浓度，约1个月达稳态血药浓度，为0. 92～3. 75 μg/mL。服药后4～5 d作用开始，5～7 d达最大作用，有时可在1～3周才出现。停药后作用持续8～10 d，极少可长达45 d。静注后5 min起效，作用持续0. 5～4 h。

血浆蛋白结合率62. 1%。主要分布于脂肪组织及含脂肪丰富的器官，其次为心、肾、肺、肝及淋巴结，脑、甲状腺及肌肉最低。主要在肝内代谢消除。尿排碘量占总含碘量的5%，其余的碘经肠肝循环从粪便排出。单次用药0. 8 g半衰期为4. 6 h，长期用药半衰期为13～30 d。终末消除半衰期可达40～55 d。不能被血液透析清除。

【适应证】

（1）房性心律失常伴快速心室率，如心房扑动，心房颤动转律和转律后窦性心律的维持。（2）房室交界性心律失常。（3）严重室性心律失常，如治疗危及生命的室性期前收缩和室性心动过速，以及室性心动过速或心室颤动的预防。（4）伴预激综合征的心动过速，尤其上述心律失常合并器质性心脏病，如冠状动脉供血不足及心衰。

口服制剂用于危及生命的阵发性室性心动过速及室颤的预防，亦用于其他药物无效的阵发性室上性心动过速、阵发性心房扑动、心房颤动（包括合并预激综合征者），以及持续心房颤动、心房扑动电转复后的维持治疗。注射剂用于利多卡因治疗无效的室性心动过速和急诊用于控制心房颤动、心房扑动时的心室率，以及体外电除颤无效的室颤相关心脏停搏的心肺复苏。

【用法与用量】

由于胺碘酮的药效学、电药理学及代谢动力学有诸多复杂的特征，针对不同的心律失常，其用药途径、方法和剂量均有不同的要求。静脉使用须给予负荷量静注，需要维持时应立即给予静滴。单纯使用小剂量静滴不能在短时间内发挥作用。大多数静脉用药的病人都需要继续口服制剂维持治疗。

口服片剂：成人常用量：(1) 室上性心律失常，一日 0.4～0.6 g，分 2～3 次。1 周后根据需要改为一日 0.2～0.4 g 维持，再过 1 周后改为一日 0.2 g，qd。部分病人可减至一日 0.1 g，每周用药 5 d 间隔 2 d 的“间歇性方法”，或用更小剂量维持。(2) 严重室性心律失常，一日 0.6～1.2 g，分 3 次。1～2 周后根据需要逐渐改为一日 0.2～0.4 g 维持。维持量宜用最小有效剂量，根据个体反应可一日 0.1～0.4 g，亦可隔日 0.2 g 或一日 0.1 g。

儿童常用量：按一日 10～20 mg/kg，分 2 次。7～10 d 后减为一日 5～10 mg/kg 顿服，10 d 后减至维持量一日 2.5 mg/kg 顿服。

注射剂：静脉注射、静脉滴注。

成人常用量：(1) 负荷量：按 3 mg/kg，一般为 0.15 g，加入 5% 葡萄糖溶液 20 mL 中静注 10～20 min。负荷量亦可加入 5% 葡萄糖溶液 250 mL 中静滴 20 min。(2) 维持量：在静注或静滴负荷量后以 1 mg/min 持续滴注 6 h，随后减为 0.5 mg/min 持续滴注维持。维持量按一日 5 mg/kg，通常一日量 0.6～0.8 g，一日最大总量可达 1.2 g。持续滴注根据需要可维持数日并逐渐减量，通常不超过 3～4 d。

临床上没有明确地统一过胺碘酮的使用剂量，这是因为个体反应差异很大。年龄（老年用量小）、性别（女性用量小）、体重（体重轻用量小）、疾病（重症心衰耐量小）、心律失常类型（室上速、心房颤动用量小）及个体（相同条件的个体反应不同）均有差异，反映在使用剂量上也有差异。不同的心律失常中胺碘酮口服和静脉剂量用法如下。

(1) 室颤或无脉室速的抢救：在心肺复苏中，如 2～3 次电除颤和血管加压药无效时，立即静注 0.3 g 或按 5 mg/kg，以 5% 葡萄糖溶液稀释后快速注射，然后再次除颤。如仍无效于 10～15 min 后重复追加 0.15 g 或按 2.5 mg/kg，用法同前。注意用药不应干扰心肺复苏和电除颤。室颤转复后可静滴维持量，在初始 6 h 内按 1 mg/min 给药，随后 18 h 内按 0.5 mg/min 给药。第一个 24 h 内用药总量（包括静脉首次注射、追加用量及维持用药）一般控制在 2～2.2 g 以内。第二个 24 h 及以后的维持量根据心律失常发作情况酌情减量。（2）持续性室速：对血流动力学稳定的持续性单形、多形性室速和未明确诊断的宽QRS心动过速，首剂0.15 g，用5%葡萄糖稀释后静注10 min。首剂用药10～15 min后如仍未转复可重复追加0.15 g再负荷量，用法同前。若使用了数次负荷量后室速未能很快转复，应考虑电复律。此种持续室速有反复发作的可能，一般需要静脉维持用药，方法同前述室颤或无脉性室速。（3）恶性室性心律失常的预防：用于无可逆原因引起的室颤或室速，在复律后、β受体拮抗剂无效的非持续性室速、植入式心脏复律除颤器（ICD）后均需应用胺碘酮预防复发。起始负荷量一日0.8～1.6 g分次服，共2～3周，宜在住院期内开始应用，亦可参考心房颤动的治疗用量。维持量一般不超过一日0.4 g，女性或低体重者可减至一日0.2～0.3 g维持。有恶性室性心律失常病史者，口服用药不应过分强调小剂量。对已植入ICD者，合并应用小剂量（一日0.2 g）可以减少室颤或室速发作次数，降低室速的频率，使发作时的血流动力学变化易于耐受。（4）心房颤动的治疗与预防复发：用于药物转复的口服剂量，住院者一日1.2～1.8 g分次服，直至总量10 g。院外者一日0.6～0.8 g分次服，直至总量10 g。静脉用药量，按5～7 mg/kg静脉注射30～60 min，随后以一日1.2～1.8 g持续静滴或分次服口服制剂，直至总量达10 g。口服预防阵发性心房颤动发作或进行电复律的药物准备，可用较慢的负荷方法，如0.6 g分次服，共7 d；或0.4 g分次服，共7 d。必要时可增加剂量或延长负荷时间。电复律可在1周左右进行。口服维持量一般为一日0.2 g，可根据病情减至0.1 g；或0.2 g每周用药5 d。胺碘酮控制心房颤动心室率时的静脉用量方法与上述相似。

儿童常用量：（1）静滴。负荷量：按体重5 mg/kg，加入5%葡萄糖溶液50～100 mL中，滴注时间20～120 min。维持量：在静滴负荷量后，按一日10～15 mg/kg，或以5～15 μg/min持续滴注，24 h最大量不超过15 mg/kg。新生儿可每12～24 h给予负荷量，不使用维持量。（2）静注：用于电除颤无效的心室颤动或无脉性室性心动过速。按一次5 mg/kg，注射时间大于3 min。重复用药剂量可增至一次15 mg/kg，最大单次剂量0.3 g。

【不良反应】

（1）窦性心动过缓、窦性停搏、房室传导阻滞，偶见QT间期延长伴尖端扭转型室速。（2）甲状腺功能异常，可发生甲状腺功能亢进或减退。（3）恶心、呕吐、食欲缺乏、便秘。（4）少见感觉异常、震颤、共济失调、近端肌无力、锥体外系反应等。（5）畏光、视觉模糊、角膜黄棕色色素或微粒沉着、光晕、发生视神经炎等。（6）长期用药可引起皮疹、色素沉着、光敏反应、肝炎、肝脂肪浸润、转氨酶（ALT及AST）升高，以及过敏性肺炎、肺间质或肺泡纤维性肺炎、小支气管腔闭塞、限制性肺功能改变、低钙血症及肌酐升高。

【禁忌证】

对本品及碘剂过敏者；妊娠期尤其是妊娠4～9个月；哺乳期；甲状腺功能异常；循环衰竭；严重低血压；肺间质纤维化；严重窦房结功能异常；严重窦性心动过缓和窦

房阻滞；心动过缓引起晕厥、病态窦房结综合征、二度或三度房室传导阻滞未安装起搏器者。

【注意事项】

（1）禁止与能诱发尖端扭转型室速的药物合用。（2）哺乳期使用应停止哺乳。（3）窦性心动过缓、长 QT 间期综合征、低血压、肝与肺功能不全者、严重充血性心力衰竭、低钾血症慎用。尤其是低钾血症，在治疗前应给予纠正。（4）多数不良反应与剂量有关，需长期用药者应尽可能用最小维持量。（5）口服制剂作用的产生及消除均缓慢，使用时应根据病情而异。对危及生命的心律失常宜用短期较大负荷量，必要时静脉负荷；而对非致命性心律失常，则应小剂量缓慢负荷。（6）本品半衰期长，故停药后换用其他抗心律失常药时应注意相互作用。（7）定期检查血压、心电图（特别注意 QT 间期）、胸部 X 线片、肺功能，检测肝、甲状腺功能，做眼科检查。对老年人尤其需严密监护心电图、肺功能。（8）静脉用药同时接受口服制剂治疗者，应在心电监护下使用。

【药物相互作用】

（1）禁止与下列药物合用：Ⅰa 类抗心律失常药（奎尼丁、普鲁卡因胺、丙吡胺等）和Ⅲ类抗心律失常药（索他洛尔、多非利特、伊布利特等），氯丙嗪、苄普地尔、西沙必利、咪唑斯汀、长春胺、红霉素注射剂等可增加室性心律失常，甚至尖端扭转型室速。（2）不宜与地高辛、地尔硫䓬、维拉帕米、β 受体拮抗剂、可乐定、胍法辛等合用，因可引起心动过缓、房室传导阻滞。（3）苯妥英钠、氟卡尼、环孢素、华法林可增加其血药浓度，效应增强。（4）排钾利尿药可引起低钾血症，合用可增加心律失常，甚至尖端扭转型室速。（5）与辛伐他丁合用增加横纹肌溶解发生风险。

【制剂与规格】

（1）盐酸胺碘酮片：0.2 g。（2）盐酸胺碘酮注射液：2 mL：0.15 g。

伊布利特（Ibutilide）

【药理作用】

伊布利特可延长心肌细胞的动作电位持续时间，延长心房和心室不应期，属Ⅲ类抗心律失常药物的电生理作用。轻度延缓窦性心律和房室传导，治疗剂量下对 QRS 时间没有明显影响，可产生相关 QT 间期延长。对心排血量、平均肺动脉压、肺毛细血管楔压没有明显临床作用。

【药物动力学】

静注后血药浓度呈指数模式快速下降。药物代谢动力学呈高度的变异性。血浆清除率较高。蛋白结合率约 40%。在 0.01～0.1 mg/kg 范围内药物代谢动力学呈线性分布。消除半衰期为 2～12 h，平均 6 h。约 82% 经肾排泄（原形约 7%），约 19% 从粪便排泄。

【适应证】

快速转复新近发生的心房颤动或心房扑动，逆转至窦性心律。

【用法与用量】

注射剂：静脉注射。可以不经稀释直接给药，亦可用 5% 的葡萄糖或 0.9% 氯化钠溶液 50 mL 稀释，注射时间不少于 10 min。

成人常用量：首次注射剂量，体重 ≥ 60 kg 者 1 mg，< 60 kg 者按 0.01 mg/kg。注射结束后 10 min，若心律失常未终止，可再重复注射一次。若心律失常终止，出现持续性或非持续性室性心动过速，或 QT 间期或 QTc 延长，应立即停药。应连续监测心电图，观察至少 4 h，或等到 QTc 恢复到基线。

【不良反应】

（1）可见恶心、头痛等。（2）血压降低、直立性低血压、心力衰竭、肾损害等。（3）主要而严重的不良反应是出现新的严重室性心律失常，引起 QT 间期延长，以及相关尖端扭转型室速。其他有室性或室上性期前收缩，窦性心动过速，室上性心动过速，束支传导阻滞，心动过缓，结性心律失常，室性异搏心律，非持续性或持续性单形室速，晕厥。

【禁忌证】

对本品过敏者；多形性室性心动过速如尖端扭转型室速；先前 4 h 内使用过 I 类或III类抗心律失常药物者。

【注意事项】

（1）18 岁以下用药的安全性和有效性尚未确立。（2）房性心律失常持续时间较长反应性较差，对超过 90 d 的持续性心律失常疗效还未确定。（3）妊娠期和哺乳期避免使用，除非利大于弊。哺乳期使用应暂停哺乳。（4）肝肾功能减退、心功能不全、电解质紊乱尤其是低钾血症、已有 QT 间期延长超过 440 毫秒、已经使用了其他延长 QT 间期的药物者慎用。（5）注意检测电解质，监测心电图、血压。（6）使用本品要熟悉促心律失常作用的识别和处理，特别是尖端扭转型室速的处理。一旦发生，应立即停药，补钾补镁，必要时临时起搏。持续性室速应进行电复律。不宜使用其他抗心律失常药。

【药物相互作用】

（1）其他能延长 QT 间期的药物如吩噻嗪类、三环类和四环类抗抑郁药、抗组胺药可能增加其致心律失常的不良反应。（2）同时使用地高辛、钙通道阻滞剂、β 受体拮抗剂对本品的安全性和有效性没有明显影响。

【制剂与规格】

富马酸伊布利特注射液：10 mL∶1 mg。

维拉帕米(Verapamil)

【药理作用】

维拉帕米属Ⅳ类抗心律失常药，为钙通道阻滞剂。使房室结不应期延长，传导减慢，但很少影响心房、心室肌的传导。一般也不影响正常窦房结的兴奋性。Ca^{2+} 内流受抑制还可减低心肌细胞兴奋-收缩偶联中 Ca^{2+} 的利用，因而影响收缩蛋白的活动，心肌收缩减弱，心脏做功和心肌氧耗减少。Ca^{2+} 内流受抑制使血管平滑肌细胞内 Ca^{2+} 的利用减低，平滑肌松弛，缓解血管痉挛，血管张力降低，动脉压下降，心脏后负荷降低，亦可改善心室的舒张功能。

【药物动力学】

口服吸收 90% 以上，有首过消除，生物利用度仅 20%～35%。单剂 30 min 起效，1～2 h 达峰浓度，作用持续 6～8 h。血浆蛋白结合率 90%。大部分在肝内代谢。口服 5 d 内约 70% 以代谢物经尿排泄，16% 从粪便清除，3%～4% 以原形由尿排出。半衰期为 2.8～7.4 h，在增量期可能延长。多次用药(间隔 6 h 给药至少 10 次)半衰期增至 4.5～12 h。老年人半衰期延长，肝功能不全者延长至 14～16 h。不能被血液透析清除。

静注后约 2 min (1～5 min)开始发挥抗心律失常作用，2～5 min 达最大作用，作用持续约 2 h。对血流动力学 3～5 min 开始起作用，持续 10～20 min。大部分在肝脏迅速代谢。早期快速分布半衰期约为 4 min，消除半衰期为 2～5 h。

【适应证】

主要用于抗心律失常和心绞痛。口服制剂用于：(1) 心律失常：与地高辛合用控制持续性或永久性心房颤动、心房扑动时的心室率，预防阵发性室上性心动过速的反复发作。(2) 心绞痛：变异型、不稳定型与稳定型心绞痛。(3) 原发性高血压。(4) 肥厚型心肌病。

注射剂用于阵发性室上性心动过速的转复，心房扑动或心房颤动心室率的暂时控制。对合并房室旁路通道(预激综合征和 LGL 综合征)的除外。

【用法与用量】

口服片剂：成人常用量：(1) 心绞痛：一次 80～120 mg, tid。肝功能不全者及老年人的安全剂量为一次 40 mg, tid。(2) 心律失常：持续性或永久性心房颤动服用强心苷类药物者，一日 240～320 mg，分 3～4 次。预防阵发性室上性心动过速(未服用强心苷类药物者)一日 240～480 mg，分 3～4 次。(3) 原发性高血压，一次 40～80 mg, tid，一日最大量 480 mg。对小剂量即有反应的老年人或体型瘦小者，初始剂量一次 40 mg, tid。

儿童常用量：用于心律失常，1～5 岁，按一日 4～8 mg/kg，分 3～4 次；或一次 40～80 mg, q8h。5 岁以上，一次 80 mg, q8h 或 q6h。

注射剂：静脉注射、静脉滴注。须在持续心电和血压监护下用药，静脉注射至少

2 min。无法确定重复静脉给药的最佳给药间隔时间，须个体化治疗。

成人常用量：(1) 静注：开始5～10 mg或按0.075～0.15 mg/kg，用0.9%氯化钠或5%葡萄糖溶液稀释后缓慢静注2 min。若初次用药疗效不满意，于首剂15～30 min后再给予1次，剂量为5～10 mg或按0.15 mg/kg。症状控制后改为口服制剂维持。(2) 静滴：加入0.9%氯化钠或5%葡萄糖溶液中，滴速5～10 mg/h。一日总量50～100 mg，一日最大量不超过100 mg。症状控制后改为口服制剂维持。

儿童常用量：静注。1岁以上儿童，按一次0.1～0.3 mg/kg，缓慢静注至少2 min，15 min后可重复相同剂量。最大剂量：首剂5 mg，第2次10 mg。

【不良反应】

(1) 常见便秘。(2) 偶见恶心、头晕、头痛、面部潮红、疲乏、神经衰弱、瘙痒、红斑、皮疹、足踝水肿、血管性水肿。(3) 罕见过敏、肌肉关节痛、感觉异常。长期用药有齿龈增生，男性乳腺发育。(4) 静脉用药时可发生癫痫、精神抑郁、嗜睡、旋转性眼球震颤、出汗。(5) 大剂量用药或静脉给药可能出现低血压、心衰、心动过缓、心脏传导阻滞，甚至心脏停搏。(6) 罕见超敏者发生支气管或喉部痉挛伴瘙痒、荨麻疹、呼吸衰竭。

【禁忌证】

(1) 对本品过敏者；1岁以下婴儿；心源性休克；伴有并发症的急性心肌梗死；低血压；充血性心力衰竭；病态窦房结综合征、窦房传导阻滞和二度或三度房室传导阻滞未安装起搏器者；预激综合征并发心房扑动或心房颤动；室性心动过速。(2) 强心苷类药中毒禁用注射剂，以免发生致命性房室传导阻滞。

【注意事项】

(1) 妊娠期和哺乳期尽量避免使用，哺乳期使用应暂停哺乳。(2) 下列情况慎用并严密监护：一度房室传导阻滞、低血压、心动过缓、严重肝肾功能不全、颅内压增高、伴有QRS波增宽（> 0.12 s）的室性心动过速、进行性肌营养不良或肌萎缩、急性心肌梗死。与β受体拮抗剂合用应谨慎。(3) QRS波增宽（≥ 0.12 s）的室性心动过速病人静脉用维拉帕米，可能导致显著的血流动力学恶化和心室颤动。用药前需鉴别宽QRS心动过速为室上性或室性。(4) 严重肝功能不全时，口服给予常用量的30%。静脉给药作用时间延长，反复用药可能导致蓄积。(5) 老年人消除半衰期延长且有肝肾功能不全，应用小剂量。(6) 因个体敏感性差异，可能影响驾驶和操作机器的能力，甚至发生危险。尤其是治疗开始、增加剂量、与其他药物替换或饮酒时。(7) 应定时检查血压。(8) 不能与葡萄柚汁同时服。

【药物相互作用】

(1) 苯巴比妥、维生素D、磺吡酮和异烟肼可降低其血药浓度。(2) 西咪替丁可提高其生物利用度。(3) 与β受体拮抗剂合用，可增强对房室传导的抑制作用。(4) 长期用药，可使地高辛血药浓度增高。(5) 与胺碘酮合用可能增加心脏毒性。(6) 与氟卡胺合用，可使负性变力作用叠加，房室传导时间延长。(7) 可增加卡马西平、环孢素、多柔比星、茶碱的血药浓度。(8)避免与丙吡胺同时使用。

【制剂与规格】

(1)盐酸维拉帕米片：40 mg。(2)盐酸维拉帕米注射液：2 mL：5 mg。

‖ 第三节　抗心力衰竭药 ‖

心力衰竭(heart failure)简称心衰。是多种原因造成心脏结构和功能的异常改变，使心室收缩射血和(或)舒张充盈功能发生障碍，不能以代谢组织所需要的速率输送氧气，从而出现复杂的临床综合征。主要表现是活动耐量下降(呼吸困难和疲乏)和体液潴留(肺瘀血、体循环瘀血、外周水肿、静脉压升高、肺部啰音和心尖搏动移位)。其常见病因为冠心病、高血压、心脏瓣膜病、心肌病等。可分为急性和慢性心衰，或分为收缩性和舒张性心衰，左心、右心及全心衰竭等。

抗心力衰竭药主要在于减轻症状、纠正导致左心室舒张功能异常的基础疾病，包括积极控制高血压、冠状动脉血运重建、控制心律失常等。常用药物有改善心功能的正性肌力药，包括强心苷类(洋地黄类)如地高辛、去乙酰毛花苷；非苷类(非洋地黄类)如磷酸二酯酶抑制剂氨力农、米力农，儿茶酚胺类多巴胺、多巴酚丁胺。其他：利尿药如氢氯噻嗪、呋塞米、螺内酯等；血管扩张药如硝酸酯类药硝酸甘油、硝酸异山梨酯等；血管紧张素转换酶抑制剂如卡托普利、依那普利等；β受体拮抗剂如美托洛尔、阿替洛尔等；钙通道阻滞剂如氨氯地平、非洛地平；钙增敏药如左西孟旦等；抗心律失常药如胺腆酮等。

正性肌力药(Positive inotropic drug)又称强心药，能够增强心肌收缩力，使心肌收缩敏捷而有力、心排血量明显增加、左心室压力上升的最大速率加快，从而改善心衰时的血流动力学状况。主要用于治疗急、慢性心衰。

急性心衰的治疗目的是通过降低肺毛细血管楔压，增加心排血量，改善症状并稳定血流动力学状态。在药物治疗时需进行严密的临床监护，尽可能去除或避免诱发因素，积极治疗基础疾病如冠心病、高血压、心脏瓣膜病或甲状腺疾病等。

慢性心衰的治疗目标不仅是改善症状和提高生活质量，更重要的是防止和延缓心肌重构的发展，从而降低住院率和病死率。

地高辛在慢性心衰中长期使用的安全性已得到证实。但急性心肌梗死后心衰使用强心苷类药存在肌酸激酶升高和促发严重心律失常。因此，不推荐强心苷类药用于急性心肌梗死并发的心衰。去乙酰毛花苷主要用于急性心衰和慢性心衰急性加重时。本节有地高辛、去乙酰毛花苷、伊伐布雷定。其他抗心力衰竭药参阅有关章节。

地高辛(Digoxin)

【药理作用】

地高辛为毛花洋地黄中提纯制得的中效强心苷类药。具有较强的正性肌力作用，可使衰竭心脏心输出量增加，血流动力学状态改善，消除交感神经张力的反射性增高，并增强迷走神经张力，因而减慢心率（负性频率作用）。使舒张期相对延长，有利于心肌和血供。其正性肌力作用机制在于它选择性地与心肌细胞膜 Na^+-K^+-ATP 酶结合并抑制该酶活性，影响心肌细胞膜内外 Na^+-K^+ 主动转运，心肌细胞内 Na^+ 浓度升高；继而使肌膜上 Na^+、Ca^{2+} 交换趋于活跃，使细胞浆内 Ca^{2+} 增多和肌浆网内 Ca^{2+} 储量增多；心肌兴奋时，有较多的 Ca^{2+} 释放，激动心肌收缩蛋白，从而增加心肌收缩力。大剂量（通常接近中毒量）则可直接抑制窦房结、房室结和希氏束。

【药物动力学】

口服吸收不完全也不规则，吸收率约 75%。0. 5～2 h 起效，2～3 h 达峰浓度，最大效应时间为 4～6 h。分布广泛，可透过胎盘及进入乳汁。血浆蛋白结合率 20%～25%。部分经胆道吸收入血，形成肠肝循环。在体内转化代谢很少，主要以原形经肾排出，给药量的 50%～70% 经尿排泄。消除半衰期为 36 h，作用完全消失需 3～6 d。

【适应证】

用于高血压、心脏瓣膜病、先天性心脏病等所致的急、慢性心衰，尤其是伴有快速心室率的心房颤动的心衰。对心肌严重缺血，活动性心肌炎，以及心外因素如严重贫血、甲减及维生素 B_1 缺乏症所引起的心功能不全疗效差。可控制伴有快速心室率的心房颤动、心房扑动的心室率及室上性心动过速。是目前唯一被推荐用于慢性心衰长期治疗的正性肌力药，但不主张用于舒张性心衰和心功能 I 级者。

【用法与用量】

口服片剂、口服液：应个体化用药，并根据病情调整。口服液适宜儿童。

成人常用量：一次 0. 125～0. 5 mg，qd，约 7 d 达稳态血药浓度。继而维持量一次 0. 125～0. 25 mg，qd。或采用快速负荷量法，一次 0. 25 mg，q6h 或 q8h 给药，总量达到 0. 75～1. 25 mg；继而维持量一次 0. 125～0. 25 mg，qd。

儿童常用量：按体重一日负荷量如下，并分 3 次或间隔 6～8 h 给予 1 次。早产儿按 0. 02～0. 03 mg/kg；足月新生儿按 0. 03～0. 04 mg/kg；1 月龄～2 岁按 0. 05～0. 06 mg/kg；2～5 岁 按 0. 03～0. 04 mg/kg；5～10 岁 按 0. 02～0. 035 mg/kg；＞ 10 岁 0. 75～1 mg。维持量为一日总量的 1/5～1/3 量，分 1～2 次。

注射剂：静脉注射。用 5% 葡萄糖溶液适量稀释后缓慢注射。

成人常用量：首剂负荷量 0. 25～0. 5 mg，随后 0. 25 mg，q4h 或 q6h，根据病情调节。一日总量不超过 1 mg。维持量 0. 125～0. 25 mg，qd；或改为口服制剂维持量。

儿童常用量：按体重一日负荷量如下，并分 3 次或间隔 6～8 h 给予 1 次。早产儿按 0. 02 mg/kg；足月新生儿按 0. 03 mg/kg；1 月龄～2 岁按 0. 04 mg/kg；2～5 岁按 0. 03 mg/kg；5～10 岁按 0. 025 mg/kg；＞ 10 岁 0. 5～1 mg。维持量为一日负荷量的 1/5～1/3 量，分 1～2 次；或改为口服制剂维持量。

【不良反应】

（1）常见食欲降低、恶心、呕吐、下腹痛、无力和软弱。（2）少见视力模糊或“色视”，如黄视、绿视，腹泻、精神抑郁或错乱。（3）罕见嗜睡、头痛、皮疹和荨麻疹。（4）在中毒表现中，促心律失常最重要。最常见的为室性期前收缩，其次为房室传导阻滞、阵发性或加速性交界性心动过速、阵发性房性心动过速伴房室传导阻滞、室性心动过速、窦性停搏、心室颤动等。新生儿可有心电图 PR 间期延长。

【禁忌证】

对强心苷类过敏者；室性心动过速；心室颤动；梗阻性肥厚型心肌病（若伴收缩功能不全或心房颤动仍可考虑）；预激综合征伴心房颤动或扑动。

【注意事项】

（1）低钾血症、不完全性房室传导阻滞、高钙血症、甲减、缺血性心脏病、急性心肌梗死早期、活动性心肌炎、肾功能不全者慎用。（2）可透过胎盘屏障，故妊娠后期母体用量可能增加，分娩后 6 周应减量。（3）哺乳期使用须权衡利弊。（4）新生儿对本品的耐受力不稳定，其肾清除减少。早产儿与未成熟儿对本品敏感，应按其不成熟程度而减量。按体重或体表面积，1 月龄以上婴儿比成人用量略大。（5）老年人因肝肾功能减退，应酌情减量。（6）注意检查血压、心率及心律、心电图、心功能，检测肾功能、电解质，尤其是钾、钙、镁。疑有强心苷类药中毒时，有条件时监测血药浓度。过量时，由于蓄积性小，一般停药后 1～2d 中毒表现即可消退。

【药物相互作用】

（1）与抗心律失常药、钙盐注射液、拟交感胺药、琥珀胆碱同用，可导致心律失常。（2）与 β 受体拮抗剂合用，可能导致房室传导阻滞而发生严重心动过缓，但并不能排除用于单用强心苷类药不能控制心室率的室上性快速心律失常。（3）与维拉帕米、地尔硫䓬、胺碘酮合用，可引起严重心动过缓。（4）奎尼丁、血管紧张素转换酶抑制剂及其受体拮抗剂可使其血药浓度提高。（5）螺内酯可延长其半衰期。两性霉素 B、皮质激素或排钾利尿药等可引起低钾血症而致强心苷类药中毒。（6）与噻嗪类利尿药合用时，会增加心脏毒性。常需给予钾盐，以防低钾血症。（7）吲哚美辛可减少其肾清除，半衰期延长，毒性增加。（8）红霉素由于能改变胃肠道菌群，可增加口服制剂的吸收。（9）胃肠动力药可减少其生物利用度 25%，而抑制胃肠动力药可增加 25%。（10）抗酸药或止泻吸附药和其他阴离子交换树脂、柳氮磺吡啶、对氨水杨酸，可抑制其吸收而导致作用减弱。（11）洋地黄化时静脉用硫酸镁可发生心脏传导阻滞。（12）禁止与含钙注射液合用。

【制剂与规格】

（1）地高辛片：0. 25 mg。（2）地高辛口服液：10 mL：0. 5 mg；30 mL：1. 5 mg；50 mL：2. 5 mg；100 mL：5 mg。（3）地高辛注射液：2 mL：0. 5 mg。

去乙酰毛花苷(Deslanoside)

【药理作用】

去乙酰毛花苷为毛花苷丙的脱乙酰基衍生物，属速效强心苷类药。在体内经水解失去葡萄糖和乙酸转化为地高辛而发挥作用。其作用同地高辛。

【药物动力学】

静注 10～30 min 起效，1～3 h 达峰浓度，作用持续 2～5 h。半衰期为 33～36 h，停药作用完全消失需 3～6 d。经肾排泄，排泄较快，蓄积性较小。

【适应证】

用于急性心衰，慢性心衰急性加重时。控制心房颤动、心房扑动引起的快速心室率。较少用于中止室上性心动过速。

【用法与用量】

注射剂：肌内注射、静脉注射。静注时用 5% 葡萄糖溶液 20 mL 稀释。获满意疗效后，可改用地高辛口服制剂，使用常用维持量保持疗效。

成人常用量：2 周内未用过强心苷类药，或在 1 周内未用过地高辛者，首剂 0. 4～0. 6 mg，随后每 2～4 h 可再给予 0. 2～0. 4 mg。首日总量为 1～1. 6 mg。

儿童常用量：按体重一日负荷量如下，并分 2～3 次间隔 3～4 h 给予 1 次。早产儿和足月新生儿或肾功能减退、心肌炎病人，按一日 0. 022 mg/kg；2 月龄～3 岁，按一日 0. 025 mg/kg。3 岁以上儿童剂量用法同成人，但应根据年龄、体重酌情减量。

【不良反应】、【禁忌证】、【注意事项】、【药物相互作用】

同地高辛（参阅地高辛）。

【制剂与规格】

去乙酰毛花苷注射液：2 mL：0. 4 mg。

伊伐布雷定(Ivabradine)

【药理作用】

伊伐布雷定是一种单纯降低心率的药物，通过选择性和特异性抑制心脏起搏 If 电流（If 电流控制窦房结中自发的舒张期去极化并调节心率）而降低心率。对窦房结起特异性作用，对心房、房室或心室传导时间无明显影响，对心肌的收缩性或心室复极化无明显影响。

【药物动力学】

口服吸收迅速而完全。约 1 h 达峰浓度。食物可使吸收延迟。有首过消除，其生物利用度约 40%。血浆蛋白结合率 70%。可进入乳汁。在肝内和肠道通过 CYP 被广泛代谢，主要活性代谢物为 N- 去甲基化衍生物。消除半衰期约 11 h。经尿液和粪便排泄的代谢物的量相似，给药量约 4% 以原形经尿排出。

【适应证】

用于窦性心律且心率每分钟 ≥ 75 次、伴有心脏收缩功能障碍的慢性心力衰竭，与标准治疗包括 β 受体拮抗剂联合用药，或用于禁忌或不耐受 β 受体拮抗剂治疗时。

【用法与用量】

口服片剂：一日量分两次于早、晚进餐时服。治疗目标维持静息心率每分钟 50～60 次。

成人常用量：开始一次 5 mg，bid。2 周后，若静息心率持续 > 60 次，可增至一次 7.5 mg，bid；若静息心率持续 < 50 次，或出现与心动过缓有关的症状如头晕、疲劳或低血压，可下调至一次 2.5 mg，bid；若心率在每分钟 50～60 次之间，应维持一次 5 mg，bid。

【不良反应】

（1）可见闪光现象（光幻视），大多在治疗期间消失。不足 1% 因光幻视致使日常生活受影响，或中断治疗。（2）心动过缓，尤其在治疗开始后最初的 2～3 个月内，约有 0.5% 出现严重的心动过缓（心率 ≤ 40 次）。（3）少见心房颤动。

【禁忌证】

对本品过敏者；治疗前静息心率 < 70 次；心源性休克；急性心肌梗死；血压 < 90/50 mmHg；病窦综合征；窦房传导阻滞；不稳定或急性心力衰竭；不稳定型心绞痛；三度房室传导阻滞；依赖起搏器起搏者（心率完全由起搏器控制）；重度肝功能不全者。

【注意事项】

（1）妊娠期和哺乳期避免使用，除非利大于弊，哺乳期使用应停止哺乳。（2）18 岁以下用药的安全性和有效性尚未确立。（3）用药期间或调整剂量时，都应监测心电图。（4）心房颤动或其他窦房结功能受影响的心律失常、二度房室传导阻滞不推荐使用。（5）伴有室内传导障碍和心室不同步的慢性心衰，应密切监测。（6）治疗期间，若心率持续 < 50 次或心动过缓症状持续存在，则须停药。

【药物相互作用】

（1）禁止与强效 CYP 抑制药合用，因可使其血药浓度明显升高。（2）CYP 诱导药可降低其血药浓度。（3）不宜与能延长 QT 间期的药物合用，以免引起心律失常。（4）不宜与排钾利尿药合用，因低钾血症会增加心律失常的危险。（5）西柚汁可使其血药浓度增加约 2 倍，故避免同服西柚汁。

【制剂与规格】

盐酸伊伐布雷定片：5 mg；7.5 mg。

第四节　抗高血压药

高血压（hypertension）是以体循环动脉压升高、周围小动脉阻力增高同时伴有不同程度的心排血量和血容量增加为主要表现的“心血管综合征”。常伴有其他高危因素、靶器官损害或临床疾病，需要进行综合干预。高血压有原发性及继发性两大类。根据血压水平分类为1级（轻度）、2级（中度）、3级（重度）三个级别，根据相关危险因素、靶器官损害和心血管风险水平分为低危、中危、高危和很高危四个层次。

高血压是最常见的慢性病，也是心脑血管病最主要的危险因素。主要并发症有脑卒中、心肌梗死、心力衰竭及慢性肾脏病等，致残、致死率高。高血压是可以预防和控制的疾病，降低高血压病人的血压水平，可明显减少心脑血管病，改善病人生存质量，减轻负担。

常用的抗高血压药包括血管紧张素转换酶抑制剂（ACEI）、血管紧张素II受体拮抗剂（ARB）、钙通道阻滞剂（CCB）、β受体拮抗剂、利尿药、α受体拮抗剂，以及上述药物或上述药物与其他药物组成的固定配比复方制剂。其他具有降血压作用的交感神经抑制剂如利血平、直接血管扩张剂如肼屈嗪，因副作用较多，主要用于复方制剂。

（1）血管紧张素转换酶抑制剂，通过抑制血管紧张素转换酶，使血管紧张素II减少而降压。如卡托普利、依那普利、赖诺普利等。（2）血管紧张素II受体拮抗剂，阻断血管紧张素II的1型受体（AT_1受体）而降压。如缬沙坦、氯沙坦、厄贝沙坦等。（3）钙通道阻滞剂，通过拮抗平滑肌上的钙通道从而发挥血管舒张作用。如硝苯地平、尼群地平、氨氯地平等。（4）β受体拮抗剂，通过降低心率及交感活性使心排血量降低从而降压。如普萘洛尔、阿替洛尔、美托洛尔等。（5）利尿药，通过利尿排钠，降低容量负荷而降压。具有降压作用的排钾类利尿药有噻嗪类如氢氯噻嗪等、袢利尿药如呋塞米等、兼有排钾及血管舒张作用的吲达帕胺、留钾利尿药螺内酯和氨苯蝶啶等。（6）α受体拮抗剂，通过阻断血管平滑肌α_1受体，使血管扩张而降压。如酚妥拉明、特拉唑嗪等。（7）直接血管扩张药，如硝普钠、硫酸镁等。（8）复方制剂，通过不同降压机制的药物组合，起到协同降压、减少不良反应。

本节有卡托普利、依那普利、依那普利叶酸、赖诺普利、缬沙坦、缬沙坦氨氯地平、硝苯地平、尼群地平、非洛地平、氨氯地平、左氨氯地平、比索洛尔、拉贝洛尔、吲达帕胺、哌唑嗪、乌拉地尔、酚妥拉明、硝普钠、硫酸镁、波生坦。硝苯地平参阅本章第一节，抗心绞痛药。其他抗高血压药参阅有关章节。

卡托普利（Captopril）

【药理作用】

卡托普利为血管紧张素转换酶抑制剂。使血管紧张素Ⅰ不能转化为血管紧张素Ⅱ，从而降低外周血管阻力，并通过抑制醛固酮分泌，减少水钠潴留。还可干扰缓激肽的降解，扩张外周血管。对心力衰竭，可降低肺毛细血管楔压及肺血管阻力，增加心输出量及运动耐受时间。

【药物动力学】

口服吸收迅速，吸收率 75%。15 min 起效，1～1. 5 h 达峰浓度，作用持续 6～12 h，降压作用呈进行性，约数周达最大治疗作用。血浆蛋白结合率 25%～30%。不能透过血脑屏障，可透过胎盘及进入乳汁。在肝内代谢为二硫化物等。经肾排泄，40%～50% 以原形排出，其余为代谢物。半衰期为 3～4 h，肾功能不全者延长。

【适应证】

用于治疗高血压、充血性心力衰竭、心肌梗死、糖尿病性肾病、非糖尿病肾病等。对靶器官具有保护作用。

【用法与用量】

口服片剂：食物可减少吸收 30%～40%，宜餐前 1 h 服药。

成人常用量：（1）高血压：开始一次 12. 5～25 mg，bid 或 tid。按需在 1～2 周内逐渐增至一次 25～50 mg，bid 或 tid。（2）心力衰竭：开始一次 12. 5 mg，bid 或 tid。依病情逐渐增至一次 50 mg，bid 或 tid。近期使用大剂量利尿药，初始剂量一次 6. 25 mg，tid。（3）肾性高血压辅助诊断：在常规肾图或肾动态检查后当日，顿服 25～50 mg，每隔 15 min 测量一次血压，共 4 次，饮水 300～500 mL 后进行常规肾图或肾动态显影。

儿童常用量：降血压与治疗心衰，开始按一次 0. 3 mg/kg，tid。必要时每 8～24 h 增加 0. 3 mg/kg，以求得最低有效剂量。不同年龄段推荐如下剂量：（1）1 月龄～12 岁，开始按一次 0. 1 mg/kg（最大量 6. 25 mg），若能耐受继而一次 0. 1～0. 3 mg/kg，一日 2～3 次。必要时可逐渐增量，1 月龄～1 岁，一日最大量 4 mg/kg；1～12 岁，一日最大量 6 mg/kg，分次服。（2）> 12 岁，开始按一次 0. 1 mg/kg（最大量 6. 25 mg），若能耐受继而一次 12. 5～25 mg，一日 2～3 次。必要时可逐渐增量，一日最大量 150 mg，分 3 次。

【不良反应】

（1）可有首剂低血压反应。（2）长期持续性咳嗽，多为刺激性干咳。（3）常见皮疹、心悸、心动过速、胸痛、味觉迟钝。（4）少见消化道症状、面部潮红或苍白、眩晕、头痛、昏厥、高血钾、低血糖、心率快、心律失常、肝肾损害、蛋白尿、血管性水肿。（5）偶见白细胞和中性粒细胞减少。

【禁忌证】

对本品及血管紧张素转换酶抑制剂过敏者；妊娠期和哺乳期；孤立肾；移植肾；双侧肾动脉狭窄；严重肾功能不全者；高钾血症；有血管性水肿病史者。

【注意事项】

（1）哺乳期使用应停止哺乳。儿童仅限于其他降压药治疗无效时使用。老年人对降压作用较敏感，应酌情减量。（2）下列情况慎用：自身免疫疾病如严重系统性红斑狼疮、骨髓抑制、脑动脉和冠状动脉供血不足(可因血压降低而缺血加剧)、高钾血症、主动脉瓣狭窄、肾功能不全者、严格饮食限制钠盐或进行透析者。肾功能不全者易出现高钾血症或其他不良反应，尤其要谨慎使用并监护，初始应用小剂量。(3) 首剂低血压反应，对已接受多种或大剂量利尿药、伴低钠血症、脱水、低血容量、严重心衰，在首剂治疗时可能出现低血压。对周围血管病、无症状肾血管病、已知的肾血管病首剂时亦可引起低血压。(4) 相关持续性咳嗽的发生率为 5%～25%。吸烟、东亚人(华人)发生率较高。不能耐受者应停药。强适应证者停药一段时间可重新尝试，约 30% 咳嗽消失。亦可尝试换用 ACEI 另一种制剂或血管紧张素Ⅱ受体拮抗剂。(5) 过敏反应，严重时可出现血管性水肿，表现为喉头和皮下水肿、喉头痉挛、呼吸困难。应停药并迅速皮下注射 1∶1 000 肾上腺素 0. 3～0. 5 mL 及其他处理。(6) 定期检测血常规，最初 3 个月每 2 周查 1 次；每月查 1 次尿常规，注意有无尿蛋白。(7) 可使尿素氮和肌酐一过性升高，有肾病或重度高血压而血压迅速下降后易出现。偶见转氨酶(ALT 及 AST)升高。(8) 可使血钾升高，与留钾利尿药合用时尤其要注意检测血钾，以防发生高钾血症。(9) 若蛋白尿逐渐增多，可暂停或减量。若白细胞降低，停药后可恢复。(10) 可使尿丙酮检测假阳性。

【药物相互作用】

(1) 与利尿药、血管选择性钙通道阻滞剂合用可增强降压作用，但应避免引起严重低血压，应调整药物剂量。(2) 与其他血管扩张药同用可导致低血压，应从小剂量开始。(3) 与留钾利尿药如螺内酯、氨苯蝶啶等同用可能引起血钾过高，不宜合用。(4) 与吲哚美辛等合用，可减弱其降压作用。(5) 与其他降压药合用，降压作用增强。与引起肾素释出或影响交感神经活性的药物合用呈相加作用，与 β 受体拮抗剂合用小于相加作用。

【制剂与规格】

卡托普利片：12. 5 mg；25 mg。

依那普利(Enalapril)

【药理作用】

依那普利为不含巯基的强效血管紧张素转换酶抑制剂。在体内水解为依那普利拉而发挥作用，对血管紧张素转换酶的抑制作用，比卡托普利强约 10 倍。其降压作用慢而持久。

【药物动力学】

本品是前体药，其乙酯部分在肝内被迅速水解，转化为有效代谢物依那普利拉而发挥降压作用。口服后约 68% 被吸收，食物不影响生物利用度。依那普利 1 h 达峰浓度。依那普利拉 3. 5～4. 5 h 达峰浓度，作用持续 24 h。一日服 2 次，2 d 后可达到稳态，肝功能不全者转化成依那普利拉的速度延缓。分布广泛，肝、肾、胃和小肠药物浓度最高，大脑浓度最低。依那普利拉主要经肾排泄。半衰期为11 h。严重肾功能不全者(肌酐清除率 < 30 mL/min)可出现药物蓄积，半衰期延长为30～35 h。可被血液透析清除。

【适应证】

用于原发性高血压、肾性高血压、充血性心力衰竭、心肌梗死、糖尿病性肾病、非糖尿病肾病等。

【用法与用量】

口服片剂：与利尿药或其他降压药合用，降压作用明显增强。但不宜与留钾利尿药合用。

成人常用量：(1) 原发性高血压：开始一次5～10 mg，qd。维持量一次10～20 mg，qd。一日最大量不超过40 mg，qd或分2次。(2) 肾性高血压：开始一次2.5～5 mg，qd。根据需要调整剂量，服用利尿药时应提前2～3 d停用利尿药，或减小初始剂量。(3) 心力衰竭：开始一次2.5 mg，qd。依耐受力逐渐增至一日5～20 mg，qd或分2次。

严重肾功能不全者(肌酐清除率 < 30 mL/min)，一日2.5 mg。根据血压水平，可逐渐增量，一般有效剂量为一日10～20 mg，一日最大量不超过40 mg。

儿童常用量：(1) 1月龄～12岁，开始按一次0.1 mg/kg，qd，若有必要可增至一日1 mg/kg，qd或分2次。(2) > 12岁，开始一次2.5 mg。常用维持量一日10～20 mg，qd或分2次。体重 > 50 kg者，一日最大量40 mg，qd或分2次。

【不良反应】

(1) 可有头晕、头痛、疲乏、咳嗽。(2) 少见肌痉挛、口干、恶心、呕吐、腹泻、便秘、消化不良、心悸、心动过速、阳痿、体位性低血压、失眠、神经过敏、感觉异常、皮疹。(3) 罕见血管性水肿、男性乳腺发育。

【禁忌证】、【药物相互作用】

同卡托普利(参阅卡托普利)。

【注意事项】

(1) 哺乳期、主动脉瓣狭窄、肥厚型心肌病、肾功能不全者、儿童慎用。(2) 肾功能不全者若使用易出现高钾血症或其他不良反应。儿童肾小球滤过率 < 30 mL/min时，不宜使用。(3) 定期检测血常规、肾功能。(4) 服用本品者，用高流量透析膜进行血液透析时类过敏反应发生率较高。

【制剂与规格】

马来酸依那普利片：2.5 mg；5 mg；10 mg。

依那普利叶酸(Enalapril and Folic Acid)

【药理作用】

依那普利叶酸为依那普利和叶酸组成的复方制剂，有不同比例的组分。依那普利降血压作用见上述。高血压人群中约75%伴有高同型半胱氨酸，叶酸可降低同型半胱氨酸水平，有效预防脑卒中，明显降低心血管事件。

【药物动力学】

同依那普利和叶酸（参阅依那普利和叶酸）。

【适应证】

用于治疗同型半胱氨酸升高的原发性高血压。

【用法与用量】

复方口服片：根据血压控制情况选择不同规格的制剂。初始剂量一日5 mg/0. 4 mg，根据效应调整剂量。肝肾功能不全和老年人酌情减量。

【不良反应】

不良反应主要与依那普利有关，参阅依那普利和叶酸。

【禁忌证】、【注意事项】、【药物相互作用】

参阅依那普利和叶酸。

【制剂与规格】

马来酸依那普利叶酸片：含马来酸依那普利和叶酸，有3种规格，每片分别为5 mg∶0. 4 mg；10 mg∶0. 4 mg；10 mg∶0. 8 mg。

赖诺普利(Lisinopril)

【药理作用】

赖诺普利为不含巯基的血管紧张素转换酶抑制剂。作用机制参阅卡托普利。

【药物动力学】

口服吸收约25%，吸收不受食物影响。单剂口服后7 h达峰浓度，6 h达峰作用，作用持续约24 h。不在肝内代谢转化，基本不与血浆蛋白结合。消除半衰期为24 h。100%经肾排泄。可被血液透析清除。

【适应证】

（1）高血压，可单用或与其他降压药如利尿药合用。（2）充血性心力衰竭，可单用或与强心苷类药、利尿药同用。（3）急性心肌梗死，用于治疗急性心肌梗死后24 h内血液动力学稳定者，能预防左心室功能不全或心力衰竭的发展，并提高生存率。

【用法与用量】

口服片剂、胶囊：一日量顿服。从小剂量开始，逐渐增量。

成人常用量：（1）高血压：开始一次 10 mg，qd。维持量一次 20～40 mg，qd。肾功能不全或有水、钠缺失者，起始剂量一次 5 mg，qd。（2）心力衰竭：开始一次 2.5～5 mg，qd。维持量一次 20～40 mg，qd。一日最大量 80 mg，但疗效并不增高。

儿童常用量：（1）高血压：6～12 岁，开始按一次 0.07 mg/kg（最大量 5 mg），qd。间隔 1～2 周可增至一日最大量 0.6 mg/kg（不超过 40 mg）。> 12 岁，初始剂量一次 2.5 mg，qd。维持量一次 10～20 mg，qd。一日最大量 40 mg。（2）心力衰竭：> 12 岁，初始剂量一次 2.5 mg，qd。维持量一次 5～20 mg，qd。

【不良反应】

（1）常见头痛、眩晕、疲乏、嗜睡、恶心、咳嗽等。（2）少见症状性低血压、直立性低血压、晕厥、心悸、周围性水肿、皮疹、皮炎、胃炎、便秘、焦虑、失眠、感觉异常、关节痛、肌痛、哮喘等。（3）罕见血管性水肿、蛋白尿。发生血管性水肿应停药并给予处理。

【禁忌证】、【药物相互作用】

同卡托普利（参阅卡托普利）。

【注意事项】

（1）儿童用药的研究尚不充分。（2）下列情况慎用：自身免疫疾病如严重系统性红斑狼疮、骨髓抑制、脑动脉和冠状动脉供血不足（可因血压降低而缺血加剧）、高钾血症、主动脉瓣狭窄、肾功能不全者、严格饮食限制钠盐或进行透析者。（3）对诊断的干扰：一过性尿素氮、肌酐、转氨酶（ALT 及 AST）升高，血钾升高，尤其是有肾功能减退者。（4）定期检测血常规，最初 3 个月每 2 周查 1 次，每月查 1 次尿蛋白。

【制剂与规格】

赖诺普利片（胶囊）：5 mg；10 mg。

缬沙坦（Valsartan）

【药理作用】

缬沙坦为强力特异性血管紧张素Ⅱ受体拮抗剂（ARB），可阻断肾素 - 血管紧张素 - 醛固酮系统，与 ACEI 相比更具特异性，可耐受，安全性较好。

【药物动力学】

口服吸收迅速，吸收率差异较大，平均生物利用度 23%。进餐减少吸收率 48%，但服药 8 h 后的血药浓度相似，不影响疗效。单剂 2 h 起效，4～6 h 后达到最大降压效应，作用持续 24 h。血浆蛋白结合率 94%～97%。重复给药 2 周血压明显降低，4 周达最大疗效，并在长期治疗中保持疗效。突然停药，不引起高血压“反跳”或其他临床不良事件。消除半衰期为 9 h。主要以原形 70% 从粪便排出，30% 从尿排出。

【适应证】

（1）轻、中度高血压，尤其适合对ACEI不耐受者。可单用或与其他降压药物如噻嗪类利尿药、钙通道阻滞剂合用，明显增强降压效果。（2）急性心肌梗死后。（3）心力衰竭。

【用法与用量】

口服片剂：进餐时或空腹服。老年人无需调整剂量。

成人常用量：（1）高血压：一次80 mg，qd。用药2周血压明显降低，4周达到最大疗效。对血压控制不满意者可增至一次160 mg，qd，或加用利尿药。（2）心衰：开始一次40 mg，bid。逐渐增至一次80 mg，bid。最大量一次160 mg，bid，视耐受力而定。

【不良反应】

（1）少见体位性低血压。（2）偶见轻度头痛、头晕、疲乏、腹痛、干咳、血钾增高、中性粒细胞减少、血红蛋白和红细胞比容降低、肌酐和转氨酶（ALT及AST）升高。（3）可有腹泻、恶心、鼻炎、咽炎、关节疼痛。

【禁忌证】

对本品过敏者；妊娠期。

【注意事项】

（1）哺乳期不宜使用，若使用应暂停哺乳。（2）18岁以下用药的安全性和有效性尚未确立。（3）非胆汁性肝硬化、肝功能不全者不需调整剂量，胆道梗阻者因排泄减少，使用时应谨慎。（4）肾功能不全时不需调整剂量，但肌酐清除率 < 10 mL/min时需要注意。（5）低钠及血容量不足时注意避免出现低血压。

【药物相互作用】

（1）与噻嗪类利尿药、钙通道阻滞剂合用降压作用增强。（2）吲哚美辛可降低其降压作用。（3）与留钾利尿药、补钾剂或含钾盐代用品合用，可致血钾升高。

【制剂与规格】

缬沙坦胶囊：80 mg。

缬沙坦氨氯地平(Valsartan and Amlodipine)

【药理作用】

缬沙坦氨氯地平为缬沙坦和氨氯地平组成的复方制剂，每片含缬沙坦80 mg，氨氯地平5 mg。两药合用有协同作用。作用机制参阅缬沙坦和氨氯地平。

【药物动力学】

同缬沙坦和氨氯地平（参阅缬沙坦和氨氯地平）。

【适应证】

原发性高血压，用于单药治疗不能充分控制的高血压。

【用法与用量】

复方口服片：进餐时或空腹服。成人，开始一次 1 片，qd。随后可酌情增至一次 2 片，qd。根据病情和耐受情况调整，维持量 1～2 片，qd。

【不良反应】、【禁忌证】、【注意事项】、【药物相互作用】

同缬沙坦和氨氯地平（参阅缬沙坦和氨氯地平）。

【制剂与规格】

缬沙坦氨氯地平片（Ⅰ）：每片含缬沙坦 80 mg，氨氯地平 5 mg。

尼群地平（Nitrendipine）

【药理作用】

尼群地平为二氢吡啶类钙通道阻滞剂。抑制血管平滑肌和心肌的跨膜 Ca^{2+} 内流，血管选择性较强，以对血管作用为主。引起冠状动脉、肾小动脉等全身血管扩张。

【药物动力学】

口服吸收良好，吸收率 90% 以上，首过消除明显。30 min 起效，1 h 后舒张压开始下降，1～2 h 达峰浓度，作用持续 6～8 h。血浆蛋白结合率 98%。半衰期为 2 h。在肝内代谢，其代谢物 70% 经肾排泄，8% 随粪便排出。肝病血药浓度增高、消除半衰期延长。

【适应证】

用于治疗高血压。为一线降压药，可单独使用或与其他降压药合用。

【用法与用量】

口服片剂：成人，开始一次 10 mg，qd。随后可根据病情调整为一次 10 mg，bid；或一次 20 mg，qd。一次最大量 20 mg，bid。

【不良反应】

（1）少见头痛、面部潮红、头晕、恶心、低血压、足踝部水肿、心绞痛发作、碱性磷酸酶升高。（2）罕见皮疹、剥脱性皮炎、肝损害。

【禁忌证】

对本品过敏者；重度主动脉瓣狭窄。

【注意事项】

（1）妊娠期尽量避免使用，哺乳期使用应停止哺乳。（2）肝肾功能不全者慎用，老年人适当减量。（3）服用 β 受体拮抗剂者应慎重加用本品，因少数可出现心衰，尤其主动脉瓣狭窄易发生。（4）初期用药或增加剂量时，尤其是与β受体拮抗剂合用可能发生严重低血压。（5）极少数严重冠状动脉病变者，在用药或增加剂量期间，可能增加心绞痛或心肌梗死的发生率，其机制尚不明了。（6）定期检测血压、心电图。

【药物相互作用】

（1）可增加地高辛的血药浓度约 45%。（2）绝大多数合用β受体拮抗剂可增强降压作用，并可减轻本品降压后发生的心动过速。但个别可能诱发和加重低血压、心衰和心绞痛。（3）与血管紧张素转换酶抑制剂合用较好，降压作用增强。（4）西咪替丁可介导抑制肝脏 CYP，使其首过消除发生改变，合用时注意调整剂量。

【制剂与规格】

尼群地平片：10 mg。

非洛地平(Felodipine)

【药理作用】

非洛地平为二氢吡啶类钙通道阻滞剂，对血管有较高的选择性，具有良好的扩张血管活性。主要抑制小动脉平滑肌细胞外钙的内流，选择性扩张小动脉，对静脉无此作用，不引起体位性低血压，对心肌亦无明显抑制作用。可减低肾血管阻力，不影响肾小球滤过率和肌酐廓清率，肾血流量稍有增加，有轻度排钠利尿作用，不影响电解质平衡。可增加冠状动脉流量，增加输出量和心脏指数，显著降低后负荷，而对心脏收缩功能、前负荷及心率无明显影响。

【药物动力学】

口服吸收完全，生物利用度 20%。有首过消除。普通片口服后 1 h 起效，2～4 h 达峰值，单次口服作用持续 6～9 h，多次给药作用持续 12～14 h。缓释片口服后 2～5 h 起效，多次给药作用持续 24 h。主要在肝内代谢，代谢物无明显血管扩张活性。代谢物约 70% 从尿排出，10% 由粪便排出。普通片半衰期 11～16 h，缓释片半衰期 25 h。老年人明显延长。

【适应证】

高血压，可单用或与其他降压药合用。用于稳定型心绞痛。

【用法与用量】

口服片剂、缓释片：开始用小剂量，根据病情增加或减少剂量，调整间隔时间一般不少于 2 周。一日最大量 20 mg。可合用其他降压药。缓释片应整粒吞服，不可掰开或嚼服。

普通片：开始一次 2. 5 mg，bid。维持量一次 2. 5～5 mg，bid。缓释片：开始一次 2. 5～5 mg，qd。维持量一次 2. 5～10 mg，qd。

【不良反应】

(1) 可见头痛、皮肤潮红、周围性水肿。(2) 少见心动过缓、心悸、眩晕、感觉异常、恶心、腹痛、皮疹、瘙痒、疲劳等。(3) 罕见晕厥、呕吐、关节痛、肌痛、性功能障碍、荨麻疹。(4) 非常罕见齿龈增生、牙龈炎、转氨酶(ALT 及 AST)升高、光敏反应、过敏反应、血管性水肿、尿频、发热。(5) 极个别易感个体出现明显低血压伴心动过速，可能引起心肌缺氧。

【禁忌证】

对本品过敏者；妊娠期；不稳定型心绞痛；急性心肌梗死；急性心力衰竭。

【注意事项】

(1) 哺乳期慎用，若使用应停止哺乳。(2) 儿童用药的研究尚不充分。(3) 低血压、肝功能不全、心功能不全者慎用。(4) 严重肾功能不全者慎用并适当减量。(5) 注意监测血压。(6) 葡萄柚汁可明显增加其血药浓度，不可同服。

【药物相互作用】

(1) 与 β 受体拮抗剂合用耐受良好。(2) 可使地高辛的血药浓度升高。(3) 西咪替丁、环孢素可使其血药浓度升高。(4) 苯妥英钠、卡马西平、苯巴比妥可使其血药浓度降低。

【制剂与规格】

(1) 非洛地平片：2.5 mg；5 mg。(2) 非洛地平缓释片：2.5 mg；5 mg。

氨氯地平(Amlodipine)

【药理作用】

氨氯地平为二氢吡啶类钙通道阻滞剂。抑制 Ca^{2+} 跨膜进入血管平滑肌和心肌，直接作用于血管平滑肌，从而降低外周血管阻力和血压。

【药物动力学】

口服吸收缓慢但较完全，吸收率 90%，不受食物影响。6～9 h 达峰浓度，30～50 min 起效，作用持续 24 h。血浆蛋白结合率 93%～95%。90% 在肝内代谢为无活性的代谢物，其他 10% 以原形排出。代谢物 60% 经肾由尿排出，20%～25% 经胆汁由粪便排出。终末消除半衰期为 35 h，肝功能不全时为 60 h，肾功能不全时不受影响，仍可常规剂量用药。老年人以及肝功能不全者清除率减慢，应减低初始剂量。因半衰期长，通常用药后 24～96 h 降压效应明显，第 4 d 舒张压、第 7～8 d 收缩压明显下降。

【适应证】

用于高血压、稳定型和变异型心绞痛，以及经血管造影证实的冠心病。

【用法与用量】

口服片剂：(1) 成人，开始一次 5 mg，qd。1～2 周后可根据病情适当增加剂量，可增至最大量 10 mg，qd。与其他抗高血压药合用时，一次 2. 5 mg，qd。身体瘦小、体质虚弱、老年人或肝功能不全者，初始剂量一次 2. 5 mg，qd。(2) 儿童，1 月龄～12 岁，开始按一次 0. 1～0. 2 mg/kg，qd。若有必要间隔 1～2 周可增至一次 0. 4 mg/kg（最大量 10 mg），qd。12 岁以上剂量用法同成人。

【不良反应】

(1) 因血管扩张导致头晕、头痛、潮红、低血压、心动过速、外周水肿，尤其是踝部。(2) 偶见心悸、恶心及其他胃肠不适、精神抑郁。(3) 少见心绞痛、心动过缓、体位性低血压。(4) 少见药疹、发热、肝损害。动物实验有致畸性。

【禁忌证】

对本品及二氢吡啶类过敏者；重度主动脉瓣狭窄；严重低血压；急性卟啉病。

【注意事项】

(1) 二氢吡啶类有交叉过敏。(2) 妊娠期尽量避免使用，仅在非常必要时。是否进入乳汁尚不清除，哺乳期使用应停止哺乳。(3) 心力衰竭慎用。肝功能不全时半衰期延长，应慎用并酌情减量。(4) 肾功能不全者可使用常用量。(5) 老年人宜从小剂量开始，逐渐增量。

【药物相互作用】

(1) 与烃类吸入麻醉药合用可引起低血压。(2) 与 β 受体拮抗剂合用疗效好，但偶见血压过低，罕见加重心衰。(3) 非甾体抗炎药，尤其是吲哚美辛可减弱其降压作用。(4) 拟交感胺药可减弱其降压作用。(5) 噻嗪类利尿药、血管紧张素转换酶抑制剂、地高辛、华法林、抗生素和口服降血糖药可与其安全合用，不需调整剂量。(6) 可增强舌下含服硝酸甘油和长效硝酸酯制剂的抗心绞痛效应。(7) 与碳酸锂同用，可引起神经中毒症状。

【制剂与规格】

苯磺酸（马来酸）氨氯地平片：5 mg。

左氨氯地平(Levamlodipine)

【药理作用】

左氨氯地平为氨氯地平的左旋光学异构体，曾称左旋氨氯地平。作用机制参阅氨氯地平。

【药物动力学】

口服后吸收完全但缓慢，6～12 h 达峰浓度。单次口服 5 mg、10 mg，峰浓度分别为 3 ng/mL、5. 9 ng/mL。生物利用度 64%～90%，不受饮食影响。血浆蛋白结合率 97.5%，持续用药后 7～8 d 达稳态血药浓度。在肝脏广泛代谢为无活性的代谢物（90%）。终末消除半衰期为 35 h，高血压为 50 h，老年人为 65 h，肝功能减退为 60 h，肾功能不全者不受影响。10% 以原形、60% 以代谢物从尿排出，20%～25% 经胆汁从粪便排出。因半衰期长，通常用药后 24～96 h 降压效应明显，第 4 d 舒张压、第 7～8 d 收缩压明显下降。不能被血液透析清除。

【适应证】

用于治疗高血压和心绞痛。

【用法与用量】

口服片剂：初始剂量一次 2.5 mg，qd。根据病情可增至一次最大量 5 mg，qd。

【不良反应】、【禁忌证】、【注意事项】、【药物相互作用】

同氨氯地平（参阅氨氯地平）。

【制剂与规格】

苯磺酸（马来酸）左氨氯地平片：2.5 mg。

比索洛尔（Bisoprolol）

【药理作用】

比索洛尔为高选择性 β_1 受体拮抗剂。无内源拟交感活性，膜稳定性弱。对血管平滑肌的 β_1 受体亲和力高，对支气管和血管平滑肌和调节代谢的 β_2 受体亲和力很低，不会影响呼吸道阻力和 β_2 受体调节的代谢效应。在超出治疗剂量时仍具有 β_1 受体选择性作用。无明显负性变力作用。其作用与阿替洛尔类似，为普萘洛尔的 4 倍，为美托洛尔的 5～10 倍。

【药物动力学】

吸收迅速而完全，生物利用度 90%。1～3 h 达峰浓度，3～4 h 达最大效应。作用持续 24 h。通常在 2 周后达到最大降压效应。血浆蛋白结合率 30%。半衰期为 10～12 h，50% 在肝内代谢为无活性的代谢物，经肾排出，50% 以原形经肾排出。由于从肝、肾清除的比例相同，轻、中度肝、肾功能不全者不需调整剂量。

【适应证】

用于高血压、心绞痛、期前收缩、快速性室上性心动过速。伴有心室收缩功能不全的中至重度慢性稳定性心力衰竭，在使用本品前，需要遵医嘱接受血管紧张素转换酶抑制剂、利尿药和选择性使用强心苷类药治疗。

【用法与用量】

口服片剂、胶囊：一日量于早餐后顿服。成人常用量：一日 5～10 mg。开始一日 1.25 mg，用药 1 周，若耐受良好可增至一日 2.5 mg；再用药 1 周，若持续可耐受，可增至一日 3. 75 mg。如此间隔与每周增量，直至增为一日最大量 10 mg。（1）高血压和心绞痛：一日 2. 5～5 mg。轻度高血压从 2. 5 mg 开始，逐渐增至一日 10 mg。（2）慢性心衰：初始剂量一日 1. 25 mg，每间隔 1 周一日增加 1. 25 mg，连续 4 周，至第 4 周增至一日 5 mg。然后每间隔 4 周增加一日量 1. 25 mg，增至维持量一日 10 mg。

【不良反应】

（1）少见乏力、胸闷、头晕、头痛、嗜睡、心动过缓、心悸、下肢水肿。（2）罕见恶心、腹痛、腹泻、便秘、红斑、瘙痒、血压明显下降、房室传导阻滞、麻刺感或四肢发凉、肌无力、肌痛性痉挛及泪少。（3）伴有糖尿病的老年人，其糖耐量降低，可掩盖低血糖症状。

【禁忌证】

对本品过敏者；急性心衰或处于心衰失代偿期需用静注正性肌力药治疗者；心源性休克；二度和三度房室传导阻滞；病态窦房结综合征；窦房阻滞；心动过缓（心率每分钟 < 60 次）、血压过低（收缩压 < 100 mmHg）；重度哮喘或慢阻肺；外周动脉阻塞性疾病晚期和雷诺病；未经治疗的嗜铬细胞瘤；代谢性酸中毒。

【注意事项】

（1）和其他 β 受体拮抗剂一样，可能增加机体对变应原的敏感性和加重过敏反应，此时肾上腺素治疗不一定会产生预期的效果。（2）可能损害孕妇及胎儿或新生儿，一般情况下能够降低胎盘灌注，而胎盘低灌注与发育迟缓、子宫内死亡、早产有关。在胎儿和新生儿，可能发生低血糖和心动过缓等。除非十分必须，否则妊娠期不能应用。使用时应检查子宫胎盘血流量和胎儿的生长情况。一旦发现对孕妇和胎儿产生有害的作用，应选择其他的治疗方法。对新生儿须严密监护，出生后 3 d 内最易发生低血糖和心动过缓等。（3）是否进入乳汁尚不清楚，不建议哺乳期使用。（4）下列情况慎用：支气管痉挛、与吸入型麻醉剂合用、血糖波动较大的糖尿病及酸中毒、严格禁食者、有严重过敏史、正在进行脱敏治疗者、一度房室传导阻滞、变异型心绞痛、外周动脉阻塞性疾病、银屑病或有其家族史者。嗜铬细胞瘤仅在使用 α 受体拮抗剂后才能用本品。（5）尚无儿童应用的经验，应避免使用。（6）老年人不需调整剂量。（7）可能掩盖甲状腺毒症的症状。（8）其降压作用存在个体差异，可能会减弱驾驶或操纵机器的能力，尤其在开始用药、增加剂量以及与乙醇合用时更应注意。（9）使用本品时不得突然停药。

【药物相互作用】

（1）与其他抗高血压药合用增强降压作用。（2）与利血平、甲基多巴、氯压定合用可减慢心率。（3）与利血平合用时，需在停用本品数天后才能停用利血平。（4）与地尔硫䓬、维拉帕米及其他抗心律失常药合用时，需对病人进行监护，因可致明显低血压、心动过缓和其他不良反应。

【制剂与规格】

富马酸比索洛尔片（胶囊）：2. 5 mg；5 mg。

拉贝洛尔(Labetalol)

【药理作用】

拉贝洛尔为非选择性β受体拮抗剂，具有膜稳定性，内源性拟交感作用甚微。还具有选择性 α_1 受体拮抗作用，可降低外周血管阻力。对β受体的作用比 α_1 受体强，口服剂量下α与β受体两种作用之比约为1:3。其降压作用比其他β受体拮抗剂更快，口服后 1～3 h 内即可达最大作用。降压强度与剂量有关，不伴反射性心动过速和心动过缓，立位血压下降较卧位明显。

【药物动力学】

口服吸收迅速而完全，有首过消除。生物利用度 25%。食物可增加生物利用度。1～2 h 达峰浓度，作用持续 8～12 h。治疗效应与血药浓度明显相关。血浆蛋白结合率 50%。其脂溶性低，不易透过血脑屏障。半衰期为 6～8 h，55%～60% 的原形和代谢物由尿排出。不易被血液透析和腹膜透析清除。

【适应证】

用于各种类型高血压。

【用法与用量】

口服片剂：宜餐后服。与利尿药合用时应减少剂量，老年人酌情减量。

成人常用量：开始一次 0. 1 g，bid 或 tid。如疗效不佳，2～3 d 后根据需要增至一次 0. 2 g，一日 3～4 次。常用维持量一次 0. 2～0. 4 g，bid。通常对轻、中、重度高血压的一日相应剂量为 0. 3～0. 8 g、0. 6～1. 2 g、1. 2～2. 4 g。一日最大量为 2. 4 g。

儿童常用量：1 月龄～12 岁，按一次 1～2 mg/kg，一日 3～4 次。> 12 岁，开始一次 50～100 mg，bid。若有必要间隔 3～14 d 增加剂量，常用维持量一次 0. 2～0. 4 g，bid。

【不良反应】

（1）可见头昏、眩晕、恶心、乏力、消化不良、腹痛、腹泻、口干等。（2）剂量过大，可有胸闷，极少可发生体位性低血压。

【禁忌证】

对本品过敏者；哮喘；病态窦房结综合征；重度或急性心力衰竭；心源性休克；二度或三度房室传导阻滞未安装起搏器者。

【注意事项】

（1）口服制剂可安全有效地用于妊娠高血压，不影响胎儿生长发育。（2）哺乳期慎用，若使用应暂停哺乳。（3）儿童用药的研究尚不充分。（4）下述情况慎用：有严重过敏史、慢性充血性心力衰竭、糖尿病、甲状腺功能减退症、肺气肿或非过敏性支气管炎、肝肾功能不全、雷诺综合征或周围血管疾病者。（5）注意有少数病人在服药后

2～4 h 出现直立性低血压。（6）应避免突然停药，尤其是伴有心绞痛的病人。（7）对嗜铬细胞瘤的降压有效，但偶有反常性血压升高的报道。

【药物相互作用】

（1）与三环类抗抑郁药同用可产生震颤。（2）西咪替丁可提高其生物利用度，血药浓度增高。（3）与钙通道阻滞剂合用，特别是静注维拉帕米，可加重其对心肌和传导系统的抑制。（4）可减弱硝酸甘油的反射性心动过速，但有协同降压作用。

【制剂与规格】

盐酸拉贝洛尔片：50 mg；100 mg。

吲达帕胺(Indapamide)

【药理作用】

吲达帕胺为一种带有吲哚环的磺胺衍生物，属磺胺类利尿药，具有利尿作用和钙拮抗作用。是强效、长效降压药。对血管平滑肌有较高的选择性，使外周血管阻力下降，产生降压效应。能抑制远端肾小管皮质稀释段的再吸收水与电解质而发挥作用。降压作用机制包括：调节血管平滑肌细胞的钙内流；刺激前列腺素 PGE_2 和 PGI_2 的合成；减低血管对血管加压素的超敏感性，从而抑制血管收缩。常用量对心肌、心排血量、心律、心率影响较小或几无影响，很少影响肾小球滤过率和肾血流。

【药物动力学】

口服吸收快而完全，生物利用度93%，不受食物影响。普通片剂1～2 h达峰浓度，缓释片为12 h。单剂口服约24 h达最大降压效应；多次给药后8～12周达最大降压效应。半衰期为14～18 h。在肝内代谢，产生多种代谢物。约70%经肾排泄，其中7%为原形。肾功能不全者的代谢动力学参数无改变。

【适应证】

用于高血压，对轻、中度具有良好疗效，单用或与其他降压药如β受体拮抗剂合用。用于充血性心衰时的水钠潴留水肿。

【用法与用量】

口服普通片：一次 2. 5 mg，qd。口服缓释片：不能掰开或嚼碎，一次 1. 5 mg，qd。以晨服为宜。加大剂量并不能提高降压疗效，只能增加利尿作用。

【不良反应】

（1）可有腹泻、头痛、食欲减低、失眠、反胃、体位性低血压。（2）少见皮疹、瘙痒等。（3）过敏反应，低血钠、低血钾、低氯性碱中毒。

【禁忌证】

对本品及磺胺类过敏者；妊娠期高血压；严重肾功能不全者；肝性脑病或严重肝

功能不全者；低钾血症。

【注意事项】

（1）妊娠期和哺乳期应避免使用，哺乳期使用应暂停哺乳。（2）尚缺乏儿童用药的研究。（3）老年人、糖尿病、痛风和高尿酸血症、肝功能不全者、交感神经切除术后慎用。（4）定期检测尿酸和电解质，尤其是血钾、钠等，注意维持水与电解质平衡，及时补钾。

【药物相互作用】

（1）与糖皮质激素合利尿排钠作用减弱。（2）与胺碘酮同用，由于血钾低而易致心律失常。（3）与口服抗凝血药合用抗凝效应减弱。（4）与非甾体抗炎药合用时本品的排钠作用减弱。（5）与强心苷类药合用，可因失钾而致中毒。（6）与多巴胺合用利尿作用增强。（7）与其他类降压药如β受体拮抗剂、钙通道阻滞剂、血管紧张素转换酶抑制剂及甲基多巴等合用降压作用增强。（8）与拟交感胺药合用降压作用减弱。（9）与二甲双胍合用易出现乳酸性酸中毒。（10）与碳酸锂合用可增加血锂浓度和毒性。（11）与大剂量水杨酸盐合用时，脱水病人可能发生急性肾衰竭。

【制剂与规格】

（1）吲达帕胺片：2.5 mg。（2）吲达帕胺缓释片：1.5 mg。

哌唑嗪(Prazosin)

【药理作用】

哌唑嗪为选择性 α_1 受体拮抗剂，是喹唑啉衍生物。能松弛血管平滑肌，扩张周围血管，降低周围血管阻力，产生降压作用。降低心脏前负荷与后负荷，使左心室舒张末压下降，改善心功能。对肾血流量与肾小球滤过率影响小，可通过阻滞膀胱颈、前列腺包膜和腺体、尿道的 α_1 受体减轻前列腺增生排尿困难。

【药物动力学】

口服吸收完全，生物利用度 50%～85%。0.5～2 h 起效，1～3 h 达峰浓度，作用持续 6～10 h。消除半衰期为 2～3 h，心衰时可达 6～8 h。主要通过去甲基化和共价键结合形式在肝内代谢，经胆汁由粪便排泄，尿中仅占 6%～10%。5%～11% 以原形排出，其余以代谢物排出。

【适应证】

为治疗高血压的二线用药，用于轻、中度高血压，尤其是伴有前列腺增生、高脂血症。充血性心力衰竭，对常规药物如强心苷类药、利尿药无效或效果不显著以及严重的难治性心衰也有效。亦用于麦角胺过量。

【用法与用量】

口服片剂：首剂及增加剂量时应平卧位服用。

成人常用量：首剂 0.5 mg，于睡前服。此后一次 0.5～1 mg，bid 或 tid。按疗效逐渐调整为一日 6～15 mg，分 2～3 次。一日量超过 20 mg 时，疗效并不进一步增加。

儿童常用量：< 7 岁一次 0.25 mg，7～12 岁一次 0.5 mg，一日 2～3 次，按疗效调整剂量。12 岁以上剂量用法同成人。

【不良反应】

主要在用药初期出现。（1）体位性低血压引起晕厥。（2）常见眩晕、头痛、嗜睡、心悸、呕吐、腹泻、便秘、水肿、抑郁、易激动、皮疹。（3）少见腹痛、肝损害、感觉异常、幻觉、大小便失禁、手足麻木、阳痿或阴茎持续勃起。

【禁忌证】

对本品过敏者。

【注意事项】

（1）精神病，机械性梗阻引起的心衰（如主动脉瓣或左房室瓣狭窄、肺动脉栓塞、限制性心包疾病等）慎用。（2）可单用或与其他药物合用控制妊娠期重度高血压。（3）肝、肾功能不全者应适当减量。（4）老年人对其降压作用敏感，并有发生体温过低的可能，应酌情减量。（5）剂量须按个体化原则，以降低血压效果为准。（6）首次给药及以后增量时，应平卧位给药，不要做快速起立动作，以免发生体位性低血压。（7）与其他降压药合用时易发生低血压，而水钠潴留可能减轻。合用时应调节剂量以求每一种药物的最小有效剂量。（8）治疗心衰时可能出现耐受性，早期是由于降压后反射性交感兴奋，后期是由于水钠潴留。前者可暂停药或增加剂量，后者则宜停药并改用其他药物。

【药物相互作用】

（1）与钙通道阻滞剂等抗高血压药合用降压作用增强。（2）与噻嗪类利尿药、β 受体拮抗剂合用，降压作用增强而水钠潴留可能减轻。（3）拟交感胺药、非甾体抗炎药可减弱其降压作用。（4）三环类抗抑郁药可增强其降压作用，易导致体位性低血压。（5）可提高地高辛的血药浓度。（6）禁止与西地那非合用，以免引起血压过度降低。

【制剂与规格】

盐酸哌唑嗪片：1 mg；2 mg。

乌拉地尔（Urapidil）

【药理作用】

乌拉地尔是一种高选择性 α 受体拮抗剂，具有外周和中枢双重作用。外周扩张血管作用主要为阻断突触后 α_1 受体，使外周阻力显著下降。中枢作用则通过激活 5-HT_1A 受体，降低延髓心血管中枢的交感反馈调节而降压。对静脉血管的舒张作用大于对动脉血管的作用，并能降低肾血管阻力和肺动脉高压，对心率无明显影响。

【药物动力学】

口服吸收快，4～6 h达峰浓度。生物利用度72%～84%。血浆蛋白结合率80%～94%。在肝内广泛代谢。产生的对羟基化合物占50%，无生物活性；邻去甲基化合物和尿嘧啶环N-去甲基化合物微量，有生物活性。50%～70%的原药及代谢物经肾排泄，其余的经粪便排出。口服缓释剂型半衰期为4.7 h，静脉用药半衰期约5 h。

【适应证】

（1）高血压及高血压危象、高血压急症。（2）围术期高血压。（3）充血性心力衰竭：主要用于高血压心脏病、冠心病、扩张型心肌病、肾性高血压、血液透析等引起的急性心衰或慢性心力衰竭加重期。

【用法与用量】

口服缓释片、胶囊：不可咀嚼或咬碎服。开始一次30 mg，bid。若效果不明显，可在1～2周内逐渐增至一次60 mg，bid。根据血压控制情况调整，维持量一日30～180 mg。

注射剂：静脉注射、静脉滴注。

静注：（1）一般首剂25 mg，必要时5 min可再重复1次。（2）高血压危象：首剂25 mg，随后可再用25 mg。（3）围术期高血压：首剂25 mg，间隔2 min再注射1次。

静滴：使用微量注射泵以便更准确地控制给药速率。250 mg加入0.9%氯化钠或5%、10%葡萄糖溶液500 mL中，滴速6～24 mg/h，维持量平均滴速9 mg/h。

【不良反应】

（1）可见头痛、头晕、恶心、呕吐、疲劳、心悸、心律失常、瘙痒和失眠等。（2）少见乏力、心悸、胃肠不适、直立性低血压。（3）罕见过敏反应、转氨酶（ALT及AST）升高等。

【禁忌证】

（1）对本品过敏者；妊娠期和哺乳期。（2）主动脉峡部狭窄或动静脉分流（血液透析时的分流除外）禁用注射剂。

【注意事项】

（1）儿童用药的研究尚不充分。（2）老年人、肝功能减退者慎用。（3）出现皮肤瘙痒、潮红、皮疹等过敏反应停药。（4）驾驶和机械操作者应谨慎，可能影响其操作能力。（5）禁止饮酒和含乙醇饮料。

【药物相互作用】

（1）与降压药合用或饮酒可增强降血压作用。（2）西咪替丁可增加其血药浓度。（3）不宜与血管紧张素转换酶抑制剂合用。

【制剂与规格】

（1）盐酸乌拉地尔缓释片（胶囊）：30 mg。（2）盐酸乌拉地尔注射液：5 mL：25 mg。

酚妥拉明(Phentolamine)

【药理作用】

酚妥拉明为非选择性α受体拮抗剂。对α_1受体的阻滞作用为α_2受体的3～5倍，有较强的血管舒张作用。能显著降低外周血管阻力，增加血容量，增加组织血流量，改善微循环，改善内脏血流灌注。能拮抗儿茶酚胺效应，用于诊治嗜铬细胞瘤。

【药物动力学】

肌注20 min达峰浓度，作用持续30～45 min；静注约2 min达峰浓度，作用持续15～30 min。静注半衰期约19 min。静注后约13%的药物以原形经尿排出。

【适应证】

（1）控制嗜铬细胞瘤所致的高血压发作或可能出现的高血压急症。嗜铬细胞瘤的诊断性检查（现已被测定血和尿儿茶酚胺水平替代）。（2）预防去甲肾上腺素静脉给药外渗引起皮肤坏死或溃烂。（3）心衰时减轻心脏负荷。（4）血管痉挛性疾病，如雷诺病、手足紫绀症等、感染性休克。

【用法与用量】

注射剂：肌内注射、静脉注射、静脉滴注。

成人常用量：（1）嗜铬细胞瘤手术或嗜铬细胞瘤高血压急症、亚急症：如血压急剧增高，可立即缓慢静注2～5 mg，同时密切观察血压，当血压下降至160/100 mmHg即停止注射。必要时可重复，或10～15 mg加入5%葡萄糖氯化钠溶液中持续滴注，滴速0. 5～1 mg/min，以防肿瘤手术时出现高血压急症、亚急症。根据血压变化调整滴速。（2）心力衰竭：用于心衰尤其是左心衰竭时减轻心脏负荷，与正性变力药合用治疗顽固性充血性心力衰竭。静滴时滴速按0. 17～0. 4 mg/min。（3）抗休克：静滴时滴速按0. 3 mg/min。（4）血管痉挛性疾病：肌注或静注。一次5～10 mg，20～30 min后可按需重复给药。（5）用于预防皮肤坏死：在每500 mL含去甲肾上腺素的输注液中加入5～10 mg，作为预防之用。若已经发生去甲肾上腺素外渗，即用本品5～10 mg加入0. 9%氯化钠溶液10 mL中作局部浸润。（6）酚妥拉明试验：静注5 mg，亦可先静注1 mg，若反应阴性，再给予5 mg，如此可减少假阳性，并可防止血压剧降。用药后每30 s测一次血压，可连续测10 min，如在2～4 min内血压降低35/25 mmHg以上时为阳性结果。

儿童常用量：（1）嗜铬细胞瘤手术或嗜铬细胞瘤高血压急症、亚急症：如血压急剧增高，可静注1 mg，亦可按一次0. 05～0. 1 mg/kg（不超过5 mg）静注。必要时可重复或持续静滴。持续滴注按每分钟1～5 μg/kg，根据病情调节剂量。（2）心脏手术后严重休克：按1 mg/kg加入0. 9%氯化钠溶液中，滴注时间2 h。根据治疗反应，若有必要按0. 5 mg/kg每8～12 h重复。（3）酚妥拉明试验：静脉注射1 mg，亦可按0. 1 mg/kg或按体表面积3 mg/m^2给予。

【不良反应】

(1) 常见体位性低血压、心动过速或心律失常、鼻塞、恶心、呕吐等。(2) 少见晕厥和乏力。(3) 罕见胸痛、心绞痛、心肌梗死、神志模糊、头痛、共济失调、言语含糊等。

【禁忌证】

对本品过敏者；已知对亚硫酸酯过敏者；低血压；严重动脉硬化；冠状动脉功能不全；心绞痛；心肌梗死或有其病史；严重肝、肾功能不全；胃炎和消化性溃疡。

【注意事项】

(1) 妊娠期应避免使用，仅在必须时方可使用。哺乳期使用应暂停哺乳。(2) 老年人、糖尿病、精神病慎用。(3) 因含有亚硫酸酯，可能导致急性呼吸困难、休克或失去知觉等过敏反应。(4) 可能会发生心肌梗死、脑血管痉挛或闭塞，通常与明显的低血压有关。须监护血压。(5) 作酚妥拉明试验时，需严密监护血压、心率、瞳孔及其他体征变化，保留静脉通路及准备急救药品，以备血压剧降时应用。在给药前、静脉给药后至 3 min 内每 30 s，以后 7 min 内每 1 min 测一次血压。或在肌注后 30～45 min 内每 5 min 测一次血压。(6) 降压药、巴比妥类药、阿片类镇痛药、镇静药都可使酚妥拉明试验假阳性，故试验前 24 h 应停用。(7) 可影响驾驶和机械操作能力。

【药物相互作用】

(1) 与纳洛酮合用，可及时改善呼吸衰竭导致的心脑功能损害，减少并发症，提高治愈率。(2) 与多巴胺合用治疗伴有强烈血管收缩的休克可提高疗效。(3) 与拟交感胺药同用，使后者的周围血管收缩作用抵消或减弱。(4) 与东莨菪碱合用有协同作用，可增强 α 受体阻断作用。(5) 与胍乙啶合用，体位性低血压或心动过缓的发生率增高。(6) 镇静催眠药、降压药能增强其降压作用。(7) 与强心苷类药合用，可使其毒性反应增加。(8) 禁与硝酸甘油类药合用。(9) 忌与铁剂合用。

【制剂与规格】

(1) 甲磺酸酚妥拉明注射液：1 mL：10 mg。(2) 注射用甲磺酸酚妥拉明：10 mg。

硝普钠(Sodium Nitroprusside)

【药理作用】

硝普钠为速效、短时、强有力的血管扩张药。能直接松弛小动脉与静脉血管平滑肌，降低血压，减轻心脏前、后负荷。从而减轻心肌负荷，降低心肌氧耗量，使衰竭的左心室排血量增加。后负荷减低可减少瓣膜关闭不全时主动脉和左心室的阻抗而减轻反流。可明显降低肺动脉压。肾血流量与肾小球滤过率无明显改变。

【药物动力学】

静滴后立即达峰浓度，其水平随剂量而定。给药后几乎即刻起效并达作用高峰，停止用药后作用持续 1～10 min。由红细胞代谢为氰化物，在肝内氰化物代谢为硫氰酸盐，代谢物无血管舒张活性。氰化物亦可参与维生素 B_{12} 的代谢。经肾排泄，肾功能正常者半衰期为 7 d，肾功能减退或血钠过低时延长。

【适应证】

（1）高血压急症或亚急症、嗜铬细胞瘤手术前后阵发性高血压等的紧急降压，外科麻醉期间进行控制性降压。（2）急性心衰，包括急性肺水肿，亦用于急性心肌梗死或心脏瓣膜（二尖瓣或主动脉瓣）关闭不全时的急性心衰。

【用法与用量】

注射剂：避光缓慢静滴。使用微量注射泵以便更准确地控制给药速率。50 mg 用 5% 葡萄糖溶液 5 mL 溶解后，立即稀释于 5% 葡萄糖溶液 250～1 000 mL 中，稀释浓度 0. 05～0. 2 mg/mL。如需限制液体量，最高浓度不 > 1 mg/mL。因遇光可分解，应将稀释液容器和输液管道用铅箔或不透光材料包裹。溶液应新鲜配制，新配制溶液为淡棕色，若变为暗棕色、橙色或蓝色，应弃去。溶液的保存与应用不应超过 12 h。溶液内不宜加入其他药物，若颜色变蓝、绿或暗红色，指示已与其他物质起反应，须弃去重换。其有效剂量范围为每分钟 0. 1～5 μg/kg（常用有效剂量为每分钟 3 μg/kg）。但亦可能需要更大的剂量（极量每分钟 10 μg/kg）。根据血压监护调节药量，滴速范围为每分钟 0. 5～8 μg/kg。凡已接受其他降压药者，剂量宜小。

成人，开始滴速按每分钟 0. 5 μg/kg。根据治疗反应，若有必要以每分钟 0. 5 μg/kg 递增，逐渐调整剂量，常用量为每分钟 3 μg/kg，极量为每分钟 10 μg/kg，总量为 3. 5 mg/kg。用于心力衰竭应从更小剂量开始，按每分钟 0. 1 μg/kg，根据血压和病情逐渐增加剂量。

儿童，开始滴速按每分钟 0. 5～1 μg/kg。根据治疗反应，若有必要以每分钟 0. 2 μg/kg 递增，逐渐调整剂量，极量为每分钟 8 μg/kg。若超过 24 h，极量为每分钟 4 μg/kg。

【不良反应】

短期适量应用很少发生不良反应，发生及程度与剂量和疗程相关。（1）恶心、呕吐、精神不安、肌痉挛、头痛、皮疹、出汗、发热等。（2）大剂量连续使用时，肝肾功能不全者可引起血氰化物和硫氰化物浓度升高而中毒，故每日持续滴注不要超过 10 h。（3）过量或氰化物中毒时，可出现反射消失、昏迷、心音遥远、低血压、脉搏消失、皮肤粉红色、呼吸表浅、瞳孔散大。（4）过量硫氰酸盐中毒时，可出现运动失调、视力模糊、谵妄、眩晕、头痛、意识丧失，恶心、呕吐、耳鸣、气短。（5）可导致甲减、高铁血红蛋白血症、静脉炎和代谢性酸中毒。（6）血压降低过快过度，可出现眩晕、大汗、头痛、肌颤搐、神经紧张、焦虑、烦躁、胃痛、反射性心动过速、心律失常等。与用量过大、给药速度过快有关。（7）皮疹、光敏反应、皮肤石板蓝样色素沉着。

【禁忌证】

对本品及成分过敏者；妊娠期和哺乳期；动静脉分流或主动脉缩窄等代偿性高血压。

【注意事项】

（1）下列情况慎用：儿童、冠状动脉或脑供血不足、脑病或其他颅内压增高、肝肾肺功能不全者、甲减、维生素 B_{12} 缺乏。麻醉中控制性降压应先纠正贫血或低血容量。老年人用药应酌情减量。（2）肾功能不全时而使用超过 48～72 h 者，有条件时应每天检测血中氰化物或硫氰酸盐。保持硫氰酸盐不 > 100 μg/mL，氰化物不 > 3 μmol/mL。（3）用于心衰、心源性休克时开始宜缓慢，以后再酌情增加。用药时间不宜超过 72 h。（4）左心衰竭伴低血压时，应用本品须同时加用正性变力药，如多巴胺或多巴酚丁胺。（5）心衰病人停药时应逐渐减量，并加用口服血管扩张药，以免出现病情“反跳”。（6）偶尔出现耐受性，视为氰化物中毒先兆，减慢滴速即可消失。（7）如静滴已达每分钟 10 μg/kg，经 10 min 降压效果仍不满意，应考虑停用。（8）除用 5% 葡萄糖溶液稀释外，不可加入其他药物。滴注时宜避光，配制后 4 h 内使用，溶液变色应立即停用。药液有局部刺激性，谨防外渗。（9）严密监护血压。用于急性心肌梗死时，有条件时应监测肺动脉舒张压或楔嵌压。

【药物相互作用】

（1）与其他降压药同用可使血压剧降。（2）与多巴酚丁胺同用，心排血量增多而肺毛细血管楔压降低。（3）与拟交感胺药同用，其降压作用减弱。（4）禁止与西地那非合用，因可引起血压过度降低。（5）维生素 B_{12} 可预防氰化物中毒反应及维生素 B_{12} 缺乏症。

【制剂与规格】

注射用硝普钠：50 mg。

硫酸镁(Magnesium Sulfate)

【药理作用】

硫酸镁注射液具有抗惊厥和抗肌痉挛作用，对血管平滑肌、子宫平滑肌有舒张作用。Mg^{2+} 可抑制中枢神经活动，抑制运动神经肌肉接头乙酰胆碱的释放，阻断神经肌肉联接处的传导，降低或解除肌收缩作用。同时对血管平滑肌有舒张作用，使痉挛的外周血管扩张，降低血压，因而对子痫有预防和治疗作用。对子宫平滑肌的收缩产生抑制作用，使宫缩频率减少，强度减弱，用于治疗早产。

【药物动力学】

静脉注射立即起效，作用持续 30 min；肌内注射 20 min 起效，作用持续 3～4 h。治疗先兆子痫和子痫有效血镁浓度为 2～3. 5 mmol/L，治疗早产有效血镁浓度为 2. 1～2. 9 mmol/L，个体差异较大。经肾排出，排出速度与血镁浓度和肾小球滤过率相关。

【适应证】

（1）惊厥、尿毒症、破伤风、高血压脑病及急性肾性高血压急症等。（2）妊娠期高血压疾病、先兆子痫和子痫、早产。（3）发作频繁而其他治疗效果不好的心绞痛，尤其是伴有高血压。（4）防治低镁血症。

【用法与用量】

注射剂：肌内注射、静脉注射、静脉滴注。

成人常用量：（1）中、重度妊娠期高血压疾病，先兆子痫和子痫：首次负荷量 2. 5～4 g，用 25% 葡萄糖溶液 20 mL 稀释后，于 5 min 内缓慢静注。随后以每小时 1～2 g 静滴维持，根据膝腱反射、呼吸次数和尿量检测调整，24 h 总量不超过 30 g。（2）早产：首次负荷量 4 g，用 25% 葡萄糖溶液 20 mL 稀释后，于 5 min 内缓慢静注。随后用 15 g（25% 注射液 60 mL）加入 5% 葡萄糖溶液 1 000 mL 中持续静滴，滴速为 2 g/h，直到宫缩停止后 2 h。随后口服 β_2 受体激动剂维持。（3）抗惊厥、降血压：用 25% 注射液，一次 4～10 mL 肌注。或 25% 注射液 10 mL，用 5% 或 10% 葡萄糖溶液稀释，静滴时配制成 1%，静注时配制成 5%。根据病情和治疗反应调整用量。（4）心绞痛：10% 注射液 10 mL，用 5% 或 10% 葡萄糖溶液 10 mL 稀释后缓慢静注，qd，连续 10 d。（5）心律失常：如多形性室速，首次 2 g 加入 25% 葡萄糖溶液 20 mL 中静注，注射时间不少于 2 min。随后将药物加入 5% 葡萄糖溶液中，配制成 8 mg/mL，按 3～20 mg/min 持续滴注。（6）防治低镁血症：轻、中度镁缺乏，一次 1 g 肌注，bid；或一日 2 g 加入 5% 葡萄糖或 0. 9% 氯化钠溶液 500 mL 中静滴 3 h。重度镁缺乏，一日 2. 5 g 加入上述溶液 500 mL 中静滴 3 h。严密观察呼吸等生命体征。（7）全静脉内营养：按一日 30～60 mg/kg。

儿童常用量：（1）抗惊厥：25% 注射液，按一次 20～100 mg/kg，用 5% 或 10% 葡萄糖溶液稀释，静滴时配制成 1%，静注时配制成 5%。亦可用 25% 注射液，按一次 20～40 mg/kg 直接深层肌注。（2）心律失常：室性心动过速，按一次 25～50 mg/kg，静脉注射 10～20 min。用于尖端扭转型室速，一次最大量 2 g，可在数分钟内快速静注。（3）防治低镁血症：25% 注射液，按一次 20～40 mg/kg 直接深层肌注，bid。或将一次用量加入 5% 葡萄糖或 0. 9% 氯化钠溶液 500 mL 中静滴 3 h。（4）全静脉内营养：按一日 30 mg/kg。

【不良反应】

（1）静注常引起潮热、出汗、口干等，注射过快可引起恶心、呕吐、心慌、头晕，少数眼球震颤，减慢注射速度症状可消失。（2）肾功能不全或用量较大，血镁浓度达 5 mmol/L 时，可出现肌兴奋性受抑制，感觉反应迟钝，膝腱反射消失，呼吸开始受抑制；6 mmol/L 时可发生呼吸抑制和心律失常，心脏传导阻滞；浓度进一步升高，可使呼吸、心脏停止。（3）少见血钙降低，甚至低钙血症。妊娠期妇女偶见肺水肿。（4）Mg^{2+} 可透过胎盘屏障，造成新生儿高镁血症，表现为肌张力低，吸吮力差，不活跃，哭声不响亮等，少见呼吸抑制现象。（5）偶见皮疹、低血压及休克。

【禁忌证】

对本品过敏者；哺乳期；有心肌损害、心脏传导阻滞者；严重心、肾功能不全者；急腹症；肠道出血。

【注意事项】

（1）心肌损害、心脏传导阻滞尽量避免使用。肾功能不全者、低血压、呼吸衰竭、> 60 岁慎用。（2）用药前须检测肾功能，肾功能减退应减量。（3）用药前和用药期间，定时做膝腱反射检查、观察呼吸次数、测量尿量、检测血镁浓度。当出现膝腱反射明显减弱或消失，或呼吸次数在 14～16 次 / 分，尿量少于 25～30 mL/h 或一日少于 600 mL 时，应及时停药。（4）用药过程中突然出现胸闷、胸痛、呼吸急促，应及时听诊，必要时做胸部 X 线检查，以便及早发现肺水肿。（5）若出现急性镁中毒现象，可用 10% 葡萄糖酸钙注射液 10 mL 缓慢注射。（6）保胎治疗时，不宜与 β 受体激动剂如利托君同时使用，否则容易引起心血管的不良反应。（7）分娩前 2 h 不应使用，除非是治疗子痫等的唯一药物。

【药物相互作用】

（1）不可与多黏菌素 B、链霉素、葡萄糖酸钙、多巴酚丁胺、普鲁卡因、四环素、青霉素和萘夫西林配伍。（2）已洋地黄化的病人，使用时可发生严重的心脏传导阻滞甚至心脏骤停，应高度重视。（3）与氨基糖苷类合用可加重神经肌肉阻滞作用。（4）可降低缩宫素的作用。

【制剂与规格】

硫酸镁注射液：10 mL：1 g；10 mL：2. 5 g。

波生坦(Bosentan)

【药理作用】

波生坦为双重内皮素受体拮抗剂，对具有内皮素 A 受体和 B 受体均有亲和力并竞争结合。对 A 受体的亲和力比 B 受体的亲和力稍高。可降低肺血管和全身血管阻力，从而在不增加心率的情况下增加心脏排血量。

【药物动力学】

生物利用度约 50%，不受食物影响。口服后 3～5 h 达峰浓度。血浆蛋白结合率 98%。在肝内广泛代谢，代谢物经胆汁从粪便排泄。消除半衰期为 5. 4 h。

【适应证】

肺动脉高压功能分级Ⅲ级和Ⅳ级的特发性肺动脉高压，或硬皮病引起的肺动脉高压。

【用法与用量】

口服片剂：于早、晚餐前或饭后服。成人，开始一次 62. 5 mg，bid，连续 4 周，随后增至一次 125 mg，bid。老年人适当减量。若要停药，应在停药前 3～7 d 将剂量减半。

【不良反应】

（1）可见头痛、潮红、下肢水肿、贫血等。（2）偶见肝功异常，转氨酶（ALT 及 AST）升高，多与剂量相关。（3）偶见精子数量下降。

【禁忌证】

对本品过敏者；妊娠期和哺乳期；中、重度肝功能损害（转氨酶高于正常值上限 3 倍，总胆红素超过正常值上限 2 倍）；使用环孢素和格列本脲者。

【注意事项】

（1）哺乳期若使用应停止哺乳。（2）儿童用药的安全性和有效性尚未确立。（3）用药前有体液潴留的病人用利尿药，治疗期间出现或加重时加用利尿药或增加利尿药的剂量。（4）血红蛋白降低、肝功能损害大多与剂量相关。治疗初期，每月检查血常规、肝功能。中度贫血应停药，转氨酶高于正常值上限 3 倍或总胆红素超过正常值上限 2 倍应中止治疗。

【药物相互作用】

（1）与格列本脲合用，可增加肝损害，转氨酶（ALT 及 AST）升高的风险增加。（2）可使环孢素的血药浓度降低约 50%。（3）可降低他汀类药的血药浓度，疗效降低。（4）可降低含雌激素避孕药的效应。

【制剂与规格】

波生坦片：125 mg。

‖ 第五节　抗休克药 ‖

休克（shock）是维持生命的重要器官如心、脑、肾等血液灌流不足，以微循环障碍和血压降低等为特征的急性循环功能不全的综合病症。根据病因不同，可分为感染性休克、心源性休克、低血容量性休克、神经原性休克和过敏性休克。

抗休克治疗，根据休克的不同病因和不同阶段采取相应措施，除病因治疗、补充血容量、纠正酸中毒外，应用血管活性药（vasoactive drugs）以改变血管功能和改善微循环，也是一项重要措施。其中拟肾上腺素药（adrenomimetic drugs）占有重要地位。这是一类化学结构、药理作用与肾上腺素、去甲肾上腺素相似，激动肾上腺素受体，产生肾上腺素样作用。它们都是胺类，作用与交感神经兴奋的效应相似，亦称拟交感胺药或拟交感神经药。

拟交感胺药分类及药理作用：（1）α 和 β 受体激动剂：如肾上腺素和多巴胺等。作用于心肌、传导系统和窦房结的 β_1 和 β_2 受体，加强心肌收缩力，加速传导，加快心率，提高心肌兴奋性。激动血管平滑肌上的 α 受体血管收缩，而作用于 β_2 受体血管舒张。体内各部位血管受体的种类和密度不同，因此对全身不同血管有不同作用。（2）α 受体激动剂：如去甲肾上腺素和间羟胺等。主要作用于 α 受体，对 β 受体作用较弱；后者是选择性 α_1 受体激动剂。此类药主要作用于血管的 α_1 受体，使血管收缩，主要收缩小动脉和小静脉，用于休克和低血压的治疗。剂量过大或滴注时间过长，可使肾血管剧烈收缩而产生急性肾衰竭，浓度过高可引起局部缺血坏死。（3）β 受体激动剂：如异丙肾上腺素和多巴酚丁胺等。

本节有肾上腺素、去甲肾上腺素、异丙肾上腺素、间羟胺、多巴胺、多巴酚丁胺。

肾上腺素(Adrenaline)

【药理作用】

肾上腺素为 α 和 β 受体激动剂，对 α 和 β 受体都有激动作用。α 受体激动引起皮肤、黏膜、内脏血管收缩。β 受体激动引起冠状血管扩张、骨骼肌与心肌兴奋、心率增快、支气管平滑肌和胃肠道平滑肌松弛。对血压的影响与剂量有关，常用剂量使收缩压上升而舒张压不升或略降，大剂量使收缩压、舒张压均升高。

【药物动力学】

皮下注射 6～15 min 起效，作用持续 1～2 h，由于局部血管收缩使之吸收缓慢。肌注吸收快而完全，作用持续 30～80 min。可透过胎盘，不易透过血脑屏障。在交感神经末梢、肝内和其他组织代谢，经儿茶酚氧位甲基转换酶和单胺氧化酶迅速灭活，转化为无效代谢物。仅少量原形由尿排出。

【适应证】

主要用于心脏骤停、过敏性疾病。（1）多种原因引起的心脏骤停，是进行心肺复苏的主要抢救用药。（2）哮喘所致的严重呼吸困难。（3）可迅速缓解药物等引起的过敏性休克。（4）与局麻药配伍，可延长浸润麻醉的作用时间。（5）局部止血。

【用法与用量】

注射剂：根据不同病情或需要，可皮下注射、肌内注射、静脉注射、静脉滴注、心室内注射，亦可气管内注入。

成人常用量：（1）皮下注射：常用量一次 0. 25～1 mg。极量：一次 1 mg。（2）抗过敏：首先皮下或肌内注射 0. 2～0. 5 mg，必要时可每隔 10～15 min 重复 1 次，用量可逐渐增加至一次 1 mg。（3）过敏性休克：常用于药物过敏性休克，如青霉素引起者。因其具有兴奋心脏、升高血压、松弛支气管平滑肌等作用，故可缓解过敏性休克的心跳微弱、血压下降、呼吸困难等症状。皮下或肌内注射一次 0. 5～1 mg；亦可 0. 1～0. 5 mg 加入 0. 9% 氯化钠溶液 10 mL 中缓慢静注。必要时可每隔 10～15 min 重复 1 次。若疗效不好，可改用 4～8 mg 加入 5% 葡萄糖溶液 500～1 000 mL 中持续静滴。（4）抢救心脏骤停：用于麻醉和手术中的意外、药物中毒或心脏传导阻滞等原因引起的心脏骤停，以 0. 5～1 mg 加入 0. 9% 氯化钠溶液 10 mL 中，快速心室内注射或静注。

必要时每隔5 min重复1次。较大剂量可为一次1～2 mg。同时进行心脏按压、人工呼吸、纠正酸中毒、电除颤等复苏措施。对电击引起的心脏骤停，可用本品配合电除颤仪或利多卡因等进行抢救。（5）哮喘：效果迅速但不持久。皮下注射0.25～0.5 mg，3～5 min可见效，但仅能维持1 h。必要时0.5～4 h后可重复1次。（6）与局麻药合用：加入少量（1∶20万～1∶50万）于局麻药如普鲁卡因内，在混合药液中本品浓度为2～5 μg/mL（1∶20万～1∶50万），注射总量不超过0.3 mg。可减慢局麻药的吸收而延长其药效，并减少其不良反应，亦可减少手术部位的出血。但指、趾局部麻醉时禁止加用本品。（7）荨麻疹、花粉症、血清病样反应等：皮下注射1∶1 000溶液0.2～0.5 mg，必要时再以上述剂量注射1次。（8）鼻黏膜和齿龈出血：将浸有1∶20 000～1∶1 000溶液的纱布填塞出血处。

儿童常用量：（1）心搏、呼吸骤停与复苏：按体重一次0.01 mg/kg或按体表面积一次0.3 mg/m^2，必要时1～2 h后重复。新生儿窒息与复苏可按一次0.05 mg/kg气管内给予，必要时5 min可重复。（2）严重过敏反应和血管性水肿、过敏性休克：首选肌注。在休克时，肌注比皮下注射吸收更快更可靠，若有循环不良，应考虑静脉给药。① 肌注（1∶1 000）：＜6岁，0.15 mg（0.15 mL）；6～12岁，0.3 mg（0.3 mL）；＞12岁，0.5 mg（0.5 mL）。可根据血压、脉搏及呼吸情况，间隔5 min重复使用。② 静注（1∶10 000）：按一次1 μg/kg（不超过50 μg）。③ 雾化吸入：1月龄～12岁，按一次0.4 mg/kg（最大量5 mg），用0.9%氯化钠溶液稀释后使用。必要时30 min可重复。（3）循环不稳定和失代偿性休克：按每分钟0.1～1 μg/kg的滴速。小剂量滴注，滴速每分钟＜0.3 μg/kg，可产生β肾上腺素能的正性变力作用，以及全身血管阻力减低；大剂量滴注，滴速每分钟＞0.3 μg/kg，可产生α肾上腺素能的血管收缩作用。所以要从小剂量逐步给药直至起到理想的效果为止。

【不良反应】

（1）可有心悸、头痛、血压升高、震颤、无力、眩晕、呕吐、四肢发凉等。（2）有时可发生心律失常，严重者可由于心室颤动而致死。（3）局部用药可有水肿、充血、炎症等。

【禁忌证】

对本品及拟交感胺药过敏者；高血压；器质性心脏病；冠心病；糖尿病；甲亢；强心苷类药中毒；外伤性及出血性休克；心源性肺水肿。

【注意事项】

（1）拟交感胺药有交叉过敏。（2）下列情况慎用：妊娠期和哺乳期、儿童、老年人、心血管病、器质性脑病、甲亢、精神神经疾病、青光眼、帕金森病，噻嗪类利尿药引起的循环虚脱及低血压。（3）用量过大或皮下注射误入血管后，可引起血压突然上升导致脑出血。（4）抗过敏性休克时，须补充血容量。（5）与局麻药合用，一次用量不超过0.3 mg，否则可引起心悸、头痛、血压升高等。（6）指、趾局部麻醉时不可加用本品，以免肢端供血不足而坏死。

【药物相互作用】

(1) α 受体拮抗剂以及各种血管扩张药可对抗本品的加压作用。(2) 与全麻药合用，易产生心律失常，甚至室颤。(3) 与强心苷类药、三环类抗抑郁药合用，可致心律失常。(4) 与麦角胺等合用，可致重度高血压和组织缺血。(5) 与利血平、胍乙啶合用，可致高血压和心动过速。(6) 与 β 受体拮抗剂合用，两者的 β 受体效应互相抵消，可出现血压异常升高、心动过缓和支气管收缩。(7) 与其他拟交感胺药合用，心血管作用加剧，易出现副作用。(8) 与硝酸酯类药合用，本品的升压作用被抵消，硝酸酯类药的抗心绞痛作用减弱。

【制剂与规格】

盐酸肾上腺素注射液：1 mL：1 mg。

去甲肾上腺素(Noradrenaline)

【药理作用】

去甲肾上腺素为非选择性 α 受体激动剂。抗休克血管活性在于激动 α 受体，具有很强的血管收缩作用，使全身小动脉与小静脉都收缩(但冠状血管扩张)，外周阻力增高，血压上升。对 β_1 受体激动作用很弱，兴奋心脏及抑制平滑肌的作用均较弱。主要利用其升压作用，用于各种休克(但出血性休克禁用)，以提高血压，保证对重要器官如脑等的血液供应。使用时间不宜过长，否则可引起血管持续强烈收缩，使组织缺氧加重。

【药物动力学】

静滴起效迅速，停止滴注后维持 1～2 min。主要在肝内代谢，一部分在组织内，经儿茶酚氧位甲基转换酶和单胺氧化酶灭活成无活性的代谢物。经肾排泄，绝大部分为代谢物，仅微量以原形排泄。

【适应证】

(1) 急性心肌梗死，体外循环等引起的低血压。(2) 血容量不足所致的休克，低血压或嗜铬细胞瘤切除术后的低血压，作为急救时补充血容量的辅助治疗，以使血压回升，暂时维持脑与冠状动脉灌注，直到补充血容量发挥作用。(3) 椎管内阻滞时的低血压及心脏骤停复苏后血压维持。

【用法与用量】

注射剂：静脉滴注。使用微量注射泵以便更准确地控制给药速率。用 5% 葡萄糖或 5% 葡萄糖氯化钠溶液稀释，不宜用 0. 9% 氯化钠溶液稀释。稀释溶液口服用于治疗上消化道出血。

成人，开始滴速按 8～12 μg/min，调整滴速使血压升到理想水平。维持量为 2～4 μg/min，在必要时可大于上述剂量，但不超过 12 μg/min。需注意保持或补足血容量。儿童，开始滴速按每分钟 0.02～0.1 μg/kg，随后按需要调节，维持量每分钟 0.1～2 μg/kg。

稀释溶液口服用于治疗上消化道出血：成人，一次 1～3 mg，tid。一次用量加入适量冷盐水中口服，可使食管和胃内血管收缩产生局部止血作用。

【不良反应】

（1）药液外渗可引起局部组织坏死。（2）本品强烈的血管收缩作用，可使重要脏器器官血流减少，肾血流锐减后尿量减少，组织供血不足导致缺氧和酸中毒。较长时间或大剂量使用时，可使回心血量减少，外周血管阻力升高，心排血量减少，尤其是老年人易发生。（3）静脉输注时沿静脉径路皮肤发白，注射局部皮肤发红、紫绀，甚至破溃。（4）少见过敏反应如皮疹、面部水肿。（5）焦虑、眩晕、头痛、皮肤苍白、心悸和失眠等。（6）缺氧、电解质平衡失调，器质性心脏病或过量时可出现心律失常、血压升高、严重头痛及高血压。血压升高后可出现反射性心率减慢、呕吐、焦虑不安和抽搐。上述反应虽属少见，但后果严重。

【禁忌证】

（1）对本品及拟交感胺药过敏者；可卡因中毒；心动过速；高血压。（2）禁止与含氟吸入麻醉药和其他儿茶酚胺类药合用。

【注意事项】

（1）缺氧、动脉硬化、甲亢、糖尿病、闭塞性血管炎、血栓性疾病等慎用。（2）妊娠期尽量避免使用，确需使用须权衡利弊。（3）为防止药液外渗导致局部组织缺血性坏死，应选用粗大的静脉作静滴，并需更换注射部位。确已发生药液外渗，应尽快给予酚妥拉明 5～10 mg 加入 0.9% 氯化钠溶液 10～15 mL 作局部浸润注射，在 12 h 内可使局部症状明显减轻。（4）用药过程中须监测血压、中心静脉压、心电图和尿量等。

【药物相互作用】

（1）与全麻药如三氯甲烷、环丙烷、氟烷等同用，可使心肌对拟交感胺药反应更敏感，易发生室性心律失常，不可同时使用。（2）与β受体拮抗剂同用，各自的疗效降低。（3）与降压药同用可抵消或减弱降压作用，与甲基多巴合用可使本品升压作用增强。（4）与强心苷类药同用，易致心律失常。（5）与其他拟交感胺药同用，心血管作用增强。（6）与麦角胺、麦角新碱或缩宫素同用，促使血管收缩作用增强，引起重度高血压、心动过缓。（7）与三环类抗抑郁药合用，可引起心律失常、心动过速、高血压或高热。（8）与甲状腺激素同用使两者作用均增强。（9）与妥拉唑林同用可引起血压下降，继而血压过度反跳上升，故妥拉唑林过量时不宜用本品。

【制剂与规格】

重酒石酸去甲肾上腺素注射液：1 mL : 2 mg；2 mL : 10 mg。

异丙肾上腺素(Isoprenaline)

【药理作用】

异丙肾上腺素为非选择性β受体激动剂。对β_1和β_2受体均有较强的激动作用。(1)作用于心脏β_1受体,使心肌收缩力增强,心率加快,传导加速,心输出量和心肌耗氧量增加。(2)作用于血管平滑肌β_2受体,使骨骼肌血管明显舒张,肾、肠系膜血管及冠状动脉亦不同程度舒张,血管总外周阻力降低。其心血管作用导致收缩压升高,舒张压降低,脉压变大。(3)作用于支气管平滑肌β_2受体,使支气管平滑肌松弛。(4)促进糖原和脂肪分解,增加组织氧耗量。

【药物动力学】

静注起效迅速,作用持续不到1 h。体内代谢与肾上腺素同。半衰期数分钟,24 h内几乎完全随尿排出,40%～50%以原形排出。

【适应证】

用于治疗完全性房室传导阻滞、心脏骤停、心源性或感染性休克、哮喘等。剂量过大可致心肌耗氧量增加,引起严重的心律失常。

【用法与用量】

注射剂:根据不同病情或需要,静脉滴注、心腔内注射。

(1)三度房室传导阻滞:当心率每分钟<40次时,0. 5～1 mg加入5%葡萄糖溶液200～300 mL中滴注。根据心率变化调整滴速。(2)抗休克:0. 5～1 mg加入5%葡萄糖溶液200 mL中,滴速0. 5～2 μg/min。根据心率、血压调整滴速,使收缩压维持在90 mmHg,脉压在20 mmHg以上,心率在每分钟120次以下。(3)救治心脏骤停:心腔内直接注射0. 5～1 mg。

【不良反应】

(1)常见口咽部发干、心悸、不安。(2)少见头晕、目眩、颜面潮红、恶心、心率增速、震颤、多汗、乏力等。(3)偶见心律失常、心肌损害、诱发心绞痛、头痛、震颤、虚脱。(4)罕见支气管痉挛,呼吸困难。

【禁忌证】

对本品及拟交感胺药过敏者;心绞痛;急性心肌梗死;甲亢;嗜铬细胞瘤。

【注意事项】

(1)妊娠期和哺乳期不宜使用,确需使用须权衡利弊。(2)下列情况慎用:心律失常并伴有心动过速、冠状动脉供血不足、高血压、糖尿病、强心苷类药中毒所致的心动过速。(3)用药时若有胸痛及心律失常应及早重视。(4)某些疾病若需与肾上腺素交替使用时,需待前者的作用消失后才可用后者。

【药物相互作用】

（1）与其他拟交感胺药合用可增效，但不良反应也增多。（2）普萘洛尔可拮抗其作用。（3）三环类抗抑郁药可增效，但不良反应也增多。（4）与强心苷类药合用，可加剧心动过速。（5）本品可降低茶碱类药的血药浓度。（6）钾盐可增强其对心肌的兴奋作用，易致心律失常，应禁止合用。

【制剂与规格】

盐酸异丙肾上腺素注射液：2 mL∶1 mg。

间羟胺（Metaraminol）

【药理作用】

间羟胺是选择性 α_1 受体激动剂。具有抗休克及改善心脑循环作用。作用于血管的 α_1 受体，使血管收缩，主要收缩小动脉和小静脉，用于休克和低血压的治疗。亦可间接地促使去甲肾上腺素自其储存囊泡释放。激动 α 受体作用较去甲肾上腺素作用为弱，但较持久，对心血管的作用与去甲肾上腺素相似。对心脏的 β_1 受体也有激动作用。由于血管收缩，收缩压和舒张压均升高，通过迷走神经反射使心率相应地减慢。可增强心肌收缩力，正常人心输出量变化不大，但能使休克病人的心输出量增加。对心率的兴奋不很显著，很少引起心律失常，无中枢神经兴奋作用。其升压作用可靠，维持时间较长，较少引起心悸或尿量减少等反应。

【药物动力学】

肌注约 10 min 起效，皮下注射 5～20 min 起效，作用持续约 1 h；静注 1～2 min 起效，作用持续 20 min。在肝内代谢，代谢物主要经胆汁和尿排出，尿酸化可增加原形经肾排泄。

【适应证】

（1）防治椎管内阻滞时发生的急性低血压。（2）出血、药物过敏、手术并发症及脑外伤或脑肿瘤合并休克而发生的低血压。（3）心源性或感染性休克。

【用法与用量】

注射剂：根据不同病情或需要，可肌内注射、皮下注射、静脉注射、静脉滴注，以静脉给药为宜。用量以间羟胺计。

成人常用量：（1）皮下或肌内注射：一次 2～10 mg，在重复用药前对初始剂量的作用至少应观察 10 min。（2）静注：初始剂量 0. 5～5 mg，继而静脉滴注，用于重症休克。（3）静滴：15～100 mg 加入 5% 葡萄糖或 0. 9% 氯化钠溶液 500 mL 中，调节滴速维持合适的血压。成人极量一次 100 mg（滴速按 0. 3～0. 4 mg/min）。

儿童常用量：（1）皮下或肌内注射：用于严重休克，按 0. 1 mg/kg。（2）静脉滴注：按 0. 4 mg/kg 或按体表面积 12 mg/m^2，用 0. 9% 氯化钠溶液稀释至 0. 04 mg/mL（每

25 mL 中含 1 mg)，滴速以维持合适的血压水平为度。

【不良反应】

(1) 心律失常，发生率随用量及病人的敏感性而异。(2) 升压反应过快或过猛可致急性肺水肿、心律失常、心跳停顿。(3) 过量表现为抽搐、重度高血压和严重心律失常，此时应立即停药观察，血压过高者可用酚妥拉明 5～10 mg 静注，必要时可重复。(4) 药液外渗可引起局部血管严重收缩，导致组织坏死或红肿硬结形成脓肿。

【禁忌证】

对本品过敏者；用氯烷、氟烷和环丙烷进行全身麻醉；2 周内用过单胺氧化酶抑制剂者。

【注意事项】

(1) 下列情况慎用：甲亢、高血压、冠心病、充血性心力衰竭、糖尿病、有疟疾病史者。(2) 血容量不足者应先纠正后再用本品。(3) 有蓄积作用，若用药后血压上升不明显，须观察 10 min 以上再决定是否增加剂量，以免贸然增量致使血压上升过高。(4) 切勿过量使用，以免发生严重不良反应。(5) 短期内连续用药，可出现快速耐受性，作用会逐渐减弱。(6) 静脉用药应选取较粗大静脉，并避免药液外渗。(7) 长期使用骤然停药时可能发生低血压。(8) 药液配制后应于 24 h 内用完，不得加入其他难溶于酸性溶液及有配伍禁忌的药物。

【药物相互作用】

(1) 与环丙烷、含氟吸入麻醉药合用易致心律失常，不可同时使用。(2) 单胺氧化酶抑制剂可使其升压作用增强，加重高血压，禁止合用。(3) 与强心苷类药、其他拟交感胺药合用可致异位心律。(4) 不宜与碱性药物同瓶滴注，因可引起本品分解。

【制剂与规格】

重酒石酸间羟胺注射液：1 mL : 10 mg; 5 mL : 50 mg。以间羟胺计，每 10 mg 相当于重酒石酸间羟胺 19 mg。

多巴胺(Dopamine)

【药理作用】

多巴胺为 α 和 β 受体激动剂。多巴胺是去甲肾上腺素生物合成的前体，具有兴奋 β 受体、α 受体和 DA 受体的作用。激动交感神经系统的肾上腺素受体和位于肾、肠系膜、冠状动脉、脑动脉的 DA 受体。可增加心肌收缩力，增加心输出量；可使肾、肠系膜、冠状动脉及脑血管扩张、血流量增加；对周围血管有轻度收缩作用，升高动脉血压。突出作用为肾血流量和肾小球滤过率增加，从而促使尿量增加，排钠也增加。

效应与剂量相关。(1) 小剂量：按每分钟 0.5～2 μg/kg，主要作用于 DA 受体，可降低外周阻力，使肾、肠系膜血管扩张，肾血流量和肾小球滤过率增加，尿量和排钠增加。（2）中等剂量：按每分钟 2～10 μg/kg，能直接激动 β_1 受体，间接促使去甲肾上腺素自储存囊泡释放，对心肌产生正性变力作用，使心肌收缩力及心搏量增加，心排血量增加、收缩压升高。脉压可能增大，舒张压无变化或有轻度升高。外周总阻力常无改变，冠状动脉血流及耗氧改善。（3）大剂量：按每分钟 10 μg/kg，激动 α 受体，周围血管阻力增加，肾血管收缩，肾血流量及尿量减少。因心排血量及周围血管阻力增加，使收缩压及舒张压均升高。

【药物动力学】

体内分布广泛，不易透过血脑屏障。静注于 5 min 内起效，持续 5～10 min。作用时间的长短与剂量不相关。经单胺氧化酶及儿茶酚氧位甲基转换酶的作用，在肝、肾及血液中快速降解成无活性的化合物。一次给药量的 25% 在肾上腺素神经末梢代谢成去甲基肾上腺素。半衰期为 2 min。经肾排泄，约 80% 在 24 h 内排出，尿排泄以代谢物为主，极小部分为原形。

【适应证】

用于各种类型的休克，如心肌梗死、创伤、血流感染、心脏手术、肾衰竭、充血性心力衰竭等引起的休克综合征，尤其适用于休克伴有心肌收缩力减弱、周围血管阻力正常或较低、肾功能不全者。亦用于强心苷类药和利尿药无效的心功能不全。

【用法与用量】

注射剂：静脉滴注。滴注时稀释液的浓度取决于剂量及个体需要的液体量。若不需扩容，可用 0. 8 mg/mL，若有液体潴留，可用 1. 6～3. 2 mg/mL。中、小剂量对周围血管阻力无作用，用于治疗低心排血量引起的低血压。较大剂量则用于提高周围血管阻力以纠正低血压。应根据病情需要，及时调整浓度和速度。使用微量注射泵以便更准确地控制给药速率。

成人常用量：（1）开始按每分钟 1～5 μg/kg，10 分钟内以每分钟 1～4 μg/kg 滴速逐渐递增剂量，以达到最大疗效。（2）慢性顽固性心衰：开始按每分钟 0. 5～2 μg/kg，随后再逐渐递增。多数按每分钟 1～3 μg/kg 即可生效。（3）闭塞性血管病变：开始按每分钟 1 μg/kg，逐渐增加为每分钟 5～10 μg/kg，直至每分钟 20 μg/kg，以达到满意效应。（4）危重者先按每分钟 5 μg/kg，然后以每分钟 5～10 μg/kg 递增，直至按每分钟 20～50 μg/kg，以达到满意效应。

儿童常用量：用于休克、心功能不全时，按每分钟 2～20 μg/kg 持续滴注。开始用小剂量，按每分钟 2～5 μg/kg，根据病情变化调整，可按每分钟 5～10 μg/kg 增量。待血压平稳，休克症状好转后，再逐渐减量，降低稀释浓度，减慢滴速，直至休克纠正后可停药。

【不良反应】

（1）常见胸痛、呼吸困难、心悸、心律失常（尤其是大剂量）、全身软弱无力感。（2）少见心率缓慢、头痛、恶心、呕吐。（3）长时间大剂量，或小剂量用于外周血管病，可有手足疼痛或手足发凉。(4) 外周血管长时期收缩，可能导致局部坏死或坏疽。

【禁忌证】

对本品及拟交感胺药高度敏感者；嗜铬细胞瘤；快速性心律失常如心室颤动。

【注意事项】

(1) 妊娠期和哺乳期不宜使用，确需使用须权衡利弊。(2) 下列情况慎用：糖尿病性动脉内膜炎、闭塞性血管病(动脉栓塞、动脉粥样硬化、雷诺病等)、频发的室性心律失常、肢端循环不良(可能发生坏死及坏疽)。(3) 对其他拟交感胺药高度敏感者，可能对本品也异常敏感。(4) 应用前须先补充血容量及纠正酸中毒。应选用粗大的静脉作静滴，以防药液外渗产生组织坏死。如确已发生液体外渗，应尽快给予酚妥拉明 5～10 mg 加入 0. 9% 氯化钠溶液 10～15 mL 中局部浸润注射，在 12 h 内可使局部症状明显减轻。(5) 用药时须检查血压、心排血量、心电图及尿量。静滴应控制每分钟滴速和时间，需根据血压、心率、尿量、外周血管灌流情况、异位搏动出现与否等进行调整。休克纠正时即减慢滴速。(6) 遇有血管过度收缩引起舒张压不成比例升高和脉压减小、尿量减少、心率增快或出现心律失常，须减慢滴速或暂停滴注。(7) 如在滴注时血压继续下降或经调整剂量仍持续低血压，应停用多巴胺，改用更强的血管收缩药。(8) 过量时可出现血压升高，此时应停药，必要时给予 α 受体拮抗剂。(9) 突然停药可发生严重低血压，故停用时应逐渐递减剂量。

【药物相互作用】

(1) 与硝普钠、异丙肾上腺素、多巴酚丁胺合用，须注意心排血量的改变，比单用本品时反应不同。(2) 大剂量多巴胺与 α 受体拮抗剂如酚苄明、酚妥拉明、妥拉唑林等同用，后者的血管扩张效应可被本品的外周血管的收缩作用拮抗。(3) 与全麻药尤其是环丙烷或含氟吸入麻醉药合用时，可使心肌对多巴胺异常敏感，易引起室性心律失常。(4) 与 β 受体拮抗剂合用，可拮抗多巴胺对心脏的 β_1 受体作用。(5) 与硝酸酯类药合用，可减弱硝酸酯类药的抗心绞痛及多巴胺的升压效应。(6) 本品作用于 DA 受体扩张肾血管，使肾血流量增加，增加利尿作用。与利尿药合用有协同作用。(7) 与胍乙啶合用时，可增强多巴胺的升压效应，使胍乙啶的降压作用减弱，导致高血压及心律失常。(8) 与三环类抗抑郁药同用，可能增加多巴胺的心血管作用，引起心律失常、心动过速、高血压等。(9) 与单胺氧化酶抑制剂同用，可延长及增强多巴胺的效应。在使用多巴胺前 2～3 周曾接受单胺氧化酶抑制剂的病人，初始剂量至少减到常用量的 1/10。(10) 与苯妥英钠同时静注可发生低血压与心动过缓。在用多巴胺时，若必须用苯妥英钠抗惊厥治疗时，则需考虑两药交替使用。

【制剂与规格】

盐酸多巴胺注射液：2 mL：20 mg。

多巴酚丁胺(Dobutamine)

【药理作用】

多巴酚丁胺为选择性心脏 $β_1$ 受体激动剂。大剂量时有激动 $β_2$ 受体产生血管扩张作用。对心肌有正性变力作用和较弱的正性频率作用。能激活腺苷环化酶，使ATP转化为环磷腺苷（cAMP），促进 Ca^{2+} 进入心脏细胞膜，从而增强心肌收缩力和心排血量，降低肺毛细血管楔压。

【药物动力学】

静注1～2 min起效，10 min达峰值，持续数分钟。消除半衰期为2 min。在肝内代谢成无活性的化合物，主要经肾和胆汁排出。

【适应证】

（1）器质性心脏病时心肌收缩力下降引起的心衰。（2）心肌梗死后或心脏外科手术时的低排血量综合征，优于异丙肾上腺素且较为安全。用于心排血量低和心率慢的心衰，改善左心室功能的作用优于多巴胺。（3）放射性核素心肌灌注显像及超声心动图药物负荷用药。

【用法与用量】

注射剂：静脉滴注。加入5%葡萄糖或5%葡萄糖氯化钠、0. 9%氯化钠溶液中。

成人常用量：0. 25 g加入上述溶液250～500 mL中，浓度0. 5～1 mg/mL，滴速每分钟2. 5～10 μg/kg。滴速在每分钟15 μg/kg以下时，心率和外周血管阻力基本无变化。若需要时滴速可每分钟 > 15 μg/kg，但要注意大剂量有可能加速心率并发生心律失常。

用于药物负荷核素或超声心动图诊断心肌缺血时，静滴初始剂量为每分钟5 μg/kg，逐级增加滴速，每级共计每分钟5～10 μg/kg，每级持续3～5 min，最大量可达每分钟40 μg/kg。达到终止实验的指标时，药物负荷核素时由对侧手臂静注心肌灌注显像药，注射后持续滴注多巴酚丁胺1 min。

儿童常用量：按每分钟1～5 μg/kg持续滴注。心源性休克每分钟2. 5～10 μg/kg；心肺复苏维持循环每分钟2～20 μg/kg。根据病情调整剂量。

【不良反应】

少见心悸、恶心、头痛、胸痛、气短等。若出现收缩压升高、心率增快，多与剂量有关，应减量或暂停用药。

【禁忌证】

对本品及拟交感胺药过敏者。

【注意事项】

（1）梗阻性肥厚型心肌病不宜用。（2）妊娠期和哺乳期不宜使用，确需使用须权衡利弊。(3) 下列情况慎用：心房颤动、高血压、严重的机械梗阻（如重度主动脉瓣狭窄）、室性心律失常、心肌梗死后。本品能加快房室传导，加速心室率，心房颤动若使用时应先给予强心苷类药。(4) 用药前应先补充血容量、纠正低血容量。所需液体量根据病情而定。(5) 治疗时间和给药速度按病情和治疗效应调整，可依据心率、血压、尿量以及是否出现异位搏动等情况确定。有条件时应监测中心静脉压、肺毛细血管楔压和心排血量。(6) 应定时或连续监护心电图、血压、心排血量，必要或可能时应监测肺毛细血管楔压。

【药物相互作用】

(1) 与全麻药尤其是环丙烷、氟烷等同用，发生室性心律失常的可能性增加。(2) 与 β 受体拮抗剂同用，可拮抗本品对 β_1 受体的作用，导致 α 受体作用占优势，外周血管总阻力加大。(3) 与硝普钠合用，可导致心排血量微增，肺动脉楔嵌压略降。(4) 不得与碳酸氢钠等碱性药物混合使用。

【制剂与规格】

盐酸多巴酚丁胺注射液：2 mL：20 mg。

‖ 第六节　调脂及抗动脉粥样硬化药 ‖

血脂异常（lipid abnormalitis）通常指胆固醇（TC）或三酰甘油（TG）升高，或两者均升高，称为高脂血症（hyperlipidemia）。血脂异常泛指：高胆固醇血症、高三酰甘油血症、混合性高脂血症、高低密度脂蛋白胆固醇（LDL-C）血症、低高密度脂蛋白胆固醇（HDL-C）。血脂异常是心脑血管病发病的高危因素，改善异常血脂可降低冠心病、脑卒中事件的发生。

对血脂异常以改变生活方式为首要，而药物治疗需掌握指征。应根据病人是否有冠心病及心血管危险因素，结合血脂水平综合评估心血管病的发病危险等级使用药物。

调脂药主要包括：(1) 羟甲戊二酰辅酶 A 还原酶抑制药（简称他汀类），如辛伐他汀、阿托伐他汀、瑞舒伐他汀等。(2) 贝特类或称贝丁酸类，如非诺贝特、苯扎贝特、环丙贝特等。(3) 胆固醇肠道吸收抑制药，如依泽麦布。(4) 其他：烟酸及其衍生物、胆酸螯合剂、多不饱和脂肪酸、普罗布考等。本节有辛伐他汀、阿托伐他汀、瑞舒伐他汀、非诺贝特。

辛伐他汀（Simvastatin）

【药理作用】

辛伐他汀为羟甲戊二酰辅酶 A 还原酶抑制药。可抑制体内合成胆固醇所需的羟甲基戊二酸单酰辅酶 A 还原酶，因而可减少内源性胆固醇的合成。可降低极低密度脂蛋白胆固醇、低密度脂蛋白胆固醇的水平，增加高密度脂蛋白固醇，降低三酰甘油。

【药物动力学】

进食后吸收良好，首过消除明显，生物利用度5%。1.5～2.5 h达峰浓度。其分布对肝脏有高度的选择性，在肝脏中的浓度明显高于其他非靶性组织。在肝内被水解为代谢物，以β羟酸为主的三种代谢物有活性。与β羟酸代谢物的蛋白结合率达95%。半衰期为3 h。60%经胆汁从粪便排出，13%经尿排出。对高脂血症约在2周起效，4～6周后达最大效应。长期治疗后停药，作用持续4～6周。

【适应证】

（1）高胆固醇血症和混合性高脂血症，尤其适用于高胆固醇血症，是伴有低密度脂蛋白胆固醇（LDL-C）升高者的首选药物。（2）冠心病和动脉硬化以及脑卒中的防治。

【用法与用量】

口服片剂：宜与饮食同服以利吸收。如需要可掰开服，一日量＜40 mg于晚餐时顿服。

（1）高胆固醇血症：开始一日10 mg。对轻、中度升高者初始剂量一日5 mg；心血管事件高危人群初始剂量一次20～40 mg。可根据胆固醇水平调整，调整剂量间隔4周以上。一日最大量40 mg。（2）纯合子型家族性高胆固醇血症：一日40 mg顿服；或一日80 mg分3次，早晨20 mg、午间20 mg、晚间40 mg。可与其他降脂疗法合用。（3）杂合子型家族性高胆固醇血症儿童（10～17岁）：初始剂量一日10 mg，最大量40 mg，按个体化调整剂量。（4）冠心病：一日20 mg。（5）协同治疗：一日10 mg，与胆酸螯合剂合用有协同作用。

【不良反应】

（1）常见恶心、腹泻、消化不良、皮疹、瘙痒、脱发、头痛、头晕、视觉模糊和味觉障碍。（2）少见血管性水肿、脉管炎、血小板减少、嗜酸性粒细胞增多、关节痛、光敏反应、潮红、呼吸困难，以及阳痿、失眠、周围神经病变等。（3）少见肝损害、转氨酶（ALT及AST）升高、黄疸、胰腺炎、血糖异常等。（4）罕见肌炎、横纹肌溶解，表现为肌肉疼痛、乏力、发热、并伴有血肌酸激酶升高、肌红蛋白尿等。罕见横纹肌溶解导致肾衰竭。

【禁忌证】

对本品过敏者；妊娠期和哺乳期；肌病；活动性肝病或不明原因的ALT持续升高者。

【注意事项】

（1）有肝病史或大量饮酒者慎用。（2）因其肾排泄不明显，故轻、中度肾功能不全者不必调整剂量。严重肾功能不全者（肌酐清除率＜30 mL/min）应慎用，若使用初始剂量一日5 mg并密切监护，一日最大量不超过10 mg。（3）转氨酶（ALT及AST）升高至正常上限 3 倍时应停药。(4) 有弥散性肌痛、肌软弱及肌酸激酶升高至大于正常值十倍以上的情况应考虑为肌病，应立即停药。(5) 清淡饮食，限烟戒酒。

【药物相互作用】

(1) 在治疗剂量下，与其他对 CYP3A4 有明显抑制作用的药物，如环孢素、米贝地尔、伊曲康唑、酮康唑、红霉素、克拉霉素、奈法唑酮，或纤维酸类衍生物，或烟酸合用时，增加横纹肌溶解发生风险。(2) 与胺碘酮合用增加横纹肌溶解发生风险。(3) 与贝特类合用会增加肌病的发生风险和严重程度。(4) 能中度提高香豆素类的抗凝血效果，合用时应检测凝血酶原时间。

【制剂与规格】

辛伐他汀片：10 mg；20 mg。

阿托伐他汀(Atorvastatin)

【药理作用】

阿托伐他汀为选择性羟甲基戊二酸单酰辅酶 A 还原酶抑制药。作用机制参阅辛伐他汀。

【药物动力学】

口服吸收迅速，1～2 h 达峰浓度。生物利用度 19%～29%。血浆蛋白结合率 98% 以上。在肝内经 CYP 代谢，代谢物也有活性。可进入乳汁。原形半衰期 14 h，代谢物半衰期长达 20～30 h。原形及代谢物主要经胆汁从粪便排泄，约 2% 从尿排出。

【适应证】

(1) 各型高胆固醇血症和混合性高脂血症。(2) 冠心病和动脉硬化以及脑卒中的防治。

【用法与用量】

口服片剂：一日量可在一天内任何时间顿服，不受食物影响，宜晚饭后顿服。

(1) 开始一日 10 mg，可按需调整剂量，调整间隔时间为 4 周或更长。一日最大量 80 mg。(2) 原发性高胆固醇血症和混合型高脂血症：开始一日 10 mg，2 周内可见明显疗效，4 周可见显著疗效，长期治疗可维持疗效。(3) 杂合子型家族性高胆固醇血症：开始一日 10 mg，间隔 4 周可逐渐加至一日 40 mg。如仍未达到满意疗效，可增至一日 80 mg，或仍一日 40 mg 并加用其他类降脂药。(4) 纯合子型家族性高胆固醇血症(10～17 岁)：一日 10～80 mg。(5) 冠心病：一日 10 mg。

【禁忌证】

对本品过敏者；妊娠期和哺乳期；肌病；活动性肝病或不明原因的转氨酶(ALT 及 AST)升高并持续超过正常值上限 3 倍者；任何未采取适当措施的育龄妇女。

【不良反应】、【注意事项】、【药物相互作用】

同辛伐他汀（参阅辛伐他汀）。

【制剂与规格】

阿托伐他汀片：10 mg；20 mg。

瑞舒伐他汀（Rosuvastatin）

【药理作用】

瑞舒伐他汀为选择性羟甲基戊二酸单酰辅酶A还原酶抑制药。作用机制参阅辛伐他汀。

【药物动力学】

口服吸收迅速，食物可减少吸收。3～5 h达峰浓度。生物利用度20%。血浆蛋白结合率88%。主要分布在肝脏，少部分在肝内经CYP代谢成N-去甲基产物。原形及代谢物的90%经胆汁从粪便排泄。消除半衰期约19 h。

【适应证】

（1）各型高胆固醇血症和混合性高脂血症。（2）冠心病和动脉硬化以及脑卒中的防治。

【用法与用量】

口服片剂、胶囊：一日量可在一天内任何时间顿服，饭后和空腹皆可，宜晚饭后顿服。

常用量一日5～10 mg。根据治疗目标和耐受情况，适当增加或减少剂量，每4～6周检查血脂1次。

【不良反应】、【禁忌证】、【注意事项】、【药物相互作用】

同辛伐他汀（参阅辛伐他汀）。

【制剂与规格】

瑞舒伐他汀片（胶囊）：5 mg；10 mg；20 mg。

非诺贝特（Fenofibrate）

【药理作用】

非诺贝特为贝特类调脂药。通过过氧化物酶体增殖体物激活受体（PPAR）α的激活，使低密度脂蛋白小而密的部分减少，大而疏的部分相对增多；抑制极低密度脂蛋白的生成，并使三酰甘油的生成分解增多；还使载脂蛋白A-Ⅰ和A-Ⅱ生成增加，从而增高高密度脂蛋白。还有降低高尿酸血症尿酸的作用。

【药物动力学】

口服吸收迅速，空腹生物利用度 60%，餐后可达 80%。口服后 4 ～ 7 h 达峰值。单剂口服半衰期 α 相为 4. 9 h，β 相为 21. 7 h。体内分布广泛，肝、肾、肠道组织中分布较多，其次为肺、心脏、肾上腺，脾、皮肤和睾丸较少。在肝内和肾组织内代谢，经羧基还原与葡糖醛酸化，代谢物大部分为葡糖醛酸化物，经肾排出。

【适应证】

高脂血症，尤其是高三酰甘油血症、混合型高脂血症。

【用法与用量】

口服片剂、胶囊：用餐时服。胶囊整粒吞服，不可嚼服。成人，一次 0. 2 ～ 0. 4 g，tid。疗效满意者维持量一次 0. 2 g，bid。

肾功能减退者减量并延长用药间隔：肌酐清除率 40 ～ 60 mL/min 者，一次 0. 4 g，bid；15 ～ 40 mL/min 者，一次 0. 2 ～ 0. 4 g，qd 或 qod；< 15 mL/min 者，一次 0. 2 g，每 3 日 1 次。

【不良反应】

（1）常见腹部不适、腹泻、便秘等。（2）少见乏力、头痛、性欲降低、阳痿、眩晕、失眠等。（3）偶见肌炎、肌痛、肌无力、肌病。（4）偶见肌酸激酶、转氨酶（ALT 及 AST）、肌酐升高，白细胞和血红蛋白降低。（5）有使胆石增加的趋向。

【禁忌证】

对本品过敏者；妊娠期和哺乳期；儿童；胆囊疾病或胆石症；活动性肝炎；严重肝、肾功能不全；原发性胆汁性肝硬化；不明原因的肝功能持续异常者。

【注意事项】

（1）哺乳期若使用应停止哺乳。（2）儿童用药的安全性尚不明确。（3）用药期间注意检测血常规、肝功能、血脂。（4）若有可疑肌病症状如肌痛、触痛、乏力等，或肌酸激酶明显升高，则应停药。转氨酶升高为正常值上限的 3 倍以上应停药。

【药物相互作用】

能增强香豆素类抗凝血药的作用，能增强口服降血糖药物的效应。

【制剂与规格】

（1）非诺贝特片（分散片）：0. 1 g。（2）非诺贝特胶囊：0. 1 g；0. 2 g。

（刘瑞英　王相海）

第八章

呼吸系统用药

‖ 第一节　祛痰药 ‖

正常情况下，呼吸道内不断有小量分泌物生成，形成一薄层黏液，起到保护作用，并参与呼吸道的清除功能。在呼吸道炎症等病理情况下，分泌物发生质和量的改变，刺激黏膜下感受器使咳嗽加重，大量痰液还可阻塞呼吸道引起气急，甚至窒息。痰液是良好的培养基，有利于病原体滋生引起继发感染，促使痰液排出是重要治疗措施之一。

祛痰药(expectorants)可稀释痰液或液化黏痰，使之易于咳出。主要用于咳嗽、咳痰，痰液黏稠不易咳出的支气管肺部疾病，作为对症治疗。如慢阻肺、慢性支气管炎、支气管扩张(感染时)、肺脓肿等。本节有黏液溶解作用的溴己新、氨溴索、桉柠蒎、羧甲司坦、乙酰半胱氨酸。

溴己新(Bromhexine)

【药理作用】

溴己新直接作用于支气管腺体，促使黏液分泌细胞的溶酶体释出，使痰中的黏多糖纤维素分化裂解。还可抑制黏液腺和杯状细胞中酸性糖蛋白的合成，使之分泌黏滞性较低的小分子糖蛋白，而使痰液的黏稠度降低，易于咳出。此外，还可刺激胃黏膜，反射性地引起呼吸道腺体分泌增加，使痰液稀释。

【药物动力学】

吸收快而完全，生物利用度70%～80%，0.5～3 h达峰浓度。在肝内代谢为氨溴索及其他10余种代谢物。口服后24 h内和5 d内，给服量的70%～88%经尿排泄，大部分为代谢物，仅少量为原形。另有少量从粪便排出。消除半衰期为6.5 h。

【适应证】

用于急、慢性支气管炎，支气管扩张(感染时)，矽肺等有多量黏痰而不易咳出者。

【用法与用量】

口服片剂：宜饭后服。成人常用量：一次 8～16 mg，tid。儿童常用量：< 5 岁，一次 4 mg，bid；> 5 岁，一次 4 mg，tid；> 12 岁，一次 8～12 mg，tid。

【不良反应】

偶见恶心，胃部不适、腹痛、腹泻，头痛和头晕。罕见转氨酶（ALT 及 AST）升高。

【禁忌证】

对本品过敏者。

【注意事项】

（1）妊娠期和哺乳期、过敏体质者、胃炎、胃溃疡、严重肝功能不全者慎用。（2）脓性痰者需加用抗菌药物控制感染。（3）儿童应在成人监护下服用。

【药物相互作用】

能增加四环素类药、阿莫西林等在支气管内的分布浓度，可增强其抗菌疗效。

【制剂与规格】

盐酸溴己新片：8 mg。

氨溴索（Ambroxol）

【药理作用】

氨溴索为人工合成的溴己新体内代谢物，作用机制同溴己新，作用较强。

【药物动力学】

口服吸收快而完全，用药后 1 h 内起效，达峰时间 0.5～3 h，作用持续 3～6 h。一般需连服 3～5 d 后才有明显疗效。血浆蛋白结合率 90%。吸收后迅速分布至组织，肺组织浓度高，可透过血脑屏障和胎盘屏障，可进入乳汁。经肝代谢，约 90% 经肾清除，消除半衰期为 7 h。

【适应证】

（1）痰液分泌较多及排痰不畅的急、慢性呼吸道疾病的祛痰治疗，如急慢性支气管炎、哮喘或支气管扩张合并感染、肺结核等的引起的痰液黏稠，咳痰困难。（2）术后肺部并发症的预防性治疗。（3）注射剂还用于治疗早产儿及新生儿、婴儿呼吸窘迫综合征（RDS）。

【用法与用量】

口服片剂、胶囊：饭后 15 min 服。（1）成人和 12 岁以上儿童：一次 15～30 mg，tid。一次最大量 60 mg。（2）儿童：< 2 岁，一次 7.5 mg，bid；2～5 岁，一次 7.5 mg，tid；5～12 岁，一次 15 mg，tid。若需长期服用，14 d 后剂量可减半，一日 2～3 次。

口服溶液剂(0. 3%)：宜进餐时服。(1) 成人和 12 岁以上儿童：一次 10 mL，tid。(2) 儿童：1～2 岁，一次 2. 5 mL，bid；2～6 岁，一次 2. 5 mL，tid；6～12 岁，一次 5 mL，tid。

【不良反应】

可有上腹部不适、食欲缺乏、胃痛、胃部灼热、消化不良、恶心、呕吐、腹泻、皮疹。罕见头痛、眩晕、血管性水肿、转氨酶(ALT 及 AST)一过性升高。

【禁忌证】

对本品过敏者。

【注意事项】

(1) 妊娠期尤其是妊娠期 13 周内、哺乳期、胃溃疡、过敏体质者慎用。(2) 应避免与中枢性镇咳药如右美沙芬等同用，以免稀化的痰液堵塞气道。(3) 应注意咳嗽、咳痰的病因，如使用 7d 后未见好转应及时就医。

【药物相互作用】

(1) 可与抗菌药物、糖皮质激素及支气管扩张剂等合用，效应增加。(2) 与阿莫西林、头孢呋辛、红霉素、多西环素等同服，可使抗菌药物在肺组织浓度升高，增强其抗菌作用。(3) 与 β_2 受体激动剂、茶碱等支气管扩张药合用有协同作用。

【制剂与规格】

(1) 盐酸氨溴索片(分散片、胶囊)：30 mg。(2) 盐酸氨溴索口服溶液(0. 3%)：100 mL：0. 3 g。

桉柠蒎(Eucalyptol, Limonene and Pinene)

【药理作用】

桉柠蒎为黏液溶解性祛痰药。由桃金娘科桉属和芸香科桔属及松科松属植物的提取物所组成。主要成分为桉油精，柠檬烯及 α- 蒎烯。能使气管分泌量增加，改善气管黏膜纤毛运动，促进呼吸道腺体的分泌，并使黏液移动速度增加，有助痰液排出。

【药物动力学】

口服后，桉柠蒎油中的单萜成分吸收迅速且完全，1～3 h 单萜成分达峰浓度。体内代谢快，柠檬烯的主要代谢物是双氢紫苏酸、紫苏酸和柠檬烯 -1，2- 二醇。其他萜类成分的动力学特性类似于柠檬烯，但代谢途径尚不明确。在 24 h 内约 60% 经尿排泄，5% 经粪便排泄，2% 经呼吸道排出。

【适应证】

(1) 急、慢性鼻窦炎。(2) 急慢性支气管炎、肺炎、支气管扩张、肺脓肿、慢性阻塞性肺疾病、肺部真菌感染、肺结核和矽肺等。(3) 支气管造影术后，促进造影剂排出。

【用法与用量】

口服肠溶软胶囊：宜于餐前半小时，凉开水送服，禁用热开水。不可掰开或嚼服。成人：急性患者，一次 0. 3 g，一日 3～4 次；慢性患者，一次 0. 3 g，bid。4～12 岁儿童：急性患者，一次 0. 12 g，一日 3～4 次；慢性患者，一次 0. 12 g，bid。12 岁以上剂量用法同成人。

【不良反应】

较轻微，偶有胃肠道不适及过敏反应，如皮疹、面部浮肿、呼吸困难和循环障碍。

【禁忌证】

对本品过敏者。

【注意事项】

妊娠期和哺乳期慎用。

【药物相互作用】

尚不明确。

【制剂与规格】

桉柠蒎肠溶软胶囊：0. 12 g；0. 3 g。

羧甲司坦(Carbocisteine)

【药理作用】

羧甲司坦为黏液稀化剂，作用与溴己新相似。主要在细胞水平影响支气管腺体的分泌，可使黏液中黏蛋白的双硫键断裂，使低黏度的涎黏蛋白分泌增加，而高黏度的岩藻黏蛋白分泌减少，从而使痰液的黏滞性降低，有利于痰液排出。

【药物动力学】

口服起效快，用药 4 h 即可见明显疗效。广泛分布至肺组织中，最后以原形和代谢物的形式经尿排泄。

【适应证】

慢性支气管炎、慢性阻塞性肺病、哮喘等疾病引起的痰液黏稠、咳痰困难。亦可用于小 儿非化脓性中耳炎，有一定的预防耳聋效果。

【用法与用量】

口服片剂：成人：一次 0. 25～0. 75 g，tid。儿童：2～4 岁，一次 0. 1 g；5～7 岁，一次 0. 2 g；8～12 岁，一次 0. 25 g，均 tid。12 岁以上剂量用法同成人。

口服液：成人，一次 0. 2～0. 5 g，tid。儿童，按一次 10 mg/kg，tid。

【不良反应】

可有恶心、胃部不适、腹泻、头晕、头痛、皮疹。罕见胃肠道出血。

【禁忌证】

对本品过敏者；消化性溃疡活动期。

【注意事项】

妊娠期和哺乳期、有出血倾向的消化性溃疡慎用。

【药物相互作用】

避免同时应用强力镇咳药，以免稀化的痰液堵塞气道。

【制剂与规格】

（1）羧甲司坦片：0.1 g；0.25 g。（2）羧甲司坦口服液：10 mL：0.2 g；10 mL：0.5 g。

乙酰半胱氨酸（Acetylcysteine）

【药理作用】

乙酰半胱氨酸为黏液溶解剂，具有较强的黏痰溶解作用。其分子中所含的巯基能使痰液中糖蛋白多肽链中的二硫键断裂，从而降低痰液的黏滞性，使痰液化而易咳出。

【药物动力学】

口服吸收良好，2～3 h达峰浓度。肺组织中可达有效浓度。在肝内脱去乙酰基而成半胱氨酸代谢。

【适应证】

用于痰液黏稠所致的咳痰困难、呼吸困难。

【用法与用量】

颗粒剂：温开水冲服。成人，一次0.2 g，一日2～3次。儿童，一次0.1 g，一日2～4次。疗程：急性病5～10 d，慢性病根据病情可服用数月。

【不良反应】

（1）对呼吸道黏膜有刺激作用，有时引起呛咳或支气管痉挛。（2）偶有恶心、呕吐、流涕、上腹部不适、腹泻等。（3）罕见皮疹和支气管痉挛等过敏反应。

【禁忌证】

对本品过敏者；妊娠期；苯丙酮酸尿症；哮喘。

【注意事项】

（1）哺乳期、消化道溃疡病慎用，哺乳期若使用应暂停哺乳。（2）肝功能不全者适当减量。（3）老年人伴有严重呼吸功能不全者慎用。

【药物相互作用】

（1）与硝酸甘油合用，可增加低血压和头痛的发生。（2）酸性药物可降低其作用。（3）可增加金制剂的排泄。

【制剂与规格】

乙酰半胱氨酸颗粒：0. 1 g；0. 2 g。

第二节　镇咳药

咳嗽是多种原因所产生的一种临床症状，是机体的防御性神经反射，有利于清除呼吸道分泌物和有害因子。呼吸道内的黏液和异物排出后，咳嗽及其他症状可减轻或缓解。如痰液较多，单用镇咳药将使痰液滞留在气道，无益反而有害，如慢性支气管炎、支气管扩张（感染时）等。无痰或少痰而频繁剧烈的咳嗽，会对病情、社会活动、工作和休息造成严重影响。止咳可减轻痛苦，有益于工作和休息。

镇咳药（antitussives）可分为中枢性镇咳药和外周性镇咳药。中枢性镇咳药对延髓中枢有抑制作用，如可待因、福尔可定、右美沙芬，镇咳作用强而迅速。外周性镇咳药又称末梢镇咳药，通过抑制咳嗽反射弧中的某一环节而起到镇咳作用，如那可汀、苯丙哌林、莫吉斯坦等。喷托维林兼有中枢及外周性镇咳作用，镇咳作用为可待因的1/3。本节有复方甘草、喷托维林、可待因。

复方甘草（Compound Liquorice）

【药理作用】

复方甘草片剂为甘草流浸膏粉、阿片粉或罂粟果提取物粉、樟脑、八角茴香油组成的复方制剂。口服溶液（口服液、合剂）为甘草流浸膏、复方樟脑酊、甘油、愈创木酚甘油醚和浓氨组成的复方制剂。甘草流浸膏为保护性镇咳祛痰剂；阿片粉具有较强的镇咳作用；樟脑、八角茴香油等能刺激支气管黏膜，反射性地增加腺体分泌，稀释痰液，使痰容易咳出。有镇咳、祛痰的协同作用。

【适应证】

用于镇咳祛痰，如感冒、支气管炎等咳嗽及咳痰不爽。

【用法与用量】

复方口服片：口服或含化。成人：一次 3～6 片，tid。儿童：3～5 岁，一次 1 片，tid；6～12 岁，一次 1～2 片，tid；12 岁以上剂量用法同成人。

复方口服液：用前摇匀。成人：一次 5～10 mL，tid。儿童：3～5 岁，一次 1～3 mL，tid；6～12 岁，一次 3～5 mL，tid；12 岁以上剂量用法同成人。

【不良反应】

较少见，片剂少于口服液。（1）口干、恶心、呕吐、腹胀、腹痛、腹泻等。（2）多汗、瘙痒、皮疹、潮热、潮红等。（3）心悸、血压升高、胸闷、气促、呼吸困难等。（4）头晕、头痛、嗜睡、抽搐、颤抖、失眠、精神异常等。（5）尿潴留、面部水肿等。（6）过敏样反应甚至过敏性休克。

【禁忌证】

对本品过敏者；乙醇过敏者、妊娠期和哺乳期禁用口服液。

【注意事项】

（1）慢阻肺、呼吸功能不全、胃炎、胃溃疡、运动员慎用。（2）3 岁以下避免使用。（3）不宜长时间服用，连续使用不超过 7 d。用药 3～7 d 症状未缓解应及时就医。（4）甘草有弱皮质激素样作用，长期、大剂量应用可能引起水钠潴留和低血钾的假性醛固酮增多、高血压和心脏损害。（5）服用口服液后不得操作机械及驾驶车辆。（6）禁止饮酒。

【药物相互作用】

口服液避免与头孢菌素类或易产生双硫仑反应的药物合用。避免同服强力镇咳药。

【制剂与规格】

（1）复方甘草片：30；50；100 片。（2）复方甘草口服溶液：每支 10 mL。每瓶 90 mL；100 mL；120 mL；180 mL。

喷托维林（Pentoxyverine）

【药理作用】

喷托维林兼有中枢及外周性镇咳作用，镇咳作用强度约为可待因的 1/3。除对延髓呼吸中枢有直接抑制作用外，还有轻度阿托品样作用和局部麻醉作用。可轻度抑制支气管内感应器，减弱咳嗽反射。可使痉挛的支气管平滑肌松弛，减低气道阻力。

【药物动力学】

口服后 20～30 min 起效，1 h 达峰浓度，一次给药镇咳作用可维持 4～6 h。药物吸收后部分由呼吸道排出。

【适应证】

用于多种原因引起的无痰干咳，如急性、慢性支气管炎等。

【用法与用量】

口服片剂：成人，一次 25 mg，tid 或 qid。5 岁以上儿童，按一次 0. 5～1 mg/kg，通常一次 6. 25～12. 5 mg，bid 或 tid。12 岁以上剂量用法同成人。

【不良反应】

偶见便秘、轻度头痛、头晕、嗜睡、口干、恶心、腹泻、皮肤过敏等。

【禁忌证】

对本品过敏者；妊娠期和哺乳期；青光眼；呼吸功能不全者；心衰伴有肺瘀血；驾驶及操作机器者。

【注意事项】

(1) 心功能不全者慎用。(2) 无祛痰作用，痰量多者宜与祛痰药合用。(3) 仅用于干咳的对症治疗，连续用药 7 d 症状未缓解应及时就医。

【药物相互作用】

奋乃静、异戊巴比妥、水合氯醛等可增强其中枢神经和呼吸的抑制作用。

【制剂与规格】

枸橼酸喷托维林片：25 mg。

可待因(Codeine)

【药理作用】

可待因具有止咳镇痛作用。作用于中枢神经系统，产生镇痛作用，其镇痛强度为吗啡的 1/12～1/7，但强于解热镇痛药。对延髓的咳嗽中枢有选择性抑制作用，镇咳作用强而迅速，其镇咳强度约为吗啡的 1/4。能抑制支气管腺体的分泌，可使痰液黏稠，难以咳出，故不宜用于痰多黏稠者。

【药物动力学】

口服易吸收，30～45 min 起效，约 1 h 达峰浓度，最大作用时间 1～2 h。镇痛作用持续约 4 h，镇咳作用持续 4～6 h。主要分布于肺、肝、肾和胰。易透过血脑屏障，能透过胎盘屏障。血浆蛋白结合率 25%。半衰期为 2. 5～4 h。经肾排泄，主要为葡糖醛酸结合物。

【适应证】

(1) 镇咳，用于较剧烈而频繁干咳，如痰液量较多宜合用祛痰药。(2) 镇痛，用于中度以上疼痛。(3) 镇静，局部麻醉或全麻时辅助用药。

【用法与用量】

口服片剂：成人，一次 15～30 mg，一日 30～90 mg；极量：一次 100 mg，一日 250 mg。4 岁以上儿童，镇痛按一次 0. 5～1 mg/kg，一日 3 mg/kg（分 3～6 次），但不超过成人用量；镇咳为镇痛剂量的 1/2～1/3。12 岁以上剂量用法同成人。

【不良反应】

（1）可有心理变态或幻想，呼吸微弱、缓慢或不规则，心率或快或慢等。（2）少见惊厥、耳鸣、震颤或不能自控的肌运动等。（3）少见过敏反应如荨麻疹、瘙痒、皮疹或面部肿胀。（4）少见精神抑郁和肌强直等。（5）长期用药可引起依赖性。常用量引起依赖性倾向较其他吗啡类低。表现为食欲减退、腹泻、牙痛、恶心、呕吐、流涕、寒战、喷嚏、呵欠、睡眠障碍、胃痉挛、多汗、衰弱无力、心率增速、情绪激动以及原因不明的发热。

【禁忌证】

对本品及阿片类过敏者；妊娠期和分娩前；哺乳期；新生儿和婴幼儿；痰多黏稠者；急性心肌梗死；正在服用单胺氧化酶抑制剂者；已知为 CYP2D6 超快代谢者。

【注意事项】

（1）4～12 岁儿童尽量避免使用，确需使用须权衡利弊。（2）老年人、哮喘、胆石症、急腹症原因未明、腹泻、脑外伤或颅内病变、前列腺增生、肝肾功能不全者慎用。（2）与单胺氧化酶抑制剂合用，可引起高热、高血压急症，严重者发生惊厥甚至死亡。两者用药应间隔 14 d 以上。（3）为特殊管理的麻醉药品，务必严格遵守《麻醉药品和精神药品管理条例》使用。

【药物相互作用】

（1）与抗胆碱药合用，可加重便秘或尿潴留。（2）与美沙酮或其他吗啡类药合用，可加重中枢性呼吸抑制作用。（3）与中枢抑制剂合用可增加对呼吸的抑制。（4）与肌松药合用，呼吸抑制更明显。（5）与西咪替丁合用，可诱发精神错乱，定向力障碍及呼吸急促。（6）与解热镇痛药合用有协同镇痛作用，可增强镇痛效果。（7）与镇静催眠药合用，可增强本品的镇痛、镇咳作用。（8）在停用本品的 14 d 内，若给予单胺氧化酶抑制剂，可能导致不可预见的、严重的不良反应。故使用应间隔在 14 d 以上。

【制剂与规格】

磷酸可待因片：15 mg；30 mg。

‖ 第三节　平喘药 ‖

平喘药（antiasthmatics）能作用于哮喘发病的不同环节，缓解或预防哮喘发作。除哮喘外，亦用于喘息型支气管炎、慢阻肺等，用以缓解喘息症状。

吸入疗法治疗哮喘是近些年来的重要进展。糖皮质激素、β_2 受体激动剂、M 受体拮抗剂、过敏反应介质阻释药均有吸入型制剂。

吸入疗法具有见效快，用药剂量小，不良反应少等优点。其中糖皮质激素吸入治疗的发展成为哮喘病现代治疗中最重要进展之一，吸入 β_2 受体激动剂气雾剂成为缓解哮喘急性发作的首选方法。β_2受体激动剂起效快，吸入后可立即扩张支气管，使哮喘症状在5～10 min内缓解，但其疗效持续时间较短，具有“治标”作用。糖皮质激素气雾剂具有较强的抗炎效应，通常在吸入2～3 d开始显效，5～7 d后疗效显著。哮喘病人的气道炎症逐渐减轻和控制，其症状才能好转和稳定。糖皮质激素是逐渐消除和控制气道炎症才显示出疗效的，具有“治本”作用。因此，临床上通常把β_2受体激动剂气雾剂作为缓解急性症状的药物，而把糖皮质激素气雾剂用于预防和维持治疗的药物。通常治疗初期两者配合使用可获得良好疗效，具体方法是先吸入β_2受体激动剂1～2揿，5～10 min后待气道扩张后再吸入糖皮质激素，使其充分吸入到细小支气管，增加作用范围，充分发挥抗炎作用，提高疗效。在5～7 d气道炎症初步控制后，就可以考虑停用β_2受体激动剂或减量，而单用糖皮质激素吸入就可以控制哮喘症状。气雾剂吸入有很多环节，教会病人准确地掌握吸入步骤和方法，才能使疗效更好。

本节有氨茶碱、茶碱、沙丁胺醇、异丙托溴铵、噻托溴铵、丙酸氟替卡松、布地奈德、布地奈德福莫特罗。

氨茶碱(Aminophylline)

【药理作用】

氨茶碱属黄嘌呤类药，是茶碱和乙二胺的复合物，含茶碱77%～83%。其药理作用主要来自茶碱，可拮抗腺苷的支气管平滑肌收缩作用；刺激肾上腺髓质释放内源性儿茶酚胺，间接发挥拟肾上腺素作用；增强呼吸肌收缩力，尤其在膈肌收缩无力时作用明显。乙二胺可增加茶碱的水溶性、生物利用度和作用强度，使茶碱作用增强。(1) 松弛支气管平滑肌，能减轻支气管黏膜充血和水肿。(2) 增强和改善呼吸肌如膈肌、肋间肌的收缩力。(3) 增加心排血量，扩张肾小动脉，增加肾小球滤过率和肾血流量，抑制远端肾小管Na^+和Cl^-的吸收，具有利尿作用。(4) 舒张冠状动脉、外周血管和胆道、肠道平滑肌。

【药物动力学】

口服吸收迅速而完全，生物利用度96%，1～3 h达峰浓度。能分布到细胞内液与外液，在体内释放出茶碱，茶碱约2 h达峰浓度，血浆蛋白结合率60%。静注氨茶碱6 mg/kg，30 min内血药浓度可维持在10 μg/mL。在肝内代谢，体内的生物转化率有个体差异。大部分以代谢物经肾排出，10%以原形排出。可透过胎盘及进入乳汁。半衰期为3～9 h，早产儿、新生儿、肝硬化、充血性心力衰竭和肺心病延长。

【适应证】

用于哮喘、喘息型支气管炎、慢阻肺，缓解喘息症状。亦用于急性心功能不全和心源性肺水肿，缓解喘息症状。

【用法与用量】

口服普通片：餐前1 h或饭后2 h服，吸收较快。进食或饭后服可减少对胃肠道刺激，但吸收较慢。（1）成人：一次0.1～0.2 g，tid。（2）儿童：按一日3～5 mg/kg，分3次。

口服缓释片：应整片吞服，不能咀嚼、掰开或压碎。成人和12岁以上儿童，初始剂量一次0.1～0.2 g，bid，于早、晚用100 mL温开水送服。剂量视病情和疗效调整，但一日最大量不超过0.6 g，分2次。

注射剂：静脉注射、静脉滴注。

静脉注射：（1）成人，一次0.125～0.25 g，加入50%葡萄糖溶液20～40 mL中，注射时间不＜10 min，一日总量0.5～1 g。静注极量一次0.5 g，一日极量1 g。（2）儿童，按一次2～4 mg/kg，稀释浓度为6.25～12.5 mg/mL，缓慢静注，注射时间不＜10 min。

静脉滴注：（1）成人，一次0.25～0.5 g，加入5%或10%葡萄糖溶液250 mL中静滴。滴注一次极量0.5 g，一日极量1 g。（2）儿童，按一次2～4 mg/kg，用5%或10%葡萄糖溶液稀释后缓慢滴注。

新生儿呼吸暂停、支气管肺发育不良：静脉泵注，使用微量注射泵以便更准确地控制给药速率。负荷量按5 mg/kg，剂量范围4～6 mg。12 h后给予维持量，按一次1.5～2 mg/kg，q8h或q12h。每次注射时间＞20 min。

【不良反应】

茶碱有效、安全的血药浓度在6～15 μg/mL。其毒性常出现在血药浓度15～20 μg/mL，特别是在治疗开始，早期多见恶心、呕吐、易激动、失眠等。当血药浓度超过20 μg/mL，可出现震颤、激动、心动过速、心律失常。血药浓度超过40 μg/mL，可出现发热、失水、谵妄、惊厥、昏迷、血压骤降等症状，严重的甚至引起呼吸抑制、心脏停搏致死。

【禁忌证】

对本品、茶碱或乙二胺过敏者；严重心律失常；严重心功能不全及急性心肌梗死伴有血压显著降低者；未经控制的惊厥性疾病；活动期消化性溃疡。

【注意事项】

（1）下列情况慎用：妊娠期和哺乳期、新生儿、老体弱者、高血压、低氧血症、甲亢、发热、心功能不全、有消化性溃疡史者。（2）肝、肾功能不全者酌情减量或延长给药间隔。（3）因其“治疗窗”窄，以及代谢存在较大个体差异，可引起心律失常或使原有心律失常恶化、血压下降，甚至死亡，应注意心率、心律、血压的变化。（4）静脉用药，有条件时应监测茶碱血药浓度，及时调整浓度和滴速，以达最大疗效而血药浓度又不过高。（5）因其“治疗窗”窄，治疗量和中毒量差别小，应严格掌握治疗量。静注时宜缓慢，儿童慎用静注，静滴时浓度宜小。（6）不适用于哮喘持续状态或急性支气管痉挛发作病人。

【药物相互作用】

（1）地尔硫䓬、维拉帕米可干扰茶碱在肝内代谢，可增加其血药浓度和毒性。

(2) 西咪替丁可降低其肝清除率，增加其血药浓度或毒性。(3) 某些抗菌药物，如大环内酯类的红霉素、罗红霉素、克拉霉素，喹诺酮类的依诺沙星、环丙沙星、氧氟沙星、左氧氟沙星，以及克林霉素、林可霉素等可降低茶碱清除率，增高其血药浓度，尤以红霉素和依诺沙星明显。当与上述药物合用时应适当减量。(4) 苯巴比妥、苯妥英钠、利福平可诱导肝药酶，加快茶碱的肝清除率。茶碱也干扰苯妥英钠的吸收，两者的血药浓度均下降，合用时应调整剂量。(5) 与锂盐合用，可使锂的肾排泄增加，影响其效应。(6) 美西律可降低茶碱清除率，增加其血药浓度。(7) 与咖啡因或其他黄嘌呤类药合用，可增加其作用和毒性。(8) 硫酸镁可拮抗本品所致的心律失常。(9) 注射剂不可与青霉素、维生素 C、促皮质素、去甲肾上腺素、四环素配伍。不宜与其他药物配伍。

【制剂与规格】

(1) 氨茶碱片：0.1 g；0.2 g。(2) 氨茶碱缓释片：0.1 g。(3) 氨茶碱注射液：2 mL：0.25 g；2 mL：0.5 g。

茶碱(Theophylline)

【药理作用】

茶碱属黄嘌呤类药。对呼吸道平滑肌有直接松弛作用。其作用机制参阅氨茶碱。此外，还可拮抗嘌呤受体，能对抗腺嘌呤等对呼吸道的收缩作用。茶碱能增强膈肌收缩力，尤其在膈肌收缩无力时作用更明显，有益于改善呼吸功能。可抑制肥大细胞和嗜碱性粒细胞释放组胺，具有一定的抗炎作用。

【药物动力学】

口服易吸收，吸收程度视不同剂型各异，未包衣的片剂吸收快。达峰时间：未包衣片 2 h，缓释片 4～7 h。每日服用 1 次，体内茶碱血药浓度可维持在治疗范围内(5～20 μg/mL)达 12 h，血药浓度相对平稳。血浆蛋白结合率 60%。主要在肝内被 CYP 代谢，经尿排出，其中约 10% 为原形。半衰期与年龄、是否吸烟等有差异。6 月龄以内大于 24 h，6 月龄以上 2.5～5 h。成人(不吸烟并无哮喘者) 6.5～11 h，吸烟者(一日 20～40 支) 4～5 h。

【适应证】

用于哮喘、喘息型支气管炎、慢阻肺等，缓解喘息症状。亦用于心源性呼吸困难。

【用法与用量】

口服缓释(控释)片：应整片吞服，不能咀嚼、掰开或压碎。

口服缓释片：成人和 12 岁以上儿童，初始剂量一次 0.1～0.2 g，qd，于晚间顿服；或一次 0.1～0.2 g，bid，于早、晚用温开水送服。剂量视病情和疗效调整，一日最大量 0.6 g，分 2 次。3～12 岁儿童，一次 0.1 g，一日 1～2 次。一日最大量不超过 10

mg/kg，分2次。

口服控释片：成人，一次0.2 g，一日1～2次，一日最大量0.6 g。

【不良反应】

同氨茶碱（参阅氨茶碱）。

【禁忌证】

对本品过敏者；严重心功能不全；急性心肌梗死伴有血压降低者；未经控制的惊厥性疾病；活动期消化性溃疡。

【注意事项】

（1）不适用于哮喘持续状态或急性支气管痉挛发作病人。（2）下列情况慎用：妊娠期和哺乳期、年老体弱、任何原因引起的心衰、持续高热、低氧血症、高血压、甲亢、有消化性溃疡史者。（3）3岁以下儿童尽量避免使用，尤其是新生儿。（4）肝、肾功能不全者酌情减量或延长间隔时间。（5）可致心律失常或使原有的心律失常恶化，应注意心率和心律的变化。（6）有条件时应定期监测茶碱血药浓度，以达最大疗效而血药浓度又不过高。（7）吸烟者茶碱的肝代谢加强，需适当增量。

【药物相互作用】

（1）茶碱与麻黄碱合用作用增强，毒性增加。与其他拟交感神经支气管扩张药合用，效应和毒性增强。（2）对需用茶碱的病人，最好避免使用非选择性β受体拮抗剂，因它们的药理作用相互拮抗。此外，茶碱的清除率也会减低。（3）地尔硫䓬、维拉帕米可干扰茶碱在肝内代谢，合用时可增加其血药浓度和毒性。（4）西咪替丁可降低茶碱肝清除率，增加其血药浓度或毒性。（5）某些抗菌药物，如大环内酯类的红霉素、罗红霉素、克拉霉素，喹诺酮类的依诺沙星、环丙沙星、氧氟沙星、左氧氟沙星，以及克林霉素、林可霉素等可降低茶碱清除率，增高其血药浓度，尤以红霉素和依诺沙星明显，当与上述药物合用时应适当减量。（6）苯巴比妥、苯妥英钠、利福平可诱导肝药酶，加快茶碱的肝清除率。茶碱也干扰苯妥英钠的吸收，两者的血药浓度均下降。（7）与锂盐合用，可使锂的肾排泄增加，影响其效应。（8）美西律可降低其清除率，增加血药浓度。（9）咖啡因或其他黄嘌呤类药，可增加其作用和毒性。（10）硫酸镁可拮抗本品所致的心律失常。

【制剂与规格】

茶碱缓释（控释）片：0.1 g。

沙丁胺醇（Salbutamol）

【药理作用】

沙丁胺醇为短效β_2受体激动剂，能选择性激动支气管平滑肌的β_2受体，有较强的支气管扩张作用。其作用机制部分是通过激活腺苷酸环化酶，增加细胞内cAMP

的合成，从而松弛平滑肌，并可通过抑制肥大细胞等致敏细胞释放过敏反应介质，解除支气管痉挛。对心脏的 β_1 受体的激动作用较弱，故其加快心率的作用较小。

【药物动力学】

吸入后3～5 min起效，60～90 min达最大效应，作用持续3～6 h。半衰期为3. 8 h。72% 随尿排出，其中 28% 为原形，44% 为代谢物。

【适应证】

用于哮喘、喘息型支气管炎和肺气肿的支气管痉挛，缓解喘息症状。控制发作多用气雾剂吸入，预防发作多用口服制剂。轻、中度哮喘对吸入剂反应快速。气雾剂按需吸入比规则吸入的效果好。吸入剂型不适于作长期、单一使用。

【用法与用量】

气雾剂：每揿 100 μg 或 140 μg，经口吸入。一般作为临时用药，有哮喘发作预兆或哮喘发作时，喷雾吸入。(1) 成人，一次吸入 1～2 揿，必要时可每隔 4～8 h 重复吸入，但 24 h 内不宜多于 8 揿。(2) 儿童，一次吸入 1 揿，在急性发作时第 1 h 内可每 20 min 吸入 1 次，连续 3 次，随后按需每隔 4～8 h 重复吸入，但 24 h 内不宜多于 8 揿。

雾化溶液剂(吸入型)：由驱动式喷雾器吸入，主要用来缓解急性发作症状。

间歇性吸入疗法：通常每日重复吸入 4 次，应从小剂量开始。在急性发作时第 1 h 内可每 20 min 吸入 1 次，连续 3 次，此后按需 2～4 h 吸入 1 次。一次用量以 0. 9% 氯化钠溶液 2～2. 5 mL 稀释后，置入驱动式喷雾器雾化吸入，喷雾可维持约 10 min。(1) 成人，一次 2. 5～5 mg，极个别可能需较大剂量(10 mg)。(2) 儿童：1. 5～12 岁，一次 2. 5 mg。由于有可能发生短暂的低氧血症，可辅以氧气治疗。

连续性吸入疗法：成人一次 5～10 mg，以 0. 9% 氯化钠溶液 100 mL 稀释成 5～10 μg/mL，采用喷雾器以气雾方式给药。雾化吸入时通常给药速率为 1 mg/h，最高可增至 2 mg/h。气雾的传送可用面罩、T 形装置或经由气管内的导管进行。当因肺换气功能不足而有缺氧时，应在雾化吸入时给予吸氧。

【不良反应】

可有肌震颤、恶心、心率加快或心律失常等。偶见头晕、头痛、目眩、口干、心烦、高血压、失眠、呕吐、颜面潮红、低钾血症、过敏反应等。

【禁忌证】

对本品及其他拟交感胺药过敏者；对抛射剂过敏者。

【注意事项】

(1) 妊娠期和哺乳期不宜使用，确需使用须权衡利弊。(2) 高血压、冠心病、心功能不全者、糖尿病、甲亢、运动员、老年人、儿童慎用。(3) 肝、肾功能不全者需减量。(4) 可能引起严重低钾血症，可使洋地黄化者发生心律失常。(5) 不能过量使用，久用易产生耐受性，使药效降低。此时病人可能对肾上腺素等扩张支气管作用的药物也同样产生耐受性。(6) 同时接受沙丁胺醇和异丙托溴铵雾化治疗时可能发生闭角型青光眼，故合用时避免药液或雾化液进入眼中。(7) 反复过量使用偶有支气管痉挛发生，应立即停用并在医师指导下调整治疗方案。

【药物相互作用】

(1) 与茶碱类和其他β受体激动剂合用增加平喘作用，但不良反应也增加。(2) 与β_2受体拮抗剂合用，药效减弱或消失。(3) 不宜与抗抑郁药、抗组胺药、左甲状腺素和单胺氧化酶抑制剂合用。(4) 与甲基多巴合用可发生严重低血压。(5) 与强心苷类药合用易诱发心律失常。

【制剂与规格】

(1) 硫酸沙丁胺醇气雾剂：100 μg × 200 揿；140 μg × 200 揿。(2) 硫酸沙丁胺醇雾化溶液（吸入溶液）：2. 5 mL : 2. 5 mg; 1 mL : 5 mg; 2. 5 mL : 25 mg; 10 mL : 50 mg; 20 mL : 100 mg。

异丙托溴铵(Ipratropium Bromide)

【药理作用】

异丙托溴铵为抗胆碱药，对支气管平滑肌M_3胆碱受体有较高选择性阻断作用。松弛支气管平滑肌作用较强，对慢阻肺的平喘作用较明显，起效快，持续时间较长。对呼吸道腺体和心血管系统的作用较弱。其扩张支气管的剂量仅为抑制腺体分泌和加快心率剂量的1/20～1/10。还有控制黏液腺体分泌及改善纤毛运动的作用，减少痰液，改善通气，减轻支气管痉挛。与β受体激动剂相比，对心血管的副作用小，对痰量的调节作用较强。

【药物动力学】

气雾吸入后作用于气道局部，支气管扩张的时间曲线与全身代谢动力学并不完全一致。吸入后约 5 min 起效，30～60 min 达峰浓度，作用持续 4～6 h。吸入后 10%～30% 的药物经肺表面黏膜吸收入血，大部分被吞咽并经胃肠道排泄（胃肠道的生物利用度仅 2%）。全身生物利用度是吸入量的 7%～28%。仅有极少量与血浆蛋白结合，不能透过血脑屏障。吸收量的 60% 在肝内代谢，大部分经肾排泄，小部分从粪便排泄。消除半衰期为 1. 6 h。

【适应证】

用于防治哮喘、慢阻肺及其相关的慢性支气管炎和肺气肿的喘息症状。尤其适用于不能耐受β受体激动剂产生的肌震颤、心动过速者。

【用法与用量】

吸入气雾剂：每揿 40 μg，经口吸入。使用时先除去罩壳帽，将罩壳横眼套在喷头上，将瓶倒置，罩壳含在口内，对准口咽部，在吸气的同时揿压阀门上的喷头，吸入喷出的药液，屏气片刻。必要时可再重复1次。成人一次1撳，严重者可一次2撳，一日3～4次。儿童，6～14岁，一次1撳，tid；14岁以上剂量用法同成人。

【不良反应】

（1）常见头痛、恶心、口干和鼻黏膜干燥。（2）少见心动过速、心悸、眼部调节障碍、胃肠动力障碍和尿潴留等。（3）可引起局部刺激、咳嗽等。（4）罕见吸入刺激发生支气管痉挛，以及过敏反应如皮疹，舌、口唇和面部血管性水肿，荨麻疹，喉头水肿。

【禁忌证】

对本品及抗胆碱药过敏者；幽门梗阻者。

【注意事项】

（1）吸入后可能立即发生过敏反应。（2）妊娠期和哺乳期、儿童、隐性闭角型青光眼、有前列腺肥大或膀胱颈梗阻等症状者慎用。（3）应避免眼睛接触，若在使用时不慎污染到眼睛，引起眼睛疼痛或不适、视物模糊、结膜充血和角膜水肿，视物有光晕或有色成像等闭角型青光眼的征象，应首先使用缩瞳药并立即就医。（4）囊性纤维化病人可能会引起胃肠道蠕动紊乱。（5）有尿道梗阻者使用易发生尿潴留。

【药物相互作用】

（1）β受体激动剂、黄嘌呤类药可增强其支气管扩张作用。（2）与其他治疗慢阻肺的药物，包括拟交感胺药、糖皮质激素、色甘酸二钠等合用，可相互增强疗效，药物间无不良作用。（3）金刚烷胺、吩噻嗪类抗精神病药、三环类抗抑郁药、单胺氧化酶抑制剂及某些抗组胺药可增强本品的作用。（4）不推荐与其他抗胆碱药合用。

【制剂与规格】

异丙托溴铵气雾剂：14 g∶8. 4 mg（每撳40 μg）。

噻托溴铵(Tiotropium Bromide)

【药理作用】

噻托溴铵为长效抗胆碱药，对M胆碱受体(M_1～M_5)具有相似的亲和力。对支气管平滑肌M_3受体有较高选择性阻断作用。松弛支气管平滑肌作用较强，对慢阻肺的平喘作用较明显，起效快，持续时间长达24 h。吸入用药后对通气的改善要优于异丙托溴铵。

【药物动力学】

吸入后5 min达峰浓度，慢阻肺每日吸入1次，2～3周达稳态。吸入给药时14%经肾排泄，其余经粪便排泄。肾功能减退时肾清除率下降。消除半衰期达5～6 d。

【适应证】

慢性阻塞性肺疾病的维持治疗，包括慢性支气管炎和肺气肿，对呼吸困难的维持治疗及预防急性发作。亦用于哮喘，尤其是需要长期用 β_2 肾上腺受体激动药和夜间发作的哮喘。为每日一次维持治疗的支气管扩张药，不作为急性发作用药，非抢救治疗药物。

【用法与用量】

吸入粉胶囊：把1粒胶囊放入药粉吸入器，按步骤操作，置入的胶囊被刺出许多小孔，然后吸入。一次18 μg（1粒），qd。

【不良反应】

（1）可见口干、便秘、念珠菌感染、鼻窦炎、咽炎。（2）少见过敏反应、心动过速、心房颤动、心悸、排尿困难、尿潴留。（3）偶见恶心、声音嘶哑、头晕、血管性水肿、皮疹、荨麻疹、皮肤瘙痒。（4）因吸入刺激致支气管痉挛，还可能有视力模糊、青光眼。

【禁忌证】

对本品过敏者；对阿托品及其衍生物如异丙托溴铵等过敏者。

【注意事项】

（1）妊娠期和哺乳期、闭角型青光眼、前列腺增生明显、膀胱颈梗阻、幽门梗阻、中重度肾功能不全者慎用。（2）18岁以下不推荐使用。（3）吸入后可能立即发生过敏反应。（4）如药粉误入眼内可能引起或加重闭角型青光眼症状，应立即停用并就医。

【药物相互作用】

同异丙托溴铵（参阅异丙托溴铵）。

【制剂与规格】

噻托溴铵粉吸入剂（粉雾剂胶囊）：18 μg。粉雾剂胶囊包装内附有1个药粉吸入器。

丙酸氟替卡松(Fluticasone Propionate)

【药理作用】

丙酸氟替卡松为局部用强效糖皮质激素。能抑制支气管分泌，消除支气管黏膜肿胀，解除支气管痉挛。减轻和防止组织对炎症的反应，消除局部非感染性炎症引起红、肿和发热，从而减轻炎症表现。吸入给药疗效好。其亲脂性强，与受体亲和力高。在气道内的浓度和存留时间明显延长，透过呼吸道和肺组织而发挥作用。局部抗炎、抗过敏作用强。

【药物动力学】

吸入30 min后，与糖皮质激素受体结合的浓度达高峰，比布地奈德快60 min。规律地吸入4～5 d开始出现明显疗效。消除半衰期为3.1 h。

【适应证】

持续性哮喘的长期治疗。具有轻度持续性哮喘以上程度即可使用。

【用法与用量】

吸入气雾剂：经口吸入，一日2次规律吸入。重度持续性哮喘先用糖皮质激素注射剂或口服制剂控制后再用本品，症状缓解后逐渐减量。

成人常用量：(1) 起始剂量：一次100～1 000 μg。具体为：① 轻度持续：一次100～250 μg。② 中度持续：一次250～500 μg。③ 重度持续：一次500～1 000 μg。(2) 维持剂量：一般为100～250 μg。应根据治疗反应确定。

儿童常用量：4岁以上儿童，一次50～125 μg。16岁以上剂量用法同成人。

【不良反应】

(1) 少见口腔及咽喉部念珠菌病、声嘶、喉部刺激。(2) 偶见过敏反应如皮疹、瘙痒症及红斑。(3) 罕见异常支气管痉挛及眼、面部、口唇和喉头水肿、呼吸困难等。(4) 罕见白内障、青光眼、皮质醇增多症、肾上腺抑制、儿童和青少年生长发育迟缓、骨矿物质密度减低等。(5) 其他有焦虑、睡眠紊乱、行为改变，包括活动过度、易激怒(主要见于儿童)等精神失调。

【禁忌证】

对本品及其他糖皮质激素过敏者。

【注意事项】

(1) 妊娠期和哺乳期不宜使用，确需使用须权衡利弊。(2) 活动期肺结核尽量避免使用，静止期肺结核慎用。(3) 急性哮喘发作，应使用快速短效支气管扩张剂，如沙丁胺醇气雾剂；重度持续性哮喘宜用大剂量糖皮质激素注射剂，以及抗组胺药。待症状控制或病情稳定后再用本品。(4) 伴有变应性鼻炎等过敏反应，可使用抗组胺药或经鼻吸入糖皮质激素气雾剂治疗。(5) 从口服糖皮质激素改用吸入糖皮质激素时，在很长时间内肾上腺储备功能受损的危险仍然存在，应定期检测肾上腺皮质功能。(6) 对可逆性阻塞性气道疾病的处理应常规遵循阶梯方案，对临床症状及肺功能测定进行评估。(7) 对长期使用糖皮质激素的儿童和青少年，应密切随访其生长状况。(8) 应个体化用药，不可突然中断治疗。(9) 每次吸入后用水漱口，以免口腔及咽喉部念珠菌感染，若发生可用局部抗真菌药。

【药物相互作用】

(1) 本品可能影响甲状腺对碘的摄取、清除和转化。(2) 胰岛素与本品有拮抗作用，糖尿病应注意调整用药剂量。

【制剂与规格】

丙酸氟替卡松吸入气雾剂：每揿 50 μg；125 μg。每瓶 60 揿；120 揿。

布地奈德(Budesonide)

【药理作用】

布地奈德为局部应用的强效糖皮质激素。与糖皮质激素受体的亲和力较强，有较强的局部抗炎作用。其气道抗炎作用是倍氯米松的 2 倍，是地塞米松的 20～30 倍。

【药物动力学】

其清除率已接近肝脏最大清除率，比倍氯米松在肝内灭活代谢快 3～4 倍，故全身不良反应，特别是对下丘脑－垂体－肾上腺轴的抑制作用较小。吸入后吸收入血的药物有 32% 经肾排泄。连续、规律吸入约 1 周后开始出现明显疗效。

【适应证】

持续性哮喘的长期治疗。具有轻度持续性哮喘以上程度即可使用。

【用法与用量】

吸入气雾剂、干粉吸入剂：经口吸入。根据病情程度，剂量应个体化。哮喘控制后，应根据治疗反应和病情评估，减至最低维持剂量。

吸入气雾剂：成人，(1) 起始剂量：一日 400～2 000 μg，分次给予。具体为：① 轻度持续：一日 200～400 μg，一次或分 2 次。② 中度持续：一次 400 μg，一日 1～2 次，一日最大量 1 200 μg。③ 重度持续：一次 800 μg，一日 1～2 次，一日最大量 2 000 μg。(2) 维持剂量：一次 200 μg，于早、晚各吸入 1 次。儿童，(1) 起始剂量：2～7 岁，一次 100 μg，一日 2～4 次。8 岁以上，一次 100～200 μg，一日 2～4 次。(2) 维持剂量：根据病情酌情减少。

干粉吸入剂：成人，(1) 起始剂量：① 原来未口服糖皮质激素者，一次 200～400 μg，qd，或一次 100～200 μg，bid。② 原来口服糖皮质激素者，一次 400～800 μg，bid。最大量一次 800 μg，bid。(2) 维持剂量：一日 100～1 600 μg。6 岁以上儿童，(1) 起始剂量：① 原来未口服糖皮质激素者，一次 200～400 μg，qd，或一次 100～200 μg，bid。② 原来口服糖皮质激素者，一次 200～400 μg，qd。最大量一次 400 μg，bid。(2) 维持剂量：一日 100～800 μg。

混悬液雾化吸入：取混悬剂小瓶振摇，将瓶中药液按需挤入喷雾器的药杯内，不要将药液稀释。按指导方法使用喷雾器，确保药杯里的药液全部用尽。每次喷雾结束后，用水洗脸并漱口。清洁喷雾器，应以温水淋洗口罩或面罩后晾干。每日用药 2 次。

成人，(1) 起始剂量：一次 1～2 mg。(2) 维持量：一次 0. 5～1 mg。儿童，(1) 起始剂量：一次 0. 5～1 mg。(2) 维持剂量：一次 0. 25～0. 5 mg。

【不良反应】

与其他吸入型糖皮质激素一样，本品可发生局部和全身不良反应。但由于其在体内代谢快，清除率高，因而全身不良反应较轻。参阅氟替卡松。

【禁忌证】

对本品过敏者；2岁以下儿童禁用气雾剂；6岁以下禁用粉雾剂。

【注意事项】

(1) 妊娠期和哺乳期、肺结核、鼻部真菌感染和疱疹慎用。(2) 本品起效慢，5～7 d开始出现疗效，不能快速缓解支气管痉挛。适宜与短效支气管扩张剂合用，先吸入支气管扩张剂，随后5～10 min再吸入本品。不适宜哮喘急性发作时吸入，而应吸入短效支气管扩张剂。(3) 吸入混悬剂应避免喷入眼内（建议使用护目镜），不推荐使用超声喷雾器。(4) 合并鼻炎、湿疹等过敏性疾病，可使用抗组胺药及局部制剂进行治疗。(5) 长期接受吸入治疗的儿童应定期测量身高。(6) 在哮喘加重或严重发作期间，或在应激、择期手术期间应给予全身用糖皮质激素。(7) 本品可完全替代或减少口服糖皮质激素治疗。特别强调撤除口服激素的速度要慢。(8) 由口服糖皮质激素转为吸入本品，或长期用大剂量时应特别小心，可能在一段时间内处于肾上腺皮质功能不全的状况中。建议进行血液学和肾上腺皮质功能监测。(9) 每次用药后用水漱口，以免口腔及咽喉部念珠菌感染，若发生可用局部抗真菌药。

【药物相互作用】

应避免合用酮康唑、伊曲康唑或其他强CYP3A4抑制剂。若必须合用上述药物，则间隔时间应尽可能较长。

【制剂与规格】

(1) 布地奈德气雾剂：100 μg × 200撳；200 μg × 100撳。(2) 布地奈德吸入粉雾剂：100 μg × 200吸；200 μg × 200吸。(3) 布地奈德混悬液：2 mL : 1 mg。

布地奈德福莫特罗(Budesonide and Formoterol)

【药理作用】

布地奈德福莫特罗为布地奈德和福莫特罗组成的复方制剂。布地奈德作用机制见前述。福莫特罗为长效选择性β_2受体激动剂，对支气管平滑肌舒张作用强而持久。两药合用具有协同作用。

【药物动力学】

布地奈德药物动力学见前述。福莫特罗吸入后很快被吸收，在吸入10 min内达峰值。支气管扩张作用起效迅速，在吸入后1～3 min内起效，单剂量可维持12 h。血浆蛋白结合率50%。通过结合反应失活，可形成活性氧位去甲基和去甲酰代谢物。8%～13%的给药量以原形从尿排出。全身清除率高，终末消除半衰期为17 h。

【适应证】

（1）哮喘。需要联合应用吸入糖皮质激素和长效 β_2 受体激动剂的哮喘病人的常规治疗：吸入糖皮质激素和“按需”使用短效 β_2 受体激动剂不能很好地控制，或应用吸入糖皮质激素和长效 β_2 受体激动剂，症状已得到完全控制者。（2）慢阻肺。慢阻肺 $FEV_1 \leq$ 预计值的 50% 和伴有病情反复发作恶化者进行对症治疗。

【用法与用量】

吸入粉雾剂：经口吸入。根据病情程度，剂量应个体化。在常规治疗中，当一日 2 次剂量可有效控制症状时，应逐渐减量至最低有效维持量，甚至一日 1 次给予。

（1）品规：每吸 80 μg∶4. 5 μg。成人和 12 岁以上儿童，一次 2 吸，bid；或一次 4 吸，bid。6～12 岁儿童，一次 1～2 吸，bid。（2）品规：每吸 160 μg∶4. 5 μg。成人和 12 岁以上儿童，一次 1～2 吸，bid。（3）品规：每吸 320 μg∶9 μg。成人和 12 岁以上儿童，一次 1 吸，bid。

【不良反应】

（1）偶见心动过速、室性期前收缩、面部潮红、胸部压迫感等。（2）偶见头痛、震颤、兴奋、发热、嗜睡、盗汗等，罕见耳鸣、麻木感、不安、头昏、眩晕等。（3）偶见嗳气、腹痛、胃酸过多等。（4）偶见瘙痒，罕见皮疹，出现时应停药。（5）偶见口渴、疲劳、倦怠感等。其他同布地奈德（参阅布地奈德）。

【禁忌证】

对本品及任一成分过敏者。

【注意事项】

高血压、心律失常、甲亢、糖尿病、嗜铬细胞瘤、低钾血症、肝肾功能不全者、正在使用强心苷类药物者慎用。其他同布地奈德（参阅布地奈德）。

【药物相互作用】

（1）与肾上腺素、异丙肾上腺素等拟交感胺药合用，可能引起心律不齐，甚至导致心搏停止。（2）可增加强心苷类药物导致心律失常的易感性。（3）与糖皮质激素合用可能使血钾降低，血糖升高。（4）与茶碱类药、利尿药合用，可增加发生低钾血症的危险性。（5）可增强泮库溴铵、维库溴铵的神经肌肉阻滞作用。（6）禁止与单胺氧化酶抑制药合用。其他同布地奈德（参阅布地奈德）。

【制剂与规格】

布地奈德福莫特罗吸入粉雾剂：每吸 80 μg∶4. 5 μg；160 μg∶4. 5 μg；320 μg∶9 μg。

（王相海　张　华　姜美玲）

第九章

消化系统用药

‖ 第一节 抗酸药及抗溃疡病药 ‖

抗酸药（antiacids）为弱碱性无机化合物，通过中和胃酸而达到降低胃内容物酸度。可迅速缓解胃灼热感、疼痛等症状。其作用时间短，服药次数多，不良反应较大，尤其是对肾功能不全者更应引起重视。

抑酸药（acid-inhibitory drugs）是胃酸分泌抑制剂，为抗溃疡病首选。主要有 H_2 受体拮抗剂、质子泵抑制剂，以及选择性抗胆碱药、胃泌素受体拮抗药。（1）H_2 受体拮抗剂，通过阻断 H_2 受体减少胃酸分泌，尤其是能有效地抑制夜间基础胃酸分泌，对促进溃疡愈合具有重要意义。H_2 受体拮抗剂可减轻胃食管反流病（GERD）症状，治疗功能性消化不良（FD）；能够促进非甾体抗炎药（NSAIDs）相关性溃疡的愈合，尤其是十二指肠溃疡。可能降低产科分娩时酸误吸。大剂量 H_2 受体拮抗剂用于治疗胃泌素瘤（卓－艾综合征），但更倾向于使用质子泵抑制剂。（2）质子泵抑制剂，通过阻断胃腺壁细胞上的质子泵（H^+-K^+-ATP 酶）而抑制胃酸分泌。可使胃液中的胃酸量大为减少，为有效的短期抗溃疡病药。与抗菌药物、铋剂联合可提高幽门螺杆菌根除率。用于治疗消化不良和胃食管反流病，防治非甾体抗炎药相关性溃疡。对溃疡治愈后需要继续非甾体抗炎药治疗者，不能减量，以防无症状性溃疡的发生和加重。可用于控制胃泌素瘤胃酸的过度分泌，而且通常需要较大剂量。（3）选择性抗胆碱药如哌仑西平。（4）胃泌素受体拮抗药如丙谷胺。

胃黏膜保护药具有预防和治疗胃黏膜损伤，保护胃黏膜，促进组织修复和溃疡愈合。有的还同时兼有抗酸或杀灭幽门螺杆菌的作用。

本节有抗酸药复方氢氧化铝、铝碳酸镁，H_2 受体拮抗剂雷尼替丁、法莫替丁，质子泵抑制剂奥美拉唑，胃黏膜保护药枸橼酸铋钾、胶体果胶铋。

复方氢氧化铝(Compound Aluminium Hydroxide)

【药理作用】

复方氢氧化铝为氢氧化铝、三硅酸镁和颠茄组成的复方制剂。前两者有中和过多的胃酸、保护溃疡面、局部止血等作用；后者既能抑制胃液分泌，解除胃平滑肌痉挛，又可使胃排空延缓。有利于溃疡愈合，并缓解胃酸过多所致的胃痛、胃灼热感。

【适应证】

用于慢性胃炎、消化性溃疡、胃食管反流病等，缓解胃酸过多所致胃痛、灼热感和反酸。

【用法与用量】

复方口服片：餐前半小时或胃痛发作时嚼碎后服。成人一次2～4片，tid。儿童，3～4岁，一次0.5～1片；5～10岁，一次1～2片；11～12岁，一次2～3片；均tid。12岁以上剂量用法同成人。

【不良反应】

（1）长期大剂量服用，可致严重便秘，粪结块引起肠梗阻。（2）长期服用可引起血磷降低，导致骨软化病、骨质疏松症。（3）肾功能不全者可能引起血铝升高，引起痴呆等中枢神经系统病变。

【禁忌证】

对本品过敏者；急腹症；阑尾炎；3岁以下儿童。

【注意事项】

（1）连续使用不宜超过7 d，症状未缓解应就医。（2）妊娠期和哺乳期慎用，尤其是妊娠期13周内尽量避免使用。肾功能不全者、前列腺肥大、青光眼、高血压、心脏病、胃肠道阻塞性疾病、甲亢、溃疡性结肠炎、长期便秘者慎用。（3）能妨碍磷的吸收，故不宜长期大剂量使用。低磷血症，如吸收不良综合征慎用。

【药物相互作用】

（1）用药后1 h内应避免服用其他药物，因氢氧化铝可与其他药物结合而降低吸收，影响疗效。（2）不宜与其他肠溶片同服，因可使肠溶片加快溶解。（3）本品含有多价铝离子，可与四环素类药形成络合物影响吸收，故不宜合用。（4）可干扰地高辛、奎宁、奎尼丁、氯丙嗪、普萘洛尔、吲哚美辛、异烟肼、维生素、香豆素类及巴比妥类药的吸收和消除，使上述药物的疗效受到影响，应避免同时使用。

【制剂与规格】

复方氢氧化铝片：每片含氢氧化铝0.245 g，三硅酸镁0.105 g，颠茄流浸膏约2.6 mg。

铝碳酸镁(Hydrotalcite)

【药理作用】

铝碳酸镁为非吸收性碱性药物，只作用于病灶部位。抗酸作用明显，并兼有胃黏膜保护作用，对胆酸也有一定吸附作用。其作用迅速、温和、持久。

【适应证】

急、慢性胃炎，反流性食管炎，胆汁反流性胃炎，消化性溃疡以及与胃酸有关的胃部不适症状，如胃痛、胃灼热感、酸性嗳气、饱胀等。预防非甾体抗炎药的胃黏膜损伤。

【用法与用量】

咀嚼片：咀嚼后咽下。于饭后 1～2 h 或于两餐之间，亦可于睡前或胃部不适时嚼服。成人，一次 0.5～1 g，tid。儿童，一次 0.25～0.5 g，tid。一疗程 4 周，十二指肠溃疡 6 周，胃溃疡 8 周。

【不良反应】

偶见便秘、口干和食欲缺乏。大剂量时稀便。久服可导致电解质变化。

【禁忌证】

对本品过敏者；胃酸缺乏者；结肠或回肠造口术；不明原因的胃肠出血；阑尾炎；溃疡性结肠炎；憩室炎；慢性腹泻；肠梗阻；低磷血症者；3 岁以下儿童。

【注意事项】

(1) 连续用药 7 d 症状未缓解应就医。(2) 儿童慎用。(3) 妊娠期和哺乳期慎用，尤其妊娠期 13 周内尽量避免使用。(4) 严重心、肾功能不全者，高镁血症，高钙血症慎用。

【药物相互作用】

(1) 用药后 1～2 h 内应避免服用其他药物，因可与其他药物结合而降低吸收，影响疗效。如四环素、环丙沙星、氧氟沙星、含铁药物、抗凝血药、鹅去氧胆酸、地高辛及 H_2 受体拮抗剂等。(2) 避免与酸性药物如氯化铵等合用。

【制剂与规格】

铝碳酸镁咀嚼片：0.5 g。

雷尼替丁(Ranitidine)

【药理作用】

雷尼替丁为第二代 H_2 受体拮抗剂。能显著抑制基础和夜间胃酸分泌，以及五肽胃泌素、组胺和进餐引起的胃酸分泌，降低胃酸和胃蛋白酶的分泌。静注可使胃酸分泌降低 90%。

【药物动力学】

口服吸收迅速但不完全，有首过消除，生物利用度50%。1～2 h达峰浓度，有效血药浓度为100 ng/mL。单剂静脉给药后作用持续12 h。血浆蛋白结合率15%。体内分布广泛，可透过胎盘，乳汁内高于血药浓度。可透过血脑屏障，脑脊液中为血药浓度的1/30～1/20。30%在肝内代谢，50%以原形经肾排泄。半衰期为2～3 h，肾功能不全时延长。对肝微粒体药酶抑制作用不明显，很少影响其他药物代谢。

【适应证】

口服制剂用于治疗消化性溃疡、吻合口溃疡、胃食管反流病、胃泌素瘤及其他高胃酸分泌疾病。注射剂用于：（1）消化性溃疡出血、弥漫性胃黏膜病变出血、吻合口溃疡出血、胃手术后预防再出血等。（2）应激状态时并发的急性胃黏膜损害、非甾体抗炎药引起的急性胃黏膜损害。亦常用于预防危重病如脑出血、严重创伤等应激状态下应激性溃疡出血的发生。（3）全身麻醉或大手术后以及衰弱昏迷者防止胃酸反流合并吸入性肺炎。

【用法与用量】

口服片剂、胶囊：一日量于早、晚分服或睡前顿服。

成人常用量：一次0.15 g，bid，于早、晚服。也有提倡一次0.3 g睡前顿服，不影响白天胃酸分泌，符合人体生理，疗效好且不良反应少。维持量一日0.15 g睡前顿服。（1）消化性溃疡：一次0.15 g，bid，于早、晚服；或一次0.3 g睡前顿服。疗程4～6周，若需要可达12周。维持量一次0.15 g睡前顿服。维持治疗时间根据病情确定，慢性溃疡病有复发史者、十二指肠溃疡愈合后，维持治疗时间不少于1年，以免溃疡复发。（2）胃食管反流病：一次0.15 g，bid，于早、晚服；或0.3 g睡前顿服，疗程8～12周。中、重度可增至一次0.15 g，qid，疗程12周。维持量一次0.15 g，bid。（3）非甾体抗炎药相关胃黏膜损伤急性期：一次0.15 g，bid，于早、晚服；或0.3 g睡前顿服，疗程8～12周。预防用药一次0.15 g，bid，于早、晚服；或0.3 g睡前顿服。（4）胃泌素瘤：宜用较大剂量，一次0.15 g，tid，必要时一日量可达0.6～1.2 g。疗程4～6周。

儿童常用量：（1）消化性溃疡：按一日3～5 mg/kg，于早、晚分服或睡前顿服，疗程4～6周，若需要可达8周。（2）胃食管反流病：按一日4～6 mg/kg（最大量0.3 g），于早、晚分服或睡前顿服。疗程4～8周。（3）胃泌素瘤：宜用较大剂量，一次0.15 g，tid，疗程4～6周。

注射剂：肌内注射、静脉注射、静脉滴注。静脉用药用0.9%氯化钠或5%葡萄糖溶液稀释。静注稀释浓度为2.5 mg/mL。静注时间＞10 min，静滴时间1～2 h。

成人常用量：（1）上消化道出血：一次50 mg，加入上述溶液100～250 mL中静滴；或加入上述溶液20 mL中静注；或一次50 mg直接肌注。以上方法可bid，或q6h或q8h。（2）术前给药：全身麻醉或大手术前60～90 min，给予50～100 mg缓慢静注或滴注。

儿童常用量：静注时按一次1～2 mg/kg（最大量50 mg），q8h或q12h。静滴时按一次 2～4 mg/kg，24 h 持续滴注。

肝肾功能不全者应酌情减量。肌酐清除率 < 50 mL/min 时，口服剂型，成人一次 75 mg，bid，于早、晚服。注射剂一次 25 mg。老年人肝肾功能减退应酌情减量。长期非卧床腹膜透析或长期血液透析者，透析后应立即口服 0. 15 g。

【不良反应】

（1）常见恶心、便秘、皮疹、乏力、头痛、头晕等。（2）与西咪替丁相比，对肾功能、性腺功能和中枢神经损害较轻。（3）少见轻度肝损害，停药后可恢复正常。（4）肝功能不全者及老年人，偶见定向力障碍、嗜睡、焦虑等。（5）偶见白细胞、中性粒细胞、血小板减少。（6）罕见心率增快、血压上升、突发性心律失常、心动过缓、心源性休克、轻度房室传导阻滞，严重者可发生心脏骤停。（7）罕见耳鸣、面部潮红、视力模糊、女性溢乳、月经不调、男性乳房女性化、性欲减退、阳痿、关节痛、肌痛、肾损害、维生素 B_{12} 缺乏。（8）罕见导致急性卟啉病发作。

【禁忌证】

对本品过敏者；妊娠期和哺乳期；严重肝、肾功能不全；苯丙酮尿症；急性间歇性卟啉病。3 岁以下儿童禁用口服制剂。

【注意事项】

（1）肝、肾功能不全者慎用，若使用应减量。（2）疑为癌性溃疡，使用前应先明确诊断，以免贻误治疗。（3）影响维生素 B_{12} 吸收，长期用药可导致缺乏。（4）长期用药应定期检测肝、肾功能及血常规。（5）本品可影响某些检验值如肝功能等。

【药物相互作用】

（1）可使普鲁卡因胺的清除率降低。（2）可减少肝脏血流量，因而与普萘洛尔、利多卡因等代谢受肝血流量影响较大的药物合用时，可延缓这些药物的作用。

【制剂与规格】

（1）盐酸雷尼替丁片（胶囊）：0. 15 g。（2）盐酸雷尼替丁注射液：2 mL：50 mg。

法莫替丁(Famotidine)

【药理作用】

法莫替丁为第三代 H_2 受体拮抗剂。对 H_2 受体亲和力高，其拮抗强度是西咪替丁的 20 倍，是雷尼替丁的 7. 5 倍，具有高效、长效特性。对胃酸分泌有明显抑制作用。还具有保护胃黏膜不受损害，增强胃黏膜血流量和减少胃蛋白酶分泌的作用。

【药物动力学】

口服吸收迅速但不完全，有首过消除，生物利用度 50%。约 1 h 起效，2～3 h 达峰浓度，作用持续 12 h 以上。血浆蛋白结合率 5%～20%。体内分布广泛，消化道、肾、肝、颌下腺及胰腺有高浓度分布。不能透过胎盘屏障，乳汁中含量极少。半衰期为3 h。80%以原形经肾排泄，少量经胆汁排泄。

【适应证】

口服制剂用于消化性溃疡、急性胃黏膜病变、胃食管反流病以及胃泌素瘤。注射剂用于消化性溃疡出血、应激状态时并发急性胃黏膜损害、非甾体抗炎药引起的消化道出血。

【用法与用量】

口服片剂、胶囊：一日量于早、晚分服或睡前顿服。

成人常用量：(1) 活动期消化性溃疡、胃食管反流病：一次20 mg，bid，于早餐前，晚餐后或睡前各服1次；或一次40 mg睡前顿服。疗程：溃疡病4～6周，溃疡愈合后维持量减半；胃食管反流病8～12周。肾功能不全者酌情减量或延长间隔时间。肌酐清除率≤30 mL/min时，一日20 mg睡前顿服。老年人应酌情减量。(2) 胃泌素瘤：初始剂量一次20 mg，q6h，以后根据病情相应调整剂量。

儿童常用量：(1) 消化性溃疡：按一日0.9 mg/kg（最大量40 mg）睡前顿服。疗程2～4周。(2) 胃食管反流病：按一日0.6～0.8 mg/kg（最大量40 mg），于早、晚分服或睡前顿服，疗程4～8周。

注射剂：静脉注射、静脉滴注、肌内注射。静注时一次用量加入0.9%氯化钠或葡萄糖溶液20 mL中缓慢注射；静滴时加入100 mL中，滴注时间15～30 min。肌注时一次用量用灭菌注射用水1～1.5 mL溶解。疗程5 d。一旦病情许可即改用口服制剂。

成人常用量：(1) 静注或静滴：一次20 mg，q12h，(2) 肌注：一次20 mg，bid。

儿童常用量：按一次0.4 mg/kg（最大量20 mg）静滴，q12h。滴注时间大于30 min。

【不良反应】

(1) 可有口干、头痛、头晕、失眠、便秘或腹泻。(2) 偶见白细胞和血小板减少、转氨酶（ALT及AST）升高等。(3) 偶见面部潮红、皮疹、荨麻疹。(4) 罕见腹部胀满感、食欲不振及心率增加、血压上升、月经不调等。

【禁忌证】

对本品过敏者；哺乳期；严重肾功能不全者。3岁以下儿童禁用口服制剂。

【注意事项】

(1) 妊娠期、肝肾功能不全者、老年人、心脏病慎用。(2) 溃疡病应首先排除胃癌后方可使用。(3) 出现皮疹或荨麻疹、红斑等应停药。(4) 长期用药应定期检测肝、肾功能及血常规。

【药物相互作用】

(1) 丙磺舒可抑制其从肾小管的排泄。(2) 不宜与其他抗酸药合用，如含铝、镁的抗酸药可降低其生物利用度、吸收和血药浓度。(3)对茶碱、华法林、地西泮和硝苯地平的代谢动力学有轻度影响。

【制剂与规格】

(1)法莫替丁片(胶囊):20 mg。(2)法莫替丁注射液:2 mL:20 mg。(3)注射用法莫替丁:20 mg。

奥美拉唑(Omeprazole)

【药理作用】

奥美拉唑为质子泵抑制剂。具脂溶性弱碱性,易浓集于酸性环境中,口服后经小肠吸收,经血液循环在胃壁浓集,可特异性地分布于胃黏膜壁细胞的分泌小管中,并在此高酸环境下转化为亚磺酰胺的活性形式,然后通过二硫键与壁细胞分泌膜中的 H^+-K^+-ATP 酶的巯基呈不可逆性结合,生成亚磺酰胺与质子泵的复合物,从而抑制 H^+-K^+-ATP 酶的活性,阻断胃酸分泌的最后步骤,使壁细胞内 H^+ 不能转移到胃腔中,使胃液中的酸含量大为减少。对各种原因引起的胃酸分泌具有强而持久地抑制作用。

【药物动力学】

口服后经小肠吸收,单剂生物利用度 35%,多剂量增至 60%。0.5～3.5 h 达峰浓度。1 h 内起效,作用持续 24 h 以上。血浆蛋白结合率 95%～96%。分布到肝、肾、胃、十二指肠、甲状腺等组织。不易透过血脑屏障,但易透过胎盘。经肝微粒体 CYP 代谢,约 80% 代谢物经尿排泄,其余经胆汁由粪便排泄。半衰期为 0.5～1 h,慢性肝病延长为 3 h。

【适应证】

口服制剂和注射剂适应证同雷尼替丁(参阅本节雷尼替丁)。口服制剂还可用于胃酸过多灼热感和反酸症状的短期缓解,与抗菌药物、铋剂联合提高幽门螺杆菌根除率。

【用法与用量】

口服肠溶片、肠溶胶囊:应整片(粒)吞服,不能咀嚼、掰开或压碎。

成人常用量:(1)消化性溃疡:一次 20 mg,晨起顿服或早、晚各 1 次。难治性消化性溃疡,一次 40 mg,晨起顿服或早、晚各 1 次。疗程:十二指肠溃疡 2～4 周;胃溃疡 4～8 周。(2)胃食管反流病:一次 20～60 mg,晨起顿服或早、晚各 1 次。疗程 4～8 周。(3)胃泌素瘤:初始剂量一次 60 mg 晨起顿服,然后根据病情控制程度,调节为一日 20～120 mg。若一日量大于 80 mg,应分 2 次于早、晚各服 1 次。其疗程视病情而定。(4)酸相关性消化不良:一次 10～20 mg, qd。若一次 20 mg 仍未控制症状,应进一步检查。(5)非甾体抗炎药引起的消化性溃疡、胃十二指肠糜烂或消化不良症状:一次 20 mg, qd。通常治疗 4 周,个别需 4～8 周;预防根据病情需要。(6)幽门螺杆菌：与抗菌药物、铋剂联合。一次 20 mg，早、晚各 1 次，连续 1 周。

儿童常用量：（1）消化性溃疡：按一日 0. 6～0. 8 mg/kg（最大 20 mg），晨起顿服，疗程 2～4 周。（2）胃食管反流病：初始剂量按一日 1 mg/kg（最大 40 mg）晨起顿服，有效后减量至一日 0. 5 mg/kg（最大 20 mg），维持 4～8 周。（3）幽门螺杆菌：按一日 1～2 mg/kg（最大 40 mg），qd 或分 2 次，连续 1 周。

注射剂：静脉注射、静脉滴注。静注时一次用量用所附溶剂 10 mL 溶解，静注不宜过快，每 40 mg 不少于 2. 5 min；静滴时一次用量加入 0. 9% 氯化钠或 5% 葡萄糖溶液 100 mL 中，每 40 mg 滴注 20～30 min 或更长。

成人常用量：（1）消化性溃疡出血：① 静注：一次 40 mg，q12h，首剂可加倍。连续 3 d。② 静滴：出血量较大时首次 80 mg，随后维持量按 8 mg/h 持续滴注，直至出血停止。（2）消化性溃疡、胃食管反流病：不适合口服制剂者，一次 40 mg 静滴，qd。

儿童常用量：消化性溃疡出血：静注或静滴。初始剂量按一次 0. 5 mg/kg（最大量 20 mg），必要时可增加至 2 mg/kg（最大量 40 mg），qd。

【不良反应】

（1）偶见头痛、腹泻、便秘、腹痛、恶心、呕吐和腹胀。（2）转氨酶（ALT 及 AST）、胆红素升高，皮疹、眩晕、嗜睡或失眠。周围神经炎，维生素 B_{12} 缺乏等症状。（3）少见男性乳房发育、白细胞减少、溶血性贫血。（4）罕见致癌性，如肠嗜铬细胞增生、胃部类癌。

【禁忌证】

对本品过敏者；严重肾功能不全者；3 岁以下儿童禁用口服制剂。

【注意事项】

（1）妊娠期和哺乳期尽量避免使用，哺乳期使用应暂停哺乳。（2）肝功能不全者慎用，必须使用剂量减半。（3）对胃溃疡，应首先排除胃癌的可能，因为本品可明显减轻症状，以免延误诊断。（4）应用本品时不宜再使用其他抗酸药或抑酸药。（5）老年人用药不需调整剂量。（6）用药时应检查或检测项目：内镜检查了解溃疡是否愈合，幽门螺杆菌是否已被根除；基础胃酸分泌，了解治疗胃泌素瘤的效果；肝功能；长期用药定期检查胃黏膜有无肿瘤样增生。有条件时可检测血维生素 B_{12} 水平。（7）对诊断的影响，使血胃泌素水平升高，^{13}C- 或 ^{14}C- 尿素呼气试验假阴性。（8）有可能引起低镁血症的风险。

【药物相互作用】

（1）肠溶剂型可延缓在肝内代谢药物的消除，如地西泮、苯妥英钠、华法林、硝苯地平等，合用时应减少上述药物的剂量。（2）应避免与口服咪唑类抗真菌药如酮康唑、伊曲康唑、咪康唑、氟康唑等同时使用。（3）与克拉霉素合用可增加中枢神经（主要是头痛）及胃肠道不良反应。（4）抗酸药可降低其生物利用度，不宜与其他抗酸药或抑酸药合用。（5）可降低氯吡格雷的疗效。

【制剂与规格】

（1）奥美拉唑肠溶片（肠溶胶囊）：10 mg；20 mg。（2）注射用奥美拉唑钠：40 mg。

枸橼酸铋钾（Bismuth Potassium Citrate）

【药理作用】

枸橼酸铋钾为胃黏膜保护药。其作用方式独特，既不中和胃酸，也不抑制胃酸分泌。而是在胃液 pH 条件下，在溃疡表面或溃疡基底肉芽组织形成一种坚固的氧化铋胶体沉淀，成为保护性薄膜，从而隔绝胃酸、酶及食物对溃疡黏膜的侵蚀作用，促进溃疡组织的修复和愈合。能刺激内源性前列腺素的释放，从而起到保护胃和促进溃疡愈合的作用。有抗胃蛋白酶的作用，能与胃蛋白酶发生螯合作用而使其失活。还具有杀灭幽门螺杆菌作用。

【药物动力学】

在胃中形成不溶性的胶体沉淀，难以被消化道吸收，仅有少量铋被吸收。吸收入体内的铋分布在肝、肾组织中，主要经肾排泄。未吸收部分经粪便排出。半衰期为 5～11 d。

【适应证】

用于治疗消化性溃疡、慢性胃炎、十二指肠炎、功能性消化不良、非甾体抗炎药相关性溃疡。与抗菌药物、质子泵抑制剂联合提高幽门螺杆菌根除率。

【用法与用量】

口服片剂、胶囊：胶囊不可嚼碎，应整粒服。成人，一次 0.3 g，qid；或一次 0.6 g，bid。疗程 4 周。

颗粒剂：温开水冲服。成人，一次 1 袋，qid；或一次 2 袋，bid。疗程 4 周。儿童，按一日 4～6 mg/kg（以铋计），分 3～4 次。疗程 4 周。

若一日量分 4 次，前 3 次于三餐前 30 min 服，第 4 次于晚餐后 2 h 或睡前服。若一日量分 2 次，于早、晚各服 1 次。

【不良反应】

（1）口中有氨味，舌苔及粪便呈灰黑色，恶心、呕吐、食欲减退、腹泻、便秘。（2）头痛、头晕、失眠。（3）长期大剂量服用可导致铋性脑病，以及铋性脑病相关的骨关节病。（4）罕见肾毒性，皮疹等。

【禁忌证】

对本品过敏者；妊娠期和哺乳期；严重肾功能不全者；3 岁以下儿童。

【注意事项】

（1）不可与抗酸药、其他铋制剂同时服。（2）连续用药不宜超过 2 个月。停药 2

个月，可再开始下一疗程。（3）服药时不得同时食用高蛋白饮食，不得与牛奶同服。（4）服药前后30 min内须禁食。

【药物相互作用】

（1）与奥美拉唑合用可增加铋的吸收，易引起急性铋中毒。（2）抗酸药可干扰其作用，不宜同时服。（3）可影响大环内酯类和四环素的吸收。

【制剂与规格】

（1）枸橼酸铋钾片（胶囊）：0.3 g（含铋0.11 g）。（2）枸橼酸铋钾颗粒：每袋1 g；1.2 g。每袋含铋0.11 g。

胶体果胶铋（Colloidal Bismuth Pectin）

【药理作用】

胶体果胶铋为胃黏膜保护药。是一种胶态铋制剂，故又称胶态果胶铋。在胃酸环境中形成稳定的凝胶体，覆盖在黏膜表面，使糜烂和溃疡与胃酸及胃蛋白酶隔离，对受损黏膜起到保护作用，促进溃疡组织修复和愈合。可刺激内源性前列腺素和表皮生长因子的产生，加速溃疡面愈合和炎症消失。并能刺激胃黏膜上皮细胞分泌黏液，增加对黏膜的保护作用。具有一定的止血作用。此外，能杀灭幽门螺杆菌，促进溃疡愈合。

【药物动力学】

口服吸收甚微，血药浓度和尿中药物浓度极低，绝大部分药物随粪便排出。

【适应证】

用于消化性溃疡、幽门螺杆菌相关性慢性浅表性胃炎、萎缩性胃炎。与抗菌药物、质子泵抑制剂联合提高幽门螺杆菌根除率。

【用法与用量】

口服胶囊：餐前0.5～1 h服，以达最佳效应。

消化性溃疡和慢性胃炎：成人，一次100～150 mg，qid。前3次分别于三餐前0.5～1 h服，最后一次于睡前服。一疗程4周。儿童，按一日4～6 mg/kg，分3～4次。并发消化道出血者，可将胶囊内药物取出，一日量用凉开水搅匀后顿服。

【不良反应】

粪便可呈无光泽的黑褐色，但无其他不适，属正常现象，停药后1～2 d转为正常。

【禁忌证】

对本品过敏者；妊娠期；严重肾功能不全者；3岁以下儿童。

【注意事项】

（1）儿童、过敏体质者慎用。（2）服用本品时不得服用其他铋制剂。（3）不可与牛奶同服，（4）不宜大剂量服用。（5）连续使用超过 7 d 症状未缓解，应及时就医。

【药物相互作用】

不可与抗酸药及 H_2 受体拮抗剂同服，因可降低其疗效。

【制剂与规格】

胶体果胶铋胶囊（以铋计）：50 mg。

‖ 第二节　助消化药 ‖

助消化药能促进胃肠消化过程。大多助消化药是消化液的主要成分，如胃蛋白酶、胰酶及乳酶生等，能起到替代疗法的作用。当消化腺体萎缩，黏膜屏障作用减退，胃酸、消化酶分泌减弱，导致胃化学性消化功能减退，可出现消化不良症状如腹部胀满等。使用消化酶类药，可起到替代作用，协助改善消化不良症状。有效助消化药能促进消化液的分泌，或抑制肠道过度发酵，用于消化不良的辅助治疗。

乳酶生（Lactasin）

【药理作用】

乳酶生为含活肠球菌（主要是粪链球菌）的干燥制剂，在肠内分解糖类生成乳酸，使肠内酸度增高，从而抑制腐败菌的生长繁殖，防止肠内发酵，减少产气，促进消化和止泻。

【适应证】

主要用于治疗消化不良、腹胀及儿童饮食失调所引起的腹泻、绿便等。

【用法与用量】

口服片剂：餐前服。成人，一次 0.3～0.9 g，tid。儿童一次用量如下，＜1 岁，0.1 g；1～3 岁，0.15～0.3 g；4～6 岁，0.3～0.45 g；7～9 岁，0.3～0.6 g；10～12 岁，0.45～0.6 g。均 tid。12 岁以上剂量用法同成人。

【不良反应】

尚不明确。

【禁忌证】

对本品过敏者。

【注意事项】

为活菌制剂，不应置于高温处，应在冷暗处保存。儿童须在成人监护下使用。

【药物相互作用】

（1）抗酸药和抑酸药，抗菌药物如红霉素、氯霉素、土霉素、磺胺类药等，可减弱其疗效，若需用应间隔 2～3 h。（2）铋剂、鞣酸、活性炭、酊剂等能抑制、吸附或杀灭活肠球菌，故不可合用。（3）与氨基酸、干酵母合用增效。（4）乙醇可杀灭乳酸菌，降低疗效。

【制剂与规格】

乳酶生片：0. 15 g；0. 3 g。每 1 g 含活菌数不少于 300 万。

‖ 第三节　胃肠解痉药及胃动力药 ‖

胃肠解痉药又称抑制胃肠动力药。常用的解痉药以抗胆碱药为主，主要为 M 受体拮抗剂，多为非特异性受体拮抗剂，包括颠茄生物碱类及其衍生物和人工合成品。能阻断胆碱神经介质与受体的结合，在消化道运动方面的作用包括：减弱食管、胃和小肠的蠕动，松弛下食管括约肌、幽门以及肝胰壶腹括约肌（胆道口括约肌，Oddi 括约肌），从而减慢胃的排空和小肠转运；减弱胆囊的收缩和减低胆内压力；减弱结肠的蠕动，减慢结肠内容物的转运；从而达到止痛的目的。还能抑制多种腺体如汗腺、唾液腺、胃液的分泌。用于胃酸过多、消化性溃疡、胃肠痉挛、胃炎等的治疗，亦用于胆道痉挛、胆石症、胰腺炎等。

胃肠动力药能增加胃肠推进性蠕动。胃溃疡等胃病多有胃排空延缓、胃食管反流等。胃肠动力药可增加胃动力，协调胃十二指肠蠕动，改善临床症状。主要用于治疗胃食管反流病、功能性消化不良及糖尿病胃轻瘫，可缓解上腹饱胀不适或隐痛以及灼热感等症状。

本节胃肠解痉药有颠茄、山莨菪碱、阿托品，对胃肠道具有高度选择性解痉作用的钙通道阻滞剂匹维溴铵。胃肠动力药有多潘立酮、甲氧氯普胺、莫沙必利。

颠茄（Belladonna）

【药理作用】

颠茄为抗胆碱药，有效成分为莨菪碱，作用同阿托品，但药效较弱。通过阻断胆碱神经介质与受体的结合，从而缓解胃肠道平滑肌痉挛、止痛，抑制胃酸分泌。

【药物动力学】

吸收迅速，1～2 h 达峰浓度，作用持续 4 h。主要由肝水解酶分解代谢，经肾排泄。

【适应证】

用于轻度胃肠道平滑肌痉挛等，胆绞痛，输尿管结石疼痛，胃炎及胃痉挛引起的呕吐和腹泻，迷走神经兴奋导致的多汗、流涎、心率减慢、头晕等。

【用法与用量】

口服片剂：成人，一次 10～30 mg，tid；极量一次 50 mg，一日 150 mg。儿童，按一日 0.2～0.6 mg/kg，分 3 次；极量一次 1 mg/kg。

【不良反应】

常见口干、便秘、出汗减少、口鼻咽喉及皮肤干燥、视力模糊、排尿困难（老年人）。少见眼睛痛、眼压升高、过敏性皮疹及疱疹。

【禁忌证】

对本品过敏者；脑出血急性期；青光眼；前列腺增生明显；严重充血性心力衰竭；心动过速。

【注意事项】

妊娠期和哺乳期、高血压、心脏病、胃食管反流病、胃肠道阻塞性疾病、甲亢、溃疡性结肠炎、重症肌无力、肝肾功能不全者慎用。

【药物相互作用】

（1）不能与胃肠动力药如甲氧氯普胺等合用。（2）碳酸氢钠、乙酰唑胺可延迟其排泄，疗效和不良反应都增强。（3）与金刚烷胺、吩噻嗪类（氯丙嗪、奋乃静等）、普鲁卡因胺、三环类抗抑郁药同用，可加重其不良反应。（4）与抗酸药、吸附性止泻药同用，本品的吸收减少，疗效减弱。确需使用应间隔 1 h 以上。（5）与可待因或美沙酮同用可发生严重便秘，导致麻痹性肠梗阻或尿潴留。

【制剂与规格】

颠茄片：每片含颠茄浸膏 10 mg。

山莨菪碱(Anisodamine)

【药理作用】

山莨菪碱为拮抗 M 受体的抗胆碱药。可解除胃肠平滑肌痉挛、抑制腺体分泌、扩大瞳孔、升高眼压、麻痹视力调节、加快心率、扩张支气管等。大剂量能作用于血管平滑肌，扩张血管、解除痉挛性收缩，改善微循环。其扩瞳和抑制腺体分泌的作用是阿托品的 1/20～1/10。不能透过血脑屏障，中枢作用较弱。与阿托品相比，具有选择性较高、毒副作用较低的优点。

【药物动力学】

口服吸收较差，口服 30 mg 组织内的药物浓度与肌注 10 mg 相近。静注后 1～2 min 起效。半衰期为 40 min。注射后很快经尿排出。口服给药量的 2% 经尿排出，近 90% 经粪便排出。长期应用无蓄积。

【适应证】

（1）解除平滑肌痉挛，如胃肠绞痛、肠道痉挛性疼痛。（2）救治有机磷酸酯类中毒，疗效不如阿托品。（3）感染性休克，如暴发型流行性脑脊髓膜炎、中毒性菌痢等。（4）血管痉挛和闭塞引起的循环障碍，如脑梗死、TIA、血管神经性头痛、血栓闭塞性脉管炎等，以及急性微循环障碍的辅助治疗。

【用法与用量】

口服片剂：成人，一次5～10 mg，tid。儿童，按一次0.1～0.2 mg/kg，tid。通常1～2岁一次2.5 mg，3～6岁一次5 mg，7～12岁一次5～7.5 mg，均tid。12岁以上剂量用法同成人。

注射剂：肌内注射、静脉注射、静脉滴注。

成人常用量：（1）腹痛等一般性疾病：一次5～10 mg肌注，qd或bid。用于严重三叉神经痛可一次5～20 mg。（2）血栓闭塞性脉管炎：一次10～15 mg静注，qd。（3）缺血性脑血管病：一次30～40 mg加入5%葡萄糖溶液中静滴，qd。

儿童常用量：按一次0.1～0.2 mg/kg（5～10 mg）肌注，qd或bid。

抢救感染性休克及救治有机磷酸酯类中毒：静注。成人按一次10～40 mg，儿童按一次0.3～2 mg/kg（10～40 mg）。根据病情每10～30 min重复给药，亦可增量。病情好转时逐渐减量并延长间隔时间，然后用维持量直至停药。

【不良反应】

（1）常见口干、面红、轻度扩瞳、视近物模糊。（2）用量较大可出现心率加快，排尿困难等。（3）过量会出现体温升高、躁动、谵妄、抽搐等中枢神经兴奋症状，有的甚至昏迷。

【禁忌证】

对本品过敏者；哺乳期；出血性疾病；脑出血急性期；新鲜眼底出血；颅内压增高；幽门梗阻；肠梗阻；青光眼；前列腺增生明显；尿潴留。

【注意事项】

（1）妊娠期、婴幼儿和老年体虚者慎用。（2）胃食管反流病、重症溃疡性结肠炎慎用。（3）急腹症未明确诊断时，不宜轻易使用。（4）治疗感染性休克时，本品仅是综合治疗的方法之一。（5）用量过大时可出现阿托品样中毒症状。成人肌注新斯的明0.5～1 mg或加兰他敏2.5～5 mg，儿童肌注新斯的明0.01～0.02 mg/kg，以解除症状。

【药物相互作用】

（1）与哌替啶合用有协同解痉和止痛作用。（2）与其他抗胆碱药合用，作用和毒性相加。（3）与金刚烷胺、吩噻嗪类、三环类抗抑郁药、普鲁卡因胺合用，可使其不良反应增加。（4）因减少唾液分泌，使舌下含化硝酸甘油、硝酸异山梨酯等崩解减慢，从而影响吸收，作用减弱。（5）单胺氧化酶抑制剂可使其副作用增强。（6）可使红霉素在胃内停留过久降低疗效，对乙酰氨基酚吸收延迟，地高辛、呋喃妥因等吸收增加。（7）可拮抗毛果芸香碱的促分泌作用。（8）可减轻抗结核药的肝损害。（9）与胃肠动力药有拮抗作用，两者药效均降低。（10）与维生素K合用治疗黄疸型肝炎，有较好的降低转氨酶（ALT及AST）、消退黄疸作用。（11）与生脉散合用有改善循环和心脏功能。（12）注射剂与地西泮为配伍禁忌。

【制剂与规格】

（1）氢溴酸山莨菪碱片：5 mg；10 mg。（2）消旋山莨菪碱片：5 mg；10 mg。（3）氢溴酸山莨菪碱注射液：1 mL：10 mg。（4）盐酸消旋山莨菪碱注射液：1 mL：2 mg；1 mL：10 mg。

阿托品（Atropine）

【药理作用】

阿托品为拮抗M受体的抗胆碱药。能与M受体结合，对抗乙酰胆碱和其他拟胆碱药的毒蕈碱样作用。主要作用为解除平滑肌痉挛，抑制腺体分泌，解除迷走神经对心脏的抑制。可使心率加快、瞳孔散大、眼压升高、麻痹视力调节、扩张支气管、兴奋呼吸中枢等。大剂量时能作用于血管平滑肌，扩张血管、解除痉挛性收缩，改善微循环。

【药物动力学】

口服后迅速吸收，1 h后即达峰效应，1～2 h达峰浓度，作用持续4～6 h。肌内注射15～20 min达峰浓度，作用持续4～6 h，扩瞳时效更长。血浆蛋白结合率14%～22%。迅速分布于全身组织，可透过血脑屏障，能透过胎盘。包括乳汁在内的各种分泌物中都有微量。半衰期为3.7～4.3 h。通过肝细胞酶水解代谢，给药量的13%～50%在12 h内以原形随尿排出。

【适应证】

（1）各种内脏绞痛，如胃肠绞痛及膀胱刺激症状。对胆绞痛、肾绞痛的疗效较差。（2）用于锑剂中毒引起的阿－斯综合征、解救有机磷酸酯类中毒以及急性毒蕈（毒蘑菇）中毒。（3）用于急性微循环障碍和感染性休克等。（4）治疗严重心动过缓、晕厥合并颈动脉窦反射亢进及一度房室传导阻滞等，亦用于继发于窦房结功能减退而出现的室性异位节律。（5）麻醉时抑制腺体分泌等。（6）减轻帕金森病强直及震颤症状，并能控制其流涎及出汗过多。

【用法与用量】

口服片剂：（1）成人常用量：一次0.3～0.6 mg，tid；极量一次1 mg，一日3 mg。（2）儿童常用量：按一次0.01 mg/kg，q4h或q6h。极量一次0.3 mg。

注射剂：皮下注射、肌内注射、静脉注射、静脉滴注。可直接静注或用5%、10%、25%、50%葡萄糖溶液稀释后静注。可根据病情调整剂量。（1）成人常用量：皮下或肌内注射、静注。一次 0. 3～0. 5 mg，一日 0. 5～3 mg；极量为一次 2 mg。（2）儿童常用量：皮下注射。按一次 0. 01～0. 02 mg/kg，一日 2～3 次。（3）心动过缓：静注。成人一次 0. 5～1 mg，按需每 1～2 h 给予 1 次；一次最大量 2 mg。儿童按一次 0. 01～0. 02 mg/kg。（4）阿－斯综合征：静注。按一次 0. 03～0. 05 mg/kg，必要时 15 min 重复 1 次，直至面色潮红、循环好转、血压回升，再延长间隔时间直至血压稳定。（5）有机磷酸酯类中毒：静注。视中毒严重程度给予并及时调整。成人，轻度中毒一次 1～3 mg，中度中毒可加大为 3～4 倍，严重中毒可加大为 5～10 倍。儿童，轻度中毒按一次 0. 02 mg/kg（最大量 2 mg），中度中毒可加倍，严重中毒可加大为 5 倍。每间隔 10～30 min 给予 1 次，严重中毒可 5～10 min 重复给药，直至症状消失。达到“阿托品化”后，以及病情好转时逐渐减量，延长间隔时间，然后用维持量，直至病情稳定后停药。治疗需数日、十余日甚至更长时间。（6）锑剂引起的阿－斯综合征：发现心律失常时，立即静注 1～2 mg，15～30 min 后再注射 1 mg，同时可皮下或肌内注射 1 mg。若无再发作，可根据心律及心率情况，按需每 3～4 h 皮下或肌内注射 1 mg。48 h 后如不再发作，可逐渐减量，直至停药。（7）氨基甲酸酯类农药中毒：首剂 0. 5～3 mg，经口严重中毒可用 5 mg。若毒蕈碱症状未消失，可重复给予 0. 5～1 mg。除经口严重中毒外一般不需达到阿托品化。（8）乌头碱中毒及钙通道阻滞剂过量：一次 0. 5～1 mg，间隔 1～4 h 给予 1 次，至中毒症状缓解为止。（9）感染性休克，改善微循环：成人一次 1～2 mg，或按 0. 02～0. 05 mg/kg；儿童按一次 0. 03～0. 05 mg/kg。间隔 15～30 min 给予 1 次。2～3 次若病情不见好转可逐渐增量，可重复用药直至症状改善，逐渐减量或停药。直接静注或 50% 葡萄糖溶液稀释后缓慢静注，或 5%、10% 葡萄糖、0. 9% 氯化钠液稀释后静滴。（10）麻醉前用药：于术前 0. 5～1 h 给予 1 次。成人，肌注 0. 5 mg。儿童，皮下注射。按体重 7～9 kg 者 0. 2 mg；12～16 kg 者 0. 3 mg；20～27 kg 者 0. 4 mg；＞ 32 kg 者 0. 5 mg。

【不良反应】

随使用剂量和时间的不同，其表现和程度不同。（1）可有口干、少汗、心率加速、瞳孔扩大、视物模糊。（2）少见眼压升高、过敏性皮疹、疱疹、小便困难、肠蠕动减少。（3）严重者以至出现烦躁不安、谵妄、幻觉、惊厥，甚至昏迷和呼吸麻痹等。

治疗有机磷酸酯类中毒时，要求达到“阿托品化”：即出现皮肤干燥、口干、颜面潮红、瞳孔散大、体温升高在 38 ℃左右、心率增快至每分钟 100 次左右、可有烦躁或轻微躁动，此为治疗的正常反应，不属药物不良反应范畴。在治疗锑剂中毒引起的阿－斯综合征时，出现上述症状则为副作用。

【禁忌证】

对本品过敏者；出血性疾病；脑出血急性期；青光眼；前列腺增生明显；尿潴留；高热；急性五氯酚钠中毒者。

【注意事项】

（1）心脏病慎用，尤其是心律失常、充血性心力衰竭、冠心病、二尖瓣狭窄等。

(2) 妊娠期和哺乳期尽量避免使用或慎用。(3) 儿童慎用,因耐受力差切勿过量使用。婴幼儿对本品的毒性反应极其敏感,特别是痉挛性麻痹与脑损伤儿童,反应性更强。环境温度较高时,因闭汗可引起体温急骤升高,应严密观察。(4) 老年人易出现口干、便秘、排尿困难(特别是男性),也易诱发未经诊断的青光眼,一经发现应立即停药。对老年人易致汗液分泌减少,影响散热,故夏天慎用。(5) 胃食管反流病、食管与胃运动减弱、下食管括约肌松弛、溃疡性结肠炎慎用。(6) 用药过量或发生严重不良反应时,应及时停药并采取相应措施。

【药物相互作用】

(1) 救治有机磷酸酯类中毒,须与胆碱酯酶复活剂合用,作用协同互补,提高疗效并减少用量和不良反应。(2) 抗组胺药可增加其副作用。(3) 普萘洛尔可拮抗本品所致的心动过速。其他同颠茄和山莨菪碱(参阅颠茄和山莨菪碱)。

【制剂与规格】

(1) 硫酸阿托品片:0. 3 mg。(2) 硫酸阿托品注射液:1 mL:0. 5 mg; 1 mL:1 mg; 1 mL:5 mg。

匹维溴铵(Pinaverium Bromide)

【药理作用】

匹维溴铵是对胃肠道具有高度选择性解痉作用的钙通道阻滞剂。主要对结肠平滑肌,通过阻断 Ca^{2+} 进入肠壁平滑肌细胞,防止肌肉过度收缩而达到解痉作用。能消除肠平滑肌的高反应性,并增强肠道蠕动力。对心血管平滑肌亲和力极低,不会引起血压变化。不影响下食管括约肌的压力,也不引起十二指肠反流,但对胆道括约肌有松弛作用。无抗胆碱能作用。

【药物动力学】

本品是四价铵化合物,通过肠道黏膜吸收受到限制。仅有不足 10% 的给药量吸收,约 1 h 达峰浓度。血浆蛋白结合率 95%～98%。吸收入血的药物几乎全部在肝内代谢并清除。原形和代谢物由粪便排泄。消除半衰期为 1. 5 h。

【适应证】

与肠道功能紊乱如肠易激综合征有关的疼痛、排便异常和肠道不适的对症治疗。与胆道功能障碍有关的疼痛及胆囊运动障碍。用于肠道钡灌肠做准备。

【用法与用量】

口服片剂:进餐时服。勿咀嚼或掰碎,不要在卧位或临睡前服。成人,(1) 一次 50 mg, tid。必要时,可增至一次 100 mg, tid。(2) 钡灌肠做准备:检查前 3 d 开始用药,一次 100 mg, bid。在检查当日清晨再服 100 mg。

【不良反应】

少见轻微的胃肠不适、腹痛、腹泻或便秘。偶见皮疹、瘙痒等过敏反应。

【禁忌证】

对本品过敏者；妊娠期。

【注意事项】

（1）哺乳期应避免使用。（2）不推荐儿童使用。（3）无抗胆碱能反应，故可以用于合并有前列腺增生、尿潴留、青光眼的肠易激综合征。

【药物相互作用】

（1）对氯化钡、乙酰胆碱、去甲肾上腺素、卡巴胆碱引起的平滑肌收缩有抑制作用，并呈剂量依赖性。（2）对电刺激引起的平滑肌收缩有抑制作用，并呈剂量依赖性。

【制剂与规格】

匹维溴铵片：50 mg。

多潘立酮（Domperidone）

【药理作用】

多潘立酮为胃肠动力药。为外周 D_2 受体拮抗剂，直接作用于胃肠壁，增加食管下部括约肌张力，防止胃-食管反流，增强胃蠕动，促进胃排空，协调胃与十二指肠运动，抑制恶心、呕吐，并能有效地防止胆汁反流，不影响胃液分泌。不易透过血脑屏障，对脑内 D_2 受体无抑制作用，无锥体外系等神经、精神不良反应。

【药物动力学】

口服吸收迅速，生物利用度14%。15～30 min达峰浓度。胃肠药物浓度最高，血浆次之，脑内几乎没有。血浆蛋白结合率92%～93%。半衰期为7 h，多次用药无累积效应。几乎全部在肝内代谢，31. 2%经尿排泄，原形占0. 4%；65. 7%经粪便排泄，原形占10%。

【适应证】

（1）胃排空延缓、胃食管反流、食管炎引起的消化不良，多种原因引起的腹胀、嗳气、恶心、呕吐、腹部胀痛等。（2）胃轻瘫尤其是糖尿病胃轻瘫，可缩短胃排空时间，使胃潴留的症状减轻或消失。（3）抗震颤麻痹药如苯海索等引起的胃肠道症状，以及DA受体激动剂如左旋多巴、溴隐亭所引起的恶心、呕吐。

【用法与用量】

口服片剂：餐前30 min服。成人：一次10 mg，tid。儿童：（1）新生儿，按一次0. 1～0. 3 mg/kg，一日4～6次，于喂奶前30 min服。（2）1月龄～12岁，按一次0. 2～0. 3 mg/kg（最大量10 mg），一日3～4次。（3）12岁以上剂量用法同成人。治疗胃食管反流病，疗程4周。

【不良反应】

（1）少见轻度腹部痉挛、皮疹、头痛、腹泻、神经过敏、倦怠、嗜睡、头晕等。（2）有时可导致血泌乳素水平升高、非哺乳期泌乳、男子乳房女性化等，停药后即可恢复正常，罕见女性闭经。（3）罕见心律失常、张力障碍性反应、癫痫发作。

【禁忌证】

对本品过敏者；嗜铬细胞瘤；乳腺癌；机械性消化道梗阻；胃肠道出血、穿孔；垂体泌乳素瘤；中、重度肝功能不全者。

【注意事项】

（1）妊娠期尽量避免使用，确需使用须权衡利弊；哺乳期慎用。（2）肝功能不全者慎用，严重肾功能不全者应酌情减量。（3）儿童宜使用混悬液，1岁以下儿童慎用。（4）老年人、心脏病、心律失常、低钾血症、肿瘤接受化疗时慎用，因其发生严重室性心律失常甚至心源性猝死的风险可能升高。

【药物相互作用】

（1）禁与咪唑类抗真菌口服药如酮康唑、氟康唑、伏立康唑，大环内酯类如红霉素、克拉霉素，抗艾滋病药如HIV蛋白酶抑制剂，以及胺碘酮、奈法唑酮等合用。（2）抗胆碱药可减弱其作用，不宜同服。（3）抗酸药和抑酸药可降低其生物利用度，不宜同服。（4）可增加对乙酰氨基酚、氨苄西林、左旋多巴、四环素等的吸收。（5）可减少地高辛的吸收。（6）可降低胃黏膜保护药的疗效。（7）与碳酸锂和苯二氮䓬类药合用可引起锥体外系反应，如运动障碍等。（8）钠通道阻滞剂可增高其血药浓度。

【制剂与规格】

多潘立酮片：10 mg。

甲氧氯普胺（Metoclopramide）

【药理作用】

甲氧氯普胺为胃肠动力药。为D_2受体拮抗剂，还具有5-HT_4受体激动效应，对5-HT_3受体有轻度拮抗作用。作用于延髓催吐化学感受区D_2受体而提高其阈值，具有强大的中枢性镇吐作用。亦可阻断下丘脑D_2受体，抑制泌乳素抑制因子，促进泌乳素分泌，故有一定的催乳作用。对中枢其他部位抑制作用轻微，有弱安定作用，较少引起催眠作用。对胃肠道的作用主要在上消化道，促进胃及上部肠段的运动。提高静息状态胃肠道括约肌的张力，增加下食管括约肌张力和收缩幅度，使食管下端压力增加，阻滞胃-食管反流，加强胃和食管蠕动，并增强对食管内容物的廓清能力，促进胃排空。促进幽门、十二指肠及上部空肠松弛，形成胃窦、胃体与上部小肠间功能协调。这些作用亦可增强镇吐效应。

【药物动力学】

口服后主要在小肠吸收，30～60 min 起效，作用持续 1～2 h。肌注 10～15 min、静注 1～3 min 起效，作用持续 1～2 h。血浆蛋白结合率 13%～22%。易透过血脑和胎盘屏障，能进入乳汁。在肝内代谢，主要以游离型、结合型或代谢物经肾排泄。半衰期为 4～6 h，与剂量大小有差别。

【适应证】

口服制剂用于：(1) 多种原因引起的恶心、呕吐、嗳气、胃胀、反酸等。(2) 胃食管反流病、胆汁反流性胃炎、功能性胃潴留、胃下垂。(3) 残胃排空延迟症、迷走神经切断术后胃排空延缓。(4) 糖尿病胃轻瘫、尿毒症、硬皮病等结缔组织病所致的胃排空障碍。

注射剂用于：(1) 化疗、放疗、手术、颅脑损伤、脑外伤后遗症以及药物等引起的呕吐。(2) 急性胃肠炎、胆道、胰腺、尿毒症等多种疾病之恶心、呕吐的对症治疗。(3) 诊断性十二指肠插管前用药，有助于顺利插管。胃肠钡剂 X 线检查，可减轻恶心、呕吐反应，促进钡剂通过。

【用法与用量】

口服片剂：餐前 30 min 服，宜短期服用。

成人常用量：(1) 一次 5～10 mg，tid。(2) 糖尿病胃排空功能障碍：一次 5～10 mg，qid。前 3 次于三餐前 30 min 服，第 4 次于睡前服。亦可于症状出现前 30 min 服 10 mg。一日量不超过 0. 5 mg/kg。

儿童常用量：婴儿（体重 10 kg 以下），一次 0. 1 mg/kg（最大量 1 mg），bid。1～3 岁（10～14 kg），一次 1 mg，一日 2～3 次。3～5 岁（15～19 kg），一次 2 mg，一日 2～3 次。5～9 岁（20～29 kg），一次 2. 5 mg，tid。9～12 岁（30 kg 以上），一次 2. 5～5 mg，tid。12 岁以上剂量用法同成人。

注射剂：肌内注射、静脉注射、静脉滴注。成人：一次 10～20 mg，一日量不超过 0. 5 mg/kg，否则可引起锥体外系反应。儿童：按一次 0. 1 mg/kg；或按一日 0. 2～0. 3 mg/kg，分 2～3 次。＞6 岁，一次 2. 5～5 mg；12 岁以上剂量用法同成人。

【不良反应】

(1) 常见嗜睡、疲乏、无力、头晕、烦躁不安等。(2) 少见乳腺肿痛、皮疹、恶心、便秘或腹泻、睡眠障碍、眩晕、严重口渴、头痛、易激动。(3) 女性可出现乳汁分泌或增多，因泌乳素刺激所致。(4) 大剂量或长期用药可阻断 DA 受体，使胆碱受体相对亢进而导致锥体外系反应如肌震颤、头向后倾、斜颈、阵发性双眼向上注视、发音困难、共济失调等。(5) 注射给药可能引起体位性低血压。

【禁忌证】

对本品以及普鲁卡因和普鲁卡因胺过敏者；癫痫；胃肠道出血；机械性肠梗阻或穿孔；嗜铬细胞瘤；抗精神病药致迟发性运动功能障碍史者；乳腺癌进行放疗或化疗。

【注意事项】

（1）妊娠期不宜使用，哺乳期使用应暂停哺乳。（2）哺乳期少乳者可短期用于催乳。（3）肝、肾功能不全者慎用，若使用剂量减半。（4）对胃溃疡胃窦潴留或十二指肠球部溃疡合并胃窦部炎症有益，不宜用于十二指肠溃疡。（5）对晕动病呕吐无效。（6）因长期服用不良反应较大，现已较少用于功能性消化不良。（7）婴幼儿慎用。儿童、老年人大剂量长期用药易出现锥体外系反应。注射苯海拉明可使此不良反应迅速消失。（8）可使醛固酮与血泌乳素浓度升高。

【药物相互作用】

（1）吩噻嗪类能增加本品的锥体外系反应，不宜合用。（2）不宜与抗胆碱药如阿托品等合用，有拮抗作用。（3）可降低西咪替丁的口服生物利用度，两药若需合用，至少间隔 1 h。（4）能增加对乙酰氨基酚、氨苄西林、左旋多巴、四环素等的吸收速率；可减少地高辛的吸收。（5）与硫酸镁合用有协同利胆作用。（6）与中枢抑制剂合用，两者的镇静作用均增强。（7）与抗高血压药合用，可发生体位性低血压。（8）不宜与单胺氧化酶抑制剂、三环类抗抑郁药、拟交感胺药合用。（9）禁止与具有耳毒性的药物如氨基糖苷类等合用。

【制剂与规格】

（1）甲氧氯普胺片：5 mg。（2）甲氧氯普胺注射液：1 mL：10 mg。

莫沙必利(Mosapride)

【药理作用】

莫沙必利为选择性 5-HT_4 受体激动剂，通过兴奋胃肠道胆碱能中间神经元及肌间神经丛的 5-HT_4 受体，促进乙酰胆碱的释放，从而增强胃肠道运动，改善功能性消化不良的胃肠道症状，不影响胃酸的分泌。

【药物动力学】

口服吸收迅速。一次口服 5 mg，0. 8 h 达峰浓度，为 30. 7 ng/mL。血浆蛋白结合率 99%。胃肠、肝、肾药物浓度最高，血浆次之，脑内几乎没有分布。在肝内经 CYP 代谢，主要代谢物为脱 -4- 氟苄基莫沙必利，经尿液和粪便排泄。半衰期为 2 h。

【适应证】

功能性消化不良，如胃灼热、嗳气、恶心、呕吐、早饱、上腹胀等消化道症状。亦可用于胃食管反流病、糖尿病胃轻瘫、胃大部切除术的胃功能障碍。

【用法与用量】

口服片剂：饭前 15～30 min 服。一次 5 mg，tid。2 周无效停药。

【不良反应】

（1）可见腹泻、腹痛、口干、皮疹及倦怠、头晕等。（2）偶见嗜酸性粒细胞、三酰甘油、转氨酶（ALT及AST）、碱性磷酸酶及γ-谷氨酰转肽酶升高。

【禁忌证】

对本品过敏者；儿童；胃肠道出血、阻塞、穿孔；刺激胃肠道可能引起危险的疾病。

【注意事项】

（1）妊娠期和哺乳期应尽量避免使用。（2）老年人适当减量并注意观察。（3）用药2周症状无改善，应停用。

【药物相互作用】

抗胆碱药可减弱其作用。

【制剂与规格】

枸橼酸莫沙必利片：5 mg。

第四节　泻药及止泻药

泻药能促进排便反射或使排便顺利。通过增加肠内水分、促进蠕动、软化粪便或润滑肠道来促进排便。可分为容积性泻药（盐类泻药）如硫酸镁；刺激性泻药如酚酞；润滑性泻药如开塞露；渗透性泻药如乳果糖；软化性泻药如多库酯钠。根据不同情况选择不同类型泻药。如排除毒物，应选盐类泻药；老人、动脉瘤、肛门手术等，以润滑性泻药较好；年老体弱、妊娠期或月经期不能用强烈的泻药。其不良反应有刺激性、依赖性、腹泻和脱水。

止泻药通过减少肠蠕动和保护肠道免受刺激而达到止泻作用。适用于剧烈腹泻和长期慢性腹泻，以防过度脱水、水与电解质代谢紊乱、消化吸收和营养障碍。用药同时应针对病因治疗，以免贻误病情。

腹泻（diarrhea）是指排便次数明显增加，粪质稀薄，常伴有排便急迫、腹部不适或失禁等。大多是某种原发病的症状之一，常由于肠道内存在的细菌、毒物或腐败分解产物引起。为了排除这些有害物质，腹泻本身对机体具有一定的保护意义。因此，在腹泻初期不应立即使用止泻药，而应先排除有害物质，当恶臭粪便基本排尽后，再用止泻药。剧烈或长期的腹泻不仅妨碍养分吸收，严重者引起脱水及钠、钾、氯等电解质紊乱，应及时用止泻药，并补充水和电解质，采取综合治疗。若因刺激性物质、毒性物质引起腹泻，应先用盐类泻药以促进毒物大部分排出后，方可应用药用炭以吸附残余的毒物，或用碱式硝酸铋等保护受损的胃肠黏膜。感染性腹泻应给予抗感染药物。一般的急性稀水样腹泻，可导致脱水、电解质紊乱，应首先补液，然后再用止泻药。

本节泻药有开塞露、乳果糖、聚乙二醇，止泻药有洛哌丁胺、蒙脱石。

开塞露(Glycerine Enema or Sorbitol Enema)

【药理作用】

开塞露为甘油或山梨醇与硫酸镁的复方制剂，增加肠内水分，促进蠕动，软化粪便而易于排出。

【适应证】

用于儿童及年老体弱者便秘的治疗。能润滑并刺激肠壁，软化粪便易于排出。

【用法与用量】

灌肠剂：直肠内用药。成人一次 20 mL，儿童一次 10 mL。将药囊插入部分顶端钝性剪开，并挤少量润滑后，缓慢插入肛门内，将药液挤入直肠内，应卧床片刻(至少 5 min)后再排便。

【注意事项】

儿童须在成人监护下使用。使用时切忌快速用力插入，以免损伤肛管及直肠。

【制剂与规格】

开塞露灌肠剂：10 mL；20 mL。组方 1：甘油 55%(52. 8%～58. 3%)，辅料为蒸馏水。组方 2：山梨醇 45%～55%，硫酸镁 10%，辅料羟苯乙酯 0. 05%，苯甲酸钠 0. 1%。

乳果糖(Lactulose)

【药理作用】

乳果糖系人工合成的不吸收双糖，为一种渗透性轻泻剂。在结肠内分解成乳酸和醋酸，使肠腔内 pH 降低，酸性的内环境不利于分解蛋白质的细菌生存、繁殖，使肠道内产氨减少。还可使 NH_3 转变为 NH_4^+，不宜吸收而从粪便排出，间接减低血氨。血氨降低或恢复正常，有利于肝性脑病的恢复。还可改变肠道内的菌群，有利于正常菌群生存。有双糖的渗透活性，可使水、电解质保留在肠腔而产生高渗效果，而对肠道无刺激性，作为渗透性泻药用于便秘。

【药物动力学】

口服几乎不吸收，以原形到达结肠，继而被结肠菌群分解代谢。

【适应证】

用于预防和治疗各种肝病引起的高氨血症以及高血氨所致的肝性脑病。亦可治疗多种原因引起的慢性功能性便秘。

【用法与用量】

口服液：应根据病情调节剂量。用于肝性脑病前期，以每天排软便 2～3 次为宜。用于便秘，若 48 h 内效果不明显可增加剂量；如果出现腹泻应减少剂量。

成人常用量：(1) 肝性脑病：起始量一次 30～50 mL，tid；维持量一次 15～30 mL，tid。(2) 便秘：一次 15 mL，一日 1～2 次。

儿童常用量：(1) 肝性脑病：起始量一次 10～15 mL，tid；维持量一次 10～15 mL，bid。(2) 便秘：婴幼儿，起始量和维持量一日 2. 5～5 mL；3～6 岁，起始量和维持量一日 5～10 mL；7～14 岁，起始量一日 15 mL，维持量一日 10 mL。均分 2 次。

溶液剂：肝性脑病前期和昏迷期，可口服或灌肠。用于便秘时口服。

成人常用量：(1) 肝性脑病。① 口服：第 1、第 2 d，一次 10～20 g，一日 2～3 次。随后减为一次 3～5 g，一日 2～3 次。② 灌肠：200 g 加适量水或 0. 9% 氯化钠溶液中，保留或流动灌肠 30～60 min，每 4～6 h 一次。(2) 便秘：一次 5～10 g，一日 1～2 次。

儿童常用量：(1) 肝性脑病。婴幼儿起始量一日 1. 7～6. 7 g，分次给予；较大儿童和青少年一日 27～60 g，分 3 次给予。(2) 便秘：早餐时一次顿服。婴儿，一次 1. 5 g；1～5 岁，一次 3 g；6～12 岁，一次 5 g。

【不良反应】

(1) 偶见腹部不适、胀气或腹痛。(2) 较大剂量时偶见恶心、呕吐。(3) 长期大剂量可致腹泻出现水、电解质失衡。不良反应在减量或停药不久后消失。

【禁忌证】

对本品过敏者；对乳糖或半乳糖不耐受；乳酸血症；胃肠道梗阻和急腹症；尿毒症、糖尿病酸中毒。

【注意事项】

(1) 妊娠期尤其是妊娠期 13 周内、糖尿病慎用。(2) 本品疗效个体差异性较大，须注意调节剂量。

【药物相互作用】

抗酸药可降低其疗效，不可合用。

【制剂与规格】

(1) 乳果糖口服液：15 mL：10 g。(2) 乳果糖溶液：100 mL：66. 7 g；200 mL：133. 4 g。

聚乙二醇(Macrogol)

【药理作用】

聚乙二醇为聚乙二醇 4 000 与电解质的复方制剂。聚乙二醇 4 000，为环氧乙烷和水缩聚而成的线性长链聚合物。A 剂与 B 剂溶于 125 mL 水后成等渗溶液，聚乙二醇 4 000 和水分子结合成较稳定的氢键，进入肠道后，使肠道内容物的水分不被结肠过分吸收，从而起到润滑肠道，软化粪便，使肠道内容物体积增加，促进结肠恢复正常生理运动的作用。大剂量使用(2～3 L)，可以起到冲刷、灌洗肠道的作用。本品与胃肠道黏膜之间水、电解质的净交换基本为零，因而可以保持排便或肠道清洁准备前后机体的水、电解质平衡。

【药物动力学】

口服后不被消化道吸收，也不参与生物转化。

【适应证】

用于治疗功能性便秘。术前肠道清洁准备，肠镜及其他检查前的肠道清洁准备。

【用法与用量】

配制：取本品 A、B 两剂各 1 袋，同溶于 125 mL 温水中。

用量：(1) 功能性便秘治疗，成人，一次 125 mL，bid。老年人开始一次 125 mL，qd。(2) 肠道清洁准备：成人，一次 250 mL，每隔 10～15 min 服用 1 次，直到排出水样清便。成人总量为 3 000 mL。儿童总量按以下剂量：体重 ＜ 10 kg 者 500 mL；10～20 kg 者 1 000 mL；20～40 kg 者 2 000 mL；＞ 40 kg 者 2 000～3 000 mL，分次给予。

【不良反应】

(1) 在治疗便秘时可有腹泻，阵发性腹痛。(2) 在肠道准备时，大剂量可能出现恶心、腹胀，偶见腹部痉挛、呕吐和肛门不适。(3) 偶见荨麻疹、流鼻涕、皮炎等。

【禁忌证】

对本品过敏者；胃肠梗阻；肠穿孔；胃潴留；消化道出血；中毒性肠炎；中毒性巨结肠症；溃疡性结肠炎；克罗恩病；未确诊的腹痛。

【注意事项】

用于治疗功能性便秘时注意：(1) 不应加入任何附加成分如调味品等。(2) 严重溃疡性结肠炎慎用。(3) 应在确实排除禁忌证中的疾病后再使用。

用于肠道清洁准备时注意：(1) 用药前 3～4 h 至检查完毕、在服药的近 3 h 内，不得进食固体食物。(2) 服药后约 20 min，肠道运动加快，可能感到腹胀或不适，若症状严重，可延长间隔时间或暂停给药，直到症状消失后再恢复用药，直到排出水样便。(3) 严格遵守配制方法。最好于手术前或检查前 5～6 h 开始服，服药时间为 2～3 h，排空时间为 3 h，亦可在手术或检查的前一天晚上服。(4) 服药前禁食牛奶、豆浆等产气食品；禁止食用含高纤维蔬菜、蛋类、带皮带籽食物以免影响检查效果，达不到检查或治疗目的。(5) 应适当活动促进排便，从右向左顺时针按揉腹部促进肠蠕动，以便更好地清洁肠道。(6) 应于短时间内饮完，约 30% 以上者对其药味反应强烈而出现呕吐，对此可酌情小口频繁饮用亦可达到清肠目的。

【药物相互作用】

不影响非甾体抗炎药、抗凝血药、胃分泌抑制剂或口服降血糖药的吸收。

【制剂与规格】

聚乙二醇电解质散剂：A 剂：每袋 13. 125 g（含 13. 125 g 聚乙二醇 4 000）；B 剂：

每袋 0. 575 8 g（含碳酸氢钠 0. 178 5 g，氯化钠 0. 350 7 g，氯化钾 0. 046 6 g）。

洛哌丁胺(Loperamide)

【药理作用】

洛哌丁胺为阿片受体激动剂，通过激动肠壁的阿片受体，阻止乙酰胆碱和前列腺素的释放，从而抑制肠平滑肌收缩，减少肠蠕动和分泌，延长肠内容物的通过时间。还可增加肛门括约肌的张力，从而抑制大便失禁和便急。

【药物动力学】

大部分被肠壁吸收，几乎全部进入肝内代谢。但有明显的首过消除，生物利用度仅 0. 3%。由于对肠壁的高亲和力和首过消除，几乎不进入血液和神经系统。血液中原形浓度极低。主要代谢途径是通过氧化的 N- 去甲基作用，并且主要经 CYP 调节。血浆蛋白结合率 97%。作用持续 24 h 以上。半衰期 9～14 h，平均 11 h。原形及代谢物经胆汁从粪便排泄。

【适应证】

用于控制急、慢性腹泻的症状。用于回肠造瘘术病人，可减少排便量及次数，增加大便稠硬度。

【用法与用量】

口服胶囊：根据大便情况调整剂量。

成人常用量：（1）急性腹泻：首剂 2～4 mg，以后每次腹泻后服 2 mg，一日总量不 > 16 mg。（2）慢性腹泻：首剂 2～4 mg，随后根据大便情况调节，通常一日 2～12 mg。

儿童常用量：（1）急性腹泻：2～5 岁，一次 1 mg，tid；5～8 岁，一次 2 mg，bid；8～12 岁，一次 2 mg，tid。（2）慢性腹泻：5 岁以上儿童，一次 2 mg，bid。可调节剂量以维持每日 1～2 次正常大便。

【不良反应】

（1）可有过敏反应如皮疹等。（2）消化道症状如口干、恶心、呕吐、腹胀、食欲不振、胃肠痉挛，以及头晕、头痛、嗜睡、倦怠、乏力等。（3）罕见心律失常。

【禁忌证】

对本品过敏者；2 岁以下儿童；细菌性痢疾；肠梗阻；便秘及胃肠胀气；严重脱水；溃疡性结肠炎的急性发作期；细菌性小肠结肠炎；广谱抗菌药物引起假膜性肠炎。

【注意事项】

（1）妊娠期尤其是妊娠期 13 周内、哺乳期不宜使用。（2）不能作为有发热、便血的细菌性痢疾的治疗药物。（3）5 岁以下的儿童不宜使用胶囊剂。（4）腹泻时易发生失水和电解质紊乱，补充水和电解质是重要的治疗措施，尤其是儿童。(5) 急性腹泻，若用药 48 h 后无改善应停药并就医，改用其他治疗。(6) 肝功能不全者慎用，因可使体内药物相对过量，应注意对中枢神经系统的不良反应。(7) 过量时可能出现中枢神经抑制症状，如木僵、调节功能紊乱、嗜睡、缩瞳、肌张力过高、呼吸抑制以及肠梗阻等。可用纳洛酮作为解毒剂，由于其作用时间长于纳洛酮 1～2 h，须至少观察 48 h。

【药物相互作用】

奎尼丁、利托那韦可使其血药浓度升高。

【制剂与规格】

盐酸洛哌丁胺胶囊：2 mg。

蒙脱石(Smectite)

【药理作用】

蒙脱石具有层纹状结构及非均匀性电荷分布，对消化道内的病毒、病菌及其产生的毒素有固定、抑制作用；对消化道黏膜有覆盖能力，并通过与黏液糖蛋白相互结合，从质和量两方面修复、提高黏膜屏障对攻击因子的防御功能。具收敛、吸附、保护黏膜作用。

【药物动力学】

口服后不被胃肠道吸收，不能进入血液循环，2 h 后可均匀地覆盖在整个肠腔表面，6 h 后连同所吸附的攻击因子随消化道蠕动排出体外。不改变正常的肠蠕动，不影响 X 线检查，不改变粪便颜色。

【适应证】

用于急、慢性腹泻，尤其对儿童急性腹泻效果较好。食管、胃及十二指肠疾病引起的相关疼痛症状的辅助治疗，但不能作为解痉剂使用。

【用法与用量】

口服散剂：服用时将一袋(3 g)倒入半杯温开水约 50 mL 中混匀后快速服完。胃炎、结肠炎餐前服，腹泻者两餐间服。急性腹泻时首剂加倍。

(1) 成人常用量：一次 1 袋，tid。(2) 儿童常用量：① 口服：新生儿，一次 1/4 袋，tid。＜ 1 岁，一日 1 袋；1～2 岁，一日 1～2 袋；＞ 2 岁，一日 2～3 袋，均分 3 次。② 保留灌肠：一次 3～6 g，加入 50～100 mL 水，tid。

【不良反应】

少见轻度便秘，减量可缓解。

【禁忌证】

对本品过敏者；便秘及消化道梗阻。

【注意事项】

（1）治疗急性腹泻应注意纠正脱水。（2）若出现便秘可减量或停用。（3）若需同服抗感染药物应咨询医师指导。（4）儿童急性腹泻用药1 d后，慢性腹泻用药2～3 d后症状未改善，应及时就医。（5）如服用过量或出现严重不良反应，须立即就医。（6）过敏体质者慎用。

【药物相互作用】

（1）可能影响其他药物的吸收，应在服用本品之前1 h服用其他药物。（2）与诺氟沙星合用可提高对致病菌感染的疗效。（3）可减轻红霉素的胃肠道反应，并增强其疗效。

【制剂与规格】

蒙脱石散剂：每袋含蒙脱石3 g，葡萄糖0. 749 g，糖精钠7 mg，香兰素4 mg。

第五节　肝病辅助治疗药

肝脏是人体新陈代谢和解毒的重要器官，其解毒功能主要依靠肝细胞的各种合成酶和解毒酶完成。肝病是常见疾病，肝细胞损害与肝病进展密切相关。采取控制病因、阻断损害继续加重，促进肝细胞再生及修复等综合治疗，有助于恢复和延缓病情发展。

肝病辅助治疗药物，配合抗病毒药、免疫调节剂、营养药和调节血脂药等，治疗肝炎、肝硬化等肝病。包括：（1）促肝细胞再生类，如多烯磷脂酰胆碱、促肝细胞生长素。（2）降酶保肝类，如联苯双酯、齐墩果酸、双环醇。（3）解毒保肝类，如水飞蓟素、葡醛内酯、谷胱甘肽、硫普罗宁、乳果糖等。（4）抗炎保肝类，如甘草酸二铵、复方甘草酸苷、苦参素等。（5）利胆保肝类，如熊去氧胆酸、茴三硫等。（6）基础代谢类，如精氨酸、谷氨酸、支链氨基酸、谷氨酸钠、谷氨酸钾等。本节有联苯双酯、甘草酸二铵、水飞蓟素、精氨酸。

联苯双酯（Bifendate）

【药理作用】

联苯双酯为治疗肝炎的降酶药，是合成五味子丙素时的中间体。能增强肝脏解毒功能，减轻肝脏的病理损害，促进肝细胞再生并保护肝细胞，改善肝功能。

【药物动力学】

片剂口服吸收约30%，有首过消除，在肝脏迅速被代谢转化。滴丸的生物利用度是片剂的1. 25～2. 37倍。24 h内约70%经粪便排出。

【适应证】

用于迁延型肝炎伴丙氨酸转氨酶(ALT)升高者，亦用于化学毒物、药物引起的ALT升高。应配合其他治疗。停药后可出现“反跳”现象。

【用法与用量】

口服滴丸：(1) 成人，一次5粒，tid；必要时一次6～10粒，tid，连服3个月。ALT正常后改为一次5粒，tid，连服3个月。(2) 儿童酌情减量。

口服片剂：(1) 成人，一次25～50 mg，tid。一日最大量不超过150 mg。(2) 儿童，按一次0.5 mg/kg (25～50 mg)，tid。连续用3～6个月。

【不良反应】

少见口干、轻度恶心、胃部不适，偶见皮疹。

【禁忌证】

对本品过敏者；妊娠期和哺乳期；肝硬化。

【注意事项】

(1) 慢性活动性肝炎、老年人慎用。(2) 治疗中少见ALT回升，加大剂量可使之降低。少见黄疸及病情恶化，应停药并改用其他药物。(3) 停药后可出现ALT反跳，但继续用药仍有效。

【药物相互作用】

肌苷可减轻其降酶反跳现象。可与肌苷、维生素C联合应用。

【制剂与规格】

(1) 联苯双酯滴丸：1.5 mg。(2) 联苯双酯片：25 mg。

甘草酸二铵(Diammonium Glycyrrhizinate)

【药理作用】

甘草酸二铵是甘草有效成分的第三代提取物。具有较强的抗炎、保护肝细胞膜及改善肝功能的作用。抗炎作用机制与抑制磷脂酶 A_2 活性和前列腺素 E_2 的合成和释放有关，降低转氨酶，增强肝脏的解毒功能。还具有抗过敏、抑制 Ca^{2+} 内流、免疫调节以及诱导产生 γ-干扰素等作用。

【药物动力学】

口服其生物利用度不受食物影响，8～12 h达峰浓度。具有肠肝循环。其体内过程复杂。与血浆蛋白结合力强，其结合率受血浆蛋白的浓度影响，故血药浓度变化与肠肝循环和蛋白结合有密切关系。在体内以肺、肝、肾分布最高。约70%经胆汁从粪便中排出，20%从呼吸道以 CO_2 形式排出，尿中以原形排出约为2%。

【适应证】

主要用于伴有丙氨酸氨基转移酶（ALT）升高的各型肝炎的治疗。

【用法与用量】

口服胶囊：成人，一次150 mg，一日2～3次。

【不良反应】

（1）可有纳差、恶心、呕吐、腹胀，以及皮肤瘙痒、荨麻疹、口干。（2）少见头痛、头晕、胸闷、心悸及血压升高。（3）偶见浮肿、水钠潴留、低钾血症等假性醛固酮症。

【禁忌证】

对本品或卵磷脂过敏者；严重低钾血症；高钠血症；高血压；心力衰竭；严重肾功能不全者。

【注意事项】

（1）妊娠期和哺乳期不宜使用。（2）儿童用药的安全性和有效性尚未确立。（3）短期效果明显，停药可出现反跳。可与其他保肝降酶药联合。（4）应定期监测血压和血钾、血钠，若出现高血压、水钠潴留、低钾血症等情况应停药或适当减量。

【药物相互作用】

与呋塞米、依他尼酸等排钾利尿药合用，发生低钾血症的风险增加。

【制剂与规格】

甘草酸二铵胶囊：50 mg。

水飞蓟素（Silymarin）

【药理作用】

水飞蓟素是天然的黄酮木脂素类化合物，系从菊科植物水飞蓟的干燥果实中提取而得到的天然活性物质。为四种异构体的混合物，其主要成分为水飞蓟宾、异水飞蓟宾、水飞蓟宁和水飞蓟亭等。具有稳定肝细胞膜及保持其完整性的作用，清除肝细胞内的活性氧自由基，从而增强肝脏解毒能力，改善肝功能，促进肝细胞再生。还可抑制肝细胞增殖及胶原合成，具有一定的抗纤维化作用。

【药物动力学】

口服吸收良好，1.5 h达峰浓度。口服后48 h约排出给药量的20%，其中80%以代谢物形式经胆汁排出，其余大部分以原形由尿排出。

【适应证】

用于急、慢性肝炎，脂肪肝等肝功能异常者，促进肝功能的恢复。

【用法与用量】

口服片剂、胶囊：餐后服。成人，一次 70～140 mg，tid。症状改善后维持量 35～70 mg，tid。3 个月一疗程。

【不良反应】

轻微的胃肠道症状，如恶心、呃逆、腹泻等。偶有头晕、胸闷等。

【禁忌证】

对本品过敏者。

【注意事项】

（1）妊娠期和哺乳期用药的安全性尚不明确。（2）老年人、儿童慎用。（3）脂肪肝、肝硬化忌食高脂食物。（4）用于长期酗酒、吸烟的肝损害者，可采用维持疗法。

【药物相互作用】

禁止饮酒或饮用含有乙醇的饮料。

【制剂与规格】

（1）水飞蓟素片：70 mg。（2）水飞蓟素胶囊：140 mg。

精氨酸(Arginine)

【药理作用】

精氨酸广泛参与机体组织代谢，为体内条件必需氨基酸。参与鸟氨酸循环，促进尿素合成。体内产生的氨，经鸟氨酸循环转化成尿素经尿排出，从而降低血氨浓度。可改善高氨血症的精神症状。使肝性脑病意识障碍转为清醒，对外科烧伤、肝功能不全所致的高氨血症及肝性脑病忌钠者有效。盐酸盐有较多的 H^+，对纠正肝性脑病时酸碱失衡有辅助作用。

【药物动力学】

静脉输注后 20～30 min 达峰值，生物利用度 70%，半衰期为 1.2～2 h。

【适应证】

用于肝性脑病，尤其适用于忌钠者。也适用于其他原因引起高氨血症的精神异常。

【用法与用量】

注射剂：静脉滴注，一次滴注 4 h。（1）成人常用量：一次 15～20 g，加入 5% 或 10% 葡萄糖溶液 500～1 000 mL 中缓慢滴注，qd。（2）儿童常用量：一次 10～15 g，或按 0.5 g/kg（不超过 20 g），加入 5% 或 10% 葡萄糖溶液 250～500 mL 中缓慢滴注，qd。

【不良反应】

（1）滴速过快会引起头痛、恶心、呕吐、流涎、皮肤潮红等。（2）少见肢体麻木及局部静脉炎。（3）用量过大时可引起高氯血症、高氯性酸中毒，尿素氮、肌酸、肌酐升高。

【禁忌证】

对本品过敏者；暴发型肝衰竭；高氯性酸中毒；肾功能不全者及无尿者。

【注意事项】

本品不含 Na^+，适用于不宜用谷氨酸钠者。应检测血气分析、酸碱平衡和电解质，有酸中毒和高钾血症不宜用。

【药物相互作用】

（1）与谷氨酸钠、谷氨酸钾合用增效。（2）可使细胞内钾转移至细胞外，而留钾利尿药螺内酯、氨苯蝶啶可减少肾脏的钾排泄，两者合用可引起高钾血症。尤其是严重肝病，可能会出现严重甚至致命的高钾血症。（3）雌激素可诱导生长激素升高，使用雌激素补充治疗或含雌激素避孕药者，应用精氨酸进行垂体功能测定时，可出现生长激素水平假性升高，从而干扰对垂体功能的判断。（4）不可与强心苷类药合用。

【制剂与规格】

盐酸精氨酸注射液：20 mL：5 g。

‖ 第六节　微生态制剂 ‖

微生态学（microecology）是研究正常微生物群与其宿主以及环境之间相互关系的一门新兴生命学科，目前主要集中在肠道菌群与人体的关系方面。当机体因年龄、环境、饮食、用药等因素影响时，可能引起肠道微生态失衡，又称肠道菌群失衡。

微生态制剂，是利用正常微生物或促进微生物生长的物质制成的活的微生物制剂，能促进正常微生物群生长繁殖及抑制致病菌生长繁殖的制剂都称为“微生态制剂”。通过扶植正常微生物种群，排除致病菌和条件致病菌侵袭，发挥生物拮抗作用，达到调节肠道功效，恢复肠道微生态平衡的目的。本节有地衣芽孢杆菌活菌、双歧杆菌三联活菌、枯草杆菌二联活菌。

地衣芽孢杆菌活菌（Live Bacillus Licheniformis）

【药理作用】

地衣芽孢杆菌活菌以活菌形式进入肠道后，对葡萄球菌、酵母样菌等致病菌有拮抗作用，而对双歧杆菌、乳酸杆菌、拟杆菌、消化链球菌有促进生长作用，从而调整菌群失调达到治疗目的。促使机体产生抗菌活性物质、杀灭致病菌。此外，还通过夺氧生物效应使肠道缺氧，有利于大量厌氧菌生长。具有起效快、疗效高、不良反应极少等特点。

【适应证】

用于细菌或真菌引起的急、慢性肠炎、腹泻。亦用于其他原因引起胃肠道菌群失调、肠功能紊乱如肠胀气、消化不良等。

【用法与用量】

口服胶囊、颗粒剂：成人，一次 0.5 g。儿童，5 岁以下，一次 0.25 g；5 岁以上，一次 0.5 g。均 tid，首次加倍。儿童或吞咽困难者可打开胶囊，将药粉加入少量温开水或奶液混合后服，不影响疗效。颗粒剂溶于温开水或奶液中混匀后服。

【不良反应】

偶见粪便干结、腹胀，大剂量可发生便秘。

【禁忌证】

对本品过敏者。

【注意事项】

(1) 应避免与其他抗菌药物合用。(2) 儿童须在成人监护下使用。(3) 为活菌制剂，切勿置于高温处。颗粒剂冲服时温开水不宜高于 40 ℃。

【药物相互作用】

(1) 抗酸药、抗菌药物可减低其疗效，故不应同服，必要时可间隔 3 h 服。(2) 铋剂、鞣酸、药用炭、酊剂等能抑制、吸附或杀灭活菌，故不可同时服用。

【制剂与规格】

(1) 地衣芽孢杆菌活菌胶囊：0.25 g（含 2.5 亿个活菌）。(2) 地衣芽孢杆菌活菌颗粒：0.5 g（含 5 亿个活菌）。

双歧杆菌三联活菌(Live Combined Bifidobacterrium, Lactobacillus and Enterococcus)

【药理作用】

双歧杆菌三联活菌由双歧杆菌、嗜酸乳杆菌和粪链球菌，或由长双歧杆菌、保加利亚乳杆菌、嗜热链球菌经适当配合而成的活菌制剂。均为健康人群肠道的正常菌群，组成了一个在不同条件下都能生长、作用快而持久的联合菌群，在整个肠道黏膜表面形成一道生物屏障，阻止致病菌对人体的侵袭，抑制有害菌产生内毒素，维持人体肠道正常的生理功能。口服后可迅速到达肠道发挥作用。

【适应证】

用于治疗肠道菌群失调症。如轻、中度急性腹泻，慢性腹泻，以及消化不良、腹胀、便秘等症。还可作为肝硬化，急、慢性肝炎及肿瘤化疗等的辅助用药。

【用法与用量】

口服胶囊、肠溶胶囊：饭后半小时用凉开水服。婴幼儿可剥开胶囊，倒出粉末冲服，或碾碎后溶于温热牛奶中服。成人，一次 2～4 粒。儿童，<1 岁，一次半粒；1～6 岁，一次 1 粒；6～13 岁，一次 1～2 粒。均一日 2～3 次。

【禁忌证】、【不良反应】、【注意事项】、【药物相互作用】

同地衣芽孢杆菌活菌（参阅地衣芽孢杆菌活菌）。

【制剂与规格】

双歧杆菌三联活菌胶囊（肠溶胶囊）：0. 21 g。含活菌分别不低于 1×10^{6}CFU。

枯草杆菌二联活菌（Live Combined Bacillus Subtilis and Enterociccus Faecium）

【药理作用】

枯草杆菌二联活菌含有屎肠球菌和枯草杆菌两种活菌，是健康人肠道中的正常菌群。服用本品可直接补充正常生理活菌，抑制肠道内有害细菌过度繁殖，调整肠道菌群。

【适应证】

治疗肠道菌群失调（抗生素、化疗药物等）引起的腹泻、便秘、肠炎、腹胀、消化不良、食欲不振等。

【用法与用量】

口服肠溶胶囊：用凉开水或牛奶服。12 岁以上儿童及成人：一次 1～2 粒，一日 2～3 次。12 岁以下儿童可服用枯草杆菌肠球菌二联活菌多维颗粒。2 岁以下，一次 1 袋，一日 1～2 次；2 岁以上，一次 1～2 袋，一日 1～2 次。

【禁忌证】、【不良反应】、【注意事项】、【药物相互作用】

同地衣芽孢杆菌活菌（参阅地衣芽孢杆菌活菌）。

【制剂与规格】

枯草杆菌二联活菌肠溶胶囊：0. 25 g。含 5 亿个活菌（含枯草杆菌 5×10^{7} 个，屎肠球菌 4.5×10^{8} 个）。

‖ 第七节　利胆药 ‖

利胆药促进胆汁分泌或促进胆囊排空，使胆道通畅，起到利胆作用，消除胆汁淤积。除利胆作用外，还有改善肝功能的作用。常用药物有熊去氧胆酸、茴三硫、亮菌甲素、腺苷蛋氨酸、硫酸镁等。本节有熊去氧胆酸。

熊去氧胆酸(Ursodeoxycholic Acid)

【药理作用】

熊去氧胆酸促进胆汁酸的分泌，引起胆汁酸成分的变化。长期服用可使胆汁中的药物含量增加，并提高磷脂的含量，能显著降低胆汁中胆固醇及胆固醇酯的摩尔浓度和胆固醇的饱和指数，从而有利于结石中胆固醇逐渐溶解。拮抗疏水性胆酸的细胞毒性，阻断对肝细胞膜的损害。

【药物动力学】

口服吸收迅速，生物利用度90%。肝脏摄取50%～60%，仅少量进入体循环。口服后1 h和3 h分别出现两个血药浓度峰值。治疗作用不取决于血药浓度而与胆汁中的药物浓度有关。在肝脏与甘氨酸或牛磺酸迅速结合，经胆汁排入小肠，参与肠肝循环。小肠内结合的熊去氧胆酸一部分水解为游离型，另一部分在细菌作用下转化为石胆酸，后者被硫酸盐化，从而降低其潜在的肝毒性。半衰期为3. 5～5. 8 d。用于溶解胆石时，口服后3～6个月起效。

【适应证】

用于胆固醇胆结石、原发性胆汁淤积性肝硬化、原发性硬化性胆管炎、胆汁反流性胃炎，以及胆汁缺乏性脂肪泻。治疗回肠切除术后脂肪泻、高三酰甘油血症。对需要长期服用易形成胆固醇结石的药物(如雌激素、氯贝丁酯及其衍生物、考来烯胺)、长期进食高胆固醇饮食或有易感遗传因素者，可预防胆结石形成。

对胆囊功能正常、胆石直径在5 mm以下、X线能透过、非钙化的浮动胆固醇结石有较高的治愈率。溶石成功率，胆石直径在5 mm以下约为70%，5～10 mm约为50%。

【用法与用量】

口服片剂：成人常用量：(1) 溶胆石：用于X线能穿透的胆固醇胆结石，同时胆囊收缩功能正常。按一日8～10 mg/kg，分2次于早、晚进餐时服。一般需6～24个月，疗程最短为6个月。6个月后超声波检查及胆囊造影无改善者可停药，如结石已有部分溶解则继续用药直至结石完全溶解。胆石溶解后，可每晚口服50 mg，以防复发。(2) 利胆：用于原发性胆汁淤积性肝硬化、原发性硬化性胆管炎等。按一日10 mg/kg，分2次于早、晚进餐时服。(3) 胆汁反流性胃炎：一次250 mg睡前顿服。一般服用10～14 d，或遵医嘱是否继续。(4) 肝肿大、慢性肝炎：按一日8～13 mg/kg，疗程6～24个月。

儿童常用量：(1) 胆汁淤积症：新生儿至2岁，按一次5 mg/kg，tid。2岁以上，按一次5～10 mg/kg，tid。(2) 硬化性胆管炎：按一次5～10 mg/kg，tid。一次最大量15 mg/kg。

【不良反应】

比鹅去氧胆酸小，可有腹泻。偶见便秘、过敏、头痛、头晕、胰腺炎和心动过速等。

【禁忌证】

（1）对本品过敏者；妊娠期和哺乳期；胆道完全梗阻；严重肝功能不全者；胆结石钙化病人出现胆管痉挛或胆绞痛时。（2）有胆囊切除术指征包括：持续性急性胆囊炎、胆管炎、胆石性胰腺炎或胆道胃肠瘘。

【注意事项】

（1）老年人慎用。（2）长期用药血小板增多。（3）治疗胆固醇结石中出现反复胆绞痛发作，症状无改善甚至加重，或出现明显结石钙化时，应终止用药并进行外科手术。（4）不能溶解胆色素结石、混合性结石及不透 X 线的结石。（5）宜进食低胆固醇饮食，应定期检测肝功能。（6）即使完全溶石，胆结石的复发率仍较高，应维持治疗 6～12 个月。

【药物相互作用】

（1）口服避孕药可增加胆汁饱和度，用药时应尽量采取其他节育措施以免影响疗效。（2）考来烯胺、考来替泊及含氢氧化铝的抗酸药可减少其吸收，不宜合用。（3）可增加环孢素在肠道的吸收，增高其血药浓度。

【制剂与规格】

熊去氧胆酸片：50 mg。

‖ 第八节　治疗炎性肠病药 ‖

炎性肠病（inflammatory bowel disease, IBD）是一种病因尚不明确的慢性非特异性免疫性肠道疾病。已界定清楚的是溃疡性结肠炎和克罗恩病。通常发病缓慢，反复发作，迁延不愈。药物治疗的原则是依据不同分级（疾病的严重程度）、分期（活动期和缓解期）及病变范围不同分段进行治疗。治疗目标是尽快控制炎症、缓解症状和继续维持治疗。治疗炎性肠病常用氨基水杨酸制剂，如柳氮磺吡啶、美沙拉秦等。根据严重程度，通常用免疫抑制剂来控制炎症和缓解症状，如泼尼松、硫唑嘌呤、甲氨蝶呤、巯嘌呤和环孢素等。本节有柳氮磺吡啶、美沙拉秦。其他参阅有关章节。

柳氮磺吡啶（Sulfasalazine）

【药理作用】

柳氮磺吡啶属磺胺类药，是水杨酸与磺胺吡啶的偶氮化合物，具有抗菌、抗炎和免疫抑制作用。口服不易吸收。在肠道分解成磺胺吡啶和 5- 氨基水杨酸。磺胺吡啶有较弱抗菌作用。5- 氨基水杨酸有抗炎和免疫抑制作用，可减少大肠埃希菌和梭状芽孢杆菌，抑制前列腺素、炎症介质白三烯的合成。对炎性肠病产生疗效的主要成分是5-氨基水杨酸。

【药物动力学】

少部分在胃肠道吸收，通过胆汁重新进入肠道，有肠肝循环。用药后1～2 h于血中出现，3～5 h分解释放出磺胺吡啶。未被吸收部分被回肠末段和结肠细菌分解为5-氨基水杨酸与磺胺吡啶，残留部分从粪便排出。5-氨基水杨酸几乎不被吸收，大部分以原形从粪便排出，但5-氨基水杨酸的N-乙酰衍生物可见于尿内。磺胺吡啶可被吸收并排泄，尿中可测到其乙酰化代谢物。磺胺吡啶及其代谢物可进入乳汁。栓剂药动学与口服制剂未吸收部分相同。磺胺吡啶及代谢物5-氨基水杨酸和磺胺吡啶的浓度（20～40 μg/mL）与毒性有关，当超过50 μg/mL时具毒性，应减量。

【适应证】

轻、中、重度溃疡性结肠炎及缓解期维持治疗。活动期克罗恩病尤其是累及结肠者。类风湿关节炎、强直性脊柱炎的外周关节病、银屑病关节炎，对非甾体抗炎药疗效不佳者。

【用法与用量】

口服肠溶片：不可压碎或掰开。在每日固定的时间用药，进餐时服用为佳。

溃疡性结肠炎、活动期克罗恩病。（1）成人常用量：一日3～4 g，分3～4次，每次间隔时间以不超过8 h为宜。为防止消化道不耐受，初始剂量一日1～2 g，分3～4次。如一日量大于4 g，应警惕增加毒性。严重发作时，一次1～2 g，一日3～4次，可与糖皮质激素合用，组成强化治疗方案。轻、中度发作时，一次1 g，一日3～4次。缓解期，建议给予维持量以防复发，一般一次1 g，一日2～3次。（2）儿童常用量：用于2岁以上，按一日40～60 mg/kg，分3～6次。病情缓解后，改为维持量按一日30 mg/kg，分3～4次。防止复发：按一日20～30 mg/kg，分3～6次。

类风湿关节炎、强直性脊柱炎的外周关节病、银屑病关节炎、幼年特发性关节炎。用于对水杨酸盐或其他非甾体抗炎药治疗疗效不佳者。（1）成人常用量：初始剂量一次0.25～0.5 g，bid。一周递增至一日1.5～3 g，分2～3次。（2）儿童常用量：用于2岁以上，按一次7.5～10 mg/kg，qid。初始剂量按一次5 mg/kg，bid，用药1周。随后按一次10 mg/kg，bid，用药1周。再逐渐递增至维持量一日30～50 mg/kg（最大量2 g），分3～4次。

栓剂：直肠给药。轻、中症早、晚各用1粒；重症每日早、中、晚各用1粒。每次使用前，有便意时应先排便。症状明显改善后，改用维持量，每晚或隔日晚上用1粒，晚间给药时间最好在临睡前。

【不良反应】

（1）常见恶心、厌食、体温升高、红斑、瘙痒、头痛、心悸。（2）少见且与剂量相关：红细胞异常如溶血性贫血、巨红细胞症，紫绀、胃痛及腹痛、头晕、耳鸣、蛋白尿、血尿、皮肤黄染。（3）可能与剂量无关：骨髓抑制如白细胞、中性粒细胞和血小板减少，肝炎、胰腺炎、周围神经病变、无菌性脑膜炎、皮疹、荨麻疹、多形红斑、中毒性表皮坏死松解症、光敏反应、肺部并发症（纤维性肺泡炎伴有呼吸困难、咳嗽、发热、嗜酸性粒细胞增多症）、眶周水肿、血清病样反应、红斑狼疮综合征、肾病综合征。（4）罕见男性精子减少或不育。

【禁忌证】

对本品及磺胺类或水杨酸盐过敏者；妊娠期和哺乳期；2岁以下儿童；肠梗阻或泌尿系梗阻；急性间歇性卟啉病。

【注意事项】

（1）G6PD缺乏、肝肾功能不全、血小板减少、中性粒细胞减少、肠道或尿路梗阻者慎用。肾功能不全者应减量。（2）与呋塞米、噻嗪类利尿药、砜类、磺酰脲类、碳酸酐酶抑制剂以及其他磺胺类药存在部分交叉过敏。（3）老年人易发生严重皮疹、骨髓抑制和血小板减少和肾损害等。应尽量避免使用，确有指征时须权衡利弊。（4）遇有胃肠道刺激症状，除强调饭后服药外，亦可分成小剂量多次服，甚至每小时1次，可使症状减轻。（5）根据疗效和耐受性，随时调整剂量。可采用间歇疗法（用药2周，停药1周）。（6）腹泻症状无改善时可加大剂量。（7）夜间停药间隔不得超过8 h。（8）应多饮水，保持高尿流量，以防发生结晶尿，必要时服尿碱化药。失水、休克易致肾损害，应避免使用或慎用。（9）治疗中应注意检测血常规、肝肾功能，做直肠镜与乙状结肠镜检查，观察疗效调整剂量。长疗程或大剂量时每2～3 d检测尿常规1次，了解有无结晶尿。

【药物相互作用】

（1）在碱性尿中的溶解度高，合用尿碱化药可使其排泄增多。（2）与口服抗凝血药、口服降血糖药、苯妥英钠、硫喷妥钠、甲氨蝶呤合用，其作用延长，毒性增加，应调整用量。（3）与骨髓抑制剂合用可增加对造血系统的毒性。（4）与溶栓药合用，可能增大其潜在的毒性作用。（5）与具有肝毒性的药物合用，肝毒性增加。（6）乌洛托品在酸性尿中可分解产生甲醛，后者可与本品形成不溶性沉淀物，易产生结晶尿，因此不宜合用。（7）可使强心苷类药、叶酸的吸收减少，血药浓度降低。（8）雌激素类避孕药长时间与磺胺药合用，可导致避孕的可靠性减少，并增加经期外出血。（9）丙磺舒可使其血药浓度上升，作用延长，毒性增加。（10）抑制肠道菌群的药物，尤其是各种广谱抗菌药物，可抑制肠道菌群，影响本品在肠内的分解，使其作用降低。（11）氨苄西林可影响其吸收，效应降低。

【制剂与规格】

（1）柳氮磺吡啶肠溶片：0. 25 g。（2）柳氮磺吡啶栓：0. 5 g。

美沙拉秦(Mesalazine)

【药理作用】

美沙拉秦又称美沙拉嗪。可抑制某些炎性介质如前列腺素、白三烯的生成和释放,通过抑制血小板激活因子的活性和抑制结肠黏膜脂肪酸氧化,从而改善和减轻炎症。

【药物动力学】

口服后,大部分药物在回肠和结肠释放,仅少量被吸收入血。在肠壁和肝内主要经乙酰化代谢,消除半衰期 0.5～2 h。其乙酰化代谢物消除半衰期可达 10 h。血浆蛋白结合率 75%～83%。主要经大肠排泄,仅少量经肾排泄。

【适应证】

用于炎性肠病。溃疡性结肠炎急性发作期和复发、克罗恩病急性发作。

【用法与用量】

口服肠溶片、缓释片、缓释颗粒:饭后服,应整片吞服,不可嚼服。饮足量水。

成人常用量:(1) 溃疡性结肠炎急性期:一次 1 g, qid。维持期:一次 0.5 g, qid,或遵医嘱。(2) 克罗恩病:一次 0.5 g, qid,或遵医嘱。

儿童常用量:2～12 岁儿童,溃疡性结肠炎急性期:一次 15～20 mg/kg(最大量 1 g), qid。维持期:一次 10 mg/kg(最大量 0.5 g), qid,或遵医嘱。12 岁以上剂量用法同成人。

栓剂、灌肠剂:结直肠内用药。一日 2 次用药时于早、晚使用。

栓剂:塞入肛内。成人,一次 0.5 g,一日 2～3 次;或一次 1 g,一日 1～2 次。儿童,急性发作直肠受累:5～12 岁,一次 0.5 g, bid; > 12 岁,一次 1 g, bid,疗程 4～6 周。维持治疗:5～12 岁,一次 0.5 g, qd; > 12 岁,一次 1 g, qd。急性发作降结肠受累: > 12 岁,一次 2 g, qd,疗程 4～6 周;维持治疗一次 0.25～0.5 g,一日 2～3 次。

灌肠剂:成人和 12 岁以上儿童,一次 4 g,每晚睡前经肛门灌入直肠、结肠内。

【不良反应】

(1) 偶见腹部不适、腹泻、胀气、恶心及呕吐、头晕。(2) 偶见皮肤红肿、药物热、支气管痉挛、肌肉关节痛。(3) 罕见心肌炎、急性胰腺炎、间质性肾炎、肝损害、肺泡炎、红斑狼疮样综合征。(4) 罕见白细胞、中性粒细胞、血小板减少,甚至全血细胞降低。

【禁忌证】

对本品及水杨酸类过敏者;2 岁以下儿童。

【注意事项】

(1) 妊娠期和哺乳期慎用。(2) 肾功能减退不推荐使用,肝功能减退、出血体质慎用。（3）消化性溃疡应避免使用。（4）定期检测血常规、尿素氮和肌酐、尿常规。

【药物相互作用】

（1）与糖皮质激素合用可能增加胃肠道出血的危险。（2）与抗凝血药合用增加出血风险。（3）与甲氨蝶呤、巯嘌呤、硫唑嘌呤同用可增加毒性。（4）可增强磺酰脲类口服降血糖药的作用。（5）利尿药可降低其作用。

【制剂与规格】

（1）美沙拉秦肠溶片：0.5 g。（2）美沙拉秦缓释片（缓释颗粒）：0.5 g。（3）美沙拉秦栓剂：0.5 g；1 g。（4）美沙拉秦灌肠剂：60 g：4 g。

（张喜国　宋晓玲）

第十章

泌尿系统用药

‖ 第一节　利尿药 ‖

利尿药(diuretics)直接抑制肾小管对水、钠的重吸收,并促进其排泄,使尿量增加。用于治疗各种类型的水肿、高血压以及药物中毒等急需加速排泄的情况。根据其作用机制分为:(1) 高效利尿药(袢利尿药):如呋塞米、布美他尼和托拉塞米等。主要作用于肾小管髓袢升支髓质部,其作用是双重的,既可降低肾小管对尿液的稀释功能,又阻碍在集合管的浓缩过程,所以利尿作用强大而迅速。(2) 中效利尿药(噻嗪类利尿药):如氢氯噻嗪、氯噻酮等。主要作用于肾小管髓袢升支皮质部,降低肾对尿液的稀释功能,而对集合管的浓缩尿功能无影响。(3) 低效利尿药(留钾利尿药):如螺内酯、氨苯蝶啶和阿米洛利等。主要作用于远曲小管和集合管,钾排泄减少。由于各种利尿药是通过影响不同的电解质而生效的,因此在长期用药过程中就可能发生电解质紊乱或其他代谢方面的不良反应,如低钾、高钾、低钠、低钙血症,碱中毒,高尿酸血症和高血糖症等,应注意。

本节有高效利尿药呋塞米,中效利尿药氢氯噻嗪,低效利尿药螺内酯、氨苯蝶啶。

呋塞米(Furosemide)

【药理作用】

呋塞米为高效排钾利尿药,属袢利尿药。(1) 对水和电解质排泄的作用。能增加水、钠、氯、钾、钙、镁、磷等的排泄。主要通过抑制肾小管髓袢厚壁段对 NaCl 的主动重吸收,使管腔液 Na^+、Cl^- 浓度升高,而髓质间液 Na^+、Cl^- 浓度降低,使渗透压梯度差降低,肾小管浓缩功能下降,从而导致水、Na^+、Cl^- 排泄增多。由于 Na^+ 重吸收减少,远曲小管 Na^+ 浓度升高,促进 Na^+-K^+ 和 Na^+-H^+ 交换增加,K^+ 和 H^+ 排出增多。(2) 对血流动力学的影响。能抑制前列腺素分解酶的活性,使前列腺素 E_2 含量升高,从而具有血管舒张作用。扩张肾血管,降低肾血管阻力,使肾血流量尤其是肾皮质深部血流量增加,在利尿作用中具有重要意义,也是用于预防急性肾衰竭的理论基础。

能扩张肺部容量静脉，降低肺毛细血管通透性，加上利尿作用，使回心血量减少，左心室舒张末期压力降低，有助于急性左心衰竭的治疗。

【药物动力学】

口服吸收率60%～70%，进食减慢吸收，但不影响吸收率及疗效。充血性心力衰竭和肾病综合征等水肿性疾病，由于肠壁水肿，吸收率下降，故在上述情况应肠外途径用药。主要分布于细胞外液。血浆蛋白结合率91%～97%。能透过胎盘，可进入乳汁。口服和静脉用药后，起效时间分别为30～60 min和5 min，达峰时间分别为1～2 h和20～60 min，作用持续时间分别为6～8 h和2 h。半衰期存在较大个体差异，正常人为30～60 min，无尿者延长至75～155 min，同时合并严重肝肾功能不全延长至11～20 h。新生儿由于肝肾廓清能力较差，半衰期延长至4～8 h。88%以原形经肾排泄，12%经肝脏代谢由胆汁排泄。肾功能不全者经肝脏代谢增多。不能被透析清除。

【适应证】

（1）水肿性疾病。充血性心力衰竭、肝硬化、肾脏疾病（如肾炎、肾病及多种原因所致的急、慢性肾衰竭）。与其他药物合用治疗急性肺水肿和急性脑水肿等。（2）预防急性肾衰竭。多种原因导致的肾血流灌注不足，如失水、休克、中毒、麻醉意外以及循环功能不全等。在纠正血容量不足的同时及时应用，可减少急性肾小管坏死的机会。（3）高血压及高血压急症。在高血压的阶梯疗法中，不作为原发性高血压的首选，但当噻嗪类利尿药疗效不佳时，尤其是伴有肾功能不全或出现高血压急症时尤为适用。（4）高钾血症及高钙血症，稀释性低钠血症，尤其是当血钠浓度 < 120 mmol/L时。（5）抗利尿激素分泌异常综合征。（6）急性药物及毒物中毒，加速其排泄。

【用法与用量】

口服片剂：饭后服。剂量应个体化，从最小有效剂量开始，根据效应调整，以减少水、电解质紊乱等副作用的发生。

成人常用量：（1）水肿性疾病：初始剂量一次20～40 mg，qd。必要时6～8 h追加20～40 mg，直至出现满意效果。一日最大量可达600 mg，但一般控制在一日量100 mg，分2～3次，以免利尿过度和不良反应。部分病人可减至一次20～40 mg，qod，或每周连续用药2～4 d，停用3～5 d的间歇疗法。（2）高血压：初始剂量一日40～80 mg，分2次，并酌情调整剂量。（3）高钙血症：一日80～120 mg，分1～3次。

儿童常用量：治疗水肿性疾病，初始剂量按1～2 mg/kg，一日1～2次。必要时每4～6 h按1～2 mg/kg追加。随后根据病情调整。新生儿应延长间隔时间。

注射剂：肌内注射、静脉注射、静脉滴注。不主张肌注，静脉用药宜用0.9%氯化钠溶液稀释，而不宜用葡萄糖溶液稀释。静注时间：常规剂量1～2 min，大剂量不超过4 mg/min。

成人常用量：（1）水肿性疾病：一次20～40 mg缓慢静注，必要时每2 h追加剂量，直至出现满意疗效。维持用药阶段可分次给药，一日量可达120 mg。（2）急性左心衰竭：首剂 40 mg 静注，必要时每小时追加 80 mg，直至出现满意疗效。（3）急性肾衰竭：可用 200～400 mg 加入 0.9% 氯化钠溶液 100 mL 中，滴速不 > 4 mg/min。有效者可按原剂量重复应用或酌情调整剂量，一日最大量不超过 1 000 mg。利尿效果差时不宜再增加剂量，以免出现肾毒性，对急性肾衰竭时功能恢复不利。（4）慢性肾功能不全：通常一日 40～120 mg。（5）高血压急症：首剂 40～80 mg 静注，伴急性左心衰竭或急性肾衰竭时，可酌情增加剂量。（6）高钙血症：一次 20～80 mg 静注。

儿童常用量：水肿性疾病，初始剂量按 0.5～1 mg/kg 静注，q12h 或 qd。急性肺水肿有呼吸窘迫，根据病情，必要时首剂后每隔 2 h 按 1 mg/kg 追加用量。一日最大量可达 6 mg/kg。

【不良反应】

（1）与水、电解质紊乱有关的症状，尤其是大剂量或长期应用，可发生体位性低血压、休克。低钾、低氯、低钠、低钙血症以及与此相关的口渴、乏力、肌酸痛、心律失常等。（2）过敏反应如皮疹、间质性肾炎，甚至心脏骤停。（3）视觉模糊、黄视症、光敏反应、头晕、头痛。（4）消化道反应症状。（5）中性粒细胞减少、免疫性血小板减少症、再生障碍性贫血、肝损害、血糖升高、高尿酸血症。（6）暂时性或不可逆性耳鸣、听力障碍，多见于大剂量快速静注时（4～15 mg/min）。

【禁忌证】

对本品及其他磺酰胺类、噻嗪类过敏者；妊娠期 13 周内；低钾血症；肝性脑病；超量服用强心苷类药者。

【注意事项】

（1）妊娠期尽量避免使用，哺乳期慎用，确需使用须权衡利弊。（2）下列情况慎用：急性心肌梗死、糖尿病、高尿酸血症或有痛风史、低血钾倾向、胰腺炎、系统性红斑狼疮、前列腺增生明显、晚期肝硬化、无尿或严重肾功能不全者。（3）应从小剂量开始，根据利尿反应调整剂量，以减少水、电解质紊乱等发生。较长时间（7～10 d）用药后利尿作用消失或明显减弱。故需长期应用者，宜采取间歇疗法：给药 1～3 d，停药 2～4 d。（4）定期检测电解质、酸碱平衡、肾功能、血糖、尿酸，检查血压和听力，尤其是长期大剂量用药。（5）老年人易发生低血压、电解质紊乱、血栓形成和肾损害。（6）少尿或无尿者给予最大剂量后 24 h 仍无效时应停药。（7）低钾血症或低钾血症倾向应及时补充钾盐。

【药物相互作用】

（1）糖皮质激素、盐皮质激素，促皮质素及雌激素能降低其利尿作用，并增加电解质紊乱，易发生低钾血症。（2）非甾体抗炎药能降低其利尿作用，并增加肾损害。（3）α 受体激动剂及抗惊厥药，能减弱其利尿作用。（4）与氯贝丁酯合用，两药的作用均增强，并可出现肌酸痛、强直。（5）与多巴胺合用，利尿作用增强。（6）降压药能增加其利尿和降压作用。（7）与巴比妥类药、麻醉药合用，易引起体位性低血压。

（8）可使尿酸排泄减少，血尿酸升高，故与抗痛风药合用，后者的剂量应作适当调整。（9）可降低降血糖药、抗凝血药和抗纤溶药的作用。（10）可增强非去极化肌松药的作用，与血钾下降有关。（11）与两性霉素 B、头孢菌素、氨基糖苷类合用，肾毒性和耳毒性增加。（12）与抗组胺药合用耳毒性增加。（13）与碳酸锂合用肾毒性明显增加。（14）服用水合氯醛后静注呋塞米可致出汗、面色潮红和血压升高，此与甲状腺素由结合状态转为游离状态增多，导致分解代谢增强有关。（15）与碳酸氢钠合用易发生低氯性碱中毒。

【制剂与规格】

（1）呋塞米片：20 mg。（2）呋塞米注射液：2 mL：20 mg。

氢氯噻嗪（Hydrochlorothiazide）

【药理作用】

氢氯噻嗪为中效排钾利尿药，属噻嗪类利尿药。（1）对水和电解质排泄作用。① 利尿作用。能增加钠、氯、钾、镁、磷等的排泄，而减少钙的排泄。主要作用于肾小管髓袢升支的皮质段和远曲小管的前段，抑制 Na^+、Cl^- 的吸收，从而增加远曲小管和集合管的 Na^+-K^+ 交换，K^+ 分泌增多。能不同程度地抑制碳酸酐酶及磷酸二酯酶活性，减少肾小管对脂肪酸的摄取和线粒体氧耗，从而抑制肾小管对 Na^+、Cl^- 的主动重吸收。② 降压作用。除利尿排钠作用外，还有肾外作用机制参与降压，可能是增加胃肠道对 Na^+ 的排泄。（2）对肾血流动力学和肾小球滤过功能的作用。由于肾小管对水、Na^+ 重吸收减少，肾小管内压力升高，以及流经远曲小管的水和 Na^+ 增多，刺激致密斑通过管 - 球反射，使肾内肾素、血管紧张素分泌增加，引起肾血管收缩，肾血流量下降，肾小球入球和出球小动脉收缩，肾小球滤过率下降。（3）其他：抗利尿作用。能减少肾性尿崩症 50% 的尿量，作用机制尚不十分清楚。

【药物动力学】

口服吸收迅速但不完全，进食能增加吸收量，可能与药物在小肠的滞留时间延长有关。口服 2 h 起效，4 h 达峰浓度，利尿作用持续 6 ～ 12 h。3 ～ 4 d 降压作用开始，持续 1 周。部分与血浆蛋白结合，部分进入红细胞内。能透过胎盘，可进入乳汁。给药量的 50% ～ 70% 以原形从尿排泄。半衰期为 15 h，充血性心力衰竭、肾功能不全者延长。

【适应证】

（1）水肿性疾病。充血性心力衰竭、肝硬化腹水、肾炎、肾病综合征、慢性肾衰竭等。对妊娠期和经前期水肿，以及糖皮质激素和雌激素引起的水肿也有效。消退水肿常为首选。（2）高血压。单独用于轻度高血压，或作为基础降压药与其他降压药合用。（3）单独用于肾性尿崩症，与其他利尿药联合用于中枢性尿崩症。对中枢性尿崩症效应较轻，不能代替垂体后叶素。（4）特发性高尿钙症、肾石症。主要用于预防含钙盐成分形成的结石。

【用法与用量】

口服片剂：饭后服。从最小有效剂量开始用药，以减少不良反应的发生，减少反射性肾素和醛固酮分泌。

成人常用量：（1）水肿性疾病：一次 25～50 mg，qd 或 bid，或 qod。或每周用药 3～5 d，间歇 3～4 d。为预防电解质紊乱及血容量骤降，开始宜用小剂量，一日 12.5～25 mg，根据利尿情况逐渐增量。肝病水肿宜与螺内酯合用，以防血钾过低诱发肝性脑病。（2）心源性水肿：初始剂量一日 12.5～25 mg，以免因盐及水分排泄过快而引起循环障碍等症状。同时注意调整强心苷类药用量，以免因钾的丢失而导致强心苷类药中毒。（3）高血压：一日 25～100 mg，qd 或分 2 次。需与其他降压药合用，并按降压效果调整剂量，通常于 1 周后减为一日 25～50 mg 作为维持量。长期服用可致低钠、低氯和低钾血症。突然停药可致钠、氯及水潴留。（4）尿崩症：一次 25 mg，tid，或一次 50 mg，qd 或 bid。

儿童常用量：水肿性疾病，按一日 1～2 mg/kg（不超过 100 mg），或按体表面积 30～60 mg/m^2，qd 或分 2 次，按疗效调整剂量。小于 6 个月的婴儿，剂量可达一日 3 mg/kg。

【不良反应】

（1）长期用药易发生水、电解质紊乱，如低钠、低氯、低钾血症及低氯低钾碱中毒。以及上述紊乱所致口干、烦渴、肌痉挛、恶心、呕吐和极度疲乏无力等。（2）与剂量有关的代谢性变化及潴留现象，如高血糖、高脂血症、高尿酸血症、高钙血症。（3）过敏反应如发热、皮疹、荨麻疹等。（4）中性粒细胞减少或缺乏、免疫性血小板减少症。（5）尿素氮升高，加重肾功能不全。（6）罕见胆囊炎、胰腺炎、性功能减退、光敏反应、色觉障碍等。

【禁忌证】

对本品及其他磺酰胺类、噻嗪类过敏者；痛风。

【注意事项】

（1）妊娠期和哺乳期慎用。（2）下列情况慎用：严重肝肾功能不全者、糖尿病、高尿酸血症或有痛风病史、系统性红斑狼疮、高钙血症、低钠血症、胰腺炎、交感神经切除者、有黄疸的婴儿。（3）无尿或严重肾功能不全者大剂量可致药物蓄积。（4）严重肝功能不全，水、电解质紊乱可诱发肝性脑病。（5）老年人较易发生低血压、电解质紊乱和肾损害。（6）应从最小有效剂量开始用药，以减少副作用以及反射性肾素和醛固酮分泌。（7）有低钾血症倾向者，应酌情补钾或与留钾利尿药合用。（8）对诊断的干扰：可致糖耐量降低，血糖、尿糖、血钙、尿酸、胆红素、胆固醇、三酰甘油、低密度脂蛋白升高，血钾、钠和镁及尿钙降低。（9）定期检测血电解质、血糖、尿酸、肌酐、尿素氮和血压。

【药物相互作用】

（1）促皮质素、糖皮质激素、雌激素、两性霉素 B（静脉用药），能降低利尿作用，易发生电解质紊乱，尤其是低钾血症。（2）非甾体抗炎药尤其是吲哚美辛，能降低其利尿作用，并增加肾毒性。（3）α 受体激动剂可减弱其利尿作用。（4）考来烯胺能减少其吸收。（5）多巴胺可增强其利尿作用。（6）与降压药合用，利尿降压作用均增强。（7）与抗痛风药合用时，应调整后者剂量。（8）可增强非去极化肌松药的作用。（9）可使抗凝血药作用减弱。（10）可减弱降血糖药的作用。（11）与强心苷类药、胺碘酮等合用时，慎防因低钾血症引起的副作用。（12）可增加碳酸锂的肾毒性。（13）可抑制乌洛托品转化为甲醛，疗效下降。（14）与碳酸氢钠合用易发生低氯性碱中毒。

【制剂与规格】

氢氯噻嗪片：6. 25 mg; 10 mg; 25 mg。

螺内酯（Spironolactone）

【药理作用】

螺内酯为低效留钾利尿药，结构与醛固酮相似，为醛固酮受体拮抗剂。作用于远曲小管和集合管，阻断 Na^{+}- K^{+} 和 Na^{+}- H^{+} 交换，使 Na^{+}、Cl^{-} 和水排泄增多，K^{+}、Mg^{2+} 和 H^{+} 排泄减少，对 Ca^{2+} 和 $H_2PO_4^{-}$ 的作用不定。因其仅作用于远曲小管和集合管，对肾小管其他各段无作用，故利尿作用较弱。另外，对肾小管以外的醛固酮靶器官也有作用。

【药物动力学】

口服吸收好，生物利用度 90%。24 h 起效，2～3 d 达峰浓度，停药后作用仍可持续 2～3 d。血浆蛋白结合率 90% 以上。80% 由肝脏迅速代谢为有活性的坎利酮。原形和代谢物可通过胎盘，坎利酮可进入乳汁。半衰期依用药次数不同有所差异，每日用药 1～2 次，半衰期为 19 h（13～24 h）；每日用药 4 次，半衰期则缩短为 12. 5 h（9～16 h）。无活性代谢物经肾和胆道排泄，约 10% 以原形经肾排泄。

【适应证】

（1）水肿性疾病：与其他利尿药合用，治疗充血性心力衰竭、肝硬化腹水、肾性水肿等，其目的在于纠正上述疾病时伴发的继发性醛固酮分泌增多，并对抗其他利尿药的排钾作用。亦用于特发性水肿的治疗。（2）辅助治疗高血压。（3）原发性醛固酮增多症的诊断和治疗。（4）低钾血症的预防。与噻嗪类利尿药合用，增强利尿效应和预防低钾血症。

【用法与用量】

口服片剂：餐中或饭后服，以减少胃肠道反应，并可提高生物利用度。从最小有效剂量开始用药，以减少电解质紊乱等不良反应的发生。

成人常用量：(1) 水肿性疾病：一日 40～120 mg，分 2～4 次，至少连服 5 d 后酌情调整剂量。(2) 高血压：开始一日 40～80 mg，分 2～4 次，至少连续 2 周后酌情调整。不宜与血管紧张素转换酶抑制剂合用，以免发生高钾血症。(3) 慢性心衰：初始剂量一日 10 mg，一日最大量 20 mg。(4) 治疗原发性醛固酮增多症：手术前一日 100～400 mg，分 2～4 次。不宜手术者，则选用小剂量维持。(5) 诊断原发性醛固酮增多症：长期试验一日 400 mg，分 2～4 次，连续 3～4 周；短期试验一日 400 mg，分 2～4 次，连续 4 d。老年人对本品较敏感，开始宜用小剂量。若用药后尿钾明显减少，血钾升高，血钠下降，则提示钾代谢紊乱，可能为醛固酮过多所致。

儿童常用量：(1) 水肿性疾病，开始按一日 1～3 mg/kg，或按 30～90 mg/m^2，单次或分 2～4 次，连服 5 d 后酌情调整剂量。一日最大量 3～9 mg/kg 或 90～270 mg/m^2。(2) 高血压：开始一日 40～80 mg，分 2～4 次，至少连续 2 周后酌情调整。(3) 原发性醛固酮增多症：手术前一日 100～240 mg，分 3～4 次，待血钾恢复正常，血压下降后可减至维持量一日 60～100 mg，再择期进行手术。术前至少服 4～6 周。不宜手术者，则选用小剂量维持。(4) 诊断原发性醛固酮增多症：按一日 2 mg/kg，分 3～4 次，连续用 5 d 后调整剂量，最大量按一日 3～9 mg/kg，连续 3～4 周；短期试验一日 400 mg，分 2～4 次，连续 4d。

【不良反应】

(1) 常见而且严重的是高钾血症以及与之相关的心律失常。尤其是单独用药、进食高钾饮食、与钾剂或含钾药物等合用，以及在肾损害、少尿、无尿时。即使与噻嗪类利尿药合用，高钾血症的发生率仍较高，且常以心律失常为首先表现，故须检测血钾和心电图。(2) 常见胃肠道反应如恶心、呕吐、胃痉挛和腹泻，罕见消化性溃疡。(3) 少见低钠血症，单独用药时少见，与其他利尿药合用时可发生。(4) 抗雄激素样作用或对其他内分泌系统的影响。长期用药可致男性乳房发育、阳痿、性功能减退；女性乳房胀痛、声音变粗、毛发增多、月经失调、性功能下降。(5) 长期或大剂量可发生行走不协调、头痛等。(6) 罕见过敏反应，出现皮疹甚至呼吸困难。(7) 罕见一过性肌酐、尿素氮升高，主要与过度利尿、有效血容量不足导致肾小球滤过率下降有关。轻度高氯性酸中毒。

【禁忌证】

对本品及其他磺酰胺类过敏者；高钾血症；低钠血症。

【注意事项】

(1) 妊娠期尽量避免使用，哺乳期慎用。确需使用须权衡利弊。(2) 肝、肾功能不全者慎用，因易引起电解质紊乱，可诱发肝性脑病。无尿、酸中毒、乳房增大或月经失调者慎用。(3) 老年人易发生高钾血症和利尿过度。(4) 应个体化用药，从最小有效剂量开始，以减少电解质紊乱等的发生。(5) 起效较慢，而维持时间较长，故首日剂量可增加至常规剂量的 2～3 倍，以后酌情调整。（6）与其他利尿药合用时，可先于其他利尿药 2～3 d 服用。在已应用其他利尿药再加用本品时，其他利尿药剂量在最初 2～3 d 可减量 50%，以后酌情调增。在停药时，应先于其他利尿药 2～3 d 停药。（7）注意检测血钾，若有高钾血症应立即停药。（8）对诊断的干扰：肌酐、尿素氮、血钾、血镁升高，尿钠排泄减少。

【药物相互作用】

（1）肾上腺皮质激素尤其是具有较强盐皮质激素作用者、促皮质素、雌激素能减弱其利尿作用。（2）非甾体抗炎药尤其是吲哚美辛，能降低其利尿作用并增加肾毒性，故不可合用。（3）α 受体激动剂可降低其降压作用。（4）多巴胺可增强其利尿作用。（5）与降压药合用，利尿和降压效果均增强。（6）与下列药物和库存血合用易发生高钾血症。如含钾药物、血管紧张素转换酶抑制剂、血管紧张素Ⅱ受体拮抗剂、环孢素、库存血（含钾 30 mmol/L，库存 10 d 以上含钾高达 65 mmol/L）。（7）与葡萄糖胰岛素液、碱剂、钠型降钾交换树脂合用，可减少高钾血症的发生。（8）可使地高辛半衰期延长。（9）与氯化铵合用易发生代谢性酸中毒。（10）与具有肾毒性的药物合用，肾毒性增加。（11）甘珀酸钠、甘草类制剂具有醛固酮样作用，可降低其利尿作用。

【制剂与规格】

螺内酯片：12 mg；20 mg。

氨苯蝶啶（Triamterene）

【药理作用】

氨苯蝶啶为低效留钾利尿药。能直接抑制肾脏远曲小管和集合管的 Na^+-K^+ 交换，从而使 Na^+、Cl^-、水的排泄增多，而 K^+ 排泄减少。其保钾作用弱于螺内酯。

【药物动力学】

口服吸收迅速，吸收率 30%～70%。单剂口服 2～4 h 起效，6 h 达峰浓度，作用持续 6～12 h。血浆蛋白结合率 40%～70%。在肝内代谢，原形和代谢物经肾排泄，小部分经胆汁排泄。半衰期为 1. 5～2 h。无尿者每日给药 1～2 次半衰期延长至 10 h，每日给药 4 次延长至 9～16 h。

【适应证】

用于治疗水肿性疾病，如充血性心力衰竭、肝硬化腹水、肾病综合征等，以及糖皮质激素治疗过程中发生的水钠潴留，主要目的在于纠正上述情况继发性醛固酮分泌增多，并拮抗其他利尿药的排钾作用。用于治疗特发性水肿，以及对氢氯噻嗪或螺内酯效果不满意者。其利尿作用弱，与其他利尿药合用可增强利尿作用、减轻不良反应。

【用法与用量】

口服片剂：餐中或饭后服可提高生物利用度，减少胃肠道反应。

成人常用量：开始一日 25～100 mg，qd 或 bid，与其他利尿药合用时减量。维持治疗时可改为隔日疗法。一日最大量不超过 300 mg。

儿童常用量：初始剂量按一日 2～4 mg/kg，或按一日 120 mg/m^2，分 2 次，可采用一日或隔日疗法。以后酌情调整剂量。一日最大量不超过 6 mg/kg 或 300 mg/m^2。

【不良反应】

（1）常见高钾血症。（2）少见厌食、味觉改变、呕吐、腹泻或便秘。（3）少见低钠血症、嗜睡、失眠、抑郁、疲劳、头痛、光敏反应等。（4）偶见肝肾损害、中性粒细胞减少甚至缺乏、免疫性血小板减少症、巨幼细胞贫血等。（5）罕见过敏反应，长期用药可导致肾结石形成。（6）尿可呈淡蓝色荧光。

【禁忌证】

对本品过敏者；高钾血症。

【注意事项】

（1）妊娠期和哺乳期尽量避免使用，确需使用须权衡利弊。（2）下列情况慎用：严重肝肾功能不全、无尿、糖尿病、低钠血症、酸中毒、高尿酸血症或有痛风病史、肾结石或有该病史者。（3）老年人易发生高钾血症和肾损害。如发生高钾血症，应立即停药并作相应处理。（4）应个体化用药，从最小有效剂量开始，以减少电解质紊乱等。如每日 1 次应晨服，以免夜间排尿次数增多。（5）用药前应了解血钾浓度。但在某些情况下血钾并不能真正反应体内钾的含量，如酸中毒时钾从细胞内转移至细胞外而易出现高钾血症，酸中毒纠正后血钾即可下降。（6）检测血常规、肝功能，有无其他异常反应，随时调整剂量。（7）对诊断的干扰：可使血糖、尿素氮、肌酐、尿酸、血钾、血镁升高，尿酸排泄量增加，使血钠下降。

【药物相互作用】

（1）可使尿酸升高，与噻嗪类和袢利尿药合用时进一步升高，可与促尿酸排泄药合用。（2）可使血糖升高，与降血糖药合用时，后者剂量应适当加大。（3）可使地高辛半衰期延长。（4）与甲氨蝶呤合用，对二氢叶酸还原酶的抑制作用相加，可出现骨髓抑制。其他同螺内酯（参阅螺内酯）。

【制剂与规格】

氨苯蝶啶片：50 mg。

‖ 第二节 脱水药 ‖

脱水药（dehydrant）也称渗透性利水药，是一种非电解质物质。在体内不被代谢或代谢较慢，但能迅速提高血浆渗透压，无药理活性。很容易从肾小球滤过，在肾小管内不被重吸收或吸收很少，能提高肾小管内渗透压，产生利尿脱水作用。这些药物在相同浓度时，相对分子质量越小，所产生的渗透压越高，脱水能力也越强。本节有临床常用的甘露醇、甘油果糖。具有脱水作用的高渗葡萄糖参阅第十七章第三节，葡萄糖。

甘露醇(Mannitol)

【药理作用】

甘露醇具有组织脱水和利尿作用。为糖醇，在体内不被代谢，静脉用药可提高血浆渗透压，导致组织内（包括眼、脑、脑脊液等）水分进入血管内，从而减轻组织水肿，降低眼内压、颅内压和脑脊液容量及阻力。经肾小球滤过后在肾小管内极少被重吸收，可提高肾小管内液渗透浓度而起到渗透性利尿作用。减少肾小管对水及Na^+、Cl^-、K^+、Ca^{2+}、Mg^{2+}和其他溶质的重吸收；降低某些药物和毒物在肾小管内的浓度而降低肾毒性，并加速经肾排泄。

【药物动力学】

静注后迅速进入细胞外液而不进入细胞内。但当血液甘露醇浓度很高或存在酸中毒时，可透过血脑屏障，并引起颅内压反跳。约15 min内出现降低颅内压和眼内压作用，30～60 min达峰浓度，维持3～8 h。1 h出现利尿作用，维持3 h。可由肝脏生成糖原，但由于静注后迅速经肾排泄，仅少量在肝内代谢。半衰期为100 min，但在急性肾衰竭时可延长至6 h。肾功能正常时，静注甘露醇100 g，3 h内约80%经肾排出。

【适应证】

（1）组织脱水。用于多种原因引起的脑水肿，降低颅内压和脑脊液容积及压力，防止脑疝。（2）降低眼压。可有效降低眼内压，用于其他降眼压药无效时或眼内手术前准备。（3）渗透性利尿。用于鉴别肾前性因素或急性肾衰竭引起的少尿，亦用于预防多种原因引起的急性肾小管坏死。（4）作为辅助性利尿措施治疗肾病综合征、肝硬化腹水，尤其伴有低蛋白血症。（5）对某些药物过量或毒物中毒，如巴比妥类、碳酸锂、水杨酸盐和溴化物等，可促进其排泄，并防止肾毒性。（6）作为冲洗剂，用于经尿道内作前列腺切除术。（7）口服用于术前肠道准备。

【用法与用量】

20%甘露醇注射液：静脉滴注、静脉注射。

成人常用量：（1）利尿：常用量按1～2 g/kg，一般一次250 mL静滴，并调整剂量使尿量维持在30～50 mL/h。（2）脑水肿、颅内压增高和青光眼：按一次0.25～2 g/kg快速静滴，滴注时间30～60 min。当病人衰弱时应减小剂量至0.5 g/kg，严密注意肾功能的变化。用于脑水肿、颅内压增高时，一般一次125～250 mL快速静滴，滴注时间30～60 min，q6h或q8h。大多情况用5～7 d为宜。颅内压增高明显或有脑疝形成时可加大剂量快速静注，使用时间亦可延长。（3）鉴别肾前性少尿和肾性少尿：按0.2 g/kg于3～5 min内静滴。若用药后2～3 h后尿量仍低于30～50 mL/h，最多再试用1次，如仍无反应则应停药。已有心功能减退或心衰时慎用或不宜用。（4）预防急性肾小管坏死：先给予12.5～25 g，滴注时间10 min；若无特殊情况，再给50 g持续滴注1 h，若尿量能维持在50 mL/h以上，则可继续应用5%溶液静滴，若无效则立即停药。（5）药物、毒物中毒：250 mL静滴，调整剂量使尿量维持在100～500 mL/h。（6）术前肠道清洁准备：术前4～8 h，稀释成10%溶液1 000 mL于30 min内口服完毕。

儿童常用量：（1）利尿：按0.25～2 g/kg，以15%～20%注射液静滴，滴注时间2～6 h。（2）脑水肿、颅内压增高和青光眼：按1～2 g/kg，以15%～20%注射液静滴，滴注时间30～60 min。当病人衰弱时剂量减至0.5 g/kg。（3）鉴别肾前性少尿和肾性少尿：按0.2 g/kg，以15%～20%溶液静滴，滴注时间3～5 min，若用药后2～3 h尿量无明显增多，可再用1次，如仍无反应则不再使用。（4）药物、毒物中毒：按2 g/kg，以5%～10%溶液静滴。（5）术前肠道清洁准备：术前4～8 h，按一次4～5 mL/kg，于30 min内口服完毕。同时速饮5%葡萄糖氯化钠15 mL/kg。

新生儿脑膜炎颅内压增高：按一次0.25～0.5 g/kg静注，根据病情需要6～12 h给予1次。

5%甘露醇注射液：为某些腔镜手术或检查时冲洗专用，使视野清晰。最常用于经尿道腔内手术冲洗。对前列腺增生症行前列腺电气化手术（TUVP）中，应用5%甘露醇作为灌洗液预防前列腺电切综合征（TURS）。也用作胆道镜检查、宫腔镜电切术的冲洗液。

【不良反应】

（1）常见水和电解质紊乱，快速大剂量可引起体内甘露醇积聚，血容量迅速大量增多（尤其是急、慢性肾衰竭时），导致心衰（尤其是有心功能损害时），稀释性低钠血症，偶见高钾血症。（2）不适当的过度利尿导致血容量减少，加重少尿。（3）大量细胞内液转移至细胞外可致组织脱水，并可引起中枢神经系统症状。（4）可有寒战、发热、排尿困难、血尿，罕见血栓性静脉炎。（5）外渗可致组织水肿、皮肤坏死。（6）过敏反应如皮疹、荨麻疹、呼吸困难、过敏性休克。（7）其他有头晕、视力模糊、口渴。（8）渗透性肾病或称甘露醇肾病，主要见于大剂量快速输注时，出现尿量减少，甚至急性肾衰竭。常见于老年肾血流量减少及低钠、脱水者。

【禁忌证】

对本品过敏者；已确诊为急性肾小管坏死的无尿者（包括对试用甘露醇无反应者，因甘露醇积聚可引起血容量增多，加重心脏负担）；严重失水者；急性肺水肿或严重肺瘀血；有活动性脑出血（颅内手术过程中或危及生命时除外）。

【注意事项】

（1）下列情况慎用：妊娠期和哺乳期、儿童、老年人、严重肾功能不全、严重心肺功能不全、低血容量、高钾血症或低钠血症。（2）应严格掌握适应证，对眼压不是显著增高、过敏体质者尽量不用，确需使用可先给予地塞米松10 mg，并严密观察。对肾损害或有潜在疾病者，应避免使用或减量使用。老年人应适当控制用量。（3）对颅内活动性出血者，因扩容可能有加重出血之虞，若使用应权衡利弊。急性脑出血常规使用甘露醇，可发挥其降低颅内压的作用，用于挽救病人生命。（4）用药时间不宜过长，剂量不宜过大。应根据病情选择合适的浓度，避免不必要地使用高浓度和大剂量。（5）给予大剂量后若不出现利尿反应，可使血浆渗透压显著升高，故应警惕高渗血症发生。（6）使用低浓度和含氯化钠的甘露醇能降低过度脱水和电解质紊乱的发生。（7）用于治疗水杨酸盐或巴比妥类中毒时，应合用碳酸氢钠以碱化尿液。（8）甘露醇遇冷易结晶，用前应仔细检查。若有结晶，可置热水中或用力振荡待结晶完全溶解后再使用。当甘露醇浓度高于15%时，应使用有过滤器的输液器。（9）应注意水和电解质平衡，密切观察血压和尿量，检测电解质、肾功能等。（10）若需电凝或电切治疗时，不能用于肠道清洁，因可引起肠道内爆炸。

【药物相互作用】

（1）可增加强心苷类药的毒性作用，与低钾血症有关。（2）可增加利尿药及乙酰唑胺利尿和降低眼内压作用，合用时应调整剂量。（3）与亚砷酸、氟哌利多合用，诱发QT间期延长的风险增加。（4）与顺铂同时缓慢静滴，可减轻其肾和胃肠道反应。（5）可降低亚硝脲类药及丝裂霉素的毒性。（6）可降低秋水仙碱的不良反应。

【制剂与规格】

（1）甘露醇注射液（20%）：20 mL：4 g；50 mL：10 g；100 mL：20 g；250 mL：50 g。（2）甘露醇注射液（5%）：3 000 mL：150 g（冲洗用）。

甘油果糖（Glycerol Fructose）

【药理作用】

甘油果糖为甘油、果糖、氯化钠配制的复方制剂，具有高渗性脱水作用。由于血脑屏障作用，甘油进入血液后不能迅速转入脑组织和脑脊液中，致使血浆渗透压升高而脱水，达到降颅内压和眼内压的目的。作用起效较缓，持续时间较长。静注后（0. 59±0. 39）h颅内压开始下降，（2. 23±0. 46）h达高峰，可持续（6. 03±1. 52）h。可促进组织液向血液移动，减轻组织水肿，并使血液得到稀释，增加血流量，改善缺血部位的供血、供氧、组织代谢和细胞活力。小部分在肝内转化为葡萄糖可提供一定热量。甘油有引起溶血可能，加入果糖可防止此不良反应。

【药物动力学】

经血液进入全身组织，在2～3 h内达到分配平衡。进入脑脊液及脑组织较慢，清除也较慢。大部分代谢为CO_2及水排出。故肾功能不全者亦可使用。

【适应证】

（1）脑血管病、脑外伤、脑肿瘤、颅内炎症及其他原因引起的急慢性颅内压增高，脑水肿等症。（2）用于外伤、骨折后预防和治疗骨筋膜室综合征，缓解脊髓、神经根压迫症状。（3）青光眼以降低眼压或眼科手术缩小眼容积，尤其适用于有肾功能损害不能使用甘露醇者。(4) 用于脑外科手术缩小脑容积。

【用法与用量】

注射剂：静脉滴注。(1) 治疗颅内压增高、脑水肿：成人，一次250～500 mL。儿童，按一次5～10 mL/kg。均一日1～2次。根据年龄、症状可适当增减。连续用药1～2周。250 mL滴注1～1.5 h；500 mL滴注2～3 h。(2) 脑外科手术时缩小脑容积：一次500 mL，滴注30 min。(3) 减低眼压或眼科手术时缩小眼容积：一次250～500 mL，滴注45～90 min。

【不良反应】

(1) 可见瘙痒、皮疹、头痛、恶心、口干、倦怠等。(2) 少见尿隐血、血红蛋白尿、血尿。(3) 罕见高钠血症、低钾血症。

【禁忌证】

对本品过敏者；遗传性果糖不耐症；高钠血症；无尿；严重脱水者。

【注意事项】

(1) 妊娠期和哺乳期用药的安全性尚不明确。(2) 严重循环系统功能障碍、尿崩症、糖尿病、溶血性贫血慎用。(3) 有严重活动性颅内出血而无手术条件的慎用。(4) 急性硬膜下、硬膜外血肿应在明确不出血时应用。应先处理出血源并确认不再有出血后方可应用。(5) 伴有严重肾功能不全者，因排泄减少在体内积蓄，可因血容量明显增加而加重心脏负荷，诱发或加重心力衰竭。(6) 滴注过快可发生溶血，血红蛋白尿。(7) 含0.9%氯化钠，需注意氯化钠摄入量。(8) 长期使用要注意防止水、电解质紊乱。(9) 药液勿漏出血管。

【药物相互作用】

尚不明确。

【制剂与规格】

甘油果糖氯化钠注射液：250 mL（含甘油25 g，果糖12.5 g，氯化钠2.25 g）；500 mL（含甘油50 g，果糖25 g，氯化钠4.5 g）。

‖ 第三节　良性前列腺增生用药 ‖

良性前列腺增生（benign prostatic hyperplasia, BPH）是中老年男性导致下尿路症状的最常见病因。主要表现为尿频、尿急、排尿困难、夜尿增多、充盈尿失禁，以及急、慢性尿潴留等症状。药物治疗的短期目标是缓解下尿路症状，提高生活质量。长期目标是延缓疾病的进展，预防或延缓急性尿潴留等并发症的发生和对外科手术的需要。良性前列腺增生用药主要有 α_1 受体拮抗剂，如坦洛新、特拉唑嗪、阿夫唑嗪等；抗雄激素药，如非那雄胺、度他雄胺、普适泰等。本节有坦洛新、特拉唑嗪、非那雄胺。

坦洛新(Tamsulosin)

【药理作用】

坦洛新又称坦索罗辛，为选择性 α_1 受体亚型 α_1A 阻滞剂，对 α_1A 受体的阻断作用明显强于对 α_1B 受体。由于尿道、膀胱颈部及前列腺主要为 α_1A 受体，对尿道、膀胱颈及前列腺平滑肌有高选择性阻断作用，松弛尿道、膀胱及前列腺平滑肌，从而改善良性前列腺增生症所致的排尿困难等症状。抑制尿道内压上升的作用是抑制血管舒张压上升作用的13倍，因此可减少服药后发生体位性低血压。改善排尿障碍，降低尿道内压曲线中的前列腺部压力，而对节律性膀胱收缩和膀胱内压曲线则无影响。

【药物动力学】

口服吸收快速而完全，单剂 0. 2 mg，6～8 h 达峰浓度，半衰期为 10～15 h。连续用药，血药浓度在第 4 d 达稳态。在肝内代谢，主要以代谢物和原形从尿排出，尿排泄比率前者为 70%～75%，后者为 12%～14%。

【适应证】

用于前列腺增生引起的排尿困难。主要通过改善尿道、膀胱颈及前列腺部位平滑肌功能而达到治疗目的，并非缩小增生腺体，故适用于轻、中度及未导致严重排尿困难者，如已发生严重尿潴留时不应单用。

【用法与用量】

口服缓释胶囊：饭后服。应整粒吞服，不要嚼服。一次 0. 2 mg，qd。根据年龄、症状的不同可适当增减。

【不良反应】

（1）少见头晕、蹒跚感。（2）偶见血压下降、心率加快、恶心、呕吐、胃部不适、腹痛、食欲缺乏、肝损害等。（3）偶见皮疹、鼻塞、水肿、吞咽困难、倦怠感等。

【禁忌证】

对本品及 α 受体拮抗剂过敏者；严重肾功能不全者。

【注意事项】

（1）妇女和儿童应避免使用。（2）体位性低血压和肾功能不全者慎用。（3）高龄者应注意用药后情况，若无改善不应继续增加剂量，应改用其他治疗方法。（4）排除前列腺癌后方可使用。（5）服用本品的病人白内障超声乳化术可出现虹膜松弛综合征。

【药物相互作用】

（1）与降压药合用易发生体位性低血压。（2）不宜与其他肾上腺素受体拮抗剂合用，以免影响其药物动力学。（3）西咪替丁可增加其吸收并减少其清除，合用时应慎重，尤其是本品一日量超过 0.4 mg 时。

【制剂与规格】

盐酸坦洛新缓释胶囊：0.2 mg。

特拉唑嗪(Terazosin)

【药理作用】

特拉唑嗪为高选择性 α_1 受体拮抗剂。减低外周血管总阻力，降低收缩压和舒张压，且舒张压降低更为显著。通常并不伴随反射性心动过速。并能通过阻断前列腺及膀胱出口平滑肌的 α_1 受体，松弛膀胱和前列腺平滑肌，改善良性前列腺肥大引起的尿流动力和排尿困难。可轻度降低总胆固醇、低密度和极低密度脂蛋白胆固醇，HDL/LDL 的比值升高，三酰甘油降低。

【药物动力学】

口服吸收完全，不受进食影响，生物利用度 90%。1 h 达峰浓度。血浆蛋白结合率 90%～94%。对高血压，单剂服用 15 min 降压作用开始起效，数小时后达最大效应，作用持续 24 h。多次给药最大降压作用在 6～8 周。消除半衰期为 12 h。给药量的 10% 以原形经尿排出，20% 经粪便排出。代谢物约 40% 经尿排出，约 60% 经粪便排出。

【适应证】

（1）良性前列腺增生引起的排尿异常，如尿频、尿急、尿线变细、排尿困难、夜尿增多及排尿不尽感。（2）轻、中度高血压，尤其适用伴有前列腺增生者，降低舒张压较好。可单用或与噻嗪类利尿药及其他抗高血压药合用。

【用法与用量】

口服片剂：一日量睡前顿服。（1）良性前列腺增生：根据治疗反应调整给药剂量，开始 1 mg，1 周或 2 周后可增为 2 mg。以后再逐渐增量，一般维持量为 2～4 mg，以达预期效应。一日最大量不超过 10 mg。（2）嗜铬细胞瘤：开始 1 mg，逐渐增量为 2～5 mg。（3）轻、中度高血压：开始 1 mg，切不可超量，以免首剂低血压。1 周后逐渐增量，直到出现满意疗效。常用维持量 2～6 mg，一日最大量 10 mg。停药后需重新治疗者，亦须从 1 mg 开始并逐渐增量。

【不良反应】

通常轻微，继续治疗大多可自行消失，必要时可减量。（1）常见体虚、疲乏、心悸、恶心、眩晕、嗜睡、鼻充血、鼻炎和视觉模糊或弱视。（2）少见头痛、心动过速、体位性低血压、晕厥、水肿、体重增加、肢端疼痛、抑郁、神经质、感觉异常、呼吸困难、鼻窦炎、性欲降低、阳痿等。（3）偶见过敏反应、血小板减少和阴茎异常勃起等。

【禁忌证】

对本品及 α 受体拮抗剂过敏者；严重肝功能不全者；妊娠期和哺乳期；12 岁以下儿童。

【注意事项】

（1）哺乳期确需使用应停止哺乳。（2）严重心脏病、精神病、前列腺增生明显、卟啉病、糖尿病慎用。（3）首次用药、剂量增加时或停药后重新用药会发生眩晕、轻度头痛或嗜睡，一般在连续用药阶段不会再发生此反应。若发生眩晕，应采取平卧姿势。（4）可引起体位性低血压，尤其是在开始用药时，应避免驾驶和从事危险作业。（5）老年人易发生体位性低血压。如发生晕厥，应立即坐下或躺下，在坐位或卧位起立时要缓慢。严重反应者应停药。（6）有排尿晕厥史者不宜使用。（7）老年人、肾功能不全者不必改变用药剂量。（8）使用前应排除前列腺癌的可能性。

【药物相互作用】

（1）与利尿药或其他降压药合用降压作用增强，均应减量。（2）与非甾体抗炎药合用降压作用减弱。（3）雄激素可减弱其降压作用。

【制剂与规格】

盐酸特拉唑嗪片：2 mg。

非那雄胺（Finasteride）

【药理作用】

非那雄胺为 5α- 还原酶的特异性竞争性抑制剂。5α- 还原酶将睾酮转化为双氢睾酮。与雄激素受体无亲和力。是 4- 氮杂甾体化合物，使睾酮代谢成为更强的双氢睾酮过程中的细胞内酶，即 II 型 5α- 还原酶的特异性抑制剂。本品与 II 型 5α- 还原酶形成稳定的酶复合物，减少血液和前列腺内的双氢睾酮，此过程非常缓慢（半衰期 30 d）。单剂 5 mg 可使双氢睾酮迅速下降，最大效应出现在用药后 8 h。持续用药前列腺体积显著缩小，最大尿流率持续增高，症状改善。对其他内分泌无影响，对肝、肾、消化系统均无影响。

【药物动力学】

口服生物利用度 80%，不受食物影响。1～2 h 达峰浓度。除分布于血液和组织外，可透过血脑屏障，并进入精液。血浆蛋白结合率 90%。在肝内代谢。主要以代谢物形式从尿液和粪便排泄。消除半衰期 6～8 h。

【适应证】

良性前列腺增生症。预防泌尿系统事件，降低发生急性尿潴留的危险性，降低需进行经尿道切除前列腺和前列腺切除术的危险性。可使增生的前列腺缩小，改善尿流等症状。

【用法与用量】

口服片剂、胶囊：一次 5 mg 顿服。大于 70 岁其清除率有所降低，但不需调整剂量。肾功能不全者不需调整剂量。

【不良反应】

（1）主要是性功能受影响，如阳痿、性欲减退、射精障碍、睾丸疼痛。（2）乳房不适、乳房增大。（3）过敏反应，如皮疹、瘙痒、面唇部肿胀等。（4）罕见男性乳腺肿瘤。

【禁忌证】

对本品过敏者；妇女和儿童。

【注意事项】

（1）妊娠期不能触摸本品的碎片和裂片，否则对男性胎儿有影响。（2）肝功能不全者慎用，肾功能不全者不需调整剂量。（3）应排除与良性前列腺增生类似的其他疾病，如感染、前列腺癌、尿道狭窄、膀胱低张力、神经源性紊乱等。（4）对于大量残留尿和严重尿流减小者，应密切监测其阻塞性尿道病。（5）用药期间应定期行直肠指诊作前列腺检查。（6）本品可使前列腺特异抗原水平降低，因此服用本品时前列腺特异抗原降低并不排除同时存在前列腺癌。（7）当其性伴侣怀孕或可能怀孕时，应避免其伴侣接触其精液或停止用药。（8）本品起效慢，用药 3 个月才会出现满意疗效。通常的治疗策略是和 α 受体拮抗剂联合，以迅速改善症状。

【药物相互作用】

（1）与 α 受体拮抗剂联合有协同作用，尤其是早期合用，可迅速改善症状。（2）利托那韦可增加其血药浓度。

【制剂与规格】

非那雄胺片（胶囊）：5 mg。

‖ 第四节　透析用药 ‖

血液净化（blood purification）技术是治疗某些疾病的重要方法。包括腹膜透析、血液透析、血液滤过、血液透析滤过、血液灌流、血浆置换和免疫吸附。其中前三项净化技术必须使用平衡液。本节为腹膜透析液。

腹膜透析是以腹膜为半透膜，腹膜毛细血管与透析液之间进行水和溶质的交换，电解质及小分子物质从浓度高的一侧向低的一侧移动（弥散作用），水分子则从渗透浓度低的一侧向渗透浓度高的一侧移动（渗透作用）。提高透析液浓度可达到清除体内水分的目的。通过溶质浓度梯度差可使血液中尿毒物质从透析液中清除，并维持电解质及酸碱平衡，代替了肾脏的部分功能。

腹膜透析液(Peritoneal Dialysis Solution)

【药理作用】

腹膜透析液是由钠、钾、钙、镁、氯、缓冲物质（碱基基团）及葡萄糖等成分配制而成，为澄明、无热源和pH适宜的溶液。pH 5. 0～5. 8。

腹膜透析液配方基本原则：(1) 须严格无菌和无内毒素。(2) 电解质浓度与正常血浆相近，并可按临床情况予以调整。① Na^+ 为132 mmol/L，略低于正常血浆浓度，有利于纠正肾衰竭时钠潴留。② Cl^- 为103 mmol/L。③ Ca^{2+} 为1. 25～1. 75 mmol/L。④ Mg^{2+} 为0. 25～0. 75 mmol/L。透析液中一般不含 K^+，有利于清除体内过多 K^+，维持正常血钾浓度，但有低钾血症时，可临时在透析液中加入钾盐，每升腹膜透析液加10% 氯化钾3 mL，其 K^+ 近4 mmol/L。(3) 浓度一般略高于血浆渗透浓度，有利体内水清除，故可根据体内水潴留程度适当提高透析液的渗透浓度。目前多以葡萄糖维持渗透浓度，一般用1. 5% 葡萄糖腹膜透析液作为基础，其渗透浓度为346 mOsm/L。若需增加体内水分清除，可用2. 5% 葡萄糖。每升透析液中每提高1% 葡萄糖可增加渗透浓度55 mOsm/L。现有腹膜透析液中葡萄糖最高为4. 25%，其渗透浓度最高为490 mOsm/L（一般每日限用一次或不用），除非严重水肿或急性肺水肿，应尽量避免使用高浓度葡萄糖透析液以免过度脱水，引起严重高血糖症和高糖刺激腹膜导致腹膜丧失超滤功能。均以乳酸盐为碱基，在体内经肝代谢为 HCO_3^-。

【适应证】

急、慢性肾衰竭，急性药物或毒物中毒，顽固性心衰和水肿，电解质紊乱及酸碱平衡失调。

【用法与用量】

成人：(1) 急、慢性肾衰竭伴水潴留者，间歇性腹膜透析每次2 L，留置1～2 h，每日交换4～6次。无水潴留者，连续性不卧床腹膜透析(CAPD)，一般每日4次，一次2 L，日间每次间隔4～5 h，夜间一次留置9～12 h，以增加中分子尿毒症毒素的清除。一般每日透析液量为8 L。(2) 急性左心衰竭，酌情用2. 5%或4. 25%葡萄糖透析液2 L。前者留置1 h可脱水100～300 mL；后者留置30 min可脱水300～500 mL。

儿童：每次交换量按30～50 mL/kg。

【不良反应】

脱水、低钾血症、低钠血症、低氯血症、高血糖症、代谢性碱中毒、化学性腹膜炎、蛋白质丢失及营养不良、腹膜功能衰竭。

【禁忌证】

广泛肠粘连及肠梗阻；严重呼吸功能不全；腹部皮肤广泛感染；腹部手术3 d以内（且腹部有外科引流者）；腹腔内血管疾病；腹腔内巨大肿瘤；多囊肾；高分解代谢者；长期不能摄入足够蛋白质及热量者；疝未修补者；精神病或不合作者；妊娠期。

【注意事项】

（1）每次灌入或放出腹膜透析液，应严格按腹膜透析常规进行无菌操作。（2）注意水、电解质、酸碱平衡。（3）腹膜透析时以含 1. 5% 或 2. 5% 葡萄糖的透析液为主，超滤脱水欠佳者只能间歇用含 4. 25% 葡萄糖的透析液。糖尿病应严密观察血糖水平。（4）若较长时间使用，应避免引起腹膜失超滤，并应适时补钾。（5）肝功能不全时，不宜用含乳酸盐的腹膜透析液。（6）尽可能不用高渗透析液，以免高血糖症及蛋白质丢失过多。（7）使用前应加热至约 37 ℃，并应检查透析液是否有渗漏、颗粒、絮状物及变色、浑浊等。（8）一般情况下，不得随意向腹膜透析液内加药。特殊情况可根据病情变化做加药处理，如糖尿病可加入适量胰岛素以控制血糖，有腹膜感染时根据药敏试验加入适当抗生素，有蛋白凝块时加入适量尿激酶等。但应注意无菌操作，避免刺激腹膜。（9）剩余药液不得再用。（10）排出透析液若有异样，应及时留取标本检验。

【制剂与规格】

腹膜透析液乳酸盐（1. 5%，2. 5%，4. 25%）：1 L；1. 5 L；2 L；2. 5 L；5 L；6 L。

1. 5%，2. 5%，4. 25% 为含葡萄糖的浓度。每 1L 均含氯化钠 5. 67 g，氯化钙 0. 257 g，氯化镁 0. 152 g，乳酸钠 5 g。

（王相海　刘瑞英）

第十一章

血液系统用药

‖ 第一节　抗贫血药 ‖

贫血(anemia)是指人体外周血红细胞容量减少，低于正常范围下限的一种临床表现。常以外周血单位容积内血红蛋白(Hb)量、红细胞(RBC)数或血细胞比容(Hct)减低来反映贫血程度。按发病机制分为红细胞生成减少性贫血、红细胞破坏过多性贫血、失血性贫血三类。按细胞形态学分为正常细胞型、大细胞型、单纯小红细胞型和小红细胞低色素型四类。贫血是一种症状，临床上有多种原因或疾病可致贫血。

常见的营养不良性贫血由营养物质缺乏或造血因子不足引起。主要见于铁摄入不足或铁丢失过多所致的缺铁性贫血；叶酸与维生素 B_{12} 缺乏，细胞核 DNA 合成障碍引起的巨幼细胞贫血。可通过补充其所缺乏的物质进行治疗。

本节有治疗缺铁性贫血的硫酸亚铁、右旋糖酐铁、琥珀酸亚铁，治疗巨幼细胞贫血的维生素 B_{12}、叶酸、腺苷钴胺、甲钴胺，以及重组人促红素。治疗贫血的其他药物参阅有关章节。

硫酸亚铁(Ferrous Sulfate)

【药理作用】

硫酸亚铁含有人体所必需的微量元素铁，铁是血红蛋白的主要组成成分，是肌红蛋白及多种酶的主要成分。正常人体内总铁量 3～5 g，大多与蛋白质结合成复合物。60%～70% 的铁为血红蛋白铁，20%～30% 以铁蛋白和含铁血黄素的形式储存于肝、脾、骨髓等组织中，约 5% 存在于肌红蛋白和各类含铁酶(细胞色素酶、细胞色素氧化酶、过氧化酶等)中。铁是红细胞合成血红蛋白必不可少的物质，吸收到骨髓的铁，进入骨髓幼红细胞，聚集到线粒体，与原卟啉结合成血红素，后者再与球蛋白结合为血红蛋白，进而发育为成熟红细胞。缺铁时，红细胞合成血红蛋白量减少，携氧能力下降，导致缺铁性贫血。但由于原红细胞增殖能力和成熟过程不受影响，因此红细胞数不少，只是每个红细胞中血红蛋白减少，致红细胞体积较正常小，故也称小细胞低色素性贫血。对缺铁者补充铁剂后，除血红蛋白合成加速外，与组织缺铁和含铁酶活性降低的有关症状如生长缓慢、行为异常、体力不足、黏膜组织变化及皮肤、指(趾)甲病也均能逐渐得以纠正。

【药物动力学】

铁剂以 Fe^{2+} 形式主要在十二指肠及空肠近端吸收。非缺铁者，口服摄入铁的 5%～10% 可自黏膜吸收。体内铁储存量缺乏者，吸收量可成比例增加，20%～30% 摄入铁可被吸收。有机铁和高价铁不易吸收。与食物同时摄入铁，其吸收量较空腹时减少 1/3～1/2。铁离子吸收后被血中的铜蓝蛋白氧化成 Fe^{3+}，然后与转铁蛋白结合，以供造红细胞所用，亦可以铁蛋白或含铁血黄素形式积累在肝、脾、骨髓及其他单核巨噬细胞系统。蛋白结合率在血红蛋白中很高，而在肌红蛋白、酶及转运铁的蛋白中则均较低，铁蛋白或含铁血黄素也很低。人体每日排泄极微量的铁，见于尿、粪、汗液、脱落的肠黏膜细胞及酶内，丧失总量每日为 0. 5～1 mg。由于月经、妊娠期、哺乳等原因，女性每日平均排泄 1. 5～2 mg。口服后不能自肠道吸收的铁随粪便排出。

本品含铁量 20%，用药后贫血症状可迅速改善，用药 1 周左右即见网织红细胞增多，血红蛋白每日可增加 0. 1%～0. 3%，4～8 周可恢复至正常。由于恢复体内正常贮铁量需较长时间，故对重度贫血者需连续应用数月(3～6 个月)。

【适应证】

用于防治多种原因引起的缺铁性贫血，如慢性失血(月经过多、痔疮出血、子宫肌瘤出血、钩虫病失血等)、营养不良、妊娠期、儿童发育期等。

【用法与用量】

口服片剂：餐中或饭后服，以减轻胃刺激。成人：治疗量一次 0. 3～0. 6 g，tid。预防量一次 0. 3 g，qd。儿童：治疗量，< 1 岁，一次 60 mg，tid；1～5 岁，一次 120 mg，tid；6～12 岁，一次 0. 3 g，bid。预防量，< 12 岁，按一日 5 mg/kg，qd；12 岁以上剂量用法同成人。

口服缓释片：饭后整片服，不能咀嚼、掰开或压碎。成人：治疗量一次 0. 45 g，qd 或 bid。儿童：< 6 岁，治疗量一次 0. 25 g(规格 0. 25 g)，qd；> 6 岁，治疗量一次 0. 45 g，qd。

【不良反应】

(1) 胃肠道刺激症状如恶心、呕吐、上腹部疼痛、腹泻或便秘、黑便。(2) 大剂量口服可致急性中毒，出现坏死性胃炎、肠炎，严重时可引起休克。

【禁忌证】

对本品过敏者；严重肝、肾功能不全者；伴有未经治疗的尿路感染；血色病或含铁血黄素沉着症；非缺铁性贫血如珠蛋白生成障碍性贫血。

【注意事项】

（1）乙醇中毒、肝炎、急性感染、肠道炎症、胰腺炎、消化性溃疡、溃疡性结肠炎、过敏体质者慎用。（2）不可与浓茶同服。（3）用于日常补铁时，应采用预防剂量。（4）应在确诊为缺铁性贫血后使用，定期检测血红蛋白、网织红细胞计数、血清铁及铁蛋白。治疗剂量不得长期使用。

【药物相互作用】

（1）与稀盐酸、维生素 C 同服，有利于铁的吸收。（2）不宜与西咪替丁、去铁胺、二巯丙醇、胰酶、胰脂肪酶同服，因可妨碍铁的吸收。（3）可减少左旋多巴、卡比多巴、甲基多巴、青霉胺、锌制剂及喹诺酮类药的吸收。（4）抗酸药如碳酸氢钠、磷酸盐类及含鞣酸的药物、四环素、饮用浓茶可形成沉淀，不可合用。

【制剂与规格】

（1）硫酸亚铁片：0.3 g（相当于元素铁 60 mg）。（2）硫酸亚铁缓释片：0.45 g（相当于元素铁 90 mg）。

右旋糖酐铁(Iron Dextran)

【药理作用】

右旋糖酐铁为右旋糖酐与铁的络合物。注射剂有两种表观相对分子质量的制剂：一种为 $< 200 \times 10^3$；一种为 $> 200 \times 10^3$。作用机制同硫酸亚铁（参阅硫酸亚铁）。

【药物动力学】

因其相对分子质量较大，肌注经淋巴管吸收再转入血液，所以注射后血药浓度提高较慢，24～48 h 达峰浓度。循环铁被网状内皮系统细胞吞噬，将分解成铁和右旋糖酐。铁能立即与蛋白结合形成血铁黄素或铁蛋白，还有少部分形成转铁蛋白。注射后 24 h 内约有 30% 随尿排出，大部分在 72 h 内被吸收，剩余的铁大多在随后的 3～4 周内被吸收。静脉滴注后能被网状内皮系统细胞摄取，特别是在肝和脾中。6～8 周后可观察到造血功能增强。循环铁的半衰期为 5 h，总铁（结合的和循环的）半衰期为 20 h。

【适应证】

用于治疗缺铁性贫血，口服铁剂不耐受或治疗不满意者，以及需迅速纠正者。

【用法与用量】

口服液：宜饭后服。成人，一次 50～100 mg，tid。儿童，（1）治疗用：按一日 3～6 mg/kg，分 2 次。（2）预防用：按一日 1～2 mg/kg，顿服。

注射剂：深部肌内注射、静脉注射、静脉滴注。肌注不需稀释，能深部肌注的，不提倡静脉用药。静脉用药仅限于肌注部位疼痛难忍或因其他原因不能肌注者。

注射给药不受胃肠道黏膜上皮对铁吸收的控制，因而容易过量中毒，要严格计算用量。计算所得总量分次给药，每次给药不超过 500 mg。每次用量根据补铁总量和需要治疗时间确定，一周 2～3 次。

常用公式 1：个体所需总铁量(mg) = [需达到的血红蛋白 - 实际血红蛋白(g/L)] × 0.24 × 体重(kg) + 体内储备铁量(mg)。体内储备铁量按 500 mg。

常用公式 2：个体所需总铁量(mg) = [需达到的血红蛋白 - 实际血红蛋白(g/L)] × 0.33 × 体重(kg)。

试验剂量：为防止发生过敏反应，建议在给予病人初次剂量前，成人可先给予 25 mg，儿童可先给予 1/2 剂量肌注。若 60 min 后无不良反应发生，再给予剩余的剂量。

深部肌注：成人，一次 50～100 mg，每周 2～3 次。儿童，体重 > 6 kg 者，一次 25 mg，qd；< 6 kg 者，一次 12.5 mg，qd。给予首次剂量时，应先用试验剂量。

静滴（仅限表观相对分子质量 < 200×10^3）：成人，100～200 mg，用 0.9% 氯化钠或 5% 葡萄糖溶液 100 mL 稀释后静滴，每周 2～3 次。给予首次剂量时，应先缓慢滴注 25 mg 至少 15 min，若无不良反应，可将剩余剂量于 30～60 min 滴注完毕。

静注（仅限表观相对分子质量 < 200×10^3）：成人，100～200 mg，用 0.9% 氯化钠或 5% 葡萄糖溶液 10～20 mL 稀释后静注，每周 2～3 次。同样，在初次给药时先缓慢静注 25 mg，若无不良反应，再缓慢静注剩余的剂量。

【不良反应】

口服液可出现胃部不适、恶心、呕吐、腹泻、便秘、黑便，口服后易使牙齿变黑。

注射剂：(1) 最严重的是急性过敏反应，可在给药后数分钟内发生。常见皮肤瘙痒、潮红、呼吸困难、胸痛和低血压，发生率约 0.7%。偶见过敏性休克。(2) 其他有恶心、消化不良、腹泻、淋巴结肿大、头痛、关节肌肉疼痛等。(3) 注射局部疼痛及色素沉着，偶见局部感染。(4) 罕见心脏停搏。缓慢静注可降低急性严重反应。

【禁忌证】

对本品过敏者；妊娠期 13 周内；非缺铁性贫血（如溶血性贫血、珠蛋白生成障碍性贫血）；血色病或含铁血黄素沉着症；铁利用障碍；已知对铁单糖或双糖过度敏感者；哮喘；湿疹或其他特应性变态反应者；严重肝、肾疾病或严重肝、肾功能不全者；急、慢性感染的病人；伴有未经治疗的尿路感染者。

【注意事项】

(1) 可能引起致命性的过敏反应，对药物有过敏史者这种可能性增加。(2) 仅在具有可立即采取紧急措施的条件下给药。有自身免疫性疾病或炎症用药，可能会引起Ⅲ型变态反应。(3) 静注过快可能引起低血压。(4) 注射后血红蛋白未见逐步升高者应停药。(5) 不可用于第一妊娠期的妇女。对第二、第三妊娠期和哺乳期的妇女若口服铁剂无效或不能口服，应在医师指导下使用。(6) 乙醇中毒、肝炎慎用。(7) 静脉用药仅限表观相对分子质量 < 200×10^3。(8) 婴儿应避免肌注。含苯甲醇的注射剂，禁止用于儿童肌注。

【药物相互作用】

注射剂不能和口服铁剂同时使用，因可降低口服铁的吸收，可能导致胆红素升高和血钙降低。

【制剂与规格】

（1）右旋糖酐铁口服液：5 mL∶25 mg；10 mL∶50 mg。（2）右旋糖酐铁注射液（表观相对分子质量＞200×10^3）：2 mL∶50 mg；2 mL∶100 mg。（3）右旋糖酐铁注射液（表观相对分子质量＜200×10^3）：2 mL∶100 mg。均以铁元素计。

琥珀酸亚铁（Ferrous Succinate）

【药理作用】

琥珀酸亚铁药理作用同硫酸亚铁（参阅硫酸亚铁）。对胃肠道刺激明显小于硫酸亚铁。

【药物动力学】

其含铁量较高（约35%），口服后有效吸收率高，生物利用度高。

【适应证】

用于预防及治疗缺铁性贫血。

【用法与用量】

口服片剂：饭后服可减轻胃肠道刺激症状。血红蛋白正常后仍需服用1～2个月。

成人：治疗量，一次0.1～0.2 g，tid。预防量，一次0.1～0.2 g，qd。

儿童：＜12岁，治疗量，一次50～100 mg，bid。预防量，一次50 mg，qd；或按一日6～18 mg/kg，分3次。12岁以上剂量用法同成人。

【不良反应】、【禁忌证】、【注意事项】、【药物相互作用】

同硫酸亚铁（参阅硫酸亚铁）。

【制剂与规格】

琥珀酸亚铁片：0.1 g。

维生素B_{12}（Vitamin B_{12}）

【药理作用】

维生素B_{12}又称钴胺素、氰钴胺。参与体内甲基转换及叶酸代谢，促进5-甲基四氢叶酸转化为四氢叶酸。缺乏时导致DNA合成障碍，影响红细胞成熟。促使甲基丙二酸转化为琥珀酸，参与三羧酸循环。此作用关系到神经髓鞘脂类的合成及维持有髓神经纤维功能完整，维生素B_{12}缺乏症的神经损害可能与此有关。

成人体内维生素B_{12}总贮量为4～5 mg，肝脏是其主要贮存部位，为1～3 mg。

下列情况应给予补充：哺乳期和妊娠期、长期禁食或素食、吸收不良综合征、肝硬化及其他肝病、反复发作的溶血性贫血、甲亢、慢性感染及恶性肿瘤（如胰腺及肠道肿瘤）、严重肾病等。

【药物动力学】

肌内注射吸收迅速而完全，约 1 h 达峰浓度。体内分布较广泛，但主要贮存于肝脏，少量经胆汁、胃液、胰液排入肠内，其中小部分可被再吸收。大部分在 8 h 内经肾排泄，剂量愈大排泄愈多。

【适应证】

主要用于巨幼细胞贫血，亦用于神经炎的辅助治疗。原发性和继发性内因子缺乏所致的巨幼细胞贫血、热带口炎性腹泻、乳糜泻、肠道切除后引起的盲端形成和小肠憩室以及短二叶裂头绦虫肠道寄生虫所致的维生素 B_{12} 吸收障碍。亦用于亚急性联合变性神经系统病变，以及肝脏疾病，如肝炎、肝硬化等。

【用法与用量】

注射剂：肌内注射。不可静脉给药，以防严重意外情况。用于神经炎时可酌情增量。

成人常用量：一次 25～100 μg，qd；或一次 50～200 μg，qod，共 2 周。如伴有神经系统表现，可增至一次 500 μg，qd，共 2 周。随后一次 50～100 μg，每周 2 次，直到血红蛋白恢复正常。维持量一次 100 μg，每月 1 次。

儿童常用量：一次 25～100 μg，qd 或 qod，共 2 周。维持量一次 25～100 μg，每月 1 次。

【不良反应】

偶见皮疹、瘙痒、腹泻及过敏性哮喘，罕见过敏性休克。偶见低钾血症及高尿酸血症。

【禁忌证】

对本品过敏者；有家族遗传性球后视神经炎及烟草中毒性弱视症。

【注意事项】

（1）可致过敏反应甚至过敏性休克，不宜滥用。（2）恶性贫血内因子缺乏，口服制剂无效，须肌注给药并维持治疗终生。（3）治疗后期可能出现缺铁性贫血，应补充铁剂。（4）有条件时可检测维生素 B_{12} 血药浓度。（5）痛风病人使用可致高尿酸血症或痛风发作。（6）治疗巨幼细胞贫血，在初始 48 h 应检测血钾，以防低钾血症。（7）避免同一部位反复注射，尤其新生儿、早产儿、婴幼儿。（8）维生素 B_{12} 缺乏可伴有叶酸缺乏，若单用本品，血常规虽可改善，但可掩盖叶酸缺乏的表现，同时补充叶酸才能取得较好疗效。（9）神经损害者，在临床诊断未明确前不宜用，以免掩盖亚急性联合变性的表现。

【药物相互作用】

（1）与叶酸合用治疗巨幼细胞贫血有协同作用。（2）氯霉素可降低其作用。（3）维生素C，重金属盐类均能使之失效。

【制剂与规格】

维生素B_{12}注射液：1 mL：0. 25 mg；1 mL：0. 5 mg。

叶酸（Folic Acid）

【药理作用】

叶酸属B族维生素。是细胞生长和繁殖所必需的物质，在体内经二氢叶酸还原酶及维生素B_{12}的作用，形成四氢叶酸，并与维生素B_{12}共同促进红细胞的增殖与成熟。四氢叶酸与多种一碳单位结合成四氢叶酸类辅酶，传递一碳单位，参与体内很多重要反应及核酸和氨基酸的合成。四氢叶酸在丝氨酸转羟基酶的作用下，形成N5，10-甲烯基四氢叶酸，能促使尿嘧啶核苷酸形成胸腺嘧啶核苷酸，后者参与细胞的DNA合成，促进细胞的分裂与成熟。叶酸缺乏时，DNA合成减慢，但RNA合成不受影响，结果在骨髓中生成细胞体积较大而细胞核发育较幼稚的血细胞，尤以红细胞明显，及时补充有治疗效应。

【药物动力学】

在胃肠道（主要在十二指肠及空肠近端）几乎被完全吸收，贫血时吸收速度较正常人快。生物利用度76%～93%。60～90 min达峰浓度，以N5-甲基四氢叶酸的形式储存于肝脏和分布到其他组织器官，在肝脏中储存量为全身总量的1/3～1/2。主要被分解为蝶呤和对氨基苯甲酰谷氨酸。半衰期为0. 7 h。给药量的90%经尿排泄，少量经胆汁、乳汁排泄。

【适应证】

用于多种原因引起的叶酸缺乏症及所致的巨幼细胞贫血，预防慢性溶血性贫血，妊娠期、哺乳期、婴幼儿及长期使用避孕药、止痛药、抗惊厥药、糖皮质激素等所致的叶酸缺乏。

小剂量用于妊娠期预防胎儿神经管畸形。孕前3个月至孕早期3个月期间服用，可以预防胎儿神经管缺陷的发生。孕妇经常补充叶酸，可防止新生儿体重过轻、早产以及婴儿唇腭裂等先天性畸形。对预防胎儿的脑部、神经缺陷非常重要。

【用法与用量】

口服片剂：（1）巨幼细胞贫血：成人，一次5～10 mg，tid。维持量一日2. 5～10 mg。儿童，一次5 mg，tid；或一日5～15 mg，分3次。维持量一日2. 5～5 mg。14 d为一疗程，或用至血红蛋白恢复正常。（2）儿童叶酸缺乏症：治疗量，一日1～5 mg。维持量，婴儿，一日0. 1 mg；1～4岁，一日0. 3 mg；> 4岁，一日0. 4 mg。疗程4个月。

(3) 妊娠期妇女预防胎儿神经管缺陷:育龄妇女从计划怀孕时起至妊娠早期末,或于孕前 3 个月至孕早期 3 个月期间。一次 0.4 mg, qd。

【不良反应】

(1) 罕见过敏反应。(2) 长期用药可有厌食、恶心、腹胀等胃肠症状。(3) 大剂量用药尿可呈黄色。

【禁忌证】

对本品及叶酸代谢物过敏者;非叶酸缺乏的贫血或诊断不明的贫血。

【注意事项】

(1) 维生素 B_{12} 缺乏引起的巨幼细胞贫血不能单用叶酸治疗,两者应联合。(2) 妊娠期预防用药,应掌握好用药时期。按推荐剂量,不可过量。孕前 3 个月至孕早期 3 个月内增补叶酸预防神经管畸形的效果最好,此时是胎儿中枢神经的发育时期。(3) 大剂量口服时可影响微量元素锌的吸收。(4) 营养性巨幼细胞贫血常合并缺铁,应同时补充铁并补充蛋白质及其他 B 族维生素。(5) 一般不用维持治疗,除非是吸收不良者。(6) 疑有叶酸依赖性肿瘤的育龄妇女慎用。

【药物相互作用】

(1) 大剂量叶酸能拮抗苯巴比妥、苯妥英钠和扑米酮的抗癫痫作用,可使癫痫发作的临界值明显降低,并使敏感者的发作次数增多。(2) 甲氨蝶呤、乙胺嘧啶等对二氢叶酸还原酶有较强的亲和力,可阻止叶酸转化为四氢叶酸,降低其疗效。反之在甲氨蝶呤治疗肿瘤、白血病时,若大剂量使用也会影响甲氨蝶呤的疗效。(3) 考来替泊可与叶酸结合,合用可降低其生物利用度。(4) 柳氮磺吡啶可减少其吸收。(5) 胰酶可影响叶酸吸收,故服用胰酶者需补充叶酸。

【制剂与规格】

叶酸片:0.4 mg(预防用);5 mg(治疗用)。

注:规格 0.4 mg 为“预防用药”,用于妊娠期妇女预防胎儿神经管畸形或儿童叶酸缺乏症的维持量。5 mg 为“治疗用药”,用于巨幼细胞贫血。两种规格差别较大,不可替代使用。

腺苷钴胺(Cobamamide)

【药理作用】

腺苷钴胺为氰钴型维生素 B_{12} 的同类物,是体内维生素 B_{12} 的两种活性辅酶形式之一。为细胞合成核苷酸的重要辅酶,参与体内甲基转换及叶酸代谢,促进 N5- 甲基四氢叶酸转化为四氢叶酸,促进红细胞的发育与成熟。也参与三羧酸循环,对神经髓鞘中脂蛋白的形成非常重要,可使巯基酶处于活性状态,从而参与广泛的蛋白质及脂肪代谢。是细胞生长增殖和维持神经髓鞘完整所必需的物质。

【药物动力学】

口服可直接吸收利用，活性强，与组织细胞亲和力强，排泄较慢。1 h 达峰浓度。主要贮存于肝脏，成人总贮存量 4～5 mg。主要经肾排出，大部分在最初 8 h 内排出。

【适应证】

用于巨幼细胞贫血、营养不良性贫血、妊娠期贫血、多发性神经炎、神经根炎、三叉神经痛、坐骨神经痛、神经麻痹。亦用于营养性神经疾病、放射线和药物引起的白细胞减少的辅助治疗。

【用法与用量】

口服片剂：成人，一次 0.5～1.5 mg，tid。

【不良反应】

偶见过敏反应。长期用药可导致缺铁性贫血。

【禁忌证】

对本品过敏者；家族遗传性球后视神经炎及弱视症。

【注意事项】

（1）过敏体质、神经损害者诊断未明前慎用。（2）尚无儿童用药的研究资料。（3）治疗后期可出现缺铁性贫血，应补充铁剂。

【药物相互作用】

（1）不可与对氨基水杨酸钠合用。（2）氯霉素可减少其吸收。（3）考来烯胺可与本品结合，减少其吸收。

【制剂与规格】

腺苷钴胺片：0.25 mg。

甲钴胺（Mecobalamin）

【药理作用】

甲钴胺是一种内源性的辅酶 B_{12}。参与一碳单位循环，在由同型半胱氨酸合成蛋氨酸的转甲基反应过程中，作为蛋氨酸合成酶的辅酶起重要作用。比氰钴胺易于进入神经元细胞器，参与脑细胞和脊髓神经元胸腺嘧啶核苷的合成，促进叶酸的利用和核酸代谢，促进核酸和蛋白质合成作用较氰钴胺强。能促进轴突运输功能和轴突再生，对药物引起的神经退变具有抑制作用。可促进卵磷脂合成和神经元髓鞘形成。能使延迟的神经突触传递和神经递质减少恢复正常，通过提高神经纤维兴奋性恢复终板电位诱导，脑内乙酰胆碱恢复到正常水平。

【药物动力学】

口服给药后 3 h 达峰浓度，其吸收呈剂量依赖性。服药后 8 h，尿中总维生素 B_{12}

的排泄量为用药后 24 h 排泄量的 40%～80%。

【适应证】

治疗维生素 B_{12} 缺乏引起的巨幼细胞贫血；用于多种周围神经代谢功能障碍和自主神经病变。

【用法与用量】

口服胶囊：成人，一次 0. 5 mg，tid。儿童一次 0. 5 mg，bid。

【不良反应】

偶可见食欲不振、胃肠道功能紊乱、恶心、呕吐、便稀、腹泻等，皮疹。

【禁忌证】

对本品过敏者。

【注意事项】

（1）妊娠期和哺乳期用药的安全性尚不明确。（2）儿童慎用，尤其是婴幼儿。（3）用药 1 个月以上无效者，无须长期服用。（4）从事汞及其化合物的工作人员，不宜长期大剂量用药。（5）若出现皮疹等过敏反应时，应立即停药。

【药物相互作用】

氯霉素、消胆胺可减少其吸收。

【制剂与规格】

甲钴胺胶囊：0. 5 mg。

重组人促红素(Recombinant Human Erythropoietin)

【药理作用】

重组人促红素全称重组人促红细胞生成素，简称促红素（erythropoietin，EPO）。是由肾脏分泌的一种活性糖蛋白，作用于骨髓中红系造血祖细胞，能促进其增殖、分化。本品是应用基因重组技术，使人的 EPO 基因在中国仓鼠卵巢细胞（CHO）中表达，并通过细胞培养、蛋白质纯化等方法制备的生物工程产品。它具有与人体内分离、纯化的天然红细胞生成素相同的结构和生物学特性。它是一种由 165 个氨基酸组成的糖蛋白。对肾性贫血有明确的治疗作用。

【药物动力学】

皮下注射给药吸收缓慢，2 h 后可见血促红素浓度升高，18 h 达峰浓度，骨髓为特异性摄取器官，主要为肝脏和肾脏摄取。大部分在体内代谢。除肝脏外，还有少部分在肾、骨髓和脾脏内降解。肾脏不是主要排泄器官，以原形经肾排泄量小于 10%。起效时间：网织红细胞计数升高需 7～10 d，红细胞、血红蛋白、血细胞比容升高通常需

2～6周。其疗效与剂量、体内铁储存、维生素 B_{12} 和叶酸有关。停药后约2周血细胞比容开始下降。

【适应证】

用于慢性肾功能衰竭性贫血，包括慢性肾功能衰竭血液透析或非透析治疗者。非肾性贫血如风湿免疫疾病、艾滋病。外科手术前自体贮血等。对恶性肿瘤伴发的贫血不主张使用。对出血性贫血、红细胞减少症及铝中毒贫血无效。

【用法与用量】

注射剂：静脉注射、皮下注射。剂量应个体化，根据病情及血红蛋白、血细胞比容等调整剂量。

初始剂量：按一日50～150 U/kg，一周3次。若8周后血细胞比容提高不足5%～6%，且仍低于30%～33%，可将日剂量再增加25 U/kg。亦可开始用低剂量，按一日40 U/kg，一周3次。观察4周，不足时再按上述方法调整。若血细胞比容2周内提高超过4%，则需减量。若血细胞比容≥36%，则需停药。待降至要求用药的范围内可再开始，原日剂量减少25 U/kg。

血液透析者，初始剂量每周按100～150 U/kg，非透析者每周按75～100 U/kg。若血细胞比容增加不理想，于4周后每周按15～30 U/kg增量。

维持剂量：血红蛋白达到100～110 g/L，达到预期疗效后则进入维持治疗阶段。剂量调至初始剂量的2/3。每4周日剂量减少25 U/kg，维持血细胞比容30%～33%，血红蛋白100～120 g/L的最低剂量。部分病人可将每周剂量一次皮下注射。每2～4周检查血细胞比容以调整剂量，避免红细胞生成速度过快，维持血细胞比容和血红蛋白在适当水平。

【不良反应】

（1）静脉用药约10%可出现自限性的流感样症状。（2）偶有轻微的皮疹和荨麻疹。（3）慢性肾功能衰竭在治疗早期，当血细胞比容上升过快时，可出现高血压及癫痫发作。罕见过敏反应、促进血栓形成、转氨酶（ALT及AST）升高、高钾血症等。

【禁忌证】

对本品或人白蛋白或哺乳动物细胞来源的产品过敏者；难以控制的高血压；某些白血病；铅中毒；有感染者。

【注意事项】

（1）妊娠期和哺乳期用药的安全性尚未确立。（2）心肌梗死、肺栓塞、脑梗死、卟啉病、有药物过敏病史及有过敏倾向者慎用。（3）在用药前，高血压应得到控制。（4）治疗期间应补充铁剂。因出现有效造血，铁需求量增加。通常会出现血清铁下降，若血清铁蛋白低于100 ng/mL，或转铁蛋白饱和度低于20%，应每日补充铁剂。（5）叶酸或维生素 B_{12} 不足会降低疗效。（6）可能引起血清钾轻度升高，应适当调整饮食。若有血钾升高，应调整剂量。(7) 对肾性贫血须监测血细胞比容(目标为30%～36%)，若增加过快(2周内超过4%)应减少用量。(8) 严重铝过多也会影响疗效。(9) 用药期间随时监测血压、血红蛋白、血细胞比容、血清铁、铁蛋白、转铁蛋白饱和度及肾功能等，注意避免过度的红细胞生成。当血红蛋白 > 120 g/L 时应停药或减量，以免促发血栓形成。

【药物相互作用】

(1) 具有升高血压作用，有高血压者应加强原有使用的抗高血压药。(2) 促使红细胞增多，血液易于凝固，同时接受血液透析时肝素用量应相应增加。(3) 由于红细胞造血动用储存铁，铁的需求增加。除反复输血致铁过量者外，皆应同时补充铁剂。

【制剂与规格】

重组人促红素(CHO 细胞)注射液：2 000 U；3 000 U；10 000 U。

‖ 第二节　抗血小板药 ‖

血小板的黏附、聚集常为血栓形成的始动因素，尤其在动脉血栓中起重要作用。抗血小板药(antiplatelet drugs)可抑制血小板的黏附、聚集及释放，保障血液流畅、减少血栓形成，用于防治动脉血栓形成。本节有阿司匹林、氯吡格雷、吲哚布芬、替格瑞洛。

阿司匹林(Aspirin)

【药理作用】

阿司匹林为血小板环氧酶(COX)抑制剂，能阻止血小板聚集。通过抑制血小板的 COX，使由 COX 催化而产生的血栓素 A_2 (TXA_2) 生成减少。TXA_2 在体内能加速血小板聚集，小剂量以抑制 TXA_2 为主，所以具有较强的抑制血小板聚集、抗血栓形成的作用。大剂量时还具有抑制前列腺素(PGI_2) 的生成，具有促进血小板的聚集和血栓形成的作用。

【适应证】

是防治心、脑血管血栓性疾病最经济有效的首选药物。用于抑制以下情况的血小板黏附和聚集：(1) 心绞痛、心肌梗死、脑梗死。(2) 具有心、脑血管病高危因素者如动脉粥样硬化、心房颤动、一过性脑缺血发作、高血压、糖尿病，预防血栓性疾病。(3) 心绞痛、心肌梗死、脑梗死等心、脑血管疾病的再发预防。(4) 冠状动脉介入治疗(搭桥术、球囊扩张、支架植入)、透析用动静脉分流、动脉血管术后，预防血流减少和血栓。

【用法与用量】

口服肠溶片：肠溶片不可掰开或嚼服，一日量顿服。与氯吡格雷有协同作用；与他汀类合用预防动脉硬化。(1) 不稳定型心绞痛和急性心肌梗死：首剂300 mg，随后一日75～150 mg。(2) 稳定型心绞痛和陈旧性心肌梗死：一日75 mg，若无禁忌证可终生服用。(3) 动脉血管手术后维持量：一日100 mg。(4) 血管内支架植入者：一日150～300 mg，至少1个月后再减量至一日100～150 mg，长期服用。(5) 心脑血管病的一、二级预防：一日75～100 mg。(6) 防治一过性脑缺血发作和卒中：预防用一日75～150 mg；治疗用一日300 mg。

【药物动力学】、【不良反应】、【禁忌证】、【药物相互作用】

参阅第四章第二节，解热镇痛、抗炎、抗风湿药，阿司匹林。

【注意事项】

(1) 若无发生血栓因素者，无高血压、糖尿病、血管狭窄、卒中病史等不宜用。(2) 血压一直控制不好，高于180/100 mmHg不宜用。其他参阅第四章第二节，阿司匹林。

【制剂与规格】

阿司匹林肠溶片：25 mg；50 mg；100 mg；300 mg。

氯吡格雷(Clopidogrel)

【药理作用】

氯吡格雷为血小板聚集抑制剂，能选择性地抑制二磷酸腺苷(ADP)与血小板受体的结合，抑制ADP介导的膜糖蛋白Ⅱb/Ⅲa复合物的活化，而抑制血小板聚集。亦可抑制非ADP引起的血小板聚集。对血小板ADP受体的作用是不可逆的，使血小板的寿命受到影响。

【药物动力学】

口服吸收迅速，不受食物和抗酸药影响。1 h后达峰浓度，约为3 μg/mL。血浆蛋白结合率98%，在肝内代谢，主要代谢物无抗血小板聚集作用，经尿、粪便排出。代谢物半衰期为8 h。

【适应证】

防治心、脑及其他动脉的循环障碍性疾病，如近期发作的缺血性脑卒中(7 d～6个月内)、心肌梗死(从7～35 d)、确诊的急性冠状动脉综合征(不稳定型心绞痛和非ST段抬高心肌梗死)和外周动脉性疾病，可减少新的急性心、脑事件的发生，如心肌梗死、脑卒中和血管性死亡。常与阿司匹林(一日75～100 mg)联合应用，可替代噻氯匹定。

儿童用于川崎病合并冠状动脉病变严重(如有多个或复杂血管瘤)或病变不稳定者，但应用经验有限，尚缺乏系统研究。

【用法与用量】

口服片剂：空腹或与食物同服，一日量顿服。

成人常用量：(1) 新近心肌梗死、缺血性脑卒中、动脉外周疾病：一次 75 mg，特殊情况下如急性心肌梗死可加大剂量，建议初始剂量 300 mg，随后一日 75 mg 维持。(2) 非 ST 段抬高性急性冠状动脉综合征（不稳定型心绞痛或非 Q 波心肌梗死）：首次负荷量 300 mg，然后一次 75 mg，连续用药 12 个月。联合阿司匹林时一日 75～325 mg，推荐阿司匹林一日量不超过 100 mg。(3) ST 段抬高性急性心肌梗死：首次负荷量 300 mg，然后一次 75 mg，连续用药。应合用阿司匹林，可合用或不合用溶栓药。> 75 岁不使用负荷量。临床症状出现后应尽早开始联合治疗，至少用药 4 周。(4) 冠状动脉内药物支架植入术：首次负荷量 300～600 mg，然后一次 75 mg，连续用药不少于 1 年，并与阿司匹林一日 100 mg 联合应用。

儿童常用量：主要用于川崎病合并冠状动脉病变严重或病变不稳定者，目前尚缺乏系统资料。推荐按一次 1 mg/kg（最大量 75 mg）。

【不良反应】

偶见胃肠道症状如腹痛、消化不良、便秘或腹泻，以及皮疹、皮肤黏膜出血。罕见消化道或颅内出血、白细胞减少和中性粒细胞缺乏。

【禁忌证】

对本品过敏者；严重肝功能不全者；活动性出血如消化性溃疡；颅内出血等。

【注意事项】

(1) 妊娠期和哺乳期应避免使用，确需使用须权衡利弊；哺乳期使用应停止哺乳。(2) 儿童用药的安全性和有效性尚缺乏系统资料。(3) 下列情况慎用：创伤、外科手术或其他病理状态有出血风险者，接受阿司匹林及其他非甾体抗炎药、肝素、血小板膜糖蛋白Ⅱb/Ⅲa 受体抑制剂或溶栓药治疗者，有出血倾向（尤其是胃肠及眼内疾病）者。(4) 肾功能不全时不需调整剂量。(5) 择期手术且无需抗血小板治疗者，术前 1 周停药。(6) 检测血常规，观察有无异常的出血情况。

【药物相互作用】

(1) 与非甾体抗炎药合用，可能增加胃肠道隐性出血。(2) 可增强其他口服抗凝血药作用。与华法林、肝素、溶栓药合用易引起出血，故不推荐与这些药物合用。(3) 与月见草油、姜黄素、辣椒素、黑叶母菊、银杏素、丹参、大蒜制剂等合用，易引起出血。(4) 质子泵抑制剂，尤其是奥美拉唑可使其疗效降低。(5) 与阿司匹林合用具协同作用。可显著降低非 ST 段抬高急性冠状动脉综合征近期和远期心血管事件的发生，不增加致命性出血；能显著改善 ST 段抬高性心肌梗死梗塞动脉的开通率，降低院内病死率及严重缺血性事件的发生，不增加严重出血与颅内出血。

【制剂与规格】

硫酸氯吡格雷片：25 mg；75 mg。

吲哚布芬(Indobufen)

【药理作用】

吲哚布芬为血小板聚集抑制剂，是异吲哚啉基苯基丁酸衍生物。主要通过以下机制发挥抗血小板聚集作用：(1) 可逆性地抑制血小板 COX，使血栓素 A_2（TXA_2）生成减少。(2) 抑制二磷酸腺苷(ADP)、肾上腺素和血小板活化因子(PAF)、胶原和花生四烯酸诱导的血小板聚集。(3) 降低 5-HT、血小板三磷酸腺苷、血小板因子 3、血小板因子 4 和 β- 凝血球蛋白的水平，降低血小板黏附性。

【药物动力学】

口服吸收快，2 h 达峰浓度。血浆蛋白结合率 99%。半衰期为 6～8 h。75% 以葡糖醛酸结合物形式随尿排泄，部分以原形排出。对于激活剂诱发的血小板聚集，单次口服 0. 2 g 后 2 h 达最大抑制作用，12 h 后仍有显著抑制作用(90%)，24 h 内恢复。

【适应证】

动脉硬化引起的缺血性心、脑血管病变，静脉血栓形成。也用于体外循环手术或血液透析时预防血栓形成。

【用法与用量】

口服片剂：饭后服。成人，一次 0. 1～0. 2 g，bid。> 65 岁及肾功能减退者剂量减半。

【不良反应】

(1) 常见消化不良、腹痛、便秘、恶心、呕吐、头痛、头晕、荨麻疹、齿龈出血及鼻衄。(2) 少见胃溃疡、胃肠道出血及血尿。若出现皮肤过敏反应如荨麻疹等应停药。

【禁忌证】

对本品过敏者；妊娠期和哺乳期；先天或后天性出血性疾病。

【注意事项】

有胃肠道活动性病变、正使用非甾体抗炎药者慎用。

【药物相互作用】

应避免与其他抗凝血药或阿司匹林等同时服用。

【制剂与规格】

吲哚布芬片：0. 2 g。

替格瑞洛(Ticagrelor)

【药理作用】

替格瑞洛是一种环戊三唑嘧啶类化合物。替格瑞洛及其主要代谢物能可逆性地与血小板 P2Y12 受体相互作用，阻断信号传导和血小板活化。原药与其活性代谢物的活性相当。

【药物动力学】

口服吸收迅速，食物不影响吸收。约 1.5 h 达峰浓度。在体内快速生成其活性物质。生物利用度约 36%（25.4%～64%）。原药及其代谢物血浆蛋白结合率 99%。主要经 CYP3A4 代谢，少部分由 CYP3A5 代谢。原药主要通过肝内代谢消除，活性代谢物主要经胆汁分泌。原药半衰期约 7 h，活性代谢物约 9 h。

【适应证】

用于急性冠脉综合征（不稳定型心绞痛、非 ST 段抬高心肌梗死或 ST 段抬高心肌梗死），包括接受药物治疗和经皮冠状动脉介入治疗者，降低血栓性心血管事件的发生率。与氯吡格雷相比，本品可以降低心血管死亡、心肌梗死或卒中复合终点事件的发生率。

【用法与用量】

口服片剂：餐前或饭后服。（1）起始剂量为一次 90 mg，bid。首剂负荷量加倍为 180 mg。（2）除非有明确禁忌，应与阿司匹林联合。在服用首剂负荷阿司匹林后，阿司匹林维持量为 75～100 mg 顿服。（3）已经接受过负荷量氯吡格雷的急性冠脉综合征，可以开始使用本品。（4）应尽量避免漏服。如果漏服了一剂，应在预定的下次用药时间服用 90 mg。（5）急性冠脉综合征过早中止任何抗血小板药物（包括本品）治疗，可能会使心血管死亡或心肌梗死的风险增加，因此，应避免过早中止治疗。（6）本品治疗时间可长达 12 个月，除非有临床指征需要中止治疗。超过 12 个月的用药经验目前尚有限。

【不良反应】

（1）常见不良反应为组织或器官出血，偶见颅内出血。（2）少见轻度呼吸困难。（3）少见肌酐升高、高尿酸血症。（4）偶见皮疹、瘙痒、心动过缓。

【禁忌证】

对本品过敏者；活动性出血如消化性溃疡或颅内出血；有颅内出血病史者；中、重度肝脏损害者。

【注意事项】

（1）妊娠期和哺乳期应避免使用，确需使用须权衡利弊；哺乳期使用应停止哺乳。（2）儿童用药的安全性和有效性尚未确立。（3）有出血倾向如近期创伤、近期手术、凝血功能障碍慎用。（4）哮喘或 COPD、心动过缓、高尿酸血症、尿酸性肾病、有痛风性关节炎史者慎用。（5）择期手术，若抗血小板药治疗不是必须的，应在术前 7 d 停药。（6）可引起呼吸困难，若发生持续的或加重的呼吸困难，应谨慎观察、分析和处理。若无法耐受，则应停药。（7）注意监测血尿酸、肝肾功能，尤其是 ≥ 75 岁、中重度肾功能减退和接受 ARB 治疗者。(8) 应避免中断治疗。如果必须暂时停用（如治疗出血或择期外科手术），则应尽快重新开始给予治疗。停药将会增加心肌梗死、支架血栓和死亡的风险。

【药物相互作用】

(1) 禁止与 CYP3A4 强效抑制剂如酮康唑、伊曲康唑、伏立康唑、克拉霉素、奈法唑酮、利托那韦、沙奎那韦、奈非那韦、茚地那韦、阿扎那韦和泰利霉素等合用。(2) 避免与 CYP3A4 强效诱导剂如利福平、地塞米松、苯妥英钠、卡马西平和苯巴比妥等合用。(3) 与阿司匹林合用时，阿司匹林一日量不应超过 100 mg。超过该剂量会降低本品减少复合终点事件的疗效。(4) 不宜与具有诱导心动过缓的药物合用。(5) 可使他汀类药血药浓度升高。(6) 可使西沙必利和麦角生物碱类药血药浓度升高。

【制剂与规格】

替格瑞洛片：60 mg；90 mg。

‖ 第三节　促凝血药 ‖

促凝血药（procoagulant）能加速血液凝固或降低毛细血管通透性，促进血液凝固，加速止血。本节促凝血药有凝血酶、维生素 K_1、甲萘氢醌、氨甲苯酸、氨甲环酸、鱼精蛋白和血友病用药。“血友病用药”包括冻干人凝血因子Ⅷ、凝血酶原复合物和纤维蛋白原。血友病用药应在具备相应处方资质的医师或在专科医师指导下使用。

凝血因子（coagulation factor）是体内一组具有血液凝固、止血功能的生物活性蛋白。目前已知直接参与人体凝血过程的凝血因子有 14 个。前 12 个按发现次序用罗马数字Ⅰ、Ⅱ、Ⅲ等表示。较晚发现的 2 个凝血因子是激肽释放酶原（前激肽释放酶，PK）、高分子量激肽原（HMWK）。血液中缺乏某一种凝血因子，血液就不容易凝固，从而引起出血性疾病。

血友病（hemophilia）是一组遗传性凝血因子Ⅷ、Ⅸ缺乏引起的出血性疾病，分别称为血友病 A、血友病 B，属 X 染色体连锁隐性遗传性疾病。而遗传性Ⅺ因子缺乏症则为常染色体隐性遗传性疾病。在我国多数以血友病 A 为主，致病基因位于女性 X 染色体上，也就是女性携带基因，导致下一代男性发病，而下一代女性均不发病。血友病有家族史，常见的遗传模式是：女性从上一代获得发病基因（携带者，不发病），然后遗传给下一代男性，故称为“隔代遗传”。

凝血酶（Thrombin）

【药理作用】

凝血酶为牛或猪血中提取的凝血酶原经激活而得。直接作用于血液中的纤维蛋白原，促使其转化为纤维蛋白，加速血液的凝固而止血。

【适应证】

用于手术中不易结扎的小血管止血、消化道出血、口腔和耳鼻咽喉及外伤出血等。肝素化穿刺部位的渗血。可与明胶海绵同用。

【用法与用量】

外用冻干粉剂：局部外用。使用时根据具体要求，用灭菌注射用水或 0.9% 氯化钠溶液稀释，配制成一定浓度的凝血酶溶液，喷洒于创伤表面。通常使用 10～100 U/mL，而肝脏手术则需使用 500～1 000 U/mL。在某些情况下，可将凝血酶干粉直接撒布于创面。

手术、外伤等局部止血：用 0.9% 氯化钠溶液稀释成 50～200 U/mL，喷雾或灌注创面；或以明胶海绵、纱条沾凝血酶贴敷创面，亦可直接用干粉撒布至创面。

消化道出血：用 0.9% 氯化钠或牛奶（温度不高于 37 ℃）溶解成 10～100 U/mL，口服或经胃管灌注，一次 2 000～20 000 U，每 1～6 h 一次。根据出血部位和程度，可适当增减浓度、用量及次数。

【不良反应】

偶见过敏反应和低热反应。过敏反应时应及时停药。

【禁忌证】

对本品过敏或过敏体质者；动脉或大静脉大出血，应紧急采取其他外科止血措施。

【注意事项】

（1）须直接与创面接触才能起到止血作用，应新鲜配制使用。应将伤口表面的血液吸干后，再施用凝血酶。（2）严禁作血管内、皮下或肌内注射，以防引起局部坏死甚至形成血栓而危及生命。（3）妊娠期仅在具有明显指征下，确有必要时才能使用。（4）DIC、血液病所致的出血不宜用。（5）缺乏血小板或某些凝血因子如凝血酶原时本品不起作用。应在补充血小板或缺乏的凝血因子、输血的基础上使用。

【药物相互作用】

（1）加温，酸、碱或重金属盐类可使其活力下降而失去作用。（2）为提高上消化道出血的止血效果，宜先服一定量抗酸药中和胃酸后再服本品，或同时静脉给予抑酸药。（3）本品还可用磷酸盐缓冲液（pH7.6）或冷牛奶溶解。如用明胶、果糖胶、蜂蜜等配制成乳胶状溶液，可提高凝血酶的止血效果，并可适当减量。

【制剂与规格】

凝血酶冻干粉（外用）：200 U；500 U；2 000 U。

维生素 K_1 (Vitamin K_1)

【药理作用】

维生素 K 是肝脏合成凝血因子Ⅱ、Ⅶ、Ⅸ、Ⅹ所必需的物质，通常称这些因子为维生素 K 依赖性凝血因子。维生素 K 缺乏引起这些凝血因子合成障碍，可有出血倾向及凝血酶原时间延长。维生素 K 到达细胞后，在微粒体 COX 作用下转化为环氧叶绿醌，后者有助于因子Ⅱ的前身氨基末端 γ- 羧基谷氨酸的加羧基作用。维生素 K 可促使已羧化的因子Ⅱ前身转化为凝血因子Ⅱ。在因子Ⅶ、Ⅸ和Ⅹ合成中也起了类似作用。维生素 K 缺乏，未经羧化的异常的“凝血因子”释放入血，即可引起维生素 K 依赖性凝血因子异常。

【药物动力学】

天然维生素 K_1 为脂溶性，肌注 1～2 h 起效，3～6 h 止血效果明显，12～14 h 后凝血酶原时间恢复正常。吸收后在肝内迅速代谢，经肾和胆汁排出，几乎无体内蓄积。

【适应证】

用于多种原因引起的维生素 K 依赖性凝血因子过低导致的凝血障碍，如梗阻性黄疸、胆瘘、慢性腹泻等所致的出血，香豆素类、水杨酸钠等所致的低凝血酶原血症，新生儿出血以及长期应用广谱抗生素所致的体内维生素 K_1 缺乏。大剂量用于香豆素类和茚满二酮类灭鼠药如敌鼠钠、杀鼠灵等中毒的解救。较少用于胆石症或胆道蛔虫症引起的胆绞痛。

【用法与用量】

注射剂：深部肌内注射、皮下注射、静脉注射、静脉滴注。皮下注射剂量同肌注。静注时，一次用量加入 0. 9% 氯化钠或 5% 葡萄糖溶液 20 mL 中缓慢注射，注射速度不 > 1 mg/min，抗凝血类灭鼠药中毒急救时可适当加快，注射速度 4～5 mg/min。静滴时，一次用量加入 5% 或 10% 葡萄糖溶液 250～500 mL 中缓慢滴注。静注有一定危险，仅在病情严重，确有必要时采用。通常采用肌内注射。

成人常用量：（1）低凝血酶原血症、中度梗阻性黄疸等伴凝血功能障碍：一次 10 mg 肌注，qd 或 bid。24 h 总量不超过 40 mg。（2）肠道吸收不良或其他药物引起的低凝血酶原血症：一次 2～25 mg 肌注，必要时可重复。（3）预防低凝血酶原血症、长期全胃肠营养者：一次 5～10 mg 肌注，一周 1 次。（4）维生素 K_1 缺乏症：出血严重或有胆道疾病者，一日 100 mg 缓慢滴注，3～5d 后改用口服制剂。（5）抗凝血类灭鼠药如敌鼠钠、杀鼠灵等毒物中毒的解救：肌注或静注。轻、中度中毒，一次 10～20 mg 肌注，一日 2～3 次。严重中毒一次 40～60 mg 缓慢静注，注射速度 4～5 mg/min，一日 100～300 mg。待出血倾向基本停止或凝血酶原时间恢复正常后改为肌注，直至停药。

儿童常用量：（1）预防新生儿出血：在新生儿出生后立即皮下或肌内注射 0. 5～1 mg，通常早产儿 0. 5 mg，新生儿 1 mg。6～8 h 后视病情需要可重复，极少数需使用 4～7 d。亦可于分娩前 12～24 h 给孕妇肌注或缓慢静注 2～5 mg，但大多不主张孕妇用药，故不作为常规方法。(2) 新生儿出血疾病：1 mg 肌注，q8h，或根据需要给予。(3) 华法林诱导的低凝血酶原血症(有或无轻微出血)：单剂静注。1月龄～12岁，按 15～30 μg/kg (最大量 1 mg)，必要时可重复。(4) 华法林诱导的低凝血酶原血症(逆转抗凝或伴有明显出血)，维生素 K 缺乏性出血：单剂静注。1月龄～12岁，按 0.25～0.3 mg/kg (最大量 10 mg)。(5) 长期使用不含维生素 K 的肠外营养液，预防低凝血酶原血症：婴儿，一次 2 mg 肌注，一周 1 次。1岁以上，一次 5～10 mg 肌注，一周 1 次。(6) 凝血因子Ⅱ缺乏：婴儿，一次 2 mg 肌注，qd。较大儿童 5～10 mg 缓慢静注，qd。(7) 抗凝血类灭鼠药如敌鼠钠、杀鼠灵等毒物中毒的解救：肌注或静注。轻、中度中毒，一次 5～10 mg 肌注，一日 2～3 次。严重中毒者剂量加倍，一次 10～20 mg 缓慢静注，注射速度 4～5 mg/min，一日量可用至 100 mg，待出血倾向基本停止或凝血酶原时间恢复正常后改为肌注，直至停药。

【不良反应】

(1) 偶见过敏反应，如发热、寒战、晕厥等。罕见过敏性休克，严重者可致死。一旦出现过敏症状，应立即停药并给予治疗。(2) 静注过快，注射速度超过 5 mg/min，可引起面部潮红、出汗、呼吸困难、胸闷、喉水肿、支气管痉挛、心动过速、心悸、低血压等，甚至有致命危险。(3) 肌注局部红肿和疼痛。(4) 新生儿可能出现高胆红素血症、黄疸和溶血性贫血。

【禁忌证】

对本品过敏者；严重肝病或肝功能不全者。

【注意事项】

(1) 可透过胎盘，妊娠临产时应避免使用。(2) 肝功能不全者疗效不明显，盲目加量可加重肝损害。(3) 对肝素引起的出血倾向无效，外伤出血无必要使用。(4) 静注时宜缓慢，注射速度不超过 1 mg/min，但用于抗凝血类灭鼠药中毒时可稍快。(5) 定期检测凝血酶原时间以调整剂量及给药次数。(6) 遇光快速分解，使用过程中应避光。

【药物相互作用】

(1) 与香豆素类抗凝血药合用，作用相互抵消。(2) 水杨酸类、磺胺类、奎宁、奎尼丁等可影响其效果。(3) 与苯妥英钠混合 2 h 后可出现颗粒沉淀，与维生素 C、维生素 B_{12}、右旋糖酐混合易出现浑浊。

【制剂与规格】

维生素 K_1 注射液：1 mL : 10 mg。

甲萘氢醌(Menadiol)

【药理作用】

甲萘氢醌为人工合成的维生素 K_4。维生素 K 作为羧化酶的辅酶参与凝血因子Ⅱ、Ⅶ、Ⅸ、Ⅹ的合成，这些因子上的谷氨酸残基在肝微粒体酶系统羧化酶的作用下形成 9～12 个 γ- 羧基谷氨酸，才能使这些因子具有与 Ca^{2+} 结合的能力，才有凝血活性，从而产生凝血作用。若维生素 K_4 缺乏或环氧化物反应受阻，如被香豆素类拮抗，因子Ⅱ、Ⅶ、Ⅸ、Ⅹ的合成即停留于前体状态，则凝血酶原时间延长，引起出血。

【药物动力学】

口服后直接吸收，吸收后随 β 脂蛋白转运，储存在肝内并被代谢利用，代谢较快，经胆汁及尿排泄。

【适应证】

用于维生素 K 缺乏症及低凝血酶原血症等引起的出血性疾病。（1）止血：用于阻塞性黄疸、胆瘘、慢性腹泻、广泛肠切除所致的肠吸收功能不良病人，早产儿、新生儿低凝血酶原血症，香豆素类或水杨酸类过量以及其他原因所致的凝血酶原过低等引起的出血。亦用于预防长期口服广谱抗生素引起的维生素 K 缺乏症。（2）镇痛：较少用于胆石症、胆道蛔虫症引起的胆绞痛。

【用法与用量】

口服片剂：成人常用量：一次 5～10 mg，tid。阻塞性黄疸术前：一日 10～20 mg，连续用 1 周。血管神经性头痛：一次 8 mg，tid，连服 3 d。儿童常用量：一次 2～4 mg，tid。

【不良反应】

恶心、呕吐等胃肠道反应。偶见过敏反应。

【禁忌证】

对本品过敏者；妊娠晚期（尤其是临近分娩时）；严重肝病或肝功能不全者。

【注意事项】

（1）可透过胎盘，妊娠临产时应避免使用。（2）肝功能不全者疗效不明显，凝血酶原时间极少恢复正常，盲目加量可加重肝损害。（3）G6PD 缺乏慎用。（4）对肝素引起的出血倾向无效，外伤出血无必要使用。（5）维生素 K 依赖因子缺乏而发生严重出血时，不能在短时间即生效。可先静脉输注凝血酶原复合物、血浆或新鲜血。（6）肠道吸收不良者宜使用注射液。（7）定期检测凝血酶原时间以调整剂量及给药次数。

【药物相互作用】

（1）与香豆素类抗凝血药合用，作用相互抵消。（2）水杨酸类、磺胺类、奎宁、奎尼丁等可影响其效果。

【制剂与规格】

醋酸甲萘氢醌片：2 mg；4 mg。

氨甲苯酸(Aminomethylbenzoic Acid)

【药理作用】

氨甲苯酸为促凝血药，是合成的氨基酸类抗纤溶药。其抗纤溶活性为氨基己酸的4～5倍。血液循环中存在各种纤溶酶（原）的天然拮抗物，如抗纤溶酶等。正常情况时，血液中抗纤溶活性比纤溶活性高很多倍，所以不致发生纤溶性出血。纤溶酶是一种肽链内切酶，在中性环境中能裂解纤维蛋白（原）的精氨酸和赖氨酸肽链，形成纤维蛋白降解产物，并引起凝血块溶解出血。纤溶酶原通过其分子结构中的赖氨酸结合部位而特异性地吸附在纤维蛋白上，赖氨酸则可以竞争性地阻抑这种吸附作用，减少纤溶酶原的吸附率，从而减少纤溶酶原的激活程度，以减少出血。本品的化学结构与赖氨酸（1,5- 二氨基己酸）相似，故能竞争性地阻抑纤溶酶原在纤维蛋白上吸附，从而防止其激活，保护纤维蛋白不被纤溶酶降解和溶解，最终达到止血效果。小剂量时能抑制纤溶酶原的活化作用，大剂量还能直接抑制纤溶酶的蛋白溶解酶活性，也抑制胰蛋白酶、糜蛋白酶的活性。

【药物动力学】

静脉注射后有效血药浓度可维持3～5 h。半衰期为1 h。经肾排泄，静脉用药24 h后，给药总量的（63±17）% 以原形由尿排出，其余为乙酰化衍生物。

【适应证】

主要用于因原发性纤维蛋白溶解过度所引起的出血，包括急性或慢性、局限性或全身性的纤溶亢进性出血，后者常见于癌肿、白血病、妇产科意外、严重肝病出血等。

【用法与用量】

注射剂：静脉注射、静脉滴注。静注时一次用量用5% 或10%、25% 葡萄糖、0. 9% 氯化钠溶液10～20 mL稀释。静滴时加入5% 或10% 葡萄糖、0. 9% 氯化钠溶液100～200 mL中。

成人常用量：一次0. 1～0. 3 g，一日量不超过0. 6 g。儿童常用量：新生儿一次0. 02～0. 03 g；1月龄～5岁，一次0. 05～0. 1 g；> 5岁参照成人剂量。

【不良反应】

少见腹泻、恶心、呕吐、腹部不适。偶见头昏、头痛。

【禁忌证】

对本品过敏者；血栓性疾病。

【注意事项】

（1）有血栓形成倾向者慎用。（2）一般不单独用于DIC继发纤溶亢进所致的出血，以防进一步血栓形成，影响脏器功能，特别是急性肾衰竭。若有必要，应在肝素化的基础上应用。（3）慎与其他凝血因子如因子Ⅸ合用，以防血栓形成。一般认为在凝血因子使用后8 h再用本品较为妥当。（4）可导致继发性肾盂和输尿管凝血块阻塞，血友病或肾盂实质病变发生大量血尿时要慎用。（5）宫内死胎所致的低纤维蛋白原血症出血，用肝素治疗较本品更安全。（6）慢性肾功能不全、前列腺手术出血时用量酌减。

【药物相互作用】

（1）与口服避孕药或雌激素、凝血酶原复合物浓缩剂合用，易引起血栓形成。（2）与青霉素、苯唑西林、尿激酶等溶栓药或输注血液有配伍禁忌。

【制剂与规格】

氨甲苯酸注射液：5 mL∶50 mg；10 mL∶100 mg。

氨甲环酸（Tranexamic Acid）

【药理作用】

氨甲环酸为促凝血药，作用机制同氨甲苯酸（参阅氨甲苯酸），但作用较强。止血作用为氨基己酸6～10倍，在组织中有更强更持久的抗纤溶酶活性。还能直接抑制纤溶酶活力，减少纤溶酶激活补体（C1）的作用，从而达到防止遗传性血管性水肿的发生。

【药物动力学】

根据剂量大小不同，静脉用药后达峰值持续时间1 h。按10 mg/kg静脉注射，抗纤溶活力作用持续7～8 h，组织内可维持17 h。按15 mg/kg静脉滴注，1 h后血药浓度为20 μg/mL，4 h后为5 μg/mL。可透过血脑屏障，脑脊液中达有效血药浓度（1 μg/mL）水平，可使脑脊液中纤维蛋白降解产物降低到给药前的50%。可进入乳汁，约为血药浓度的1%。给药量的90%在24 h内经肾排泄。

【适应证】

用于急性或慢性、局限性或全身性原发性纤维蛋白溶解亢进所致的各种出血。包括：（1）前列腺、尿道、肺、脑、子宫、肾上腺、甲状腺、肝等富有纤溶酶原激活物脏器的外伤或手术出血。（2）用作组织型纤溶酶原激活物（t-PA）、链激酶及尿激酶的拮抗物。（3）人工流产、胎盘早剥、死胎和羊水栓塞引起的纤溶性出血。以及病理性宫腔内局部纤溶性增高的月经过多症。（4）眼前房出血及严重鼻出血。（5）中枢神经病变轻症出血，如蛛网膜下隙出血和颅内动脉瘤出血，止血效果优于其他抗纤溶药，但应注意可能并发脑水肿或脑梗死。至于重症有手术指征者，仅可作辅助用药。（6）治疗遗传性血管性水肿，可减少其发作次数和严重程度。（7）血友病发生活动性出血，可联合应用本品。（8）防止或减轻因子Ⅷ或因子Ⅸ缺乏的血友病拔牙或口腔手术后的出血。

【用法与用量】

注射剂：静脉注射、静脉滴注。静注以 5% 或 10%、25% 葡萄糖或 0.9% 氯化钠溶液 20 mL 稀释。静滴时加入 5% 或 10% 葡萄糖或 0.9% 氯化钠溶液 200 mL 中。

成人，一次 0.25～0.5 g，一日量 0.75～2 g。儿童，一次 0.125～0.25 g，bid。根据年龄和症状可适当增减剂量。为防止手术前后出血，可参考上述剂量。治疗原发性纤维蛋白溶解所致出血时，剂量可酌情加大。

预防阴道分娩产后出血：缩宫素 10 U 加入 10% 葡萄糖溶液 10 mL 中，于胎肩娩出后缓慢静注。胎儿娩出后，立即给予本品 1 g，用 5% 葡萄糖溶液 20 mL 稀释，静脉注射 2～3 min。

【不良反应】

较氨基己酸少。（1）可有腹泻、恶心及呕吐。（2）少见经期不适（经期血液凝固所致）。（3）偶见药物过量引起颅内血栓形成或出血。（4）可透过脑脊液，少见视力模糊、头痛、头晕、疲乏等中枢神经系统症状，与注射速度有关。

【禁忌证】

对本品过敏者；血栓性疾病；有血栓形成倾向或有纤维蛋白沉积时。

【注意事项】

（1）下列情况慎用：妊娠期和哺乳期，心、肝、肾功能不全者，血友病或肾盂实质病变发生大量血尿时。（2）慎与其他凝血因子如因子Ⅸ合用，以防血栓形成。一般认为在凝血因子使用后 8 h 再用本品较为妥当。（3）DIC 所致的继发性纤溶性出血，应在肝素化的基础上应用。在未肝素化前不宜用。（4）慢性肾功能不全、前列腺手术出血时用量酌减。（5）蛛网膜下隙出血和颅内动脉瘤出血，止血效果优于其他抗纤溶药，但应注意可能并发脑水肿或脑梗死。对于重症有手术指征者，仅作为辅助用药。（6）宫内死胎所致的低纤维蛋白原血症出血，肝素治疗较本品更安全。（7）长时间使用应做眼科检查如视力、视觉、视野和眼底。

【药物相互作用】

（1）与口服避孕药或雌激素、凝血因子复合物浓缩剂合用，易引起血栓形成。（2）本品与青霉素、苯唑西林、尿激酶等溶栓药或输注血液有配伍禁忌。

【制剂与规格】

氨甲环酸注射液：5 mL∶0.25 g；5 mL∶0.5 g。

鱼精蛋白（Protamine）

【药理作用】

鱼精蛋白为抗肝素药。是一种碱性蛋白，具有强碱性基团，在体内可与强酸性的肝素结合，形成一种无活性的稳定复合物，这种直接拮抗作用使肝素失去抗凝活性。

肝素与抗凝血酶Ⅲ结合，加强其对凝血酶的抑制作用。本品可分解肝素与抗凝血酶Ⅲ的结合，从而消除其抗凝血作用。因此，肝素或低分子量肝素过量引起出血时，可中和其抗凝血作用。

【药物动力学】

注射后约 1 min 内即能发挥止血效能，作用持续约 2 h。半衰期与用量有关，用量越大半衰期越长。

【适应证】

用于因注射肝素过量所引起的出血。体外循环、血液透析应用肝素抗凝处理结束时中和体内残存的肝素。其他自发性出血，如咯血等。

【用法与用量】

注射剂：静脉注射、静脉滴注。本品 1 mg 可中和 100 U 肝素的抗凝血作用。由于肝素在体内代谢迅速，用药时间越长，所需拮抗肝素的量就越少。静滴肝素后 30～60 min，按 0. 5～0. 75 mg 中和 100 U 肝素计算，2 h 后则按 0. 25～0. 375 mg 中和 100 U 肝素计算。

成人常用量：(1) 抗肝素过量，用量与最后一次肝素使用量相当(1 mg 中和 100 U)。但每次不超过 50 mg，缓慢静注，注射速度 0. 5 mL/min，在 10 min 内注入量不超过 50 mg。一次用量后，若需要时可重复给予。当肝素从皮下给药时，如所给予的肝素总体再吸收尚未完成，鱼精蛋白的注射应每 2～3 h 重复进行。由于其自身具有抗凝血作用，因此 2 h 内(即本品作用有效持续时间内)不宜超过 100 mg。除非另有明确依据，不得加大剂量。(2) 抗自发性出血，按一日 5～8 mg/kg，分 2 次，间隔 6 h。一次用量加入 0. 9% 氯化钠溶液 300～500 mL 中静滴。3 d 后改用半量，一次用量不超过 25 mg。

儿童常用量：(1) 抗肝素过量，用量与最后一次肝素使用量相当。一次用量不超过 25 mg，缓慢静注。(2) 抗自发性出血，按体重计剂量用法同成人。

【不良反应】

(1) 心动过缓、胸闷、呼吸困难、血压降低甚至过敏性休克，大多因静注过快所致，系药物直接作用于心肌或周围血管扩张引起。(2) 引起急性循环衰竭、非心源性肺水肿、肺动脉高压或高血压。风险因素包括大剂量、快速给药、重复注射、既往使用鱼精蛋白以及当前或既往使用含鱼精蛋白的药物。(3) 恶心、呕吐、面红、潮热及倦怠，大多持续较短暂。(4) 对鱼类食物过敏者可能发生过敏反应。(5) 使用鱼精蛋白锌胰岛素者偶见严重过敏反应。某些男性不育症或输精管切除者用药后亦可出现高敏反应。(6) 可加重心脏手术体外循环所致的血小板减少。

【禁忌证】

对本品过敏者。

【注意事项】

（1）妊娠期和哺乳期、新生儿、接受心脏介入手术和体外循环手术者慎用。（2）对鱼虾类食物过敏者使用时需注意过敏反应。（3）男性不育症或输精管切除者用药前，可给予糖皮质激素或抗组胺药防止过敏。（4）仅用于静脉给药，宜单独使用。（5）可致过敏反应甚至致死，应在配备复苏设备的条件下使用。（6）因肝素在体内代谢迅速，间隔时间越长，所需拮抗量则越少。例如肝素静注 30 min 后再用本品，剂量可减半。用药 5～15 min 后，可检测活化部分凝血活酶时间（APTT）或凝血酶时间（TT），以估计用量（特别是在大剂量肝素应用后）。给药后若肝素的作用持续时间长于本品，可根据检测激活凝血时间（ACT）结果再次给药。（7）对血容量偏低者宜纠正后再使用，以防周围血循环衰竭。（8）本品能被血液所灭活，当用于中和大剂量肝素后 8～9 h（个别为 18 h），少见肝素"反跳"现象和出血，此时需额外使用本品。

【药物相互作用】

（1）碱性药物可使其失去活性。（2）与青霉素、头孢菌素类存在配伍禁忌。（3）在一些胰岛素制剂中，可延长胰岛素的作用。

【制剂与规格】

硫酸鱼精蛋白注射液：5 mL：50 mg；10 mL：100 mg。

人凝血因子Ⅷ（Human Coagulation Factor Ⅷ）

【药理作用】

人凝血因子Ⅷ又称抗血友病球蛋白或抗血友病因子。在内源性凝血过程中，因子Ⅷ（F Ⅷ）在 Ca^{2+} 和磷脂作用下，与激活的因子Ⅸ（F Ⅸ）参与因子Ⅹ（F Ⅹ）的激活凝血酶原，形成凝血酶，从而使凝血过程正常进行。活化的因子Ⅷ（F Ⅷ a）是凝血过程中活化的因子Ⅸ（F Ⅸ a）的辅助因子，在血小板表面参与凝血酶原向凝血酶转化的过程，并在维持有效止血中起重要作用。F Ⅷ在血液凝固过程中被消耗，在组织坏死或出血时消耗加速，F Ⅷ a 也能被活化蛋白 C 所灭活。F Ⅷ促凝活性（F Ⅷ：C）水平正常均值为 100%（范围 50%～200%），血友病 A 常低于 5%，严重者低于 2%。本品 1 U/kg 能升高 F Ⅷ：C 水平 2%～2. 5%。在体内不易产生抗 F Ⅷ的抗体。

【药物动力学】

静注后 1～2 h 作用可达高峰。不能透过胎盘。生物半衰期为 8～12 h，消除半衰期 8～19 h。若体内已存在抗体或正值活动性出血致凝血因子消耗时，其半衰期会明显缩短。

【适应证】

对 F Ⅷ缺乏所致的凝血功能障碍具有纠正作用。主要用于防治血友病 A 和获得性 F Ⅷ缺乏症而致的出血，以及这类病人手术中或手术后出血的治疗。本品浓缩剂是防治血友病 A 外伤或手术出血的首要治疗措施。其冷沉淀物亦用于治疗血管性血友病（vWD）、低纤维蛋白原血症及 F Ⅷ缺乏症。并可作为纤维蛋白原的来源用于 DIC。

【用法与用量】

注射剂：静脉滴注。1 U 相当于正常新鲜血浆 1 mL 平均所含 F Ⅷ的活性量。按 1 U/kg 输用可提高 F Ⅷ:C 水平 2%～2. 5%。

用法：专供静脉输注。应在医师的严格监督下使用。先以 25 ℃～37 ℃灭菌注射用水或 5% 葡萄糖注射液按瓶签的标示量注入瓶内。刚从冰箱取出或在冬季温度较低时，应特别注意使其温度升高到 25 ℃～37 ℃，然后进行溶解，否则易析出沉淀。轻轻摇动使其完全溶解，注意勿使产生泡沫。然后用带有滤网装置的输血器进行静滴，滴速一般以每分钟 60 滴为宜。给药速度宜慢，不大于 10 mL/min。若用药量超过一瓶，可用同一套输注装置经一次静脉穿刺给药。配制好的药液应立即使用，并在 1 h 内输完，不得放置或再冷藏。

用量：按 1 U/kg 可使 F Ⅷ:C 水平增加 2%～2. 5%。其用量视病情、病人体重、出血类型、出血程度、是否存在抑制物、需要提高的 F Ⅷ:C 水平及体内是否存在抗体等因素确定。

以人血浆制品为例，所需剂量计算公式：所需 F Ⅷ（U）= 0. 5 U × 体重（kg）× 需提升的 F Ⅷ:C（正常的 %）。例：所需 F Ⅷ（U）= 0. 5 U × 50（kg）× 30（%）= 750 U。

预防自发性出血：按 25～40 U/kg，一周 3 次。或体重 > 50 kg 者一日 500 U；< 50 kg 者一日 250 U。使 F Ⅷ:C 达正常水平的 5%～10%。

治疗出血：(1) 轻度出血：按一次 8～15 U/kg，一日 1～2 次，使 F Ⅷ:C 达正常水平的 20%～40%。多数单次用药即可有效，若出血不止，可每 8～10 h 重复 1 次，连续用 1～3 d。(2) 中度出血：首次按 15～20 U/kg，使 F Ⅷ:C 达正常水平的 30%～50%。随后根据需要，维持量按 10～15 U/kg，q8h 或 q12h，连续 3～7 d。(3) 严重出血或出血累及重要器官：如口腔、泌尿道及中枢神经系统出血，重要器官如颈、喉、腹膜后及骼腰肌附近的出血。首次按 30～50 U/kg，使 F Ⅷ:C 达正常水平的 60%～100%。随后维持量按 20～25 U/kg，q8h 或 q12h，至少维持 7d。

控制围术期出血：(1) 拔牙：术前 1 h 按 15～20 U/kg 给予，使 F Ⅷ:C 达正常水平的 30%～50%。术后若发生出血，可重复上述剂量。(2) 小手术：术前 1 h 按 15～20 U/kg 给予，使 F Ⅷ:C 达正常水平的 30%～50%。必要时按 10～15 U/kg，q8h 或 q12h。(3) 大手术：术前 1 h 按 15～20 U/kg 给予，5 h 再给予半量，使 F Ⅷ:C 达正常水平的 30%～50%。术后 10～14 d 应将 F Ⅷ:C 维持在正常水平的 30%～60%。应注意只有当 F Ⅷ抑制物水平无异常增高时，方可考虑择期手术。

体内 F Ⅷ抗体生成伴出血：为治疗出血首剂按 5 000～10 000 U/h，继而以 300～1 000 U/h 维持，使体内 F Ⅷ:C 水平维持在 30～50 U/mL。如同时行血浆置换术，宜追加本品 40 U/kg，以增强疗效。

获得性 F Ⅷ抑制物增多症应给予较大剂量，一般为治疗血友病所需剂量的一倍以上。

【不良反应】

(1) 可能出现过敏反应，严重者血压下降甚至发生休克。(2) 偶见寒战、头晕、头痛、疲乏、口干、鼻出血、恶心及呕吐等。(3) A 型、B 型或 AB 血型者大量输注时偶见溶血。(4) 罕见高纤维蛋白原血症或血栓形成。(5) 有 10%～20% 的血友病 A 用药后产生特异性抗 F Ⅷ:C 抗体。(6) 注射局部烧灼感或炎症。

【禁忌证】

对本品过敏者。

【注意事项】

(1) 妊娠期慎用，仅在确有必要方可使用。儿童慎用。(2) 大剂量反复输入时，可能发生过敏反应、溶血反应及肺水肿，有心脏病尤其要注意。(3) 本品溶解后，一般为澄清略带乳光的溶液，允许微量细小蛋白颗粒存在。若发现有大块不溶物时则不可使用。(4) 对血友病 B，凝血因子Ⅺ缺乏症均无疗效，故在使用前应确诊为 F Ⅷ缺乏方可使用。(5) 稀释时应使用塑料注射器。玻璃注射器表面可吸附凝血因子以致影响实际药量。(6) 溶解后应立即使用。配制好的药液勿强烈震荡，也不可再冷藏。(7) 不得用于静脉以外的注射途径。(8) 输液器应带有滤网装置，以去除溶液中可能存在的微量细小颗粒。(9) 对蛋白过敏者可能发生过敏反应。(10) 用药过程中定期检测 F Ⅷ:C 及抗体，若血友病 A 产生特异性 F Ⅷ:C 抗体，可用大剂量或改用纯化的 F Ⅶ浓缩剂或凝血因子Ⅰ复合物进行治疗。(11) 大量或多次使用时应检测血细胞比容。检查脉搏和血压等。

【药物相互作用】

应单独输注，不可与其他药物配伍。

【制剂与规格】

注射用人凝血因子Ⅷ: 50 U; 100 U; 200 U; 250 U; 300 U; 400 U; 500 U; 1 000 U。

人凝血酶原复合物(Human Prothrombin Complex)

【药理作用】

人凝血酶原复合物含有肝内合成的维生素 K 依赖性凝血因子Ⅱ(F Ⅱ)、Ⅶ(F Ⅶ)、Ⅸ(F Ⅸ)和Ⅹ(F Ⅹ)，从健康人新鲜血浆分离而得，能补充上述凝血因子，促进凝血。维生素 K 缺乏和严重肝病均可造成这 4 种凝血因子缺乏，而上述任何一个因子的缺乏都可导致凝血障碍。

【药物动力学】

正常情况下静脉用药后 10～30 min 达峰浓度。F Ⅸ的分布半衰期为 3～6 h，消除半衰期为 18～32 h。

【适应证】

（1）主要用于防治因凝血因子Ⅱ、Ⅶ、Ⅸ和Ⅹ缺乏所致的出血，如血友病 B、严重肝病、DIC 等。（2）用于逆转抗凝血药香豆素类及茚满二酮等诱导的出血。（3）对已产生的凝血因子Ⅷ抑制性抗体的血友病 A，防治出血。（4）对继发性维生素 K 缺乏的新生儿、口服广谱抗生素者，仅在严重出血或术前准备中使用。（5）治疗敌鼠钠盐中毒。

【用法与用量】

注射剂：专供静脉滴注，在医师的严格监督下使用。

用法：（1）先将本品和灭菌注射用水或 5% 葡萄糖注射液预温至 20 ℃～25 ℃，按瓶签标示量注入预温的灭菌注射用水或 5% 葡萄糖注射液，轻轻转动直至完全溶解，注意勿使产生很多泡沫。（2）用 0. 9% 氯化钠或 5% 葡萄糖溶液稀释至 50～100 mL，然后用带有滤网装置的输血器进行静滴。滴速开始要缓慢，15 min 后稍加快。一般每瓶 200 mL 血浆当量单位(PE)滴注时间 30～60 min。随时注意观察，若发现 DIC 或血栓的临床症状和体征，应立即停用并用肝素拮抗。

用量：根据体重、出血类型及需要提高的凝血因子水平等因素确定。（1）一般按 10～20 U/kg。随后，F Ⅶ缺乏者每隔 6～8 h，F Ⅸ缺乏者每隔 24 h，F Ⅱ和 F Ⅹ缺乏者每隔 24～48 h 给予 1 次，可酌情减量，一般维持 2～3d。（2）出血量较大或大手术时可根据病情适当增量。（3）凝血酶原时间延长者如拟作脾切除者要先于手术前用药，术中和术后根据病情决定。

具体用量根据病情和所需凝血因子而异，一般首剂 400～600 U，以后一次 200～400 U，一日 2～3 次。可根据病情适当增量。一般推荐剂量如下。

用于血友病 B：（1）预防自发性出血，按一次 20～40 U/kg，每周 2 次。（2）治疗出血：轻、中度出血按 25～55 U/kg，qd。使 F Ⅸ：C 达正常水平的 20%～40%，应用 1～2 d。严重出血按 60～70 U/kg，使 F Ⅸ：C 达正常水平的 20%～60%，每 10～12 h 给予 1 次，连续 2～3 d。（3）围术期止血：拔牙前 1 h 按 50～60 U/kg 给予，使 F Ⅸ：C 达正常水平的 40%～60%。若术后仍有出血，可重复此量。（4）其他手术：术前 1 h 按 50～95 U/kg 给予，使 F Ⅸ：C 达正常水平的 25%～60%。术后每 12～24 h 重复此量，至少持续 7 d。

按 1 U/kg 给予可提高 F Ⅸ：C 水平 1%。计算用量参考公式：所需 F Ⅸ（U）= 1 U × 体重（kg）× 需要提高的 F Ⅸ血浆浓度（%）。

其他：（1）血友病 A：已产生 F Ⅷ抗体，预防及控制出血可按 75 U/kg 给予。必要时 12 h 后再重复使用。（2）F Ⅶ缺乏症：为控制围术期出血，术前应用剂量足以使 F Ⅶ达正常水平的 25%。术后每 4～6 h 重复 1 次，必要时持续 7 d。计算用量参考公式：凝血酶原复合物剂量 = 0. 5 U × 体重（kg）× 需要提高的 F Ⅶ血浆浓度（%）。（3）抗凝血药诱发的出血：严重者必要时可给予 1 500 U，并同时加用维生素 K。

(4) 敌鼠钠盐中毒：首剂按 40 U/kg，以后按一日 15～20 U/kg 维持，直至出血停止。

【不良反应】

(1) 少见面部潮红、眼睑水肿、皮疹及呼吸急促等过敏反应，严重者血压下降甚至发生休克。偶见伴发血栓形成。(2) 输注过快可引起短暂发热、寒战、头痛、荨麻疹、恶心、呕吐、嗜睡、冷漠、潮红、耳鸣，以及脉率、血压改变甚至休克，减慢输注速度可缓解。但发生高敏反应时应停药，直到症状消失，其后可在密切观察下缓慢输注。(3) 大剂量输注可导致 DIC、深静脉血栓形成、肺栓塞或手术后血栓形成等。(4) 本品含微量 A 型和 B 型的同种血细胞凝集素，血型为 A 型、B 型、AB 型大剂量输注时偶见溶血。

【禁忌证】

对本品过敏者；肝病所致 DIC。

【注意事项】

(1) 妊娠期和哺乳期、婴幼儿慎用。确有必要应在严密观察下使用。(2) 除肝病出血外，应明确是缺乏凝血因子Ⅱ、Ⅶ、Ⅸ、Ⅹ后方可使用。(3) 治疗中可产生抗体，应视情况加大剂量。应持续检测 FⅡ、FⅨ和 FⅩ。定期检测活化部分凝血活酶时间(APTT)、纤维蛋白原、血小板及凝血酶原时间，以早期发现 DIC 等并发症。(4) 冻干粉末用灭菌注射用水溶解，用塑料注射器稀释。玻璃注射器表面可吸附凝血因子以致影响实际药量。(5) 配制好的药液应立即使用，切勿强烈震荡，不可再冷藏。(6) 输液器应带有滤网装置，以去除溶液中可能存在的微量细小颗粒。(7) 肝病或肝功能不全者、近期接受过外科手术者，易发生血栓、血管内凝血或纤维蛋白溶解，应权衡利弊，斟酌使用。(8) 血友病 B 用药应每日检测 FⅨ，并据此调整用量。(9) 对 FⅪ缺乏症无效。

【药物相互作用】

抗纤溶药如氨甲苯酸、氨甲环酸等常用于预防与控制血友病接受各类手术时的出血，若与本品合用可增加发生血栓性并发症。因此，抗纤溶药宜在给予本品 8 h 后使用。

【制剂与规格】

注射用人凝血酶原复合物：100 U；200 U；300 U；400 U；1 000 U。1 U 表示血浆当量单位(PE)，相当于 1 mL 新鲜血浆中所含凝血因子Ⅱ、Ⅶ、Ⅸ和Ⅹ的含量。

本品含凝血因子Ⅱ、Ⅶ、Ⅸ、Ⅹ和少量其他血浆蛋白。另含肝素或抗凝血酶Ⅲ作为稳定剂及适量枸橼酸钠和氯化钠。每 1 个血浆当量单位(PE)含肝素不超过 1.3 U。

人纤维蛋白原(Human Fibrinogen)

【药理作用】

人纤维蛋白原参与凝血过程的第三阶段。纤维蛋白原在凝血酶作用下转变为纤维蛋白使血液凝固。在纤维蛋白稳定因子作用下，形成纤维蛋白凝块，发挥有效止血作用。

【适应证】

（1）先天性纤维蛋白原减少或缺乏症。（2）获得性纤维蛋白原减少症：严重肝病，肝硬化，DIC，产后大出血，或因大手术、外伤或内出血等引起的纤维蛋白原缺乏而导致的凝血障碍。

【用法与用量】

注射剂：静脉滴注。将本品及灭菌注射用水预温至 30℃～37 ℃，然后按瓶签标示量注入预温的灭菌注射用水，置 30 ℃～37 ℃水浴中，轻轻摇动使其全部溶解，切忌剧烈振摇以免蛋白变性。用带有滤网装置的输液器静滴。滴速以每分钟 60 滴为宜。

用量：应根据病情及临床检验结果决定。其用量视血浆蛋白原水平及需要达到止血的纤维蛋白原水平（> 1 g/L）而定。由于其生物半衰期长达 96～144 h，故开始时每 1～2 d，以后每 3～4 d 给予 1 次即可。按每 2 g 可升高血浆纤维蛋白原水平 0. 5 g/L 来计算所需剂量，一般首剂 1～2 g，必要时可加量，大出血时可立即给予 4～6 g。若需要可继续给药。

有的冻干制剂，可直接用所附溶剂配制成 1%～1. 5% 溶液后立即供输注用。常用剂量为 3～4. 5 g，应缓慢输入以免血栓形成。

【不良反应】

偶见皮疹、发热等。罕见心动过速，用药过快或过量可致 DIC。

【禁忌证】

对本品过敏者；血栓性静脉炎；血管内血栓形成；心肌梗死及心功能不全者。

【注意事项】

（1）妊娠期和哺乳期慎用。（2）本品专供静脉输注，溶解后为澄清略带乳光的溶液，允许有少量细小的蛋白颗粒存在，应使用带有滤网的输液装置，若发现有大量或大块不溶物时，不可使用。（3）在寒冷季节溶解或制品刚从冷处取出，在温度较低的情况下，应特别注意先使制品和溶解液的温度升高到 30 ℃～37 ℃，然后进行溶解。温度过低往往会造成溶解困难并导致蛋白变性。溶解后应尽快使用。（4）用于 DIC 时，最好在肝素化基础上使用。

【药物相互作用】

不可与其他药物配伍。

【制剂与规格】

注射用人纤维蛋白原：0.5 g；1 g。

‖ 第四节　抗凝血药及溶栓药 ‖

抗凝血药（anticoagulant）通过影响凝血过程的不同环节而阻止血液凝固，临床主要用于防治静脉血栓形成和肺栓塞。本节抗凝血药有普通肝素、低分子量肝素、华法林、达比加群酯、利伐沙班。其中，普通肝素包括肝素钙和肝素钠，低分子量肝素包括低分子量肝素钙和低分子量肝素钠。

溶栓药（thrombolytic drugs）是纤维蛋白溶解药，可使纤溶酶原转变为纤溶酶，促进纤维蛋白溶解，对已形成的血栓有溶解作用。本节溶栓药有尿激酶、重组人组织型纤溶酶原激酶衍生物。

肝素钙(Heparin Calcium)

【药理作用】

肝素钙具有带强负电荷的理化特性，在体内外都有抗凝血作用。作用机制比较复杂，能影响凝血过程的许多环节。（1）抑制凝血酶原激酶的形成：与抗凝血酶Ⅲ（AT-Ⅲ）结合形成复合物，加速AT-Ⅲ对活化的凝血因子（Ⅻa、Ⅸa、Ⅹa、Ⅺa）的灭活作用，从而抑制凝血酶原激酶的形成，并能对抗已形成的凝血酶原激酶的作用。（2）干扰凝血酶的作用：与AT-Ⅲ结合后，使AT-Ⅲ的反应部位更易与凝血酶的活性中心结合，形成稳定的凝血酶-抗凝血酶复合物，从而灭活凝血酶，抑制纤维蛋白原转变为纤维蛋白。（3）干扰凝血酶对凝血因子ⅩⅢ的激活，影响非溶性纤维蛋白的形成，阻止凝血酶对凝血因子Ⅷ和Ⅴ的正常激活。（4）阻抑血小板的黏附和聚集，从而防止血小板崩解而释放血小板第3因子及5-HT。（5）抗凝血作用与其分子中具有强负电荷的硫酸根有关，如硫酸基团被水解或被带强正电荷的鱼精蛋白中和后，立即失去抗凝活性。

与肝素钠比较，抗FⅡa略强，抗FⅩa较弱。皮下注射后不减少细胞间毛细血管的钙胶质，也不改变血管通透性，基本上克服了肝素钠皮下注射易致出血的副作用。

【药物动力学】

皮下或静脉注射吸收良好，起效时间与给药方式有关。静脉注射即刻发挥最大抗凝效应，作用逐渐下降，3～4 h后凝血恢复正常。静滴一次负荷量可立即发挥抗凝效应，抗凝强度则取决于滴速。皮下注射20～60 min发挥作用。分布于血细胞和血浆中，部分可弥散到血管外组织间隙。由于分子较大，不能通过胸膜和腹膜，也不能透过胎盘及进入乳汁。在肝内代谢，在肝素酶的作用下部分分解为尿肝素。大量静脉给药，则50%以原形由尿排出。慢性肝肾功能不全及过度肥胖者，代谢排泄延迟，有体内潴留可能。半衰期与剂量用法有关，静滴后半衰期为1～6 h，平均1.5 h。不受透析的影响。

【适应证】

用于防治血栓形成或栓塞性疾病，如心肌梗死、血栓性静脉炎、肺栓塞等，多种原因引起的DIC，但对毒蛇咬伤所致的DIC无效。亦用于血液透析、体外循环、导管术、微血管手术等操作中及某些血液标本或器械的抗凝处理。

【用法与用量】

注射剂：深部皮下注射、静脉注射、静脉滴注。禁止肌内注射。用于DIC时，应根据病情同时补充凝血因子和血小板。

成人常用量：(1) 深部皮下注射：① 一般用量：首剂0.5万～1万U，随后一次0.5万～1万U，q8h，或一次1万～2万U，q12h，根据检测凝血功能调整剂量。② 血栓-栓塞意外：首剂83 U/kg，注射5～7 h后检测APTT或AT-Ⅲ计算是否合适，q12h。每次注射后5～7 h检测凝血功能，连续用药3～4 d。③ 内科预防：首剂42 U/kg，注射5～7 h后以APTT调整剂量。随后一次1 666 U，一日2～3次；或一次2 500 U，bid。④ 外科手术预防：术前注射1 666 U；术后一次1 666 U，q12h，至少持续10 d。⑤ 预防性用药，术前2 h注射0.5万U，随后每8～12 h重复上述剂量，持续7 d。(2) 静脉注射：① 一般用量：首剂0.5万～1万U，随后每4 h按50～100 U/kg，根据检测凝血功能调整剂量。每次量加入0.9%氯化钠溶液50～100 mL中。② DIC：按一次50～100 U/kg，q4h。若4～8 h病情未改善则停药，或根据病情继续谨慎应用。(3) 静脉滴注：① 一般用量：一日2万～4万U，加入0.9%氯化钠溶液1 000 mL中持续24 h滴注。滴注前常先以0.5万U静注作为初始剂量。滴注过程中根据检测凝血功能调整剂量。② 心血管外科手术：首剂不低于150 U/kg，手术持续时间在60 min以内则需300 U/kg；而手术持续时间在60 min以上则需400 U/kg。术后剂量根据检测凝血功能调整。③ DIC：每4 h按50～100 U/kg持续滴注，若4～8 h病情未改善则停药或谨慎继续应用。

儿童常用量：(1) 静脉注射：首剂50 U/kg，随后按一次50～100 U/kg，q4h。根据检测凝血功能调整剂量。(2) 静脉滴注：① 首剂50 U/kg，随后按一次50～100 U/kg，q4h；或按1万～2万 U/m^2 加入0.9%氯化钠溶液中持续24 h滴注。根据检测凝血功能调整剂量。② 心血管外科手术：首剂及持续时间在60 min以内的手术，按体重计剂量用法同成人。③ DIC：每4 h按25～50 U/kg持续静滴，若4～8 h后病情无好转则停用。

【不良反应】

(1) 过敏反应，可有寒战、发热、瘙痒、荨麻疹等，少见气喘、鼻炎、结膜炎、流泪、头痛、恶心、呕吐。偶见支气管痉挛、心前区紧迫感、呼吸短促，甚至发生休克。(2) 可发生两种类型的血小板减少：一种为轻型，血小板中度减少，不出现血栓或出血症状，一般发生在用药后 2～4 d，即使继续应用，血小板亦可自行恢复。一种为重症，产生本品依赖性的抗血小板抗体，血小板大量聚集而致循环中血小板显著减少，一般发生于用药后第 8 d，少数为第 2 d，如继续应用可致脏器栓塞。肝素诱导的血小板减少症是一种严重并发症，是通过免疫机制破坏血小板所致，重者可因颅内出血致死。（3）用量较大可致自发性出血，表现为黏膜出血、关节腔积血和伤口出血等；过量可引起严重出血。每次用药前应检测凝血功能。（4）长期应用偶见暂时性脱发、骨质疏松症和自发性骨折等。（5）可导致内皮细胞的免疫损害。（6）长期使用可使 AT-Ⅲ耗竭发生血栓。（7）注射局部刺激、红斑、轻微疼痛、血肿、溃疡等。不可肌内注射，给药期间应避免肌注其他药物。

【禁忌证】

对本品过敏者；有自发出血倾向者；有出血性疾病及凝血机制障碍（如血友病、紫癜、血小板减少）；重度高血压；脑出血；亚急性感染性心内膜炎；海绵窦细菌性血栓形成；外伤或术后渗血；先兆流产或产后出血；活动性结核病；内脏肿瘤；溃疡病；胆囊疾病及黄疸；严重肝、肾功能不全者；胃肠持续引流；腰椎留置导管；儿童溶血尿毒综合征。

【注意事项】

（1）妊娠期慎用。妊娠期最后 3 个月或产后，有增加母体出血危险，尤其是在分娩期，不宜使用。（2）硬脊膜外隙麻醉时应暂停用药。（3）下列情况慎用：肝肾功能不全者、有过敏性疾病及哮喘病史、口腔手术等易致出血的操作、已口服足量的抗凝血药者、高血压、出血性器质性病变、视网膜血管疾病、月经量过多。（4）大于 60 岁，尤其是老年女性对本品较为敏感，易出血，应减量并检测凝血功能。（5）与溶栓药如尿激酶等不同，对已形成的血栓无溶解作用。（6）过敏体质者，特别是对猪肉、牛肉或其他动物蛋白过敏者，可先给予本品 6～8 mg 作为测试量，如 30 min 后无特殊反应才可给予全量。（7）用于 DIC 时，需同时补充消耗过多的凝血因子和血小板。（8）检测凝血功能。静脉用药使用微量注射泵以便更准确地控制给药速率，按 100 U/kg 输入，检测 APTT 调整用量。凝血时间要求保持在治疗前的 2～3 倍，APTT 为治疗前的 1. 5～2. 5 倍，随时调整用量及间隔时间。首日每次用药前观察上述检测值，以后每日检测数次，用维持量时每日检测 1 次。若凝血时间过度延长或发生出血应立即停药。用药 3～5 d 后每周复查血小板，若 $<50\times10^9$/L 时应停药。（9）用药过量引起出血可缓慢静注鱼精蛋白。（10）用药期间尽量避免肌注其他药物。

【药物相互作用】

（1）与下列药物合用易诱发出血：香豆素类及其衍生物，可导致严重的因子Ⅸ缺乏而致出血；阿司匹林及非甾体抗炎药，可抑制血小板功能，并能诱发消化性溃疡出血；双嘧达莫、右旋糖酐等可抑制血小板功能；糖皮质激素、促皮质素等易诱发消化性溃疡出血；其他有组织纤溶酶原激活物、尿激酶、链激酶等。（2）甲巯咪唑、丙硫氧嘧啶可增强其抗凝血作用。(3) 肝素可与胰岛素受体作用，从而改变胰岛素的结合和作用，可致低血糖。(4) 强心苷类药、四环素、烟碱、抗组胺药可部分对抗其抗凝血作用。(5) 与透明质酸酶混合注射，既能减轻皮下注射疼痛，又可促进其吸收。但肝素可抑制透明质酸酶活性，故两者应临时配伍使用，药物混合后不宜久置。(6) 本品与多种药物有配伍禁忌，故不可与其他药物混合使用。(7) 鱼精蛋白可中和其抗凝血作用，通常 1 mg 鱼精蛋白在能中和 100 U 肝素钙。

【制剂与规格】

肝素钙注射液：1 mL：5 000 U；1 mL：10 000 U。1 mg = 125 U。

肝素钠(Heparin Sodium)

【药理作用】、【药物动力学】、【适应证】

肝素钠同肝素钙（参阅肝素钙）。与肝素钙比较，抗 F Ⅱ a 略弱，抗 F Ⅹ a 较强。

【用法与用量】

注射剂：深部皮下注射、静脉注射、静脉滴注。禁止肌内注射。用于 DIC 时，应根据病情同时补充凝血因子和血小板。

成人常用量：(1) 深部皮下注射：① 一般用量：首剂 0.5 万～1 万 U，以后一次 0.8 万～1 万 U，q8h，或一次 1.5 万～2 万 U，q12h。根据检测凝血功能调整剂量。24 h 总量约 3 万～4 万 U，一般均能达到满意效果。亦可用如下方法：首剂 0.5 万～1 万 U，随后每 8～12 h 注射 1 次，24 h 总量 1.25 万～4 万 U。24 h 总量在 1.25 万 U 时一般不需检测 APTT，剂量较大时需要检测 APTT 或 AT-Ⅲ。② 预防性治疗：预防高危者血栓形成，多为腹部大手术后，以防深静脉血栓形成。术前 2 h 先给予 0.5 万 U，但麻醉方式应避免硬脊膜外隙阻滞，然后每隔 8～12 h 给予 0.5 万 U，共 7 d。(2) 静脉注射：首剂 0.5 万～1 万 U，随后按一次 50～100 U/kg，加入 0.9% 氯化钠溶液 50～100 mL 中。根据检测凝血功能调整剂量。(3) 静脉滴注：静滴前先静注 0.5 万 U 作为初始剂量，随后以一日 2 万～4 万 U 加入 0.9% 氯化钠溶液 1 000 mL 中持续 24 h 滴注。达到肝素化，使 APTT 保持在正常值的 1.5～2 倍，起到治疗作用而不引起出血。

儿童常用量：(1) 静脉注射：首剂 50 U/kg，随后每 4 h 给予 50～100 U。根据检测凝血功能调整剂量。(2) 静脉滴注：首剂静注 50 U/kg，随后按 1 万～2 万 U/m^2 加入 0.9% 氯化钠溶液中 24 h 持续滴注。根据检测凝血功能调整剂量。

【不良反应】、【禁忌证】、【注意事项】、【药物相互作用】

同肝素钙（参阅肝素钙）。

【制剂与规格】

肝素钠注射液：2 mL：5 000 U；2 mL：12 500 U。1 mg = 125 U。

低分子量肝素钙(Low Molecular Heparin Calcium)

【药理作用】

低分子量肝素钙为猪肠黏膜获取的硫酸氨基葡聚糖(肝素)片段的钙盐,平均相对分子质量(4～6)×10^3。是一种新型的抗凝血酶III(AT-III)依赖性抗血栓形成药,其药理作用与普通肝素基本相似。普通肝素可分离抗血栓活性和抗凝血活性。活化凝血酶(Ⅱa)活性与凝血关系密切,因子Ⅹa活性与血栓形成关系较密切。本品抗因子Ⅹa活性与抗因子Ⅱa活性之比值为2.5～5,而普通肝素比值约为1。因此,本品对体内、外血栓,动、静脉血栓的形成有抑制作用。能刺激内皮细胞释放组织因子凝血途径抑制物和纤溶酶原活化物,不被血小板第4因子中和,对血小板功能亦无明显影响。对血栓溶解有间接协同作用,用于治疗已形成的深静脉血栓。预防性抗血栓治疗只需每日皮下注射1次,一般不需检测凝血功能。

【药物动力学】

药代动力学参数由测定血浆抗因子Xa活性来确定。皮下注射吸收迅速而完全,生物利用度近98%,注射后3 h达峰浓度,随后逐渐下降,直至用药后24 h仍可检测到,3～5 h出现最大效应。消除半衰期约3.5 h(静注为2.2 h)。给药后导致血浆抗因子Ⅹa活性剂量依赖性地增加,多数情况下不存在明显个体差异,故能按体重给药。静注的最高血浆抗因子Ⅹa活性大约是皮下注射的3倍。在肝内代谢,经肾排泄。不能透过胎盘。

【适应证】

(1)治疗急性深静脉血栓(DVT),伴或不伴有肺栓塞。(2)预防与手术有关的血栓形成,特别是预防普通外科手术或骨科手术的血栓栓塞症,以及经皮冠状动脉血管腔内成形术后预防再梗塞。(3)不稳定型心绞痛及非ST段抬高和非Q波心肌梗死。(4)血液透析时预防凝血块形成。

【用法与用量】

注射剂:皮下注射、动脉插管内注射。禁止肌内注射。给药途径以腹壁皮下注射为主,剂量以抗因子Xa活性单位(AXaIU)表示,简写U。

低分子量肝素钙有多种不同的制品。不同厂家的药品需参照其药物说明书。不同的低分子量肝素制剂特性不同,并不等效,切不可在同一疗程中使用两种规格不同的制剂。

皮下注射技术:应注射于腹部前或后外侧部皮下组织,注射部位须交替从左到右,注射针应垂直、完全插入注射者用拇指和示指捏起的皮肤皱褶内,而不是水平插入。在整个注射过程中,应保持皮肤皱褶的存在。

(1)急性深静脉血栓:皮下注射。应根据病人体重及血栓或出血的高危情况确定,一般按一日184～200 U/kg,分2次给予,即一次92～100 U/kg,q12h,持续10 d。亦可参考下述用量:体重<50 kg,50～70 kg,>70 kg者,每日分别给予4 100 U

（0. 4 mL），6 150 U（0. 6 mL），9 200 U（0. 9 mL），分 2 次（q12h），持续 10 d。并应尽早使用口服抗凝血药。（2）血液透析时预防凝血块形成：根据病情和透析技术选用合适剂量。每次开始时应从血管通道动脉端注入单一剂量。对无出血危险者，可根据其体重使用下述推荐初始剂量：体重 < 50 kg，50 ～ 69 kg，≥ 70 kg 者分别给予 3 075 U（0. 3 mL），4 100 U（0. 4 mL），6 150 U（0. 6 mL）。对有出血倾向者应适当减量，或将标准剂量减半。若血透时间超过 4 h，应根据最初血透观察到的效果进行调整，再给予小剂量。（3）不稳定型心绞痛和非 ST 段抬高心肌梗死：皮下注射。按一次 86 U/kg，q12h。一般 6 d 可达到临床稳定。与阿司匹林合用，阿司匹林首剂负荷量 160 ～ 325 mg，维持量一日 75 ～ 325 mg。（4）预防与手术有关的血栓形成：皮下注射。对普通手术，每日 3 075 U（0. 3 mL），至少持续 7 d。首剂在术前 2 ～ 4 h 给予，但硬脊膜外隙阻滞麻醉术前 2 ～ 4 h 慎用。对骨科手术（常规麻醉），第 1d 术前 12 h，术后 12 h 和 24 h 各按 40 U/kg 给予。术后第 3 d 按一日 40 U/kg 给予，术后第 4 d 起按一日 60 U/kg 至少持续 10 d。亦可参考下述剂量：① 术前至术后第 3d 每日剂量：体重 < 50 kg，50 ～ 70 kg，> 70 kg 者分别给予 2 050 U（0. 2 mL），3 075 U（0. 3 mL），4 100 U（0. 4 mL）。② 术后第 4 d 起每日剂量：体重 < 50 kg，50 ～ 70 kg，> 70 kg 者分别给予 3 075 U（0. 3 mL），4 100 U（0. 4 mL），6 150 U（0. 6 mL）。

【不良反应】

（1）出血倾向低，但仍有出血危险。（2）少见注射部位瘀点、瘀斑、轻度水肿，罕见坚硬炎性结节甚至坏死。（3）少见骨质疏松倾向。（4）少见一过性转氨酶（ALT 及 AST）升高。（5）局部或全身过敏反应如皮疹、荨麻疹等。（6）罕见中度血小板减少症、免疫性血小板减少症伴有血栓形成。（7）硬脊膜外隙阻滞和术后置留导管，使用时罕见脊柱内出血，从而引起不同程度的神经损伤，可能导致长期或永久性的麻痹。

【禁忌证】

对本品及其他肝素过敏者；严重凝血障碍；有低分子量肝素或肝素诱导的血小板减少症史（以往有血小板明显下降）；活动性消化性溃疡；有出血倾向的器官损伤；急性感染性心内膜炎（心脏瓣膜置换术所致的感染除外）。

【注意事项】

（1）严重肾功能不全者、出血性脑卒中、难治性高血压不推荐使用。（2）硬脊膜外隙阻滞麻醉方式者术前 2 ～ 4 h 慎用。（3）不推荐妊娠期或产后妇女使用，因可能引起出血，除非治疗益处超过危险。（4）因可能发生过敏反应或出血，下列情况慎用并注意监护：妊娠期前 3 个月，哺乳期，先兆流产，肝、肾功能不全者，重度高血压，心包炎或心包积液，近期出血性卒中，有消化性溃疡病史，糖尿病视网膜病变，脉络膜 - 视网膜血管病，已口服足量抗凝血药者，脉管炎，可能引起出血的器质性损伤，有出血倾向的器官损伤史，脑部、脊髓或眼科手术的术后期，蛛网膜下隙、硬脊膜外隙阻滞，> 60 岁尤其是老年女性。（5）肾功能不全者若使用应减量。预防血栓栓塞时，严重肾功能不全者应减少25%的剂量。治疗血栓栓塞，不稳定型心绞痛和非ST段抬高心肌梗死时，轻、中度肾功能不全者应减少25%的剂量。(6) 不宜用作体外循环术中抗凝血药。(7) 本品较少诱发血小板减少症，但仍有可能在用药5～8 d后发生。治疗过程中应检测血小板，若显著下降(低于原正常值范围的30%～50%)应停用。(8) 虽然预防治疗无需监测，但应严防严重肾衰竭。注射后3～4 h抗因子Xa活性水平不应超过0.3 U/mL。(9) 鱼精蛋白可拮抗其抗凝血活性，1 mg可中和本品166 U。但鱼精蛋白不能完全中和本品的抗Ⅹa活性，约中和60%。

【药物相互作用】

(1) 影响凝血的药物如溶栓药、口服抗凝血药、抗血小板药、非甾体抗炎药、华法林、纳洛酮、右旋糖酐40和糖皮质激素可能增强其抗凝血效果，合用易引起出血。(2) 对不稳定型心绞痛和非Q波型心肌梗死只要无特殊禁忌证，一般仍应口服小剂量阿司匹林。

【制剂与规格】

低分子量肝素钙注射液：0.2 mL∶2 050 U；0.3 mL∶3 075 U；0.4 mL∶4 100 U；0.6 mL∶6 150 U；1 mL∶10 250 U。以抗因子Xa活性单位(AXaIU)计，简写U。

低分子量肝素钠(Low Molecular Heparin Sodium)

【药理作用】、【药物动力学】、【适应证】

低分子量肝素钠同低分子量肝素钙(参阅低分子量肝素钙)。本品为猪肠黏膜获取的硫酸氨基葡聚糖(肝素)片段的钠盐，平均相对分子质量 $< 8 \times 10^3$。

【用法与用量】

注射液：腹壁皮下注射，注射技术参阅低分子量肝素钙。剂量以抗因子Xa活性单位(AXaIU)表示，简写U。禁止肌内注射。

低分子量肝素钠有多种不同的制品。由于其平均相对分子质量、抗Ⅹa∶抗Ⅱa因子比值、制剂和规格、剂量的不同，因而使其临床效果、适应证及安全性有差异，使用时应注意各种参数的说明。不同厂家的药品需参照其药物说明书。不同的低分子量肝素制剂特性不同，并不等效，切不可在同一疗程中使用两种规格不同的制剂。

(1) 急性深静脉血栓：皮下注射。① 每日1次法：按一次200 U/kg，qd。一日量不 > 1.8万U。② 每日2次法：按一次100 U/kg，bid，此法适用于出血风险较高者。通常无需检测凝血功能，但可进行功能性抗Xa测定。皮下注射后3～4 h取血样，可测得最大血药浓度。推荐的抗Xa血药浓度范围为0.5～1 U/mL。治疗至少需要5 d。(2) 血液透析期间预防凝血块形成：① 血液透析不超过4 h：每次透析开始时，从血管通道动脉端注入5 000 U，透析中不再增加剂量。② 血液透析超过4 h，每小时需追加上述剂量的1/4，或根据血透最初观察到的效果进行调整。(3) 不稳定型心绞痛和非Q波心肌梗死：皮下注射。按一次120 U/kg (最大量1万U)，q12h。至少治疗6 d。

（4）预防与手术有关的血栓形成：皮下注射。① 伴有血栓栓塞并发症危险的大手术：术前 1～2 h 给予 2 500 U，术后每日 2 500 U，直至可以活动，一般需 5～7 d 或更长。术后持续性活动受限者，一次 5 000 U，qd，一般需 12～14 d 或更长。通常不需检测凝血功能。② 具有其他危险因素的大手术和矫形手术：术前晚间给予 5 000 U，术后每晚给予 5 000 U，持续至病人可以活动为止，一般需 5～7 d 或更长。亦可于术前 1～2 h 给予 2 500 U，术后 8～12 h 给予 2 500 U，然后每日早晨给予 5 000 U。即使病人已经能够活动，全髋关节置换手术后亦应持续治疗，最长治疗时间可达 5 周。

【不良反应】、【禁忌证】、【注意事项】、【药物相互作用】

同低分子量肝素钙（参阅低分子量肝素钙）。

【制剂与规格】

低分子量肝素钠注射液：0. 5 mL∶2 500 U；1 mL∶5 000 U。以抗因子 Xa 活性单位（AXaIU）计，简写 U。

华法林（Warfarin）

【药理作用】

华法林属双香豆素类抗凝血药，化学结构与维生素 K 相似，是维生素 K 依赖型抗凝血药。抗凝血作用机制是竞争拮抗维生素 K 的作用，干扰维生素 K 的体内代谢，为间接作用的抗凝血药，通过抑制维生素 K 在肝细胞内合成凝血因子Ⅱ、Ⅶ、Ⅸ、Ⅹ，从而发挥抗凝血作用。

肝脏微粒体内的羧基化酶能将上述凝血因子的谷氨酸转化为γ- 羧基谷氨酸，后者再与 Ca^{2+} 结合，才能发挥其凝血活性。本品的作用是抑制羧基化酶，而对已经合成的上述因子并无直接对抗作用，需等待这些因子在体内相对耗竭后，才能发挥抗凝效应，所以本品起效缓慢，仅在体内有效，停药后药效持续时间较长，直到维生素 K 依赖性因子逐渐恢复到一定浓度后，抗凝作用才消失。此外，本品尚能诱导肝脏产生维生素 K 依赖性凝血因子前体物质，并释放入血，其抗原性与有关凝血因子相同，但无凝血功能，相反地有抗凝血作用，并能降低凝血酶诱导的血小板聚集反应。因此在本品作用下，凝血因子Ⅱ、Ⅶ、Ⅸ、Ⅹ、蛋白 S 和蛋白 C 合成减少，而“假凝血因子”即“维生素 K 拮抗剂诱导蛋白”增多，达到抗凝效应。本品的药动学参数更稳定，故优于其他口服抗凝血药如茴茚二酮、双香豆素等。其安全性或有效性方面优越，仅在病人不耐受时才选用其他口服抗凝血药。在非风湿性心房颤动预防脑卒中时，疗效明显优于阿司匹林。但在防治妊娠期血栓形成或栓塞时，肝素则优于本品。

【药物动力学】

口服吸收迅速而完全，生物利用度 100%。服药后 12～18 h 起效，36～48 h 达抗凝高峰，维持 3～6 d，抗血栓形成则为 6 d，单次给药的持续时间为 2～5 d，多次给药则为 4～5 d。血浆蛋白结合率 98%～99%。主要储积在肺、肝、脾和肾中，能透过胎盘。

半衰期为 37 h。R- 华法林对映异构体的半衰期为 20～89 h，S- 华法林对映异构体的半衰期为 18～43 h。急性病毒性肝炎不会影响华法林的半衰期。主要在肝内代谢，代谢物有醇类（活性最小）、羟基（无活性），代谢物经肾排泄。S- 华法林的抗凝血活性约为 R- 对映异构体的 2～5 倍。以无活性的形式通过乳汁排泄，对乳儿的 PT 无影响。以无活性的代谢物排泄入胆汁，再被重吸收，经尿排出。

【适应证】

主要用于需长期持续抗凝者。（1）能防止血栓形成及发展，用于预防及治疗深静脉血栓（DVT）及肺栓塞等血栓栓塞症。（2）治疗术后或创伤后的静脉血栓形成，并可作为心肌梗死的辅助用药，预防心肌梗死后血栓栓塞并发症（卒中或体循环栓塞），预防心房颤动、心脏瓣膜病或人工瓣膜置换术后引起的血栓栓塞并发症。（3）曾有血栓性疾病及有术后血栓并发症高危者，可作为长期预防性用药。

【用法与用量】

口服片剂：一日量顿服。剂量务必个体化，根据国际标准化比值（INR）调节剂量，使 INR 控制在 2～3 之间。抗凝血治疗的持续时间因人而异，一般疗程 3～6 个月，或更长达 12 个月，甚至终身抗凝。长期持续使用剂量范围为一日 1. 25～2. 5 mg。

成人常用量：（1）第 1～3 d，一日 3～4 mg。年老体弱者及糖尿病剂量减半。因起效缓慢，治疗初始 3 d 内可同时应用肝素，抗凝起效后再停用肝素。3 d 后可给予维持量，一日 2. 5～5 mg。（2）深静脉血栓或肺栓塞：避免冲击治疗。开始 2 d 一日 3～4. 5 mg，第 3d 根据 PT 调整剂量或使用维持量。维持量一日 2～8 mg。每月检测 PT 1～2 次，使抗凝强度达到 INR 要求：深静脉血栓、肺栓塞使 INR 达 2～3，复发性深静脉血栓及复发性肺栓塞使 INR 达 3～4。急性期先用全量肝素，后改用本品。若口服抗凝血药有禁忌或不方便，亦可用肝素皮下注射。初始 72 h 使给药间歇期的活化部分凝血活酶时间（APTT）延长 1. 5 倍，使用 3 个月。或以小剂量肝素皮下注射 6 周，与口服本品治疗小腿静脉血栓同样有效，但是固定小剂量肝素治疗不足以治疗近端深静脉血栓。亦用于预防高危者如骨科手术（选择性全髋置换术、膝关节置换或髋骨骨折）或外科手术后长期卧床者发生深静脉血栓或肺栓塞。预防深静脉血栓包括高危者进行外科手术，抗凝强度为 INR 达 2～2. 5，全髋置换或骨折手术 INR 需达 2～3。（3）左房室瓣膜病或心房颤动伴栓塞：全量肝素治疗，接着口服抗凝血药能减少慢性房颤或左房室瓣膜病栓塞发生率。采用小剂量本品抗凝使 INR 为 1. 5～3。阵发性房颤或 > 60 岁伴心脏病（充血性心力衰竭、冠心病），房颤电转复期者为缺血性脑卒中高危病人，也应采用本品抗凝，比小剂量阿司匹林更有效。年龄较轻的心房颤动者因脑栓塞并发率低，一般不需使用。长期口服抗凝血药的安全性和有效性，特别与阿司匹林比较，尚需更详细的资料加以阐明。（4）缺血性脑血管病：全量肝素治疗后继续本品抗凝，使 INR 控制在 2～3 之间，减少 TIA 发作，但不减低与 TIA 相关病死率，故不宜采用本品作为长期治疗。对进展性缺血性脑卒中者采用抗凝血治疗需个体化。

儿童常用量：血栓性疾病，如川崎病心肌梗死后，其他血管内或心内血栓；预防心房颤动、扩张型心肌病和心脏瓣膜病术后血栓栓塞并发症等：1月龄～18岁，首日0.2 mg/kg（最大量10 mg），次日起改为0.1 mg/kg（最大量5 mg）。若INR仍 < 1.5，可继续用0.2 mg/kg（最大量10 mg）；若INR > 3，可下调为0.05 mg/kg（最大量2.5 mg）；若INR > 3.5，则应停药。此后根据INR调整剂量，维持量一日0.1～0.3 mg/kg。

【不良反应】

（1）过量易致各种出血。早期表现有瘀斑、紫癜、牙龈出血、鼻衄、伤口出血经久不愈，月经量过多等。出血可发生在任何部位，尤其是泌尿和消化道。肠壁血肿可致亚急性肠梗阻，以及硬膜下颅内血肿和穿刺部位血肿。（2）偶见恶心、呕吐、腹泻、转氨酶（ALT及AST）升高、肝炎、黄疸、瘙痒性皮疹、皮肤坏死及其他过敏反应。（3）偶见（致死性）坏疽，皮肤、皮下组织或其他组织栓塞性紫绀，紫色趾甲综合征（发生于治疗3～8周后），血管炎和局部血栓等，约90%为女性，常发生在用药2～10 d。遗传性家族性蛋白C缺乏症，易发生皮肤坏疽（高危）。（4）长期大剂量用药少见骨质疏松症，罕见双侧乳房坏死、微血管病性溶血性贫血以及大范围皮肤坏疽。

【禁忌证】

（1）对本品过敏者；肝、肾功能不全者；重度高血压或未经治疗或难治性高血压；凝血功能障碍伴有出血倾向；最近颅内出血；活动期消化性溃疡；感染性心内膜炎；心包炎或心包积液；外伤；先兆流产；近期手术者或手术后3 d内；脑或脊髓及眼科手术者；维生素C或维生素K缺乏者。（2）本品可致“胎儿华法林综合征”，发生率可达5%～30%，妊娠后期可致出血和死胎。因此，妊娠期13周内和分娩前13周禁用。

【注意事项】

（1）恶病质、衰弱或发热、慢性乙醇中毒如嗜酒、活动性肺结核、充血性心力衰竭、月经过多、精神病、老年人或经期妇女慎用。极少量进入乳汁，常规剂量对婴儿影响较小，但仍需注意有无出血症状。（2）应严格掌握适应证，在无PT检测条件时，切不可使用。（3）个体差异较大，应严密观察有无口腔黏膜、鼻腔、皮下出血，血尿及粪便隐血等，定期检测PT并调整用量，使INR保持在2～3之间。（4）用药期间应避免不必要的手术操作，择期手术者应停药7 d，急诊手术者需纠正PT-INR ≤ 1.6。避免过度劳累和易致损伤的活动。（5）若发生轻度出血，或PT已显著延长至正常的2.5倍以上，应减量或停药。（6）严重出血可静注10～20 mg维生素K，用以控制出血，必要时可输全血、血浆或凝血酶原复合物。某些病人发生大出血，但又不能停用抗凝血药，则最好单独采用凝血因子替代性输注，不给予维生素K。（7）本品起效缓慢，若需快速抗凝，先用肝素，继而华法林和肝素联合应用，肝素延续最少5～7 d，直至INR在目标范围内2 d以上，才可停用肝素。（8）本品可致“胎儿华法林综合征”，发生率达5%～30%。表现为骨骺分离，鼻发育不全，视神经萎缩，智力迟纯，心、肝、脾、胃肠道、头部等畸形。

【药物相互作用】

能增强其抗凝血作用的药物：(1) 与血浆蛋白的亲和力比本品强，竞争结果游离的双香豆乙酯增多，如阿司匹林、甲芬那酸、水合氯醛、氯贝丁酯、磺胺类、丙磺舒等。(2) 抑制肝微粒体酶，使其代谢降低而增效，如氯霉素、别嘌醇、单胺氧化酶抑制剂、甲硝唑、西咪替丁等。(3) 减少维生素 K 的吸收和影响凝血酶原合成的药物，如各种广谱抗生素、长期服用液状石蜡或考来烯胺等。(4) 能促使本品与受体结合的药物，如奎尼丁、甲状腺素、同化激素、苯乙双胍。(5) 干扰血小板功能，促使抗凝血作用更明显的药物，如大剂量阿司匹林、水杨酸类、前列腺素合成酶抑制剂、氯丙嗪、苯海拉明等。(6) 其他有丙硫氧嘧啶、二氮嗪、丙吡胺、口服降血糖药、磺吡酮、水合氯醛等。(7) 糖皮质激素可增强抗凝血作用，可致胃肠道出血，不可合用。

能减弱其抗凝血作用的药物：(1) 抑制其吸收的药物，包括抗酸药、轻泻药、利福平、格鲁米特、甲丙氨酯等。(2) 维生素 K、口服避孕药和雌激素等，竞争有关酶蛋白，促进因子Ⅱ、Ⅶ、Ⅸ、Ⅹ的合成。(3) 肝药酶诱导药如苯巴比妥、苯妥英钠、氯噻酮、螺内酯能加速其代谢，减弱其抗凝血作用。

不可与肾上腺素、阿米卡星、维生素 B_{12}、间羟胺、缩宫素、氯丙嗪、万古霉素等合用。不可与链激酶、尿激酶合用，否则可导致极为严重甚至致命性出血。

【制剂与规格】

华法林钠片：1 mg; 2 mg; 2. 5 mg; 3 mg; 5 mg。

达比加群酯(Dabigatran Etexilate)

【药理作用】

达比加群酯是细胞外胰岛素样丝氨酸蛋白酶，为新一代口服抗凝血药。作为小分子前体药物没有任何药理学活性。口服后可被迅速吸收，并在血和肝内经酯酶催化水解转化为活性成分达比加群，是强效、竞争性、可逆性、直接凝血酶抑制剂。能使纤维蛋白原裂解成为纤维蛋白，后者参与构成不溶性血栓基质；能诱导血小板活化和聚集，进而引发一系列次级凝血级联反应。抗凝效果与其浓度正相关。

【药物动力学】

口服吸收迅速，食物不影响生物利用度，但可使达峰时间延后约 2 h。可完全转化为活性成分达比加群，达比加群 0. 5～2 h 达峰浓度。终末半衰期约 11 h，多次用药后为 12～14 h。半衰期不依赖于给药剂量，肾功能不全时会延长。达比加群主要经肾由尿排泄(85%)，清除率与肾小球滤过率呈正相关，约 6% 从粪便排出。

【适应证】

用于预防大型骨科手术(髋关节或膝关节置换术)后血栓和栓子的形成，以及预防非瓣膜性房颤人群的卒中以及其他体循环栓塞。存在以下一个或多个危险因素的成人非瓣膜性房颤的卒中和全身性栓塞：(1) 先前曾有卒中、短暂性脑缺血发作或全身性栓塞病史。(2) 左心室射血分数 < 40%。(3) 伴有症状的心力衰竭。(4) 年龄 ≥ 75 岁。(5) 年龄 ≥ 65 岁且伴有糖尿病、冠心病、高血压任何一种。

【用法与用量】

口服胶囊：餐时或饭后均可，应整粒吞服，勿打开胶囊。一次 150 mg，bid。需终生用药。80 岁以上或存在高出血风险者，一次 110 mg，bid。(1) 心脏复律：心脏复律过程中，可维持本品治疗。(2) 遗漏服药：若距下次用药时间 > 6 h，仍能服用本品漏服的剂量。若距下次用药不足 6 h，则应忽略漏服的剂量。不可为弥补漏服剂量而使用双倍剂量。

【不良反应】

常见不良反应是出血，6.9%～11.7% 发生不同程度的出血，大出血发生率 0.6%～0.8%。

【禁忌证】

对本品过敏者；活动性出血；伴有凝血异常和临床相关的出血的肝病；肌酐清除率 < 15 mL/min 或透析者。

【注意事项】

(1) 妊娠期和哺乳期、18 岁以下用药的安全性尚未确立。(2) 有出血风险增加时不宜使用。(3) 肝、肾功能不全者慎用。(4) 手术或有创操作会增加出血风险。因此，接受手术时应停药。(5) 本品含乳糖，罕见的遗传性半乳糖不耐受、Lapp 乳糖酶缺乏症、葡萄糖–半乳糖吸收不良者不应服用。

【药物相互作用】

与抗凝血药、抗血小板药合用增加出血风险。

【制剂与规格】

甲磺酸达比加群酯胶囊：110 mg；150 mg。

利伐沙班(Rivaroxaban)

【药理作用】

利伐沙班是一种高选择性、剂量依赖性直接抑制 FⅩa 的抗凝血药。通过抑制 FⅩa，阻断内源性和外源性的共同凝血途径，抑制凝血酶的产生和血栓形成。

【药物动力学】

口服吸收迅速，食物对吸收无影响。2～4 h 达峰浓度。生物利用度 80%～100%。血浆蛋白结合率 92%～95%。约 2/3 通过代谢降解，其中尿和粪便各排出 50%。其余 1/3 以活性原形直接经肾由尿排泄。消除半衰期为 7～11 h。

【适应证】

（1）择期髋关节或膝关节置换手术，以预防静脉血栓形成。（2）深静脉血栓形成，降低急性深静脉血栓后复发和肺栓塞的风险。（3）具有一种或多种危险因素：如充血性心力衰竭、高血压、年龄 ≥ 75 岁、糖尿病、卒中或短暂性脑缺血发作病史的非瓣膜性房颤，以降低卒中和全身性栓塞的风险。

【用法与用量】

口服片剂：10 mg 可与食物同服，亦可单独服。15 mg 或 20 mg 应与食物同服。不应为了弥补漏服而在一日之内将剂量加倍。（1）预防择期髋关节或膝关节置换手术静脉血栓形成：一日 10 mg 顿服。如伤口已止血，首剂应在手术后 6～10 h 之间。疗程取决于接受骨科手术的类型及发生静脉血栓栓塞事件的风险。推荐髋关节大手术疗程为 35 d，膝关节大手术疗程为 12 d。如果发生漏服，应立即补服，并于次日继续每日用药 1 次。（2）治疗深静脉血栓，降低急性深静脉血栓复发和肺栓塞的风险：前 3 周，一次 15 mg，bid。随后维持量一日 20 mg 顿服。近期接受手术、创伤、制动等一过性危险因素，进行短期治疗 3 个月，而基于永久性危险因素或特发性深静脉血栓进行长期治疗。① 若在一次 15 mg 每日 2 次用药期间（第 1～第 21 d）漏服，应立即补服，以确保每日 30 mg。这种情况可能需一次服 30 mg。随后，应继续一次 15 mg，bid。② 若在一日 20 mg 顿服期间（第 22 d 以后）发生漏服，应立即补服 20 mg。随后继续维持量一日 20 mg 顿服。（3）用于非瓣膜性房颤，降低卒中和全身性栓塞的风险：一日最大量 20 mg 顿服。低体重和 ＞ 75 岁的老年人，可减量以一日 15 mg 顿服。在预防卒中和全身栓塞的获益大于出血风险的情况下，应接受长期治疗。若发生漏服，应立即补服，并于次日继续按一日量顿服。（4）因手术及其他干预治疗而停药：为了降低手术或其他干预过程的出血风险而必须停止抗凝治疗，则必须在干预之前的至少 24 h 停药，以降低出血风险。考虑到本品起效快，在手术或其他干预过程之后，一旦确定已充分止血，应立即重新使用。若在手术干预期间或之后无法服用口服药物，考虑给予非口服抗凝剂。（5）抗凝血药的转换：① 从维生素 K 拮抗剂转换为本品：对降低卒中和全身性栓塞风险的患者，应停用维生素 K 拮抗剂，在国际标准化比值（INR）≤ 3 时，开始服用本品。对治疗深静脉血栓及降低急性深静脉血栓后复发和肺梗塞的风险，应停用维生素 K 拮抗剂，在 INR ≤ 2. 5 时，开始服用本品。从维生素 K 拮抗剂转换为本品时，INR 值会出现假性升高，但并不是衡量本品抗凝活性的有效指标，因此，不建议使用 INR 来评价其抗凝活性。② 从本品转换为维生素 K 拮抗剂：本品转换为维生素 K 拮抗剂期间可能出现抗凝不充分的情况。转换为任何其他抗凝剂的过程中都应确保持续充分抗凝作用。应注意本品可促进 INR 升高。对于从本品转换为维生素 K 拮抗剂的患者，两药应联合使用，直至 INR ≥ 2。在转换期的前 2 d，应使用维生素 K 拮抗剂的标准起始剂量，随后根据 INR 检查结果调整维生素 K 拮抗剂的剂量。两药联用时，检测 INR 应在本品给药 24 h 后至下一次本品给药之前进行。停用本品后，至少在末次给药 24 h 后，可检测到可靠的 INR 值。③ 从非口服抗凝剂转换为利伐沙班：

对正在接受非口服抗凝剂者，非持续给药者如皮下注射低分子量肝素，应在下一次预定给药时间前 0～2 h 开始服用本品。持续给药者如静脉给药的普通肝素，应在停药时开始服用本品。④ 从本品转换为非口服抗凝剂：停用本品，并在本品下一次预定给药时间给予首剂非口服抗凝剂。

【不良反应】

常见不良反应是可能发生不同程度的出血。（1）可能引起组织和器官发生隐性或显性出血。出血的症状和严重程度取决于出血部位和程度。用药后出现虚弱、无力、苍白、头晕、头痛或不明原因的腹胀等，要考虑出血的可能。（2）术后出血，包括术后贫血和伤口出血。其他有肌肉出血、齿龈出血、咯血、呕血、便血、血尿、鼻出血、结膜出血、脑出血、肾上腺出血、月经过多等。（3）肝肾功能损害、心动过速、恶心、呕吐、腹痛、腹泻、消化不良、皮疹、荨麻疹、瘙痒、局部和全身水肿等，罕见未知的超敏反应。（4）转氨酶（ALT 及 AST）、胆红素、尿素氮、肌酐、淀粉酶等升高，血小板增多、贫血等。

【禁忌证】

（1）对本品过敏者；妊娠期和哺乳期；有活动性出血；重度肾功能损害（肌酐清除率 < 15 mL/min）；具有大出血显著风险的病灶或病情如消化性溃疡；存在出血风险较高的恶性肿瘤；近期发生脑部或脊椎损伤；近期接受脑部、脊椎或眼科手术；近期发生颅内出血；已知或疑似的食管静脉曲张；动静脉畸形；血管动脉瘤或重大脊椎内或脑内血管畸形。（2）除了从其他治疗转换为本品，或从本品转换为其他治疗的情况，或给予维持中心静脉或动脉导管所需的普通肝素剂量之外，禁用任何其他抗凝剂的伴随治疗。

【注意事项】

（1）有出血风险增高时不宜使用。（2）18 岁以下用药的安全性尚未确立。（3）肝、肾功能不全者慎用。（4）伴有以下出血风险的慎用：先天性或后天性凝血障碍、未控制的严重高血压、血管性视网膜病变、严重糖尿病、脊柱内或脑内血管异常（尚可进行手术介入治疗）。（5）手术或有创操作增加出血风险。因此，接受手术时应停药。（6）提前停药将使血栓栓塞事件风险升高。提前停用任何口服抗凝剂包括本品，将使血栓栓塞事件风险升高。为降低这种风险，如因病理性出血或已完成治疗之外的原因必须提前停用时，则考虑给予另一种抗凝剂。（7）脊柱及硬膜外血肿。接受抗血栓药物预防血栓形成并发症的患者，进行硬脊膜外隙或蛛网膜下隙麻醉或穿刺时可发生脊柱及硬膜外血肿，导致长期或永久性瘫痪。术后留置硬膜外导管、创伤或重复椎管内穿刺、使用影响止血的药物，均能增加血肿风险。应严密观察，一旦发现神经损伤，应立即诊治。末次给药 18 h 才能取出硬膜外导管。取出导管 6 h 后才能再次服用本品。

【药物相互作用】

（1）不可与抗凝血药、抗血小板药合用，以免增加出血风险。（2）HIV 蛋白酶抑制剂，酮康唑、伊曲康唑、伏立康唑等可升高其血药浓度和AUC，可能导致出血风险升高。

【制剂与规格】

利伐沙班片：10 mg；15 mg；20 mg。

尿激酶(Urokinase)

【药理作用】

尿激酶为酶类溶栓药，是从健康人尿液中分离精制或从人肾组织培养中而得的一种蛋白酶。能激活体内纤溶酶原转为纤溶酶，从而水解纤维蛋白使形成的新鲜血栓溶解。直接作用于内源性纤维蛋白溶解系统，催化裂解纤溶酶原成纤溶酶，降解纤维蛋白凝块，以及血液循环中的纤维蛋白原、凝血因子Ⅴ和Ⅷ等，从而发挥溶栓作用。对新形成的血栓起效快、效果好。还能提高血管ADP酶活性，抑制ADP诱导的血小板聚集，预防血栓形成。用药后体内纤溶酶活性明显提高，停药数小时后，纤溶酶活性恢复原水平。但血浆纤维蛋白或纤维蛋白原水平的降低，以及它们的降解产物的增加可持续12～24 h。其溶栓效应与药物剂量、给药的时间窗有明显的相关性。鉴于本品增加纤溶酶活性，降低血液循环中的未结合型纤溶酶原和与纤维蛋白结合的纤溶酶原，可能出现严重出血。

【药物动力学】

静注15 min达峰浓度，迅速在肝内代谢，少量药物经胆汁和尿排出。半衰期为15～20 min，肝硬化及肝功能不全者延长。

【适应证】

用于血栓性疾病的溶栓治疗。包括急性广泛性肺栓塞，胸痛6～12 h内的冠状动脉栓塞和心肌梗死，症状短于3～6 h的急性期脑梗死，视网膜中央动静脉血栓与栓塞，肢体动静脉血栓如症状严重的髂－股静脉血栓形成，以及其他新鲜血栓闭塞性疾病。亦用于人工心脏瓣膜手术后预防血栓形成，保持血管插管和胸腔及心包腔引流管的通畅等。溶栓的疗效均需随后的肝素抗凝加以维持。儿童用于川崎病心肌梗死发作时或巨大动脉瘤内血栓。

【用法与用量】

注射剂：静脉注射、静脉滴注、动脉内注射、动脉内滴注。先用灭菌注射用水5 mL溶解，再用0.9%氯化钠或5%葡萄糖溶液配制。

（1）急性肺栓塞：对大面积肺栓塞，尤其伴血流动力学不稳定者。有两种方案。①初次负荷量按4 400 U/kg，静注时间为10 min，继而每小时2 200 U/kg持续静滴12 h。②另可用2 h方案：按2万U/kg，持续静滴2 h。推荐短时间给药法。亦可按1.5万U/kg，用0.9%氯化钠溶液配制后肺动脉内注入。必要时根据病情调整剂量，间隔24 h重复1次，最多使用3次。（2）急性心肌梗死：①150万～200万U配制后静滴 30 min；或 200 万～300 万 U 配制后静滴 45～90 min。② 按 6 000 U/min 滴速冠状动脉内持续滴注 2 h。滴注前应先行静脉给予肝素 2 500～10 000 U。冠状动脉内溶栓目前已不主张应用，仅造影或冠状动脉介入治疗时在冠状动脉发生血栓栓塞者，于梗死相关动脉内缓慢注射本品 20 万～100 万 U，注射速度每分钟 1 万～2 万 U。（3）深静脉血栓：对巨大髂－股静脉血栓有肢体坏疽时建议使用。一日 20万～25万 U，自患肢静脉注射，连续数日。或采用急性肺栓塞相似的溶栓方案，但给药时间适当延长，继而肝素和华法林抗凝治疗。（4）急性脑梗死：发病短于 3～6 h，超过 6 h 可增加颅内出血风险。100 万～150 万 U，加入 5% 葡萄糖或 0. 9% 氯化钠溶液 100～200 mL 中，滴注 30 min，可根据病情增减剂量。应特别注意阿司匹林必须在溶栓治疗 24 h 后使用。（5）外周动脉血栓：用 0. 9% 氯化钠溶液配制成 2 500 U/mL，以 4 000 U/min 速度经导管注入凝血块。每 2 h 夹闭导管 1 次，可调整滴速 1 000 U/min，直至血块溶解。（6）防治心脏瓣膜替换术后的血栓形成：按 4 400 U/kg，10～15 min 滴注完。然后以每小时 4 400 U/kg 滴速维持。当瓣膜功能正常后即可停药。如用药 24 h 仍无效或发生严重出血倾向应停药。（7）脓胸或心包积脓：抗菌药物和脓液引流术治疗。引流时常因纤维蛋白形成凝块而阻塞引流管，以 10 万～25 万 U 用灭菌注射用水配制成 5 000 U/mL 注入，既可保持引流管通畅，又可防止胸膜或心包黏连缩窄。（8）眼科：用于溶解眼内出血引起的前房凝血块，使血块崩解，有利于手术取出。以 5 000 U 加入 0. 9% 氯化钠溶液 2 mL 后冲洗前房。（9）儿童用于川崎病心肌梗死发作时或巨大动脉瘤内血栓：及早使用尤其是发作 6 h 内。按 4 400 U/kg 配制后静滴 10～15 min。继而每小时 4 400 U/kg 滴注维持。滴注前应先静脉给予肝素。

【不良反应】

（1）常见出血倾向，注射或穿刺局部血肿最常见，其次为组织内出血，发生率 5%～11%，多轻微，严重者可致脑出血。（2）用于冠状动脉再通溶栓时，再通后可发生房性或室性心律失常，高达 70% 以上。需严密心电监护。（3）偶见过敏反应，如支气管痉挛、皮疹、发热。（4）可能有头痛、食欲不振、恶心、呕吐等。

【禁忌证】

对本品过敏者；急性内脏出血；急性颅内出血；脑梗死恢复期；近 2 月内进行过颅内或脊髓内外科手术；颅内肿瘤；有脑出血病史；动静脉畸形或动脉瘤；凝血功能异常；难治性高血压；主动脉夹层；感染性心内膜炎。

相对禁忌证：延长的心肺复苏术；重度高血压；近 4 周内的外伤；3 周内手术或组织穿刺；分娩后 10 d；活动期溃疡病；重症肝病。

【注意事项】

（1）妊娠期和哺乳期应尽量避免使用或慎用，确需使用须权衡利弊。（2）下列情况应权衡利弊后慎用：分娩 10 d 内的妇女，进行过组织活检、静脉穿刺、大手术及严重胃肠道出血病人，极有可能存在左心血栓如二尖瓣狭窄伴心房颤动，亚急性感染性心内膜炎，继发于肝、肾疾病而有出血倾向或凝血功能障碍，脑血管病，糖尿病出血性视网膜病变，> 70 岁。（3）溶栓的疗效均需要后续的肝素抗凝加以维持。（4）用药前应检测血细胞比容、血小板、凝血酶时间（TT）、凝血酶原时间（PT）、活化部分凝血活酶时间（APTT）及优球蛋白溶解时间（ELT）。TT 和 APTT 应小于 2 倍的延长范围内。（5）应密切观察脉率、体温、呼吸频率和血压、出血倾向等，至少每 4 h 记录 1 次。（6）静脉给药时要求一次穿刺成功，以免局部出血或血肿。（7）动脉穿刺给药结束时应在穿刺局部加压至少 30 min，并用无菌敷料和绷带加压包扎，以免出血。（8）不得用酸性溶液稀释，以免药效下降。

【药物相互作用】

（1）影响血小板功能的药物，如阿司匹林、吲哚美辛、保太松等不宜合用。急性脑梗死不可与抗血小板药阿司匹林等合用，阿司匹林必须在溶栓治疗 24 h 后使用。（2）大剂量时不宜与肝素和口服抗凝血药同用，以免引起出血。若需合用，两者应间隔 2～3 h。

【制剂与规格】

注射用尿激酶：25 万 U。

重组人组织型纤溶酶原激酶衍生物（Recombinant Human Tisue-type Plasminogen Activator Derivative）

【药理作用】

重组人组织型纤溶酶原激酶衍生物为第三代溶栓药，是重组的具有纤维蛋白特异性的纤溶酶原激活剂。是天然组织型纤溶酶原激活剂（t-PA）的缺失突变体衍生物。可以通过催化裂解纤溶酶原的肽键，使纤溶酶原激活成为有纤溶活性的纤溶酶，从而将血栓中的纤维蛋白凝块降解为可溶性碎片，产生溶栓作用。对血栓的穿透性和溶解力强。

【药物动力学】

静脉给药起效时间为 30 min，峰效应时间 30～90 min。主要在肝、肾清除。有效半衰期为 13～16 min。较天然 t-PA 长约 3. 3 倍。

【适应证】

用于急性心肌梗死的溶栓疗法，能够改善心肌梗死后的心室功能，降低病死率。应在症状发生后尽可能早用。发病后 6 h 内比发病后 7～12 h 使用，治疗效果更好。

【用法与用量】

注射剂：静脉注射。首剂 18 mg，间隔 30 min 后再重复注射 18 mg，共 2 次。每次注射时间 2 min 以上。

使用单独静脉通路，不能与其他药物混合，也不能与其他药物使用共同的静脉通路。在溶栓治疗期间同时使用肝素，用药期间或用肝素后可合用阿斯匹林。本品和肝素有配伍禁忌，不能在同一静脉通路给药，若需共用一条静脉通路先后注射时，在使用两种药之间用0.9%氯化钠或5%葡萄糖溶液冲洗管道。

【不良反应】

（1）最常见的不良反应用是出血。一是内脏出血，如颅内、腹膜后或消化道、泌尿道、呼吸道。颅内出血的风险随年龄增大和血压升高而增加。二是浅表或体表出血，穿刺或破损部位如静脉切开插管部位、动脉穿刺部位、新近外科手术部位。一旦发生严重出血，如颅内、消化道、呼吸道、心包，立即停用肝素、抗凝或抗栓治疗，如第二次静注本品还未进行，应立即停用。发生中风（包括颅内出血）和其他严重出血事件的病人有可能导致死亡或永久性残疾。在本品治疗期间，由于注射部位形成血栓的纤维蛋白被溶解，所以必须仔细观察潜在出血部位（动脉穿刺、导管插入等）。（2）心肌梗死在使用本品治疗时也会出现许多心肌梗死本身的其他症状，无法分清是否由本品引起。如心源性休克、心律失常（窦性心动过缓或心动过速、室上性心动过速、加速性窦性心律、早期复极综合征、期前收缩、心室颤动、房室传导阻滞）、肺水肿、心衰、心脏停搏、再发心绞痛、再梗塞、心脏穿孔、二尖瓣反流、心包渗出、心包炎、急性心脏填塞、静脉血栓形成及栓塞、电机械分离。有些并发症十分凶险，可以导致死亡。（3）过敏反应如呼吸困难、低血压。（4）其他有恶心、呕吐、发热等。

【禁忌证】

对本品过敏者；活动性内出血；有脑血管意外史；2个月内有颅脑或脊柱手术及外伤史；颅内肿瘤；动静脉畸型或动脉瘤；已知有出血倾向如出血体质；严重高血压。

【注意事项】

（1）妊娠期和哺乳期不宜使用，确需使用应权衡利弊。（2）18岁以下用药的安全性尚未确立。（3）由于纤维蛋白被溶解，可能引起新近的注射部位出血，所以溶栓治疗期间，必须仔细观察所有潜在出血点，包括导管插入部位、穿刺点、切开点及肌注部位。若有大血管不可压迫的穿刺应尽量避免，如颈静脉或锁骨下静脉。用药期间，应避免肌内注射和非必须的搬动病人。必须进行静脉穿刺时，操作应特别谨慎。一旦发生严重出血（局部无法加压止血），必须立即溶栓治疗，停用抗凝血药肝素及抗血小板药。必要时输入新鲜全血、血浆及抗纤溶药物。若出血发生在第1次静注后，应停用第2次用药。需用本品治疗的所有病人，用药前应仔细权衡治疗效果与潜在的风险。（4）下列情况用药的危险性可能增加，应慎用：> 75岁，尤其是收缩压 > 160 mmHg时；新近（10 d内）有大的外科手术如冠脉搭桥、产科分娩、器官移植、组织活检及不可压迫血管的穿刺；新近（10 d内）消化道或泌尿道出血；新近（10 d内）的外伤；脑血管疾病；高血压收缩压 ≥ 180 mmHg或舒张压 ≥ 110 mmHg；高度怀疑存在左心栓子（二尖瓣狭窄伴心房颤动）；急性心包炎、亚急性细菌性心内膜炎；止血功能障碍包括继发于严重肝肾疾病的凝血功能障碍；严重肝肾功能衰竭；糖尿病引起的出血性视网膜病变或其他出血性眼病；败血症性栓塞性静脉炎或在严重感染部位存在动静脉瘘；长期使用口服抗凝血药如华法林等；其他潜在的难以止血的出血部位，或可能明显增加出血机会的各种情况。（5）罕见胆固醇栓塞形成，严重的甚至是致死的。表现有网状青斑块、“紫色趾”综合征、高血压、急性肾功衰竭、坏疽性指（趾）、心肌梗死、胰腺炎、脑梗死、脊髓梗塞、肾动脉栓塞、肠动脉栓塞和横纹肌溶解。（6）引起再灌注性心律失常，这种心律失常如窦性心动过缓、室上性心动过速、室性早搏、室性心动过速与心肌梗死本身并发的心律失常无任何不同。应用常规的抗心律失常药治疗（必要时应用起搏器、除颤器）。建议在给药时合并使用抗心动过缓或抗室性心律失常的药物。

【药物相互作用】

（1）与肝素、华法林、抗血小板药合用，可增加出血危险。但在溶栓治疗中需与阿司匹林和肝素联合应用（缺血性脑卒中除外）。（2）本品半衰期短，循环中纤维蛋白原降低较少，与肝素联合可降低再梗死发生率，但也轻度增加出血发生率。因此，必须严密监测 APTT，调整肝素剂量。

【制剂与规格】

注射用重组人组织型纤溶酶原激酶衍生物：18 mg。

‖ 第五节 血容量扩充剂 ‖

血容量扩充剂主要用于大量失血、失血浆及大面积烧伤等所致的血容量降低、休克等应急情况，用以扩容，改善微循环。本节有羟乙基淀粉 130/0. 4。

羟乙基淀粉 130/0.4 (Hydroxyethyl Starch 130/0.4)

【药理作用】

羟乙基淀粉 130/0. 4 为中相对分子质量羟乙基淀粉。其活性成分为聚合淀粉，平均相对分子质量约 130×10^3，摩尔取代级 0. 4。可较长时间停留在血液中，提高血浆渗透压，使组织液回流增多，迅速增加血容量，稀释血液，并增加细胞膜负电荷，使已聚集的细胞解聚，降低全身血黏度，改善微循环。

【药物动力学】

药动学与相对分子质量和摩尔取代度密切相关。当静脉给予本品时，低于肾阈值 $(60 \sim 70) \times 10^3$ 的小分子很容易通过肾脏经尿排泄，大分子羟乙基淀粉在通过肾脏之前，被血浆 α- 淀粉酶降解为小分子。输入体内后，血浆中羟乙基淀粉的平均相对分子质量为 $(70 \sim 80) \times 10^3$，保持在肾阈值之上。分布容积为 5. 9 L。输注 30 min 后，为最大血药浓度的 75%，6 h 后降至 14%。单次给予 500 mL，药物的清除率为 31. 4 mL/min，半衰期 α 相为 1. 4 h，β 相为 12. 1 h，呈现非线性药动学特征，血药浓度在 24 h

后几乎回到基线水平。

【适应证】

防治与手术、创伤、感染、烧伤有关的容量不足（循环血容量减少）和休克（容量补充治疗）。减少手术中对供血的需要，如急性等容血液稀释（ANH），治疗性血液稀释。

【用法与用量】

注射剂：静脉滴注。每日剂量及输注速度应根据病人失血量，血流动力学参数的维持、恢复及稀释效果确定。初始应缓慢滴注，尤其开始的 10～20 mL，应缓慢输入，并密切观察用药反应，防止可能发生的过敏反应。无心肺功能不全使用胶体扩容剂时，血细胞比容应不低于 30%。一日最大量按 50 mL/kg，或一日量不超过 2 000 mL。可根据病人需要在数日内持续使用。治疗持续时间，取决于低血容量持续的时间和程度，以及血流动力学参数和稀释效果。对长时间每日给予最大剂量的治疗方法，目前临床用药经验尚有限。

成人，一日 500～1 000 mL，一日最大量 33 mL/kg。当可能获得益处大于危险时才能用于儿童，若使用一日最大量不超过 50 mL/kg。应根据基础疾病、血流动力学参数和水合状态调整剂量。

【不良反应】

（1）少见过敏反应，类似流感样症状、心动过缓或过速、支气管痉挛、非心源性肺水肿等。若发生不耐受应立即停止并采取急救措施。（2）长期每日给予较大剂量，少见顽固性瘙痒，在治疗结束数周后仍会发生，可持续数月。（3）罕见肾区痛甚至肾损害，应立即停止并提供足够的液体及密切检测肌酐。（4）应用更大剂量时，由于血液稀释会发生出血时间延长，但不会引起临床出血，应检测血细胞比容的下降和血浆蛋白的稀释等情况。

【禁忌证】

对本品及其成分过敏者；严重充血性心力衰竭；少尿或无尿的肾衰竭（肌酐 > 177 μmol/L）；严重凝血障碍（但危及生命的急症病人仍可考虑使用）；颅内出血；液体负荷过重（水分过多）如肺水肿；严重液体缺乏（脱水）；严重高钠或高氯血症；接受透析者。

【注意事项】

（1）妊娠期和哺乳期慎用。确有必要、利大于弊时方可用于妊娠期。（2）慢性及严重肝病、严重凝血功能障碍、有出血性疾病史、需预防颅内出血的神经外科手术、肾清除率下降者慎用，应警惕循环负担过重。（3）仅供静脉给药，其用量及输液速度根据失血情况、血液浓缩程度及其血液稀释效应而定。（4）为防止重度脱水，使用前应先给予晶体溶液。（5）应补足液体，密切检测血电解质，定期检测肾功能和液体平衡。（6）使用时保持药液温度约 37 ℃。剩余药液不宜再用。（7）静滴时，开始的 10～20 mL

应缓慢输入，并密切观察病人有无过敏反应。对失血性休克输注速度宜快，但对烧伤或感染性休克等宜缓慢滴入。应避免因滴注过快和用量过大导致循环超负荷。(8) 心、肺功能正常者使用胶体扩容剂时，血细胞比容应不低于 30%。(9) 避免过量使用，以免引起液体负荷过重，特别是心、肺、肾功能不全者易发生液体负荷过重。若有循环系统负荷过重如肺水肿等应立即停药，必要时给予利尿药。(10) 淀粉酶可能升高，可干扰胰腺炎的诊断。(11) 在静滴过程中，若发生不耐受反应须立即停用并给予适当处理。一旦发生过敏反应，应立即停用并采取急救措施。(12) 出现皮肤反应时给予抗组胺药；心动过速、血压下降、眩晕、恶心、呕吐时，使病人保持正确体位，并给予抗组胺药及糖皮质激素等；支气管痉挛、休克时给予肾上腺素和糖皮质激素等，并采取综合抢救措施。

【药物相互作用】

(1) 与氨基糖苷类合用，可增加肾毒性。(2) 与维生素 B_{12} 混用时，药液会发生变化。(3) 应避免与其他药物配伍。在特别情况下需要时，应注意相容性、无菌及均匀混合。

【制剂与规格】

中分子羟乙基淀粉 130/0. 4 氯化钠注射液(6%)：250 mL : 15 g; 500 mL : 30 g。

(王　辉　于虹娥)

第十二章

激素及影响内分泌药

‖ 第一节　下丘脑垂体激素及其类似物 ‖

内分泌系统的内分泌腺体和细胞分泌、合成与释放激素，通过体液传送至其他器官或细胞，对这些器官或细胞的功能发挥兴奋或抑制的调节作用。而这些内分泌腺体又通过下丘脑级链的方式进行反馈性调节，如下丘脑－垂体－肾上腺、下丘脑－垂体－甲状腺、下丘脑－垂体－性腺等。本节有绒促性素、去氨加压素、重组人生长激素。

绒促性素(Chorionic Gonadotropin)

【药理作用】

绒促性素全称人绒毛膜促性腺激素(human chorionic gonadotropin，HCG)，是胎盘滋养层细胞分泌的促性腺激素。对女性可维持和促进黄体功能，使黄体合成孕激素。与具有卵泡刺激素成分的尿促性素合用，可促进卵泡生成和成熟，并可模拟生理性的促黄体素的高峰而触发排卵。对男性则有促进曲细精管功能，特别是睾丸间质细胞的活动，使其产生雄激素，促进性器官和男性第二性征的发育和成熟，促使睾丸下降并促进精子生成。

【药物动力学】

肌内和皮下注射在吸收程度上生物等效。单次注射后约 12 h 达峰浓度，男性和女性分别为 6 h 和 20 h。女性用药后，在 32～36 h 内发生排卵。24 h 内 10%～12% 以原形经肾随尿排出。半衰期 α 相为 11 h，β 相为 23 h。

【适应证】

女性用于：(1) 垂体促性腺激素不足所致的女性无排卵性不孕症，常在氯米芬治疗无效后，与其合用或与尿促性素合用以促进排卵。(2) 体外受精以获取多个卵母细胞，需与尿促性素联合。(3) 女性黄体功能不全。(4) 功能失调性子宫出血、妊娠早期先兆流产或习惯性流产。

男性用于：(1) 青春期前隐睾症的诊断和治疗。(2) 垂体功能减退所致的男性不育，可与尿促性素合用。长期促性腺激素功能减退者，还应辅以睾酮治疗。

【用法与用量】

注射剂：皮下注射、肌内注射。

女性：(1) 促排卵：女性无排卵性不孕或体外受精，于氯米芬末次给药后 5～7 d，或尿促性素末次给药后 1 d，一次肌注 5 000～10 000 U。可连续治疗 3～6 个周期，若无效则应停药。用于促排卵，一般先用氯米芬治疗，如无效可应用本品联合尿促性素。(2) 黄体功能不全：于经期 15～17 d 排卵之日起一次 1 500 U，qod，连续用 5 次，可根据反应调整剂量。妊娠后需维持原剂量直至 7～10 孕周。(3) 功能失调性子宫出血：一次 1 000～3 000U，qd，连续用 3～5 d。(4) 习惯性流产、先兆流产：一次 1 000～5 000 U，qd，共 5～10 次。

男性：(1) 成人促性腺激素功能不足所致的性腺功能减退：一次 1 000～4 000 U，一周 2～3 次，持续数周至数月。为促发精子生成，治疗需持续 6 个月或更长。若精子数每毫升少于 500 万，则合用尿促性素 12 个月左右。(2) 儿童发育性迟缓者睾丸功能测定：一次 2 000 U，qd，连续 3 d；或一次 1 500 U，qd，连续 4 d。用药前后测定睾酮水平。延长试验：一次 1 500～2 000 U，每周 2～3 次，共 3 周；或一次 1 000～1 500 U，qod，共 10 次。用药前后测定睾酮水平。(3) 隐睾症：10 岁以下，一次 500～1 000 U；10 岁以上至青春期前，一次 1 000～5 000 U，一周 2～3 次。总注射次数不多于 10 次。治疗隐睾症常在 4～9 岁开始，如出现性早熟现象应停药。如经最初的治疗未见明显疗效，应考虑手术。

【不良反应】

女性：(1) 用于促排卵时，可诱发卵巢囊肿或轻、中度的卵巢肿大，少见严重的卵巢过度刺激综合征。(2) 用于促排卵可增加多胎率或新生儿发育不成熟、早产等。(3) 由于血管通透性显著提高而致体液在胸腔、腹腔和心包腔内迅速大量积聚引起多种并发症，如血容量降低、电解质紊乱、血液浓缩、腹腔出血、血栓形成等。表现为腹部或盆腔部位剧烈疼痛、水肿、尿量减少、消化不良、恶心、呕吐、腹泻、气促、下肢肿胀等。往往发生在排卵后 7～10 d 或治疗结束后，严重者可危及生命。

男性：用于治疗隐睾症时偶见男性性早熟，表现为痤疮、阴茎和睾丸增大、阴毛生长增多、身高生长过快、骨骺早闭等。大剂量使用偶见水钠潴留。

其他：乳房肿大、头痛、易激动、精神抑郁、易疲劳。偶见皮疹、注射部位疼痛。

【禁忌证】

对本品及促性腺激素过敏者；垂体增生或肿瘤；前列腺癌或其他与雄激素有关的肿瘤；性早熟者；诊断未明的阴道流血；子宫肌瘤；卵巢囊肿或卵巢肿大；先天性性腺缺如或性腺切除术后；血栓性静脉炎。

【注意事项】

（1）使用前应做皮肤敏感试验，皮试液浓度为500 U/mL或250 U/mL，皮内注射0.1 mL。经20 min后，观察皮试结果，阳性反应者禁用。（2）前列腺增生、哮喘、心脏病、高血压、癫痫、偏头痛、肾功能不全、运动员慎用。（3）仅用于黄体阶段支持，妊娠期和哺乳期禁用。（4）发现卵巢过度刺激综合征及卵巢肿大，胸、腹腔积液时应停药。（5）使用前应说明有多胎妊娠的可能性。（6）用于诱导排卵时，用药前应作卵巢B型超声波检查，检查卵泡的数量和大小。雌激素浓度开始上升后应每日复查，了解卵泡成熟情况并减少卵巢过度刺激综合征的发生。每日测量基础体温，若有排卵可出现双相体温。检测雌激素水平，从用本品1周后，须每日留尿或抽血测雌激素，仅在雌激素高峰出现后24 h开始用绒促性素触发排卵，如雌激素值过高，则不宜给大剂量本品，以免引起卵巢过度刺激。检测雌激素亦可了解有无卵巢过度刺激的情况。孕酮的测定和宫颈黏液检测，有助于了解卵泡成熟程度或是否已有排卵。（7）对妊娠试验可出现假阳性，应在用药10 d后进行检查。（8）用于男性性腺功能减退症应检测睾酮，既可排除其他原因所致的性腺功能减退，亦可用来评价疗效。此外，检测精子计数及活力亦可用以评价疗效。（9）除了男性促性腺激素功能不足，为促发精子生成以外，其他情况不宜长期连续使用。（10）治疗隐睾症时，偶见性早熟、骨骺提前闭合、最终不能达到成人的高度。

【药物相互作用】

与垂体促性腺激素如尿促性素合用时，可能使不良反应增加，故应慎用。

【制剂与规格】

注射用绒促性素：500 U；1 000 U；2 000 U；5 000 U。1 mg = 1 000 U，每支附稀释剂0.9% 氯化钠溶液2 mL。

去氨加压素（Desmopressin）

【药理作用】

去氨加压素为合成的加压素类似物。具有较强的抗利尿作用和较弱的加压作用，与天然激素精氨酸加压素的结构类似。与精氨酸加压素的区别，主要是对半胱氨酸作脱氨基处理和以D-精氨酸取代L-精氨酸。这些结构改变之后，使临床剂量的去氨加压素的抗利尿作用更强，作用时间延长。几乎没有血管收缩加压作用，不产生加压的副作用。有促进肾集合管重吸收水的作用，但其升高血压和收缩平滑肌的作用很弱，亦不影响肾上腺皮质激素释放。还能刺激凝血因子Ⅷ和纤溶酶原激活物的活性。

【药物动力学】

口服给药迅速吸收，皮下或肌内注射吸收迅速而完全。口服给药1～2 h产生抗利尿作用，4～7 h达最大效应。达峰时间：口服54～90 min，皮下注射87 min，按0.3 μg/kg静脉给药后为60 min。多次给药，抗利尿作用的持续时间：口服6～12 h，静脉给药 5～20 h。口服给药大部分在胃肠道内被破坏，生物利用度小于 0.5%，但能产生足够的抗利尿作用，达到临床效应。皮下注射生物利用度是静注的 85%。不能透过血脑屏障。静注 2～20 μg 后，半衰期为 50～158 min，呈剂量依赖性。静注后 24 h 内，尿中检测到的原形为给药量的 45%。

【适应证】

口服制剂用于中枢性尿崩症、夜间遗尿及血友病等，亦用于测试肾尿液浓缩功能。注射剂用于：(1) 中枢性尿崩症。(2) 在介入性治疗或诊断性手术前，使延长的出血时间缩短或恢复正常。适用于先天性或药物诱发的血小板功能障碍、尿毒症、肝硬化及不明病因所致的出血时间延长者。(3) 对本品试验剂量呈阳性反应的轻度血友病 A 及血管性血友病，用于控制及预防小手术时的出血。(4) 用作测试肾尿液浓缩功能，有助于对肾功能的诊断。

【用法与用量】

口服片剂：剂量应因人而异。

(1) 中枢性尿崩症：成人，开始一次 25～100μg，tid，随后再根据疗效调整。大多适宜剂量为一次 0.1～0.2 mg，tid。一日量范围为 0.2～1.2 mg。新生儿，开始一次 1～4 μg，一日 2～3 次，之后酌情调整。1 月龄～2 岁，开始一次 10 μg，一日 2～3 次，之后酌情调整，一日量 30～150 μg。2～12 岁，开始一次 50 μg，一日 2～3 次，之后酌情调整，一日量 0.1～0.8 mg。> 12 岁，开始一次 0.1 mg，一日 2～3 次，之后酌情调整，一日量 0.2～0.8 mg。(2) 遗尿症：> 6 岁，首剂 0.2 mg 睡前顿服，若疗效不显著可增至 0.4 mg。连续用 3 个月后，停用至少 1 周，以便评估是否需要继续治疗。用药前 1 h 到服药后 8 h 内应限制饮水。

注射剂：肌内注射、皮下注射、静脉注射、静脉滴注。

(1) 中枢性尿崩症：静脉注射。成人，一次 1～4 μg，一日 1～2 次。儿童，< 1 岁一次 0.2～0.4 μg，一日 1～2 次，建议首剂为 0.5 μg；> 1 岁一次 0.4～1 μg，一日 1～2 次。根据尿量和尿渗透压调整剂量。(2) 治疗性控制出血或手术前预防出血：静脉滴注。成人，按一次 0.3 μg/kg，加入 0.9% 氯化钠溶液 50～100 mL 中，滴注 15～30 min。若效果显著，可间隔 6～12 h 重复给药 1～2 次。多次重复此剂量，效果将会降低。血友病 A，成人一次 16～32 μg，加入 0.9% 氯化钠溶液 30 mL 中快速静滴，q12h。血管性血友病，按一次 0.4 μg/kg，加入 0.9% 氯化钠溶液 30 mL 中快速静滴，q8h 或 q12h。(3) 肾尿液浓缩功能试验：皮下或肌内注射。成人，一次 4 μg。儿童，< 1 岁一次 0.4 μg；> 1 岁一次 1～2 μg。建议对儿童首先使用鼻腔给药的鼻喷剂或滴鼻剂。用药后 1 h 排出的尿应不计入，此后的 8 h 内收集尿 2 次以测量尿渗透压。多数用药后尿渗透压的正常值为 800 mOsm/L，若低于此水平，应重复试验。若仍低于该值，表明肾尿液浓缩功能受到损害，应做进一步检查确诊。

【不良反应】

(1) 常见头痛、腹痛、恶心、低钠血症。(2) 少见过敏反应、情绪障碍。(3) 罕见严重的全身过敏反应。(4) 大剂量时可引起疲劳、血压一过性降低及反射性心动过速、面部潮红。(5) 用药后若不限制饮水可能会引起水潴留、低钠血症、头痛、恶心、呕吐、体重增加，严重者可引起抽搐。(6) 注射部位疼痛、肿胀。

【禁忌证】

对本品过敏者；习惯性或精神性烦渴症(24 h 内尿量超过 40 mL/kg)；心绞痛；心功能不全或其他疾病需服用利尿药者；肾功能不全肌酐清除率 < 50 mL/min；抗利尿激素分泌异常综合征等低钠血症；糖尿病；2B 型和 3 型血管性血友病。

【注意事项】

(1) 妊娠期、婴幼儿慎用。有水、电解质平衡紊乱及颅内压增高者慎用。> 65 岁不宜使用，易发生低钠血症。(2) 急迫性尿失禁、器官病变导致尿频或多尿者不宜用。(3) 要特别注意水潴留，应尽量减少水的摄入量并定期测体重。如体重逐渐增加，血钠低于 130 mmo1/L 或血浆渗透压低于 270 mOsm/L，应限制水的摄入量并停药。(4) 治疗遗尿症，应在服药前 1 h 和服药后 8 h 限制饮水，否则易出现水潴留或低钠血症等，可有头痛、恶心、呕吐和体重增加，严重者可引起抽搐。应停药直至完全康复。(5) 老年人血钠低和 24 h 尿量多(2. 8～3 L)易发生低钠血症。(6) 与已知可导致抗利尿激素分泌异常综合征的药物、非甾体抗炎药合用时，应严格控制饮水并检测血钠水平。(7) 本品不能缩短因血小板明显减少而引起的出血时间延长。(8) 用于肾尿液浓缩功能试验，在用药前 1 h 至用药后 8 h 之间，饮水量不超过 500 mL。(9) 出现体液或电解质失衡急性并发症如全身感染、发热和肠胃炎时应立即停用。

【药物相互作用】

(1) 不可与右旋糖酐合用，因后者能作用于因子Ⅷ复合物。(2) 吲哚美辛、辛伐他汀会增强病人对本品的反应，但不会影响药效的持续时间。(3) 一些可释放血管升压素的药物，如三环类抗抑郁药、氯丙嗪、卡马西平等，可增强抗利尿作用和增加体液潴留。(4) 与氯贝丁酯、肝素等合用，可增强本品的利尿作用。

【制剂与规格】

(1) 醋酸去氨加压素片：0. 1 mg；0. 2 mg。(2) 醋酸去氨加压素注射液：1 mL：4 μg；1 mL：15 μg。

重组人生长激素(Recombinant Human Growth Hormone)

【药理作用】

重组人生长激素通过直接和生长激素(GH)受体结合，以及刺激肝脏产生胰岛素样生长因子 -1 (IGF-1) 而广泛作用于全身。作用于骨骺软骨细胞以及成骨细胞，促进骨骼生长；促进肌细胞数量增多，细胞体积增大，使内脏增大；可兴奋红细胞生成素而使红细胞数量增加。对代谢有广泛影响，可促进蛋白质合成，使氮潴留；有拮抗胰岛素的作用，影响糖代谢；可促进脂质分解，体内脂肪贮存量减少，使血浆游离脂肪酸、胆固醇及三酰甘油增加；还可使体内钠、钾、磷潴留。本品促进生长和蛋白同化等作用是通过 IGF-1 介导的，IGF-1 在生长激素的刺激下主要由肝脏产生。

【药物动力学】

注射吸收快，静注后血浆半衰期为 20～30 min，皮下或肌内注射血浆半衰期 3～5 h。皮下或肌内注射生物利用度相似。皮下注射血药峰浓度高于肌注，但出现时间较迟，约 3 h 达峰值。给药量的 90% 经肝代谢，仅 0. 1% 以原形经肾和胆汁排泄。长期用药无蓄积作用。

【适应证】

用于内源性生长激素分泌不足或不分泌所导致的生长激素缺乏者。(1) 多种原因引起的生长激素缺乏性矮小症，包括垂体病变及下丘脑病变所致者。(2) 其他原因引起的儿童和青少年矮小症，如特纳综合征、小于胎龄儿和特发性矮小症等。(3) 儿童慢性肾功能不全导致的生长障碍。(4) 成人生长激素缺乏症。(5) 烧伤、创伤等。

【用法与用量】

注射剂：每晚临睡前皮下注射 1 次。用灭菌注射用水 1～2 mL 溶解，现配现用。剂量个体差异较大，应根据病情确定。正常人夜间分泌生长激素较日间多，儿童则在入睡后 1 h 左右分泌峰更明显。在晚间睡前给药更符合生理性分泌节律，疗效好。

成人：按一日 0. 018～0. 036 U/kg。儿童：按一日 0. 1～0. 2 U/kg。用于烧伤时剂量偏大。

一般疗程 3 个月至 3 年，根据具体情况而定。为促进身高增长而使用生长激素治疗时，如长骨的骨骺已闭合，则不再有身高增长，长期使用后身高增长减慢。特纳综合征、小于胎龄儿及特发性矮小症等无生长激素缺乏的矮小儿童，用药后增高效果不及生长激素缺乏者。若治疗 6 个月后生长速率增加不明显应停用。

【不良反应】

(1) 少见注射部位疼痛、肿胀、发红等，局部皮下脂肪萎缩等。(2) 少见过敏反应如皮疹、瘙痒等。(3) 偶见头痛、面部及周围性水肿。(4) 偶见呕吐、腹部胀气、腹痛等。(5) 罕见关节疼痛、四肢麻木、惊厥。

【禁忌证】

对本品过敏者；妊娠期和哺乳期；恶性肿瘤；近 2 年内有肿瘤病史者。

【注意事项】

(1) 不可用于骨骺已闭合的儿童患者。(2) 有促进肿瘤生长的作用，矮小儿童用药前应除外鞍区占位性病变；成人使用应除外肿瘤。(3) 糖尿病或有糖尿病倾向者慎用。(4) 本品可致甲状腺功能减退，而甲状腺功能减退影响生长，故应监测甲状腺功能。（5）注意检查血糖、尿糖、甲状腺功能。必要时加用甲状腺素纠正甲状腺功能减退。（6）在促生长治疗时定期观察骨龄相。

【药物相互作用】

（1）与糖皮质激素合用，其促生长效能可被抑制。（2）与蛋白同化类激素、雄激素、雌激素或甲状腺素同用时，均有加速骨骺提前闭合的危险，应慎重考虑。

【制剂与规格】

注射用重组人生长激素：0.85 mg；1 mg；1.2 mg；1.33 mg；1.6 mg；2 mg；3.7 mg；4 mg。每1 mg相当于3 U。

‖ 第二节　肾上腺皮质激素类药 ‖

肾上腺皮质激素类药，临床用药主要是糖皮质激素类药，具有调节糖、蛋白质和脂肪代谢，抗炎和免疫抑制等作用。本节有氢化可的松、泼尼松、甲泼尼龙、地塞米松。

生理剂量的糖皮质激素为维持生命所必需，对糖、蛋白质、脂肪和水、电解质代谢及多种组织器官的功能有重要影响。而药理剂量的糖皮质激素具有抗炎、抗过敏和免疫抑制等作用。在超生理量时，表现出广泛而显著的抗炎、抗过敏、抗毒和抑制免疫等多种药理作用。可增强人体对有害刺激的抵抗能力、免疫抑制和对抗表皮细胞的增生等诸多作用。（1）抗炎作用：减轻和防止组织对炎症的反应，从而减轻炎症的表现。（2）免疫抑制与抗过敏作用：防止或抑制细胞中介的免疫反应，延迟性的过敏反应，并减轻原发免疫反应的扩展。（3）抗毒、抗休克作用：对抗细菌内毒素对机体的刺激反应，减轻细胞损伤，发挥保护机体的作用。

糖皮质激素类药主要用于治疗过敏性、炎症性与自身免疫性疾病，以及一些疾病的替代治疗。是临床多科、多种疾病的重要治疗药物之一，其临床应用非常广泛。长期、大剂量应用可能发生许多不良反应。要注意合理使用，防止滥用。

糖皮质激素类药应用注意事项：（1）妊娠期忌用或尽量避免使用，特别是妊娠早期可能影响胎儿发育。哺乳期、儿童和老年人慎用。（2）结核病、急性细菌性或病毒性感染慎用，确有必要时应给予适当的抗感染治疗。（3）严重糖尿病、肝硬化、肾功能不全者、甲减慎用。（4）长期用药，停药前应逐渐减量。

氢化可的松(Hydrocortisone)

【药理作用】

氢化可的松为短效糖皮质激素。抗炎作用较弱，为可的松的1.25倍，有钠潴留作用。（1）抗炎作用：减轻和防止组织对炎症的反应，从而减轻炎症。（2）免疫抑制作用：防止或抑制细胞中介的免疫反应，延迟性的过敏反应，并减轻原发免疫反应的发展。（3）抗毒素、抗休克作用：能对抗细菌内毒素对机体的刺激反应，减轻细胞损伤，发挥保护机体的作用。

【药物动力学】

口服吸收迅速，约 1 h 达峰浓度，作用持续 30～36 h。注射后迅速吸收而快速发挥作用，作用持续 8～12 h。血浆蛋白结合率 90% 以上。半衰期约 100 min。多数主要代谢物与葡糖醛酸结合，极少量以原形经尿排出。

【适应证】

用于治疗过敏性、炎症性与自身免疫性疾病。（1）原发性或继发性肾上腺皮质功能减退症和垂体前叶功能减退症的替代治疗。（2）合成糖皮质激素所需酶系缺陷所致的各型肾上腺皮质增生症。（3）自身免疫性疾病如系统性红斑狼疮、重症多发性皮肌炎、风湿病、风湿性关节炎、自身免疫性溶血、血管炎、肾病综合征及重症肌无力等。（4）过敏性疾病如重度哮喘、血管性水肿、血清病样反应、变应性鼻炎等。（5）器官移植的抗排斥反应如心、肝、肾、肺组织移植等。（6）多种急性中毒性感染如细菌性痢疾、中毒性肺炎、重症伤寒、结核性脑膜炎、胸膜炎等。（7）血液疾病如免疫性血小板减少症、急性白血病、淋巴瘤等。（8）炎症性疾病如克罗恩病、溃疡性结肠炎、损伤性关节炎等。（9）注射剂还用于肾上腺皮质危象、垂体危象、甲状腺危象，垂体肿瘤及肾上腺肿瘤围术期，抢救危重中毒性感染如血流感染等。

【用法与用量】

口服片剂：根据不同病情，可顿服或分次服。

成人常用量：（1）肾上腺皮质功能减退症及替代治疗：一日 20～30 mg，清晨服 2/3 量，午饭后服 1/3 量。应激情况应适当加量，可增至一日 80 mg 分次服。（2）抗炎和免疫抑制等：一日 20～40 mg 清晨顿服，或按一日 2. 5～10 mg/kg 分 3～4 次，q6h 或 q8h。

儿童常用量：（1）肾上腺皮质功能减退症及替代治疗：按一日 0. 5～0. 75 mg/kg，或按一日 20～25 mg/m^2，清晨服 2/3 量，午饭后服 1/3 量。应激情况适当增量。（2）抗炎和免疫抑制等：按一日 2. 5～10 mg/kg，分 3～4 次，q6h 或 q8h。（3）先天性肾上腺皮质增生症：开始按一日 30～35 mg/m^2，维持量按一日 20～30 mg/m^2 睡前顿服，或睡前服 2/3 量、晨服 1/3 量。

注射剂：氢化可的松和氢化可的松琥珀酸钠（用量按氢化可的松计）：静脉注射、静脉滴注、肌内注射。静滴时每次用量加入 0. 9% 氯化钠或 5% 葡萄糖溶液 250～500 mL 中。

危重症的抢救：静注或静滴。成人，一次 100～200 mg，qd，必要时可重复，危重病人一日可用至 1 000～2 000 mg。儿童，按一日 1～5 mg/kg，或按一日 100～200 mg/m^2，分 3～4 次，q6h 或 q8h。

肾上腺皮质功能减退症及腺垂体功能减退症、严重过敏反应、哮喘急性发作期重度和危重者、休克等：静注或静滴、肌注。成人，一次 100～200 mg，qd，必要时可重复，一般一日量300～400 mg。儿童，按一日1～5 mg/kg，qd或等分q12h。1月龄～1岁，开始一次25 mg，tid；1～6岁，开始一次50 mg，tid；6～12岁，开始一次100 mg，tid。根据病情酌情调整。12岁以上剂量、用法同成人。可连续应用2～3 d，随后口服制剂维持3～5 d。

系统性红斑狼疮和系统性血管炎急性期：静滴。成人，一次300 mg，qd。随后根据病情减量或改用口服制剂。儿童，按一日1～5 mg/kg，qd或等分q12h。疗程3～5 d。

溃疡性结肠炎、直肠炎、乙状结肠炎：仅限于重症。（1）静脉滴注：成人，一日300～400 mg，qd。2岁以上儿童，一日10 mg/kg（不超过400 mg）。（2）直肠内给药：睡前保留灌肠，疗程1～3个月。成人，一次100～200 mg。2岁以上儿童，一次100～125 mg。局部用药时可部分吸收，因此应避免长期应用。灌肠应选用水溶性剂型。肠梗阻、肠穿孔和广泛肠瘘时禁用灌肠和直肠泡沫灌肠剂，禁用于合并感染者。

【不良反应】

应用生理剂量替代治疗一般无明显不良反应。多发生在应用药理剂量时，而且与疗程、用量、用药种类、用法及给药途径等有密切关系。

（1）长期使用时可致皮肤萎缩、色素脱失、毛细血管扩张、酒渣样皮炎、口周皮炎、医源性皮质醇增多症面容和体态（表现有满月脸、向心性肥胖、体重增加、下肢水肿、紫纹等）、易出血倾向、创口愈合不良、痤疮、月经紊乱、肱骨或股骨头缺血性坏死、骨质疏松症及骨折（包括脊椎压缩性骨折、长骨病理性骨折）、肌无力、肌萎缩、低血钾综合征、胃肠道刺激症状、胰腺炎、消化性溃疡或穿孔、青光眼、白内障、良性颅内压升高综合征、糖耐量减低和糖尿病加重、儿童生长受抑制等。（2）精神症状：少见欣快感、激动、谵妄、不安、定向力障碍等。精神症状易发生于慢性消耗性疾病，以及以往有精神异常者。（3）少见胆固醇、脂肪酸升高，淋巴细胞、单核细胞、嗜酸性粒细胞、嗜碱性粒细胞下降，中性粒细胞升高，血小板增多或减少。偶见注射局部刺激感，过敏反应如瘙痒、烧灼或干燥感。大剂量静脉快速给予可能发生全身性过敏反应，表现为面部肿胀、鼻黏膜及眼睑肿胀、荨麻疹、气短、胸闷、喘鸣等。（4）并发感染：以真菌、结核菌、葡萄球菌、变形杆菌、铜绿假单胞菌和各种疱疹病毒为主。（5）"停药综合征"：在停药后头晕、头痛、昏厥倾向、腹痛、背痛、低热、食欲减退、恶心、呕吐、肌肉与关节疼痛、乏力、软弱等。经仔细检查如能排除肾上腺皮质功能减退症和原来疾病的复发，则可考虑为对糖皮质激素依赖综合征。

【禁忌证】

（1）对本品及其他甾体激素过敏者。（2）下列疾病忌用，特殊情况确需使用须权衡利弊，但应注意病情恶化的可能：严重精神病（现在或过去），癫痫，活动期消化性溃疡，新近胃肠吻合术，肾上腺皮质功能亢进症，严重骨质疏松症，青光眼，严重糖尿病，未能控制的结核性、化脓性、细菌性和病毒性感染者。（3）肾上腺皮质功能减退症及先天性肾上腺皮质功能增生症在妊娠合并糖尿病等情况时仍然要用。

【注意事项】

（1）妊娠期和哺乳期尽量避免使用，确需使用时须权衡利弊。老年人、儿童慎用，若使用应减量。（2）下列情况应尽量避免使用，特殊情况确需使用须权衡利弊，但应注意病情恶化的可能：心脏病或急性心衰，糖尿病，憩室炎，情绪不稳定或有精神病倾向，青光眼，肝功能不全，角膜溃疡，眼单纯性疱疹，高脂蛋白血症，高血压，甲减（此时糖皮质激素作用增强），重症肌无力，骨质疏松症，胃溃疡，胃炎或食管炎，肾功能不全或结石，结核病，骨折、创伤修复期，抗感染药物不能控制的感染如水痘、麻疹、全身性真菌感染等。（3）频繁应用可引起局部组织萎缩，易引起继发性感染（尤其是真菌），或原来已被控制的感染可能活动起来，如结核病复发。在某些感染时应用激素可减轻组织的破坏、减少渗出、减轻感染中毒症状，但应同时使用有效的抗菌药物治疗，并密切观察病情变化。在短期用药或症状控制后，应迅速减量或及时停药。（4）含有乙醇的注射液，需稀释至 0.2 mg/mL 后滴注。对中枢神经抑制、肝功能不全者宜选择氢化可的松琥珀酸钠。（5）长期用药可发生失钾、缺钙、负氮平衡和垂体－肾上腺皮质功能受抑制，应补充钾、钙、蛋白质，必要时配合蛋白同化激素等，并适当限制糖摄入，同时采用保护肾上腺皮质功能的措施。

对诊断的干扰：（1）可使血糖、胆固醇和脂肪酸、血钠水平升高，血钙、血钾下降。（2）淋巴细胞、单核细胞、嗜酸性粒细胞、嗜碱性粒细胞下降，中性粒细胞升高，血小板增加或下降。（3）长期大剂量使用可使皮肤敏感试验结果呈假阴性，如结核菌素试验、组织胞浆菌素试验和过敏反应皮试等。（4）可使甲状腺放射性 ^{131}I 摄取率下降，减弱促甲状腺激素（TSH）对促甲状腺激素释放素（TRH）刺激的反应，使后者兴奋试验结果呈假阳性。干扰黄体生成激素释放激素兴奋试验的结果。（5）使同位素脑和骨显像减弱或稀疏。

长期使用应定期随访：（1）血糖、尿糖或糖耐量试验，尤其是糖尿病或有糖尿病倾向者。（2）儿童应定期检查生长和发育情况。（3）注意有无白内障、青光眼或眼部感染。（4）检测血电解质、粪便隐血。（5）高血压和骨质疏松症，尤其是老年人。

【药物相互作用】

（1）非甾体抗炎药可增加其致溃疡作用。（2）可增强对乙酰氨基酚的肝毒性。（3）与两性霉素 B 或碳酸酐酶抑制剂合用，可加重低钾血症。长期与碳酸酐酶抑制剂合用，易发生低血钙和骨质疏松症。（4）与蛋白同化激素合用易发生水肿，使痤疮加重。（5）与抗胆碱药长期合用，可致眼压升高。（6）三环类抗抑郁药可使其引起的精神症状加重。（7）可使血糖升高，与胰岛素或口服降血糖药合用时，应适当调整后者的剂量。（8）甲状腺激素可使其代谢清除率增加。（9）可增加避孕药或雌激素的作用和不良反应。（10）可增加强心苷类药的毒性，易发生心律失常。（11）与排钾利尿药合用可致严重低钾血症，并由于水钠潴留而减弱利尿药的作用。（12）可增强麻黄碱的代谢和清除。（13）与免疫抑制剂合用易发生感染，并可能诱发淋巴瘤或其他淋巴细胞增生性疾病。（14）可增加异烟肼在肝内代谢和排泄，降低血药浓度和疗效。

（15）可促进美西律在体内代谢，降低其血药浓度。（16）与生长激素合用，抑制后者的促生长作用。（17）维生素K可增强其抗炎效应，维生素C可防治其皮下出血反应。（18）可拮抗维生素A中毒的全身反应。

【制剂与规格】

（1）氢化可的松片：10 mg；20 mg。（2）氢化可的松注射液：2 mL：10 mg；5 mL：25 mg；20 mL：100 mg。（3）注射用氢化可的松琥珀酸钠（以氢化可的松计）：50 mg；100 mg。1 mg相当于氢化可的松琥珀酸钠1. 35 mg。

泼尼松(Prednisone)

【药理作用】

泼尼松为中效糖皮质激素，其抗炎作用及对糖代谢的影响较强，是氢化可的松的4～5倍。对水盐代谢影响很小，钠潴留作用比氢化可的松稍弱。

【药物动力学】

口服后在肝内将11位酮基还原为11位羟基，转化为泼尼松龙后才有药理活性。作用持续12～36 h，半衰期为1 h。

【适应证】

用于自身免疫性、过敏性和炎症性疾病等。（1）自身免疫性疾病：系统性红斑狼疮、重症多发性皮肌炎、血管炎、溃疡性结肠炎、肾病综合征、自身免疫性溶血、结节性动脉炎，风湿病如类风湿关节炎、风湿性心肌炎、风湿热等。（2）变态反应性疾病：哮喘、严重药物性皮炎、过敏性皮炎等。（3）器官移植：防止排异反应，与其他免疫抑制剂如环孢素联用。（4）治疗各种急性严重细菌感染。其他炎症性疾病如结核性胸膜炎、视神经炎、视网膜炎，可加快炎症吸收，减少因粘连而引起的后遗症。（5）淋巴瘤、急性淋巴细胞白血病：对后者效果最好，单用有效率30%～50%。其他类型白血病需与抗肿瘤药联合。（6）其他：重症肌无力、免疫性血小板减少症、中性粒细胞减少、各种肾上腺皮质功能减退症、剥脱性皮炎、天疱疮、神经性皮炎、湿疹及葡萄膜炎等。

【用法与用量】

口服片剂：除替代疗法，其他治疗应在病情稳定或缓解后逐渐减量维持或停药。

（1）一般常用量：成人，一次5～10 mg，一日2～3次，一日最大量60 mg。或一日量于晨起顿服。儿童，按一日1～2 mg/kg（最大量60 mg），分2～3次。（2）自身免疫性疾病：系统性红斑狼疮、自身免疫性溶血性贫血、肾病综合征等。成人，一日40～60 mg。儿童，按一日1～2 mg/kg（最大量60 mg），于晨起顿服或分2～4次。病情稳定后逐渐减量。（3）活动期中、重度溃疡性结肠炎和克罗恩病：成人，一日20～60 mg。于晨起顿服或分2次，直到病情明显缓解。溃疡性结肠炎疗程较短，克罗恩病疗程较长，为8～12周。以后逐渐减量，每周减5 mg，直至一日20 mg，改为每周减 2. 5 mg。2 岁以上儿童，按一日 2 mg/kg（最大量 60 mg），qd，直至病情缓解。以后逐渐减量，每周减 5 mg。疗程同成人。（4）过敏性疾病：药物性皮炎、荨麻疹、哮喘发作等。成人，一日 20～40 mg。儿童，按一日 1～2 mg/kg 顿服或分 2 次。症状减轻后每间隔一日减少 5 mg。（5）急性白血病及淋巴瘤：成人，一日 60～80 mg。儿童，按一日 1～2 mg/kg（最大量 60 mg）。症状缓解后减量。（6）防止器官移植排异反应：常用量一日 60～100 mg。通常于术前 1～2 d 开始服，一日 100 mg，术后 1 周改为一日 60 mg，以后逐渐减量。（7）抗炎症治疗：成人，一日 10～60 mg。儿童，按一日 0. 05～2 mg/kg，分 1～4 次。根据病情确定剂量和疗程。（8）免疫性血小板减少症：用于初始治疗或糖皮质激素治疗有效而停药后复发者。常用量按一日 0. 5～1 mg/kg，重者用大剂量按一日 1. 5～2 mg/kg。血小板 ≥ 100×10^9/L 并稳定后，逐渐减至维持量。维持量以一日量不超过 15 mg 为宜，维持治疗时间一般为 3～6 个月。足量用药 4 周（最长不超过 6 周）仍无效者应快速减量至停药。（9）用于替代疗法：一次 5～10 mg，tid。或一日 10～60 mg，晨起服 2/3 量，下午服 1/3 量。

【不良反应】、【禁忌证】

同氢化可的松（参阅氢化可的松）。

【注意事项】

（1）妊娠期和哺乳期尽量避免使用，确需使用须权衡利弊。老年人、儿童慎用，若使用应减小剂量。（2）高血压、糖尿病、消化性溃疡、精神病、青光眼等尽量避免使用，特殊情况确需使用须权衡利弊，但应注意病情恶化的可能。（3）本品需在肝内转化为泼尼松龙才有药理活性，肝脏含量最高，故肝功能不全者不宜用。（4）长期用药的病人，在手术时及术后 3～4 d 内常需酌情增量，以防肾上腺皮质功能减退。一般外科病人尽可能不用，以免影响伤口愈合。（5）与抗菌药物合用于细菌感染性疾病时，应在抗菌药物使用之后使用，而停药则应在停用抗菌药物之前，以免掩盖症状，延误病情。（6）因其盐皮质激素活性很弱，故不适用于原发性肾上腺皮质功能减退症。（7）其他注意事项同氢化可的松（参阅氢化可的松）。

【药物相互作用】

酮康唑可增加其血药浓度。其他同氢化可的松（参阅氢化可的松）。

【制剂与规格】

醋酸泼尼松片：5 mg。

甲泼尼龙（Methylprednisolone）

【药理作用】

甲泼尼龙为中效糖皮质激素。是泼尼松龙 C_6 位加甲基的衍生物。具有较强的抗炎、免疫抑制及抗过敏活性，作用明显强于泼尼松龙。糖代谢作用比氢化可的松强 10

倍，而水、钠潴留作用较弱，无排钾的副作用。它能扩散透过细胞膜，并于胞浆内特异受体结合，进入细胞核内，与 DNA 结合，启动 mRNA 的转录，继而合成多种酶蛋白，并依靠这些酶来发挥多种作用。甲泼尼龙琥珀酸钠为水溶性泼尼松龙衍生物，在体内转化为甲泼尼龙，具有速效作用，维持时间中等，为治疗炎症和抗变态反应的优选药。

【药物动力学】

药物动力学呈线性，不受给药途径的影响。口服生物利用度 82%。广泛分布于组织中，可透过血脑屏障，可经乳汁分泌。血浆蛋白结合率 60%～77%，口服用药血浆半衰期约 2. 5 h，甲泼尼龙琥珀酸钠的血浆半衰期约 30 min。生物半衰期为 18～36 h。经肝脏代谢，主要代谢物为 20- 羟基甲泼尼龙和 20- 羟基 -6- 甲泼尼龙，这些代谢物以葡糖醛酸盐、硫酸盐和非结合型化合物的形式随尿排出。

【适应证】

用于某些急危重症疾病的急救治疗，多用于脏器移植的抗排异反应。（1）免疫抑制治疗，包括脏器移植、血液病、肿瘤。（2）抗过敏和自身免疫性炎症性病。（3）治疗肾上腺皮质功能不全诱发的休克。（4）预防癌症化疗引起的恶心、呕吐。（5）内分泌失调，急性原发性或继发性肾上腺皮质功能不全。（6）内分泌性眼球突出。

【用法与用量】

口服片剂：成人，初始剂量一次 8～20 mg，bid，1～3 个月后逐渐减量。维持量一次 4～8 mg，qd。3～6 个月可考虑停用。儿童，初始剂量按一日 1～2 mg/kg（不超过成人一日量），分 2～3 次。维持量减半，分 1～2 次。

注射剂：静脉注射、静脉滴注，亦可肌内注射。大剂量时静注速度不宜过快，注射时间控制在 10～30 min。静滴多用于冲击疗法，按 20～30 mg/kg（最大量 1 000 mg），通常一次 800～1 000 mg 加入 5% 葡萄糖溶液 200～250 mL 中，4 h 内滴注完毕，一日 1 次，连续 3 d。

成人常用量：（1）脏器移植抗排异反应：首剂可在移植物循环再灌注前静注 500～1 000 mg，术后第 1 d 至第 5 d，分别以一日 240 mg、200 mg、160 mg、120 mg、80 mg 分 4 次静注。以后可改为口服制剂。肾移植可在开始 24～48 h 内给予 500～2 000 mg，肝移植可酌情减量。（2）作为对生命构成威胁时急危重疾病的急救用药：推荐剂量按一次 15～30 mg/kg，静注时间不少于 30 min。根据病情，必要时可在 48 h 内每隔 4～6 h 重复一次。（3）系统性红斑狼疮：一日 1 000 mg，静脉给药 3 d。多发性硬化症：一日 1 000 mg，静脉给药 3～5 d。（4）肾盂肾炎、狼疮性肾炎等：按一次 30 mg/kg，隔日静脉给药 1 次，连续 4 d。（5）重度活动期溃疡性结肠炎和克罗恩病：仅限于重症，一日 40～60 mg 静滴。（6）防止癌症化疗引起的恶心和呕吐：对轻、中度呕吐，化疗前 1 h，化疗起始及出院时，静脉给予 250 mg；对严重呕吐，于化疗前 1 h 给予 250 mg，并用甲氧氯普胺。然后于化疗期间及出院时，再各静注 250 mg。（7）其他适应证，初始剂量从 10～500 mg 不等。应根据病情确定用量。大剂量可于短期内控制某些急性重症疾病，如哮喘、血清病、荨麻疹样输血反应及多发性硬化症急性恶化期。初始剂量 ≤ 250 mg，静脉注射时间为 5 min；初始剂量 > 250 mg，静脉注射时间为不少于 30 min。

儿童常用量：(1) 脏器移植抗排异反应：一日 40～80 mg。肾移植可在开始 24～48 h 内给予 500～2 000 mg，肝移植可酌情减量。并继续治疗，直至病情稳定，一般不 > 72 h。(2) 危重疾病的急救用药：按体重计量，剂量用法同成人。(3) 风湿性疾病、系统性红斑狼疮、多发性硬化症：疾病严重或对常规治疗无效和不佳者可用甲泼尼龙冲击。1 月龄～18 岁，按一日 10～30 mg/kg（最大量 1 000 mg），qd，静脉滴注连续 3 d；或隔日 1 次，共 3 次。随后给予小剂量口服制剂。(4) 肾盂肾炎、狼疮性肾炎等：按体重计量，剂量用法同成人。(5) 重度活动期溃疡性结肠炎和克罗恩病：仅限于重症。1 月龄～18 岁，按一日 0. 5～1. 7 mg/kg（最大量 60 mg），分 2～4 次静脉滴注。(6) 防止癌症化疗引起的恶心和呕吐：酌情减量，用法同成人。(7) 其他适应证，初始剂量从 10～500 mg 不等，依病情确定用量。婴幼儿可酌情减量。24 h 不低于 0. 5 mg/kg。(8) 免疫性血小板减少症：用于初始治疗或糖皮质激素治疗有效而停药后复发者。常用量按一日 0. 5～1 mg/kg，严重者用大剂量按一日 1. 5～2 mg/kg。血小板 ≥ 100×10^9/L 并稳定后，逐渐减至维持量。维持量一日量不超过 15 mg，维持治疗时间一般为 3～6 个月。足量用药 4 周，最长不超过 6 周，仍无效者应快速减量至停药。

【不良反应】、【禁忌证】

同氢化可的松（参阅氢化可的松）。

【注意事项】

(1) 对下列情况应尽量避免使用，确需使用时应采取严密监护并尽可能缩短疗程：妊娠期和哺乳期、儿童、糖尿病、高血压病、有精神病史、结核病、眼部单纯疱疹、带状疱疹、非特异性溃疡性结肠炎、运动员。(2) 大剂量快速给药可致心律失常，当 > 500 mg 而静注或静滴较快时有可能引发心律失常甚至循环衰竭。(3) 治疗时可能掩盖感染症状或继发新的感染。(4) 应注意观察长期治疗儿童的生长发育，并注意颅内压升高的风险和可能引发胰腺炎。(5) 为减少用药而产生的肾上腺皮质功能不全现象，长期用药可采用逐渐递减药量。(6) 甲状腺功能减退和肝硬化会增强其作用。(7) 由于对骨质疏松症的潜在风险增加，以及对体液潴留伴随可能产生高血压的风险增加，尤其对老年人采用长期用药应谨慎。(8) 治疗期间避免接种活疫苗，以免引起神经系统并发症。

【药物相互作用】

(1) 避免与环孢素同时使用，以免引发惊厥。(2) 可影响他克莫司的血药浓度。其他同氢化可的松（参阅氢化可的松）。

【制剂与规格】

(1) 甲泼尼龙片：4 mg。(2) 注射用甲泼尼龙琥珀酸钠：40 mg；500 mg。

地塞米松(Dexamethasone)

【药理作用】

地塞米松为长效糖皮质激素，是泼尼松龙的氟化衍生物。其抗炎、抗毒和抗过敏作用比泼尼松更强。本品 0. 75 mg 的抗炎活性与氢化可的松 20 mg、泼尼松或泼尼松龙 5 mg 相当。其水钠潴留和促进排钾作用较轻微，对垂体－肾上腺皮质的抑制作用较强。

【药物动力学】

口服易吸收，作用持续 36～54 h，半衰期为 1. 7～5 h。肌注地塞米松磷酸钠或地塞米松醋酸酯后分别于 1 h和 8 h后达峰浓度，血浆半衰期为3. 2 h，组织半衰期为72 h。血浆蛋白结合率 77%，低于其他糖皮质激素类药。易于透过胎盘，且几乎未被灭活。65% 以上的药物在 24 h 内随尿排出，主要为非活性代谢物。

【适应证】

主要用于过敏性、炎症性和自身免疫性疾病（参阅氢化可的松）。此外，还用于预防新生儿呼吸窘迫综合征、降低颅内压、缓解肿瘤所致的脑水肿，以及某些肾上腺皮质疾病的诊断，如地塞米松抑制试验。因其盐皮质激素活性很弱，故不适用于原发性肾上腺皮质功能减退症的替代治疗。

【用法与用量】

口服片剂：剂量视病情而定，可顿服或分次服。

成人常用量：初始剂量一次 0. 75～3 mg，一日 2～4 次。维持量一日 0. 75 mg。

儿童常用量：（1）按一日 0. 03～0. 15 mg/kg，或按一日 1～5 mg/m^2，等分 q6h 或 q12h。（2）类固醇 21- 羟化酶缺乏症：初始剂量按一次 0. 25～0. 28 mg/m^2，清晨顿服，有效后据情调整维持量。（3）控制甲状腺毒症：一次 2 mg，q6h。可抑制甲状腺激素分泌和外周组织 T_4 转化为 T_3。与丙硫氧嘧啶、碘制剂联合治疗严重甲状腺毒症，可使血 T_4 水平在 24～48 h 恢复正常。

注射剂：（1）地塞米松磷酸钠注射液可静脉注射、静脉滴注、肌内注射、鞘内注射、关节腔内注射。（2）醋酸地塞米松注射液可肌内注射、鞘内注射、关节腔内注射、软组织损伤部位内注射、局部皮内注射、腔内注射。

静注或静滴：（1）危重症的抢救，一次 2～20 mg 静注，或以 5% 葡萄糖溶液稀释后静滴。每隔 2～6 h 可重复给药，直至病情稳定。大剂量连续给药一般不超过 72 h。（2）缓解恶性肿瘤所致的脑水肿：成人首剂 10 mg 静注，随后按一次 4～5 mg 肌注，q6h。一般 12～24 h 可好转，2～4 d 后逐渐减量，5～7 d 停药。对不宜手术的脑肿瘤，首剂可用 50 mg 静注，随后按一次 8 mg 静注，q2h，数天后再逐渐减至每日 2 mg，分 2 次静注。儿童负荷量按 1. 5 mg/kg，继而按一日 1. 5 mg/kg 维持，等分 q4h 或 q6h。连续 5 d。（3）急性髓系白血病，按一次 2 mg/m^2，q8h，共连续 12 次。（4）预防妇科手术硬脊膜外隙阻滞所引起的恶心和呕吐，于术后给予 5～10 mg。

肌注：(1) 用于恶性疟所致的脑水肿，一次 3～10 mg，q8h。(2) 用于过敏性休克或过敏性疾病，一次 2～6 mg，严重者每隔 2～6 h 重复给药。

其他：(1) 鞘内注射：成人一次 5 mg，间隔 1～3 周 1 次。(2) 关节腔内注射：一次 0.8～5 mg，按关节腔大小确定，间隔 2～3 周 1 次。(3) 软组织损伤部位内注射：一次 0.8～4 mg，间隔 2 周 1 次。(4) 局部皮内注射：每一注射点 0.05～0.25 mg，共 2.5 mg，每周 1 次。(5) 腔内注射：鼻腔、喉头、气管、中耳腔、耳管注入，一次 0.1～0.2 mg，一日 1～3 次。

【不良反应】

(1) 少见水钠潴留、血糖升高。(2) 静注可引起肛门生殖区的感觉异常或激惹。(3) 长期应用可致医源性皮质醇增多症，表现有满月脸、向心性肥胖、紫纹、出血倾向、痤疮、糖尿病倾向、高血压、骨质疏松症或骨折。(4) 其他不良反应参阅氢化可的松。

【禁忌证】

同氢化可的松(参阅氢化可的松)。

【注意事项】

(1) 妊娠期和哺乳期慎用，儿童宜用小剂量。(2) 心脏病和急性心衰慎用。高脂蛋白血症、高血压、甲减、重症肌无力慎用。(3) 用药过程中检测血红蛋白、血糖、血钾、血压的变化，并注意是否有隐性出血。(4) 对眼部感染性炎症应与抗菌药物联合应用，病情好转后逐渐减少用药次数，不可骤停，以减少复发。(5) 因其盐皮质激素活性很弱，水、钠潴留作用弱，故不适用于原发性肾上腺皮质功能减退症的替代治疗。

【药物相互作用】

(1) 抗酸药可降低其吸收。(2) 氨鲁米特能抑制肾上腺皮质功能，加速其代谢，使其半衰期缩短 2 倍。其他同氢化可的松(参阅氢化可的松)。

【制剂与规格】

(1) 醋酸地塞米松片：0.75 mg。(2) 地塞米松磷酸钠注射液：1 mL∶2 mg；1 mL∶5 mg。(3) 醋酸地塞米松注射液(混悬液)：1 mL∶5 mg。

第三节 胰岛素及口服降血糖药

胰岛素(insulin)及口服降血糖药是治疗糖尿病的药物。糖尿病主要有胰岛素绝对缺乏的 1 型糖尿病和胰岛素相对缺乏的 2 型糖尿病。胰岛素主要用于 1 型糖尿病，且需终身使用。口服降血糖药多用于 2 型糖尿病，不同作用类别的口服降血糖药可合用。2 型糖尿病采用口服降血糖药治疗效果不理想，或出现急性、慢性并发症时，则需用胰岛素治疗。

一、胰岛素

胰岛素是机体调节和维持血糖代谢和稳定的重要激素，是治疗糖尿病，控制高血糖最有效的药物。肥胖或非肥胖糖尿病，在接受口服降血糖药及控制饮食、运动等措施治疗3个月后，若是糖化血红蛋白组分（HbA1c）仍≥7%，建议使用胰岛素。

胰岛素通过靶组织（主要是肝、脂肪和肌肉）细胞膜上的特异受体（胰岛素受体）结合后起作用，引发一系列生理效应。（1）促进肌肉、脂肪组织对葡萄糖的主动转运，吸收葡萄糖进而代谢产生能量，或以糖原、甘油二酯的形式贮存。（2）促进肝摄取葡萄糖并转化为糖原。（3）抑制肝糖原分解及糖原异生，减少肝输出葡萄糖。（4）促进多种组织对糖类、蛋白质、脂肪的摄取，同时促进蛋白质合成、抑制脂肪细胞中游离脂肪酸的释放、抑制酮体生成，从而调节物质代谢。通过上述作用，胰岛素可使糖尿病血中葡萄糖来源减少、消耗增加，并在一定程度上纠正各种代谢紊乱，从而降低血糖、延缓或防止糖尿病慢性并发症的发生。

胰岛素皮下注射吸收迅速，但吸收很不规则，不同病人或同一病人的不同注射部位吸收量均有差别，以腹壁吸收最快，上臂外侧吸收较股前外侧快。皮下注射0.5～1 h后开始生效，2.5～4 h作用达高峰，持续5～7 h，半衰期为2 h。静注后10～30 h起效并达峰值，持续0.5～1 h。用量越大作用时间越长。在血液循环中半衰期为5～10 min。胰岛素吸收入血后，只有5%与血浆蛋白结合，但可与胰岛素抗体相结合，结合后胰岛素作用时间延长。主要在肝、肾代谢，先经谷胱甘肽氨基转移酶还原，再由蛋白水解酶水解成短肽或氨基酸。亦可被肾胰岛素酶直接水解。少量原形随尿排出。

适应证：（1）1型糖尿病胰岛素替代治疗。（2）糖尿病酮症酸中毒（diabetic ketoacidosis，DKA）、高渗高血糖综合征（hyperosmolar hyperglycemic syndrome，HHS）和糖尿病乳酸性酸中毒。（3）合并重症感染、消耗性疾病、视网膜病变、肾病变、神经病变、急性心肌梗死、脑血管意外时。（4）因伴发病需外科治疗的围术期。（5）糖尿病妊娠期和分娩。（6）2型糖尿病经饮食及口服降血糖药未获良好控制。（7）全胰腺切除术继发性糖尿病。（8）营养不良相关糖尿病。（9）妊娠期糖尿病。

用法与用量：1型糖尿病通常采用一日多次的胰岛素注射方案，或持续皮下胰岛素输注方案。选择用基础胰岛素控制夜间和吸收后空腹状态下的血糖，而进餐前则给予餐前胰岛素来模拟β细胞的快速胰岛素分泌模式，胰岛素一日总量按0.5 U/kg，其中基础胰岛素为总量的40%，餐时胰岛素为总量的60%。早餐前的胰岛素量要大于中餐和晚餐前的胰岛素量。2型糖尿病，可采用胰岛素与口服降血糖药联合方案或单独使用，类似1型糖尿病使用胰岛素治疗方案，但应根据病情和病程进行调整。

不良反应：（1）血糖水平波动、低血糖反应、高血糖反应等。低血糖反应，多发生在胰岛素注射后药效最强时，或注射后没有及时进食。低血糖症状与血糖降低的程度和速度有关，有出汗、心悸、乏力、头晕、饥饿感等，重者可出现精神不安、意识障碍、共济失调、心动过速，甚至昏迷及惊厥。（2）过敏反应，各种动物源胰岛素含有一定量的杂质，有抗原性和致敏性，牛最强，猪次之，人最弱。在多次注射后约1个月时，血中可出现胰岛素抗体。可有局部瘙痒、荨麻疹、恶心、呕吐等消化道症状。（3）皮下脂肪萎缩或增生，长期注射可发生。动物源胰岛素多见，人胰岛素少见。故应经常更换注射部位，以免吸收不良。（4）少见耐受性，多发生在动物源胰岛素。胰岛素耐受性是指在无酮症酸中毒、无胰岛素拮抗因素存在的情况下，每日需要量在 100～200 U。耐受性又称胰岛素抵抗（insulin resistance，IR），是胰岛素作用的靶器官对胰岛素作用的敏感性下降，即正常剂量的胰岛素产生低于正常生物学效应的一种状态。

禁忌证：对胰岛素过敏者、低血糖症、胰岛素瘤。

注意事项：应严格控制饮食。发生低血糖时需及时给予食用糖类，严重低血糖或低血糖休克时可静注 50% 葡萄糖注射液，必要时再静滴 5% 葡萄糖注射液。应注意与严重酮症酸中毒相鉴别。

胰岛素根据其来源和化学结构可分为动物源胰岛素、重组人胰岛素和胰岛素类似物（Insulin Similitude）。根据其作用时间及特点，胰岛素可分为短效、中效、长效和预混胰岛素；胰岛素类似物可分为超短效（速效）胰岛素类似物和超长效胰岛素类似物。

本节有动物源胰岛素、重组人胰岛素、胰岛素类似物。其中动物源胰岛素包括短效、中效、长效和预混胰岛素；重组人胰岛素包括短效、中效和预混胰岛素 30R；超长效胰岛素类似物有甘精胰岛素。

1. 短效胰岛素

短效胰岛素有动物来源和重组人胰岛素来源两种，是指将结晶型胰岛素制成酸性或中性的无色透明溶液。制品未经添加剂处理或结构修饰、不能延长胰岛素的作用时间，可在病情紧急情况下静脉输注。皮下注射后 20～30 min 起效，2～4 h 达峰浓度，作用持续 5～8 h。

胰岛素（Insulin）

【药理作用】

胰岛素为短效动物源胰岛素。制剂有普通（正规）胰岛素（regular insulin），pH 为 3. 5；中性胰岛素（Neutral Insulin），pH 为 7. 0。后者是经层析法纯化制得的单峰纯动物源胰岛素。

【药物动力学】

皮下给药吸收迅速，动物源胰岛素皮下注射后 30～60 min 起效，2～4 h 达峰值，作用持续 5～8 h，半衰期为 2 h。皮下注射吸收不规则，不同注射部位也有差别，腹壁吸收最快，上臂外侧比股前外侧吸收快。不同病人吸收差异很大，即使同一病人，不同时间亦可能不同。静脉用药 10～30 min 开始起效，15～30 min 达峰值，作用持续 0. 5～1 h，半衰期为 5～10 min。胰岛素吸收到血液循环后，只有 5% 与血浆蛋白结合，但可与胰岛素抗体相结合，使胰岛素作用时间延长。主要在肾和肝内代谢，少量由尿排出。

【适应证】

（1）1型糖尿病。（2）2型糖尿病经饮食和口服降血糖药治疗无效者；有严重感染、外伤、大手术等严重应激情况，合并心脑血管并发症、肾脏或视网膜病变等；具有口服降血糖药禁忌如妊娠、哺乳等。（3）合并严重并发症如糖尿病酮症酸中毒、高渗高血糖综合征、乳酸性酸中毒等。（4）妊娠期糖尿病；继发于严重胰腺疾病的糖尿病。（5）发病急、体重显著减轻或明显消瘦。（6）严重营养不良，消耗性疾病如肺结核、肝硬化。肝硬化初期小剂量与葡萄糖合用，以促进组织利用葡萄糖。（7）胰岛素与葡萄糖同时输注，可促使 K^+ 从细胞外液进入组织细胞内，从而纠正高钾血症和细胞内缺钾。

【用法与用量】

注射剂：常规采用皮下注射，有时可肌内注射。短效胰岛素是唯一可以静脉用药的胰岛素制剂，仅在急、危、重症时应用，可静注或静滴。剂量用法应个体化。

皮下注射：1型糖尿病每日总量0.5～1 U/kg，2型糖尿病每日总量约20 U。每日量分3次于三餐前15～30 min给予，主要控制餐后高血糖。必要时睡前加用一次小剂量。通常早餐前的剂量要大于中餐或晚餐前剂量。早餐前的剂量最大，晚餐前次之，午餐前又次之，夜宵前用量最小。

静注或静滴：用于糖尿病酮症酸中毒、高渗高血糖综合征、乳酸性酸中毒。可持续静滴：成人按每小时4～6 U，儿童按每小时0.05～0.1 U/kg，根据血糖变化调整。成人亦可先静注10 U，同时肌注4～6 U，随后每小时肌注4～6 U。并根据动态检测血糖及其他指标变化调整用量。病情较重者先静注10 U，随后持续滴注给药。当血糖下降到13.9 mmol/L左右时，剂量随之减少，可改为皮下注射，逐渐恢复平时的治疗剂量。

在使用胰岛素的同时，应补液纠正电解质紊乱及酸中毒，并注意机体对热量的需要。不能进食者，在静脉输注含葡萄糖液的同时滴注胰岛素。

【不良反应】

（1）过敏反应，注射部位红肿、瘙痒、荨麻疹、血管性水肿，偶见过敏性休克。（2）低血糖反应如出汗、心悸、乏力、头晕、饥饿感等，重者出现精神不安、意识障碍、共济失调、心动过速，甚至昏迷。（3）胰岛素抵抗，一日量可超过100～200 U。（4）注射部位皮下结节和皮下脂肪萎缩、脂肪增生等。（5）眼屈光失调。

【禁忌证】

对胰岛素过敏者；低血糖；胰岛素瘤。

【注意事项】

（1）短效胰岛素皮下吸收峰型较超短效胰岛素宽，和人正常生理分泌模式有一定差异。其缺点是餐前30 min用药不易把握，进餐时间提前易导致血糖控制不佳，进餐时间延后易发生低血糖，血糖波动较大。（2）注射部位可有皮肤发红、皮下结节和皮下脂肪萎缩等，故需经常更换注射部位。（3）应注意低血糖反应，尤其是老年人。发生低血糖时需及时给予食用糖类，严重低血糖或低血糖休克时可静注50%葡萄糖，必要时再静滴 5% 葡萄糖注射液。（4）糖尿病青春期应适当增加剂量，青春期前或青春期后应适当减量。（5）肝肾功能不全者、甲减、恶心、呕吐等用量可适当减少。（6）高热、甲亢、肢端肥大症、糖尿病酮症酸中毒、严重感染或外伤、重大手术等用量可适当增加。（7）定期检测血糖、尿常规、肝肾功能、视力、眼底视网膜血管、血压及心电图等，以了解病情及并发症情况。（8）糖尿病孕妇在妊娠期间对胰岛素需要量增加，分娩后需要量减少。在妊娠期发生的糖尿病称为妊娠期糖尿病，分娩后应停用胰岛素。但应随访其血糖，再根据有无糖尿病决定。（9）为了防止血糖突然下降，来不及呼救而失去知觉，应给病人随身配有记录病情以及使用胰岛素情况的卡片，以便及时抢救处理。（10）未开瓶使用的胰岛素应在 2 ℃～8 ℃条件下冷藏保存。已开启使用的可在常温（最高 25 ℃）保存最长 4～6 周。不可冷冻，若冷冻后不可使用。

【药物相互作用】

（1）促皮质素、糖皮质激素、胰高血糖素、肾上腺素、雌激素、口服避孕药、苯妥英钠、噻嗪类利尿药、甲状腺素等可不同程度地升高血糖，合用时应调整这些药物或胰岛素的剂量。（2）口服降血糖药与胰岛素有协同作用。（3）抗凝血药、水杨酸盐、磺胺类及甲氨蝶呤等可与胰岛素竞争和血浆蛋白结合，从而使血液中游离胰岛素水平增高。（4）非甾体抗炎药可增强胰岛素降血糖作用。（5）β 受体拮抗剂可阻止肾上腺素升高血糖的反应，干扰机体调节血糖功能，与胰岛素同用易发生低血糖，而且可掩盖低血糖的症状，延长低血糖时间。合用时应注意调整胰岛素剂量。（6）中等或大剂量的乙醇可增强胰岛素引起的低血糖的作用，可引起严重、持续的低血糖，在空腹或肝糖原贮备较少时更易发生。

【制剂与规格】

（1）胰岛素注射液：10 mL：400 U。

重组人胰岛素（Recombinant Human Insulin）

【药理作用】

重组人胰岛素是通过 DNA 重组技术生产的短效单组分人胰岛素，为生物合成人胰岛素，属短效胰岛素。与天然胰岛素有相同的结构和功能。

【药物动力学】

皮下注射：起效快，作用时间长，20～30 min 起效，1～3 h 达峰值，作用持续 6～8 h，半衰期为 2 h。

【适应证】

用于糖尿病初起稳定化治疗，特别是对糖尿病急性并发症。（1）1 型糖尿病。（2）2 型糖尿病合并感染、创伤、手术，妊娠及口服降血糖药失效者。（3）糖尿病急性并发症，如糖尿病酮症酸中毒、高渗高血糖综合征。

【用法与用量】

注射剂：常规采用皮下注射。因属短效胰岛素，亦可静注或静滴。静脉用药仅在急性并发症时，用于糖尿病酮症酸中毒、高渗高血糖综合征和乳酸性酸中毒。

剂量因人而异。1型糖尿病按一日0.5～1 U/kg，有时会需要更多，以达到理想的代谢控制，延缓糖尿病晚期并发症的发生和发展。2型糖尿病每日总量约20 U，敏感者一日仅需10 U，敏感性较差或肥胖者需要量明显增加。每日量分3次于三餐前15～30 min给予，主要控制餐后高血糖。必要时睡前加用一次小剂量。通常早餐前的剂量要大于中餐或晚餐前剂量。早餐前的剂量最大，晚餐前次之，午餐前又次之，夜宵前用量最小。可单用或与中、长效胰岛素合用。

静注或静滴：用于糖尿病酮症酸中毒、高渗高血糖综合征、乳酸性酸中毒：成人按每小时4～6 U，儿童按每小时0.1 U/kg。成人亦可先静注10U，同时肌注4～6 U，随后每小时肌注4～6 U。并根据动态检测血糖及其他指标变化调整用量。病情较重者先静注10 U，随后静滴给药。

【不良反应】

与动物源胰岛素相比，其免疫原性较低，较少导致注射部位脂肪萎缩、局部过敏及胰岛素抵抗等。引起的低血糖反应常发生于皮下注射后8～12 h，初次用药尤需注意。其他不良反应同胰岛素。

【禁忌证】

对胰岛素过敏者；低血糖；胰岛素瘤。

【注意事项】

不能用于胰岛素泵做连续皮下输注治疗。若出现浑浊不宜用。其他注意事项同胰岛素。

【药物相互作用】

同胰岛素（参阅胰岛素）。

【制剂与规格】

（1）重组人胰岛素注射液：10 mL：400 U。（2）重组人胰岛素注射液（笔芯）：3 mL：300 U。

注：重组人胰岛素注射液，不同药企的药品名称不同，如常规型重组人胰岛素注射液（优泌林R），常规重组人胰岛素注射液（甘舒霖R），生物合成人胰岛素注射液（诺和灵R）等。商品名后接大写字母R，便于识别是短效重组人胰岛素。

2. 中效胰岛素

中效胰岛素的制品是低精蛋白锌胰岛素，为乳白色注射液。是由胰岛素或重组人胰岛素与氯化锌、鱼精蛋白磷酸缓冲液混合制成的混悬液制剂，胰岛素与鱼精蛋白的分子比例为1：1。加入低量鱼精蛋白（鱼精蛋白与胰岛素含量相匹配，没有多余的鱼精蛋白)和氯化锌,可延缓胰岛素的吸收和作用持续时间。有动物源胰岛素和重组人胰岛素两种。

中效胰岛素仅用于皮下注射,不可静脉给药。其作用时间较长,皮下注射起效时间平均 1.5 h(1～4 h),4～12 h 达峰值,作用持续 18～24 h。

与长效胰岛素相比,其释放曲线的变异较小。优点是皮下注射后缓慢平稳释放,发生低血糖比短效胰岛素少,而且始终保持一定的血药浓度,故对胰岛素的基础分泌量低的病人控制血糖波动比较有利。

低精蛋白锌胰岛素(Isophane Insulin)

【药理作用】

低精蛋白锌胰岛素为中效胰岛素,有动物源胰岛素和重组人胰岛素两种产品。所含胰岛素与鱼精蛋白比例适当,无多余的鱼精蛋白。注射给药后缓慢释放出胰岛素而发挥作用。

【药物动力学】

皮下注射缓慢而均匀吸收,2～4 h 起效,6～12 h 达峰值,作用持续 18～24 h。

【适应证】

适应证与胰岛素相似。用于轻、中度糖尿病。一般与短效胰岛素配合使用,以提供胰岛素的日基础用量。

【用法与用量】

注射剂:仅用于皮下注射。常用量按每日 0.5～1 U/kg。开始剂量 4～8 U,于睡前或早餐前 30～60 min 一次给予。有时需早餐前、晚睡前各 1 次。以后根据病情及血糖、尿糖等调整。若一日量大于 40 U,应分为早餐前、晚睡前 2 次使用。

可单独使用,必要时可与短效胰岛素混合使用。严重糖尿病时应与短效胰岛素合用,使药效出现快且维持时间长。两者比例开始为 2∶1,以后视血糖检测结果调整。

最常用于皮下胰岛素强化治疗方案中睡前给予,以控制空腹血糖。在强化治疗时,可用作基础胰岛素(晚睡前单次注射,或晚睡前、早餐前 2 次注射)与短效胰岛素混合餐前使用。应根据病情需要确定剂量和时间。

【不良反应】

(1) 用药过量或注射后未按时进食可发生低血糖。(2) 注射部位红斑,硬结或疼痛。(3) 偶见过敏反应,甚至引起休克。可皮下注射肾上腺素并按休克救治。

【禁忌证】

对胰岛素及鱼精蛋白锌过敏者。其他与胰岛素相同(参阅胰岛素)。

【注意事项】

（1）仅供皮下注射，不可静脉用药。使用前应先摇匀。具体方法是先滚动药瓶或放在两手掌中来回轻搓，使药物混匀，但不可用力摇动，以免产生气泡。（2）与短效胰岛素合用时应先抽取短效胰岛素。（3）不宜饮酒，饮酒易引起低血糖。（4）引起低血糖多发生在药效高峰时，较短效胰岛素发生低血糖症状慢，故应注意。（5）如用药过量，少食或运动过量，可能会发生低血糖反应。可突然发生，最先症状有出冷汗、心率加快、神经紧张或发抖等，可迅速进食糖或含糖食品，可消除这些症状，应随身携带糖块或甜食品。（6）若出现胰岛素过量情况，除注射胰高血糖素外，静注50%葡萄糖，必要时再静滴5%葡萄糖注射液。（7）如不断出现胰岛素低血糖反应，或出现一次导致昏迷的低血糖反应，应调整剂量。（8）不能用于抢救糖尿病酮症酸中毒、高渗高血糖综合征、乳酸性酸中毒。

【药物相互作用】

同胰岛素（参阅胰岛素）。

【制剂与规格】

（1）低精蛋白锌胰岛素注射液：10 mL∶400 U。（2）低精蛋白锌重组人胰岛素注射液：10 mL∶400 U。（3）低精蛋白锌重组人胰岛素注射液（笔芯）：3 mL∶300 U。

注：由短效动物源胰岛素与氯化锌、鱼精蛋白混合制成的药品，称为低精蛋白锌胰岛素注射液。由重组人胰岛素与氯化锌、鱼精蛋白混合制成的低精蛋白锌重组人胰岛素注射液，不同药企的药品通用名不同，如精蛋白锌重组人胰岛素注射液（优泌林N），低精蛋白重组人胰岛素注射液（甘舒霖N），精蛋白生物合成人胰岛素注射液（诺和灵N）等。商品名后接大写字母N，便于识别是中效重组人胰岛素。

3. 长效胰岛素

长效胰岛素的制品是精蛋白锌胰岛素，为乳白色注射液。是在低精蛋白锌的基础上加大鱼精蛋白的比例，其内含有多余的鱼精蛋白，若与胰岛素混合，会与多余的鱼精蛋白结合，形成新的鱼精蛋白锌胰岛素而使长效作用的部分增多。制品更接近人的体液pH，溶解度更低，释放更加缓慢，作用持续时间更长。皮下注射3～4 h起效，14～20 h达峰值，作用持续24～36 h。

精蛋白锌胰岛素（Protamine zine Insulin）

【药理作用】

精蛋白锌胰岛素是一种长效动物源胰岛素。由胰岛素与氯化锌、鱼精蛋白磷酸缓冲液混合制成的混悬液。作用持续时间比低精蛋白锌胰岛素长，可达24～36 h。

【药物动力学】

皮下注射吸收缓慢而均匀，3～4 h起效，12～20 h达峰值，作用持续24～36 h。主要分布于细胞外液，在肝、肾和肌内降解，其中肝脏代谢约50%。胰岛素及其降解产物主要经肾小球滤过排出。

【适应证】

用于治疗中、轻度糖尿病，重症需与胰岛素合用，有利于减少每日胰岛素注射次数，控制夜间高血糖。

【用法与用量】

注射剂：仅用于皮下注射。开始常用量 4～8 U，每日于早餐前 30～60 min 皮下注射 1 次。以后按血糖、尿糖变化调整维持量。有时需于晚餐前再注射 1 次。剂量应根据病情而定，通常一日量范围为 10～20 U。

与胰岛素合用：开始时胰岛素与本品混合用的比例为 2∶1～3∶1，根据病情调整。本品与胰岛素混合将有部分胰岛素转为长效胰岛素，使用时应先抽取胰岛素，后抽取本品。

【不良反应】、【禁忌证】

同低精蛋白锌胰岛素（参阅低精蛋白锌胰岛素）。

【注意事项】

（1）其特点是可减少注射次数，但由于制剂多是混悬液，可造成吸收和药效的不稳定。使用前应轻轻摇动使药物混合均匀。（2）因作用缓慢，不能用于抢救糖尿病急性并发症。（3）只能皮下注射，不可静脉用药。（4）与短效胰岛素混合使用时，应先抽取短效胰岛素。（5）其他注意事项参阅胰岛素。

【药物相互作用】

同胰岛素（参阅胰岛素）。

【制剂与规格】

精蛋白锌胰岛素注射液：10 mL：400 U。由胰岛素、鱼精蛋白、氯化锌组成。每 100 U 含鱼精蛋白 1～1. 5 mg，含锌 0. 2～0. 25 mg。

4. 预混胰岛素

预混胰岛素（premixed insulin）又称双时相胰岛素（biphasic insulin）。是含有两种胰岛素的混合物。是短效胰岛素与低精蛋白锌胰岛素按比例混合后预制灌装而成的混悬液。既有短效胰岛素的迅速起效作用，可以较好地控制餐后高血糖；又具有中效胰岛素的缓慢释放降血糖作用，主要起替代基础胰岛素分泌作用。

预混胰岛素是为了适应临床的进一步需要，将短效和中效（R 和 N）制剂进行不同比例的混合，产生作用时间位于两者之间的预混双时相双效应胰岛素制剂。预混胰岛素含有标示百分比的短效制剂和中效制剂，如预混 30R、70/30，是 70% 的中效人胰岛素与 30% 的短效胰岛素混悬液。预混 50R、50/50，是中效人胰岛素与短效胰岛素各占 50% 的混悬液。其作用相当于两者作用的叠加。由于预混 50R 的短效胰岛素的含量相对较高，其控制餐后高血糖的作用较预混 30R 强。预混胰岛素的代谢具有双峰特征，皮下注射0.5 h起效，2～8 h达峰值，作用持续24 h。只能皮下注射，不能静注。

预混胰岛素30R (Premixed Insulin 30R)

【药理作用】

预混胰岛素30R，由30%重组人胰岛素和70%低精蛋白锌胰岛素混合后预制灌装而成的混悬液，具有双时相双效应作用。

【药物动力学】

皮下注射0.5 h起效，2～8 h达峰值，作用持续24 h。吸收阶段的半衰期为5～10 h。

【适应证】

用于需要胰岛素治疗的糖尿病。

【用法与用量】

注射剂：仅用于皮下注射。应根据病情，因人而宜确定用量。

常用量按一日0.5～1 U/kg，1次或分2次。一般于早餐前30 min给予1次，有时需要晚餐前再用1次。晚餐前初始剂量可使用早餐前用量的1/2或相当，以后按需调整。通常从一个预定的小剂量开始，一般为4～8 U，或按0.1～0.2 U/kg。随后根据血糖、尿糖变化调整，适当血糖水平时继续维持量。因其剂型固定，在血糖控制上有局限性，几乎不用于儿童。

【不良反应】、【禁忌证】、【注意事项】、【药物相互作用】

参阅胰岛素和低精蛋白锌胰岛素。

【制剂与规格】

重组人胰岛素混合注射液：10 mL：400 U（预混30R）；3 mL：300 U（预混30R笔芯）。

本品含30%的短效（R）重组人胰岛素和70%的中效（N）低精蛋白锌胰岛素的混悬液。

注：重组人胰岛素混合注射液（预混30R），不同药企的药品名称不同，如精蛋白锌重组人胰岛素混合注射液（优泌林70/30），30/70混合重组人胰岛素注射液（甘舒霖30R），精蛋白生物合成人胰岛素注射液（诺和灵30R）等。名称含有“混合”、30/70，或商品名后标示30R或70/30，便于识别是预混30R重组人胰岛素混合注射液。

5. **胰岛素类似物**

胰岛素类似物，是应用重组DNA技术产生的人胰岛素类似物。其中，长效胰岛素类似物可提供相对平稳而接近生理的基础胰岛素水平。皮下注射后2～3 h起效，几乎无血药峰值，每日用药1次药效维持24 h以上，可以很好地模拟生理基础胰岛素的分泌，明显降低血糖尤其是夜间低血糖的发生。

胰岛素类似物，是应用重组DNA技术产生的人胰岛素类似物。其中，长效胰岛素类似物可提供相对平稳而接近生理的基础胰岛素水平。皮下注射后2～3 h起效，几乎无血药峰值，每日用药1次药效维持24 h以上，可以很好地模拟生理基础胰岛素的分泌，明显降低血糖尤其是夜间低血糖的发生。

甘精胰岛素(Insulin Glargine)

【药理作用】

甘精胰岛素为超长效人胰岛素类似物，应用基因重组技术产生。是将人胰岛素B链的C端增加了2个氨基酸，A链第21位的天门冬氨酸由甘氨酸替代。B链上增加2个精氨酸，可增加胰岛素六聚体的稳定性，延缓吸收和作用时间。用药后持续长时间缓慢释放而作用时间延长。可模拟生理性基础胰岛素分泌，良好控制血糖，减少低血糖风险。并能减少胰岛素治疗的相关的体重增加。具有长效、持续、平稳的特点，无峰值血药浓度、一日仅需用药1次，可满足糖尿病的基础胰岛素需要量。

【药物动力学】

皮下注射起效时间1.5 h，有效持续时间22～24 h。在首次用药后2～4 d达稳态血药浓度。其作用平稳、无峰值、作用时间长。

【适应证】

用于需要胰岛素治疗的糖尿病。适合基础胰岛素替代治疗，可以和短效胰岛素或口服降血糖药配合使用。

【用法与用量】

注射剂：仅用于皮下注射。应根据病情，因人而宜确定用量。

每日1次在同一时间皮下注射，通常于睡前或早餐前用药。一般起始剂量0.2 U/kg，通常每3 d调整1次，每次以2 U进行增减，直至空腹血糖达标。可单独使用或与短效胰岛素联合或与口服降血糖药联合使用。

【不良反应】、【禁忌证】

参阅胰岛素和低精蛋白锌胰岛素。

【注意事项】

本品只能皮下注射，不能用于胰岛素泵做连续皮下胰岛素输注治疗，不可静注。不能用于糖尿病酮症酸中毒的静脉注射。

【药物相互作用】

同胰岛素(参阅胰岛素)。

【制剂与规格】

甘精胰岛素注射液：3 mL∶300 U(预填充)；3 mL∶300 U(笔芯)。

二、口服降血糖药

口服降血糖药主要用于治疗2型糖尿病。2型糖尿病主要基于两个异常病理生理学的改变：即胰岛素分泌受损和外周性胰岛素抵抗。根据作用机制分为：（1）促胰岛素分泌药：①磺酰脲类如格列本脲、格列齐特、格列喹酮、格列吡嗪、格列美脲等。②非磺酰脲类，亦称格列奈类如瑞格列奈、那格列奈。③肠促胰素类，如胰高血糖素肽-1相关降糖药利拉鲁肽、艾塞那肽；二肽基肽酶-4抑制剂如西格列汀、利格列汀等。（2）非促胰岛素分泌药：①双胍类如二甲双胍等，可减少糖原生成和增加葡萄糖的外周利用而降低血糖。②α-糖苷酶抑制剂类如阿卡波糖、伏格列波糖、米格列醇等，通过抑制α-糖苷酶的活性而减少淀粉的消化和吸收而降低血糖。③噻唑烷二酮类，亦称胰岛素增敏药，如罗格列酮、吡格列酮、曲格列酮等，可改善外周性胰岛素抵抗而降低血糖。④钠-葡萄糖共转运蛋白抑制药如达格列净、坎格列净等，通过抑制近段肾小管管腔侧细胞膜上的钠-葡萄糖共转运蛋白的作用，抑制葡萄糖重吸收，降低肾糖阈，促进尿糖排泄，降低血糖。

2型糖尿病肥胖者首选双胍类和阿卡波糖合用，偏瘦者首选磺酰脲类。上述三类药可合用，若效果欠佳可改用胰岛素。老年人、伴有肥胖的糖尿病，提倡首先调整饮食，必要时口服降血糖药。空腹血糖降至6.1 mmol/L以下，餐后2 h血糖降至7.8 mmol/L以下，应减至维持量。磺酰脲类，尤其是格列本脲，易发生低血糖反应，有时可能发生肝胆管炎，轻度黄疸和肝损害等。双胍类有发生乳酸性酸中毒的可能。糖尿病肾病慎用口服降血糖药。

本节有二甲双胍、格列本脲、格列吡嗪、格列美脲、格列喹酮、格列齐特、阿卡波糖、达格列净、利拉鲁肽、瑞格列奈、吡格列酮、西格列汀、利格列汀。

二甲双胍（Metformin）

【药理作用】

二甲双胍为双胍类降血糖药，属非促胰岛素分泌药。能减少糖原生成，增加葡萄糖的外周利用而降低血糖，使糖化血红蛋白下降1%～2%。具体机制包括：（1）增加周围组织对胰岛素的敏感性，增加胰岛素介导的葡萄糖利用。（2）增加非胰岛素依赖的组织如脑、血细胞、肾髓质、肠道、皮肤等对葡萄糖的利用。（3）抑制肝糖原异生，降低肝糖输出。（4）抑制肠壁细胞摄取葡萄糖。（5）抑制胆固醇的生物合成和贮存，降低三酰甘油、总胆固醇水平。无刺激胰岛素分泌作用，对正常人无明显降血糖作用，2型糖尿病单用时一般不引起低血糖。比苯乙双胍引起乳酸性酸中毒少，较为安全。

【药物动力学】

主要从小肠吸收，生物利用度50%～60%。普通片剂、胶囊：口服0.5 g后2 h达峰浓度，为2 μg/mL。肠溶片、肠溶胶囊：口服2～2.5 h达峰浓度，为2.5 μg/mL。作用持续24 h，半衰期为1.7～4.5 h。12 h内90%被清除，主要以原形经肾排泄，故肾功能减退时可在体内大量积聚，引起高乳酸血症或乳酸性酸中毒。

【适应证】

经饮食和运动方法不能获得良好控制的2型糖尿病。可单独用药，亦可与磺酰脲类或胰岛素合用。尤其是肥胖、超重或伴高胰岛素血症，可使食欲减低，食量减少，抑制葡萄糖吸收和脂肪生成，从而减轻体重，降低血糖和高胰岛素血症。对某些磺酰脲类疗效差者亦可奏效。亦用于严重多囊卵巢综合征和肥胖的非糖尿病人。

【用法与用量】

口服片剂、胶囊：餐中服可减轻胃肠道反应。成人，开始一次0.25 g，一日2～3次。以后根据疗效逐渐增量，每周增加0.5 g。一般一日量1～1.5 g，一日最大量不超过2 g。> 10岁儿童，开始一次0.25 g，bid，根据血糖控制情况，可酌情增量，每周增加0.25～0.5 g，一日最大量不超过2 g，分3次餐中服。

肠溶片、肠溶胶囊：餐前服。缓释片、缓释胶囊：进餐或饭后服。应整片（粒）吞服，不可嚼碎。成人，开始一次0.5 g，晚餐时顿服。根据血糖和尿糖调整，一日最大量不超过2 g。如采用一次2 g顿服的方法不能达到满意疗效，可改为一次1 g，bid。> 10岁儿童剂量用法同成人。

【不良反应】

（1）可有恶心、呕吐、腹泻、食欲差、腹部不适、口中有金属味。（2）有时有乏力、疲倦、头晕、皮疹。（3）可减少维生素B_{12}的吸收，使血红蛋白减少，发生巨幼细胞贫血。亦可引起吸收不良。（4）罕见乳酸性酸中毒，表现为呕吐、腹痛、过度换气、意识障碍，乳酸浓度增加。（5）出现不耐受的最初迹象时不必停药，大多会自行消失。

【禁忌证】

对本品过敏者；妊娠期和哺乳期；<10岁儿童；> 80岁老年人；糖尿病酮症酸中毒；高渗高血糖综合征；乳酸性酸中毒；严重肝、肾功能不全；低血容量性休克；心衰；急性心肌梗死；严重心、肺疾病；严重感染；外伤、外科大手术；低血压和缺氧等；合并严重糖尿病肾病与眼底病变；酗酒；维生素B_{12}和叶酸缺乏未纠正者；全身状况较差者如营养不良、脱水；静脉肾盂造影或动脉造影前。

【注意事项】

（1）1型糖尿病不宜单用，应与胰岛素合用。有乳酸性酸中毒史慎用。（2）定期检测肾功能，若血乳酸 > 3 mmol/L、肌酐 > 120 μmol/L忌用，尿酮阳性应立即停药。（3）若出现心绞痛，心肌梗死，间歇性跛行，以及血流感染，心、肺和肝、肾功能恶化时均应停药，及时改用其他降血糖药或胰岛素。（4）碘剂X线摄影检查前需暂停本品。（5）应激状态：如发热、昏迷、感染和外科手术时，应暂停药并改用胰岛素，待应激状态缓解后再恢复使用。（6）老年人、体质衰弱或营养不良者，以及肾上腺和垂体功能减退、乙醇中毒者更易发生低血糖。（7）可影响维生素B_{12}的吸收。（8）禁止饮酒和含酒精的饮料。

【药物相互作用】

（1）与磺酰脲类、α- 糖苷酶抑制剂或噻唑烷二酮类降血糖药有协同作用。（2）与胰岛素有协同作用，需减少胰岛素用量。（3）与抗凝血药合用增加出血倾向，需调整抗凝血药的剂量。（4）西咪替丁可增加其生物利用度，减少肾脏清除率，合用应减量。（5）与噻嗪类或其他利尿药、糖皮质激素、雌激素、口服避孕药、苯妥英钠、拟交感胺药、钙通道阻滞剂、异烟肼等合用可引起血糖升高。

【制剂与规格】

（1）盐酸二甲双胍片（肠溶片、肠溶胶囊、缓释片）：0. 25 g；0. 5 g。（2）盐酸二甲双胍胶囊（缓释胶囊）：0. 25 g。

格列本脲（Glibenclamide）

【药理作用】

格列本脲为第二代磺酰脲类降血糖药，属促胰岛素分泌药。可促进胰岛 β 细胞分泌胰岛素，对 2 型糖尿病有效，降血糖作用较强。可降低空腹及餐后血糖、糖化血红蛋白。其作用机制是与胰岛 β 细胞膜上的磺酰脲受体特异性结合，使钾通道关闭，引起膜电位改变，使钙通道开放、细胞液内 Ca^{2+} 浓度升高，从而促使胰岛素分泌，起到降血糖作用。此外，还有改善外周组织如肝、肌肉、脂肪对胰岛素抵抗的胰外效应。

【药物动力学】

口服吸收迅速完全，30 min 起效，2～6 h 达峰浓度，作用持续 16～24 h。血浆蛋白结合率 95%。小剂量早餐前服用疗效较好，达峰时间比餐中服用提前 1 h。半衰期为 6～12 h，平均 10 h。在肝内代谢，代谢物由肝、肾排出各约 50%。

【适应证】

经饮食控制及运动疗法效果不满意的轻、中度 2 型糖尿病。胰岛 β 细胞有一定的分泌胰岛素功能，且无严重并发症。如原用胰岛素治疗每日剂量在 20 U 以下者，拟改用口服用药亦可。用于特殊类型钾通道异常的新生儿糖尿病。

【用法与用量】

口服片剂：餐前服。用量个体差异较大。成人，初始剂量一次 2. 5 mg（轻症 1. 25 mg），早餐前顿服，或早餐、午餐前各 1 次。用药 7 d 后剂量递增。以后每隔 1 周根据疗效增加剂量，通常一周增加 2. 5 mg。一般一日量 5～10 mg，最大量不 > 15 mg。

【不良反应】

（1）可有腹泻、恶心、呕吐、头痛、胃痛或不适。（2）少见皮疹等过敏症。（3）少见而严重的有黄疸、肝损害、骨髓抑制、中性粒细胞减少（表现为咽痛、发热、感染）、血小板减少等，上述情况应停药。（4）诱发低血糖高于其他口服降血糖药。（5）长期使用刺激胰岛素分泌可引起高胰岛素血症，可使体重增加。

【禁忌证】

对本品及磺酰脲类和磺胺类过敏者；妊娠期和哺乳期；1 型糖尿病；糖尿病酮症酸中毒；高渗高血糖综合征；乳酸性酸中毒；糖尿病伴有昏迷、严重烧伤、感染、外伤和重大手术等应激情况；严重肝、肾功能不全者；白细胞减少者。

【注意事项】

（1）儿童不宜使用，体质虚弱、高热、恶心和呕吐、甲亢、肾上腺皮质功能或腺垂体功能减退尤其是未经激素替代治疗者、老年人和运动员慎用。（2）定期检测血糖、尿常规和肝、肾功能，并进行眼科检查等。（3）禁止饮酒和含乙醇饮料，以免发生低血糖反应和“双硫仑样反应”。（4）若发生低血糖，一般只需进食糖、糖果或甜饮料即可纠正，若无好转立即就医。严重者可静注葡萄糖注射液。（5）可有“药物治疗失效”现象。原发性失效：指足够用量，而在 1 个月内未能控制病情。继发性失效：指治疗 1～3 年后失效，其年发生率为 5%～10%，可加用双胍类，或加用或改用胰岛素。

【药物相互作用】

（1）与含乙醇的制剂同服，可引起腹痛、恶心、呕吐、头痛、面部潮红和低血糖。（2）与 β 受体拮抗剂合用，易发生低血糖并掩盖低血糖的症状，如脉率增快、血压升高。应用小剂量选择性 β 受体拮抗剂如美托洛尔、阿替洛尔较少发生。（3）胰岛素、氯霉素、胍乙啶、单胺氧化酶抑制剂、丙磺舒、水杨酸盐、磺胺类药可增强其降血糖作用。（4）糖皮质激素、肾上腺素、苯妥英钠、噻嗪类利尿药、甲状腺素可使血糖升高，需增加剂量。（5）与香豆素类抗凝血药同用时，最初彼此血药浓度皆升高，但其后皆降低，故需要调整两者的剂量。

【制剂与规格】

格列本脲片：2. 5 mg。

格列吡嗪（Glipizide）

【药理作用】

格列吡嗪为第二代磺酰脲类降血糖药，属促胰岛素分泌药。药理作用同格列本脲。

【药物动力学】

口服吸收迅速完全，30 min 起效，1～2 h 达峰浓度，作用持续 10 h 以上，最大药效时间与进餐后血糖达高峰的时间较一致。血浆蛋白结合率 92%～99%，消除半衰期为 3～7 h。主要在肝内代谢失去活性。代谢物 65%～80% 经尿排出。10%～15% 从粪便排出。

【适应证】

经饮食控制及运动疗法 2～3 个月疗效不满意的轻、中度 2 型糖尿病。其胰岛 β

细胞要有一定的分泌胰岛素功能，且无急性并发症如感染、创伤、糖尿病酮症酸中毒、高渗高血糖综合征等，未合并妊娠，无严重的慢性并发症。

【用法与用量】

口服片剂、胶囊：餐前30 min顿服。应从小剂量开始，按需逐渐调整。剂量因人而异，一日量范围2.5～20 mg。成人：(1) 一次5 mg于早餐前30 min顿服；或一次5 mg，于早、中餐前30 min服。一日量大于15 mg时，分3次于三餐前30 min服。(2) 单用饮食疗法失败者：初始剂量一日2.5～5 mg，以后根据血糖和尿糖增减剂量。一次增减2.5～5 mg。一日量大于15 mg时，分3次于三餐前30 min服。(3) 已使用其他口服磺酰脲类降血糖药者：先停用其他磺酰脲药3 d，复查血糖后开始服用本品。从5 mg起，逐渐加大剂量，直至产生理想效果。一日最大量不超过30 mg。(4) 老年人、肝肾功能不全者初始剂量一日2.5 mg。

【不良反应】

(1) 诱发低血糖，尤其是年老体弱、活动过度、不规则进食、饮酒或肝功能不全者易发生。(2) 可有恶心、呕吐、消化不良、头痛等，少见过敏反应如皮疹等。(3) 长期使用刺激胰岛素分泌可引起高胰岛素血症，使体重增加。(4) 肝损害、骨髓抑制、中性粒细胞减少等，这些情况应停药。

【禁忌证】、【注意事项】、【药物相互作用】

儿童用药的安全性和有效性尚未确定。其他同格列本脲（参阅格列本脲）。

【制剂与规格】

格列吡嗪片（胶囊）：5 mg。

格列美脲(Glimepiride)

【药理作用】

格列美脲为第三代磺酰脲类降血糖药，属促胰岛素分泌药。对健康人和2型糖尿病，均能降低血糖。主要通过刺激胰岛β细胞释放胰岛素发挥作用。这一作用主要基于增强胰岛β细胞对生理浓度葡萄糖的反应性。与胰岛素受体结合及离解的速度较格列本脲快。与其他磺酰脲类相比，较少引起严重的低血糖，对心血管系统的影响更小。

【药物动力学】

口服吸收迅速而完全，空腹或进食对吸收无明显影响。1～2 h达峰浓度，2～3 h达最大降血糖效应。半衰期为8～9 h。在肝内通过CYP而全部代谢成无活性的代谢物。

【适应证】

经饮食、运动疗法及减轻体重均不能满意控制血糖的2型糖尿病。

【用法与用量】

口服片剂：于早餐前即刻或早餐中服。一日量只需1次顿服，分次服并不能提高疗效。应整片吞服，不能咀嚼、掰开或压碎。成人初始量一日1 mg。若不进早餐则于第1次正餐（主餐）同时或餐中服。如漏服1次，不能以加大下次剂量来补充。如血糖控制不满意，可每隔1～2周逐渐增量至一日2 mg、3 mg、4 mg。通常维持量一日1～4 mg，推荐一日最大量6 mg。若由其他口服降血糖药改用本品时，一般要考虑原使用药物的降血糖强度和半衰期，以免效应累加引起低血糖。由胰岛素改用本品应严密观察和检测。

【不良反应】

（1）可有肝损害，转氨酶（ALT及AST）升高，偶见胆汁淤积，甚至出现黄疸并逐渐加重。（2）少见皮肤过敏如瘙痒、皮疹、荨麻疹、光敏反应等。（3）少见血钠降低、恶心、呕吐、腹泻、腹痛、胃内压迫或饱胀感等。（4）罕见血小板、白细胞和中性粒细胞、红细胞减少，全血细胞减少，溶血性贫血。

【禁忌证】、【药物相互作用】

同格列本脲（参阅格列本脲）。

【注意事项】

（1）儿童用药的安全性和有效性尚不明确。（2）应在进餐前即刻或进餐中服，不应在餐前30 min服。（3）不定时进餐或不进餐会引起低血糖。（4）定期检测血糖及尿糖、糖化血红蛋白、肝功能和血常规。

【制剂与规格】

格列美脲片：1 mg；2 mg。

格列喹酮（Gliquidone）

【药理作用】

格列喹酮为第二代磺酰脲类降血糖药，属促胰岛素分泌药。药理作用同格列本脲。

【药物动力学】

口服吸收迅速而完全。2～3 h达峰浓度，作用持续2～3 h。半衰期为1～2 h。95%在肝内代谢，代谢物主要经胆汁由粪便排泄，仅有约5%的代谢物由尿排出。其半衰期和作用持续时间均较短，引起严重而持久的低血糖危险性较小。

【适应证】

经饮食、运动疗法及减轻体重均不能满意控制血糖的2型糖尿病。

【用法与用量】

口服片剂：餐前30 min服。应根据病情与疗效调节剂量。一日量在30 mg以下，可于早餐前30 min一次顿服。较大剂量时分为2～3次，于餐前30 min服。

成人，起始剂量一次30 mg，早餐前顿服；或一次30 mg，早餐前及午餐前（或晚餐前）各服1次。亦可一次15 mg，一日3次，于三餐前服。2周后按需调整，必要时逐渐增量。一般一日量90～120 mg，一日最大量不＞180 mg。

【不良反应】、【禁忌证】、【注意事项】、【药物相互作用】

同格列本脲（参见格列本脲）。

【制剂与规格】

格列喹酮片：30 mg。

格列齐特（Gliclazide）

【药理作用】

格列齐特为第二代磺酰脲类降血糖药，属促胰岛素分泌药。药理作用同格列本脲。

【药物动力学】

口服吸收较快而完全。生物利用度不受进食影响。2～6 h达峰浓度，6～12 h后达稳态，作用持续达24 h。半衰期为8～12 h。主要在肝内代谢成无活性的代谢物，代谢物60%～70%由尿排出，10%～20%由粪便排出，仅有约5%的原形由尿排出。

【适应证】

经饮食、运动疗法及减轻体重均不能满意控制血糖的2型糖尿病。

【用法与用量】

口服片剂：餐前30 min服。应根据病情与疗效调节剂量。

成人，起始剂量一次80 mg，早餐前顿服；或一次40 mg，于早、晚餐前服。若需要增量，可一次80 mg，于早、晚餐前服。2周后按疗效调整，逐渐增加。一般一日量80～240 mg，一日最大量不＞320 mg。

【不良反应】、【禁忌证】、【注意事项】、【药物相互作用】

同格列本脲（参见格列本脲）。

【制剂与规格】

格列齐特片（Ⅱ）：80 mg。

阿卡波糖（Acarbose）

【药理作用】

阿卡波糖为α-糖苷酶抑制剂，是生物合成的假性四糖。对小肠壁细胞刷状缘的α-葡萄糖苷酶的活性具有抑制作用，导致肠道内多糖、低聚糖或双糖降解，使来自碳水化合物的葡萄糖的降解和吸收入血的速度变缓，降低了餐后血糖的升高，减小全天血糖的波动。并且由于平衡了葡萄糖从肠道的吸收，使平均血糖值降低。还能降低糖化血红蛋白水平。

【药物动力学】

口服吸收很少，生物利用度仅 2%，血浆蛋白结合率低。单剂 0. 2 g 顿服分布半衰期为 3. 7 h，消除半衰期为 9. 6 h。主要在肠道降解或以原形随粪便排出，长期用药无蓄积。

【适应证】

配合饮食控制，用于 2 型糖尿病。降低糖耐量减低者的餐后血糖。

【用法与用量】

口服片剂、胶囊：用餐时与前几口食物一起服。片剂可与前几口食物一起咀嚼或整片吞服，胶囊应整粒吞服。开始一次 25 mg，一日 2～3 次。以后逐渐增至一次 50 mg，一日 2～3 次。必要时可增至一次 100 mg，一日 3 次。一日量不 > 300 mg，极个别可用至一日 400 mg。

【不良反应】

（1）常见胃肠胀气或肠鸣音活跃。（2）少见腹痛，偶见腹泻或便秘。（3）少见红斑、皮疹和荨麻疹等。（4）较大剂量偶见肝损害，转氨酶超过正常值上限 3 倍，多为一过性。（5）罕见黄疸或药物性肝炎等严重肝损害。

【禁忌证】

对本品过敏者；妊娠期和哺乳期；18 岁以下；有明显的消化和吸收障碍的慢性胃肠功能紊乱；患有由于胀气可能恶化的疾病如胃心综合征；严重疝气；肠梗阻和肠溃疡；严重肾功能不全肌酐清除率 < 25 mL/min。

【注意事项】

（1）若用药 4～8 周疗效不明显可增加剂量，但有不良反应时则应减量。（2）大剂量时可发生无症状的转氨酶（ALT 及 AST）升高，应注意检测。停药后可恢复正常。（3）可使蔗糖分解为果糖和葡萄糖的速度更加缓慢，若发生急性低血糖，不宜用蔗糖而应用葡萄糖纠正。（4）应与食物同服，与进餐间隔时间过长疗效差，甚至无效。

【药物相互作用】

（1）与磺酰脲类、二甲双胍或胰岛素合用有协同作用，可能发生低血糖，均应减量。（2）与抗酸药、考来烯胺、肠道吸附剂和消化酶制品同时服可降低其作用。

【制剂与规格】

阿卡波糖片（胶囊）：50 mg。

达格列净(Dapagliflozin)

【药理作用】

达格列净为钠－葡萄糖共转运蛋白 2（SGLT2）抑制剂。借助非胰岛素依赖作用机制，通过高选择性地抑制 SGLT2，减少肾脏葡萄糖重吸收，尿中直接排出多余糖分，从而降低 2 型糖尿病的血糖浓度，用以治疗糖尿病。还具有减轻体重、降低血压、改善水肿和降低尿酸的作用。因其作用与胰岛素分泌和胰岛素作用无关，因此发生低血糖的风险较低。

【药物动力学】

口服吸收快速，生物利用度为 78%，1～2 h 达峰浓度，血浆蛋白结合率为 91%。主要在肝内经尿苷二磷酸葡萄糖苷酸基转移酶 1A9 代谢为无活性的代谢物。以原形和相关代谢物 75% 经尿排泄，21% 经粪便排泄。终末半衰期为 12. 9 h。

【适应证】

在饮食、运动疗法的基础上，可作为单药用于 2 型糖尿病，改善血糖控制。

【用法与用量】

口服片剂：一次 5 mg 晨起顿服。需加强血糖控制且耐受力好，可一次 10 mg 晨起顿服。

【不良反应】

低血压、酮症酸中毒、肾功能损害、真菌感染、鼻咽部感染、LDL-C 升高等。

【禁忌证】

对本品过敏者；严重肾功能不全及肾衰竭；血液透析；膀胱癌。

【注意事项】

（1）可能引起症状性低血压，尤其是老年人、肾功能不全以及服用髓袢利尿药。（2）可能引起酮症酸中毒，应注意识别。若发生应停药并给予治疗。（3）注意对肾功能损害，监测肾功能。若有肾损害的症状，应停药并给予治疗。（4）注意尿路感染和生殖器真菌感染，注意观察和监测并给予相应治疗。

【药物相互作用】

（1）与胰岛素、其他口服降血糖药合用有协同作用。（2）利福平可降低其血药浓度，甲芬那酸可增加其血药浓度。但对其 24 h 尿糖排泄无临床意义的影响。

【制剂与规格】

达格列净片：5 mg；10 mg。

利拉鲁肽(Liraglutide)

【药理作用】

利拉鲁肽是一种胰高血糖素肽 1（GLP-1）类似物，与人 GLP-1 具有 97% 的序列同源性。为长效受体激动药，适合每日 1 次用药。其作用时间延长的机理包括：使吸收减慢的自联作用；与白蛋白结合；对二肽基肽酶 -4（DDP-4）和中性内肽酶(NEP)具有更高的酶稳定性。

【药物动力学】

皮下注射吸收缓慢，8～12 h 达峰浓度。作用持续时间 24 h，能降低空腹及餐后血糖而改善血糖控制。绝对生物利用度约 55%。血浆蛋白结合率 > 98%。消除半衰期为 13 h。

【适应证】

成人 2 型糖尿病，适用于单用二甲双胍或磺酰脲类可耐受剂量治疗后血糖仍控制不佳，与二甲双胍或磺酰脲类联合应用。

【用法与用量】

注射剂：皮下注射。每日 1 次，可在任意时间注射，无需根据进餐时间给药。注射部位可选择腹部、大腿或上臂。

成人，开始一日 0. 6 mg。至少 1 周后可增加至 1. 2 mg。为了进一步改善降血糖效果，至少在 1 周后增至 1. 8 mg。一日最大量不 > 1. 8 mg。

【不良反应】

（1）胃肠道不适如恶心、腹泻、呕吐、便秘、腹痛、消化不良等。开始用药时较多，持续数天或数周内减轻。（2）免疫原性，约 8. 6% 会产生抗体，但不会导致疗效降低。（3）过敏反应如荨麻疹、皮疹、瘙痒等，罕见心悸、低血压、呼吸困难和水肿。（4）罕见胰腺炎。

【禁忌证】

对本品过敏者；妊娠期和哺乳期。

【注意事项】

（1）不得用于 1 型糖尿病、糖尿病酮症酸中毒、有甲状腺髓样癌既往史或家族史、2 型多发性内分泌肿瘤综合征。（2）< 18 岁、> 75 岁、肝功能不全、严重心衰、炎性肠病、糖尿病性胃轻瘫用药的安全性尚未确立，不推荐使用。（3）轻度肾功能不全者慎用，不需剂量调整；中度者治疗经验有限，不推荐使用；严重者应避免使用。

【药物相互作用】

（1）与阿托伐他汀、赖诺普利、地高辛、对乙酰氨基酚合用，不需调整剂量。（2）与二甲双胍合用，不需调整剂量。（3）与磺酰脲类合用，应减少后者的剂量。

【制剂与规格】

利拉鲁肽注射液：3 mL：18 mg（预填充注射笔）。

瑞格列奈(Repaglinide)

【药理作用】

瑞格列奈为短效促胰岛素分泌药。通过促进胰腺释放胰岛素来降低血糖水平。与胰岛β细胞膜ATP依赖型钾通道上的36×10^3蛋白特异性结合，使钾通道关闭，胰岛β细胞去极化，钙通道开放，Ca^{2+}内流，促进胰岛素分泌。其促胰岛素分泌的作用较磺酰脲类快，改善早时相的胰岛素分泌作用比较明显，因此，降低餐后血糖的作用亦较快。

【药物动力学】

空腹和进食吸收均良好，0.5～1 h达峰浓度。血浆半衰期约1 h。在肝内经CYP3A4快速代谢成为无活性的代谢物，随胆汁由粪便排泄。

【适应证】

经饮食、运动疗法及减轻体重但血糖控制效果不好的2型糖尿病。可单用或与二甲双胍合用。

【用法与用量】

空腹片剂：主餐前30 min内服或餐前即时服。根据病情调整剂量。

成人，起始剂量一次0.5 mg，tid。已用过另一种口服降血糖药者开始可一次1 mg，tid。一次最大量为4 mg，一日最大量不 > 16 mg。

【不良反应】

（1）少见轻微的低血糖反应。（2）偶见恶心、呕吐、腹痛、腹泻或便秘等。（3）偶见皮肤过敏反应如瘙痒、发红、荨麻疹等。（4）偶见转氨酶（ALT及AST）升高。

【禁忌证】

对本品过敏者；妊娠期和哺乳期；12岁以下儿童；严重肝功能不全者。

【注意事项】

（1）不得用于1型糖尿病、糖尿病酮症酸中毒。（2）肝肾功能不全者、> 75岁慎用。（3）与二甲双胍合用会增加发生低血糖的危险性。（4）与二甲双胍联合控制血糖效果不好，则应改用胰岛素。（5）在发生应激反应如发热、外伤、感染及手术时，应用胰岛素。

【药物相互作用】

（1）单胺氧化酶抑制剂、非选择性β受体拮抗剂、血管紧张素转换酶抑制剂、非甾体抗炎药、水杨酸盐、奥曲肽、促进合成代谢的激素、乙醇可能增强或延长其降血糖作用，增加低血糖的危险性。（2）口服避孕药、噻嗪类利尿药、糖皮质激素、达那唑、甲状腺激素、拟交感胺药可减弱其作用。（3）CYP3A4 抑制药如酮康唑、伊曲康唑、氟康唑、红霉素等可使其血药浓度升高。（4）CYP3A4 诱导药如利福平、苯妥英钠等可使其血药浓度降低。

【制剂与规格】

瑞格列奈片：0.5 mg；1 mg；2 mg。

吡格列酮(Pioglitazone)

【药理作用】

吡格列酮为噻唑烷二酮类降血糖药，属胰岛素增敏剂。其作用机制与特异性激活过氧化物酶体增殖因子激活的 γ- 型受体（PPARγ）有关。该受体分布在一些胰岛素作用的关键靶组织，如脂肪组织、骨骼肌和肝脏等。本品为高选择性 PPARγ 激动剂，通过提高外周组织细胞的胰岛素敏感性，从而降低血糖水平。

【药物动力学】

生物利用度 99%，空腹口服后约 30 min 可在血中监测到，2 h 达峰浓度，进食推迟到 3～4 h。血浆半衰期为 3～7 h。主要通过羟基化和氧化作用代谢。大部分代谢物或原形经胆汁从粪便排泄。

【适应证】

2 型糖尿病。可单用，亦可与磺酰脲类或双胍类联合。

【用法与用量】

口服片剂、胶囊：每日在早餐前服用 1 次。单用一日最大量不 > 45 mg，联合用药一日最大量不 > 30 mg。若漏服，第 2d 不可服用双倍剂量。（1）单药治疗：开始一日 15 mg 或 30 mg。疗效不佳时可加至一日 45 mg。（2）与磺酰脲类合用：一日 15 mg 或 30 mg。开始用本品时，磺酰脲类药量可维持不变；若发生低血糖应减少磺酰脲类药量。（3）与二甲双胍合用：一日 15 mg 或 30 mg。开始用本品时，二甲双胍药量可维持不变。（4）与胰岛素合用：一日 15 mg 或 30 mg。开始用本品时，胰岛素剂量可维持不变，若发生低血糖可减少胰岛素剂量。

【不良反应】

（1）上呼吸道感染、头痛、背痛、疲劳、鼻咽炎、腹泻、低血糖。（2）偶见贫血、水肿、心力衰竭、肺水肿和胸腔积液。（3）罕见肝功能损害、血管性水肿和荨麻疹。（4）非常罕见黄斑水肿。（4）罕见血尿、尿急、排尿疼痛。

【禁忌证】

对本品过敏者；妊娠期和哺乳期；严重感染；心力衰竭或有心力衰竭病史；活动性肝病；转氨酶（ALT 及 AST）升高大于正常值上限 2.5 倍；严重肾功能不全者；膀胱癌

或既往有膀胱癌病史、或存在不明原因的肉眼血尿者。

【注意事项】

（1）儿童用药的安全性和有效性尚未确立。（2）心、肝、肾功能不全者慎用。（3）治疗中或增加剂量时，应密切监测心功能。若有心功能不全症状应减量或停药。（4）治疗期间定期监测肝功能，如出现恶心、呕吐、腹部疼痛、疲乏等应就医，出现黄疸应停药。（5）注意引发黄斑水肿，应定期进行眼科检查。（6）可能增加骨折风险，尤其是女性，注意维持骨骼健康。（7）长期用药可能增加膀胱癌风险，用药期间定期检测尿常规。当发生任何血尿、尿急、排尿疼痛症状时，应停药并及时就医。

【药物相互作用】

（1）与胰岛素、双胍类、磺酰脲类合用有协同作用。（2）可降低口服避孕药的血药浓度。（3）与地高辛、华法林同服，不影响疗效。

【制剂与规格】

吡格列酮片（胶囊）：15 mg；30 mg。

西格列汀（Sitagliptin）

【药理作用】

西格列汀属二肽基肽酶 -4（DPP-4）抑制剂，在 2 型糖尿病中可通过增加活性肠促胰岛激素的水平而改善血糖控制。其优点是安全性好，低血糖及体重增加的不良反应发生率低。可与其他口服降糖药组成复方制剂用于临床。

【药物动力学】

口服吸收迅速，不受进食影响。生物利用度 87%。1～4 h 达峰浓度。主要以原形经肾从尿排泄（约 79%），代谢仅是次要途径。终末半衰期为 12. 4 h。

【适应证】

2 型糖尿病。可单用，亦可与磺酰脲类或双胍类联合。

【用法与用量】

口服片剂：可空腹或与食物同服。单药或与二甲双胍联合，一日 100 mg 顿服。肾功能不全者减量：肌酐清除率 ＞ 50 mL/min 者，不需调整剂量；30～50 mL/min 者，一日 50 mg 顿服；＜ 30 mL/min 者，或需要血液透析或腹膜透析的终末期肾病者，一日 25 mg 顿服，服用时不需考虑透析的时间。

【不良反应】

（1）鼻炎、咽炎、咽痛、尿路感染、肌痛、关节痛、高血压和头晕等。（2）腹痛、腹泻、恶心、呕吐等。（3）白细胞、碱性磷酸酶、尿酸升高等。（4）过敏反应，如皮疹、荨麻疹、血管性水肿，罕见剥脱性皮炎。

【禁忌证】

对本品过敏者。

【注意事项】

（1）不得用于1型糖尿病和酮症酸中毒。（2）妊娠期和哺乳期、18岁以下用药的安全性和有效性尚不明确。（3）可能引发胰腺炎，若发生应停药并给予适当处理。（4）肾功能不全者应减少用量。

【药物相互作用】

与二甲双胍类合用有协同作用。

【制剂与规格】

磷酸西格列汀片：25 mg；50 mg；100 mg。

利格列汀（Linagliptin）

【药理作用】

利格列汀属二肽基肽酶-4（DPP-4）抑制剂。作用机制参阅西格列汀。

【药物动力学】

口服吸收迅速，不受进食影响。生物利用度30%。1. 5 h达峰浓度。主要以原形经肾从尿排泄（约90%），代谢是次要途径。终末半衰期达100 h。半衰期较长并不引起药物蓄积。

【适应证】

2型糖尿病。可单用，亦可与磺酰脲类或双胍类联合。

【用法与用量】

口服片剂：一日量顿服，可在每日的任意时间服用，空腹或与食物同服均可。成人，一日5 mg顿服。肝、肾功能不全者不需调整剂量。若漏服，下次服药无需双倍剂量。

【不良反应】、【禁忌证】、【注意事项】、【药物相互作用】

同西格列汀（参阅西格列汀）。

【制剂与规格】

利格列汀片：5 mg。

第四节 甲状腺激素及抗甲状腺药

甲状腺激素（thyroid hormone）是维持人体正常代谢和生长发育所必需的激素，影响全身各器官系统的功能和代谢状态。各种原因所致的甲状腺功能减退或亢进症，以致体内甲状腺素水平过低或过高所引起各种症状，分别需用甲状腺激素类药或抗甲状腺药治疗。

本节甲状腺激素类药有甲状腺片、左甲状腺素钠，抗甲状腺药有甲巯咪唑、丙硫氧嘧啶。

甲状腺片（Thyroid Tablets）

【药理作用】

甲状腺片为甲状腺激素类药。是从猪、牛、羊等食用动物的甲状腺经脱脂、干燥、研粉而制取的。主要生理成分甲状腺激素包括甲状腺素（四碘甲状腺原氨酸，T_4）和碘甲腺氨酸（三碘甲状腺原氨酸，T_3）。有促进分解代谢与合成代谢的作用，对人体正常代谢及生长发育有重要影响，对婴幼儿中枢神经的发育甚为重要，它可促进神经元和轴突生长、突触的形成。基本作用是诱导新生蛋白质包括特殊酶系的合成，调节蛋白质、糖和脂肪三大物质，以及水、盐和维生素的代谢。由于甲状腺激素诱导细胞膜 Na^+-K^+ 泵的合成并增强其活力，使能量代谢增强。甲状腺激素，主要是 T_3 与核内特异性受体相结合，后者发生构型变化，形成二聚体，激活的受体与DNA上特异的序列甲状腺激素应答元素相结合，从而调控基因（甲状腺激素的靶基因）的转录和表达，促进新的蛋白质（主要为酶）的合成。

【药物动力学】

口服吸收率50%～70%，蛋白结合率99%以上。绝大部分甲状腺激素与血浆蛋白，主要是甲状腺素结合球蛋白结合，仅约0.03%的 T_4 和0.3%的 T_3 以游离形式存在。只有游离甲状腺激素才能进入靶细胞发挥生物效应。部分 T_4 在肝、肾等脏器中转化为 T_3，其量占 T_3 总量的70%～90%。游离 T_3、T_4 进入靶细胞后，T_4 转化为 T_3，后者与其受体的亲和力较 T_4 高10倍，作用增强4倍，故 T_3 是主要的具有活性的甲状腺激素，而 T_4 则被视为激素原。T_4 半衰期为6～8 d，而 T_3 为1 d。在外周脱碘，在肝内代谢、降解并与葡糖醛酸和硫酸结合后，由胆汁排泄。

【适应证】

用于多种原因引起的甲减。亦用于单纯性甲状腺肿，慢性淋巴细胞性甲状腺炎，甲状腺癌手术后的抑制及替代治疗。用于诊断甲亢的抑制试验。

【用法与用量】

口服片剂：应个体化用药，每日按时顿服。由于本品 T_3、T_4 含量及两者比例不恒定，应根据临床症状及 T_3、T_4、TSH检测结果调整剂量。

成人，开始一日10～20 mg，逐渐增量，维持量一日40～120 mg，少数需要160 mg。

儿童，每日完全替代治疗剂量：< 1岁8～15 mg；1～2岁20～45 mg；2～7岁45～60 mg；> 7岁60～120 mg。初始剂量为完全替代剂量的1/3，逐渐增加至完全替代剂量。

【不良反应】

常用量几乎无不良反应，过量可出现类似甲亢症状：（1）心动过速、心悸、心绞痛、心律失常、神经质、腹泻、呕吐、震颤、多汗等。（2）神经兴奋性症状如兴奋、头痛、不安、失眠、多汗、潮红、体重减轻、骨骼肌痉挛等。减量或停药症状可消失。

【禁忌证】

对本品过敏者；心绞痛；冠心病；急性心肌梗死和快速性心律失常；肾上腺功能不全；甲状腺毒症。

【注意事项】

（1）妊娠期和哺乳期、动脉硬化、糖尿病、高血压、心血管疾病、心肌缺血、心功能不全、老年人慎用。（2）甲减等需要治疗的，在妊娠期和哺乳期要特别注意应继续使用甲状腺激素进行治疗。（3）避免与可能干扰甲状腺激素作用的药物合用。（4）对伴有心血管疾病的甲减，要注意可能出现心肌缺血或心律失常，应防止用药增量过快或过量。（5）病程长、病情重的甲减或黏液性水肿应谨慎，开始用小剂量，以后缓慢增加直至生理替代剂量。（6）伴有垂体前叶功能减退或肾上腺皮质功能减退症，若需补充甲状腺激素，应先用糖皮质激素，待肾上腺皮质功能恢复正常后再用本品。

【药物相互作用】

（1）糖尿病服用甲状腺激素应视血糖水平，适当增加胰岛素或口服降血糖药的剂量。（2）可增强抗凝血药的作用，可能引起出血。（3）与三环类抗抑郁药合用，二者的作用及毒副作用均有所增强，应注意调整剂量。（4）服用雌激素或避孕药者，因血液中甲状腺素结合球蛋白水平增加，合用时甲状腺激素剂量应适当调整。（5）考来烯胺、考来替泊可减弱甲状腺激素的作用，若使用应间隔 4～5 h，并定期检测甲状腺功能。（6）β 受体拮抗剂可减少外周组织 T_4 向 T_3 转化。

【制剂与规格】

甲状腺片：40 mg。

左甲状腺素钠(Levothyroxine Sodium)

【药理作用】

左甲状腺素钠为甲状腺激素类药。为人工合成的四碘甲状腺原氨酸的钠盐，活性相当于生理性 T_4，在体内转化成 T_3 而活性增强，然后通过与 T_3 受体结合发挥其特定作用。具有维持人体正常生长发育、促进代谢、增加产热和提高交感－肾上腺系统感受性等作用。人体不能区分内源性或外源性的左甲状腺素。

【药物动力学】

口服吸收率约 50%，生物利用度 40%～80%，6 h 达峰浓度。体内贮量较大，起效缓慢平稳，通常在用药后 3～5 d 发挥作用。用于甲减的替代治疗时，1～2 周才能达到最大疗效，停药后作用持续1～3周。80%与甲状腺素结合球蛋白结合，仅0.03%以游离形式存在。甲状腺功能正常时，消除半衰期6～7 d，甲减时半衰期9～10 d，甲亢时半衰期3～4 d。停药后仍可维持效应数周。主要以去碘化过程在肝内代谢，随尿排泄，部分与葡糖醛酸和硫酸结合后经胆汁排泄。

【适应证】

用于多种原因引起的甲减。亦用于单纯性甲状腺肿，慢性淋巴细胞性甲状腺炎，甲状腺癌手术后的抑制及替代治疗。用于诊断甲亢的抑制试验。

【用法与用量】

口服片剂：因半衰期长，口服后1～2周才能达到最大效应，停药后作用可持续1～3周，每日只需服药1次。因吸收不规则，食物可影响吸收，所以应于早餐前30 min将一日量空腹顿服。应个体化用药，治疗剂量取决于病情、年龄、体重和个体差异。

成人常用量：（1）补充或完全替代治疗：初始剂量一日25～50 μg。每2～4周增加25 μg，直至完全替代剂量100～150 μg。维持量一日75～125 μg。足量替代时T_3、T_4和TSH恢复正常。（2）非毒性甲状腺肿（甲功正常）：一日25～50 μg。（3）甲状腺肿切除术、预防甲状腺肿复发：一日25～200 μg。（4）甲减替代治疗：初始剂量一日25～50 μg，维持量一日50～200 μg。（5）甲亢的辅助治疗：一日50～100 μg。（6）甲状腺癌切除术：需要大剂量替代，一日150～300 μg，或按一日2.2 μg/kg。控制TSH在防止肿瘤复发需要的水平。（7）结节性甲状腺肿及甲状腺瘤：一日12.5～50 μg。（8）甲状腺功能抑制试验：一日200 μg，共服14 d，根据病情可适当增减剂量。

老年病人、心功能不全者及严重黏液性水肿，初始剂量应减为12.5～25 μg，以后每2～4周递增25 μg，维持量一日75～100 μg，不必要达到完全替代剂量。妊娠时的替代剂量需要增加30%～50%。黏液性水肿昏迷，先用左甲状腺素钠注射液静注，初始剂量一日200～400 μg，以后一日50～100 μg，直到病人清醒改为口服制剂。

儿童常用量：主要用于补充或完全替代治疗，用量较大。个体化用药和治疗监护尤为重要。每日完全替代剂量为：6月龄以内，一日25～50 μg，或8～10 μg/kg；6～12月龄，一日50～70 μg，或6～8 μg/kg；1～5岁，一日75～100 μg，或5～6 μg/kg；6～12岁，一日100～150 μg，或4～5 μg/kg；＞12岁，一日150～200 μg，或2～3 μg/kg。初始剂量为完全替代剂量的1/3～1/2，随后每间隔2～4周增加一个剂量（12.5～25 μg），直至临床表现及甲状腺激素水平完全正常。有心脏疾病宜减量5%或缓慢增量。

【不良反应】

常用量几乎无不良反应。过量可出现心绞痛、心律失常、心悸、腹泻、呕吐、震颤、兴奋、头痛、不安、失眠、多汗、潮红、体重减轻、骨骼肌痉挛等，减量或停后可消失。

【禁忌证】

对本品过敏者；甲状腺毒症；患有非甲状腺功能减退性心力衰竭；快速性心律失常和近期发生的心肌梗死。

【注意事项】

患有罕见的遗传性的半乳糖不耐受性、Lapp 乳糖酶缺乏症或葡萄糖－半乳糖吸收障碍者，不得服用。其他同甲状腺片（参阅甲状腺片）。

【药物相互作用】

（1）可增加抗凝血药、拟交感胺药的作用。（2）可增加儿茶酚胺受体敏感性，增强三环类抗抑郁药的作用。（3）可升高苯妥英钠的血药浓度。（4）卡马西平和苯妥英钠加快其代谢，可将其从血浆蛋白中置换出来。（5）考来烯胺、口服避孕药可减少其吸收。（6）与强心苷类药同用，相应调整后者用量。

【制剂与规格】

左甲状腺素钠片：50 μg。

甲巯咪唑（Thiamazole）

【药理作用】

甲巯咪唑为咪唑类抗甲状腺药，能抑制甲状腺激素的合成。其作用机制是抑制甲状腺内过氧化酶，从而阻碍吸聚到甲状腺内碘化物的氧化及酪氨酸的偶联，阻碍 T_4 和 T_3 的合成。不阻断贮存的甲状腺激素释放，也不对抗甲状腺激素的作用，故只有当体内已有甲状腺激素被耗竭后，才产生明显的临床效应。其作用较丙硫氧嘧啶强，且奏效快而代谢慢，维持时间较长。此外，尚有轻度免疫抑制作用，抑制甲状腺自身抗体的产生。

【药物动力学】

口服迅速吸收，吸收率 70%～80%。1～2 h 达峰浓度，不与血浆蛋白结合。广泛分布于全身，但主要浓集在甲状腺中，因而其作用时间要比半衰期预测的长，在甲状腺内的药物比血药消除缓慢。可透过胎盘及进入乳汁。起效时间至少 3～4 周，对使用过含碘药物或甲状腺肿大明显者，可能需要 12 周才能发挥作用。半衰期为 3～6 h，主要代谢物为 3－甲基－2－硫乙内酰胺，原形及其他代谢物 75%～80% 随尿排泄。

【适应证】

用于各种类型的甲亢。（1）病情较轻，甲状腺轻、中度肿大者。（2）青少年、儿童、妊娠期甲亢，年老体弱或合并严重心、肝、肾疾病不能耐受手术者，不适宜手术或放射性 ^{131}I 治疗者。（3）甲状腺术后复发，又不适于放射性 ^{131}I 治疗者。（4）手术前准备，为了减少麻醉和术后并发症，防止术后发生甲状腺危象。（5）作为放射性 ^{131}I 治疗的辅助用药。（6）甲状腺危象的治疗，作为辅助治疗以阻断甲状腺素的合成。

【用法与用量】

口服片剂：应个体化用药，根据病情、治疗反应等及时进行调整。治疗甲亢分三期：控制期、减量期和维持期。也常称为三个阶段：初始治疗阶段、减量阶段、维持量阶段。总疗程一般为 18～24 个月。

成人常用量：（1）甲亢：① 控制期：一日 30 mg，可按病情轻重调节为一日 15～40 mg，一日最大量 60 mg，分 3 次。通常 2～4 周甲状腺素水平开始下降，2～3 个月甲亢症状得到有效控制。② 减量期：当病情控制、甲状腺激素水平明显下降或接近正常后逐渐减量，每 3～4 周减量 1 次，一次可减量 5～10 mg。一般需 6～12 个月，甚至更长。③ 维持期：当病情稳定、甲状腺激素水平接近正常或正常后维持治疗。按病情需要维持量范围一日 5～15 mg。一般需 6～12 个月，甚至更长。（2）甲亢术前准备：按上述剂量连续用药，直至甲状腺功能恢复正常，在术前 7～10 d 加用碘剂。（3）甲状腺危象：一日 60～120 mg 分次服。在初始剂量服后 1 h 后加用碘剂。

儿童常用量：甲亢：初始剂量按一日 0. 4～1 mg/kg（最大量 30 mg）分 3 次。病情控制后逐渐减量，维持量约为最大量的 1/2，具体用量和疗程根据病情确定。

【不良反应】

（1）常见皮疹、瘙痒、白细胞减少。（2）少见中性粒细胞缺乏，血小板减少，凝血因子Ⅱ、Ⅶ降低，可能发生再生障碍性贫血。（3）可有味觉减退、恶心、呕吐、上腹部不适、头晕、头痛、关节痛、脉管炎、红斑狼疮样综合征。（4）罕见肝损害或肝炎、间质性肺炎、肾炎、肾血管炎、消化性溃疡、过敏反应等。

【禁忌证】

对本品及硫脲类衍生物过敏者；哺乳期；严重肝、肾功能不全；在接受本品或丙硫氧嘧啶治疗后，曾出现中性粒细胞缺乏或严重骨髓抑制者。

【注意事项】

（1）妊娠期慎用，对甲亢的妊娠期妇女宜采用最小有效剂量。肝功能异常、白细胞偏低者慎用。哺乳期使用应停止哺乳。儿童、老年人用药应减量。（2）甲亢控制后应及时减量，维持期应加用甲状腺素类药，以免出现甲减，尤其是儿童、老年人。（3）定期检测血常规及肝功能。白细胞 $< 4 \times 10^9$/L 应酌情减量，中性粒细胞 $< 1.5 \times 10^9$/L 应停药。（4）出现皮疹或皮肤瘙痒时可先用抗过敏药，暂不停药或减量。若皮疹进行性加重应减量或停药，待症状消失后换一种制剂，或再重新由小剂量开始用药。（5）出现肝损害时或肝炎时应停药。（6）对诊断的干扰：可使凝血酶原时间延长，转氨酶（ALT 及 AST）、碱性磷酸酶、胆红素及乳酸脱氢酶升高。

【药物相互作用】

（1）可增强抗凝血药的作用。（2）摄入高碘药物或食物可使甲亢病情加重，使抗甲状腺药需要量增加或用药时间延长。服用本品前避免服用碘剂。（3）磺胺类、巴比妥类、对氨基水杨酸、酚妥拉明、妥拉唑林、维生素 B_{12}、磺酰脲类等都有抑制甲状腺功能和引起甲状腺肿大的作用，故合用本品要注意。

【制剂与规格】

甲巯咪唑片：5 mg。

丙硫氧嘧啶（Propylthiouracil）

【药理作用】

丙硫氧嘧啶为硫氧嘧啶类抗甲状腺药，能抑制甲状腺激素的合成。其作用机制是抑制过氧化酶系统，使被摄入甲状腺细胞内的碘化物不能氧化成活性碘，阻断甲状腺内的酪氨酸偶联，从而抑制 T_4 的合成，使甲亢症状得到缓解。不能阻断贮存的甲状腺激素释放，也不能直接对抗甲状腺激素，需待已生成的甲状腺激素耗竭后才能产生疗效，故作用较慢。另外，通过抑制外周组织（甲状腺外）T_4 脱碘转化成 T_3，故可在甲状腺危象时起到减轻病情的即刻效应。此外，尚有免疫抑制作用，抑制甲状腺自身抗体的产生。

【药物动力学】

口服吸收迅速，生物利用度 50%～80%。1～2 h 达峰浓度，血浆蛋白结合率 75%～80%。药物吸收后分布到全身各组织，主要浓集在甲状腺中，肾上腺及骨髓中浓度亦较高，可透过胎盘及进入乳汁，但比甲巯咪唑少。主要在肝内代谢，60% 被代谢破坏，其余部分 24 h 内经尿排出。由于在甲状腺中的聚集作用，其生物作用可持续较长时间。半衰期为 1～2 h，肾功能不全时长达 8.5 h。

【适应证】

同甲巯咪唑（参阅甲巯咪唑）。

【用法与用量】

口服片剂：应个体化用药，根据病情、疗效及甲状腺功能检测结果随时调整。一日量分次服，间隔时间尽可能平均。老年人、肾功能不全者应减量。治疗甲亢分三期：控制期、减量期和维持期。也常称为三个阶段：初始治疗阶段、减量阶段、维持量阶段。总疗程一般为 18～24 个月。

成人常用量：（1）甲亢：① 控制期：一日 300 mg，视病情轻重用量范围为一日 150～400 mg，分 3 次。重症可适当加量，一日最大量 600 mg，分 3～4 次。通常发挥作用多在 4 周以后，一般需 1～3 个月。② 减量期：当病情控制、甲状腺激素水平明显下降或接近正常后逐渐减量。每 3～4 周减量 1 次，一次可减量 50～100 mg。一般需 3～6 个月甚至更长。③ 维持期：当病情稳定、甲状腺激素水平接近正常或正常后维持治疗。维持量一日 25～150 mg，根据病情调整。一般需 6～12 个月甚至更长。（2）甲状腺危象：一日 400～800 mg，分 3～4 次，疗程不超过 1 周。常作为综合治疗措施之一。（3）甲亢术前准备：一次 100 mg，一日 3～4 次。术前服用使甲状腺功能恢复到正常或接近正常，然后加服 2 周碘剂再进行手术。手术前 1～2 d 停服本品。

（4）作为放射性碘治疗的辅助治疗：需放射性碘治疗的重症甲亢，可先服本品，控制症状后再做放射性 ^{131}I 检查，以确定是否适应放射性碘治疗。在进行放射性碘治疗后症状未缓解者，可短期使用，一次 100 mg，tid。

儿童常用量：甲亢控制期，新生儿，按一次 2.5～5 mg/kg，bid；1 月龄～1 岁，按一次 2.5 mg/kg，tid；1～5 岁，一次 25 mg，tid；5～12 岁，一次 50 mg，tid。12 岁以上剂量用法同成人。直至甲状腺功能正常，然后根据病情调整剂量。当症状消失，甲状腺激素水平接近正常后逐渐减量，每 2～4 周减量 1 次，减至最低有效剂量维持治疗。

因其消除半衰期可增加肝肾损伤，在肝肾功能减退、肾功能不全及需要透析时应适当减量。轻、中度肾损害应减量 25%，重度应减量 50%。肝损害者酌情减量。

【不良反应】

（1）常见头痛、眩晕、关节痛、唾液腺和淋巴结肿大以及胃肠道反应。（2）可有皮疹甚至剥脱性皮炎，药物热等。（3）白细胞减少，轻度中性粒细胞减少甚至中性粒细胞缺乏、血小板减少、脉管炎和红斑狼疮样综合征。（4）罕见间质性肺炎、肾炎、黄疸、肝损害、胆红素升高、免疫功能紊乱等。

【禁忌证】、【注意事项】、【药物相互作用】

同甲巯咪唑（参阅甲巯咪唑）。

【制剂与规格】

丙硫氧嘧啶片：50 mg；100 mg。

‖ 第五节　抗甲状旁腺药 ‖

西那卡塞（Cinacalcet）

【药理作用】

西那卡塞作用于甲状旁腺主细胞上的感受体，进而抑制甲状旁腺激素（PTH）分泌，降低 PTH 水平，从而使血钙浓度降低。慢性肾病（CKD）继发性甲状旁腺功能亢进，是一种 PTH 水平升高引起钙、磷代谢失调的进行性疾病。升高的 PTH 刺激破骨活性，引起骨质再吸收。继发性甲状旁腺功能亢进的治疗目的在于降低 PTH 和血钙、血磷，防止由于矿物质代谢失调引起的骨病及全身影响。

【药物动力学】

口服后 2～6 h 达峰浓度，与高脂肪食物同服，其峰浓度和 AUC 分别增加 82% 和 68%；与低脂肪食物同服，其峰浓度和 AUC 分别增加 65% 和 50%。连续给药 7d 达稳态。体内分布广泛。血浆蛋白结合率 93%～97%。在肝内经 CYP，通过 N- 脱烷基化或萘环的氧化而被迅速代谢。主要以代谢物形式排出，约 80% 由尿、约 15% 由粪便排出。消除半衰期为 30～40 h。中、重度肝功能不全者 AUC 分别升高 2.4 倍和 4.2 倍，半衰期延长 33% 和 70%。

【适应证】

用于治疗慢性肾病（CKD）维持性透析者的继发性甲状旁腺功能亢进症，甲状旁腺癌的高钙血症。

【用法与用量】

口服片剂：进餐时或餐后顿服。应整片吞服，不可掰开或嚼碎。成人，初始剂量一日 25 mg。在充分观察全段甲状旁腺激素及血钙、血磷浓度的基础上，可逐渐由一日 25 mg 递增至一日 75 mg。如甲状旁腺功能亢进仍未得到纠正，可给予一日最大量 100 mg。增量调整幅度为每次 25 mg，每次调整间隔不 ＜ 3 周。

【不良反应】

（1）可见恶心、呕吐、胃部不适、食欲不振、腹胀等消化系统症状。（2）偶见低钙血症、QT 间期延长、消化性溃疡或消化道出血、意识水平降低甚至短暂性意识丧失。低钙血症可导致 QT 间期延长、麻痹、肌肉痉挛、情绪低落、心律失常、血压下降等。（3）罕见有原因不明的猝死。

【禁忌证】

对本品过敏者。

【注意事项】

（1）妊娠期和哺乳期、儿童用药的安全性和有效性尚未确立。（2）低钙血症、有癫痫发作风险或有癫痫既往史、肝功能不全者、消化道出血或有消化性溃疡史慎用。（3）具有降低血钙的作用，应确定无血钙降低后用药。（4）用药期间密切监测血钙，避免低钙血症。发生低钙血症或有可能发生时，在减量的同时，酌情使用钙剂或维生素 D。在使用本品时若中止钙剂或维生素 D，应注意低钙血症的发生。

【药物相互作用】

（1）可使阿米替林的 AUC 增加 20%。（2）酮康唑、伊曲康唑、琥乙红霉素可显著升高其血药浓度，若合用时应严密监测 PTH 和血钙。

【制剂与规格】

盐酸西那卡塞片：25 mg；75 mg。

‖ 第六节　雄激素及同化激素 ‖

雄激素（androgen）具有两类作用，即男性化作用和蛋白同化或生长刺激作用。天然的雄激素睾酮可经人工半合成或全合成的方法产生各种睾酮衍生物。其 19 位去甲基后的衍生物雄激素活性减弱，而蛋白同化作用不仅被保留并显著增强，这类睾酮的衍生物称为蛋白同化类固醇，也称同化激素。本节有雄激素丙酸睾酮、十一酸睾酮。

丙酸睾酮(Testosterone Propionate)

【药理作用】

丙酸睾酮为常用的雄激素，雄激素作用与蛋白同化作用之比为1:1。小剂量可促进腺垂体分泌促性腺激素，从而发挥正反馈作用；大剂量则相反。有对抗雌激素的作用，抑制子宫内膜生长及卵巢、垂体功能。同化作用明显。

促进青春期男性第二性征发育，对成年男性除维持第二性征和性功能外，还可抑制内源性促性腺激素的分泌，使男性睾丸萎缩。可抑制女性子宫内膜增生。进入人体后先经5α-还原酶转化为双氢睾酮，再与细胞受体结合进入细胞核，与染色质作用，激活RNA聚合酶，促进蛋白质合成和细胞代谢。

可通过促红素刺激红细胞的生成和分化。长时间用药，对粒细胞系统及巨核细胞系统也有影响。通过刺激肾脏分泌促红素对骨髓造血功能而间接起作用，亦可能是直接刺激骨髓，促进血红蛋白合成。

【药物动力学】

肌注吸收较慢，2～4 d起效。血浆蛋白结合率98%，仅2%为游离状态，半衰期为10～20 min。大部分在肝内代谢转化成活性较弱的雄酮及无活性的5β-雄酮，代谢物的90%与葡糖醛酸及硫酸结合后随尿排出，约6%非结合代谢物经胆汁排出，其中少部分仍可再吸收，形成肠肝循环。

【适应证】

（1）原发性或继发性男性性功能减退。（2）男性青春期发育迟缓。（3）绝经后女性晚期乳腺癌的姑息性治疗。（4）妇科疾病如子宫肌瘤、月经过多。（5）老年骨质疏松症以及再生障碍性贫血等。

【用法与用量】

注射剂：深部肌内注射，不可静脉用药。

成人常用量：通常一次25 mg，一周2～3次。（1）男性性腺功能减退症激素替代治疗：一次25～50 mg，一周2～3次。（2）男性雄激素缺乏症：一次10～50 mg，一周2～3次。（3）绝经后女性晚期乳腺癌及乳腺癌骨转移姑息性治疗：一次50～100 mg，一周3次。连续用2～3个月。（4）功能失调性子宫出血：一次25～50 mg，qd，共3～4次。应配合黄体酮使用。（5）子宫肌瘤、月经过多：一次25～50 mg，一周2次。（6）老年性骨质疏松症：一次25 mg，一周2～3次。连续用3～6个月。（7）再生障碍性贫血：一次100 mg，qd或qod。连续用3～6个月或更长。

儿童，用于男性青春期发育延缓：一次12. 5～25 mg，一周2～3次。疗程4～6个月。

【不良反应】

(1) 皮疹、荨麻疹，注射部位疼痛、硬结、感染。(2) 大剂量可致女性男性化、男性睾丸萎缩、精子减少。(3) 水肿、黄疸、肝功能异常。

【禁忌证】

对本品过敏者；妊娠期和哺乳期；肝、肾功能不全者；前列腺癌。

【注意事项】

(1) 治疗乳腺癌时，3 个月内应有效果，若病情发展应停药。(2) 一般不与其他睾酮制剂换用，因其作用时间不同。(3) 青春期前儿童、心脏病、运动员慎用。(4) 儿童长期应用可严重影响生长发育。(5) 定期检测睾酮、肝功能，男性定期检查前列腺，青春期前儿童每 6 个月测骨龄 1 次。(6) 注意诱发心血管事件风险。

【药物相互作用】

(1) 可增强抗凝血药的作用，甚至可引起出血。(2) 与胰岛素合用，对蛋白同化具有协同作用。(3) 与糖皮质激素合用可加重水肿。(4) 巴比妥类可使其代谢加快，疗效降低。

【制剂与规格】

丙酸睾酮注射液：1 mL : 25 mg。

十一酸睾酮(Testosterone Undecanoate)

【药理作用】

十一酸睾酮是睾酮的十一酸酯，在体内转化为睾酮发挥雄激素作用，补充内源性雄激素不足或缺乏。口服以乳糜微粒形式在小肠淋巴管被吸收，经胸导管进入体循环，酯键断裂后释出睾酮。这一吸收形式避免了首过消除效应和肝毒性。

【药物动力学】

口服后约 4 h 达峰浓度。单剂肌注约 7 d 达峰浓度，约 21 d 恢复到肌注前水平。代谢途径和排泄参阅丙酸睾酮。

【适应证】

(1) 原发性或继发性男性性腺功能减退，如无睾症及类无睾症，促进和维持男性的第二性征和性功能。(2) 男性青少年体质性青春期发育延迟。(3) 乳腺癌转移女性病人的姑息性治疗。(4) 中老年男性迟发性性腺功能减退症，又称为部分性雄激素缺乏综合征。(5) 再生障碍性贫血的辅助治疗。

【用法与用量】

口服软胶囊：整粒吞服，不可嚼服。若一日量 40 mg，于早餐后顿服；若一日量 80 mg，分 2 次于早、晚餐后服；若一日量 $>$ 80 mg，分 2 次于早、晚餐后服，若胶囊粒数为单数时可在早餐多服 1 粒。初始剂量一日 120～160 mg，一日最大量 240 mg；2 周后改为维持量一日 40～120 mg。

注射剂：肌内注射。通常一次 0. 25 g，每月 1 次，连续 4 个月。再生障碍性贫血可增至一次 0. 5 g（首剂 1 g），每月 2 次。

【不良反应】

（1）常见多毛、痤疮，男性阴茎异常勃起、精子数和精液量减少；女性男性化；水钠潴留。（2）青春期前男性性早熟、阴茎勃起增加、阴茎增大，骨骺早闭。（3）偶见胃肠不适、恶心、呕吐。（4）过敏反应如皮疹、哮喘、血管性水肿。（5）欣快感，情绪不稳定，暴力倾向等。（6）红细胞增多、肝功能异常、HDL-C 降低、LDL-C 升高。

【禁忌证】

对本品过敏者；妊娠期和哺乳期；前列腺癌及可疑者。

【注意事项】

（1）> 65 岁男性、前列腺增生明显、肝肾功能不全者、有水肿倾向的心脏病和肾脏病、高血压、癫痫、三叉神经痛、运动员慎用。（2）青春期前男性应慎用，因可致儿童早熟、骨骺早闭，影响生长发育。（3）是目前广泛使用的男性性腺功能减退症的替代治疗用药，使用数月后可依据血睾酮水平调整用药间隔，大多在 3～6 周注射 1 次。（4）注意诱发心血管事件风险。

【药物相互作用】

同丙酸睾酮（参阅丙酸睾酮）。

【制剂与规格】

（1）十一酸睾酮软胶囊：40 mg。（2）十一酸睾酮注射液：2 mL：0. 25 g。

‖ 第七节　雌激素、孕激素及抗孕激素 ‖

雌激素（estrogen）主要由成熟的卵泡及胎盘产生，男女两性的肾上腺皮质以及男性睾丸也能产生少量雌激素。孕激素（Progestogen）主要由黄体分泌，妊娠后逐渐转为胎盘分泌。临床上应用的雌激素、孕激素是天然或人工合成品及其衍生物。本节有孕激素黄体酮、甲羟孕酮，雌激素己烯雌酚、尼尔雌醇。

黄体酮(Progesterone)

【药理作用】

黄体酮又称孕酮，是由卵巢黄体分泌的一种天然孕激素，为维持妊娠所必需。其药理作用主要为：（1）在月经周期的后半周期促使子宫内膜的腺体生长，子宫充血，内膜增厚，为受精卵植入做好准备，并减少妊娠期子宫的兴奋性，抑制其活动，松弛平滑肌，使胚胎安全生长。(2) 在与雌激素共同作用下，促进乳腺小叶及腺体的发育，为泌乳做准备。(3) 使子宫颈口闭合，黏液减少、变稠，使精子不宜穿透。大剂量时通过对下丘脑的负反馈作用，抑制垂体性腺激素的分泌，产生抑制排卵作用。

【药物动力学】

吸收迅速，一次肌注 100 mg，6～8 h 达峰浓度，以后逐渐下降，可持续 48 h，72 h 消失。

【适应证】

用于先兆流产和习惯性流产(因黄体不足引起者)、经前期紧张综合征、无排卵性功能失调性子宫出血和无排卵性闭经。与雌激素合用治疗围绝经期综合征。

【用法与用量】

注射剂：肌内注射。(1) 先兆流产：一次 20 mg，qd，用至疼痛及出血停止或减为 10 mg。(2) 有习惯性流产史：自妊娠开始，一次 5～10 mg，一周 2～3 次。(3) 功能失调性子宫出血：用于撤退性出血，血红蛋白低于 70 g/L 时，一次 10 mg，qd，连续用 5 d；或一次 20 mg，qd，连续 3～4 d。若用药期间月经来潮应立即停药。(4) 闭经：应先作黄体酮试验，一次 10 mg，qd，共 5 d，观察停药后有无月经来潮。若有效，则在预计月经来潮前 8～10 d，一次 10 mg，qd，共 5 d；或一次 20 mg，qd，连续 3～4 d。(5) 经前期紧张综合征：在预计月经来潮前 12 d，一次 10～20 mg，qd，连续 10 d。(6) 痛经：在月经来潮前 6～8 d 开始，一次 5～10 mg，qd，连续用 4～6 d。疗程可重复若干次。对子宫发育不全所致的痛经，可与雌激素配合。

【不良反应】

(1) 突破性出血，阴道点状出血，体重增加或减少，宫颈分泌物性状改变，乳房肿胀。(2) 恶心、头晕及头痛、倦怠感、发热、失眠。(3) 过敏反应，皮疹、瘙痒、黑斑病和黄褐斑。(4) 长期连续用药可使月经减少或闭经，阻塞性黄疸、肝损害、水肿等。(5) 注射部位皮疹、瘙痒、疼痛、刺激、红肿，可形成局部硬结甚至局部无菌脓肿，罕见脂膜炎。

【禁忌证】

对本品过敏者；严重肝功能不全者；乳腺肿瘤或生殖器肿瘤；不明原因阴道出血；血栓性静脉炎；脑梗死；脑卒中或有既往史；急性或反复的盆腔感染；淋病或衣原体感染。

【注意事项】

(1) 肾病、心脏病水肿、高血压、哮喘、癫痫慎用。(2) 经前紧张症是否存在黄体酮缺乏尚无定论，对治疗有争议。(3) 除早期流产外，其他病人用药前应进行全面检查，确定属黄体功能不全时再使用。(4) 一旦出现血栓性疾病，如血栓性静脉炎、脑血管病、肺栓塞、视网膜血栓形成的临床表现，应立即停药。出现突发性部分视力丧失或突发性失明、复视或偏头痛，应立即停药。（5）注意检查乳房、盆腔，长期用药检测肝功能。（6）若长期大剂量使用增加局部硬结风险，偶见发生局部无菌脓肿、人工性脂膜炎等严重局部反应。通常形成的局部硬结、无菌脓肿的吸收恢复需较长时间。

【药物相互作用】

（1）酮康唑可减慢其代谢，增加其生物利用度。（2）苯巴比妥可诱导肝微粒体酶活性，加速其灭活，疗效降低。

【制剂与规格】

黄体酮注射液：1 mL∶10 mg；1 mL∶20 mg。

甲羟孕酮（Medroxyprogesterone）

【药理作用】

甲羟孕酮又称安宫黄体酮，为作用较强的孕激素。与黄体酮相似，作用于子宫内膜，促进黏膜的增殖分泌。通过对下丘脑的负反馈，抑制垂体前叶促黄体激素的释放，使卵泡不能发育成熟，抑制卵巢的排卵过程。其抗肿瘤作用可能与其抗雌激素作用有关。大剂量时可抵消雌激素促进肿瘤细胞生长的效应，对敏感细胞有细胞毒性作用，但对耐药的细胞无此作用。大剂量时亦可通过增强E2-脱氧酶的活性而降低细胞内雌激素的水平，诱导肝5α-还原酶而使雄激素不能转化为雌激素等作用，产生其抗肿瘤效应。有抗雌激素作用，但不对抗雌激素对脂蛋白的良性作用，亦无明显雄激素效应，最接近天然的孕酮。口服或注射用药均有效。皮下注射时其孕激素活性为黄体酮的20～30倍，口服时为炔诺酮的10～15倍。

【药物动力学】

口服0.5 g后，2～3 h达峰浓度，为（30.3±10.8）μg/mL。主要在肝内代谢，消除半衰期为（14.0±2.12）h。血药峰值越高，药物清除越快。血药浓度超过100 μg/mL时，黄体生成素和雌二醇均受到抑制而抑制排卵。

【适应证】

（1）月经不调，无排卵性功能失调性子宫出血，子宫内膜异位症。（2）不能手术、复发或转移性激素依赖性肿瘤的姑息治疗或辅助治疗，如晚期乳腺癌、子宫内膜癌、肾癌、前列腺癌等。

【用法与用量】

口服片剂、胶囊：（1）功能性闭经：一次4～8 mg，qd，连服5～10 d。（2）痛经：于月经周期第6 d开始，一次2～4 mg，qd，连服20 d。（3）功能失调性子宫出血，用于止血：一次10～20 mg，每4～8 h一次，连续用2～3 d；血止后每隔3 d递减1/3剂量，直至维持量一日100 mg，连续用药至血止后21 d。（4）功能失调性子宫出血，调节月经周期：自月经周期的后半期（撤药性出血的第 16～25 d）开始用药，一日 10 mg，qd，连服 5～14 d。酌情应用 3～6 个周期。（5）子宫内膜异位症：从一日 6～8 mg 开始，逐渐增至一日 20～30 mg，连服 6～8 周。（6）子宫内膜癌：一次 100 mg，tid；或一次 500 mg，qd 或 bid，至少服用 1 个月，有效者可长期服。可作为肌注用药后的维持量。（7）乳腺癌：一次 500 mg，qd 或 bid，至少服用 1 个月，有效者可长期服。性激素疗法至少需要治疗 8～10 周才有反应。（8）前列腺癌：一次 500 mg，qd 或 bid，至少服用 1 个月，有效者可长期服。（9）肾癌：一日 200～400 mg。（10）各种癌症恶病质及疼痛的姑息治疗：一次 500 mg，qd 或 bid。（11）各种癌症化疗时保护骨髓作用：一次 500 mg，qd 或 bid。由化疗前 1 周开始，用至化疗后 1 周。

【不良反应】

（1）少见不规则阴道出血、乳房疼痛、溢乳、闭经、子宫颈糜烂、子宫颈分泌物改变、男性乳房女性化。（2）少见失眠、嗜睡、疲乏、头晕、手颤抖、出汗及夜间小腿痉挛。（3）大剂量用于治疗肿瘤时可出现类柯兴征。（4）恶心、消化不良等胃肠道症状，长期用药可出现肝损害、阻塞性黄疸。（5）偶见瘙痒、皮疹、血管性水肿，以及痤疮、脱发或多毛。

【禁忌证】

妊娠期和哺乳期；严重肝、肾功能不全者；脑梗死；心肌梗死；各种血栓栓塞症（如肺栓塞、血栓性静脉炎）；未确诊的性器官出血；泌尿系统出血；因癌症骨转移产生的高钙血症；月经过多者。

【注意事项】

（1）心脏病和心功能不全者、肾功能不全者、癫痫、偏头痛、抑郁症、糖尿病、哮喘慎用。若抑郁症复发至严重程度应停药。（2）一旦出现增强凝血机制而致血栓栓塞症状，如偏头痛、视力减退、复视等情况应立即停药。（3）连续大剂量使用，应注意有无高血压、水钠潴留、高钙血症倾向等，若出现这些症状应调整用量。（4）注意检查乳房、盆腔，长期用药检测肝功能。

【药物相互作用】

（1）与抗肿瘤药合用，可增强其抗肿瘤效应。（2）与糖皮质激素合用可引发血栓性疾病。（3）可降低氨鲁米特的生物利用度。（4）利福平可加速其代谢，药效降低。

【制剂与规格】

（1）醋酸甲羟孕酮片：2 mg；4 mg；100 mg；250 mg。（2）醋酸甲羟孕酮胶囊：100 mg。

己烯雌酚(Diethylstilbestrol)

【药理作用】

己烯雌酚为全合成的非甾体雌激素，为雌二醇的2～3倍。主要作用：(1) 促使女性器官及副性征正常发育。(2) 促使子宫内膜增生和阴道上皮角化。(3) 减轻围绝经期或妇科手术因性腺功能不足而产生的全身反应。(4) 增强子宫收缩，提高子宫对缩宫素的敏感性。(5) 小剂量刺激垂体前叶促性腺激素及催乳激素的分泌，而大剂量则抑制其分泌。(6) 抗雄激素作用。

【药物动力学】

药物吸收后经血液和组织液转运到靶细胞，与血浆蛋白结合率较高，并与组织内特异性受体蛋白在雌激素反应组织中结合形成活化的复合体，此种复合物具有多种功能。主要在肝脏缓慢代谢灭活，经肠肝循环可再吸收，代谢物随尿和粪便排泄。

【适应证】

(1) 补充体内雌激素不足，如萎缩性阴道炎、女性性腺发育不良、围绝经期综合征、老年性外阴干枯症及阴道炎、卵巢切除后、原发性卵巢缺如、先天性卵巢发育不全综合征替代治疗。(2) 乳腺癌、绝经后及男性晚期乳腺癌、晚期前列腺癌不能进行手术治疗者。(3) 预防产后泌乳、退乳或回乳。

【用法与用量】

口服片剂：(1) 补充体内雌激素不足：如萎缩性阴道炎、女性性腺发育不良、围绝经期综合征、老年性外阴干枯症及阴道炎、卵巢切除后、原发性卵巢缺如。一日0.25～0.5 mg，连续用21 d停药1周，为一疗程。应周期性地用药，一般用3个周期(自月经第5 d开始服)。(2) 乳腺癌绝经后及男性晚期乳腺癌不能手术切除者：一日15 mg，6周无效则停用。(3) 不能手术的晚期前列腺癌：开始一日1～3 mg，依据病情逐渐递增随后递减。维持量一日1 mg，连续用2～3个月。(4) 预防产后泌乳、退乳或回乳：一次5 mg，tid，连服3 d。

【不良反应】

(1) 不规则阴道流血、子宫肥大、尿频或尿痛。(2) 有时可引发血栓性疾病及心功能不正常。(3) 肝损害、高脂血症、钠潴留。(4) 恶心、呕吐、厌食和头痛、头晕等精神症状。

【禁忌证】

对本品过敏者；妊娠期和哺乳期；有血栓性静脉炎或肺栓塞；高血压；与雌激素有关的肿瘤未确诊以及阴道出血未确诊者。

【注意事项】

心、肝、肾功能不全者，癫痫，糖尿病，精神抑郁者，老年人慎用。长期使用应定期检测肝功能，检查血压、阴道脱落细胞，每年一次防癌宫颈刮片检查。

【药物相互作用】

(1) 可降低抗凝血药的的作用。(2) 可减弱抗高血压药的作用。(3) 可减弱他莫昔芬的疗效。(4) 较大剂量时可增加三环类抗抑郁药的不良反应，并降低其药效。(5) 卡马西平、苯巴比妥、苯妥英钠、扑米酮、利福平等可降低其药效。(6) 可增加钙剂的吸收。

【制剂与规格】

己烯雌酚片：0.5 mg；1 mg；2 mg。

尼尔雌醇(Nilestriol)

【药理作用】

尼尔雌醇是雌三醇的衍生物，为长效雌激素。雌三醇为雌二醇的代谢物，其药理作用与雌二醇相似，但生物活性低，故对子宫内膜的增生作用也较弱。适用于围绝经期妇女的雌激素替代疗法。因其3位上引入环戊醚后增加了亲脂性，有利于肠道吸收并储存在脂肪组织中，以后缓慢释放而起长效作用。其17位引入乙炔基而增强雌激素活性。

【药物动力学】

口服易吸收，在体内多功能氧化酶作用下，去3位上的环戊醚基团形成炔雌三醇，以后在酶作用下去掉17位乙炔基而形成雌三醇，活性即减低。雌三醇的半衰期为20 h。以原形，炔雌三醇和雌三醇3种形式经尿排泄。

【适应证】

用于雌激素缺乏引起的绝经期或围绝经期综合征，如潮热、出汗、头痛、目眩、疲劳、烦躁易怒、神经过敏、外阴干燥及老年性阴道炎等。

【用法与用量】

口服片剂：一次2 mg，每2周1次；或一次5 mg，每月1次。症状改善后改为维持量一次1～2 mg，每月2次，3个月为一疗程。

【不良反应】

(1) 轻度胃肠道反应如恶心、呕吐、腹胀，以及头痛，头晕。(2) 少见突破性出血。(3) 乳房胀痛，白带增多。(4) 偶见高血压、肝损害。

【禁忌证】

对本品过敏者；妊娠期和哺乳期；子宫内膜异位症；原因不明的阴道出血；血栓性疾病；高血压；严重肝肾功能不全者；有雌激素依赖性疾病(乳腺癌、子宫内膜癌、宫颈癌、较大子宫肌瘤等)病史者。

【注意事项】

其雌激素活性虽较低，但仍可促使子宫内膜增生，故应每2个月给予孕激素10 d以抑制雌激素的内膜增生作用，一般孕激素停用后可产生撤退性子宫出血。如病人已切除子宫，则不需加用孕激素。

【药物相互作用】

同己烯雌酚（参阅己烯雌酚）。

【制剂与规格】

尼尔雌醇片：1 mg；2 mg；5 mg。

‖ 第八节　钙代谢调节药及抗骨质疏松药 ‖

代谢性骨病主要由于调节体内钙、磷代谢的激素与直接作用于骨骼的类固醇、肽类激素分泌过多或不足，以及骨基质中主要矿物质成分钙、磷的改变所致。遗传性和获得性成骨细胞、破骨细胞的功能缺陷、基质合成与矿化障碍亦可引起代谢性骨病。（1）骨质疏松症，是代谢性骨病中最常见的类型，是一种全身性疾病，其特征为骨量减少，骨细微结构破坏，骨强度减弱、脆性增加，易发生骨折，并引起其他并发症。（2）维生素D缺乏或作用缺陷，以及肾脏排磷增加，可引起钙、磷代谢紊乱，类骨质矿化不良，从而引起骨骼生长障碍。在青少年时期即骨骺未闭合之前发生为佝偻病；在成人即骨骺闭合之后发生为骨软化症。（3）甲状旁腺功能减退症，是甲状旁腺激素分泌不足或作用抵抗导致血钙水平降低、血磷水平升高，表现口周和肢体麻木、抽搐，甚至癫痫发作。甲状旁腺功能亢进症，是甲状旁腺激素分泌过多导致血钙水平升高；恶性肿瘤骨转移亦可造成高钙血症，表现骨痛、多饮、多尿等，严重者可发生高血钙危象。（4）变形性骨炎（Paget病），是破骨细胞过度活跃引起的骨溶解加速，继之导致骨形成增加，形成结构紊乱的编织骨。

抗骨质疏松药包括：（1）抑制骨吸收药，如阿仑膦酸钠、依替膦酸二钠、唑来膦酸等。（2）促进骨形成药，如甲状旁腺激素、生长因子、骨生长因子等。（3）其他，如钙补充剂、维生素D及其代谢物、锶盐等，对抑制骨的吸收，促进骨的形成也有作用。

本节有阿法骨化醇、维生素D_3、阿仑膦酸钠。钙补充剂参阅有关章节。

阿法骨化醇（Alfacalcidol）

【药理作用】

阿法骨化醇又称1α-羟基维生素D_3。为维生素D_3的一种较重要的活性代谢物，有调节钙和磷酸盐代谢的作用，其稳定性与维生素D_3相同。在体内经肝细胞和成骨细胞中的25-羟化酶羟化后，转化为1α，25-双羟骨化醇（骨化三醇）而发挥药理作用。骨化三醇是具有调节体内钙-磷平衡、骨代谢的活性型维生素D，能增加钙、磷酸盐的肠道吸收，促进骨矿化，降低甲状旁腺激素水平，同时减少骨钙消融，最终缓解骨和肌肉疼痛，改善与绝经、衰老和内分泌变化引起的肠道钙吸收障碍所导致骨质疏松。其疗效相当于骨化三醇的 1/2。

【药物动力学】

口服易吸收，健康人单次服 4 μg 后，8～24 h 达峰浓度。在肝内经 25- 羟化酶作用下转化为 1α，25- 双羟骨化醇。半衰期为 17. 6 h。经肾脏代谢由尿排出。

【适应证】

（1）主要用于治疗肾性骨病，是其最佳适应证。（2）维生素 D 缺乏症。（3）甲状旁腺功能减退症伴骨病。（4）佝偻病与骨软化病。（5）骨质疏松症。

【用法与用量】

口服片剂、胶囊、软胶囊、滴剂：应按疾病、年龄、病情适当增减剂量，在充分控制正常血钙值的基础上调整。

成人常用量：（1）肾性骨营养不良（包括透析病人）：开始一日 0. 25～0. 5 μg。若 7～10 d 生化指标及病情未见明显改善，则每隔 10～14 d 每日用量增加 0. 25 μg。（2）骨质疏松症：一次 0. 25 μg，bid。用药后需检测血钙和肌酐。（3）甲状旁腺功能减退症和抗维生素 D 的佝偻病：一次 1～4 μg，qd。（4）低钙血症：一日 0. 25～1 μg，分 2 次。

儿童常用量：（1）按一日 0. 025 μg/kg，qd。（2）骨质疏松症：按一日 0. 01～0. 03 μg/kg，qd。（3）其他：按一日 0. 05～0. 1 μg/kg，qd，体重 ＞ 20 kg 无肾性骨病者，一日 1 μg 顿服。

【不良反应】

除了对肾损害的病人可引起高血钙、高血磷外，尚无其他不良反应的报道。对进行高钙血症透析者应考虑其透析液钙内流的可能性。但长期大剂量服用或有肾损害时可能出现头昏、皮疹、恶心、便秘、厌食、呕吐、腹痛等高血钙征象，停药后即可恢复正常。

【禁忌证】

对本品及所含任何成分或对维生素 D 及类似物过敏者；高钙血症；高磷酸盐血症（伴有甲状旁腺功能减退者除外）；高镁血症；具有维生素 D 中毒征象者。

【注意事项】

（1）妊娠期和哺乳期慎用，若使用应权衡利弊，哺乳期使用应暂停哺乳。（2）青春期仅限于特发性和糖皮质激素过多引起的骨质疏松症。（3）血钙升高易诱发心律失常，使用强心苷类药的病人应慎用，并严密检测血钙。（4）肾功能正常者应保持摄入适量水，以免引起脱水。（5）应停用维生素 D 及衍生物。（6）病人在透析期间，应使用非铝结合的磷酸化合物来控制血磷水平。（7）长期大剂量可引起慢性高钙血症，可能导致全身性血管钙化，肾钙质沉着和其他软组织钙化。必要时作X线检查，以便尽早确诊。（8）在治疗早期调整剂量时，最少每周检测2次血钙、血磷。一旦发现高钙血症应立即停药。长期用药定期检测血钙、磷、镁和碱性磷酸酶，以及24 h尿钙和尿磷。

【药物相互作用】

（1）禁止使用药理学剂量的维生素D及其衍生物，以免发生的附加作用和高钙血症。（2）苯巴比妥等酶诱导药可增加其代谢，血药浓度降低。（3）与噻嗪类利尿药合用易发生高钙血症，前者可促进肾脏对钙的吸收。（4）含镁药如抗酸药或轻泻剂可能导致高镁血症，故长期接受血液透析者应慎用。（5）可增加肠道对磷的吸收，若与大剂量磷剂合用，可诱发高磷血症，故合用时应调节磷制剂的用量。（6）胃肠道吸收抑制剂如考来烯胺或含铝抗酸药，可减少其吸收。

【制剂与规格】

（1）阿法骨化醇片（胶囊、软胶囊）：0. 25 μg；0. 5 μg。（2）阿法骨化醇滴剂：20 mL：40 μg。

维生素D_2 (Vitamin D_2)

【药理作用】

维生素D_2又称骨化醇或钙化醇，能促进小肠黏膜刷状缘对钙的吸收及肾小管重吸收磷，提高血钙、血磷浓度，协同甲状旁腺激素、降钙素，促进旧骨释放磷酸钙，维持及调节血钙、磷正常浓度。促使钙沉着于新骨形成部位，枸橼酸盐在骨中沉积，促进骨钙化及成骨细胞功能和骨样组织成熟。在细胞微粒体中受25-羟化酶系统催化生成骨化二醇，经肾近曲小管细胞1-羟化酶系统催化，生成具有生物活性的骨化三醇。

【药物动力学】

由小肠吸收，其吸收需胆盐与特殊α球蛋白结合后转运到身体其他部位，贮存于肝和脂肪。代谢、活化首先通过肝，其次为肾。12～24 h开始作用，治疗效应需10～14 d。半衰期为19～48 h，在脂肪组织内可长期贮存。作用持续长达6个月，重复给药有累积作用。

【适应证】

（1）防治维生素D缺乏症。如绝对素食者，肠外营养，胰腺功能不全伴吸收不良综合征，肝胆疾病如肝损害、肝硬化、阻塞性黄疸，小肠疾病如脂性腹泻、克罗恩病、慢性腹泻、胃切除等。（2）慢性低钙血症，低磷血症，佝偻病及伴有慢性肾功能不全的骨软化病，家族性低磷血症及甲状旁腺功能减退症如术后、特发性或假性甲状旁腺功能减退症。（3）急、慢性及潜在手术后手足搐搦症及特发性手足搐搦症。

【用法与用量】

口服软胶囊：以下用量均为每日剂量。

（1）预防维生素D缺乏症：成人，10～20 μg（400～800 U）。早产儿、双胎或人工喂养婴儿，每日饮食摄入维生素D含量不足2.5 μg（100 U)时，需于出生后1～3周起给予12.5～25 μg（500～1 000 U）；用母乳喂养婴儿，10 μg（400 U）。（2）维生素D缺乏：成人，25～50 μg（1 000～2 000 U），以后减至10 μg（400 U）。儿童，25～100 μg（1 000～4 000 U），以后减至10 μg（400 U）。（3）维生素D依赖性佝偻病：成人，250～1 500 μg（1万～6万U），最大量12 500 μg（50万U）。儿童，75～250 μg（3 000～10 000 U），最大量1250 μg（5万U）。（4）婴儿手足搐搦症：50～125 μg（2 000～5 000 U），1个月后改为10 μg（400 U）。（5）骨软化病（长期应用抗惊厥药引起）：成人，25～100 μg（1 000～4 000 U）。儿童，25 μg（1 000 U）。（6）家族性低磷血症：成人，1 250～2 500 μg（5万～10万U）。儿童，1 250～2 500 μg（5万～10万U）。（7）甲状旁腺功能减退症：成人，1 250～3750 μg（5万～15万U）。儿童，1 250～5 000 μg（5万～20万U）。（8）肾功能不全：成人，1 000～2 500 μg（4万～10万U）。（9）肾性骨萎缩：成人，初始剂量500 μg（2万U），维持量250～750 μg（1万～3万U）。儿童，100～1 000 μg（4 000～40 000 U）。

注射剂：肌内注射。主要用于不能口服用药或重症病人。

常用量一次7.5～15 mg（30万～60万U），病情严重者2～4周后重复注射1次。两次总量不超过22.5 mg（90万U）。大剂量使用时如缺钙，应口服10%氯化钙，一次5～10 mL，tid，连续用2～3 d。

【不良反应】

（1）便秘、腹泻、恶心、呕吐、食欲减退、口渴、口内有金属味。（2）持续性头痛、疲乏、无力。（3）骨痛、尿浑浊、惊厥、高血压、眼对光刺激敏感性增加、心律失常。（4）偶见精神异常、皮肤瘙痒、肌痛、严重腹痛、夜间多尿、体重下降。

【禁忌证】

对本品过敏者；高钙血症；维生素D增多症；高磷血症伴肾性佝偻病。

【注意事项】

（1）下列情况慎用：动脉硬化、心功能不全、高胆固醇血症、高磷血症、对维生素D高度敏感及肾功能不全者。非肾脏病使用时，若对其异常敏感，亦可能产生肾毒性。（2）治疗低钙血症前，应先控制血磷浓度，并定期复查血钙等有关指标。避免同时应用钙、磷和维生素D。血液透析时可用碳酸铝或氢氧化铝凝胶控制血磷浓度，因服用本品时磷的吸收增多，可酌情增加铝制剂的剂量。（3）由于个体差异，剂量应依据临床反应作调整。高钙血症孕妇可能对本品敏感，应注意调整剂量，尤其是婴儿应个体化用药。（4）注意检测：尿素氮、肌酐和肌酐清除率、碱性磷酸酶、血钙、血磷、24 h尿钙、尿钙与肌酐的比值，骨X线检查等。（5）对诊断的干扰：可使血磷酸酶浓度降低，血钙、镁、胆固醇、磷酸盐的浓度可能升高，尿内钙和磷酸盐的浓度增高。

【药物相互作用】

（1）与含镁的抗酸药同用，慢性肾衰竭者可引起高镁血症。（2）苯巴比妥、苯妥英钠、抗惊厥药、扑米酮等可降低其效应。（3）长期应用抗惊厥药应补给本品以防骨软化病。（4）与降钙素同用可抵消后者对高钙血症的疗效。（5）大剂量钙剂或利尿药与常规量的本品同用，易发生高钙血症。（6）考来烯胺、考来替泊、矿物油、硫糖铝等均能减少其吸收。（7）与强心苷类药同用时应谨慎，因本品可引起高钙血症，易诱发心律失常。（8）与大剂量的含磷药物同用，可致高磷血症。

【制剂与规格】

（1）维生素 D_2 软胶囊（胶丸）：0. 125 mg（5 000 U）；0. 25 mg（1 万 U）。（2）维生素 D_2 注射液：1 mL：5 mg（20 万 U）；1 mL：10 mg（40 万 U）。

阿仑膦酸钠(Alendronate Sodium)

【药理作用】

阿仑膦酸钠是侧链携带有氮原子的氨基双膦酸盐，其抑制骨吸收的效力较羟乙膦酸钠明显增强。与羟磷灰石有高度亲和性，能进入羟磷灰石晶体中，当破骨细胞溶解晶体时，药物就会释放出来，发挥抑制破骨细胞活性的作用。还能通过成骨细胞间接发挥抑制骨吸收的效应。对骨矿化无不良影响。可降低多部位骨折发生，尤其是降低多发椎体骨折和髋部骨折的风险。

【药物动力学】

口服生物利用度 0. 7%，在体内不进行代谢，很快从血浆中清除。主要进入骨内，少量经肾排出。其在人体内的终末半衰期估计大于 10 年。

【适应证】

主要用于骨质疏松症，绝经后妇女的骨质疏松症，以预防髋部和椎骨压缩性骨折；男性骨质疏松以增加骨量。高钙血症，变形性骨炎（Paget 病）。

【用法与用量】

口服片剂：每周一次顿服，在固定的一天晨起后顿服。7 d 的治疗周期能够使食管黏膜可能发生的损伤有充足的时间愈合，因此减少上消化道的不良反应的发生。为了尽快使药物到达胃部，降低对食管的刺激，应用一满杯水送服，在服药后至少 30 min 内和当天第一次进食前，避免躺卧。不可在就寝时及清早起床前服用，否则会增加发生食管不良反应的危险。（1）骨质疏松症：一日 10 mg，qd；或 70 mg，一周 1 次。（2）变形性骨炎（Paget 病）：一日 40 mg 顿服，疗程 3～6 个月。

【不良反应】

（1）少见腹痛、腹泻、恶心、呕吐、消化不良、便秘等。（2）罕见食管糜烂或溃疡。

（3）罕见无症状的血钙降低，血白细胞升高，尿红细胞和白细胞增多。（4）罕见肌肉骨骼疼痛。

【禁忌证】

对本品过敏者；低钙血症；食管排空延迟的食管异常如狭窄或弛缓不能；不能站立或坐位至少 30 min 者。

【注意事项】

（1）有消化不良、吞咽困难、上消化道疾病慎用。（2）妊娠期和哺乳期用药的安全性尚未确立。（3）肾功能减退，若肌酐清除率 $<$ 35 mL/min 者应避免使用。（4）注意发生颌骨坏死、食道癌、肾损伤的风险。

【药物相互作用】

若同时服用钙补充剂、抗酸药和其他口服药物可干扰其吸收。因此，在服用本品至少半小时后，才可服用其他药物。

【制剂与规格】

阿仑膦酸钠片：10 mg；70 mg。

（第一至第六节、第八节　于进堂；第七节　王晓丹　高素丽）

第十三章

抗变态反应药

抗变态反应药(Antiallergic agents),主要用于防治机体因各种抗原性物质如细菌、病毒、寄生虫、花粉等引起的变态反应(过敏反应)性疾病。组胺和白三烯是引起过敏性疾病的主要介质。过敏反应发生时,肥大细胞和嗜碱粒细胞脱颗粒释放出组胺及其他介质,肥大细胞激活后新合成白三烯。这些介质可导致平滑肌痉挛,毛细血管扩张、通透性增加等,从而引起过敏反应的相关症状。抗变态反应药有:(1) 抗组胺药,如氯苯那敏、异丙嗪、氯雷他定、西替利嗪等。(2) 抗白三烯与抗其他介质药,如孟鲁司特、扎鲁司特、齐留通等。(3) 过敏反应介质阻释药,又称肥大细胞膜稳定剂,如酮替芬、色甘酸钠、曲尼司特等。其中酮替芬兼有抗组胺、抗 5-HT 和抗白三烯的作用。(4) 抑制抗原抗体反应药,如糖皮质激素类、免疫抑制剂等。(5) 改善或控制变态反应药,如肾上腺素、异丙肾上腺素、沙丁胺醇等。(6) 减轻过敏反应所致水肿的药物如羟甲唑啉、钙剂等。

本章有抗组胺药氯苯那敏、苯海拉明、赛庚啶、异丙嗪、氯雷他定。抗组胺药又称组胺 H_1 受体拮抗剂,能与组胺竞争 H_1 受体,从而减轻或消除过敏症状。其不良反应为中枢抑制作用引起的头痛和嗜睡,抗胆碱作用所致的口干、视力模糊、排尿困难、便秘等。

抗组胺药应用注意事项:(1) 驾驶、精密仪器操作者在工作前禁止使用有中枢神经抑制作用的抗组胺药。(2) 闭角型青光眼、尿潴留、前列腺增生、幽门十二指肠梗阻、癫痫慎用。(3) 妊娠期和哺乳期慎用。(4) 新生儿和早产儿对本类药抗胆碱作用的敏感性较高,故禁用。(5) 抗组胺药可抑制过敏原性物质的皮试反应,因此在皮试前若干天应停用抗组胺药,以免影响皮试结果。

抗组胺药共有的药物相互作用:(1) 与乙醇及其他中枢神经抑制剂如苯巴比妥类、镇静催眠药、抗焦虑药等合用,可增加抗组胺药的中枢神经抑制作用。(2) 与抗胆碱药、三环类抗抑郁药等合用,可增强本类药的抗胆碱作用。

氯苯那敏(Chlorphenamine)

【药理作用】

氯苯那敏为烷基胺类抗组胺药。能竞争性地阻断组胺 H_1 受体，对抗过敏反应所致的毛细血管扩张，降低毛细血管的通透性，缓解支气管平滑肌收缩所致的喘息，抗组胺作用较强较持久。还具有明显的中枢抑制作用，能增强麻醉药、镇痛药、催眠药和局麻药的作用。

【药物动力学】

口服吸收完全，首过消除明显，生物利用度25%～50%。15～60 min起效，3～6 h达峰浓度，作用持续 4～6 h。血浆蛋白结合率 72%。可透过胎盘及进入乳汁。半衰期为 12～15 h，主要在肝内代谢，中间代谢物无药理活性，24 h 内经尿、粪便及汗液排泄。

【适应证】

皮肤过敏症如荨麻疹、湿疹、药疹、皮肤瘙痒症、神经性皮炎、虫咬皮炎、日光性皮炎。亦用于变应性鼻炎、血管舒缩性鼻炎、药物及食物过敏。

【用法与用量】

口服片剂：可与食物和牛奶同服，以减少对胃的刺激。

成人常用量：一次 4 mg，一日 1～3 次。最大量一次 8 mg，tid。儿童常用量：按一日 0. 3～0. 4 mg/kg，分 3～4 次。对轻症或疾病症状夜间发作者，白天应减少用药，可于睡前服。

【不良反应】

可有嗜睡、咽喉疼痛、口渴、多尿、困倦、虚弱感、心悸、皮肤瘀斑、出血倾向等。

【禁忌证】

对本品过敏者；新生儿和早产儿；驾驶、高空和机械作业人员；癫痫或有癫痫史；接受单胺氧化酶抑制剂治疗者。

【注意事项】

（1）婴幼儿、妊娠期和哺乳期、闭角型青光眼、前列腺增生明显、膀胱颈梗阻、幽门十二指肠梗阻、甲亢、高血压、消化性溃疡、肝功能不全者慎用。（2）对其他抗组胺药，拟交感胺药如麻黄碱、肾上腺素、异丙肾上腺素、去甲肾上腺素过敏者，以及碘过敏者可能对本品过敏。（3）用药期间不得驾驶，不得从事高空、机械作业及操作精密仪器等。

【药物相互作用】

（1）不应与含抗组胺药的复方抗感冒药同服。（2）不应与哌替啶、抗胆碱药同用。（3）可增强解热镇痛药的作用，缓解感冒症状。（4）可增强镇静催眠药、苯二氮䓬类药和乙醇等对中枢神经的抑制作用。(5) 可增强三环类抗抑郁药的作用，不宜合用。(6) 与普萘洛尔有拮抗作用。

【制剂与规格】

马来酸氯苯那敏片：1 mg；4 mg。

苯海拉明(Diphenhydramine)

【药理作用】

苯海拉明为乙醇胺类抗组胺药，并有局麻、镇吐和抗 M 胆碱样作用。和异丙嗪相比，其抗组胺效应较弱，作用持续时间较短，但镇静作用相同。(1) 抗组胺作用，可与组胺竞争效应细胞上的 H_1 受体，从而抑制过敏反应。(2) 中枢神经抑制作用引起镇静催眠。(3) 加强镇咳药的作用。(4) 有抗眩晕，抗震颤麻痹作用。

【药物动力学】

口服或肌注吸收快而完全，蛋白结合率 98%，广泛分布于体内各组织，可透过血脑屏障与胎盘。口服 15～60 min 起效，1～4 h 达峰浓度，作用持续 3～6 h，半衰期为 4～7 h。主要以代谢物形式经尿、粪及汗液排出。

【适应证】

用于皮肤黏膜过敏如荨麻疹、湿疹、瘙痒症、药疹、变应性鼻炎等。对虫咬皮炎和接触性皮炎也有效。亦用于预防和治疗晕动病。注射剂用于急性重症过敏反应，可减轻输血或血浆所致的过敏反应；减轻手术后药物引起的恶心、呕吐；减轻帕金森病和锥体外系症状；牙科局部麻醉，当病人对常用的局麻药高度过敏时，1% 苯海拉明注射液可作为牙科用局麻药。

【用法与用量】

口服片剂：饭后服。用于防治晕动病时，宜在旅行前 1～2 h，至少 30 min 前用药。

成人，一次 25 mg，一日 2～3 次。一次最大量 50 mg，tid。儿童，按一次 1～2 mg/kg，一日 2～3 次。一日最大量 5 mg/kg，但不超过成人用量。

注射剂：深部肌内注射。因有刺激性，不能皮下注射。成人常用量：一次 20 mg，一日 1～2 次。口腔手术麻醉时，可用 1% 苯海拉明局部浸润注射。

【不良反应】

(1) 可有共济失调、头晕、头昏、恶心、呕吐、倦乏、嗜睡及食欲缺乏等。(2) 少见气急、胸闷、咳嗽、肌张力障碍等。(3) 偶见皮疹、中性粒细胞减少、贫血及心律失常。

【禁忌证】

对本品及乙醇胺类过敏者；妊娠早期；新生儿和早产儿；重症肌无力；闭角型青光眼；前列腺增生明显；驾驶、从事高空和机械作业期间。

【注意事项】

（1）妊娠期和哺乳期尽量避免使用，哺乳期使用应暂停哺乳。老年人慎用。（2）肠梗阻、幽门狭窄、膀胱颈狭窄、甲亢、心血管病、高血压、下呼吸道感染和哮喘不宜用。（3）肾功能不全时用药间隔应延长。（4）其镇吐作用可给某些疾病的诊断造成困难。（5）用药期间不得驾驶，不得从事高空、机械作业及操作精密仪器等。

【药物相互作用】

（1）可短暂影响磺胺醋酰钠、巴比妥类药物的吸收。（2）可降低对氨基水杨酸钠、抗凝血药的血药浓度。（3）应避免与中枢神经抑制剂合用。（4）可掩盖氨基糖苷类药的耳毒性。（5）可拮抗肾上腺素能神经阻滞药的作用。（6）不可与单胺氧化酶抑制剂合用。

【制剂与规格】

（1）盐酸苯海拉明片：25 mg。（2）盐酸苯海拉明注射液：1 mL：20 mg。

赛庚啶（Cyproheptadine）

【药理作用】

赛庚啶为哌啶类抗组胺药。与组胺竞争效应细胞上的 H_1 受体，从而抑制过敏反应，解除组胺所致的痉挛和充血。具有轻、中度的抗 5-HT 及抗胆碱、抗抑郁和镇静作用。此外尚有降低血糖和增进食欲的作用。

【药物动力学】

口服吸收迅速，有首过消除，15～60 min 起效，2～3 h 达峰浓度，作用持续 6～8 h。可透过胎盘和进入乳汁。消除半衰期为 3 h。主要在肝内代谢，经尿、粪及汗液排泄。

【适应证】

用于过敏性疾病如荨麻疹、丘疹性荨麻疹、湿疹、瘙痒症等。对皮质醇增多症（库欣综合征）、肢端肥大症也有一定疗效，适用于双侧肾上腺增生病人，现较少应用。

【用法与用量】

口服片剂：可与食物、果汁或牛奶同服，以减少对胃的刺激。

（1）过敏性疾病：成人，一次 2～4 mg，一日 2～3 次。儿童，2～6 岁，一次 1 mg；7～14 岁，一次 2 mg，均一日 2～3 次。儿童或按一次 0.1 mg/kg，一日 2～3 次。一次最大量 0.2 mg/kg，6 岁以下一次用量不超过 1 mg。（2）皮质醇增多症：适用于双侧肾上腺增生病人，可抑制下丘脑释放促皮质素释放激素（CRH），抑制垂体促皮质素（ACTH）的分泌，从而降低 ACTH 和皮质醇水平。成人，初始剂量一日 8 mg，可逐渐增加到一日 24 mg。常用量范围一日 12～24 mg，分 2～3 次，需长期应用。在双侧肾上腺全切除或次全切除术后皮质功能不足时，与糖皮质激素合用能减少垂体瘤的发生。

【不良反应】

嗜睡、口干、乏力、头晕、恶心等。长期用药可使食欲增强、体重增加。

【禁忌证】

对本品过敏者；闭角型青光眼；前列腺增生明显；尿潴留；幽门梗阻。

【注意事项】

（1）妊娠期和哺乳期应避免使用，确需使用须权衡利弊。（2）2岁以下儿童、过敏体质者、老年人、消化性溃疡不宜使用。（3）不得饮酒和含有乙醇的饮料。（4）用药期间不得驾驶，不得从事高空、机械作业及操作精密仪器等。

【药物相互作用】

（1）可增强镇静催眠药及三环类抗抑郁药的作用，不宜同服。（2）与抗胆碱药合用，可增加尿潴留、便秘、口干等症状。（3）糖皮质激素可增强其抗过敏作用。（4）可降低吗啡的镇痛作用。（5）可掩盖氨基糖苷类药的耳毒性。（6）不可与氯丙嗪、舒必利等合用，可引起室性心律失常，甚至尖端扭转型室速。（7）不可与单胺氧化酶抑制剂合用。

【制剂与规格】

盐酸赛庚啶片：2 mg。

异丙嗪(Promethazine)

【药理作用】

异丙嗪为吩噻嗪类抗组胺药。能竞争性地阻断组胺H_1受体，抗组胺作用与苯海拉明相似，但作用较持久；镇静安定作用较氯丙嗪稍弱。能透过血脑屏障，中枢神经抑制作用明显。能增强麻醉药、镇静催眠药、镇痛药的作用。还具有镇吐、降低体温、抗胆碱、抗5-HT的作用。

【药物动力学】

口服、肌注吸收迅速而完全，均20 min起效；静注3～5 min起效。抗组胺作用持续6～12 h，镇静作用持续2～8 h。血浆蛋白结合率76%～93%。消除半衰期为5～14 h。主要在肝内代谢，无活性的代谢物可经尿排出，部分可随粪便及汗液排出。

【适应证】

（1）皮肤黏膜过敏，如长期季节性变应性鼻炎、荨麻疹、血管性水肿、对血液或血浆制品的过敏反应。（2）晕动病如晕车、晕船等。（3）麻醉和手术前后的辅助治疗，包括镇静、催眠、镇痛、止吐。（4）用于防治放射病或药源性恶心、呕吐。（5）注射剂与氯丙嗪、哌替啶配伍使用，用于人工冬眠。

【用法与用量】

口服片剂：可与食物和牛奶同服，以减少对胃的刺激。

成人常用量：（1）抗过敏，一次 12.5 mg，qid，餐前及睡前服，必要时睡前服 25 mg。（2）止吐，首次 25 mg，必要时一次 12.5～25 mg，q4h 或 q6h。（3）抗眩晕，一次 25 mg，qd，必要时 bid。（4）镇静催眠，一次 25～50 mg，必要时增加一倍。（5）防晕动病：旅行前 1 h 服 12.5 mg，必要时一日内可重复 1～2 次。

儿童常用量：用于 2 岁以上。（1）抗过敏，按一次 0.125 mg/kg 或 3.75 mg/m^2，q4h 或 q6h；或睡前按 0.25～0.5 mg/kg 或 7.5～15 mg/m^2 顿服。按年龄一日量：< 1 岁 5～10 mg，1～5 岁 5～15 mg，> 6 岁 10～25 mg，qd 或分 2 次。（2）止吐，按一次 0.25～0.5 mg/kg 或按 7.5～15 mg/m^2，必要时 q4h 或 q6h。（3）抗眩晕，按一次 0.25～0.5 mg/kg 或 7.5～15 mg/m^2，必要时 q12h；或一次 12.5～25 mg，bid。（4）镇静催眠，按 0.5～1 mg/kg 或 15～30 mg/m^2 顿服。

注射剂：肌内注射，必要时可静脉注射。

成人常用量：（1）抗过敏，一次 25 mg，必要时 2～4 h 后重复；严重过敏，一次 25～50 mg，一日最大量不 > 100 mg。在特殊紧急情况下，可用灭菌注射用水稀释至 0.25%缓慢静注。（2）止吐，一次 12.5～25 mg，必要时 q4h。（3）镇静催眠，一次 25～50 mg。

儿童常用量：用于 2 岁以上。（1）抗过敏，按一次 0.125 mg/kg 或 3.75 mg/m^2，q4h 或 q6h。（2）止吐，按一次 0.25～0.5 mg/kg 或 3.75～15 mg/m^2，必要时 q4h 或 q6h。或一次 12.5～25 mg，必要时 q4h 或 q6h。（3）抗眩晕，于睡前或按需给予。按一次 0.25～0.5 mg/kg 或 3.75～15 mg/m^2；或一次 6.25～12.5 mg，tid。（4）镇静催眠，必要时按一次 0.5～1 mg/kg，或一次 12.5～25 mg。

【不良反应】

（1）常见困倦、嗜睡、头晕、目眩、口鼻咽喉部干燥感。（2）少见胃肠道刺激症状、血压升高、皮疹、光敏反应。（3）少见兴奋、失眠、心悸、头痛、耳鸣、视力模糊和排尿困难。（4）老年人可发生眩晕、痴呆、精神错乱和低血压。（5）大剂量时可发生锥体外系反应，尤其是老年人和儿童。（6）罕见白细胞、中性粒细胞减少和贫血。（7）过量时可出现动作笨拙、反应迟钝、震颤等。

【禁忌证】

对本品及吩噻嗪类过敏者；2 岁以下儿童；妊娠临近分娩前 1～2 周。

【注意事项】

（1）妊娠期和哺乳期不宜使用，妊娠临产前 1～2 周应停用，哺乳期使用应暂停哺乳。（2）下列情况慎用：呼吸系统和心血管疾病、肝肾疾病及肝肾功能不全者、胃溃疡、幽门或十二指肠梗阻、膀胱颈部梗阻、前列腺增生明显、癫痫、昏迷、骨髓抑制、闭角型青光眼。（3）老年人易发生锥体外系反应等，特别是震颤麻痹、不能静坐和持续性运动障碍，用量较大或胃肠道外给药时更易发生。(4) 使用时应特别注意有无肠梗阻，或药物过量、中毒等情况，因其症状体征可被异丙嗪的镇吐作用所掩盖。(5) 可干扰尿妊娠试验，结果呈假阳性或假阴性，葡萄糖耐量试验显示耐量增加。(6) 用药期间不得驾驶，不得从事高空、机械作业及操作精密仪器等。

【药物相互作用】

(1) 与乙醇、中枢神经抑制剂合用，尤其是麻醉药、巴比妥类、单胺氧化酶抑制剂、三环类抗抑郁药，药效相互增加。与哌替啶合用，中枢抑制作用显著增强。(2) 可增加抗胆碱药尤其是阿托品的作用；可拮抗抗胆碱酯酶药如新斯的明等的效应。(3) 可使溴苄胺、胍乙啶等降压作用增强。(4) 与肾上腺素同用，肾上腺素的 α 受体作用可被阻断，而使 β 受体作用占优势。(5) 可掩盖顺铂、氨基糖苷类、水杨酸制剂和万古霉素等的耳毒性。(6) 注射剂不宜与氨茶碱混合注射。

【制剂与规格】

(1) 盐酸异丙嗪片：12. 5 mg；25 mg。(2) 盐酸异丙嗪注射液：1 mL：25 mg；2 mL：50 mg。

氯雷他定(Loratadine)

【药理作用】

氯雷他定为非镇静性长效三环类抗组胺药。竞争性地抑制组胺 H_1 受体，对外周 H_1 受体有高选择性，对中枢 H_1 受体的亲和力弱。抗组胺作用起效快、强而持久。无镇静和抗胆碱作用。

【药物动力学】

口服吸收良好，1～3 h 达峰浓度并起效，8～12 h 达最大效应，作用持续 24 h 以上。血浆蛋白结合率 98%。不能透过血脑屏障。半衰期为 10～20 h。

【适应证】

用于缓解变应性鼻炎的症状如喷嚏、流涕、鼻痒、鼻塞，以及眼部痒、灼热感。亦可减轻慢性荨麻疹、瘙痒症及其他过敏性皮肤病的症状。

【用法与用量】

口服片剂、胶囊：成人，一次 10 mg，qd。儿童：1～2 岁，一次 2. 5 mg，qd。2～12 岁：体重 < 30 kg 者，一次 5 mg，qd；> 30 kg 者，一次 10 mg，qd。> 12 岁，一次 10 mg，qd。

【不良反应】

(1) 常见乏力、头痛、嗜睡、口干、恶心、胃肠道不适、胃炎、皮疹等。(2) 罕见视力模糊、晕厥、癫痫发作、血压降低或升高、心动过速、心悸、肝功能异常、黄疸、肝炎、肝坏死。(3) 罕见脱发、过敏反应、多形红斑、乳房肿大、运动功能亢进等。

【禁忌证】

对本品过敏者；新生儿；有超敏性反应或特异体质者。

【注意事项】

（1）妊娠期和哺乳期、儿童、严重肝功能不全者、有心律失常病史慎用。（2）肝功能不全者若使用可按一次常用量，隔日 1 次。（3）需作皮肤敏感试验的药物，应在试验前 72 h 停用本品。

【药物相互作用】

（1）酮康唑、西咪替丁、大环内酯类、茶碱类药，可减缓其代谢，增加其血药浓度。（2）与其他中枢抑制剂、三环类抗抑郁药合用，或饮酒可引起严重嗜睡。（3）单胺氧化酶抑制剂可增加其不良反应。

【制剂与规格】

（1）氯雷他定片：10 mg。（2）氯雷他定胶囊：5 mg；10 mg。

（左付广　李　斐　王洪江）

第十四章

免疫系统用药

免疫系统(immune system)用药通过影响机体的免疫应答反应和免疫病理反应而调节机体的免疫功能,从而增强或抑制机体的免疫功能,防治免疫功能异常性疾病。依其作用不同,可分为两大类:免疫抑制剂和免疫增强剂。

免疫抑制剂主要用于防治免疫病理反应,用于器官移植时的排斥反应、自身免疫性疾病和过敏反应等。包括:(1) 糖皮质激素类。(2) 细胞毒类(抗增殖药),如硫唑嘌呤、环磷酰胺、甲氨蝶呤、吗替麦考酚酯等。(3) 钙调磷酸酶抑制药,如环孢素、他克莫司等。(4) 生物制剂,如抗淋巴细胞球蛋白、抗胸腺细胞球蛋白、肿瘤坏死因子 α 抑制药、白介素 -2 受体抑制药等。(5) 其他,如雷公藤多苷、来氟米特、青霉胺、沙利度胺等。

免疫增强剂主要用于免疫缺陷性疾病以及增强抗感染和抗肿瘤免疫力。包括:(1) 微生物来源的药物,如卡介苗、短棒状杆菌制剂、A 群溶链球菌制剂等。(2) 免疫系统产物,如胸腺素、干扰素、白介素、转移因子、免疫球蛋白等。(3) 其他,如左旋咪唑、香菇多糖、云芝多糖和白芍总苷等。

目前,多数免疫抑制剂对机体免疫系统的作用缺乏特异性和选择性,既可抑制免疫病理反应,又可干扰正常免疫应答反应;既抑制体液免疫,又抑制细胞免疫。免疫抑制剂现已广泛用于防治器官移植的排异反应,效果比较肯定。对自身免疫性疾病如自体免疫性溶血性贫血、类风湿关节炎、系统性红斑狼疮、肾病综合征、慢性肾小球肾炎等的疗效,尚难肯定,一般可暂时缓解症状,延缓病变进展,但不能根治。

免疫抑制剂不良反应:(1) 长期应用可降低机体的抗感染免疫力,易引发细菌、病毒和真菌感染。(2) 致畸及不孕,亦可引起卵巢功能降低和闭经。男性可致精子缺乏或无精子症。(3) 长期用药可增加肿瘤的发生率。此外,本类药还各具有特殊的不良反应,故宜采用多种药物小剂量合用,以增效减毒。

本章药物为免疫抑制剂雷公藤多苷、硫唑嘌呤、环孢素、吗替麦考酚酯、来氟米特、青霉胺。免疫系统用药的其他药物参阅有关章节。

雷公藤多苷(Tripterygium Glycosides)

【药理作用】

雷公藤多苷为免疫抑制剂。是从卫矛科植物雷公藤的去皮根部提取的总苷,具有较强抗炎及免疫抑制作用。能拮抗和抑制炎症介质的释放、实验性炎症及关节炎的反应程度,对多种关节疾病均有不同程度的抗炎、止痛和部分消肿作用。能抑制体液免疫和细胞免疫反应。

【适应证】

用于原发性肾小球肾病、紫癜性及狼疮性肾炎、系统性红斑狼疮、皮肌炎、类风湿关节炎、银屑病关节炎、肾病综合征、贝赫切特病(白塞病)、麻风反应、自身免疫性肝病。亦用于变应性脉管炎、皮炎和湿疹,以及复发性口疮、强直性脊柱炎等。

【用法与用量】

口服片剂:宜饭后服。初始宜用小剂量,连续用药 3 个月。

成人常用量:一次 10 mg, qid,或一次 20 mg, tid。亦可按一日 1～1.5 mg/kg(最大量 90 mg),分 3 次。控制症状后减量,维持量一日 20～30 mg 分次服。或采用间歇疗法,疗程根据疾病和病情而定。

儿童常用量:按一日 1 mg/kg(最大量 60 mg),分 3 次。控制症状后减量。3 个月一疗程,通常 1 年只用一个疗程。

【不良反应】

(1) 可有胃肠道不适、恶心、呕吐、腹痛、腹泻、食欲减退等。(2) 少见骨髓抑制,白细胞及血小板减少。(3) 女性可出现月经紊乱,高龄妇女可致绝经。男性精子活力降低及数目减少,停药后部分可恢复。(4) 少见皮肤变薄、色素沉着、皮疹、口腔溃疡、痤疮、指甲变薄等。(5) 少见头晕、头痛、失眠、脱发等。(6) 偶见心悸、胸闷、心律失常,肝、肾损伤,转氨酶(ALT 及 AST)、尿素氮升高等。(7) 罕见复视、听力减退、水肿、血糖升高、纵隔淋巴瘤、不宁腿综合征等。

不良反应与剂量呈正相关,小剂量(一日 30 mg)发生率明显降低。与年龄呈负相关,随着年龄增大,发生率可逐渐减少。老年人具有疗效好,起效快,不良反应少等特点,这可能与老年人内分泌功能及免疫功能减退有关。

【禁忌证】

对本品过敏者;妊娠期和哺乳期;心、肝、肾功能不全者;严重心血管病;严重心律失常;造血系统疾病和功能障碍如严重贫血、白细胞和血小板减少;消化性溃疡活动期。

【注意事项】

(1) 肾小球肾炎急性期不宜用,以免引起急性肾衰竭。(2) 未婚者、有心血管病的老年人、贫血、白细胞和血小板减少者尽量避免使用或慎用。(3) 可影响生育功能,对男女均有影响，故用药时应避孕。拟生育者应停药3个月以上，青年女性应在妇科医师密切观察下使用。（4）治疗剂量与中毒剂量相接近，易致不良反应，应严格掌握适应证和用量。（5）定期检测血常规和肝、肾功能及心电图，若有异常情况必要时停药。（6）忌油腻食物。

【药物相互作用】

（1）与糖皮质激素合用增效，并减少两者剂量，降低不良反应。（2）与甲氨蝶呤合用治疗类风湿关节炎增效，有效率显著高于两者单用。

【制剂与规格】

雷公藤多苷片：10 mg。

硫唑嘌呤(Azathioprine)

【药理作用】

硫唑嘌呤为免疫抑制剂。系巯嘌呤的咪唑衍生物，在体内分解为6-巯嘌呤(6-MP)而起作用。由于其转化过程较慢，因而发挥作用缓慢。其免疫抑制作用机制与巯嘌呤相同，即具有嘌呤拮抗作用。由于免疫活性细胞在抗原刺激后的增殖期需要嘌呤类物质，此时给予嘌呤拮抗剂即能抑制DNA合成，从而抑制淋巴细胞的增殖，产生免疫抑制作用。对T淋巴细胞的抑制作用较强，较小剂量即可抑制细胞免疫，可阻止淋巴细胞释放巨噬细胞制动因子而抑制局部组织的炎症反应，对B淋巴细胞的抑制作用较弱。

【药物动力学】

口服易吸收，生物利用度41%～47%。1～2 h达峰浓度，用药后2～4 d方有明显疗效。血浆蛋白结合率30%。在肝内和红细胞代谢，几乎全部转化为6-巯嘌呤，然后再分解代谢而生成多种氧化的和甲基化的衍生物，经肾排泄，24 h经尿排出50%～60%，48 h内粪便排出12%。半衰期为5 h。少量原形及其代谢物可分泌至乳汁中。

【适应证】

主要用于异体移植时抑制免疫排异，多与糖皮质激素合用，或加用抗淋巴细胞球蛋白，疗效较好。亦用于类风湿关节炎、系统性红斑狼疮、贝赫切特病（白塞病）、自身免疫性溶血性贫血、难治性免疫性血小板减少症、活动性慢性肝炎、溃疡性结肠炎、天疱疮和类天疱疮、重症肌无力、硬皮病、皮肌炎，系统性血管炎等自身免疫性疾病。对慢性肾炎及肾病综合征，其疗效不及环磷酰胺。因其不良反应较多而严重，对上述疾病不作为首选用药，通常是在单用糖皮质激素不能控制时才使用。

【用法与用量】

口服片剂：宜饭后服，一日量顿服或分次服。（1）自身免疫性疾病：成人，一日 100 mg 顿服，或按一日 1～3 mg/kg（最大量 150 mg）。病情缓解后，维持量一次 50 mg 顿服，可连服数月。若 3 个月病情无改善应停用。儿童，按一日 1～3 mg/kg（最大量 150 mg）顿服。初始用小剂量，按一日 1 mg/kg 顿服，用药 6～8 周后，每月按 0. 5 mg/kg 增加，直至 2. 5～3 mg/kg。（2）难治性免疫性血小板减少症：可减少合用泼尼松的剂量。按一日 1～3 mg/kg，顿服或分次服。有效后酌情减量，维持用药时间较长。（3）器官移植：移植前 2～5 d，按一日 2～5 mg/kg，顿服或分次服。移植日按 6 mg/kg，分 2～3 次。以后逐渐减至维持量一日 1～2 mg/kg，顿服或分次服。疗程视病情及毒性反应而定。（4）白血病：按一日 1. 5～3 mg/kg，顿服或分次服。（5）重度或顽固性炎性肠病，包括溃疡性结肠炎和克罗恩病：按一日 1. 5～3 mg/kg，分 2 次。显效后逐渐减量维持。

【不良反应】

（1）常见厌食、恶心、呕吐，偶见腹痛、腹腔积液、胰腺炎，肝毒性如肝肿大、黄疸、胆汁淤积、转氨酶（ALT 及 AST）升高。（2）少见白细胞和血小板减少、巨幼细胞贫血。大剂量及长期用药致骨髓抑制，甚至再生障碍性贫血。（3）对精子、卵子有一定损害。（4）可继发感染、脱发、黏膜溃疡、肠道和视网膜出血、肺水肿等，偶见肌萎缩。（5）长期用药可诱发肿瘤。

【禁忌证】

对本品及巯嘌呤过敏者；妊娠期或准备怀孕的妇女；哺乳期；严重肝功能不全者。

【注意事项】

（1）哺乳期使用应停止哺乳，肝功能不全者应酌情减量。（2）可能诱发非霍奇金淋巴瘤、皮肤癌、肉瘤和原位子宫颈癌。（3）定期检测血常规和肝功能。在治疗的前 8 周内，至少每周检测 1 次。有肝肾功能不全或大剂量使用时，应增加检测次数。此后每月检测 1 次。（4）发生出血现象、感染、肝损害时应立即减量或停药。

【药物相互作用】

（1）与别嘌醇合用应减量。（2）巯基化合物如谷胱甘肽可增效。（3）避免与骨髓抑制剂合用。（4）可增强去极化肌松药如琥珀胆碱的神经肌肉阻滞作用，减弱非去极化肌松药如筒箭毒碱的作用。（5）可抑制华法林的抗凝血作用。（6）避免与免疫疫苗合用。

【制剂与规格】

硫唑嘌呤片：50 mg；100 mg。

环孢素（Ciclosporin）

【药理作用】

环孢素为含有 11 个氨基酸的环状多肽，是一种强力的免疫抑制剂。具有以下药理作用及特点：（1）特异性地抑制辅助 T 淋巴细胞的活性，但不抑制抑制性 T 淋巴细胞的活性，反而促进其增殖。（2）选择性地抑制 T 淋巴细胞所分泌的白介素 -2 和干扰素 -γ，抑制单核巨噬细胞分泌的白介素 -1。（3）抑制 B 淋巴细胞的活性。（4）抑制体内抗移植物抗体的产生，因而发挥抗排异作用。（5）不影响吞噬细胞功能，不产生明显的骨髓抑制。

【药物动力学】

口服吸收较慢而不完全，个体差异较大，生物利用度 20% ～ 50%，可随治疗时间延长和剂量的增加而增加。2～4 h 达峰浓度。血浆蛋白结合率 95%。广泛分布于全身各组织，在脂肪、肝、胰、肺、肾、肾上腺、脾、淋巴结中浓度高于血药浓度。在血液中有 41% ～ 58% 分布于红细胞，33% ～ 47% 分布于血浆，4% ～ 9% 分布于淋巴细胞，5% ～ 12% 分布于粒细胞。半衰期约 16 h。在肝内代谢，部分代谢物具有免疫抑制活性。约 94% 随胆汁排入肠道，从粪便排出，仅有 6% 经肾排泄。

【适应证】

（1）预防同种异体肾、肝、心、骨髓等器官或组织移植所发生的排斥反应，也适用于防治骨髓移植时发生的移植物抗宿主反应（GVHR）。（2）经其他免疫抑制剂治疗无效的狼疮性肾炎、难治性肾病综合征、类风湿关节炎、免疫性血小板减少症等自身免疫性疾病，以及重型再生障碍性贫血、银屑病等。治疗难治性或重症自身免疫性结缔组织疾病、类风湿关节炎等，常与糖皮质激素等免疫抑制剂合用。

【用法与用量】

口服胶囊、软胶囊：应整粒吞服，不能咀嚼、掰开或压碎。一日量分 2 次于早、晚服用。

口服液：使用所附专用塑料抽液管，以牛奶、巧克力或桔子汁等稀释，温度约 25 ℃。打开保护盖后，用吸管吸出所需用量，然后放入盛有牛奶、巧克力或桔子汁的玻璃杯中，不可用塑胶杯。药液稀释后立即饮用，并再用牛奶等清洗玻璃杯后饮用，以确保剂量准确。用过的吸管用清洁的干毛巾擦干，不可用水或其他溶液清洗，以免再用时药液浑浊。

成人常用量：（1）器官移植：采用三联免疫抑制方案时，初始剂量按一日 6～11 mg/kg，并根据血药浓度和肌酐调整，每 2 周减量 1 次（一日量减 0. 5～1 mg/kg），维持量按一日 2～6 mg/kg，分 2 次。（2）骨髓移植：① 预防 GVHR：移植前一天起先用注射剂，按一日 2. 5 mg/kg，分 2 次静滴。待能进食后（15～30 d），改用口服制剂，初始剂量按一日 6 mg/kg，分 2 次。1 个月后缓慢减量，总疗程约半年。② 治疗 GVHR：单独或在原用糖皮质激素基础上加用，按一日 2～3 mg/kg，分 2 次，待病情稳定后缓慢减量，总疗程半年以上。（3）狼疮性肾炎、难治性肾病综合征：按一日 2. 5～5 mg/kg，分 2 次。显效后缓慢减至维持量，按一日 2～3 mg/kg，疗程 3～6 个月或半年以上。（4）类风湿关节炎、难治性或重症自身免疫性结缔组织疾病：初始剂量按一日 3 mg/kg，分 2 次。若 4～6 周疗效不佳，可增至一日 5 mg/kg。显效后缓慢减至维持量，按一日 2～3 mg/kg，并依病情和耐受力调整。若调整剂量后 3 个月内仍疗效不佳者应停药。（5）难治性免疫性血小板减少症：按一日 2.5～5 mg/kg，分 2 次。疗程至少 2～3 个月。（6）顽固性、难治性、广泛皮肤损害的寻常型银屑病及脓疱疮：按一日 3～5 mg/kg，分 2 次。显效后逐渐减量维持。（7）重度或顽固性溃疡性结肠炎：按一日 4～6 mg/kg，分 2 次。

儿童常用量：（1）器官移植：剂量用法同成人。（2）骨髓移植：① 预防 GVHR：移植前一天先用注射剂，按一日 3 mg/kg，分 2 次静滴。待胃肠反应消失后（15～30 d），改用口服制剂，初始剂量按一日 6 mg/kg，分 2 次。1 个月后缓慢减量，总疗程约半年。② 治疗 GVHR：单独或在原用糖皮质激素基础上加用，按一日 5～10 mg/kg，分 2 次，待病情稳定后缓慢减量，总疗程半年以上。（3）狼疮性肾炎、难治性肾病综合征、难治性幼年特发性关节炎和幼年皮肌炎：初始剂量按一日 4～5 mg/kg，分 2 次，显效后缓慢减量至按一日 2～3 mg/kg，疗程 3～6 个月或半年以上。（4）再生障碍性贫血：按一日 5～6 mg/kg，分 2 次。疗程一般至少 2 年。（5）难治性免疫性血小板减少症：剂量用法同成人。

【不良反应】

（1）常见厌食、恶心、呕吐、齿龈增生伴出血、疼痛。肾毒性，约 1/3 的病人有肌酐、尿素氮增高，肾小球滤过率减低等肾损害，高血压等。牙龈增生一般在停药 6 个月后消失。慢性、进行性肾毒性多于治疗后约 12 个月发生。（2）少见惊厥，其原因可能与肾毒性及低镁血症有关。可引起转氨酶（ALT 及 AST）和胆红素升高、胆汁淤积、高血糖、高尿酸血症、血小板减少、溶血性贫血、震颤、四肢感觉异常、下肢痛性痉挛、多毛症等。可促进 ADP 诱发血小板聚集，增加 TXA_2 的释放和凝血活酶的生成，增强因子Ⅶ的活性，减少前列环素产生，诱发血栓形成。（3）罕见胰腺炎、白细胞减少、雷诺现象、糖尿病、血尿等。

各种不良反应大多与剂量较大有关，应监测血药浓度，调节用量维持在既能起免疫抑制作用，而又减少严重不良反应的范围内。若在下次用药前检测谷浓度为 100～200 ng/mL，则可达上述效应。如发生不良反应须减量或停用，并及时给予相应治疗。

【禁忌证】

对本品过敏者；妊娠期和哺乳期；3 岁以下儿童；18 岁以下类风湿关节炎；严重肝、肾功能不全者；高血压未控制；有严重的心肺疾病；严重感染及恶性肿瘤；病毒感染如水痘、带状疱疹等。

【注意事项】

（1）肝肾功能不全者、高钾血症、感染、肠道吸收不良者慎用。（2）定期检测肝、肾功能和血药浓度，以调整剂量；检测血脂、血钾和镁，血压。（3）避免食用高钾食物、药物及留钾利尿药。（4）动物实验有致癌性，人类也有发生淋巴癌、皮肤恶性肿瘤的报告，但尚无致突变的证据。（5）若引起肾损害或有持续负氮平衡，应立即减量或停用。（6）若发生感染，应立即用抗菌药物治疗，并减量或停药。（7）在预防器官或组织移植排斥反应及治疗自身免疫性疾病，剂量常因疾病、个体差异等使其血药浓度不同，尚无统一标准。若一日量达到 5 mg/kg 已 3 个月时，而疗效仍不明显则应停药。（8）儿童的清除率较快，可适当加大剂量。（9）可降低疫苗接种的效果，应避免接种减毒活疫苗。

【药物相互作用】

（1）大环内酯类、多西环素、雌激素、雄激素、西咪替丁、地尔硫䓬、酮康唑可增加其血药浓度。（2）苯巴比妥、苯妥英钠、卡马西平、利福平、异烟肼可降低其血药浓度。（3）与糖皮质激素、硫唑嘌呤、环磷酰胺等免疫抑制剂合用，可能引起感染和淋巴增生性疾病。（4）与洛伐他汀联合用于心脏移植，可能发生横纹肌溶解和急性肾衰竭。（5）应避免与有肾毒性的药物合用，如氨基糖苷类、非甾体抗炎药、两性霉素 B、万古霉素、呋塞米、美法仑等，以免发生肾毒性。（6）不可与他克莫司同服。

【制剂与规格】

（1）环孢素胶囊（软胶囊）：10 mg；25 mg；50 mg；100 mg。（2）环孢素口服液（微乳化溶液）：50 mL：5 g。

吗替麦考酚酯（Mycophenolate Mofetil）

【药理作用】

吗替麦考酚酯是活性成分麦考酚酸（MPA）的前体。MPA 是强效、选择性、非竞争和可逆性的次黄嘌呤单核苷酸脱氢酶抑制剂。能够抑制鸟嘌呤核苷从头合成途径，使之不能合成 DNA。因为 T 和 B 淋巴细胞的增殖严格依赖于嘌呤的从头合成，而其他细胞可以利用补救途径，因此 MPA 有抑制淋巴细胞增殖的作用，并抑制有丝分裂原和同种特异性刺激物引起的 T 和 B 淋巴细胞的增殖。可以抑制 B 淋巴细胞产生抗体。可以抑制淋巴细胞和单核细胞糖蛋白的糖基化，而糖蛋白的糖基化是细胞与内皮细胞黏附相关的，因此可抑制白细胞进入炎症和移植物排斥反应的部位。

【药物动力学】

口服吸收迅速而完全。口服和静脉用药后，迅速并全部代谢为活性代谢物麦考酚酸（MPA）而起作用。MPA 代谢为无药理活性的酚化葡萄糖醛麦考酚酸（MPAG）。口服给药 MPA 半衰期为（17. 9 ± 6. 5）h。不足 1% 以 MPA 形式从尿排出，约 87% 以 MPAG 从尿排出。不能被血液透析清除。

【适应证】

主要用于接受同种异体肾脏或肝脏移植预防器官的排斥反应，与环孢素 A 或他克莫司或糖皮质激素联合。亦用于自身免疫性疾病如狼疮肾炎、原发性小血管炎导致的肾损害、难治性肾病综合征、天疱疮、大疱性类天疱疮、系统性红斑狼疮、不能耐受其他免疫抑制剂或疗效不佳或有严重器官损害的(弥漫性)结缔组织病。

【用法与用量】

口服片剂、胶囊：在肾、肝或心脏移植后应尽早使用。食物可使其峰浓度下降40%。宜空腹服用。但对稳定的肾移植者，可以和食物同服。

(1) 肾脏移植：成人，一次 1 g，bid（日剂量 2 g)。对有严重慢性肾功能损害的肾移植病人，在度过了术后早期后，应避免使用一次 ＞ 1 g，一日 2 次的剂量。而且这些病人需要严密观察。肾移植后移植物功能延迟恢复者，无需调整剂量。虽然在临床试验中一次 1. 5 g，一日 2 次(日剂量 3 g)是安全和有效的，但在肾脏移植中并没有效果上的优势。一日 2 g 在总的安全性上比一日 3 g 要好。(2) 肝脏移植：成人，一次 0. 5～1 g，bid（日剂量 1～2 g)。儿童，一次 0. 6 g，bid（日剂量 1. 2 g)；最大剂量一次 1 g，bid（日剂量 2 g)。(3) 自身免疫性疾病或结缔组织病：成人，一次 0. 75～1 g，bid（日剂量 1. 5～2 g)；维持量一次 0. 25～0. 5 g，bid（日剂量 0. 5～1 g)。儿童：2～6 岁，一次 0. 25 g；7～12 岁，一次 0. 5 g；13～16 岁，一次 0. 75 g，均 bid。或按一日 15～30 mg/kg，分 2 次。

对自身免疫性疾病或结缔组织病，应连续治疗至少 3 个月方能判断其疗效，加之其价格昂贵，费用高，故不作为首选用免疫抑制剂。

【不良反应】

其不良反应的发生常不易明确，因为一方面是基础病的存在，另一方面是与其他多种药物联合应用。(1) 全身反应有虚弱、无力、发热、头痛、腹部和胸部疼痛、水肿、感染、流感样症状等。(2) 贫血、白细胞增多或减少、血小板减少、红细胞增多症等。(3) 肾功能损害、血尿、蛋白尿、尿路感染、尿频、少尿、尿失禁等。(4) 高血压或低血压、晕厥、心力衰竭、心绞痛、心律失常甚至心脏停搏、静脉压升高等。(5) 水、电解质紊乱，胆固醇、血糖、血钾、血钙、血钠、血磷异常，尿酸、碱性磷酸酶升高，体重增加或减轻、甲亢等。(6) 消化不良、恶心、呕吐、腹泻或便秘、腹胀、胃肠出血、肠梗阻，口腔和食管炎等。(7) 咳嗽、呼吸困难、咽炎、鼻炎、鼻窦炎、支气管炎、肺炎等。(8) 皮肤损害，痤疮、单纯疱疹、瘙痒、皮疹等。(9) 头晕、失眠、震颤、焦虑、抑郁、张力亢进、感觉和思维异常等。(10) 其他如关节肌肉疼痛、腿部抽搐、弱视、耳鸣、耳聋等。

【禁忌证】

对本品过敏者；妊娠期和哺乳期。

【注意事项】

(1) 老年人、有严重活动性消化性疾病慎用。(2) 由于免疫抑制作用，可增加感染机会，引发感染，亦可引发淋巴瘤。(3) 有诱发皮肤癌的危险，应注意保护皮肤。(4) 每日大于 3 g 的剂量，可引起中性粒细胞减少症。(5) 可引发单纯性红细胞再生障碍性贫血。(6) 应避免接种减毒活疫苗。(7) 注意生殖毒性风险。

【药物相互作用】

（1）避免与硫唑嘌呤合用，因两者均可引起骨髓抑制。（2）丙磺舒可使其血药浓度升高。（3）抗酸药、考来烯胺可使其血药浓度降低。（4）与阿昔洛韦合用，两者血药浓度均升高。（5）可使他克莫司的血药浓度升高。

【制剂与规格】

（1）吗替麦考酚酯片（分散片）：0.25 g；0.5 g。（2）吗替麦考酚酯胶囊：0.25 g。

来氟米特（Leflunomide）

【药理作用】

来氟米特为具有抗增殖活性的异唑衍生物类免疫抑制药，主要是抑制二氢乳酸脱氢酶的活性，从而影响活化淋巴细胞的嘧啶合成。体内抗炎作用主要是通过其活性代谢物（M_1）而产生。

【药物动力学】

口服吸收迅速，生物利用度约80%。在胃肠黏膜和肝内迅速转变为有活性的代谢物（M_1）。6～12 h活性的代谢物（M_1）达峰浓度。单次口服50 mg、100 mg后24 h，血浆M_1浓度分别为4 μg/kg、8.5 μg/kg，主要分布于肝、肾、皮肤组织，而脑分布较少。M_1在体内进一步代谢，并经肾和胆汁排泄，其半衰期约10 d。

【适应证】

用于类风湿关节炎、系统性红斑狼疮、韦格纳肉芽肿，以及抗器官移植排异。还可用于银屑病关节炎、强直性脊柱炎、狼疮性肾炎及难治性肾病。

【用法与用量】

口服片剂：其半衰期较长，一日剂量于饭后即刻顿服。

成人常用量：（1）类风湿关节炎、银屑病关节炎、系统性红斑狼疮：开始3 d给予负荷量一日50 mg，此后维持量一日10～20 mg，病情控制后可用最小剂量一日10 mg。应用本品治疗时，可继续服用非甾体抗炎药或低剂量糖皮质激素。（2）狼疮性肾炎、韦格纳肉芽肿：开始3 d给予负荷量一日50 mg，此后给予维持量一日20 mg。或初始剂量一日20～40 mg，病情缓解后一日10～20 mg。可与糖皮质激素联用。（3）器官移植：前5～7 d负荷量一日200 mg，维持量一日40～60 mg。

儿童常用量：主要用于幼年特发性关节炎、系统性红斑狼疮肾炎。（1）开始3 d给予负荷量一日10～30 mg，或按一日1 mg/kg，此后维持量按一日0.3 mg/kg。（2）按体重＜20 kg，一次10 mg，qod；20～40 kg，一次10 mg，qd；>40 kg，一次20 mg，qd。

【不良反应】

治疗剂量不良反应轻微，剂量增加不良反应增加，尤其是与其他药物合用时。

（1）常见胃肠道反应，如恶心、呕吐、食欲不振及腹泻。（2）瘙痒、转氨酶（ALT及AST）升高、白细胞下降、可逆性脱发。（3）罕见严重皮疹、全血细胞减少。

【禁忌证】

对本品过敏者；妊娠期和哺乳期；严重肝病、严重肝功能不全者。

【注意事项】

（1）肝功能减退、乙型或丙型肝炎血清学指标阳性、免疫缺陷、未控制的感染、活动性胃肠道疾病、骨髓发育不良、肺部疾病不宜使用。（2）定期检查血常规。若白细胞不低于 $3 \times 10^9/L$，可继续服药观察；白细胞在 $(2 \sim 3) \times 10^9/L$，剂量减半，大多可以恢复正常；若白细胞 $< 2 \times 10^9/L$ 应停药。（3）定期检查肝功能。若ALT升高为正常值的2倍以内可继续用药；为正常值的2～3倍，减半用药；若超过正常值的3倍应停药。停药后恢复正常可继续用药。（4）用药期间有生育计划的男性应停药，同时服用考来烯胺。（5）不宜用免疫活疫苗。

【药物相互作用】

（1）与甲氨蝶呤联合用于类风湿关节炎，疗效高于单药，但不良反应也增多。（2）与糖皮质激素联合用于系统性红斑狼疮，可改善病情并减少前者用量，但不良反应增多。（3）与环孢素和他克莫司联合用于肾或肝移植，可控制病情并减少药量，大部分耐受良好。

【制剂与规格】

来氟米特片：5 mg；10 mg；20 mg。

青霉胺（Penicillamine）

【药理作用】

青霉胺为带有巯基的强效金属螯合剂。通过络合重金属，使单胺氧化酶、赖氨酸氧化酶和酪氨酸羟化酶活性降低，抑制胶原纤维形成；与胶原上的醛基结合，抑制胶原纤维的交联；抑制淋巴细胞和免疫球蛋白的合成；抑制金属蛋白酶、胶原酶、氧自由基的活性，抑制炎症对组织的破坏；诱导关节滑膜细胞凋亡。

（1）用于类风湿关节炎等自身免疫性疾病有较好疗效，作用机制尚未明了，可能有多种作用。（2）重金属中毒，本品可络合铜、铁、汞、铅、砷等，形成稳定和可溶性复合物由尿排出。其驱铅作用不及依地酸钙钠，驱汞作用不及二巯丙醇。但可口服，不良反应较小，可供轻度重金属中毒或其他络合剂有禁忌时选用。（3）肝豆状核变性（Wilson病）是染色体隐性遗传性疾病，有大量铜沉积于肝和脑组织，引起豆状核变性和肝硬化。两分子的青霉胺可结合一个铜离子，与铜结合成可溶性复合物由尿排出。（4）与胱氨酸反应形成胱氨酸-青霉胺二硫化物的混合物，降低尿中胱氨酸的浓度。该混合物的溶解度是胱氨酸的50倍，能预防胱氨酸尿结石的形成。持续服用6～12

个月，可使已形成的胱氨酸结石逐渐溶解。

【药物动力学】

口服吸收率 40%～70%，0.75～2 h 达峰浓度。血浆蛋白结合率 80%。对富含胶原的组织有较强亲和力，主要聚积在皮肤、肌腱、肝、肾。用于类风湿关节炎，半衰期可长达 90 h，大部分在肝内代谢，代谢物从尿和粪便中排出，仅小部分原形从尿排出。用于重金属中毒，半衰期 1.7～3.2 h，仅小部分肝内代谢，30%～50% 以原形从尿排出。

【适应证】

（1）类风湿关节炎、系统性硬化等自身免疫性疾病。（2）治疗铜、铁、汞、铅、砷等重金属中毒。（3）肝豆状核变性。（4）胱氨酸尿症。（5）原发性胆汁性肝硬化、慢性活动性肝炎。

【用法与用量】

口服片剂：宜空腹服，于餐前 1 h 或饭后 2 h 服。

成人常用量：（1）类风湿关节炎等免疫性疾病：一日 0.75～1 g，等分 2～3 次。初始剂量一日 0.125～0.25，分 2 次，以后每 1～2 个月增加 0.125～0.25 g，逐渐增至一日 0.5～0.75 g，分 2～3 次。一日最大量 1 g，维持量一日 0.25 g。（2）重金属中毒：一次 0.25 g，qid，5～7 d 为一疗程。间隔 2 d 可重复疗程。一般可用 1～3 个疗程。（3）肝豆状核变性：成人，按一次 20～25 mg/kg（一日 1～1.5 g），长期服用，症状改善后可间歇用药。初始剂量一日 0.25 g，逐渐增量。轻症一日 1 g，分 2～4 次；重症一日 2～2.5 g，分 4 次。维持量一日 0.75～1 g。可根据 24 h 尿铜调整剂量。其排铜方案有两种：① 持续疗法：适用于病程较长、症状较重者，持续治疗半年至 1 年，根据病情及检测指标，决定是否改为间歇疗法或逐渐减量。② 间歇疗法，用于稳定期或症状前期的治疗，以及症状较轻者。方法有服用 2 周停 2 周，服用 10 d 停 10 d，服用 1 周停 1 周等方法。成人多采用服用 2 周停 2 周法。（4）胱氨酸尿症：一日 1～2 g，分 4 次。有结石者每日要求尿排出胱氨酸 < 100 mg；无结石者，每日尿排出胱氨酸 100～200 mg。（5）原发性胆汁性肝硬化：一日 0.15～0.25 g，8 周内增至一日 0.3～0.6 g，分 2～3 次。（6）慢性活动性肝炎：一日 0.8 g，分 2～3 次。用药 3 个月，无效者逐渐停药。

儿童常用量：（1）类风湿关节炎等免疫性疾病：按一日 10 mg/kg（最大量 0.75 g），分 2～3 次。（2）重金属中毒：特别是铅和铜中毒。按一次 7.5 mg/kg（最大量 0.25 g），一日 3～4 次。根据治疗前水平，疗程 4～12 周不等。（3）肝豆状核变性：按一日 20～30 mg/kg，分 3～4 次。1 月龄～12 岁，初始剂量按一次 2.5 mg/kg，bid。1～2 周后可逐渐增至最大量 10 mg/kg，bid。12 岁以上剂量用法同成人。（4）胱氨酸尿症：1 月龄～12 岁，按一次 5～10 mg/kg，bid，调整剂量尿排出胱氨酸 < 200 mg。12 岁以上剂量用法同成人。

【不良反应】

（1）常见厌食、恶心、呕吐、溃疡病活动、口腔炎和溃疡、味觉异常。（2）皮肤瘙痒、皮疹、荨麻疹、发热、关节疼痛和淋巴结肿大，剥脱性皮炎。（3）少数有白细胞减少、粒细胞缺乏症、嗜酸性粒细胞增多、再生障碍性贫血、溶血性贫血和血小板减少。（4）对肾脏有损害，可出现蛋白尿、甚至肾病综合征。（5）长期服用可引起视神经炎。

【禁忌证】

对本品或青霉素类过敏者；妊娠期；青霉胺相关再生障碍性贫血或粒细胞缺乏症；肾功能不全的类风湿关节炎。

【注意事项】

（1）与青霉素有交叉反应的可能。为防止过敏反应，使用本品应先做青霉素皮试，阴性者方可服用。（2）肾功能不全者慎用。（3）正在使用抗疟药、细胞毒药不宜使用。（4）应按推荐用药，不可随意停用。即使暂停数日，再次使用可能发生过敏反应，再用要从小剂量开始。（5）长期用药可引起视神经炎，应加用维生素 B_6 每日 30～50 mg。（6）肝豆状核变性 1～3 个月才见效，类风湿关节炎 2～3 个月可奏效。若治疗 3～4 个月无效时，则应停服，改用其他药物治疗。（7）出现不良反应要减量或停药，有造血系统和肾损害应视为严重不良反应，必须停药。（8）血和尿常规等检查应在服药初 6 个月内每 2 周检查一次，以后每月一次。（9）肝功能检查每 6 个月一次，肝豆状核变性初次用药，应在用药当天留 24 h 尿测尿铜，以后每 3 个月如法测定一次。

【药物相互作用】

（1）与金制剂（金硫葡糖、金硫丁二钠、金诺芬等）、免疫抑制剂、抗疟药合用，可增加骨髓抑制、肾毒性和皮疹的发生。禁止与金制剂合用。（2）抗酸药、铁和其他金属离子可减少其吸收。

【制剂与规格】

青霉胺片：0. 125 g。

（张鲁闽　殷月玲　李鹏鹏）

第十五章

抗肿瘤药

肿瘤治疗是一项综合工程，需要手术、放射治疗、化学治疗、靶向治疗、免疫治疗、生物治疗、造血干细胞移植、中医药治疗，以及心理和支持治疗相结合，才能达到延缓病情发展、改善生活质量和提高治愈率的目的。化学治疗在肿瘤治疗中占有重要地位。

抗肿瘤药(antitumor drugs)根据来源和性质传统上分为6类：烷化剂、抗代谢药、抗肿瘤抗生素、抗肿瘤植物成分药、其他抗肿瘤药和抗肿瘤激素。根据作用机制分为5类：细胞毒类、激素类(改变机体激素平衡抑制肿瘤药)、生物反应调节药、分子靶向药、作用于细胞信号传导系统抑制剂。抗肿瘤药在杀灭肿瘤细胞或干扰其生长和代谢的同时，也会影响正常细胞。因此，观察抗肿瘤药的临床效果，本着规范化和个体化用药的原则，保障治疗的有效性、合理性及安全性，需要良好的专业培训和临床基础。抗肿瘤药应在具备相应资质和一定临床经验的医师或肿瘤专科医师指导下使用。

‖ 第一节　烷化剂 ‖

烷化剂是应用最早、用途最广泛的抗肿瘤药。通过与细胞生物大分子中的亲核基团如蛋白质的氨基、巯基、羧基，核酸的氨基、羟基、磷酸根等发生烷化作用，使DNA链发生断裂，DNA结构和功能损伤，从而干扰肿瘤细胞增殖。烷化剂可损伤处于任何细胞增殖周期的DNA，属细胞周期非特异性药，一般对M期和G_1期细胞杀伤作用较强。小剂量时可抑制细胞由S期进入M期，G_2期细胞对其作用较不敏感。大剂量时可杀伤各期细胞，具有广谱抗肿瘤作用。其缺点为选择性差，对骨髓、胃肠道上皮和生殖系统等生长旺盛的正常细胞有较大毒性，对体液和细胞免疫功能的抑制也较明显，所以本类药可产生细胞毒性，致畸、致突变、致癌和骨髓抑制等不良反应。

烷化剂按化学结构分为氮芥类、乙烯亚胺类、甲烷磺酸酯类、多元醇类、亚硝基脲类、三氮烯咪唑类和肼类。本节有亚硝基脲类的司莫司汀，氮芥类的环磷酰胺、异环磷酰胺，甲烷磺酸酯类的白消安。

司莫司汀(Semustine)

【药理作用】

司莫司汀为亚硝基脲类细胞周期非特异性药，对处于 G_1/S 期边缘或 S 早期的细胞最敏感，对 G_2 期也有抑制作用。进入体内其分子可断裂为两部分。氯乙胺部分发挥烃化作用，使 DNA 链断裂，RNA 及蛋白质受到烃化，与抗肿瘤作用有关；氨甲酰基部分经转化发挥氨甲酰化作用，与蛋白质特别是赖氨酸末端的氨基发生反应，与骨髓毒性作用有关。氨甲酰化破坏酶蛋白使 DNA 损害后难以修复，有助于抗肿瘤作用。与其他烷化剂无交叉耐药性。

【药物动力学】

吸收入血后迅速分解，10 min 后即可检测到分解部分。可与血浆蛋白结合，存在肠肝循环，代谢物在血浆中浓度持续时间长，这可能是其延迟性毒性的原因。脂溶性强，可透过血脑屏障，给药 30 min 即可在脑脊液中测到，为血药浓度的 15%～30%。在肝、胃、肠、肺、肾中浓度高。24 h 内约 47% 以代谢物形式经尿排泄，粪便排泄 $< 5\%$，呼吸道排出 $< 10\%$。

【适应证】

因其脂溶性强，可透过血脑屏障进入脑脊液，常用于脑原发肿瘤及转移瘤。与其他药物合用治疗淋巴瘤、胃癌、结直肠癌、黑色素瘤。

【用法与用量】

口服胶囊：晚睡前与止吐剂、催眠药同服。成人，按一次 100～200 mg/m^2 顿服，间隔 6～8 周 1 次；或按一次 36 mg/m^2 顿服，每周 1 次，6 周为一疗程。与其他药物联合，按一次 75～150 mg/m^2 顿服，间隔 6 周 1 次；或按一次 30 mg/m^2 顿服，每周 1 次，6 周为一疗程。儿童，按一次 80～120 mg/m^2 顿服，间隔 6～8 周 1 次。

【不良反应】

(1) 骨髓抑制，呈延迟性反应，有累积毒性。(2) 白细胞或血小板减少，最低值多在用药后 4～6 周。一般持续 5～10 d，个别可持续数周，一般 6～8 周可恢复。(3) 胃肠道反应如恶心、呕吐等，肝、肾损害。(4) 乏力，轻度脱发，偶见全身皮疹。(5) 抑制睾丸与卵巢功能，引起精子缺乏及闭经。

【禁忌证】

对本品过敏者；妊娠期和哺乳期；严重骨髓抑制；严重肝、肾功能不全者。

【注意事项】

(1) 骨髓抑制、感染、肝肾功能不全者、老年人慎用。(2) 可抑制免疫机制，降低疫苗接种效果，停药后 3 个月内不宜接种活疫苗。(3) 预防感染，注意口腔卫生。(4) 检测血常规、尿素氮、尿酸、肌酐清除率、胆红素、转氨酶，注意肺功能的变化。

【药物相互作用】

（1）应避免与其他骨髓抑制较强的药物合用。（2）糖皮质激素可增强其免疫抑制作用。

【制剂与规格】

司莫司汀胶囊：10 mg；50 mg。

环磷酰胺（Cyclophosphamide）

【药理作用】

环磷酰胺为氮芥衍生物，在体外无活性，进入体内后经肝脏或肿瘤细胞内过量的磷酰胺酶或磷酸酶水解为磷酰胺氮芥而起作用。其作用机制与氮芥相似，与DNA发生交叉联结，抑制其合成，亦可干扰RNA的功能。属细胞周期非特异性药，抗瘤谱广，对多种肿瘤有抑制作用。

【药物动力学】

口服吸收完全，1 h达峰浓度，生物利用度74%～97%，可透过血脑屏障。在肝脏转化释出磷酰胺氮芥，其代谢物约50%与蛋白结合。口服半衰期为4～6.5 h，静注半衰期为4～6 h。48 h内经肾排出50%～70%，其中68%为代谢物，32%为原形。

【适应证】

对非霍奇金淋巴瘤，急、慢性淋巴细胞白血病，多发性骨髓瘤疗效较好。对乳腺癌、睾丸肿瘤、卵巢癌、肺癌、头颈部鳞癌、鼻咽癌、神经母细胞瘤、横纹肌肉瘤及骨肉瘤有一定疗效。除抗肿瘤外，作为免疫抑制剂用于多种自身免疫性疾病，如难治性免疫性血小板减少症、活动性系统性红斑狼疮、狼疮性肾炎、神经精神性狼疮、系统性血管炎等。

【用法与用量】

口服片剂：（1）肿瘤：成人按一日2～4 mg/kg，儿童按一日2～6 mg/kg。连续用10～14 d，间歇1～2周后重复。（2）作为免疫抑制剂用于：① 活动性系统性红斑狼疮、狼疮性肾炎：成人按一次50～150 mg，一日2～3次，连服4～6周，一疗程总量10～15 g。或按一日100 mg顿服，维持量减半。儿童按一日1～3 mg/kg，晨起顿服，可用至10周。② 难治性免疫性血小板减少症维持治疗：按一日2 mg/kg，分2次，3个月为一疗程。

注射剂：静脉注射、静脉滴注。静注时一次用量加入0.9%氯化钠溶液20～30 mL中。静滴时一次用量加入0.9%氯化钠溶液50～100 mL中，滴注时间30～60 min。

（1）肿瘤：静脉注射，一周1次，连续用2次，间隔1～2周重复。成人，单独用药时按一次500～1 000 mg/m^2，联合用药时按一次500～600 mg/m^2。儿童按一次100～300 mg/m^2，或按一次10～20 mg/kg。（2）造血干细胞移植前预处理：静脉滴注。

总量 120～200 mg/kg，通常 2～4 d 完成。

作为免疫抑制剂用于成人：静脉注射。(1) 难治性免疫性血小板减少症维持治疗：按一次 100～200 mg，qd 或 qod。连续 4～6 周。(2) 活动性系统性红斑狼疮、狼疮性肾炎：按一次 500～1 000 mg/m^2，每 3～4 周 1 次，疗程 6 个月，以后每 3 个月 1 次。(3) 系统性血管炎活动期：一次 200 mg，qd 或 qod，疗程遵医嘱。

作为免疫抑制剂用于儿童上述疾病：(1) 静脉注射：按一次 500～750 mg/m^2，每月 1 次，共 6 次。(2) 静脉滴注：采用冲击疗法，按一日 8～10 mg/kg，每周 1 次，连续用 2 次为一疗程，间隔 1～2 周重复。或按一日 8～10 mg/kg，每周连续用 2 次为一疗程，间隔 2～4 周重复。一般连续用 6 个疗程。

【不良反应】

(1) 骨髓抑制：常见白细胞减少，用药后 1～2 周时最低，多在 2～3 周后恢复。(2) 胃肠道反应症状。(3) 泌尿道损害：大剂量而缺乏有效预防措施时，可引起出血性膀胱炎，系其代谢物丙烯醛刺激膀胱所致。常规剂量较少发生。(4) 其他：脱发、口腔炎、肝损害、肺纤维化、皮肤色素沉着、女性月经紊乱或闭经、男性精子缺乏、不育症等。

【禁忌证】

对本品过敏者；妊娠期和哺乳期；感染；严重骨髓抑制；严重肝、肾功能不全者。

【注意事项】

(1) 白细胞或血小板减少、感染、痛风、泌尿系结石、肝肾功能不全者尽量避免使用和慎用。(2) 对尿路有刺激性和损害，应鼓励病人多饮水。大剂量时应水化，利尿，同时给予尿路保护药美司钠。(3) 当出现肝、肾功能不全，骨髓转移或既往接受多疗程化疗时，应减少 1/3～1/2 剂量。(4) 注意骨髓抑制、心肌炎、肝损害、肺纤维化等毒性，以及横纹肌溶解风险。

【药物相互作用】

(1) 可使丁酰胆碱酯酶减少，尿酸升高。与抗痛风药如别嘌醇、秋水仙碱、丙磺舒等同用，应调整剂量。(2) 可增强琥珀胆碱的神经肌肉阻滞作用，使呼吸暂停延长。(3) 可抑制胆碱酯酶活性，因而延长可卡因的作用并增加其毒性。(4) 大剂量巴比妥类、皮质激素类药可影响本品代谢，同用时增加其急性毒性。

【制剂与规格】

(1) 环磷酰胺片：50 mg。(2) 注射用环磷酰胺：100 mg；200 mg；500 mg。

异环磷酰胺(Ifosfamide)

【药理作用】

异环磷酰胺为氮芥类烷化剂，是环磷酰胺的同分异构体，化学结构相似，其区别仅在一个氯乙基移位至环上N处，使其水溶性较环磷酰胺大，也较稳定。在体外无抗肿瘤活性，进入体内被肝脏或肿瘤内的磷酰胺酶或磷酸酶水解，变为活化作用型的磷酰胺氮芥而起作用。其作用机制是与DNA发生交叉联结，抑制DNA的合成，亦可干扰RNA的功能。属细胞周期非特异性药，抗瘤谱广。与环磷酰胺不完全一样，因而不能相互替代。

【药物动力学】

用药剂量与血药浓度之间具有线性关系。体内分布广泛，可透过血脑屏障。主要在肝内激活并降解。原药及代谢物的半衰期为4～7 h。主要经肾排泄。

【适应证】

用于睾丸肿瘤、卵巢癌、乳腺癌、骨及软组织肉瘤、恶性淋巴瘤和肺癌等。

【用法与用量】

注射剂：静脉注射、静脉滴注。静注时0.2 g溶于灭菌注射用水5 mL中，浓度不＞4%。静滴时一次用量加入0.9%氯化钠、复方氯化钠或5%葡萄糖溶液500～1 000 mL中，滴注时间3～4 h。疗程间期3～4周，至少2个疗程。

（1）单药治疗：按一日1.2～2.5 g/m^2，连续5 d为一疗程。（2）联合用药：按一日1.2～2 g/m^2，连续3～5 d为一疗程。治疗肉瘤时亦可按6～10 g/m^2，持续静滴72～96 h。

给予本品的同时及其后第4 h、第8 h、第12 h静注美司钠，约为本品剂量的20%，通常为0.4 g加入0.9%氯化钠溶液10～20 mL中静注。

【不良反应】

（1）主要毒性是骨髓抑制，白细胞、血小板减少。给药后7～14 d最低，大多在第21 d恢复正常。（2）代谢物可致出血性膀胱炎，表现为血尿、排尿困难、尿频和尿痛。可在用药后数小时或几周后出现。若给予保护药美司钠及水化可减少发生率。（3）中枢神经系统毒性与剂量有关，通常表现为焦虑不安、神情慌乱、幻觉和乏力等。少见晕厥、癫痫样发作甚至昏迷。（4）少见一过性无症状肝、肾功能功能损害，大剂量可因肾毒性产生代谢性酸中毒。罕见心、肺毒性。（5）食欲减退、恶心、呕吐、脱发等。（6）长期用药可产生免疫抑制、垂体功能低下、不育症和继发性肿瘤。（7）注射部位静脉炎。

【禁忌证】

对本品过敏者；妊娠期和哺乳期；严重骨髓抑制；双侧输尿管阻塞；膀胱炎；感染；严重肝、肾功能不全者。

【注意事项】

（1）骨髓抑制、肝肾功能不全、低蛋白血症、电解质紊乱、老年男性慎用。（2）先已作放疗，或先前已用其他细胞毒药物治疗的病人慎用。（3）应与泌尿系统保护剂美司钠合用，同时水化利尿、碱化尿液等，可减少出血性膀胱炎。（4）使用期间应定期检查血常规、尿常规、肝肾功能等。

【药物相互作用】

（1）曾使用顺铂的患者骨髓抑制、神经毒性和肾毒性明显。（2）同时使用抗凝血药，易导致出血。（3）同时使用降血糖药，可增强降低血糖作用。（4）与其他细胞毒药物联合时，应酌情减量。（5）同时进行放疗，可使放疗引起的皮肤反应加重。（6）勿与镇静药、镇痛药、抗组胺药、麻醉药等同用。（7）不能同时接种活疫苗。（8）避免食用西柚或西柚汁。

【制剂与规格】

注射用异环磷酰胺：0.5 g；1 g。

白消安(Busulfan)

【药理作用】

白消安属双甲基磺酸酯类的双功能烷化剂，为细胞周期非特异性药。主要作用于 G_1 及 G_0 期，对非增殖细胞也有效。其细胞毒作用几乎完全表现对造血功能的抑制，对中性粒细胞生成抑制最明显，其次是血小板和红细胞系，对淋巴细胞作用弱。因此，对慢性髓系白血病(CML)疗效较为显著，缓解率可达 85%～90%，但对该病急变期或急性粒细胞白血病无效。

【药物动力学】

口服吸收良好，迅速分布到各组织中。反复给药可在体内蓄积。在体内水解为4-甲磺基氧丁醇，经环化作用变为4-羟呋喃等中间代谢物。消除半衰期为2～3 h。主要在肝内代谢，经肾以代谢物排出。

【适应证】

主要用于慢性髓系白血病的慢性期和骨髓移植预处理。亦用于治疗原发性血小板增多症、真性红细胞增多症、骨髓纤维化等慢性骨髓增殖性疾病。

【用法与用量】

口服片剂：成人常用量：（1）慢性髓系白血病：按一日 4～6 mg/m^2 顿服，直至白细胞下降至 $15 \times 10^9/L$ 酌情减量或停药。若用药3周白细胞仍不见下降，可适当增量。对缓解期短于3个月的可给予维持量一次2 mg，一周2次，以维持白细胞在 $10 \times 10^9/L$ 左右。（2）真性红细胞增多症或原发性血小板增多症：诱导缓解，一日 4～6 mg 分次服，以后根据血常规、病情及疗效调整剂量。维持量约为诱导量的一半。（3）骨髓纤维化：初始剂量一日 2～4 mg。以后根据病情及疗效调整。

儿童常用量：（1）慢性髓系白血病，诱导量按一日 0.06～0.12 mg/kg，或按一日 2～4 mg/m^2 顿服。直至白细胞下降至 $20 \times 10^9/L$ 酌情减量或停药。根据血常规、病情及疗效调整剂量，以维持白细胞在（10～20）× 10^9/L。（2）造血干细胞移植前的预处理：按一次 1～1. 25 mg/kg，q6h，连续 4 d。

【不良反应】

（1）骨髓抑制，常见中性粒细胞、血小板减少，严重者应停药。（2）长期用药或大剂量可致肺纤维化。（3）尿酸升高、皮肤色素沉着、性功能减退、女性月经不调、男性乳腺发育及睾丸萎缩。（4）罕见白内障、多型红斑、皮疹、结节性多动脉炎、癫痫发作、心内膜纤维化、肾上腺功能减退、肝静脉闭锁。

【禁忌证】

对本品过敏者；妊娠期和哺乳期；急性白血病；再生障碍性贫血和其他出血性疾病。

【注意事项】

（1）感染性疾病、骨髓抑制、有痛风或尿酸性肾结石病史，有细胞毒药物或放疗史的病人慎用。（2）慢性髓系白血病治疗时有大量细胞破坏，尿酸明显升高，严重时可产生尿酸性肾病。（3）应严密观察血常规及肝、肾功能的变化，及时调整剂量，特别注意检测尿素氮、尿酸、胆红素、肌酐清除率。（4）应根据对药物的耐受力、骨髓抑制程度、个体差异调整剂量。（5）嘱病人多摄入液体并碱化尿液，或服用别嘌醇防止发生高尿酸血症及尿酸性肾病。（6）中性粒细胞或血小板大幅度降低、发生肺毒性时应立即停药，或减量防止严重骨髓抑制。（7）通常不宜同时进行放疗，也不应在放疗后立即应用。（8）用药时易发生惊厥，大龄儿童和成人推荐合用苯妥英钠预防。（9）至少停用本品 3 个月后才能接种活疫苗。

【药物相互作用】

（1）可使尿酸升高，别嘌醇可防止或缓解所引起的高尿酸血症。（2）与环磷酰胺合用，如间隔时间小于 24 h，可使后者的清除率明显降低。（3）苯妥英钠可增加其清除率约 15%。（4）伊曲康唑可降低其清除率约 25%。（5）用药 72 h 内或同时使用对乙酰氨基酚，可能使其清除减少。（6）与硫鸟嘌呤长期合用，可致严重肝损害。

【制剂与规格】

白消安片：0. 5 mg；2 mg。

‖ 第二节　抗代谢药 ‖

抗代谢药是模拟正常代谢物质，如叶酸、嘌呤碱、嘧啶碱等的化学结构所合成的类似物，可与相关代谢物发生特异性拮抗作用，干扰核酸尤其是 DNA 的生物合成，从而阻断肿瘤细胞的分裂增殖。本类药主要作用于 S 期，为细胞周期特异性药。对肿瘤组织的选择性较低，但其作用特点各异，故各药物之间以及与其他类药之间一般无交叉耐药性。

抗代谢药主要用于急性白血病和淋巴瘤的治疗，亦用于一些实体瘤如乳腺癌、胃肠道癌、绒毛膜上皮癌、骨肉瘤等。其不良反应是对造血系统、消化道黏膜、毛发和肝肾的损害，有时可出现延迟性毒性。

根据作用机制及靶酶的不同，抗代谢药可分为如下几类：二氢叶酸还原酶抑制剂如甲氨蝶呤，胸苷酸合成酶抑制剂如氟尿嘧啶，嘌呤核苷酸互变抑制剂如巯嘌呤，核苷酸还原酶抑制剂如羟基脲，DNA 聚合酶抑制剂如阿糖胞苷，干扰核酸合成的药物如阿扎胞苷，多靶点抗叶酸代谢剂培美曲塞。本节有甲氨蝶呤、氟尿嘧啶、卡培他滨、巯嘌呤、羟基脲、阿糖胞苷、吉西他滨、培美曲塞。

甲氨蝶呤（Methotrexate）

【药理作用】

甲氨蝶呤为抗叶酸类抗肿瘤药。四氢叶酸是体内合成嘌呤核苷酸和嘧啶脱氧核苷酸的重要辅酶。本品主要通过抑制二氢叶酸还原酶，阻断二氢叶酸转化为具有生物活性的四氢叶酸，从而使嘌呤核苷酸和嘧啶核苷酸的生物合成过程中一碳基团的转移作用受阻，抑制 DNA 的生物合成。此外，对胸腺嘧啶核苷酸合成酶也有抑制作用，但对 RNA 和蛋白质合成的作用较弱。主要作用于细胞增殖周期的 S 期，属细胞周期特异性药，对 G_1/S 期边缘的细胞也有延缓作用，对 G_1 期细胞的作用较弱。

【药物动力学】

口服吸收良好，个体差异较大，1～5 h 达峰浓度。肌内注射后 0.5～5 h 达峰浓度。血浆蛋白结合率 50%。很少透过血脑屏障，但鞘内注射后有部分可达全身循环。部分在肝内转化为谷氨酸盐，部分通过胃肠道细菌代谢。40%～90%经肾排泄，大多以原形排出，约 10%经胆汁排泄。半衰期 α 相为 1 h，β 相为 2～3 h，γ 相为 8～10 h。少量原形及代谢物可以结合型形式贮存于肝肾等组织中长达数月。有胸腔或腹腔积液时，其清除速度明显减缓。清除率个体差别较大，老年更明显。

【适应证】

主要用于各型急性白血病，特别是急性淋巴细胞白血病；淋巴瘤、蕈样肉芽肿、多发性骨髓瘤；恶性葡萄胎、绒毛膜上皮癌、乳腺癌、卵巢癌、宫颈癌、睾丸癌；头颈部癌、肺癌、各种软组织肉瘤。大剂量用于骨肉瘤，鞘内注射用于防治脑膜白血病以及淋巴瘤的神经侵犯。还有较强免疫抑制作用，用于自身免疫性疾病，对顽固性银屑病也有一定疗效。

【用法与用量】

口服片剂：（1）白血病：成人一次 2.5～10 mg，一周 2 次，一疗程安全总量 50～150 mg。儿童一次 1.5～5 mg，一周 2 次。用于急性淋巴细胞白血病维持治疗，按一次 15～20 mg/m^2，一周 1 次。（2）蕈样肉芽肿：一日 2.5～10 mg 顿服，连续数周甚至数月。(3) 绒毛膜上皮癌等：一日 10～20 mg，连续用 5～10 d，疗程总量 80～100 mg。(4) 类风湿关节炎：一次 7.5～20 mg，一周 1 次，疗程至少 6 个月。初始剂量一次 7.5 mg，根据病情逐渐增至 20 mg。(5) 顽固性银屑病：① 每周分次剂量方案（即 36 h 疗法）：一次 2.5 mg，q12h，连服 3 次，每周总量 7.5 mg。② 一周 1 次方案：一次 10～15 mg，一周 1 次，持续服用。③ 每日给药方案：一次 2.5 mg 顿服，连续用 5 d，至少休息 2 d。以上方案的剂量可逐步调整，以达到最佳疗效。显效后应减至最低量，并延长间隔时间。(6) 银屑病关节炎：一次 10～15 mg，一周 1 次，持续服用。(7) 强直性脊柱炎的周围关节炎：一次 7.5～10 mg，一周 1 次，持续服用。(8) 重度或顽固性炎性肠病，包括溃疡性结肠炎和克罗恩病：成人一次 15～25 mg，一周 1 次。

儿童常用量：作为免疫抑制剂用于上述疾病时，按一次 0.5～1 mg/kg，或按一次 10～15 mg/m^2，一周 1 次。

注射剂：静脉注射、静脉滴注、肌内注射、动脉注射、鞘内注射。用灭菌注射用水 2 mL 溶解，静滴时再加入 0.9% 氯化钠或复方氯化钠、5% 葡萄糖氯化钠，或 5%、10% 葡萄糖溶液中，滴注时间 4～6 h。鞘内注射制剂不含防腐剂，用 0.9% 氯化钠溶液稀释至 1 mg/mL。

(1) 急性白血病：成人一次 10～30 mg，静注或肌注，一周 1～2 次，总量为 50～150 mg。儿童按一次 20～30 mg/m^2，一周 1 次，或视骨髓情况而定。大剂量疗法：静脉滴注。成人按一次 1～5 g/m^2，滴注 4～6 h。自用药前 1 d 开始至用药后 1～2 d，每日补液 3 000 mL，并用碳酸氢钠碱化尿液，每日尿量不少于 2 000 mL。开始用药后 24 h 起每 3 h 肌注亚叶酸钙 9～12 mg，连续用 3～6 次。儿童按一次 1～5 g/m^2，用法同成人，水化补液量和亚叶酸钙用量相应减少。(2) 脑膜白血病：鞘内注射，一般按一次 6 mg/m^2。常用量一次 5～12 mg（不超过 12 mg），qd，5 d 为一疗程。用于预防脑膜白血病时，一次 10～15 mg，每间隔 6～8 周 1 次。(3) 绒毛膜上皮癌或恶性葡萄胎：一次 10～20 mg 肌注；或加入 5% 或 10% 葡萄糖溶液 500 mL 中静滴，qd，连续用 5～10 d，一疗程总量 80～100 mg。通常一周至数周后，在所有毒性反应消失后，再开始下一个疗程。通常需要 3～5 个疗程。(4) 头颈部癌或妇科癌：动脉插管给药，一次 10～20 mg，qd 或 qod，7～10 次为一疗程。(5) 实体瘤：肝、肾功能正常者，成人一次 30～50 mg 静注，每次间隔 5～10 d，5～10 次为一疗程；亦可按一次 0.4 mg/kg 静注，一周 1 次。(6) 骨肉瘤等：采用大剂量，按一次 3～15 g/m^2，加入 5% 葡萄糖 500～1 000 mL 中静滴 4 h。2～6 h 后肌注亚叶酸钙，一次 6～12 mg，q6h，连续 3 d。为了使药物迅速排出体外，在用药的前 1 d 开始及用药后的 2 d 补充水、电解质及碳酸氢钠，使尿量每日在 3 000 mL 以上，并保持碱性。(7) 胸腔内注射：一次 30～40 mg，一周 1 次。抽出积液量少于 500 mL 时应酌情减量。(8) 重度或顽固性炎性肠病，包括溃疡性结肠炎和克罗恩病：成人一次 15～25 mg 肌注，一周 1 次。(9) 严重难治性顽固银屑病，包括银屑病关节炎和其他自身免疫性疾病：一次 10～25 mg 肌注，一周 1 次。剂量和疗程可依病情而定。(10) 难治性风湿性关节炎：首次 5～15 mg肌注，一周 1 次。以后每周可递增 5 mg，可增至一次最大量 25 mg。

【不良反应】

(1) 常见白细胞和血小板减少、贫血、免疫球蛋白减少、多部位出血、感染。(2) 口腔炎、口唇溃疡、咽喉炎、恶心、呕吐、食欲减退、厌食、腹痛、腹泻、消化性道出血、肠炎、急性肝萎缩和坏死、黄疸。转氨酶(ALT 及 AST)、碱性磷酸酶、γ- 谷氨酰转移酶升高等。(3) 膀胱炎、血尿、蛋白尿、尿少、肾损害、氮质血症甚至尿毒症。(4) 咳嗽、气短、肺炎、肺纤维化。(5) 瘙痒、毛细血管扩张、红斑、皮疹、光敏反应、脱色、瘀斑、痤疮、疖病、脱发等。(6) 眩晕、头痛、视觉模糊、失语症、轻度偏瘫和惊厥。(7) 精液减少、月经不调、不育、流产、胎儿先天缺陷和严重肾病。(8) 代谢改变、糖尿病加重、骨质疏松症、组织细胞异常改变。(9) 鞘内注射发生惊厥、麻痹症、脑脊液压力升高。

【禁忌证】

对本品过敏者；妊娠期和哺乳期；营养不良；全身极度衰弱；恶病质；感染；严重肝、肾、心、肺功能不全者；严重骨髓抑制。

【注意事项】

(1) 本品仅用于致命的肿瘤或其他方法疗效不佳的严重顽固性疾病。(2) 肝、肾功能不全、骨髓抑制、消化性溃疡或溃疡性结肠炎慎用。(3) 长期用药可诱发肿瘤。(4) 可影响生殖功能。(5) 白细胞 $< 3.5 \times 10^9/L$，血小板 $< 50 \times 10^9/L$ 时不宜用。(6) 使用较大剂量或大剂量，以及有肾脏病史或发现肾功能异常时，应使用解救药亚叶酸钙。(7) 滴注时间不宜超过 6 h，时间过长易增加肾毒性。(8) 应多饮水，补充水、电解质及碳酸氢钠，加快药物排泄，以防肾毒性发生。尤其是较大剂量或大剂量时。(9) 注意检测肝、肾功能，血常规及药物浓度，并防止口腔炎、发热、骨髓抑制等毒性反应。

【药物相互作用】

(1) 水杨酸类、磺胺类、苯妥英钠、四环素、氯霉素、糖皮质激素可使其血药浓度升高，毒性增加。(2) 与其他有肝毒性或骨髓抑制的药物合用可加重肝、骨髓毒性。(3) 可增强抗凝血药的作用。(4) 与门冬酰胺酶同用，可致本品减效。应在使用门冬酰胺酶 10 d 后再给予本品，或于使用本品后 24 h 内给予门冬酰胺酶，可增效并减少胃肠道及血液系统不良反应。(5) 与氟尿嘧啶同用，或先用氟尿嘧啶后再用本品，可产生拮抗作用。先用本品 4～6 h 后再用氟尿嘧啶则可产生协同作用。(6) 本品可使尿酸升高，与别嘌醇、秋水仙碱合用，应适当增加后者的剂量。

【制剂与规格】

(1) 甲氨蝶呤片：2. 5 mg。(2) 注射用甲氨蝶呤：5 mg; 100 mg。

氟尿嘧啶(Fluorouracil)

【药理作用】

氟尿嘧啶为细胞周期特异性药，主要抑制S期。药物进入体内，先转化为5-氟-2-脱氧尿嘧啶核苷酸，抑制胸腺嘧啶核苷酸合成酶，阻断脱氧尿嘧啶核苷酸转化为脱氧胸腺嘧啶核苷酸，从而抑制DNA的生物合成。此外，通过阻止尿嘧啶和乳清酸嵌入RNA，抑制RNA合成。

【药物动力学】

快速静注后血药浓度较高，大剂量用药能透过血脑屏障，0.5 h内可达脑脊液中并维持3 h。胸腔或腹腔内注射，在24 h内可保持相当水平。静脉用药半衰期α相10～20 min，β相20 h。主要在肝内分解代谢，大多分解为CO_2经呼吸道排出体外，10%～30%经肾排出。缓慢静滴时，其分解代谢比注射明显，毒性降低。

【适应证】

主要用于治疗消化道肿瘤，包括原发性和转移性肝癌和胰腺癌。较大剂量治疗绒毛膜上皮癌。亦常用于治疗乳腺癌、卵巢癌、肺癌、头颈部癌、宫颈癌、膀胱癌及皮肤癌。癌性胸、腹腔积液的辅助化疗和姑息治疗。

【用法与用量】

注射剂：静脉注射、静脉滴注、瘤体内注射、腔内注射、动脉插管注射。因有神经毒性，不可鞘内注射。静脉、动脉给药可用0.9%氯化钠或5%葡萄糖溶液稀释，浓度不＞50 mg/mL。静注与静滴所用剂量，两者相差较大。

（1）单药静注：按一日10～20 mg/kg静注，连续用5～10 d。每疗程总量5～7 g，甚至达10 g。（2）联合用药静滴：按一日0.3～0.5 g/m^2，加入5%葡萄糖溶液500～1 000 mL中滴注6～8 h，或用微量注射泵连续给药维持24 h，连续用3～5 d为一疗程，疗程间隔3～4周。亦可一次0.5～0.7 g，连续用2～4周为一疗程，间隔2周。治疗绒毛膜癌，按一日25～30 mg/kg，连续用10 d为一疗程。（3）胸、腹腔内给药：按一次0.5～0.6 g/m^2，加入0.9%氯化钠溶液50～100 mL中注入。一周1次，2～4次为一疗程。药物注入后变换体位，使药液与腔内多方面接触。（4）用于原发性或转移性肝癌，多采用动脉插管给药：一次0.75～1 g。

【不良反应】

（1）恶心、呕吐、腹部不适、腹泻、食欲减退，偶见口腔黏膜炎或溃疡。（2）常见白细胞减少，大多在疗程开始后2～3周内达最低点，在3～4周后恢复正常。（3）少见咳嗽、气急或小脑共济失调等。（4）长期应用可导致神经毒性。（5）偶见心肌缺血、心绞痛及心电图变化，若发生心律失常、心绞痛、ST段改变应停药，以免发生猝死。

【禁忌证】

对本品过敏者；妊娠期和哺乳期；伴发水痘或带状疱疹；极度衰弱者。

【注意事项】

(1) 下列情况慎用：肝功能明显异常者，白细胞 < 3.5×10^9/L，血小板 < 50×10^9/L，感染、出血（包括皮下和胃肠道）或发热超过 38 ℃者，明显胃肠梗阻，失水以及酸碱、电解质平衡失调者。(2) 哺乳期使用应停止哺乳。(3) 除较小剂量用做放射增敏外，不宜与放疗同用。(4) 本品能生成神经毒性代谢物氟代柠檬酸而致脑瘫，故不能作鞘内注射。(5) > 70 岁，尤其是老年女性，对氟尿嘧啶为基础的化疗有严重毒性反应。应密切检测和保护脏器功能。(6) 定期检测血常规。

【药物相互作用】

(1) 甲氨蝶呤、甲硝唑、四氢叶酸可影响其抗肿瘤作用或毒性。与甲氨蝶呤合用，应先给予甲氨蝶呤，4～6 h 后再用本品，否则会减效。先给予四氢叶酸，再用本品可增效。(2) 与亚叶酸钙合用增效，不良反应可能增加。先给予亚叶酸钙 60～300 mg 静滴，再用本品可增效。(3) 氢氯噻嗪可增加其骨髓抑制，别嘌醇可减轻其骨髓抑制。(4) 与他莫昔芬合用，治疗绝经期后乳腺癌，易发生血栓性疾病。(5) 可增加华法林的抗凝血作用。(6) 不宜与非甾体抗炎药合用，以免引起消化道出血。

【制剂与规格】

氟尿嘧啶注射液：10 mL：0.25 g。

卡培他滨（Capecitabine）

【药理作用】

卡培他滨为氟尿嘧啶的前体物。本身无细胞毒性，但可转化为具有细胞毒性的 5-氟尿嘧啶（5-FU）。口服吸收迅速，以原形经肠黏膜进入肝脏。在肝内经羧基酯酶转化为无活性的中间体 5′-脱氧-5 氟胞苷，再经肝脏和肿瘤组织的胞苷脱氨酶的作用下，产生最终中间体 5′-脱氧-5 氟尿苷，最后在肿瘤组织内经肿瘤相关性血管因子胸苷磷酸化酶催化，将 5′-脱氧-5 氟尿苷转化为 5-FU 而起作用。最大程度降低了 5-FU 对正常人体细胞的损害。

【药物动力学】

口服后，原药以完整的分子穿过肠黏膜而完全迅速吸收，在肝内完全转化为 5′-脱氧-5 氟胞苷，进而在肝内和肿瘤组织转化为 5′-脱氧-5 氟尿苷，最后在肿瘤组织内转化为有活性的 5-FU。半衰期 0.5～1 h。70% 经尿排出。

【适应证】

主要用于晚期乳腺癌、结直肠癌。单药一线治疗转移性直肠癌。可作为蒽环类和紫杉类治疗失败后的晚期乳腺癌的解救治疗。

【用法与用量】

口服片剂：饭后半小时内服。按一日 2.5 g/m^2，等分 2 次，于早、晚饭后服。连续用2周，休息1周。3周后重复疗程。可根据毒性反应和肝肾功能情况调整剂量。如病情恶化或出现不能耐受的不良反应时应停药。

【不良反应】

（1）腹泻、恶心、呕吐、腹痛、胃炎、脱水、厌食等。（2）黏膜炎、皮炎、脱发、发热、下肢水肿等。（3）疲乏、虚弱、头痛、感觉异常、味觉障碍、眩晕、嗜睡或失眠等。（4）约有半数发生手足综合征，表现为麻木、感觉迟钝、感觉异常、麻刺感、无痛感或疼痛感，皮肤肿胀或红斑、脱屑、水泡等。（5）中性粒细胞减少、贫血。

【禁忌证】

对本品及氟尿嘧啶过敏者；妊娠期和哺乳期；严重骨髓抑制；严重肾功能不全者。

【注意事项】

（1）冠心病、肾功能不全者慎用。（2）需限制剂量的毒性包括腹泻、腹痛、恶心、胃炎及手足综合征。（3）为预防手足综合征，可同时服用维生素 B_6，一日量可达200 mg。（4）近半数会诱发腹泻，对发生脱水的严重腹泻者应严密监测并给予补液治疗。严重腹泻应停药，直到腹泻停止或腹泻次数减少时再恢复使用。（5）本品减量后不能再增加剂量。

【药物相互作用】

（1）避免与华法林等口服抗凝血药合用，以免诱发出血。（2）可提高苯妥英钠的血药浓度。（3）抗酸药、亚叶酸钙可使其血药浓度升高。

【制剂与规格】

卡培他滨片：0. 15 g；0. 5 g。

巯嘌呤（Mercaptopurine）

【药理作用】

巯嘌呤为抑制嘌呤合成的细胞周期特异性药，主要作用于S期细胞。化学结构与次黄嘌呤相似，因而能竞争性地抑制次黄嘌呤的转化过程。药物进入体内，在细胞内由磷酸核糖转移酶转化为6-巯基嘌呤核糖核苷酸后，方具有活性。（1）通过负反馈作用抑制酰胺转移酶，阻止1-焦磷酸-5-磷酸核糖转化为1-氨基-5-磷酸核糖的过程，干扰嘌呤核苷酸合成的起始阶段。（2）抑制复杂的嘌呤间的相互转化，抑制次黄嘌呤核苷酸转化为腺嘌呤核苷酸、黄嘌呤核苷酸和鸟嘌呤核苷酸的过程，还抑制辅酶I的合成，并减少生物合成DNA所必需的脱氧二磷酸腺苷及脱氧二磷酸鸟苷，使肿瘤细胞不能增殖。对处于S增殖周期的细胞较敏感，抑制细胞DNA合成，轻度抑制RNA合成。治疗白血病常产生耐药现象，可能是体内出现了突变的白血病细胞株，因此失去了将巯嘌呤转化为巯嘌呤核糖核苷酸的能力。

【药物动力学】

口服吸收率约50%。广泛分布于体液内。血浆蛋白结合率20%。主要在肝内分解代谢，经黄嘌呤氧化酶等氧化及甲基化作用后分解为硫尿酸等而失去活性。消除半衰期为90 min，主要经肾排泄，其中7%～39%为原形。

【适应证】

用于绒毛膜上皮癌，恶性葡萄胎，急性淋巴细胞白血病及急性髓系白血病，慢性髓系白血病的加速期。对淋巴瘤、多发性骨髓瘤也有一定疗效。成人重度或顽固性炎性肠病。

【用法与用量】

口服片剂：有效剂量和耐受力个体差异较大，应个体化用药。

成人常用量：(1) 绒毛膜上皮癌：按一日6～6.5 mg/kg，分2次，连续用10 d为一疗程。疗程间隔3～4周。(2) 白血病：初始剂量按一日2.5 mg/kg，或按一日80～100 mg/m^2，顿服或分2次服。一般于用药后2～4周显效。若用药4周后仍未见临床改善及白细胞数下降，可考虑在仔细观察下，加量至一日5 mg/kg。维持量按一日1.5～2.5 mg/kg，或一日50～100 mg/m^2，顿服或分次服。(3) 重度或顽固性炎性肠病，包括溃疡性结肠炎和克罗恩病：成人按一日0.75～1.5 mg/kg。

儿童常用量：按一日1.5～2.5 mg/kg或一日50～100 mg/m^2，一日最大量不超过50 mg，顿服或分次服。

【不良反应】

(1) 常见骨髓抑制，导致白细胞及血小板减少。(2) 肝损害，可致胆汁淤积性黄疸。(3) 少见恶心、呕吐、食欲减退、口腔炎、腹泻，用量较大易出现。(4) 高尿酸血症，多见于白血病治疗初期，严重的可发生尿酸性肾病。(5) 少见间质性肺炎及肺纤维化。

【禁忌证】

对本品过敏者；妊娠期和哺乳期。

【注意事项】

(1) 下列情况慎用：明显骨髓抑制，导致白细胞减少或血小板显著降低，并有相应的严重感染或明显的出血倾向；肝、肾功能不全者，有胆道疾病，有痛风病史、尿酸盐肾结石病史，4～6周内已接受过细胞毒药物或放射治疗者。(2) 老年白血病确需使用，应加强支持疗法，并严密观察病情变化，及时调整剂量。(3) 可使尿酸明显升高，甚至形成尿酸盐肾结石。(4) 每周检测血常规1～2次，血细胞在短期内急骤下降者应每日检测。定期检测肝、肾功能。

【药物相互作用】

(1) 别嘌醇、甲氨蝶呤可抑制黄嘌呤氧化酶，抑制本品代谢，明显增加其毒性。(2) 与氨基水杨酸盐合用可能诱发白血病。(3) 与磺胺甲噁唑合用可增加血液系统毒性。（4）可减弱香豆素类的抗凝血作用。（5）与其他抗肿瘤药或放疗合用增效，但加重骨髓抑制。

【制剂与规格】

巯嘌呤片：25 mg；50 mg。

羟基脲(Hydroxycarbamide)

【药理作用】

羟基脲为核苷二磷酸还原酶抑制剂，可阻止核苷酸还原为脱氧核苷酸，干扰嘌呤及嘧啶碱基生物合成，选择性地阻碍DNA合成，并直接损伤DNA。对RNA及蛋白质合成无阻断作用。属周期特异性药，作用于S期，并能使部分细胞阻滞在G_1/S期边缘，故可用作使癌细胞部分同化或放射增敏的药物。

【药物动力学】

口服吸收快，1～2 h达峰浓度，可透过血脑屏障。消除半衰期为1.5～5 h。20%在肝内代谢，80%经尿排泄，4 h能排出60%，12 h内排出80%。

【适应证】

主要用于慢性髓系白血病，并用于对白消安耐药者。对黑色素瘤、肾癌、头颈部癌有一定疗效。与放疗联合对头颈部癌、宫颈鳞癌有效。对顽固性银屑病和脓疱性银屑病有效。

【用法与用量】

口服片剂：（1）慢性髓系白血病：按一次20～60 mg/kg，一周2次，连续6周为一疗程。成人通常一日2～4 g，当白细胞下降至10×10^9/L时，减量按一日20 mg/kg，直至达到血液学完全缓解，维持量一日0.5～1 g。（2）头颈部癌、宫颈鳞癌：按一次80 mg/kg，每3 d一次。应与放疗联合。（3）真性红细胞增多症、原发性血小板增多症：按一日30～40 mg/kg，qd或分2次。待红细胞或血小板降至正常值上限时改为维持量，按一日10～20 mg/kg，qd。（4）顽固性银屑病和脓疱性银屑病：成人，一日0.5～1.5 g顿服，4～8周为一疗程。

【不良反应】

（1）骨髓抑制为剂量限制性毒性，可致贫血、白细胞和血小板减少，通常出现在用药10 d左右，停药1～2周后可恢复。（2）食欲减退、恶心、呕吐，少见便秘，长期服用可发生腹泻、口腔黏膜炎、口腔溃疡等。（3）偶见头痛、头晕、嗜睡、幻觉、惊厥。（4）偶见尿酸升高或尿酸性肾病，以及排尿困难、睾丸萎缩。（5）脱发、皮肤色素沉着、皮疹、红斑、瘙痒及药物热等，重复给药时可再出现。

【禁忌证】

对本品过敏者;妊娠期和哺乳期;严重骨髓抑制;水痘、带状疱疹及各种严重感染者。

【注意事项】

(1) 严重贫血未纠正前、骨髓抑制、肾功能不全者、有痛风和尿酸盐肾结石史慎用。(2) 可抑制免疫功能,避免接种疫苗。(3) 应适当增加液体的摄入量,以增加尿量及尿酸的排泄。(4) 定期检测血常规、尿素氮、肌酐和尿酸。(5) 用药过程中,白细胞 $< 2.5 \times 10^9/L$,或血小板 $< 100 \times 10^9/L$,应暂停用药并给予处理。(6) 配药或接触装有本品的药瓶时应戴上一次性手套,在接触含有本品的药瓶或药物前后都要洗手。

【药物相互作用】

(1) 能减少氟尿嘧啶转化为活性代谢物,两者合用应慎重。(2) 对中枢神经系统有抑制作用,慎与巴比妥类、苯二氮䓬类、麻醉药等同用。(3) 能使尿酸升高,与别嘌醇、秋水仙碱、丙磺舒等合用,应调整上述药物剂量。(4) 与别嘌醇合用能防治高尿酸血症。(5) 与烷化剂无交叉耐药性。

【制剂与规格】

羟基脲片:0.5 g。

阿糖胞苷(Cytarabine)

【药理作用】

阿糖胞苷为嘧啶类抗代谢药。药物进入体内,在细胞内由磷酸激酶活化,转化为阿糖胞苷三磷酸及阿糖胞苷二磷酸,前者能抑制 DNA 聚合酶的合成,后者能抑制二磷酸胞苷转化为二磷酸脱氧胞苷,从而抑制细胞 DNA 聚合及合成。为细胞周期特异性药,主要作用于 S 期,对 RNA 及蛋白质合成的抑制作用较弱。

【药物动力学】

静脉用药后广泛分布于体液、组织及细胞内。可透过血脑屏障,脑脊液中为血药浓度的40%。主要在肝内被胞嘧啶脱氨酶迅速脱氨而形成无活性的尿嘧啶阿糖胞苷。因脑脊液内脱氨酶含量较低,故其脱氨作用较缓慢。半衰期 α 相为 10～15 min,β 相为 2～2.5 h。鞘内给药时,半衰期可延长至 11 h。24 h 内 70%～90%的无活性代谢物经尿排出。

【适应证】

用于急性白血病的诱导缓解期及维持巩固期。对急性髓系白血病效果较好。对慢性髓系白血病的加速期、淋巴瘤也有效。为防治脑膜白血病的二线用药。

【用法与用量】

注射剂：静脉注射、静脉滴注、鞘内注射，小剂量可皮下注射。静滴时稀释成0.5 mg/mL。

成人常用量：急性白血病：(1) 诱导缓解：按一次2 mg/kg静注，剂量范围1～3 mg/kg，qd，连续用10～14 d为一疗程。或按一次4～6 mg/kg，每周2次。亦可按一次5～7.5 mg/kg静滴，qd，连续用4～5 d。滴注时间8～12 h。(2) 维持治疗：完全缓解后改为维持治疗，按一次1 mg/kg，或按一次70～200 mg/m^2，静注或皮下注射，qd或bid，连续用7～10 d。

难治性或复发性急性白血病、急性白血病缓解后为延长其缓解期，常用中等剂量或大剂量方法。中等剂量或大剂量方法由于不良反应较多，应由经验丰富的医师指导，并有充分及时的支持疗法保证方可进行。原始细胞增多的急性白血病、骨髓增生异常综合征（MDS）、低增生性急性白血病、老年急性髓系白血病，应用小剂量方法。(1) 中等剂量：按一次0.5～1 g/m^2静滴，q12h，滴注时间1～3 h。一疗程2～6 d。(2) 大剂量：按一次1～3 g/m^2静滴，方法及疗程同中等剂量方法。由于大剂量不良反应增加，故现多主张用中等剂量。(3) 小剂量：按一次10 mg/m^2，皮下注射，q12h。一疗程14～21 d。若病情未缓解而病人情况容许，2～3周可重复一疗程。按体表面积计量，儿童用量与用法同成人。

非霍奇金淋巴瘤：多采用联合化疗方案，成人按一次300 mg/m^2静滴，q12h，每次滴注时间1 h。在每个治疗周期的第8 d给药。

脑膜白血病：鞘内注射。成人一次10～25 mg，合用地塞米松5 mg，用0.9%氯化钠溶液2 mL溶解，一周1～2次，共5次或用至脑脊液正常。预防时则每4～8周1次。

儿童常用量：(1) 急性白血病诱导治疗：按一日100 mg/m^2静注，连续用5～7 d。(2) 非霍奇金淋巴瘤：按一次150 mg/m^2静滴，q12h，每次滴注时间1 h。于第4～5 d改为一次75 mg/m^2，并开始与其他细胞毒药物联合。(3) 脑膜白血病：鞘内注射。按一次25～30 mg/m^2，一周1～2次。

【不良反应】

(1) 主要毒性是骨髓抑制，导致白细胞及血小板减少，严重者可发生再生障碍性贫血或巨幼细胞贫血。(2) 白血病、淋巴瘤治疗初期可发生高尿酸血症，甚至尿酸性肾病。(3) 少见口腔炎、食管炎、肝功能异常、发热反应及血栓性静脉炎。(4) 阿糖胞苷综合征多出现于用药后6～12 h，有骨痛、肌痛、咽痛、发热、全身不适、皮疹、眼睛发红等。

【禁忌证】

对本品过敏者；妊娠期和哺乳期；严重肝、肾功能不全者。

【注意事项】

(1) 下列情况慎用：白细胞及血小板明显减低、肝肾功能不全者、胆道疾病、有痛风和尿酸盐肾结石病史、近期接受过细胞毒药物或放射治疗。(2) 应适当增加液体摄入量，使尿液保持碱性，必要时同用别嘌醇以防发生高尿酸血症及尿酸性肾病。(3) 鞘内注射不可用含苯甲醇的稀释液，可用氯化钠溶液配制并立即使用。(4) 定期检测血常规、肝肾功能、尿酸及骨髓功能。

【药物相互作用】

(1) 柔红霉素、多柔比星、环磷酰胺及亚硝脲类可使其增效。(2) 与其他抗肿瘤药或骨髓抑制剂、放疗同用，可增加细胞毒性和免疫抑制作用。(3) 不宜与氟尿嘧啶合用。(4) 可降低氟胞嘧啶的抗真菌作用。(5) 可使地高辛稳态血药浓度降低。

【制剂与规格】

注射用盐酸阿糖胞苷：50 mg；100 mg。

吉西他滨(Gemcitabine)

【药理作用】

吉西他滨为脱氧胞嘧啶核苷的类似物，其化学结构与阿糖胞苷相似，为 DNA 聚合酶抑制剂。在细胞内通过脱氧胞嘧啶核苷激酶磷酸化，转化为有活性的二磷酸核苷和三磷酸核苷，发挥抗肿瘤作用。二磷酸核苷抑制核苷酸还原酶，使细胞内合成 DNA 所需的三磷酸脱氧核苷减少。同时，二磷酸核苷还与三磷酸脱氧核苷竞争结合 DNA，从而抑制 DNA 合成。结合了二磷酸核苷的 DNA 链延长受阻，引起细胞程序化死亡(凋亡)。本品为细胞周期特异性药，作用于 S 期，可阻止 G_1 期向 S 期转化。

【药物动力学】

静脉输入后很快分布到体内各组织，输注时间越长分布就越广，半衰期也就越长。血浆蛋白结合率极低，半衰期 32～94 min。能被胞苷脱氨酸在肝、肾、血液和其他组织中快速而接近完全代谢。代谢物为无活性的双氟脱氧尿苷经尿排出，原形排泄不足 10%。

【适应证】

主要用于治疗中晚期或已转移的非小细胞肺癌、胰腺癌，也用于膀胱癌、乳腺癌、卵巢癌、小细胞癌及其他实体肿瘤。

【用法与用量】

注射剂：静脉滴注。0.9%氯化钠为唯一溶液，稀释浓度不 > 40 mg/mL。一次用量加入 0.9%氯化钠溶液 250 mL 中滴注 30 min。

非小细胞肺癌及其他肿瘤：(1) 单药疗法：按一次 0.8～1 g/m^2。① 3 周方案：每周 1 次，连续 2 周休息 1 周。② 4 周方案：每周 1 次，连续 3 周休息 1 周。(2) 联合用药(顺铂)：① 3 周疗法：按一次 1.25 g/m^2。于第 1、第 8 d 给药。② 4 周疗法，按一次 1 g/m^2。于第 1、第 8、第 15 d 给药。

晚期胰腺癌：按一次0.8～1 g/m^2。一周1次，连续7周休息1周；以后一周1次，连续3周休息1周。

【不良反应】

（1）剂量限制性骨髓抑制，可有贫血，血小板、白细胞和中性粒细胞减少。（2）厌食、恶心、呕吐、腹泻、口腔黏膜炎，胆红素、转氨酶（ALT及AST）、碱性磷酸酶升高。（3）流感样症状、咳嗽、鼻炎、呼吸困难、支气管痉挛、肺水肿、间质性肺炎，罕见急性呼吸窘迫综合征。（4）轻度蛋白尿、血尿。（5）低血压、心肌梗死、心力衰竭、心律失常、水肿、周围性血管炎等。（6）发热、头痛、背痛、寒战、肌痛、乏力、不适、出汗、失眠或嗜睡等。（7）皮疹、瘙痒、脱皮、水泡、溃疡、脱发等。

【禁忌证】

对本品过敏者；妊娠期和哺乳期；严重肾功能不全者禁止联合用药（如顺铂）。

【注意事项】

（1）骨髓抑制、肝肾功能不全者慎用。（2）18岁以下儿童不推荐使用。（3）>65岁不需调整剂量。（4）滴注时间延长和增加用药频率可增大药物毒性，需密切观察。（5）定期检查肝、肾、骨髓功能，有骨髓抑制时暂停用药或调整方案。（6）可引起轻度困倦，用药期间禁止驾驶和操纵机器。

【药物相互作用】

（1）与其他抗肿瘤药联合或序贯化疗时，应考虑对骨髓抑制的蓄积作用。（2）可增强口服抗凝血药的作用。

【制剂与规格】

注射用盐酸吉西他滨：0.2 g；1 g。

培美曲塞（Pemetrexed）

【药理作用】

培美曲塞是一种多靶点抗叶酸代谢的抗肿瘤药。通过干扰细胞复制过程中叶酸依赖性的正常代谢过程，抑制细胞复制，从而抑制肿瘤生长。能抑制胸苷酸合成酶、二氢叶酸还原酶和甘氨酰胺核苷酸甲酰转移酶的活性，这些酶都是合成叶酸所必需的酶，参与胸腺嘧啶核苷酸和嘌呤核苷酸的生物再合成过程。

【药物动力学】

血药峰浓度和AUC随剂量等比增加。血浆蛋白结合率81%。主要以原形从尿排出，在给药后的24 h内，70%～90%还原成原药的形式从尿排出。半衰期为3.5 h。

【适应证】

与顺铂联合，用于治疗无法手术的恶性胸膜间皮瘤。还可用于经含有顺铂联合方案治疗无效的晚期非鳞、非小细胞肺癌。

【用法与用量】

注射剂：静脉滴注。一次用量加入 0.9%氯化钠溶液 100 mL 中，滴注时间 > 10 min。

恶性胸膜间皮瘤：(1) 与顺铂联用。本品一次 0.5 g/m^2，滴注时间 > 10 min。顺铂为 75 mg/m^2，滴注时间 > 2 h。应在本品给药结束 30 min 后再给予顺铂滴注。本品和顺铂均在第 1 d 使用，间隔 21 d 再用。每 21 d 重复 1 个周期。(2) 预服药物：地塞米松一次 4 mg，bid。于治疗前 1d 开始服，连服 3 d。(3) 治疗时必须同时服用低剂量叶酸，或合用其他含有叶酸的复合维生素制剂。于治疗开始前 7 d 至少服用 5 次日剂量的叶酸，一直服用整个治疗周期，在最后一次治疗给药后 21 d 可停服。还需在第一次治疗前 7 d 内肌注 1 次维生素 B_{12}，以后每 3 个周期给予 1 次，以后的维生素 B_{12} 用药可在培美曲塞给药同一天进行。叶酸一次用量至少 0.4 mg，剂量范围为 0.35～1 mg，维生素 B_{12} 剂量为一次 1 mg。

非小细胞肺癌：第 1 d 单用本品 0.5 g/m^2，每 21 d 为一个周期。其他预处理或预防用药如地塞米松、叶酸、维生素 B_{12} 同上述。

【不良反应】

(1) 主要为骨髓抑制，导致中性粒细胞和血小板减少、贫血等。(2) 发热、感染、口腔炎、咽炎、味觉障碍等。(3) 肝肾功能损害，转氨酶(ALT 及 AST)、肌酐升高等。(4) 胃肠道反应、恶心、腹痛等。(5) 皮疹、多形红斑、脱发等。

【禁忌证】

对本品过敏者；妊娠期和哺乳期。

【注意事项】

(1) 骨髓抑制、肝肾功能不全者慎用。肌酐清除率 < 45 mL/min 应避免使用。(2) 儿童用药的安全性和有效性尚未确立。(3) 治疗时须同时给予叶酸和维生素 B_{12} 补充治疗，可以预防或减少治疗相关的血液或胃肠道不良反应。(4) 给药前应给予地塞米松预处理，可以降低皮肤反应及严重程度。(5) 药液配制时戴手套，不慎接触到皮肤、黏膜，用水彻底清洗。

【药物相互作用】

(1) 顺铂、叶酸和维生素 B_{12} 不改变其药物动力学。(2) 小到中等剂量的阿司匹林不影响其药物动力学。(3) 布洛芬可降低其清除率。(4) 丙磺舒可延迟其清除。

【制剂与规格】

注射用培美曲塞二钠：0.1 g；0.2 g；0.5 g。

‖ 第三节　抗肿瘤抗生素 ‖

抗肿瘤抗生素是由微生物产生，具有抗肿瘤活性。主要作用于遗传信息传递的不同环节，甚至生物大分子本身，抑制肿瘤细胞DNA、RNA和蛋白质的生物合成。迄今发现对肿瘤细胞有细胞毒作用或对实验动物肿瘤有抑制作用的微生物产物很多，在临床上常用并显示较好疗效的仅十余种。抗肿瘤抗生素大多为细胞周期非特异性药，对增殖和非增殖细胞均有杀伤作用，因此多有一定毒性，有些是特异性毒性，如多柔比星的心脏毒性。在应用时应常规检测血常规、心肺及肝肾功能。

抗肿瘤抗生素可分为蒽环类、丝裂霉素类、博来霉素类、放线菌素类。本节有多柔比星、柔红霉素、平阳霉素。

多柔比星(Doxorubicin)

【药理作用】

多柔比星为蒽环类抗生素，是细胞周期非特异性药，对各期细胞均有作用，对S期尤其是早S期最敏感，M期次之，而对G_1/S和G_2期有延缓作用。具有较强的抗肿瘤作用，因其结构中既含有脂溶性的蒽环配基，又有水溶性的柔红糖胺，并有酸性酚羟基和碱性氨基。作用机制为直接作用于DNA，插入DNA的双螺旋链，干扰DNA、DNA依赖的RNA和蛋白质合成。还具形成超氧自由基的功能，与其心脏毒性有关。还有特殊的破坏细胞膜结构和功能的作用。

【药物动力学】

对组织具有强刺激性，须通过血管给药(静脉或动脉)或膀胱内给药。进入体内后迅速分布于心、肾、肝、脾、肺组织中，不能透过血脑屏障，血浆蛋白结合率不高。主要在肝内代谢，其代谢物也有一定抗肿瘤活性。半衰期α相为0.5 h，β相为3 h，γ相为40～50 h。由于代谢和胆汁分泌，血药浓度呈多相衰减，经胆汁由粪便排泄。

【适应证】

(1) 对急性白血病(淋巴细胞性和粒细胞性)、淋巴瘤、乳腺癌、骨肉瘤及软组织肉瘤、肺癌(小细胞和非小细胞肺癌)有效，尤其是乳腺癌和肺癌。(2) 对膀胱癌、睾丸肿瘤、甲状腺癌、神经母细胞瘤、肾母细胞瘤、肝癌、胃癌、食管癌、卵巢癌、宫颈癌、前列腺癌及头颈部癌也有效。(3) 对胰腺癌、子宫内膜癌、脑瘤及多发性骨髓瘤有一定疗效。

【用法与用量】

注射剂：静脉注射、静脉滴注、动脉注射。用灭菌注射用水或9%氯化钠溶液溶解，配制成2 mg/mL。

成人常用量：(1) 单药治疗：按一日40～60 mg/m^2，每3～4周1次；或按一日20～30 mg/m^2，连续3 d，间隔3周再重复给药；亦可按一次20～35 mg/m^2，一周1

次。总量不超过 450～550 mg/m^2，以免发生严重心脏毒性。（2）联合化疗：按一日 40 mg/m^2，每 3 周 1 次；或按一日 25 mg/m^2，一周 1 次，连续 2 周，间隔 3 周重复。疗程总量不超过 400 mg/m^2。分次用药对心脏毒性、骨髓抑制、胃肠道反应、口腔溃疡较每 3 周 1 次用药为轻。（3）膀胱或胸腔内注入：一次 30～40 mg。膀胱内灌注时，膀胱中浓度应为 1 mg/mL，尿量应限制在 50 mL/h 左右。药物在某一位置停留 15 min 后，应转换体位。接触药物时间为 1 h。（4）动脉注射：潜在损害很大，仅由熟练专业医师使用。

儿童常用量：单药治疗按一日 20～25 mg/m^2，连续 3 d。间隔 3 周重复用药。总量不超过 400 mg/m^2，以免发生严重心脏毒性。

【不良反应】

（1）主要而严重的是心脏毒性，用药或停药后数日或数年可出现心脏毒性。一过性心电图改变如室上性心动过速，室性期前收缩及 ST 段、T 波改变，一般不影响治疗。少见延迟性进行性心肌病变，表现为急性充血性心衰，甚至是致命性的。与累积量密切相关，大多发生总量大于 400 mg/m^2 者。心脏病变多在停药后 1～6 个月，可因合用其他药物而加重。（2）常见骨髓抑制，白细胞大多在用药后 10～14 d 下降至最低点，多在 3 周内逐渐恢复至正常水平，贫血和血小板减少一般不严重。（3）食欲减退、恶心、呕吐、口腔黏膜红斑、溃疡及食管炎、胃炎。90% 以上有脱发，停药 1～2 个月可恢复生长。（4）少见发热、出血性红斑、肝功能异常与蛋白尿、甲床部位出现色素沉着、指甲松离，在原先放射野皮肤可出现局部发红或色素沉着。（5）可增加放疗和一些抗肿瘤药的毒性。白血病和淋巴瘤，特别是初次使用者，可因瘤细胞大量破坏引起高尿酸血症，导致关节痛或肾损害。（6）药物外渗可引起组织溃疡和坏死，药物浓度过高可引起静脉炎。

【禁忌证】

（1）对本品及蒽环类过敏者；妊娠期和哺乳期；严重器质性心脏病和心肺功能不全者；既往有心肌梗死病史者；明显感染或发热；恶病质；失水、电解质或酸碱平衡失调者；胃肠梗阻；明显黄疸或肝功能不全者；水痘或带状疱疹。（2）白细胞 $< 3.5 \times 10^9$/L 或血小板 $< 50 \times 10^9$/L 者。（3）既往细胞毒药物治疗或放疗，曾有持续的骨髓抑制或严重的口腔溃疡、严重心律失常、心肌功能损害者。（4）既往蒽环类治疗已用到药物最大累积量者，曾用其他抗肿瘤药或放射治疗已导致骨髓抑制者。（5）膀胱内灌注治疗：侵袭性肿瘤已穿透膀胱壁；尿路感染导管插入困难。

【注意事项】

（1）2 岁以下、老年人、肝肾功能不全者慎用，若使用应酌情减量。（2）用药后 1～2 d 内可出现红色尿，大多 2 d 后消失。肾功能不全者要警惕出现高尿酸血症，痛风病人别嘌醇要相应增量。（3）应经常观察有无口腔溃疡、腹泻以及黄疸等情况，应多饮水以减少高尿酸血症。（4）过去曾用过足量柔红霉素、表柔比星及本品者不能再用。（5）可用于浆膜腔内和膀胱灌注给药，但不能用于鞘内注射。（6）在进行纵隔或胸腔放疗期间禁用本品，以往接受过纵隔放射治疗者，一次用量和疗程总量亦应酌减。（7）药液外渗可引起局部组织坏死，应确定静脉通畅后才能给药。（8）定期检测血常规，心、肝、肾功能。

【药物相互作用】

（1）与具有骨髓抑制的抗肿瘤药，尤其是亚硝脲类、环磷酰胺、甲氨蝶呤、丝裂霉素合用，或与放射治疗同用均应酌情减量。（2）链脲霉素可延长其半衰期。（3）与任何可能导致肝损害的药物合用可增加肝毒性。（4）与阿糖胞苷合用可导致坏死性结肠炎。（5）与柔红霉素呈交叉耐药性。与环磷酰胺、氟尿嘧啶、甲氨蝶呤、顺铂以及亚硝脲类联合，具有不同程度的协同作用。（6）不可与肝素混合，以防产生沉淀，降低肝素的抗凝血作用。（7）与普萘洛尔合用可增加心脏毒性。（8）不宜接种活病毒疫苗。

【制剂与规格】

注射用盐酸多柔比星：10 mg。

柔红霉素（Daunorubicin）

【药理作用】

柔红霉素为细胞周期非特异性药，作用机制与多柔比星相似。抑制细胞的核酸合成过程，可嵌入DNA，进而抑制RNA和DNA合成，对RNA的影响尤为明显，选择性作用于嘌呤核苷。其抗瘤谱远较多柔比星窄。

【药物动力学】

静脉给药后40～50 min，即在肝内代谢成具有抗肿瘤活性的柔红霉素醇，并与原形一起分布至全身，以肾、脾、肝和心脏浓度较高。不能透过血脑屏障。半衰期α相为45 min，β相为18. 5 h。柔红霉素醇半衰期为26. 7 h，其他代谢物为50～55 h。血药浓度维持时间较长。13%～25%经肾排泄，其中约25%为具有抗肿瘤活性的代谢物，约40%经胆汁排泄。

【适应证】

（1）急性粒细胞白血病：无论是单一使用或与其他抗肿瘤药合用，均适用于该病的各个分期。亦用于早幼粒细胞白血病。（2）急性淋巴细胞白血病：疗效好，缓解率较高。但由于其不良反应较大，以及尚有其他有效的治疗方法，故仅适用于对其他药物已产生耐药者。急性淋巴细胞白血病急性期与泼尼松和长春新碱联合疗效明显。（3）其他肿瘤：对神经母细胞瘤及横纹肌肉瘤有良好的疗效。

【用法与用量】

注射剂：静脉注射、静脉滴注。不可肌内注射或鞘内注射。

一次用量先用0. 9%氯化钠溶液5～10 mL溶解。静注时再用0. 9%氯化钠溶液稀释成 2～5 mg/mL；静滴时加入 0. 9%氯化钠注射液 250 mL 中，于 1 h 内滴完。静注或静滴前应先静滴 0. 9%氯化钠注射液，以确保针头在静脉内，然后才在这一通畅的静脉输液管道内输注。

成人常用量：单用按一次 30～40 mg/m^2；或按一次 0. 5～3 mg/kg，一周 1 次。可采用以下方法。（1）一次 0. 5～1 mg/kg，一周 2～3 次。（2）一次 2 mg/kg，间隔 4 d 或 4 d 以上 1 次。（3）较少用大剂量，一次 2. 5～3 mg/kg，间隔 1～2 周 1 次。实体瘤总量为 8～10 mg/kg。

联合化疗时，一次剂量应减至单用常用量的 2/3，按一次 30 mg/m^2。

儿童常用量：按一次 25～45 mg/m^2，一周 1 次连续用 4 周；或按一次 30～45 mg/m^2，连续用 3 d。2 岁以下及体表面积小于 0. 5 m^2 的儿童，按一次 0. 5～1 mg/kg，一周 1 次，连续用 3～4 周为一疗程。累计总量以小于 360 mg/m^2 为宜。联合用药剂量、给药频率取决于治疗方案。

单用或联合用药，应依病情、耐受力、血常规和骨髓象来调整剂量。无论是成人或儿童，疗程总量均不能超过 20 mg/kg。老年人、肝功能不全者应酌情减量，以免增加毒性。

【不良反应】

（1）主要而严重的是骨髓抑制及心脏毒性，故不可过久用药。若出现口腔溃疡，此反应多在骨髓毒性之前出现，其特点是溃烂区域疼痛，特别是在舌两侧及舌下黏膜区域，应立即停药。（2）胃肠道反应有恶心、呕吐、腹痛等。（3）心脏毒性有心电图异常、心律失常，严重者可引起心衰，故总量不应超过 20 mg/kg。（4）少见皮疹、蛋白尿、高尿酸血症、肾损害。（5）常见脱发，停药可恢复。（6）药液渗漏血管外可致局部坏死。选用小静脉或一条静脉重复多次注射，可致静脉硬化症。

【禁忌证】

对本品及多柔比星、表柔比星过敏者；妊娠期和哺乳期；严重心、肺、肝、肾功能不全者；恶病质；严重感染；严重骨髓抑制以及免疫功能低下；胃肠梗阻；水、电解质或酸碱平衡紊乱；既往足量用过多柔比星或表柔比星者。

【注意事项】

（1）本品可迅速溶解肿瘤细胞致尿素氮和尿酸升高。在治疗的第 1 周，至少需检测 3～4 次尿素氮和尿酸。严重者应给予充足的液体和别嘌醇，以免发生尿酸性肾病。（2）几乎对所有病人有骨髓抑制，少数甚至发生骨髓再生障碍。所以在开始治疗之前，应高度注意骨髓毒性，做好充分的支持准备，如应用抗生素、输红细胞、输血小板成分，亦可酌情输入白细胞。治疗的第 1 周应每日检测血常规。（3）可引起男性和女性不育，致畸或对胎儿造成损害的可能性尚未得到足够评估。（4）使用 1～2 d 后，尿可呈桔红色。（5）皮肤或黏膜意外接触到本品，应立即彻底冲洗。（6）须特别注意心脏毒性。若累积总量在 20 mg/kg 的限量以下，心衰发生率约 2%。累积总量过高，则发生率增加。联合治疗（放疗及联合其他有潜在心脏毒性的药物）或有与病症相关的临床情况，如贫血、感染、心包或心肌脂肪浸润都会增加心脏毒性。心衰有可能在完全缓解期发生或在停止治疗几周后发生，而且常规治疗并不能改善心衰症状。每一治疗周期都应做基础心电图。心电图改变如T波低平或倒置，或ST段下降或心律失常发作，并不认为是停药指征。现认为QRS波低电压是心脏毒性的特异表现。若发生QRS波低电压，须权衡利弊，分析继续用药的益处与发生不可逆心脏损害两者之间的利害关系。在累积总量较高时，心衰可随时发生，而心电图预先可无任何异常改变。（7）定期检测血常规和肝功能。

【药物相互作用】

（1）不可与有心脏、肝毒性的药物合用。（2）与多柔比星有交叉耐药性，与阿糖胞苷、甲氨蝶呤、环磷酰胺和亚硝脲类无交叉耐药性。（3）与泼尼松、阿糖胞苷或长春碱等联合，疗效增加。（4）不可与肝素、地塞米松、别嘌醇、氟达拉滨、氨曲南、哌拉西林和氨茶碱混合。（5）用药时及停药3～6个月内不可接种疫苗。

【制剂与规格】

注射用盐酸柔红霉素：20 mg。

平阳霉素（Bleomycin A5）

【药理作用】

平阳霉素为博来霉素多组分中的单一组分A5。其作用机制与博来霉素相同，主要抑制胸腺嘧啶核苷嵌入DNA，与DNA结合使之被破坏，阻滞DNA复制。其抗肿瘤作用比博来霉素的主要组分A2强，而毒性较低。肺损害较轻。

【药物动力学】

静脉注射后30 min达峰浓度，下降迅速，半衰期为1.5 h。给药量的25%～50%在24 h内由尿排出。

【适应证】

主要用于治疗唇癌、舌癌、齿龈癌、鼻咽癌等头颈部鳞癌。亦可用于治疗皮肤癌、乳腺癌、宫颈癌、食管癌、阴茎癌、外阴癌、恶性淋巴瘤和坏死性肉芽肿等。对肝癌也有一定疗效。对翼状胬肉有显著疗效。

【用法与用量】

注射剂：肌内注射、静脉注射、动脉内注射、瘤体内注射。（1）静注：用0.9%氯化钠或5%葡萄糖溶液5～20 mL溶解成4～15 mg/mL。（2）肌注：用0.9%氯化钠溶液5 mL溶解成4～15 mg/mL。（3）动脉内注射：4～8 mg用添加抗凝血药（如肝素）的0.9%氯化钠溶液3～25 mL溶解，作一次动脉内注射或持续动脉内注射。

成人常用量：（1）一次8 mg，通常每周给药2～3次。根据病情可增加为每日1次，或减少至每周 1 次。显示疗效的剂量一般为 80～160 mg，一疗程的总剂量为 240 mg。(2) 肿瘤消失后，应适当给药，如每周一次 8 mg，静注 10 次左右。(3) 淋巴管瘤：一次 4～8 mg，溶于 0.9%氯化钠溶液 2～4 mL，有囊者尽量抽尽囊液后注入。间隔至少 1 个月，5 次为一疗程。(4) 血管瘤：一次 4～8 mg，溶于 0.9%氯化钠溶液或利多卡因注射液 3～5 mL 中，注入瘤体内，注射 1 次未愈者，间隔 7～10 d 可重复注射，总量一般不超过 70 mg。(5) 鼻息肉：一次 8 mg，溶于 0.9%氯化钠溶液 4 mL 中，用细长针头注射于息肉内，一次注射 1～2 个息肉，一周 1 次，一疗程 5 次，一般 1～2 个疗程。每次注射后观察 15～30 min 有无过敏反应。

【不良反应】

(1) 常见发热，少数用药后约 1 h 发生，大多在 38 ℃左右，个别可达 40 ℃。可伴寒战，3～4 h 后自行消退。(2) 食欲减退、恶心、呕吐、腹泻、口腔炎、肝肾功能损伤。(3) 咳嗽、咳痰、呼吸困难，罕见肺炎样病变、肺纤维化。(4) 皮肤色素沉着、角质增厚、指甲变形、皮炎、皮疹、脱发。(5) 静脉炎、血管痛、过敏反应，罕见过敏性休克。

【禁忌证】

对本品或博来霉素过敏者；妊娠期和哺乳期；严重肺、肝、肾功能不全者。

【注意事项】

(1) 有肺、肝、肾功能不全者及老年人慎用。(2) 出现皮疹等过敏症状时应停药。(3) 用药后如出现发热可给予解热药，对出现高热者再用药时应减量，并缩短给药时间，可在用药前后给予解热药、抗过敏药、糖皮质激素。(4) 用药期间注意肺部检查，若出现咳嗽、咳痰、呼吸困难等肺炎样症状，同时胸部 X 线片出现异常应停药，并给予糖皮质激素和适当的抗生素。(5) 出现休克样症状(血压低、发冷发热、喘鸣、意识模糊等)应停药，并采取相应急救措施，使用肾上腺素、糖皮质激素、升压药及吸氧等。

【药物相互作用】

尚不明确。

【制剂与规格】

注射用盐酸平阳霉素：4 mg；8 mg。

‖ 第四节 抗肿瘤植物成分药 ‖

植物来源抗肿瘤药有长春碱类、喜树碱类、紫杉醇类、三尖杉酯碱类、鬼臼毒素衍生物等。本节有长春新碱、紫杉醇、高三尖杉酯碱、依托泊苷。

长春新碱(Vincristine)

【药理作用】

长春新碱为夹竹桃科长春花中提取的生物碱，为细胞周期特异性药。抗肿瘤作用靶点是微管，主要抑制微管蛋白的聚合而影响纺锤体微管的形成，使有丝分裂停止于中期，阻止肿瘤细胞分裂增殖。还可干扰蛋白质代谢及抑制 RNA 聚合酶的活力，并抑制细胞膜类脂质的合成和氨基酸在细胞膜上的转运。

【药物动力学】

静注后迅速分布于各组织，神经细胞内浓度较高，很少透过血脑屏障，脑脊液中是血药浓度的 1/30～1/20。血浆蛋白结合率 75%。半衰期 α 相为 5 min，β 相为 2.3 h，γ 相长达 85 h。在肝内代谢，在胆汁中浓度最高，主要经胆汁排出，粪便排泄 70%，尿排泄 5%～16%。能选择性地集中在癌组织，可使增殖细胞同步化，进而使抗肿瘤药增效。

【适应证】

用于急性白血病，尤其是儿童急性白血病，对急性淋巴细胞白血病疗效显著。其他如淋巴瘤、生殖细胞肿瘤、小细胞肺癌、尤文肉瘤、肾母细胞瘤、神经母细胞瘤、乳腺癌、慢性淋巴细胞白血病、消化道癌、黑色素瘤、多发性骨髓瘤。

【用法与用量】

注射剂：抗肿瘤治疗仅可静脉注射或静脉快速冲入，用于免疫性血小板减少症时可静脉滴注。成人可胸、腹腔内注射，不可作肌内注射、皮下注射或鞘内注射。用 0.9% 氯化钠溶液 20～30 mL 溶解。与其他药物联合化疗时，连续 2 周为一周期。

成人常用量：（1）一次 1～2 mg，或按一次 1～1.4 mg/m^2，或按一次 0.02～0.04 mg/kg，一次用量不超过 2 mg。一周 1 次，疗程总量 10～20 mg。> 65 岁者，一次最大量为 1 mg。（2）胸、腹腔内注射：一次 1～3 mg。（3）难治性免疫性血小板减少症：一次 1～2 mg，滴注时间 6～8 h。一周 1 次，4～6 周为一疗程。

儿童常用量：（1）按一次 1.5～2 mg/m^2，或按一次 0.05～0.075 mg/kg（不超过 2 mg）。一周 1 次。（2）难治性免疫性血小板减少症：按一次 1.5 mg/m^2（不超过 2 mg），滴注时间 6～8 h。一周 1 次，4～6 周为一疗程。

【不良反应】

（1）骨髓抑制较轻，剂量较大和用药时间较长可有白细胞和血小板减少。（2）恶心、呕吐、腹痛、便秘，严重时出现肠麻痹甚至麻痹性肠梗阻、口腔溃疡、胃溃疡、血性腹泻等。（3）四肢麻木、腱反射迟钝或消失、周围神经炎、运动和感觉神经以及脑神经异常等。与累积量有关，多在用药后 6～8 周出现，可持续 2～3 个月，当总量超过 25 mg 时，可发生偏瘫等严重不可逆性神经损害。神经毒性常发生 40 岁以上，儿童低于成人。淋巴瘤神经毒性高于其他肿瘤。（4）反复注射可致血栓性静脉炎，药液渗漏出血管外可引起局部组织坏死。(5) 其他有脱发、皮疹、发热等，长期用药可抑制睾丸或卵巢功能，引起闭经或精子缺乏。

【禁忌证】

对本品及长春碱类过敏者；妊娠期和哺乳期。

【注意事项】

(1) 哺乳期使用应暂停哺乳。2 岁以下儿童的周围神经的髓鞘形成尚不健全，应慎用。有骨髓抑制，有痛风病史，肝、肾功能不全者，感染，肿瘤已侵犯骨髓，神经肌肉疾病，有尿酸盐肾结石病史，经过放疗或化疗的肿瘤病人均应慎用。(2) 须确认注射针头在静脉内方可开始注射。一旦药液渗漏至血管外，应立即停止注射，并以 0.9% 氯化钠注射液稀释局部，或以 1% 普鲁卡因注射液局封。(3) 要防止药液溅入眼内，一旦发生立即用大量氯化钠注射液冲洗，之后应用糖皮质激素眼膏保护。(4) 静脉快速冲入注射时应避免日光直接照射。(5) 本品可使血钾、尿酸升高。(6) 若药物过量，出现严重不良反应，可采取以下措施：限制水分摄取或使用袢利尿药，以防抗利尿激素过度分泌而引起的副作用；必要时用苯巴比妥抗惊厥；灌肠或减压以防肠梗阻。(7) 心血管系统的保护，可用亚叶酸钙静注减轻毒性，首日一次 5 mg，q3h，次日改为 q6h，再用 2 d。(8) 定期复查血常规，肝、肾功能，密切观察心律、肠鸣音及肌腱反射。

【药物相互作用】

(1) 先用本品后再用亚叶酸钙，可减低其毒性反应。(2) 可阻止甲氨蝶呤从细胞内渗出。先用本品再用甲氨蝶呤，可提高甲氨蝶呤的细胞内浓度，提高疗效。(3) 与门冬酰胺酶合用，可能增强神经和骨髓毒性。在门冬酰胺酶给药前 12～24 h 前使用本品毒性降低。(4) 与异烟肼、维生素 B_6 合用可能增加其神经毒性。(5) 谷氨酸钠可降低其抗肿瘤作用。(6) 伊曲康唑可增加其神经毒性。

【制剂与规格】

注射用硫酸长春新碱：1 mg。

紫杉醇(Paclitaxel)

【药理作用】

紫杉醇是从短叶紫杉或红豆杉树皮中提取的新型抗微管药。通过促进微管蛋白聚合，抑制解聚，保持微管蛋白稳定，从而使纺锤体失去正常功能，细胞有丝分裂停止。体外实验证明具有显著的放疗增敏作用，可能是使细胞中止于对放疗敏感的 G_2 和 M 期。

【药物动力学】

给药后药物消除呈二室模型，消除半衰期为 5.3～17.4 h。血浆蛋白结合率 89%～98%。主要在肝内代谢，90% 以上随胆汁进入肠道经粪便排出，1%～8% 经肾清除。肝肾功能不全者体内代谢尚不明确。

【适应证】

主要用于卵巢癌、乳腺癌、非小细胞肺癌。对头颈癌、食管癌、精原细胞瘤、复发非霍奇金淋巴瘤、艾滋病卡氏肉瘤有一定疗效。

【用法与用量】

注射剂：静脉滴注。用 0. 9%氯化钠、5%葡萄糖或 5%葡萄糖氯化钠溶液稀释，配制浓度 0. 3～1. 2 mg/mL。一次滴注时间 3 h。

预处理：为了预防发生不良反应，在治疗前 12 h 和 6 h 各服地塞米松 10～20 mg，治疗前 30～60 min 静注或深部肌注苯海拉明 50 mg，静注西咪替丁 300 mg 或雷尼替丁 50 mg。

单药剂量：（1）每 3 周 1 次方案：按一次 135～200 mg/m^2，在重组人粒细胞刺激因子支持下，一次用量可达 250 mg/m^2。（2）每周 1 次方案：按一次 50～80 mg/m^2，一周 1 次，连续用 2～3 周，间隔 1 周为一周期。均 3～4 个周期为一疗程。

联合用药：按一次 135～175 mg/m^2，每 3～4 周 1 次，3 个周期为一疗程。或按一次 60～90 mg/m^2，一周 1 次，连续用 2 周停用 1 周，或连续用 6 周停用 2 周。

【不良反应】

（1）过敏反应：如支气管痉挛性呼吸困难、荨麻疹和低血压，多发生在用药后最初的 10 min。（2）骨髓抑制：可有各种血细胞减少。（3）发生间质性肺炎、肺纤维化、肺栓塞。（4）神经毒性：如周围神经病变。（5）心血管毒性：可有血压降低和短时间心动过缓。（6）胃肠道反应如恶心、呕吐、腹泻、黏膜炎、肝毒性如转氨酶（ALT 及 AST）升高等。（7）肌肉与关节疼痛、脱发、指甲改变、水肿等。（8）药液渗漏出血管外可引起局部组织坏死，局部静脉炎。

【禁忌证】

对本品及聚氧乙烯化蓖麻油过敏者；妊娠期和哺乳期；严重骨髓抑制；感染；白细胞 $< 1.5 \times 10^9/L$ 的实体瘤者；中性粒细胞 $< 1 \times 10^9/L$ 的艾滋病卡氏肉瘤。

【注意事项】

（1）肝功能不全者慎用，哺乳期使用应暂停哺乳。（2）治疗前使用地塞米松、苯海拉明和 H_2 受体拮抗剂预处理，防止不良反应。（3）骨髓抑制为剂量限制性毒性反应。（4）若出现心脏传导异常，应密切观察，必要时给予处理。（5）药液不应接触聚氯乙烯塑料装置、导管或器械。应采用非聚氯乙烯材料的输液瓶和输液管，并通过连接的过滤器，过滤器孔膜的孔径应小于 0. 22 微米。（6）药物配制和使用时避免药液与皮肤或黏膜接触。一旦接触，应立即用清水清洗黏膜，用肥皂和清水清洗皮肤。

【药物相互作用】

（1）顺铂可使其清除率降低约 1/3，若使用顺铂后再给本品，可产生更为严重的骨髓抑制。(2) 先用本品 24 h 持续滴注，再给多柔比星 48 h 持续滴注，可明显降低多柔比星的清除率，加重中性粒细胞减少和口腔炎。(3) 使用本品后立即给予表柔比星，可加重其毒性。(4) 酮康唑可抑制其代谢。

【制剂与规格】

紫杉醇注射液：5 mL：30 mg；10 mL：60 mg。

高三尖杉酯碱(Homoharringtonine)

【药理作用】

高三尖杉酯碱是从三尖杉属植物提出的生物酯碱，能抑制真核细胞蛋白质合成，使多聚核糖体解聚，干扰蛋白核糖体的功能。对细胞内 DNA 合成也有抑制作用。体外实验显示对 G_1、G_2 期细胞杀伤作用最强，而对 S 期作用较小。与阿糖胞苷、巯嘌呤等无交叉耐药性。

【药物动力学】

肌注吸收缓慢而不完全，主要用于静注。静注后骨髓内的浓度最高，肾、肝、肺、脾、心及胃肠次之，肌肉及脑组织最低。静注 2 h 后，在各组织的浓度迅速下降，而在骨髓的浓度下降较慢。半衰期 α 相为 3 min，β 相为 50 min。主要在肝内代谢，其代谢物尚不明确。经肾及胆道排泄，少量经粪便排泄，排出物中原形占 1/3。给药后 24 h 内排出量为给药总量的 50%，其中 42.2%经尿排出，6.3%经粪便排出。

【适应证】

用于急性髓系白血病，尤其对急性早幼粒细胞白血病、急性单核细胞白血病、急性粒细胞白血病疗效较好。对骨髓增生异常综合征(MDS)、慢性髓系白血病及真性红细胞增多症等也有一定疗效。

【用法与用量】

注射剂：静脉滴注、肌内注射。静滴时用 5%或 10%葡萄糖溶液 250～500 mL 稀释，滴注时间 3 h 以上。肌注时一次用量加入苯甲醇溶液 2 mL 中。

成人常用量：(1) 一日 1～4 mg，急性粒细胞白血病可一日 4～6 mg 静滴。若血细胞无急骤下降，可连续滴注 40～60 d；或间歇用药，以 4～6 d 为一疗程，间隔 1～2 周重复用药。(2) 一日 1～2 mg肌注，4～6个月为一疗程，间隔 1～2周重复用药。(3) 骨髓增殖性疾病，一日 2 mg 肌注，一疗程 14～21 d。间隔 4～6 周重复疗程。

儿童常用量：(1) 按一日 0.05～0.1 mg/kg 静滴，4～6 d 为一疗程，间隔 1～2 周重复用药。(2) 骨髓增殖性疾病，按一日 0.04 mg/kg 肌注，疗程同成人。

【不良反应】

(1) 骨髓抑制：对粒细胞系列较重，红细胞系列次之，巨核细胞系列较轻。(2) 心脏毒性：常见窦性心动过速、房性或室性期前收缩、ST 段变化及 T 波平坦等心肌缺血表现。少见奔马律，不同程度的房室传导阻滞及束支传导阻滞，以及心房颤动等。（3）低血压：当一次用量大于3 mg/m^{2}时，用药后约4 h偶见血压降低。（4）常见厌食、恶心、呕吐，少见肝损害。（5）少见脱发、皮疹，罕见过敏性休克。

【禁忌证】

对本品过敏者；妊娠期和哺乳期；严重或频发的心律失常；严重器质性心血管疾病。

【注意事项】

（1）老年人、心律失常、器质性心血管病、肝肾功能不全者、骨髓抑制、严重粒细胞或血小板减少、痛风或有尿酸盐肾结石病史慎用。（2）可能引起尿酸升高。（3）滴速过快或长期持续或重复用药易发生心脏毒性。对原有心律失常及器质性心血管病尤其要审慎。（4）每周检测血常规1～2次。如血细胞在短期内急骤下降，则应每日检测1次。（5）定期检测肝、肾功能，注意心脏体征及心电图检查。（6）慎与碱性药物配伍。

【药物相互作用】

（1）与其他有骨髓抑制的抗肿瘤药或放疗联合时可加重毒性，故应调整剂量与疗程。（2）与蒽环类抗肿瘤药合用可增加心脏毒性，老年及用过多柔比星或柔红霉素等蒽环类者不宜或慎用。

【制剂与规格】

高三尖杉酯碱注射液：1 mL∶1 mg；2 mL∶2 mg。

依托泊苷（Etoposide）

【药理作用】

依托泊苷是鬼臼脂的半合成衍生物，属拓扑异构酶抑制剂，为细胞周期特异性药。作用于晚S期或G_2期。作用位点是DNA拓扑异构酶Ⅱ，形成药物-酶-DNA稳定的可逆性复合物，阻碍DNA修复。实验发现该复合物可随药物的清除而逆转，使损伤的DNA得到修复，降低了细胞毒作用。因此，延长给药时间可能提高其抗肿瘤活性。

【药物动力学】

血浆蛋白结合率74%～97%，脑脊液中的药物浓度（给药2～20 h后）为血药浓度的1%～10%。半衰期α相为1.4 h，β相为5.7 h。44%～60%经肾排泄（其中67%以原形排泄）。粪便排泄仅占16%。

【适应证】

主要用于治疗小细胞肺癌、非霍奇金淋巴瘤、恶性生殖细胞肿瘤、白血病。对神经母细胞瘤、横纹肌肉瘤、卵巢癌、非小细胞肺癌、胃癌和食管癌等有一定疗效。

【用法与用量】

注射剂：静脉滴注。用 0.9%氯化钠溶液稀释，浓度不 > 0.25 mg/mL，滴注时间至少 30 min。

成人常用量：（1）实体瘤：按一日 60～100 mg/m^2，连续 3～5 d。间隔 3～4 周重复疗程。（2）白血病：按一日 60～100 mg/m^2，连续 5 d。根据病情间隔一定时间重复用药。（3）小细胞肺癌：按一日 35～50 mg/m^2，连续 4～5 d。应与其他抗肿瘤药联合。（4）睾丸癌：按一日 50～100 mg/m^2，连续 5 d，或第 1、第 3、第 5 d 给药。应与其他抗肿瘤药联合。

儿童常用量：按一日 100～150 mg/m^2，连续用 3～4 d。

【不良反应】

（1）常见骨髓抑制，导致贫血、白细胞和血小板减少，引发感染或出血。多发生在 7～14 d，停药 3 周可恢复。（2）常见脱发，食欲减退、恶心、呕吐、口腔炎、腹泻、腹痛、肝损害及转氨酶（ALT 及 AST）升高。（3）少见头晕、倦怠、疲劳，偶见四肢麻木。（4）少见心悸、低血压、心电图异常等。（5）罕见过敏反应如皮疹、发热、支气管痉挛、喉痉挛、间质性肺炎、呼吸困难。

【禁忌证】

对本品过敏者；妊娠期和哺乳期；白细胞或血小板明显减少；严重心、肝、肾功能不全者。

【注意事项】

（1）仅供静脉滴注。不可静注和肌注，不得作胸腔、腹腔和鞘内注射。（2）因长期用药有呈迁延性倾向，应慎重给药。（3）儿童及生殖年龄者应考虑到对性腺的影响。（4）肝肾功能不全及老年人慎用。（5）定期检测血常规和肝肾功能。

【药物相互作用】

（1）与阿糖胞苷、环磷酰胺、卡莫司汀联合有协同作用。（2）与其他抗肿瘤药合用可加重骨髓抑制。（3）与环磷酰胺、甲氨蝶呤合用，易发生间质性肺炎。（4）可抑制免疫，使疫苗接种不能激发人体产生抗体。化疗结束后 3 个月内，不宜接种疫苗。（5）不可与葡萄糖液混合。

【制剂与规格】

依托泊苷注射液：2 mL∶40 mg；5 mL∶100 mg。

‖ 第五节 其他抗肿瘤药 ‖

其他抗肿瘤药的作用机制各具特点。本节有铂类化合物顺铂、奥沙利铂、卡铂，肿瘤分化诱导抑制剂亚砷酸、维 A 酸，影响氨基酸供应药门冬酰胺酶。

顺铂(Cisplatin)

【药理作用】

顺铂属细胞周期非特异性药，具有细胞毒性，作用似烷化剂。可与DNA结合形成链间及链内交链，形成DDP-DNA复合物，破坏DNA的功能和复制，高浓度可抑制RNA及蛋白质合成。抗瘤谱广、作用强、与多种抗肿瘤药有协同作用且无交叉耐药性。是治疗多种实体瘤的一线用药，可与其他多种抗肿瘤药联合组成不同方案，亦可作为放疗增敏剂。

【药物动力学】

静脉注射、动脉给药或腔内注射吸收迅速。广泛分布于肝、肾、前列腺、膀胱、卵巢，亦可达胸、腹腔，极少透过血脑屏障。血浆蛋白结合率90%。半衰期α相为25～49 min，β相为57～73 h，合用利尿药则明显缩短。主要经肾排泄，通过肾小球过滤或部分由肾小管分泌，用药后96h内25%～45%由尿排出。腹腔内注射后腔内器官浓度为静脉给药的2.5～8倍，对治疗卵巢癌有利。

【适应证】

对睾丸癌、卵巢癌、膀胱癌、乳腺癌有良好疗效。对宫颈癌、子宫内膜癌、肾癌、肾上腺癌、前列腺癌、头颈部鳞癌、食管癌、胃癌、肺癌、淋巴瘤、软组织肉瘤、儿童神经母细胞瘤、骨肉瘤、黑色素瘤有一定疗效。也常用于癌性胸、腹腔积液的治疗。

【用法与用量】

注射剂：静脉滴注、动脉注射、腔内注射。通常采用静滴方式，先用0.9%氯化钠或5%葡萄糖溶解成10 mg/mL，再加入0.9%氯化钠或5%葡萄糖溶液200～400 mL中。剂量和疗程视化疗效果和个体反应而定，联合用药时剂量应作适当调整。

（1）一般剂量：按一次15～20 mg/m^2，qd，连续用5 d，3～4周重复疗程；或按一次30 mg/m^2，qd，连续用3 d，3～4周重复疗程；或按一次50 mg/m^2，一周1次，共2次。（2）大剂量：单次化疗按一次50～120 mg/m^2，以100 mg/m^2为宜，每3～4周1次或每周1次，共2次。（3）动脉注射：按一次80～100 mg/m^2，一周1次。介入化疗联合用药时，按一次40～50 mg/m^2，4周1次。（4）胸、腹腔内注射：一次30～60 mg，7～10 d给予1次。

应用大剂量80～120 mg/m^2时，为预防其肾毒性，需充分水化和利尿。于用药前12 h静滴5%葡萄糖注射液2 000 mL，用药当日输注0.9%氯化钠和葡萄糖注射液3 000～3 500 mL，合用氯化钾、甘露醇、呋塞米，使日尿量达到2 000～3 000 mL。治疗过程中注意血钾、血镁变化，必要时需纠正低钾、低镁。

【不良反应】

（1）严重恶心、呕吐是主要的限制性毒性。急性呕吐多在用药后1～2 h，可持续1周。需同用强效止吐剂。（2）肾毒性：累积量及剂量相关性肾损害是其主要限制性毒性，一日量大于 90 mg/m^2 即为肾毒性高危因素。主要为肾小管损害。急性损害多在用药后 10～15 d，尿素氮和肌酐增高，肌酐清除率降低，多为可逆性。反复大剂量可致持久性轻至中度肾损害。目前除水化外尚无有效预防肾毒性的方法。（3）神经毒性：常见听神经损害所致的耳鸣、听力下降。周围神经毒性与累积量有关，表现肢端麻痹、躯干肌力下降等，一般难以恢复。少见癫痫及视神经乳头水肿或球后视神经炎。（4）骨髓抑制：白细胞、血小板下降，一般较轻，发生率与疗程剂量有关。若剂量 ≤ 100 mg/m^2，发生率 10%～20%；若剂量 ≥ 120 mg/m^2，发生率约 40%。也与合用其他抗肿瘤药骨髓毒性的重叠有关。（5）过敏反应：少见面部肿胀、气喘、心动过速、低血压、非特异性斑丘疹。（6）少见心功能异常、肝损害。

【禁忌证】

对本品及铂类衍生物过敏者；妊娠期和哺乳期；严重肾功能不全者；严重骨髓抑制；失水过多；水痘或带状疱疹；痛风；高尿酸血症；听力受损；近期有感染者；曾因本品引起周围神经炎者。

【注意事项】

（1）有肾病史、造血功能不全者、听神经功能障碍、非顺铂引起的周围神经炎、曾接受过其他化疗或放疗者慎用。（2）老年人肾功能减退，药物排泄率减低，故应慎用。如肾功能正常，可给予全量的 70%～90%。（3）一次用量超过 120 mg/m^2 毒性增加，尤其是肾毒性、骨髓毒性。（4）静滴时需避光。（5）检测血常规，肝、肾功能，周围神经及听力等变化，必要时减量或停药。

【药物相互作用】

（1）与秋水仙碱、丙磺舒、磺吡酮合用时，因顺铂可使尿酸升高，须调节其剂量，以控制高尿酸血症与痛风。（2）与吩噻嗪类、硫杂蒽类、抗组胺药合用，可能掩盖耳毒性的症状如耳鸣、眩晕等。（3）顺铂诱发的肾损害可导致博来霉素（甚至小剂量）的毒性反应。（4）与各种骨髓抑制剂或放疗联合毒性增加，故应减量。（5）青霉胺或其他螯合剂可减弱其活性。（6）与异环磷酰胺合用，可加重蛋白尿和耳毒性。（7）其他具肾毒性或耳毒性的药物如头孢菌素和氨基糖苷类可增加其毒性，应避免合用。（8）停药至少 3 个月才能接种疫苗。

【制剂与规格】

（1）顺铂注射液：2 mL：10 mg；6 mL：30 mg。（2）注射用顺铂：10 mg；20 mg；30 mg。

奥沙利铂（Oxaliplatin）

【药理作用】

奥沙利铂为第三代铂类衍生物，对 DNA 和 RNA 均有抑制作用。主要以 DNA 为作用靶位，形成的复合体较大，能更有效地抑制DNA的复制和转录，有更强的细胞毒作用。顺铂与DNA的结合呈双相性，快相结合需15 min，慢相结合需4～8 h。而奥沙利铂在15 min内完成与DNA的结合。此外，可特异性地与红细胞结合，产生蓄积性，但不引起贫血。与顺铂、卡铂无交叉耐药性。无顺铂的严重肾毒性，也无卡铂的严重骨髓毒性。

【药物动力学】

静滴结束时，50%的铂与红细胞结合，而另外50%存在于血浆中。蛋白质结合铂逐步升高，于给药第5d后稳定于95%的水平。半衰期α相为（0. 28±0. 06）h，β相为（16. 3 ± 2. 90）h，γ相为（273±19）h。给药48 h内由尿排出40%～50%，从粪便排出量有限。与红细胞结合的铂清除很慢。在给药后的第22d，红细胞结合铂的水平为血浆峰值的50%，而此时大多数的总血浆铂已被清除。

【适应证】

常与氟尿嘧啶和亚叶酸钙联合应用。作为一线药物治疗转移性结直肠癌。原发肿瘤已完全切除后的Ⅲ期结肠癌术后的辅助治疗。用于氟尿嘧啶治疗失败的结直肠癌转移者，可单独或联合氟尿嘧啶。

【用法与用量】

注射剂：静脉滴注。50 mg用灭菌注射用水或5%葡萄糖10～20 mL溶解成2. 5～5 mg/mL，再加入5%葡萄糖溶液250～500 mL中，滴注2～6 h。不可用氯化钠溶液溶解和稀释。

仅限成人使用，单独或联合用药。推荐剂量按一次80～85 mg/m^2，每2周1次；或按一次130 mg/m^2，无毒性反应每3周1次。调整剂量以安全性尤其以神经系统的安全性为依据。与氟尿嘧啶合用减量25%，氟尿嘧啶也应减量。本品须在氟尿嘧啶之前使用。

【不良反应】

（1）神经损害如周围神经炎，感觉异常、肢端麻木，可伴有口周、上呼吸道和上消化道的痉挛及感觉异常。一般可自行恢复，常因感冒而激发或加重。感觉异常可在治疗休息期减轻。当累积量大于800 mg/m^2（6个周期）时，可能导致永久性感觉异常和功能障碍。在治疗终止后数月之内，75%以上的病人可减轻或消失。当出现可逆的感觉异常时，不需调整下一次剂量。调整剂量应以所观察到的神经症状的持续时间和严重性为依据。当感觉异常在两个疗程中间持续存在，疼痛性感觉异常或功能障碍开始出现时应减量25%。若在调整剂量之后症状仍持续存在或加重则应停药。在症状完全或部分消失之后，仍有可能全量或减量使用。（2）贫血，白细胞、中性粒细胞、血小板减少。（3）恶心、呕吐、腹泻等。（4）偶见肺间质损害、肺纤维化。（5）偶见皮疹、耳毒性、脱发，罕见皮肤红斑甚至过敏性休克。

【禁忌证】

（1）对本品及铂类衍生物过敏者；妊娠期和哺乳期；儿童；严重肾功能不全者。（2）第1个疗程前有骨髓抑制，或有周围神经病变伴有功能障碍者。

【注意事项】

（1）应在有经验的肿瘤科医师监督下使用。（2）对中度肾功能不全者应密切检测肾功能，并及时调整剂量。（3）发生任何过敏反应，应立即停药并给予对症治疗，禁止再用。（4）若有外渗发生，应立即停止滴注并采取局部处理措施以改善症状。（5）应仔细观察神经毒性，特别是与其他有神经毒性的药物合用时。（6）若以2 h内静滴用药时，病人出现急性喉痉挛，下次滴注时间应延长至6 h。（7）若病人出现神经系统症状如感觉异常、痉挛，持续7 d以上而且较严重，应将剂量从85 mg/m^2减至65 mg/m^2（晚期肿瘤化疗）或减至75 mg/m^2（辅助化疗）。若无功能损害的感觉异常一直持续到下一周期，剂量从85 mg/m^2减至65 mg/m^2（晚期肿瘤化疗）或减至75 mg/m^2（辅助化疗）。若出现功能不全的感觉异常一直持续到下一周期应停药。如在停药后这些症状有所改善，可考虑继续治疗。（8）应告知病人停药后，周围神经症状可能持续存在。辅助治疗停止后，局部中度感觉异常或影响日常活动的感觉异常可能持续3年以上。（9）对胃肠道毒性反应，应给予预防性或治疗性止吐药。（10）严重腹泻或呕吐可引起脱水、麻痹性肠梗阻、低血钾、代谢性酸中毒及肾功能损伤，特别是与氟尿嘧啶联合时易发生。（11）若出现骨髓毒性，中性粒细胞 $< 1.5 \times 10^9/L$ 或血小板 $< 50 \times 10^9/L$ 时，下一周期的治疗应推迟，直到血象恢复到正常水平。在初次或新一周期治疗前要检测血常规。（12）应告知病人用药后可能发生腹泻、呕吐、黏膜炎、口腔炎及中性粒细胞减少等。（13）如发生黏膜炎、口腔炎，伴或不伴中性粒细胞减少，下次用药应推迟至黏膜炎、口腔炎恢复到至少1级，或中性粒细胞 $\geq 1.5 \times 10^9/L$。（14）不论是否联合亚叶酸钙，与氟尿嘧啶合用时应调整后者的剂量。（15）当腹泻达到4级、中性粒细胞 $< 1 \times 10^9/L$ 或血小板 $< 50 \times 10^9/L$ 时，应将剂量从85 mg/m^2降至65 mg/m^2（晚期肿瘤化疗）或降至75 mg/m^2（辅助化疗），并相应调整氟尿嘧啶的剂量。（16）若有无法解释的呼吸症状、无痰性干咳、呼吸困难、肺泡啰音、肺浸润病变，应立即停药，直到肺部检查排除发生间质性肺炎。（17）若不能确定肝功能异常或门静脉高压症是由肝转移引起的，应考虑可能是本品引起的少见的肝血管异常。

【药物相互作用】

与氟尿嘧啶合用有协同作用，但毒性增加，不良反应明显。与氟尿嘧啶、碱性溶液、氯化物包括各种浓度的氯化钠溶液配伍禁忌，不可与其混合或通过同一条通道同时给药。

【制剂与规格】

注射用奥沙利铂：50 mg；100 mg。

卡铂(Carboplatin)

【药理作用】

卡铂为第二代铂类衍生物。作用机制与顺铂相似，可引起 DNA 链内及链间交联，抑制 DNA 合成，从而抑制肿瘤生长。

【药物动力学】

在体内与血浆蛋白结合较少，呈二室开放模型。主要经肾排泄，缓慢排出体外。半衰期 α 相为 1.1～2 h，β 相为 2.6～5.9 h，γ 相至少为 5 d。肾功能正常时，24 h 经尿排出铂约 67%。

【适应证】

主要用于实体瘤如小细胞肺癌、卵巢癌、睾丸肿瘤、头颈部癌、鼻咽癌及淋巴瘤等，亦用于子宫颈癌、膀胱癌、食管癌、间皮瘤及非小细胞肺癌等。

【用法与用量】

注射剂：静脉滴注。一次用量用 5% 葡萄糖溶解成 10 mg/mL，再加入 5% 葡萄糖溶液 250～500 mL 中。单用或与其他抗肿瘤药联合。第 1 次用药后的剂量需根据用药后白细胞、血小板调节。

成人常用量：按一次 300～400 mg/m^2，单药化疗按 400 mg/m^2，联合化疗按 300 mg/m^2。每 3～4 周 1 次，一疗程 2～4 次。亦可按一次 50～60 mg/m^2，qd，连续用 5 d，间隔 4 周重复，一疗程 2～4 次。近年来多采用 AUC 来计算剂量，联合用药一般按 ACU5 给药，每 3～4 周 1 次；一疗程 2～4 次；或按 ACU2 给药，1 周 1 次，一疗程 2～4 次。

儿童常用量：按一次 200～400 mg/m^2，每 4 周 1 次，一疗程 2～4 次。神经母细胞瘤、造血干细胞移植预处理：按一日 250 mg/m^2，连续用 4 d。体重 < 12 kg 者，按一日 8.3 mg/kg，连续用 4 d。

【不良反应】

（1）骨髓抑制为剂量限制性毒性。用药 14～24 d 白细胞和血小板降至最低，通常于 35 d 左右可恢复正常水平。（2）消化系统可有恶心、呕吐、便秘、腹泻、食欲减退，少见肝损害。（3）肾毒性无剂量依赖性，可有尿素氮、肌酐升高。（4）过敏反应如皮疹、瘙痒、荨麻疹、红斑，少见支气管痉挛、低血压等。（5）神经毒性，少见周围神经损害，如感觉异常或深反射减弱等。（6）偶见味觉减退、耳鸣、脱发，不伴有感染的发热、寒战等。（7）罕见"流感样综合征"、溶血尿毒综合征。

【禁忌证】

对本品及铂类衍生物过敏者；妊娠期和哺乳期；严重骨髓抑制或出血者；严重肝、肾功能不全者；对本品辅料甘露醇或右旋糖酐过敏者。

【注意事项】

（1）水痘、带状疱疹和其他感染者，肾功能不全者、老年人、曾用过顺铂者慎用。（2）用药前应检测血常规及肝、肾功能。（3）至少每周检测血常规 1 次，检测肝、肾功能，电解质如钙、镁、钾、钠，周围神经及听力等变化。必要时减量或停药。（4）应避免药液漏于血管外。（5）药物溶解后应在 8 h 内用完，滴注及存放时应避光。

【药物相互作用】

（1）尽量避免与有肾毒性的药物如氨基糖苷类同时使用。（2）与其他抗肿瘤药联合，应注意适当减量。（3）与环孢素合用可增强免疫抑制作用。（4）应避免与铝化合物接触，不可与其他药物混合滴注。

【制剂与规格】

注射用卡铂：50 mg；100 mg。

亚砷酸(Arsenious Acid)

【药理作用】

亚砷酸又称三氧化二砷（arsenic trioxide），作用机制不十分清楚。体外实验表明，可诱导 NB4 细胞株（具有典型急性早幼粒细胞白血病特征的细胞株）的形态学变化、DNA 断裂和凋亡。亦可引起早幼粒细胞白血病 / 维 A 酸受体融合蛋白（PML/RAR-α）的损伤和退化。还能诱导人肝癌细胞株 SMMC-7721、人胃癌细胞株 SGC-7901、食管癌细胞株 EC-8712 等凋亡，并存在时间 - 剂量依赖关系。

【药物动力学】

给药后组织分布较广泛，停药时检测组织中砷含量由高到低依次为皮肤、卵巢、肝、肾、脾、肌肉、睾丸、脂肪、脑组织等。停药 4 周后检测皮肤中砷含量与停药时基本持平，脑组织中含量有所增加，其他组织中砷含量均有所下降。半衰期 α 相为（0. 89 ± 0. 29）h，β 相为（12. 13 ± 3. 31）h。治疗中，24 h 尿排砷量为给药量的 1%～8%。指（趾）甲和毛发砷蓄积量明显增加。停药后，尿排泄砷和末梢蓄积的砷则逐渐下降。

【适应证】

（1）急性早幼粒细胞白血病（APL）、慢性髓系白血病、多发性骨髓瘤、淋巴瘤。（2）肝癌、肺癌、胰腺癌、结直肠癌、乳腺癌、宫颈癌等实体肿瘤。

【用法与用量】

注射剂：静脉滴注。一次用量加入 0. 9% 氯化钠或 5% 葡萄糖溶液 250～500 mL 中，滴注时间 3～4 h。

成人常用量：（1）急性早幼粒细胞白血病：一次 5～10 mg 或按一次 7 mg/m^2，qd。① 诱导缓解：连续用药 4 周为一疗程，未缓解者继续治疗直至完全缓解。复发及难治病人连续用药 4 周而效果不明显，可增量至一日 20 mg，直到完全缓解。② 巩固维持治疗：完全缓解后须给予巩固治疗，4周为一疗程，连续用药5年。第1、第2、第3年各疗程间隔时间为1、2、3个月，第4、5年各疗程间隔时间为5个月。（2）肝癌晚期：按一次7～8 mg/m^2，qd。连续2周为一疗程，间隔1～2周进行下一疗程。

儿童常用量：急性早幼粒细胞白血病，按0.1～0.16 mg/kg（不超过10 mg）。方法同成人。

【不良反应】

（1）常见恶心、呕吐、厌食、腹痛、腹泻等。少见肝损害，可有转氨酶（ALT及AST）升高、黄疸，停药后可恢复正常。（2）白细胞升高，大多为异常中幼粒细胞。因白细胞过多引起DIC、纤溶亢进、脑梗死继发脑出血、肺血管栓塞导致呼吸窘迫综合征、视力下降，其他有骨关节疼痛及尿酸性肾病。（3）少见肾损害，罕见急性肾衰竭，一般停药后可恢复。（4）神经损害。在用药后10～20 d时可出现多发性神经炎和多发性神经根炎。四肢疼痛、无力、麻木等，感觉异常甚至感觉性共济失调。（5）少见心悸、胸闷、心电图异常变化，包括窦性心动过速、ST段下移、T波倒置或低平、PR间期延长或完全性房室传导阻滞、QT间期延长及室性心律失常等，多为可逆性。（6）皮肤干燥、红斑或色素沉着、体重增加、胸膜渗出、心包渗出及颜面浮肿等。

【禁忌证】

对本品过敏者；妊娠期和哺乳期；严重肝、肾功能不全者；长期接触砷或有砷中毒者。

【注意事项】

（1）在急性早幼粒细胞白血病治疗过程中，少见白细胞升高，常在用药2～3周时出现，不必停止治疗，1周后可自行下降。必要时可酌情选用白血病单采分离，或应用羟基脲、高三尖杉酯碱、阿糖胞苷等抗肿瘤药。（2）转氨酶（ALT及AST）轻度升高可加用保肝药，停药2周后可恢复至用药前水平。（3）可引起致命性维A酸-APL分化综合征。（4）本品为医疗用毒性药物，若未按剂量用法而发生急性中毒者，可用二巯基丙磺酸钠等解救。（5）应检测血常规，血钾、钙、镁，凝血功能；检查心电图。

【药物相互作用】

避免与含硒药物及含硒食品同用。

【制剂与规格】

（1）亚砷酸注射液：5 mL：5 mg；10 mL：10 mg。（2）注射用亚砷酸：5 mg；10 mg。

维A酸（Tretinoin）

【药理作用】

维A酸为肿瘤细胞诱导分化剂，可使白血病细胞分化为具有正常表现型功能的血细胞。可诱导急性早幼粒细胞白血病（APL）细胞分化成熟，在体外和体内实验中可抑制 APL 细胞的增殖。给予维 A 酸可使来源于白血病纯系细胞的原始早幼粒细胞初步成熟，随后，正常的多细胞系的造血细胞使骨髓和外周血再生，病情得到缓解。其确切机制尚不清楚。

维 A 酸是维生素 A 的代谢中间体，主要影响骨的生长与上皮代谢。通过调节表皮细胞的有丝分裂和表皮细胞的更新，促进正常角化，影响上皮代谢。对上皮细胞的生长和角质层的脱落有明显的促进作用，使已有的粉刺去除，同时又抑制新的粉刺。可阻止角质栓的堵塞，抑制角蛋白的合成。

【药物动力学】

口服吸收良好，2～3 h 达峰浓度。按 1 mg/kg 给予血药峰浓度为 0.3～0.5 μg/mL。吸收后与维生素 A 在体内的主要代谢物和活性形式相同，主要是在葡糖醛酸转移酶的催化下生成葡糖醛酸酯化物而排出体外。消除半衰期 0.7 h。主要在肝内代谢，随胆汁和尿排出。

【适应证】

用于治疗急性早幼粒细胞白血病，并可作为维持治疗。还用于痤疮、扁平苔藓、白斑、毛发红糠疹和面部糠疹等。可作为银屑病、鱼鳞病的辅助治疗，亦用于多发性寻常疣以及角化异常的各种皮肤病。

【用法与用量】

口服片剂：(1) 急性早幼粒细胞白血病：成人一日 40～80 mg，分 2～4 次，一日最大量不超过 120 mg。一疗程 4～8 周。儿童按一日 0.5～1 mg/kg，分 2～3 次，一疗程 6～8 周。根据治疗反应调节剂量。维持治疗时，常在化疗间歇期用药，剂量同上。(2) 用于痤疮、扁平苔藓等皮肤病：一次 10 mg，一日 2～3 次。

【不良反应】

(1) 白细胞增多及维 A 酸综合征：用药过程中，白细胞明显增多，可达(20～30) $\times 10^9$/L 以上，其中少部分伴有发热、呼吸困难，胸部检查示肺间质浸润影，胸腔或心包积液等征象。(2) 唇炎、黏膜干燥、结膜炎、甲沟炎、脱发。(3) 高脂血症，多发生于治疗后 2～3 个月。(4) 引起胚胎发育畸形。(5) 头痛、头晕、骨增厚、口干、皮肤脱屑、光敏反应、皮肤色素变化、肝损害等。

【禁忌证】

对本品及阿维 A 酯、异维 A 酸和其他维生素 A 衍生物过敏者；妊娠期和哺乳期；严重肝、肾功能不全者。

【注意事项】

(1) 过量应用可致儿童骨发育异常，骨骺融合过早，故儿童慎用。(2) 糖尿病、高脂血症、肝肾功能不全者慎用。(3) 治疗白细胞 $> 10 \times 10^9$/L 的 APL 者应与蒽环类联合。治疗过程中白细胞明显升高者，应及时加用化疗。(4) 疗程中出现维 A 酸综合征者，应立即停药并加用较大剂量地塞米松，以及其他对症处理。（5）出现其他不良反应时应控制剂量，或与谷维素、维生素 B_1、维生素 B_6 等同服，可使头痛等症状减轻或消失。（6）在治疗严重皮肤病时，可与其他药物合用以增强疗效。（7）有致畸性，育龄妇女及其配偶在用药前 3 个月、用药期间及停药后 1 年内应严格避孕。育龄妇女用药前、停药后应做妊娠试验。（8）定期检测肝功能、血脂。

【药物相互作用】

（1）避免与维生素 A 及四环素同服。（2）与光敏药合用可加剧光敏反应。（3）西咪替丁、环孢素、地尔硫䓬、维拉帕米、酮康唑可使其血药浓度升高，毒性增加。

【制剂与规格】

维 A 酸片：10 mg。

门冬酰胺酶（Asparaginase）

【药理作用】

门冬酰胺酶为酶制剂类抗肿瘤药。门冬酰胺酶（艾希）系自大肠埃希菌中提取，门冬酰胺酶（欧文）系自欧文菌中提取，它们的活性相同。门冬酰胺酶能将血中的门冬酰胺水解为门冬氨酸和氨，而门冬酰胺是细胞合成蛋白质及增殖生长所必需的氨基酸。正常细胞有自身合成门冬酰胺的功能，而急性白血病等肿瘤细胞则无此功能。因而当应用本品后使门冬酰胺急剧缺失时，肿瘤细胞因既不能从血中摄取足够的门冬酰胺，亦不能自身合成，使其蛋白质合成障碍，增殖受到抑制，细胞大量破坏而不能生长、存活。本品亦能干扰细胞 DNA、RNA 合成，可能作用于细胞 G_1 增殖周期，为抑制该期细胞分裂的细胞周期特异性药。

最初认为有无门冬酰胺合成酶是正常细胞和肿瘤细胞间特有的生化差别。但目前发现多种正常细胞对门冬酰胺酶也是敏感的。此外，人白血病细胞中也有含门冬酰胺合成酶的细胞株，能较快地产生耐药性。因此，本品用于肿瘤治疗时，不宜单独使用，亦不宜作维持治疗，而应与其他抗肿瘤药联合，以提高疗效。

【药物动力学】

肌注或静注后，血浆蛋白结合率 30%，能在淋巴液中测出，但在脑脊液中的浓度很低。给药后血中门冬酰胺浓度立即下降到不能测出，提示进入体内后很快就开始起效。肌注达峰时间为 12～24 h，但停药后 23～33 d 血中还可以测出门冬酰胺。肌注半衰期为 39～49 h，静脉用药为 8～30 h。排泄似呈双相性，仅有微量呈现于尿中。

【适应证】

用于急性淋巴细胞白血病、急性粒细胞白血病、急性单核细胞白血病、慢性淋巴细胞白血病、淋巴瘤、黑色素瘤。对儿童急性淋巴细胞白血病的诱导缓解期疗效最好，对其他抗肿瘤药缓解后复发亦可能有效。单用易产生耐药性，故多与其他抗肿瘤药联合以提高疗效。

【用法与用量】

注射剂：静脉注射、静脉滴注、肌内注射。

静注时用灭菌注射用水或0.9%氯化钠溶液20～40 mL溶解，每1万U稀释至5 mL。可经正在输注的氯化钠或葡萄糖注射液的侧管注入，时间不少于30 min。静滴时用0.9%氯化钠或5%葡萄糖溶解，再用0.9%氯化钠或5%葡萄糖溶液500 mL稀释。肌注时，1万U用0.9%氯化钠溶液2 mL溶解，每一注射部位每次剂量不＞2 mL。

根据不同病种，不同治疗方案，使用剂量有较大差异。一日量范围50～200 U/kg，qd或qod。以急性淋巴细胞白血病的诱导缓解方案为例：根据体表面积计可按一日500 U/m^2，或一日1 000 U/m^2，最大量可达一日2 000 U/m^2。一疗程10～20 d。根据国内外白血病、淋巴瘤治疗常规，儿童剂量可达到一日6 000～10 000 U/m^2。

【皮试方法】

用灭菌注射用水或0.9%氯化钠溶解，5 000 U加入2.5 mL，或10 000 U加入5 mL，注入小瓶内摇动，溶解后抽取0.1 mL（含200 U），再注入另一含9.9 mL稀释液的小瓶内，配制成20 U/mL的皮试药液。取0.1 mL皮试液（约2 U）做皮试，观察1～3 h，如有红斑或风团为皮试阳性，阳性反应者禁用。

【不良反应】

（1）常见荨麻疹、血管肿胀、皮疹、瘙痒、面部水肿、关节肿痛、寒战，罕见休克。（2）恶心、呕吐、腹泻、腹痛，严重者可发生急性胰腺炎，ALT及AST、胆红素升高，肝衰竭。（3）偶见呼吸困难、支气管痉挛、肺出血、血压下降、血糖过高、高氨血症、高尿酸血症。（4）所含内毒素可引起高热、畏寒、寒战，严重者甚至可致死。（5）意识和定向障碍、广泛脑器质性损害、脑出血、脑梗死。（6）血小板减少，贫血，多种凝血因子减少，凝血功能障碍，白蛋白降低等。

【禁忌证】

对本品有过敏史或皮试阳性者；妊娠期和哺乳期；有胰腺炎或其病史；水痘、广泛带状疱疹；严重感染者；严重肝、肾功能不全者；严重造血功能、神经功能损害者。

【注意事项】

（1）首次使用或已停药1周以上，用前须做皮试。（2）儿童及育龄期妇女慎用，哺乳期使用应停止哺乳。（3）肝肾损害、骨髓抑制、合并感染、糖尿病、痛风或肾尿酸盐结石、接受过细胞毒药物或放疗者慎用。（4）需大量补充液体，碱化尿液，服用别嘌醇以预防发生高尿酸血症和尿酸性肾病。（5）应密切检测凝血功能，警惕可能发生严重胰腺炎及骨髓抑制等。（6）来源于埃希大肠菌与来源于欧文菌属的门冬酰胺酶间偶见交叉反应。（7）可干扰甲状腺功能、肝功能、血糖、血氨、血钙、尿素氮、尿酸、凝血酶时间的检测与诊断。（8）溶解后不宜长时间放置，以免丧失活力。（9）停药至少

3 个月才能接种疫苗。

【药物相互作用】

（1）与促皮质素、泼尼松、长春新碱合用可增加其不良反应。（2）与硫唑嘌呤、苯丁酸氮芥、环磷酰胺、环孢素、巯嘌呤、CD3 单克隆抗体或放射疗法联合时可提高疗效。（3）与甲氨蝶呤合用，可抑制细胞复制而阻断甲氨蝶呤的抗肿瘤作用。在给甲氨蝶呤 9～10 d 前或用药后 24 h 内应用本品，可避免对甲氨蝶呤的影响，并减少其不良反应。

【制剂与规格】

注射用门冬酰胺酶：5 000 U；10 000 U。

‖ 第六节　抗肿瘤激素类 ‖

乳腺癌、前列腺癌、甲状腺癌、宫颈癌、卵巢肿瘤及睾丸肿瘤等均与相应的激素失调有关，因此应用某些激素或其拮抗剂，改变失调状态，可抑制此类肿瘤的生长，且无骨髓抑制等不良反应。调节体内激素平衡药，已在多种肿瘤的治疗中显示出良好疗效。本节有雌激素拮抗剂他莫昔芬、来曲唑。其他抗肿瘤激素类药参阅有关章节。

他莫昔芬(Tamoxifen)

【药理作用】

他莫昔芬为化学合成的非甾体抗雌激素类抗肿瘤药。属雌二醇竞争性拮抗剂，其结构与雌激素相似，可与雌激素受体(ER)结合。本品存在 Z 型和 E 型两个异构体。E 型具有弱雌激素活性，Z 型则具有抗雌激素作用。若乳腺肿瘤细胞 ER 阳性，则雌激素进入肿瘤细胞内与其结合，促使肿瘤细胞 DNA 和 m-RNA 合成，刺激肿瘤细胞生长。而 Z 型异构体进入细胞内，与 ER 竞争结合，形成受体复合物，阻止雌激素作用的发挥，从而抑制乳腺癌细胞的增殖。此外，还能上调转化生长因子 β 生成，此因子与减少恶性肿瘤的发展有关；对蛋白激酶 C 也有特异性抑制作用。这些作用都可对雌激素依赖性肿瘤细胞产生抑制作用。

【药物动力学】

口服吸收迅速，服用 20 mg，4～7 h 达峰浓度，为 0. 14 μg/mL。用药 4 d 后可由于肠肝循环出现第二次高峰。半衰期 α 相为 7～14 h，β 相大于 7 d。其排泄较慢，主要经粪便排泄，约占总量的 4/5，经尿排泄较少，约占 1/5。口服后 13 d 仍可从粪便中检测到。

【适应证】

用于雌激素受体(ER)或孕激素受体(PR)阳性的女性复发转移性乳腺癌。乳腺癌术后的辅助治疗，预防复发。亦用于治疗卵巢癌、子宫内膜癌及子宫内膜异位症。

乳腺癌是否选择内分泌治疗，要结合年龄、激素受体、月经及病情进展速度等因素而定。对年龄 > 35 岁、ER 或 PR 阳性、绝经后、术后无病生存期（DFS）> 2 年、仅有骨和软组织转移或无明显症状的内脏转移，如非弥漫性的肺转移和肝转移、肿瘤负荷不大、不危及生命的其他内脏转移者应首选内分泌治疗。

【用法与用量】

口服片剂：（1）乳腺癌：一次 10 mg，bid，于早、晚服；或一次 20 mg，qd。常规一日量 20 mg，必要时一次 20 mg，bid，但一日最大量不超过 40 mg。（2）不排卵性不育症：在开始任何疗程前，无论是初次或是后续治疗都须排除妊娠的可能性。① 对有月经但无排卵周期的妇女，第 1 个疗程为在月经周期的第 2～5 d 每日给予 20 mg。若第 1 个疗程不成功，可在随后的几个月经周期做进一步治疗，将每日剂量增至 40 mg，然后再增至 80 mg。② 对月经不规律的妇女第 1 个疗程可从任何一天开始。如未表现出排卵迹象，则可在 45 d 后开始第 2 个疗程，并按上述方法增量。若病人反应为行经，则在月经周期的第 2 d 开始下一疗程。

【不良反应】

（1）治疗初期骨和肿瘤疼痛可一过性加重，继续治疗可渐减轻。（2）食欲不振、恶心、呕吐、腹泻。（3）月经失调、闭经、阴道出血、外阴瘙痒、子宫内膜增生、子宫内膜息肉和内膜癌。（4）颜面潮红、皮疹、脱发。（5）偶见白细胞和血小板减少、肝损害。（6）长时间（17 个月以上）和大剂量（一日 240～320 mg），可出现视网膜病变或角膜混浊。（7）罕见精神错乱、肺栓塞、血栓形成、疲倦及嗜睡。

【禁忌证】

对本品过敏者；妊娠期和哺乳期；青光眼及眼底疾病；有肺栓塞、深静脉血栓史。

【注意事项】

（1）肝功能不全者、视力障碍慎用。（2）大剂量长期用药应定期做眼科检查，乳腺癌手术后作为辅助化疗不超过 5 年。（3）定期检查血常规、肝 B 超。定期做妇科检查，及时发现继发子宫内膜癌。（4）乳腺癌有骨转移者，在治疗初期需定期检测血钙。

【药物相互作用】

（1）可增强抗凝血药的作用。（2）雌激素可影响其治疗效果。（3）与丝裂霉素合用可能发生溶血尿毒综合征。（4）与别嘌醇合用可加重肝毒性。（5）与其他细胞毒药物合用易发生血栓性疾病。（6）抗酸药、西咪替丁、雷尼替丁等在胃内改变 pH，使本品肠衣提前分解，对胃有刺激作用，合用时应间隔 1～2 h。

【制剂与规格】

枸橼酸他莫昔芬片：10 mg。

来曲唑(Letrozole)

【药理作用】

来曲唑为一种高选择性的非甾体类芳香化酶抑制剂。通过竞争性地与细胞CYP亚单位的血红蛋白结合，从而抑制芳香化酶，导致雌激素在所有组织中的生物合成减少。乳腺肿瘤组织的生长依赖于雌激素的存在，因此消除雌激素介导的刺激作用是肿瘤获得缓解的前提。

【药物动力学】

口服吸收迅速、完全，生物利用度达99.9%，进食可轻度降低吸收率，但对其吸收程度无影响。1 h达峰浓度。2～6周达稳态。在组织中分布广泛。血浆蛋白结合率60%。主要消除途径是转变为无活性的葡糖醛酸化的甲醇代谢物。经肾排泄，主要为代谢物，原形约6%。终末相半衰期为75～110 h。

【适应证】

用于自然绝经或人工诱导绝经后的晚期乳腺癌，其雌激素受体阳性、孕激素受体阳性或受体状况不明者。用于绝经后雌激素受体及孕激素受体阳性的乳腺癌术后的辅助治疗。

【用法与用量】

口服片剂：一日2.5 mg顿服。可在三餐的餐前、餐后或进餐时服。对于晚期乳腺癌，治疗应持续到证实肿瘤出现进展时为止。老年人，轻、中度肾功能不全者，肌酐清除率≥10 mL/min者无须调整剂量。

【不良反应】

常见：(1)恶心、呕吐、消化不良、便秘、腹泻、食欲减退或增加、体重增加。(2)头痛、头晕、高血压。(3)发热、多汗、面部潮红、脱发、红斑、斑丘疹、银屑病、皮肤疱疹。(4)肌痛、骨痛、关节痛、关节炎、疲劳、虚弱、不适、水肿。

少见：(1)白细胞减少、高胆固醇、转氨酶(ALT及AST)升高。(2)焦虑、紧张、易怒、抑郁、精神不振、嗜睡或失眠、记忆力减退、感觉或味觉障碍、白内障、视力模糊。(3)心悸、心动过速、低血压。(4)血栓性静脉炎、肺栓塞、动脉血栓、脑血管梗塞、呼吸困难。(5)口腔炎、口干、黏膜及皮肤干燥、瘙痒、皮疹。(6)尿路感染、尿频、阴道异常分泌、阴道流血、阴道干燥、乳腺疼痛。(7)长期应用可致骨质疏松、骨折。

【禁忌证】

对本品过敏者；妊娠期和哺乳期；绝经前妇女。

【注意事项】

严重肝肾功能不全者、运动员慎用。肌酐清除率＜10 mL/min避免使用。

【药物相互作用】

不得与含雌激素的其他药物同时使用。他莫昔芬可使其血药浓度下降。

【制剂与规格】

来曲唑片：2.5 mg。

‖ 第七节　抗肿瘤靶向药 ‖

抗肿瘤靶向药，根据某些特定标志物的单克隆抗体，具有明确的靶向性。其共同特点是具有非细胞毒性和靶向性，对机体的免疫功能具有调节作用和细胞稳定作用。其作用谱、毒性与细胞毒药物有很大区别，与常规治疗（化疗、放疗）联合有更好效果。靶向治疗的进展，随着分子生物学技术的发展和对发病机制从细胞、分子水平的进一步认识，已经进入了一个全新的时代。根据药物的作用靶点和性质，抗肿瘤靶向药有以下几类：（1）选择性表皮生长因子受体（EGFR）酪氨酸激酶抑制剂，如吉非替尼、埃克替尼。（2）Bcr-Abl 酪氨酸激酶抑制剂，如伊马替尼。（3）抗 CD20 的单抗，如利妥昔单抗。（4）针对某些特定细胞标志物的单克隆抗体，如西妥昔单抗；抗 HER-2 的单抗，如曲妥珠单抗。（5）其他：抗肿瘤血管生成药、血管内皮生长因子受体抑制剂、组蛋白去乙酰化酶抑制剂等。

本节有吉非替尼、伊马替尼、埃克替尼、利妥昔单抗、曲妥珠单抗。

吉非替尼（Gefitinib）

【药理作用】

吉非替尼是一种选择性表皮生长因子受体（EGFR）酪氨酸激酶抑制剂，该酶通常表达于上皮来源的实体瘤。EGFR 是一种糖蛋白的跨膜受体，在调节细胞生长、分化或存活上有重要作用。本品通过选择性阻断 EGFR 信号传导路径，从而抑制肿瘤生长、转移和血管生成，导致肿瘤细胞凋亡。

【药物动力学】

口服吸收较慢，3～4 h 达峰浓度，生物利用度 59%。血浆蛋白结合率 90%。组织分布广泛。每天给药 1 次经 7～10 d 后达到稳态。平均终末半衰期为 41 h。在体内转变为多种代谢物，经肝酶代谢特别是和 CYP3A4 酶的活性相关。单次服药后 10 d 内有 90% 由粪便排泄，不足 4% 由尿排出。

【适应证】

适用于 EGFR 基因具有敏感突变的局部晚期或转移性非小细胞肺癌的一线治疗，以及既往接受过化学治疗的局部晚期或转移性非小细胞肺癌。

【用法与用量】

口服片剂：空腹或与食物同服。一次0.25 g顿服。若有吞咽困难，可将药片溶于半杯饮用水中，不得使用其他液体。约10 min至完全分散后即刻饮用，再以半杯水冲洗杯子饮下。亦可通过鼻饲管给予。

【不良反应】

（1）可见腹泻、腹痛、恶心、食欲低下、脱水等。（2）皮肤干燥、皮疹、瘙痒、痤疮等。（3）肝功能损害，转氨酶（ALT及AST）升高。（4）偶见口腔黏膜炎、结膜炎、睑缘炎、脱发等。（5）罕见肺间质病变、胰腺炎、血管性水肿、中毒性表皮坏死松解症。

【禁忌证】

对本品过敏者；妊娠期和哺乳期。

【注意事项】

（1）儿童用药的安全性和有效性尚未确立。（2）注意发生腹泻、脱水、电解质失衡和肾衰竭。应给予止泻及静脉补液等，严重时停用本品。（3）肺毒性，发生间质性肺炎甚至是致命性的。一旦发生应停药并给予适当处理。（4）注意发生心、脑血管意外事件。（5）注意肝功能损害，严重损害应停药。（6）血小板减少可能引起微血管溶血性贫血。（7）注意检测血常规、肝肾功能、电解质及肺部X线检查。

【药物相互作用】

（1）有研究表明，与化疗药物或抗血管药物如贝伐珠单抗联合，可以增加疗效，同时不良反应也增加。（2）CYP3A4抑制剂如伊曲康唑、酮康唑等可升高其血药浓度。（3）CYP3A4诱导剂如利福平、苯妥英钠、苯巴比妥、卡马西平等可降低其血药浓度。

【制剂与规格】

吉非替尼片：0.25 g。

伊马替尼(Imatinib)

【药理作用】

伊马替尼为Bcr-Abl酪氨酸激酶抑制剂。能选择性抑制Bcr-Abl阳性细胞系细胞、Ph染色体阳性的慢性髓系白血病和急性淋巴细胞白血病患者的新鲜细胞的增殖和诱导其凋亡。此外，还可抑制血小板衍生因子（PDGF）受体、干细胞因子（SCF），c-kit受体的酪氨酸激酶，从而抑制由PDGF和SCF介导的细胞行为，抑制表达c-kit突变的胃肠道间质肿瘤细胞增殖和诱导其凋亡。

【药物动力学】

口服吸收良好，2～4 h达峰浓度。生物利用度98%。血浆蛋白结合率95%。主要经CYP3A4转化为活性代谢物N-去甲基哌嗪衍生物。原药及代谢物主要经粪便排泄，仅小部分由尿排出。原药和代谢物消除半衰期分别为 18 h 和 40 h。

【适应证】

用于治疗费城染色体阳性慢性髓系白血病（Ph+CML）的慢性期、加速期或急变期，不能切除以及发生转移的成人恶性胃肠道间质肿瘤。

【用法与用量】

口服片剂、胶囊：宜在进餐时服，并饮一大杯水，以减少胃肠道的刺激反应。不能吞咽胶囊的儿童，可将胶囊内药物溶于水、苹果汁或橘汁中。根据中性粒细胞、血小板和不良反应情况调整剂量。

（1）慢性髓系白血病：慢性期一日 0.4 g 顿服；急变期和加速期一日 0.6 g 顿服。只要有效，就应持续服用。如果血象许可，没有严重药物不良反应，在疾病进展、治疗至少 3 个月后未能获得满意的血液学反应、已取得的血液学反应重新消失等情况，可考虑对慢性期患者从一日 0.4 g 增至 0.6 g，分 2 次；急变期和加速期患者从一日 0.6 g 增至 0.8 g，分 2 次。（2）干扰素治疗失败的慢性髓系白血病：一日 0.4 g 顿服。用药后如病情继续发展，如血象许可，且无严重不良反应时，可增至一日 0.6 g 顿服。可持续服用，直至治疗无效后停药。（3）不能切除及转移的恶性胃肠道间质肿瘤：一日 0.4 g 顿服，如未获得确切疗效，且无不良反应，可增加至一日 0.6 g 顿服。应持续服用，除非病情进展。

【不良反应】

（1）骨髓抑制，导致中性粒细胞和血小板减少等。（2）恶心、呕吐、腹泻、腹胀、消化不良、便秘、胃食管反流、口腔溃疡、肝功能损害，甚至胃肠道出血或肿瘤内出血。（3）头痛、头晕、味觉障碍、失眠、感觉异常、嗜睡、周围神经病变、记忆力减退、抑郁、焦虑、意识模糊、肌痛、肌痉挛、关节肿胀等。（4）血压升高或降低、四肢发冷、水肿、肺水肿、心力衰竭、心动过速、呼吸困难等。（5）肾功能损害、尿素氮和肌酐升高、男性乳房女性化、性功能障碍等。（6）眼干、结膜炎、流泪、视力模糊、视网膜出血、青光眼。（7）皮肤干燥、瘙痒、红皮症、瘀斑、紫癜、荨麻疹、色素沉着、光敏反应、脱发等。（8）高尿酸血症、低钾血症、低钠血症等。

【禁忌证】

对本品过敏者；妊娠期和哺乳期。

【注意事项】

（1）3 岁以下儿童用药的安全性和有效性尚未确立。（2）12 岁以下儿童慎用。（3）严重心、肝、肾功能不全者，青光眼慎用。（4）应在进餐时服，同时大量饮水以减少胃肠道反应。（5）应定期监测体重，检测血常规、肝肾功能等。

【药物相互作用】

（1）不可与对乙酰氨基酚及含有其成分的药物合用。（2）可使抗凝血药作用增强。（3）CYP3A4抑制剂如酮康唑、伊曲康唑、红霉素等可升高其血药浓度。（4）CYP3A4诱导剂如利福平、苯妥英钠、苯巴比妥、地塞米松等可降低其血药浓度。

【制剂与规格】

（1）甲磺酸伊马替尼片：0.1 g；0.4 g。（2）甲磺酸伊马替尼胶囊：0.05 g；0.1 g。

埃克替尼(Icotinib)

【药理作用】

埃克替尼是一种高选择性表皮生长因子受体（EGFR）酪氨酸激酶抑制剂。作用机制同吉非替尼。

【药物动力学】

口服吸收迅速，分布广泛。口服7～11 d后达稳态，没有明显蓄积。平均半衰期约6 h。主要经肝脏代谢，有29种代谢物，其中19种Ⅰ相代谢物，10种Ⅱ相代谢物。Ⅰ相代谢反应为4-羟基喹啉环的侧链开环与开环后氧化反应、苯乙炔环15位羟基化和14位乙炔氧化，Ⅱ相代谢反应为葡糖醛酸与硫酸结合反应。79.5%由粪便和尿排泄，其中粪便排泄占74.7%。排出形式以代谢物为主，约占81.4%，原形占18.6%。

【适应证】

适用于EGFR基因具有敏感性突变的局部晚期或转移性非小细胞肺癌的一线治疗，以及既往接受过化疗的局部晚期或转移性非小细胞肺癌。

【用法与用量】

口服片剂：空腹或与食物同服，高热量食物可增加药物吸收。

一次125 mg，tid。当出现不能耐受的皮疹、腹泻等，可暂停用药1～2周，直至症状缓解或消失。随后恢复一次125 mg，tid。对转氨酶（ALT及AST）轻度升高，低于100 U/L可继续服药但应密切监测；对升高明显，在100 U/L以上，可暂停药并密切监测。当ALT及AST均低于100 U/L或正常后可恢复用药。

【不良反应】

（1）常见皮疹、腹泻等，多见于服药后1～3周内，大多较轻，无需特殊处理。（2）肝功能损害，转氨酶（ALT及AST）升高。（3）肺毒性，罕见肺间质病变。

【禁忌证】

对本品过敏者；妊娠期和哺乳期。

【注意事项】

（1）18岁以下用药的安全性和有效性尚未确立。（2）注意肺毒性，发生间质性肺炎甚至是致命性的。表现为急性呼吸困难，伴有咳嗽、低热、血氧分压降低等，一旦证实应停药并给予处理。（3）注意肝功能损害，若转氨酶明显升高应停药并给予处理。

【药物相互作用】

同吉非替尼(参阅本节吉非替尼)。

【制剂与规格】

盐酸埃克替尼片:125 mg。

利妥昔单抗(Rituximab)

【药理作用】

利妥昔单抗是一种人鼠嵌合性单克隆抗体,能特异性地与跨膜抗原 CD20 结合。CD20 抗原位于前 B 淋巴细胞和成熟 B 淋巴细胞的表面,但在造血干细胞、前 B 细胞、正常浆细胞或其他正常组织中不表达 CD20。95% 以上的 B 细胞性非霍奇金淋巴瘤细胞表达 CD20。与抗体结合后,B 淋巴细胞表面 CD20 不会发生内化,或从细胞膜上脱落进入到周围环境中。CD20 不会作为游离抗原在血浆中循环,因此也就不可能与抗体竞争性结合。本品与 B 淋巴细胞上的 CD20 抗原结合后,启动介导 B 细胞溶解的免疫反应。B 细胞溶解的机制,可能包括补体依赖的细胞毒作用和抗体依赖细胞的细胞毒作用。此外,还可使耐药的人 B 淋巴瘤细胞株对某些化疗药物细胞毒作用的敏感性增强。

【药物动力学】

对滤泡性非霍奇金淋巴瘤,以 125 mg/m^2、250 mg/m^2、375 mg/m^2 静滴,每周 1 次,共 4 次,血清抗体浓度随着剂量的增加而增加。对于接受 375 mg/m^2,第 1 次滴注后其平均血浆半衰期是 68. 1 h,血药峰浓度为 238. 7 μg/mL;第 4 次滴注后血浆半衰期为 189. 9 h,血药峰浓度为 480. 7 μg/mL。通常 3～6 个月后仍能在血清中检测到本品。在弥漫大 B 细胞性非霍奇金淋巴瘤患者中,本品与 CHOP 合用时的清除和分布尚未进行研究。对类风湿关节炎,按 2 周间隔时间 2 次各静滴 1 g 后,平均终末半衰期为 20. 8 d。

【适应证】

(1) 用于复发或耐药的滤泡性中央型淋巴瘤的治疗。(2) 用于 CD20 抗原阳性的弥漫大 B 细胞性非霍奇金淋巴瘤时,应与标准 CHOP(环磷酰胺、多柔比星、长春新碱、泼尼松)化疗联合治疗。(3) 用于治疗成人类风湿关节炎。

【用法与用量】

注射剂:静脉滴注,不可静脉注射。

药物配制。用 0. 9%氯化钠或 5%葡萄糖溶液稀释成 1 mg/mL,最大浓度 4 mg/mL。轻轻倒转输液袋使溶液混合,并避免产生泡沫。配制好的液体应缓慢滴注。应具有完备的复苏设备。首次滴注时最好在经验丰富的肿瘤科或血液科医师的严密观察下使用。

治疗前用药。包括解热镇痛药如对乙酰氨基酚、抗组胺药如苯海拉明。应在每次开始滴注本品前30～60 min使用。亦可考虑滴注本品前使用糖皮质激素进行预处理。应严密监护患者是否出现细胞因子释放综合征。一旦出现严重反应，尤其是严重呼吸困难、支气管痉挛和低氧血症时应立即停止输注。并立即评估患者是否出现肿瘤溶解综合征，包括做相应的实验室检查。摄胸部X线片了解是否有肺浸润。只有当所有症状消失后，各项实验室检查以及胸部X线片恢复正常后，方可重新进行治疗。此时，本品滴速不能超过原来滴速的一半。若第2次再出现同样的严重不良反应，应考虑停药。通常减慢滴速后，各种治疗相关的轻至中度不良反应会减轻。当症状改善后，滴速可重新加快。

静脉滴注方法。（1）第1次静滴：初始滴速为50 mg/h，60 min后，可每30 min增加50 mg/h，直至达最大滴速400 mg/h。（2）随后的滴注：初始滴速为100 mg/h，可每30 min增加100 mg/h，直至达最大滴速400 mg/h。（3）复发后的再治疗：若初次治疗有效，复发后可再次接受本品治疗。再次治疗的缓解率与第1次治疗相当。

成人和儿童用量。（1）单药治疗：按一次375 mg/m^2，一周1次，共4～8次。（2）联合用药：弥漫大B细胞性非霍奇金淋巴瘤与CHOP化疗联合。按一次375 mg/m^2，每个化疗周期的第1 d使用。化疗方案中的其他药物在应用本品后使用。联合用药时标准化疗中的药物可减少剂量。

类风湿关节炎：成人，一次1 g，于第1 d和第15 d分别给予，每一疗程总量为2 g。每次用药前预处理和辅助用药，如解热镇痛药、抗组胺药及糖皮质激素同前述。

免疫性血小板减少症：儿童，按一次375 mg/m^2，一周1次，共用1～4次。

【不良反应】

肿瘤负荷较大，单个病灶直径 > 10 cm的患者，发生严重不良反应的危险性升高。

（1）输注相关的不良反应，常见于第1次输注开始后的1～2 h。包括发热、寒战、面部潮红、血管性水肿、恶心、呕吐、荨麻疹、皮疹、疲乏、头痛、瘙痒、呼吸困难、咽喉刺激、鼻炎、血压降低、支气管痉挛、心绞痛、充血性心衰等。出现严重细胞因子释放综合征，可因多脏器功能衰竭、呼吸衰竭和肾衰竭而致死。（2）全身疼痛不适，胸痛、背痛、颈痛、关节痛、肌痛、肌张力增高、输液部位疼痛等。（3）血小板和中性白细胞减少、贫血，罕见短暂单纯红细胞再生障碍贫血和溶血性贫血。（4）血压升高、心动过缓或过速以及其他心律失常、体位性低血压等。（5）咳嗽、呼吸困难、鼻窦炎、支气管炎、呼吸衰竭等。（6）腹泻、腹胀、腹痛、消化不良、食欲不振等。（7）头昏、焦虑、感觉异常或过敏、易激惹、失眠、神经质。（8）肝肾功能损害、凝血障碍、淋巴结病、外周水肿、血糖及乳酸脱氢酶升高、低钙血症。（9）泪液分泌异常、结膜炎、味觉障碍。（10）盗汗、出汗、单纯疱疹、带状疱疹，罕见严重的大疱性皮肤反应，包括中毒性表皮坏死松解症。（11）非霍奇金淋巴瘤合并乙型肝炎病毒感染较为常见，本品的免疫化疗可能导致HBV激活，甚至发生急性重症肝炎。本品治疗前，应考虑适时开始抗乙型肝炎病毒治疗。

【禁忌证】

对本品过敏者；妊娠期和哺乳期；严重获得性感染；严重心脏病及严重心力衰竭。

【注意事项】

（1）循环中恶性淋巴瘤细胞数目较多或肿瘤负荷较大，如慢性淋巴细胞淋巴瘤和套细胞淋巴瘤。其发生严重的细胞因子释放综合征的危险性较高，必须在非常谨慎并且无其他治疗手段时考虑应用。在第1次输注时须严密观察，滴速应缓慢。（2）严重的细胞因子释放综合征主要表现为严重的呼吸困难、发热、寒战、强直、荨麻疹和血管性水肿，通常伴有支气管痉挛和缺氧，以及高尿酸血症、高钾血症、低钙血症、急性肾衰、乳酸脱氢酶升高，严重时出现急性呼衰甚至死亡。急性呼衰可能还伴有肺间质浸润或水肿。这些症状通常在第1次输注开始的1～2 h内出现。（3）既往有肺功能不全或肿瘤肺浸润，发生急性呼衰的危险性更高，预后更差。出现严重细胞因子释放综合征应立即停止输注，并给予进一步的对症治疗。由于这些临床症状开始改善后，又可能会重新恶化，因此应严密观察直到肿瘤溶解综合征和肺浸润好转或被控制。症状和体征完全消失后，重新开始治疗极少再次出现严重的细胞因子释放综合征。（4）静脉输注时发生以发热、低血压、支气管痉挛为特征的细胞因子释放综合征，在停止输注并应用解热镇痛药、抗组胺药等措施后可缓解，或需要吸氧、静脉输注氯化钠注射液或支气管扩张药，必要时用糖皮质激素。（5）可能发生过敏反应，典型的过敏反应通常在输注开始后几分钟之内就会出现。可给予肾上腺素、抗组胺药、糖皮质激素。（6）可能会出现低血压，在治疗前12 h以及治疗过程中应避免使用抗高血压药。可能发生心绞痛和心律失常，应严密观察。（7）虽然本品无骨髓抑制作用，但中性粒细胞 $< 1.5 \times 10^9$/L和血小板 $< 75\times 10^9$/L时，使用应非常谨慎，治疗中应检测血常规。（8）用于成人类风湿关节炎，有心脏病史、活动性感染、严重免疫缺陷不宜使用。（9）不可接种免疫活疫苗。

【药物相互作用】

目前尚无关于本品的可能药物相互作用的资料。

【制剂与规格】

利妥昔单抗注射液：10 mL：0. 1 g；50 mL：0. 5 g。

曲妥珠单抗(Trastuzumab)

【药理作用】

曲妥珠单抗是一种重组DNA衍生的人源化单克隆抗体，高选择性地作用于人表皮生长因子-2（HER-2）的细胞外部位。此抗体属IgG kappa型，可抑制HER-2过度表达的肿瘤细胞的增殖。本品是抗体依赖的细胞介导的细胞毒反应（ADCC）的潜在介质。对HER-2过度表达的肿瘤细胞本品介导的ADCC能优先发挥作用。

【药物动力学】

短时间静脉输入 10 mg、50 mg、100 mg、250 mg 和 500 mg，每周 1 次，药物动力学呈剂量依赖性，随剂量增加，半衰期延长，清除率降低。首次负荷量 4 mg/kg 和每周维持量 2 mg/kg，平均半衰期为 5. 8 d，在 16～32 周血药浓度达稳态，平均谷浓度为 75 μg/mL。

【适应证】

用于 HER-2 过度表达的转移性乳腺癌，可与卡培他滨、长春瑞滨、紫杉类等化疗药物联合。用于 HER-2 过度表达乳腺癌术后辅助治疗或术前新辅助治疗。

【用法与用量】

注射剂：静脉滴注。单药治疗，可按下列初次负荷量和标准维持量给药。

成人，(1) 初次负荷量：按一次 4 mg/kg，静滴 90 min 以上。应观察是否出现发热、寒战或其它输注相关症状。若出现上述症状应停止输注，待待症状消失后可继续输注。(2) 标准维持量：按一次 2 mg/kg，一周 1 次。若初次负荷量可耐受，则此剂量可滴注 30 min。疗程：维持治疗可一直用到疾病出现进展。

乳腺癌辅助治疗按 8 mg/kg，初次负荷量后随后每 3 周 按 6 mg/kg 维持量，共使用 17 剂次(疗程 52 周)。

药液配制：(1) 用附带的灭菌注射用水 20 mL 溶解，配制浓度为 21 mg/mL，pH 6. 0。(2) 根据初次负荷量 4 mg/kg 或标准维持量 2 mg/kg 计算所需溶液的体积：所需溶解液 = 体重(kg) × 剂量(4 mg/kg 负荷量或 2 mg/kg 维持量)/21 (mg/mL，配制好溶液的浓度)。(3) 稀释药液，将所需药量从小瓶中吸出后加入 0. 9% 氯化钠溶液 250 mL 中，轻轻摇匀，防止气泡产生。药液配制好即刻使用。

【不良反应】

单药治疗 HER-2 过度表达的转移乳腺癌有如下不良反应。(1) 全身症状：头痛、颈痛、背痛、胸痛、腹痛、乏力、寒战、发热、感染、感冒样症状等。(2) 血管扩张、心功能不全。(3) 厌食、消化不良、胃肠胀气、恶心、呕吐、腹泻或便秘。(4) 关节及肌肉疼痛、周围水肿。(5) 焦虑、抑郁、眩晕、感觉异常、失眠或嗜睡。(6) 咳嗽、哮喘、呼吸困难、鼻出血、肺部疾病、胸腔积液、咽炎、鼻炎、鼻窦炎。(7) 皮肤瘙痒、皮疹。(8) 输液相关症状：第 1 次输注本品时，约 40% 会出现发热、寒战等症候群，其他有恶心、呕吐、疼痛、头痛、眩晕、呼吸困难、低血压、皮疹和乏力。(9) 白细胞和血小板减少、贫血。(10) 肝、肾功能损害。

严重不良反应。单药治疗或与其他化疗药物如一种蒽环类药加环磷酰胺，或紫杉醇联合。联合用药明显高于单药。(1) 全身症状如过敏反应、中毒反应、腹水、蜂窝织炎、黏膜病变、脓毒血症、猝死。(2) 心肌病、房颤、心衰、肺栓塞、血栓病、血栓性静脉炎。(3) 吞咽困难、食管溃疡、呕血、肠梗阻、黄疸、肝损害、肝炎、肝肿大、肝衰竭、肝区疼痛。(4) 急性白血病、骨髓抑制、髓系细胞成熟障碍、贫血、全血细胞减少。

（5）高钙血症、高血糖。（6）骨坏死、骨折。（7）焦虑、思维异常、精神错乱、惊厥、神经病变。（8）窒息、哮喘、肺疾病、气胸、胸腔积液。（9）急性肾功能衰竭、肾积水。（10）耳聋、视网膜动脉阻塞。

【禁忌证】

对本品过敏者；妊娠期和哺乳期。

【注意事项】

（1）本品必须在有经验的内科医师的监护下应用。（2）可使心脏功能减退，表现呼吸困难、咳嗽增加、夜间阵发性呼吸困难、周围性水肿、奔马律、射血分数减低等。本品相关充血性心衰可能相当严重，并可引起致命性心衰、死亡、脑栓塞。特别是与蒽环类药（多柔比星或表柔比星）和环磷酰胺合用治疗转移乳腺癌，观察到中至重度的心功能减退。在治疗前就有心功能不全需特别小心。选用本品治疗时应进行全面的基础心脏评价，包括病史、物理检查和以下一项或多项检查：心电图、超声心动图、多时相心室造影检查。目前尚无合适的评价方法可确定病人有发生心脏毒性危险。治疗期间应经常评估左心室功能。若出现明显的左心室功能减退应考虑停药。监测并不能全部发现将发生心功能减退的患者。（3）约 2/3 有心功能减退者需治疗，大多经治疗症状好转。包括使用利尿药、强心苷类药、血管紧张素转换酶抑制剂。绝大多数用本品治疗有效，而有心脏症状的患者继续每周使用本品，并未产生更多的临床心脏问题。（4）儿童用药的安全性和有效性尚未确立。

【药物相互作用】

（1）本品联合紫杉醇，与本品联合蒽环类、环磷酰胺相比，本品的平均血药谷浓度升高约 1.5 倍。（2）与紫杉醇联合，本品的清除率减少 1/2。（3）与蒽环类、顺铂、环磷酰胺联合，对本品的血药浓度无影响。

【制剂与规格】

注射用曲妥珠单抗：150 mg；440 mg。

‖ 第八节　抗肿瘤辅助药 ‖

抗肿瘤药一般都缺乏特异性，即在杀伤肿瘤细胞的同时，对正常组织细胞、器官不可避免地产生损害或毒副作用。其不良反应涉及人体的各个方面，常见的有恶心、呕吐、白细胞和血小板减少、脱发等。某些抗肿瘤药有其特殊的毒性，如环磷酰胺、异环磷酰胺引起的尿路刺激和出血性膀胱炎，蒽环类引起的心脏毒性，博来霉素的肺毒性，长春碱类的神经毒性，甲氨蝶呤的严重毒性等。抗肿瘤辅助药就是应对这些不良反应。本节有美司钠、亚叶酸钙、昂丹司琼。

美司钠(Mesna)

【药理作用】

美司钠为含有巯基(SH)的化合物，生理作用与半胱氨酸、胱氨酸类似。环磷酰胺类药可产生丙烯醛和4-羟基代谢物，对泌尿道有毒性。本品可与丙烯醛的双链结合，形成稳定的硫醚化合物；可减低尿中4-羟基代谢物的降解速度，形成一种相对稳定的4-羟基环磷酰胺或4-羟基异环磷酰胺与美司钠缩合而成的物质，经尿迅速排出体外。从而预防在使用环磷酰胺类药引起的出血性膀胱炎等泌尿系损伤。其作用仅限于泌尿道，对环磷酰胺类药的全身毒性及非泌尿道毒性无效。本品排泄速度较环磷酰胺类药及其代谢物快，故应重复用药。

【药物动力学】

用药后主要浓集于肾脏，并迅速在组织中转化为无生物活性的二硫化物。该化合物经肾小球过滤后，经肾小管上皮又转化成巯乙磺酸钠。半衰期为1.5 h。给药后肾脏即开始清除，4 h内主要以游离硫化物形式排出，随后主要以二硫化物形式排出。经尿排泄，24 h内约80%以原形排出。儿童排泄较成人略快。

【适应证】

作为泌尿系统保护药，用于预防环磷酰胺、异环磷酰胺引起的泌尿道毒性。大剂量环磷酰胺(> 10 mg/kg)和异环磷酰胺，可引起出血性膀胱炎等泌尿系统上皮毒性。对曾做骨盆放射、曾用上述药物治疗而发生膀胱炎或有泌尿道损伤史，亦可配合使用。

【用法与用量】

注射剂：静脉注射、静脉滴注。一次用量为环磷酰胺或异环磷酰胺用量的20%，分别于化疗同时，化疗后第4 h、8 h静注，共3次。亦可分别于化疗同时、化疗后第4 h、8 h、12 h静注，共4次。

使用环磷酰胺作持续静滴时，在开始时可一次大剂量静注本品。然后将其加入环磷酰胺输液中同时滴注，剂量可达环磷酰胺用量的100%。在滴注完毕后6～12 h内再持续滴注本品，剂量可达环磷酰胺用量的50%。

儿童应酌情增加剂量或缩短间隔时间，增加给药次数。儿童因排尿比较频繁，应以每3 h给药方式用药，即分别以20%的环磷酰胺或异环磷酰胺剂量在0、1、3、6、9、12时段用药。除静注外，亦可采用在15 min内静滴方式用药。

【不良反应】

(1) 较大剂量(60～70 mg/kg)连续用药数天，可出现恶心、呕吐、腹泻、痉挛性腹痛，一过性ALT及AST升高。(2) 可有皮肤、黏膜过敏反应。(3) 血压降低、心动过速。(4) 发热、肢体疼痛、疲倦、虚弱、抑郁等。(5) 注射部位静脉刺激反应。

【禁忌证】

对本品及含巯基化合物过敏者。

【注意事项】

（1）妊娠期和哺乳期慎用。（2）自身免疫功能紊乱者，发生过敏反应的情况较肿瘤病人为多，应预先评估后在监护下使用。（3）其保护作用仅限于环磷酰胺、异环磷酰胺所致的泌尿系损害，对其他损害以及其他抗肿瘤药所致的泌尿系损害无保护作用。（4）可引起尿酮试验假阳性。

【药物相互作用】

与抗凝血药华法林合用易出血。不可与顺铂、氮芥、红霉素、四环素、氨茶碱等配伍。

【制剂与规格】

美司钠注射液：2 mL∶0. 2 g；4 mL∶0. 4 g。

亚叶酸钙(Calcium Folinate)

【药理作用】

亚叶酸钙为四氢叶酸的甲酰衍生物。主要用于大剂量甲氨蝶呤等叶酸拮抗剂的解救。甲氨蝶呤的主要作用是与二氢叶酸还原酶结合，阻断二氢叶酸转化为四氢叶酸从而抑制 DNA 合成。亚叶酸钙进入体内，通过四氢叶酸还原酶转化为四氢叶酸，能有效地对抗甲氨蝶呤的毒性。本品可限制甲氨蝶呤对正常细胞的损害程度，逆转对骨髓和胃肠黏膜反应，但对已存在的甲氨蝶呤神经毒性则无明显作用。

【药物动力学】

静脉用药 10 min、肌注 50 min 达峰浓度。经肝和肠黏膜代谢为 5- 甲基四氢叶酸，是其主要分布形式，静脉与肌内用药峰浓度分别 1. 5 h 与 2. 8 h，作用持续 3～6 h。半衰期为 3. 5～6 h。代谢物 80%～90%经肾排出，5%～8%随粪便排泄。

【适应证】

（1）用作叶酸拮抗剂如甲氨蝶呤、乙胺嘧啶或甲氧苄啶等的解毒剂。（2）预防甲氨蝶呤过量或大剂量治疗后所引起的严重毒性作用。（3）叶酸缺乏，如由口炎性腹泻、营养不良、妊娠期等所引起的巨幼细胞贫血，当口服叶酸治疗效果不佳时可用本品。（4）与氟尿嘧啶联合治疗晚期结直肠癌。

【用法与用量】

注射剂：肌内注射、静脉注射、静脉滴注。肌注时，3～25 mg 用灭菌注射用水或 5%葡萄糖溶液 2～4 mL 溶解。静注时，0. 2～0. 25 g 用 5%葡萄糖溶液 20 mL 溶解，注射时间 4～5 min。静滴时，用 0. 9%氯化钠或葡萄糖溶液适量稀释，滴注时间至少

30 min。

成人常用量：(1) 治疗叶酸拮抗剂过量：首次使用相当于叶酸拮抗剂的剂量，即 15～100 mg 静注。① 若是甲氨蝶呤过量中毒，随后一次 15 mg，q3h 或 q6h，共 8 次；或按一次 9～15/m^2，q6h 或 q8h，共 12 次。② 若是甲氧苄啶或乙胺嘧啶过量中毒，随后改用口服制剂，一次 5 mg，qd，共 5～7 d。(2) 叶酸缺乏所致的巨幼细胞贫血：一日 15 mg 肌注，qd。(3) 甲醇中毒：一次 50 mg 静注，q4h，共用 48 h。(4) 晚期结直肠癌的辅助治疗：与氟尿嘧啶联合可增效。按一次 200 mg/m^2 静注或静滴，随后给予氟尿嘧啶 300～400 mg/m^2 静注，qd，连续 5d 为一疗程。根据毒性反应，间隔 4～5 周可重复 1 次。

儿童常用量：(1) 治疗叶酸拮抗剂过量：肌注或静注。按一次 6～15 mg/m^2，q6h 或 q8h。一般需连续 2 d。(2) 叶酸缺乏所致的巨幼细胞贫血：肌注或静注。一日 1～3 mg。

【不良反应】

(1) 偶见皮疹、荨麻疹或支气管痉挛等过敏反应，甚至诱发癫痫。(2) 大剂量时可有睡眠障碍、惊厥、烦躁或抑郁。(3) 长期用药偶见食欲缺乏、腹胀、恶心等。

【禁忌证】

对本品过敏者；恶性贫血；维生素 B_{12} 缺乏所致的巨幼细胞贫血。

【注意事项】

(1) 老年人、哺乳期慎用。(2) 不宜与甲氨蝶呤同时使用，以免影响后者的抗叶酸作用。一次大剂量甲氨蝶呤用药 24～48 h 后使用本品，可使甲氨蝶呤的血药浓度不低于其治疗浓度。本品剂量要求血药浓度等于或大于甲氨蝶呤浓度。(3) 初次使用时应在有经验医师指导下用药。当有下列情况者，应慎用于甲氨蝶呤的“解毒”治疗：酸性尿($pH < 7.0$)、腹腔积液、失水、胃肠梗阻、胸腔渗液或肾功能不全。有上述情况时甲氨蝶呤毒性较显著，且不易从体内排出。病情急需者，要加大本品剂量。(4) 甲氨蝶呤用药前及用药后每 24 h 检测肌酐，如用药后 24 h 肌酐大于治疗前 50%，提示有严重肾毒性，要慎重处理。(5) 甲氨蝶呤用药前和用药后每 6 h 应检测尿酸度，保持尿 $pH > 7.0$，必要时用碳酸氢钠和水化治疗。(6) 接受大剂量甲氨蝶呤后而用本品“解救”者应检测肌酐清除率。大剂量甲氨蝶呤用药后每 12～24 h 检测甲氨蝶呤的血药浓度，以调整本品的剂量和应用时间。(7) 不宜单独用于治疗维生素 B_{12} 缺乏所引起的巨幼细胞贫血，否则反而加重神经系统损害。(8) 药液配制后应及时使用，避光及热接触。

【药物相互作用】

(1) 不应与叶酸拮抗剂同用，以免影响后者的抗叶酸作用。(2) 可增加氟尿嘧啶的疗效及毒性。(3) 较大剂量本品与苯巴比妥、苯妥英钠和扑痫酮合用，可降低其抗癫痫作用。(4) 与乙胺嘧啶或甲氧苄啶合用可预防后者引起继发性巨幼细胞贫血。

【制剂与规格】

（1）亚叶酸钙注射液：10 mL：100 mg。（2）注射用亚叶酸钙：25 mg；50 mg；100 mg。

昂丹司琼(Ondansetron)

【药理作用】

昂丹司琼为强效、高选择性 5-HT_3 受体拮抗剂，有强镇吐作用。通过拮抗周围和中枢神经的 5-HT_3 受体而发挥作用。肿瘤化疗、放疗可造成小肠释放 5-HT，经 5-HT_3 受体激活迷走神经，传至位于大脑第四脑室极后区的呕吐中枢，触发呕吐反射，本品能阻断这一反射的触发。此外，呕吐中枢内也分布有 5-HT_3 受体，可直接感受 5-HT 的化学刺激。其作用具有高度选择性，不具有其他止吐药的副作用如锥体外系反应、过度镇静等。

【药物动力学】

口服或静注 1.5～2 h 达峰浓度，生物利用度 60%。血浆蛋白结合率 75%。消除半衰期为 3 h，老年人可延长至 5 h。药物代谢彻底，代谢物 75%经肾、25%经肝排泄。

【适应证】

用于防治肿瘤化疗、放疗引起的恶心、呕吐。亦用于防治手术引起的恶心和呕吐。

【用法与用量】

口服片剂：餐前或放疗前 1～2 h 服。口服剂型常与注射剂联合应用，尤其是对使用有强烈催吐不良反应的抗肿瘤药。

成人常用量：（1）对强烈催吐的抗肿瘤药如顺铂：先用注射剂，第 1 d 于化疗前 15～30 min 缓慢静注或静滴 8 mg，接着在 24 h 内，按 1 mg/h 滴速静滴。停止化疗的第 2～6 d，每 8 h 口服片剂 8 mg。或于化疗前 15～30 min、化疗后第 4 h、8 h 各静注 8 mg，停止化疗后每 8～12 h 口服片剂 8 mg，连续用 5 d。（2）对催吐程度不太强烈的抗肿瘤药如环磷酰胺、多柔比星、卡铂：于化疗前 12 h 口服片剂 8 mg，接着每 8 h 口服 8 mg，连服 5 d。或用注射剂于化疗前 15～30 min 静注 8 mg，随后每 8～12 h 口服片剂 8 mg，连续用 5 d。（3）放射治疗：首剂须于放疗前 1～2 h，口服片剂 8 mg，以后一次 8 mg，q8h，疗程视放疗的疗程而定。（4）预防手术后的恶心呕吐：在麻醉前口服 8 mg，以后一次 8 mg，q8h，疗程视病情而定。

儿童常用量：用于 4 岁以上。于化疗前 15 min 内用注射剂按 5 mg/m^2 静脉输注，接着口服片剂一次 2～4 mg，q8h，连续用 5 d。

【不良反应】

（1）头痛、腹部不适、便秘或腹泻、口干、皮疹、乏力、嗜睡。（2）偶见支气管痉挛或过敏反应、一过性转氨酶(ALT 及 AST)升高。（3）罕见胸痛、心律失常、心动过缓、低血压、癫痫发作。

【禁忌证】

对本品过敏者；胃肠梗阻者。

【注意事项】

（1）妊娠期13周内尽量避免使用，除非利大于弊；妊娠期13周后和哺乳期慎用。（2）对肾功能不全者，无需调整剂量和用法。（3）中、重度肝功能不全者一日最大量不超过8 mg，因其廓清能力明显下降，半衰期显著延长。（4）腹部手术后不宜用，以免掩盖胃肠扩张症状。（5）注射剂不能与其他药物于同一注射器中或同瓶中输入。

【药物相互作用】

与地塞米松合用可增强止吐效果。可增强降压药的作用。

【制剂与规格】

盐酸昂丹司琼片：4 mg；8 mg。

（于虹娥　赵　波　王　林　王金果）

第十六章

维生素、矿物质类药

‖ 第一节　维生素 ‖

维生素（vitamin）是维持人体正常代谢和健康所必需的物质，尽管需求量甚微，但却发挥着重要作用。大部分维生素在人体内不能合成或合成量不足而需从食物中摄取。正常情况下可由饮食摄入满足需要，不足可引起维生素缺乏性疾病。当机体缺乏时，应适当补充。

维生素缺乏的常见原因有不能进食或进食不足、消化吸收障碍、分解代谢增强、生理需要量增加、不合理的肠外营养支持以及肠道菌群失调等。常需补充维生素类药。

维生素不是营养品，不宜过多过滥或长期使用，过量可能发生不良反应或毒性反应。通过均衡饮食，就可保障人体所需的维生素。水溶性维生素和脂溶性维生素口服制剂均应在饭后服，有利于吸收。本节有维生素 B_1、维生素 B_2、维生素 B_6、维生素 C、多种维生素（12）。

维生素 B_1（Vitamin B_1）

【药理作用】

维生素 B_1 即硫胺素，是构成脱羧辅酶的主要成分，为糖类代谢所必需，维持神经、心肌、消化系统的活动功能，促进生长发育。在体内与 ATP 结合形成维生素 B_1 焦磷酸盐（二磷酸硫胺，辅羧酶），是碳水化合物代谢时所必需的辅酶。该酶缺乏时可导致氧化代谢受阻而形成丙酮酸和乳酸堆积，影响机体的能量供应。可抑制胆碱酯酶活性，当其缺乏时胆碱酯酶活性增强，乙酰胆碱水解加速，导致神经冲动传导障碍，影响胃肠道及心肌功能。不足可导致维生素 B_1 缺乏症，又称“脚气病”。以神经系统症状为主者称为脑型，以突发急性心衰者为心型。

【药物动力学】

肌注吸收迅速，广泛分布于各组织中，体内无蓄积，在肝内代谢，经肾排泄，半衰期为 0. 35 h。

【适应证】

（1）维生素 B_1 缺乏症，如多发性周围神经炎、心脏病、韦尼克－柯萨可夫综合征（Wernicke-Korsakoff syndrome），尤其是维生素 B_1 缺乏性脑病和心脏病。以及消化不良等的辅助治疗。（2）全胃肠道外营养或摄入不足时、需要量增加时的补充。妊娠期和哺乳期、甲亢、烧伤、血液透析、长期慢性感染、发热、重体力劳动、吸收不良综合征伴肝胆系统疾病（肝损害、乙醇中毒伴肝硬化）、小肠疾病（乳糜泻、热带口炎性腹泻、局限性肠炎、慢性腹泻、回肠切除）及胃切除后。（3）对遗传性酶缺陷病如亚急性坏死性脑脊髓病（Leigh 病）、枫糖尿症（支链酮酸尿症）、乳酸性酸中毒、间歇性小脑共济失调等，大剂量使用可改善其症状。

【用法与用量】

注射剂：肌内注射。用于急需补充的重症者，对轻症或预防用药用口服制剂。

严重维生素 B_1 缺乏症：成人常用量：一次 50～100 mg，tid。儿童常用量：一日 10～25 mg。疗程 7～10 d，症状改善后用口服制剂。

【不良反应】

过量可有头痛、疲倦、烦躁、食欲减退、腹泻、水肿。偶见过敏反应，表现为吞咽困难，皮肤瘙痒，面、唇、眼睑水肿，喘鸣等。

【禁忌证】

对本品过敏者。

【注意事项】

（1）过敏体质者慎用。注射时偶见过敏反应，甚至发生过敏性休克。除急需补充外，一般不采用注射剂。（2）大剂量时血尿酸可呈假性增高，尿胆原可呈假阳性，可干扰茶碱血药浓度的检测。（3）治疗维生素 B_1 缺乏性脑病在注射葡萄糖前应先用本品。（4）日常生活只要注意均衡饮食，就能保障人体所需，从而预防维生素 B_1 缺乏。每日膳食中需要摄入维生素 B_1 的量，出生后至 3 岁婴幼儿 0. 3～0. 9 mg；4～6 岁 0. 9 mg；7～10 岁 1 mg。成人（男）1. 4 mg，（女）1 mg；妊娠期 1. 4 mg，哺乳期 1. 5 mg。（5）维生素 B_1 一般可由日常食物中摄取，如有缺乏，因常伴有其他 B 族维生素缺乏，可用复合维生素 B。

【药物相互作用】

（1）在碱性溶液中易分解，与碳酸氢钠、枸橼酸钠配伍易引起变质。（2）与依地酸钙钠合用，可防止其降解（螯合作用）。（3）口服制剂不宜与含鞣质的中药和食物合用。

【制剂与规格】

维生素 B_1 注射液：2 mL∶50 mg；2 mL∶100 mg。

维生素 B_2（Vitamin B_2）

【药理作用】

维生素 B_2 即核黄素，是辅黄酶的主要成分，参与体内氧化过程。缺乏时可影响机体的生物氧化，代谢发生障碍。在体内转化为黄素单核苷酸（FMN）和黄素腺嘌呤二核苷酸（FAD），为组织呼吸的重要辅酶，在酶系统中起递氢作用。参与糖、蛋白质、脂肪代谢，维持正常视觉功能和促进生长。可激活维生素 B_6，将色氨酸转换为烟酸，与维持红细胞的完整性有关。

【药物动力学】

口服主要在十二指肠吸收，饭后吸收较完全，饮酒可减少吸收。分布到各组织及乳汁，仅极少量贮于肝、脾、肾、心组织。半衰期为 1～1.5 h。肝内代谢，经肾排泄。

【适应证】

（1）防治口角炎、唇干裂、舌炎、阴囊炎、角膜血管化、结膜炎、脂溢性皮炎等维生素 B_2 缺乏症。（2）全胃肠道外营养或摄入不足所致的营养不良时的补充。（3）对需要量增加的补充如妊娠期和哺乳期、甲亢、烧伤、长期慢性感染、发热、新生儿高胆红素血症接受蓝光治疗时、恶性肿瘤；吸收不良综合征伴肝胆系统疾病如乙醇性肝病、阻塞性黄疸；肠道疾病如乳糜泻、热带口炎性腹泻、局限性肠炎、慢性腹泻或胃切除术后。

【用法与用量】

口服片剂：宜饭后服。成人常用量：一次 5～10 mg，tid，数日后减为补充膳食所需量，一日 1～4 mg。儿童常用量：一日 3～10 mg，分 2～3 次，数日后减为补充膳食所需量，一日 0.6 mg。12 岁以上剂量用法同成人。

【不良反应】

肾功能正常时几乎不产生毒性和不良反应。

【禁忌证】

对本品过敏者。

【注意事项】

（1）乙醇可影响其吸收。（2）对诊断的干扰：荧光检测尿儿茶酚胺浓度可呈假性增高，尿胆原可呈假阳性。（3）日常生活只要注意均衡饮食，就能保障人体所需，从而预防维生素 B_2 缺乏。每日膳食中需要摄入维生素 B_2 的量，出生后至 3 岁婴幼儿 0.4～0.8 mg；4～6 岁 1.1 mg；7～10 岁 1.2 mg；男性 10 岁以上和成人 1.4～1.8 mg，女性10岁以上和成人1. 2～1. 3 mg；妊娠期1. 6 mg，哺乳期1. 7～1. 8 mg。正常膳食均可满足机体对维生素B_2需要量。（4）防治维生素B_2缺乏症时，因常伴有其他B族维生素缺乏，可用复合维生素B。

【药物相互作用】

（1）不宜与甲氧氯普胺合用。（2）合用吩噻嗪类、三环类抗抑郁药、丙磺舒等药时需适当增量。（3）饮酒或摄入含乙醇的饮料可减少其吸收。

【制剂与规格】

维生素B_2片：5 mg；10 mg。

维生素B_6（Vitamin B_6）

【药理作用】

维生素B_6即吡哆醇，在红细胞内转化为磷酸吡哆醛及磷酸吡多胺。为转氨酶和氨基酸脱羧酶的组成成分，参与神经、氨基酸及脂肪代谢。参与脑中抑制性递质γ-氨基丁酸的产生（谷氨酸脱羧形成）以及色氨酸转化为烟酸或5-HT的过程。此外，磷酸吡哆醛参与亚油酸转化为花生四烯酸的过程。

【药物动力学】

主要在空肠吸收，不与血浆蛋白结合，转化为磷酸吡哆醛可与血浆蛋白结合。磷酸吡哆醛可透过胎盘，能进入乳汁。在肝内代谢，经肾排泄，半衰期长达15～20 d。

【适应证】

（1）维生素B_6缺乏症的防治，如代谢异常所致、铁粒幼细胞性贫血、神经系统病变、脂溢性皮炎及口唇干裂。（2）防治异烟肼中毒，亦用于妊娠期、放射病及抗肿瘤药引起的呕吐等。（3）全胃肠道外营养或因摄入不足所致的营养不良时的补充。（4）以下情况需要量增加：妊娠期和哺乳期、甲亢、烧伤、长期慢性感染、发热；先天性代谢障碍如胱硫醚尿症、高草酸盐尿症、高胱氨酸尿症、黄嘌呤酸尿症；充血性心力衰竭、长期血液透析、吸收不良综合征伴肝胆疾病如乙醇性肝病；肠道疾病如乳糜泻、热带口炎性肠炎、克罗恩病、慢性腹泻以及胃切除术后。（5）新生儿遗传性维生素B_6依赖综合征，婴儿惊厥或给孕妇服用以防婴儿惊厥。（6）可能有助于白细胞减少症。

【用法与用量】

口服片剂：宜饭后服。

成人常用量：（1）维生素B_6缺乏症：一日10～20 mg，连续3周，以后一日2～3 mg，持续数周。（2）维生素B_6依赖综合征：开始一日30～600 mg，维持量一日50 mg，终生服用。（3）先天性代谢障碍病（胱硫醚尿症、高草酸盐尿症、高胱氨酸尿症、黄嘌呤酸尿症）：一日100～500 mg。（4）药物引起维生素B_6缺少：① 预防，使用青霉胺时一日10～50 mg；使用环丝氨酸、乙硫异烟胺或异烟肼时一日100～300 mg。

② 治疗，一日 50～200 mg，共 3 周。以后一日 25～100 mg。(5) 遗传性铁粒幼细胞性贫血：一日 200～600 mg，共 1～2 月。以后一日 30～50 mg，终生服用。(6) 乙醇中毒：一日 50 mg。

儿童常用量：(1) 维生素 B_6 缺乏症：一日 2.5～10 mg，共用 3 周，以后一日 2～5 mg，持续数周。(2) 维生素 B_6 依赖综合征：婴儿维持量一日 2～10 mg，终生服用。>1 岁儿童剂量用法同成人。(3) 先天性代谢障碍或铁粒幼细胞性贫血：新生儿一次 50～100 mg；婴儿及以上儿童一次 50～250 mg，均 qd 或 bid。(4) 治疗异烟肼中毒：新生儿一次 5～10 mg；婴儿及以上儿童一次 10～20 mg，均 bid 或 tid。(5) 预防异烟肼中毒：新生儿一次 5 mg；婴儿及以上儿童一次 5～10 mg，均 qd。

注射剂：皮下注射、肌内注射、静脉注射、静脉滴注。静注时一次用量加入 5% 葡萄糖 20 mL 中，注射时间 4～6 min。静滴时一次用量加入 5% 或 10% 葡萄糖溶液 250～500 mL 中，滴注 2～3 h。

成人常用量：(1) 维生素 B_6 缺乏症：皮下或肌内注射。一次 50～100 mg，qd。(2) 环丝氨酸中毒：静注或静滴，一日 0.3 g。(3) 异烟肼中毒：静注或静滴。按异烟肼用量等量给予本品。首剂为总量的 1/2 或 1/3，随后分次重复给予。总量与所摄入的异烟肼同量，直至癫痫症状完全控制。(4) 偏二甲基肼中毒：静注或静滴。首剂 1～5 g 缓慢静注，随后 1～5 g 静滴至惊厥停止，一日总量不宜超过 10 g。(5) 毒蘑菇中毒：按一次 25 mg/kg 静注，必要可重复，一日总量不宜超过 10 g。(6) 其他毒物中毒引起的恶心、呕吐：一次 50～100 mg 静滴，必要时重复。(7) 白细胞减少：一次 50～100 mg 静注，qd。

儿童常用量：(1) 维生素 B_6 依赖性抽搐：首剂 100 mg 肌注，随后一日 2～10 mg，或口服片剂一日 10～100 mg。(2) 异烟肼等肼类化合物中毒：静注或静滴。总量与所摄入的异烟肼同量。首剂为总量的 1/2 或 1/3，随后分次重复给予，直至癫痫症状完全控制。

【不良反应】

肾功能正常时几乎无不良反应。(1) 罕见过敏反应。(2) 长期大剂量可引起严重神经感觉异常，进行性步态不稳、手足麻木不灵活。(3) 若每日量大于 0.2 g，持续 1 个月以上，可致依赖综合征。

【禁忌证】

对本品过敏者。

【注意事项】

(1) 妊娠期和哺乳期、老年人慎用。妊娠期接受大剂量时可致新生儿维生素 B_6 依赖综合征和致畸胎。(2) 下列情况未能证实确实疗效，如痤疮及其他皮肤病、哮喘、肾结石、精神病、偏头痛、经前期紧张、刺激乳汁分泌、食欲不振等。(3) 超大剂量可引起周围神经病变，出现感觉异常、肌无力、肢体运动障碍等，多发生在一日总量 15 g

以上。（4）作为解毒剂时应尽早使用。（5）不可用大剂量治疗未经证实有效的疾病。（6）可使尿胆原呈假阳性。

【药物相互作用】

（1）氯霉素、环丝氨酸、乙硫异烟胺、肼屈嗪、异烟肼、青霉胺，免疫抑制剂如糖皮质激素、环磷酰胺、环孢素等有拮抗作用，并增加其经肾排泄，可引起贫血或周围神经炎。（2）雌激素可使其活性降低，服用雌激素时应增加本品剂量。（3）可影响左旋多巴治疗帕金森病的疗效，小剂量（每日 5 mg）即可拮抗左旋多巴的抗震颤作用，但制剂中若含有脱羧酶抑制剂如卡比多巴时，则对左旋多巴无影响。

【制剂与规格】

（1）维生素 B_6 片：10 mg。（2）维生素 B_6 注射液：1 mL：50 mg；2 mL：100 mg。

维生素 C（Vitamin C）

【药理作用】

维生素 C 也称抗坏血酸，参与机体的羟化和还原过程。对抗体及胶原形成，组织修补包括某些氧化还原过程，物质代谢如苯丙氨酸、酪氨酸、叶酸，铁及碳水化合物的利用，脂肪及蛋白质合成，维持免疫功能，羟化 5-HT，保持血管的完整，促进非血红素铁吸收等均有重要作用。

在体内和脱氢抗坏血酸形成可逆的氧化还原系统，此系统在生物氧化及还原作用和细胞呼吸中起重要作用。还可降低毛细血管通透性，加速血液凝固，刺激凝血功能，促进铁在肠内吸收，促使血脂下降，增加对感染的抵抗力，参与解毒功能，且有抗组胺及阻止致癌物质如亚硝胺生成的作用。

【药物动力学】

与蛋白结合率低，少量贮存于血浆和细胞中，以腺体组织内的浓度最高。可透过胎盘及进入乳汁。在肝内代谢，极少以原形或代谢物经肾排泄。可被血液透析清除。

【适应证】

（1）预防和治疗坏血病，创伤愈合期，急、慢性传染病，紫癜及过敏性疾病的辅助治疗。（2）慢性铁中毒的治疗，可促进去铁胺对铁的螯合，使铁排泄加速。（3）特发性高铁血红蛋白血症的治疗。（4）克山病发生心源性休克时，可使用大剂量治疗。（5）某些情况对维生素 C 的需要量增加：如接受长期血液透析、胃肠道疾病（长期腹泻、胃或回肠切除术后）、结核病、癌症、溃疡病、甲亢、发热、感染、创伤、烧伤、手术等；因严格控制或选择饮食、接受肠道外营养、体重降低、妊娠期和哺乳期。（6）长期应用巴比妥类、四环素类、水杨酸类药物的病人。（7）贫血、过敏性皮肤病、口疮，或作为泌尿系统酸化药使用。

【用法与用量】

注射剂：肌内注射、静脉注射、静脉滴注。静注时一次用量加入25%葡萄糖溶液20 mL中缓慢注射。静滴时用适量5%或10%葡萄糖溶液稀释。

成人常用量：一次0.25～0.5 g，一日1～2次。必要时一次1～2 g，一日1～2次。儿童常用量：一日0.1～0.3 g，qd或分2次。至少2周。

用于维生素C缺乏时至少2周，其他情况酌情确定。治疗急性心肌炎或救治克山病时使用大剂量。克山病心源性休克，推荐首剂5～10 g，加入25%葡萄糖溶液20 mL中缓慢静注。随后视病情2～4 h重复1次，24 h总量可达15～30 g。

【不良反应】

（1）较大剂量可引起头痛、恶心、呕吐、腹泻、胃部不适、胃痉挛、皮肤红亮、尿频等。（2）长期较大剂量（一日量2～3 g）使用，突然停药可能出现坏血病症状。（3）长期大剂量使用偶见尿酸盐、半胱氨酸盐或草酸盐结石。（4）快速静注时可引起头晕、昏厥。

【禁忌证】

对本品过敏者；肝性脑病。

【注意事项】

（1）妊娠期和哺乳期不宜使用。（2）下列情况慎用：痛风、糖尿病、半胱氨酸尿症、高草酸盐尿症、草酸盐沉积症、尿酸盐肾结石、G6PD缺乏、铁粒幼细胞性贫血、珠蛋白生成障碍性贫血、镰形红细胞贫血、血色病。（3）对下列情况的作用和疗效未被证实或尚未肯定：预防或治疗癌症、牙龈炎、龋齿、出血、血尿、视网膜出血、抑郁症、痤疮、不育症、衰老、动脉硬化、溃疡病、结核、痢疾、胶原性疾病、骨折、皮肤溃疡、枯草热、药物中毒、血栓性疾病等。（4）妊娠期应用剂量较大时，可诱发新生儿坏血病。（5）长期大剂量用药应逐渐减量直至停药。（6）大剂量时影响以下检测：干扰乳酸脱氢酶和转氨酶的检测结果，胆红素下降，血糖（氧化酶法）值升高，粪便隐血出现假阳性，尿糖（硫酸铜法）出现假阳性，尿草酸盐、尿酸盐和半胱氨酸等升高，尿pH下降。

【药物相互作用】

（1）大剂量可干扰抗凝血药的作用。（2）水杨酸类、巴比妥类或扑米酮可促进其排泄。（3）纤维素磷酸钠可促使其代谢为草酸盐。（4）长期或大剂量应用时干扰双硫仑对乙醇的作用。（5）不宜与碱性药物如氨茶碱、碳酸氢钠、谷氨酸钠等，核黄素、含铜或铁离子的溶液配伍，以免影响疗效。（6）与维生素K_3配伍，因后者有氧化性，可产生氧化还原反应，使两者疗效减弱。（7）可增加去铁胺的不良反应，尤其是左心衰竭。

【制剂与规格】

维生素C注射液：2 mL∶0.5 g；5 mL∶1 g。

多种维生素(Multivitamin)

【药理作用】

多种维生素是注射用多种维生素(12)，又称注射用 12 种复合维生素，含有水溶性和脂溶性维生素，为胃肠外营养静脉用药。

【适应证】

用于肠外营养中需要多种维生素者，可同时补充水溶性和脂溶性维生素。

【用法与用量】

注射剂：静脉注射、静脉滴注、肌内注射。复溶方法：肌注时用灭菌注射用水 2.5 mL 溶解。静注时用灭菌注射用水 5 mL 溶解，复溶后缓慢静注至少 10 min；或加入适量 5% 葡萄糖或 0.9%氯化钠溶液中缓慢滴注。

成人和 11 岁以上儿童，一日 1 支。对需求增加者如严重烧伤，可适当增量。

【不良反应】

少见过敏反应，偶见丙氨酸转氨酶（ALT）升高。

【禁忌证】

对本品过敏者；已知对本品任一成分过敏者，尤其是对维生素 B_1 或辅料过敏者；新生儿、婴幼儿以及 11 岁以下儿童。

【注意事项】

（1）哺乳期应避免使用。（2）不含维生素 K，若有需要应单独补充。（3）在同其他溶液或注射液混合时需事先检验相容性。尤其是当本品加入到含葡萄糖、电解质和氨基酸溶液的二元胃肠道外营养混合物时，以及含葡萄糖、电解质、氨基酸溶液和脂肪乳的三元胃肠道外营养混合物时需特别注意。（4）含甘氨胆酸，对有肝性黄疸或明显生物学胆汁淤积，同时又需长期重复给药的，要密切监测其肝功能。

【药物相互作用】

（1）吡哆醇可降低左旋多巴的作用。（2）叶酸可降低苯巴比妥、苯妥英钠的作用。

【制剂与规格】

注射用多种维生素（12）：1 瓶（支）。

【成分】

每瓶（支）含维生素 A 3 500 U，维生素 D_3 220 U，维生素 E 10.2 mg，维生素 C 125 mg，维生素 B_2 5.67 mg，维生素 B_1 5.8 mg，维生素 B_6 5.5 mg，维生素 B_{12} 6 μg，叶酸 414 μg，泛酸 16.15 mg，生物素（维生素 H） 69 μg，烟酰胺 46 mg。辅料：甘氨酸、甘胺胆酸、大豆磷脂、氢氧化钠。

‖ 第二节 矿物质 ‖

矿物质(mineral)特别是钙,具有特殊的营养价值及生理功能,缺乏时可影响正常生长发育,甚至引起疾病。一般情况下不会缺乏,但摄入不足或不能进食、消化道功能异常和生理需要量增加等可引起缺乏。本节有葡萄糖酸钙、复合磷酸氢钾。

葡萄糖酸钙(Calcium Gluconate)

【药理作用】

葡萄糖酸钙含有人体所必需的元素钙。(1) 钙能促进骨骼与牙齿的钙化形成。成人含钙总量约 1 400 g,其中 99%以骨盐形式存在于骨中以保持骨的硬度。(2) 血钙正常值 2. 25～2. 5 mmol/L,甲状旁腺激素、降钙素和维生素 D 的活性代谢物维持血钙的稳定性。(3) 钙可协助调节神经介质及激素的释放与储存,维持神经肌肉的正常兴奋性,促进神经末梢分泌乙酰胆碱。血钙降低时可出现神经肌肉兴奋性升高,发生抽搐,甚至昏迷;血钙过高则兴奋性降低,出现软弱无力等。(4) Ca^{2+} 可促进心肌兴奋-收缩耦联的形成,但高钙血症可引起心律失常,并可使心搏停止于收缩期。(5) Ca^{2+} 参与凝血过程,降低毛细血管通透性,增加毛细血管壁的致密性,使渗出减少,有消炎、消肿及抗过敏等作用。(6) 与 Mg^{2+} 之间存在竞争性拮抗作用,用于镁中毒的解救;可与氟化物生成不溶性氟化钙,用于氟中毒的解救。

【药物动力学】

血中约 45%的钙与血浆蛋白结合,血钙为 2. 25～2. 5 mmol/L。约 80%经粪便排出,20%～30%经尿排出。维生素 D 可促进钙的吸收,钙可分泌入汗液、胆汁、唾液、乳汁等。

【适应证】

本品含钙量较其他钙盐低,但它对组织刺激性较小,便于口服,注射给药较安全。(1) 预防和治疗钙缺乏症,如骨质疏松症、骨发育不全、佝偻病,儿童、妊娠期和哺乳期、绝经期、老年人钙的补充。(2) 治疗急性血钙过低、碱中毒及甲状旁腺功能减退症所致的手足搐搦症。(3) 治疗过敏性疾病。(4) 镁中毒、氟中毒的解救。(5) 心脏复苏时的应用,如高钾血症或低钙血症,或钙通道阻滞引起的心功能异常。

【用法与用量】

口服片剂:用于钙缺乏,成人,一次 0. 5～2 g,tid。儿童,一日 0. 5～1 g,分 2～3 次。

注射剂:静脉注射、静脉滴注。静注时,10%葡萄糖酸钙用等量 10%或 25%葡萄糖稀释后缓慢静注。静滴时,用 5%、10%葡萄糖稀释后缓慢滴注。稀释后的药液给药速度,静注和静滴按 2～5 mL/min,不 > 5 mL/min。

成人常用量:(1) 低钙血症:一次 1 g 缓慢静注,不超过 0. 2 g/min。需要时可重复注射直至抽搐得到控制。（2）高镁血症、高钾血症：一次 1～2 g 缓慢静注，不超过 0.2 g/min。必要时可重复。应在心电监护下使用并调节用量。（3）氟中毒解救：一次 1 g，1 h 后可重复，若有搐搦可静注 3 g。皮肤组织氟化物损伤，直接外用 10%葡萄糖酸钙，根据受损面积按 50 mg/ cm^2 外用。以上情况，成人一日用量不超过 10 g。

儿童常用量：（1）低钙血症：按一次 25 mg/kg 缓慢静注。（2）低钙性手足搐搦：按一次 0.1～0.2 g/kg 缓慢静注，注射时间 5～10 min。6 h 后可重复或持续静滴。（3）高镁血症、高钾血症：按一次 50 mg/kg（最大量 2 g）缓慢静注。若有必要，10 min 重复给予；或 24 h 持续静滴维持：新生儿按一日 0.2 g/kg；婴儿至 2 岁按一日 0.5 g/kg（最大量 4 g）；＞2 岁一日 4 g。

【不良反应】

（1）可致高钙血症，早期表现便秘、倦睡、头痛、食欲不振、口中金属味、异常口干等。晚期表现精神错乱、高血压、恶心、呕吐、心律失常和光敏反应等。（2）静注可有全身发热，注射过快可出现恶心、呕吐、血压下降、心律失常甚至心脏停搏。（3）静注时药液外渗可致静脉炎。注射部位皮肤发红、皮疹、疼痛、甚至坏死。

【禁忌证】

对本品过敏者；强心苷中毒时；高钙血症及高钙尿症；有含钙肾结石或有肾结石病史者；维生素 D 增多症；类肉瘤病和结节病（可加重高钙血症）。注射剂在应用强心苷期间禁止使用，禁止与强心苷类药同时使用。

【注意事项】

（1）有肾功能不全的低钙血症、肾功能不全与呼吸性酸中毒不宜用。（2）注射液刺激性较大，不可皮下或肌内注射，应缓慢静注或静滴。儿童慎用静注给药。（3）注射液应与等量的 10%或 25%葡萄糖稀释后缓慢注射，以防血钙浓度升高过快。（4）药液渗漏于血管外应立即停用，并用氯化钠注射液局部冲洗，局部给予氢化可的松、1%利多卡因液和透明质酸外敷，并抬高肢体。（5）有脱水或低钾血症等电解质紊乱时，应先纠正低钾血症，再纠正低钙血症，以免增加心脏应激性。（6）可使淀粉酶升高，羟基皮质醇短暂升高。长期或大剂量使用，血磷酸盐浓度降低。

【药物相互作用】

（1）含乙醇和咖啡因的饮料、吸烟可抑制口服钙剂的吸收。（2）大量进食富含纤维素的食物能抑制钙的吸收，因钙与纤维素可结合成不易吸收的化合物。（3）与苯妥英钠及四环素类药同用，两者吸收减少。（4）维生素 D、避孕药、雌激素能增加钙的吸收。（5）与含铝的抗酸药同服时，铝的吸收增多。（6）与噻嗪类利尿药合用易发生高钙血症，因可增加肾小管对钙的重吸收。（7）与含钾药物合用可能发生心律失常。（8）注射液禁止与氧化剂、枸橼酸盐、可溶性碳酸盐、磷酸盐及硫酸盐配伍。

【制剂与规格】

（1）葡萄糖酸钙片：0.5 g。（2）葡萄糖酸钙注射液：10 mL：1 g。1 g 含钙量约 90 mg。

复合磷酸氢钾(Potassium Phosphates)

【药理作用】

复合磷酸氢钾含有人体所必需的元素磷。磷参与糖代谢中的糖磷酸化，构成膜成分中的磷脂质，是组成细胞内 RNA、DNA 及许多辅酶的重要成分之一。磷还参与能量的转换、贮藏、输送及体液缓冲功能的调节。

【药物动力学】

健康成人一日约需磷 0.9 g，一日排泄量也为 0.9 g。食物中的磷主要在空肠吸收。维生素 D、甲状旁腺激素促进磷的吸收，降钙素可抑制磷的吸收。食物中钙、镁、铁、铝等离子过多，能与磷酸盐结合成不溶性磷酸盐，影响磷的吸收。肾脏是调节磷平衡的主要器官，一日尿排出摄入磷的 90%，其余由肠道及皮肤排泄。

【适应证】

主要用于完全胃肠外营养疗法中作为磷的补充剂，如中等以上手术或其他创伤需禁食 5 d 以上。亦可用于某些疾病所致的低磷血症。

【用法与用量】

注射剂：静脉滴注。肠外营养支持治疗中，每 1 000 kcal 热量加入本品 2.5 mL（相当于磷酸根 8 mmol），并控制滴速。10 mL 加入复方氨基酸注射液或 5%、10% 葡萄糖溶液 500 mL 中缓慢滴注 4～6 h。对接受肠外营养者，通常一日 10 mL。根据病情的实际需要适当增减。

【不良反应】

若过量可致高磷血症、低钙血症、肌肉颤搐、痉挛、胃肠道不适等。出现上述症状应立即停药。

【禁忌证】

对本品过敏者；休克；脱水；严重肾功能不全者。

【注意事项】

（1）本品为高渗溶液，严禁直接注射。需稀释后方可静脉滴注，并控制滴速。（2）仅限于不能进食的病人。（3）肾功能不全不宜使用。

【药物相互作用】

不能与钙注射液配伍，因容易析出沉淀。

【制剂与规格】

复合磷酸氢钾注射液：2 mL（含磷酸二氢钾 0. 435 4 g，磷酸氢二钾 0. 639 g）。

‖ 第三节　肠外营养药 ‖

肠外营养（parenteral nutrition）是指由胃肠外途径（通常是静脉）供给机体足够的蛋白质（氨基酸）、脂肪、糖类、维生素、微量元素、电解质和水分。即使在不进食的情况下也能获得生长。肠外营养药主要有葡萄糖、脂肪乳、复方氨基酸、电解质等。中心静脉营养支持技术，是通过中心静脉提供肠外营养药的途径。

氨基酸是合成蛋白质和其他生物活性物质的底物。有 8 种必需氨基酸不能自身合成，需体外补充。有些疾病自身合成不足，需额外供给。在严重分解代谢、明显蛋白质丢失或重度营养不良时也需要适当补充。本节有复方氨基酸 18AA、脂肪乳氨基酸葡萄糖、中 / 长链脂肪乳（C6-C24），其他肠外营养药参阅有关章节。

复方氨基酸 18AA（Compound Amino Acid 18AA）

【药理作用】

复方氨基酸 18AA 为 18 种氨基酸的复方制剂，含合成人体蛋白质必需的 8 种必需氨基酸，10 种非必需氨基酸。在能量供给充足的情况下，氨基酸可进入组织细胞，参与蛋白质合成代谢，达到正氮平衡，并生成酶类、激素、抗体、结构蛋白，以促进组织愈合，恢复正常生理功能。因蛋白质摄入不足、吸收障碍等氨基酸不能满足机体代谢需要时，需要补充氨基酸。

【药物动力学】

人体的组织蛋白一方面分解成氨基酸，另一方面又从氨基酸合成组织蛋白，是连续的分解和合成，保持动态平衡，氨基酸转换十分迅速频繁。组成蛋白质的 20 种氨基酸，都有共同的基团氨基与羧基，故有相似的代谢过程。它们都要脱氨基，生成氨与 α- 酮酸，氨与 CO_2 生成尿素经肾排出。α- 酮酸能提供能量，并生成水及 CO_2 排出，亦可转化为糖或脂肪。

【适应证】

复方氨基酸注射液 18AA（5%）：用于成人大面积烧伤、创伤及严重感染等应激状态下肌肉分解代谢亢进、消化系统功能障碍、营养恶化及免疫功能低下的营养支持，肝肾功能基本正常的低蛋白血症。亦用于手术后改善营养状况。

小儿复方氨基酸注射液 18AA- Ⅰ（6. 74%）：用于儿童因消化系统疾病，不能经胃肠摄取食物者；多种疾病所引起的低蛋白血症；严重创伤、烧伤及血流感染等体内氮平衡失调者；难治性腹泻、吸收不良综合征；早产儿、低体重儿的肠外营养。

小儿复方氨基酸注射液 18AA- Ⅱ（5%）：早产儿、低体重儿及各种病因所致不能经口摄入蛋白质或摄入量不足的新生儿；各种创伤如烧伤、外伤及手术后等高代谢状态的小儿；各种不能经口摄食或摄食不足的急、慢性营养不良的小儿，如坏死性小肠结肠炎、急性坏死性胰腺炎、化疗药物反应等。

【用法与用量】

复方氨基酸注射液 18AA（5%）：静脉滴注。可直接静滴或用适量 5%或 10%葡萄糖混合后缓慢滴注。滴速按每分钟 20～30 滴。成人，一日 250～500 mL。同时应给予足够的能量、适量的电解质、维生素及微量元素。

小儿复方氨基酸注射液 18AA：静脉滴注。滴速不宜超过每分钟 20 滴。（1）经中心静脉长时间给予，应与高渗葡萄糖或 5%或 10%葡萄糖和脂肪乳剂、电解质、维生素、微量元素等联合应用，以达到营养支持的目的。（2）经外周静脉给予，可与 10%葡萄糖混合后缓慢滴注。（3）输注速度：外周静脉全营养输注时，将药液稀释后，一日用量均匀滴注，滴注时间不少于 16 h，部分静脉营养输注、中心静脉输注时遵医嘱。（4）剂量应根据年龄、体重、病情等确定。出生 12～24 h 可以使用，肾功能不全者例外。小儿复方氨基酸注射液 18AA-Ⅰ（6. 74%）：初始剂量按一日 15 mL/kg（相当 1 g 氨基酸），以后按一日 7. 5 mL/kg 递增，足月新生儿递增至按一日 45 mL/kg，早产儿递增至按一日 54 mL/kg。小儿复方氨基酸注射液 18AA-Ⅱ（6%）：初始剂量按一日 15 mL/kg（相当 1 g 氨基酸），以后逐渐递增至 35～50 mL/kg。疗程结束时应注意逐渐减量，防止产生低血糖。

【不良反应】

（1）偶见皮疹、瘙痒等过敏反应，严重者可发生过敏性休克，一旦发生应停药。（2）输注过快可引起恶心、呕吐、胸闷、呼吸困难、心悸、寒战、发冷、发热、头晕、头痛及代谢性酸中毒等，亦可能导致血栓性静脉炎。（3）长期大剂量使用可导致胆汁淤积、黄疸、肝损害、肝肾功能异常。

【禁忌证】

对本品过敏者；严重氮质血症或肾衰竭；严重肝功能不全者；肝性脑病或有其发展倾向者；严重酸中毒；严重充血性心力衰竭；氨基酸代谢障碍者。

【注意事项】

（1）哺乳期避免使用，妊娠期慎用，若使用应权衡利弊。酸中毒、心功能不全者慎用，老年人应减量。（2）本品含有抗氧化剂，偶见过敏反应。（3）应缓慢输入，严格控制滴速。用药时一次用完，剩余药液切勿再用。（4）系盐酸盐，大剂量输入可能导致酸碱失衡。大剂量或联合电解质输液时，应注意电解质与酸碱平衡。（5）包装破损或药液变色浑浊等不能使用。（6）遇冷可能出现结晶，可将药液加热到 60 ℃，缓慢摇动使结晶完全溶解后再用。

【药物相互作用】

不宜与碱性药物配伍。

【制剂与规格】

（1）复方氨基酸注射液18AA（5%）：250 mL：12.5 g。（2）小儿复方氨基酸注射液18AA-Ⅰ（6.74%）：20 mL：1.348 g。（3）小儿复方氨基酸注射液18AA-Ⅱ（6%）：50 mL：3 g。均以总氨基酸计。

脂肪乳氨基酸葡萄糖(Fat Emulsion，Amino Acids and Glucose)

【药理作用】

脂肪乳氨基酸葡萄糖为复方肠外营养药，能量补充剂。其包装分为内袋和外袋，在内袋与外袋之间放置氧吸收剂。内袋由二条可剥离封条分隔成三个独立的腔室，分别装有脂肪乳、氨基酸、葡萄糖注射液。药理作用参阅脂肪乳、复方氨基酸、葡萄糖注射液。

【药物动力学】

参阅脂肪乳、复方氨基酸、葡萄糖注射液。

【适应证】

用于需要肠外静脉营养支持的成年人。

【用法与用量】

注射剂：静脉滴注。经中心静脉输注，亦可经周围静脉。使用前开通腔室间的可剥离封条，使三腔内液体混合均匀。根据代谢需求、能量消耗和病情来确定剂量。成人，一日最大量为40 mL/kg。

需要加入其他成分时，如补充微量营养素如电解质、微量元素、维生素等，必须在三腔袋内容物混合之后加入。1 000 mL不能超过下列总量：钠80 mmol，钾60 mmol，镁5.6 mmol，钙3 mmol。三腔袋混合后，无论是否加药应立即使用。

【不良反应】、【药物相互作用】

参阅脂肪乳、复方氨基酸、葡萄糖注射液。

【禁忌证】

对本品及成分过敏者；重度高脂血症；严重肝功能不全者；严重凝血机制障碍；严重肾功能不全且无法进行血液透析或腹膜透析；急性休克；高血糖症。

肠外营养一般禁忌证：急性肺水肿；水潴留；失代偿性心功能不全；低渗性脱水；疾病状态处于非稳定期如严重创伤后期；失代偿性糖尿病；急性心梗；代谢性酸中毒；严重败血症；高渗性昏迷等。

【注意事项】

（1）妊娠期和哺乳期、儿童避免使用。（2）老年人慎用并减量。（3）使用时必须充分混合均匀。（4）心功能不全、代谢性酸中毒、乳酸性酸中毒、细胞供氧不足、血浆渗透压升高慎用。（5）注意监测血糖、电解质与酸碱平衡、肝肾功能、血脂等。

【制剂与规格】

脂肪乳氨基酸葡萄糖注射液：1 440 mL（20%脂肪乳注射液 255 mL，复方氨基酸注射液 300 mL，11%葡萄糖注射液 885 mL）；1 920 mL（20%脂肪乳注射液 340 mL，复方氨基酸注射液 400 mL，11%葡萄糖注射液 1 180 mL）。

中/长链脂肪乳(Medium and Long Chain Fat Emulsion)

【药理作用】

中/长链脂肪乳(C6-C24)是肠外营养药，能量补充剂。可快速转换的中链三酰甘油(MCT)和长链三酰甘油(LCT)能满足机体能量的需求，LCT 又能保证必需脂肪酸的供给。脂肪酸是人体的主要能源物质，其氧化是体内能量的重要来源。在氧供给充足的情况下，脂肪酸可在体内分解成 CO_2 及水并释放出大量能量，以 ATP 形式供机体利用。除脑组织外，大多数组织均能氧化脂肪酸，尤以肝及肌肉最活跃。某些不饱和脂肪酸，机体自身不能合成，需从植物油中摄取，是机体不可缺少的营养素，故称必需脂肪酸，又是前列腺素、血栓烷及白三烯等生物活性物质的前体。

【药物动力学】

中链三酰甘油相对分子质量小，在代谢时进入线粒体不需肉毒碱携带。氧化快而彻底，能以辅酶 A 和酮体的形式供能。中链脂肪酸不易于再酯化，发挥作用完全。因此，中/长链脂肪乳不仅具有长链脂肪乳的优点，同时它进一步改善了脂肪乳的代谢，对有脂代谢障碍的病人尤其有利。正常人输入本品后的三酰甘油半衰期约 16 min，短于单纯输注长链脂肪乳后的三酰甘油半衰期(约 33 min)，机体可以更快地利用。

【适应证】

用于需要接受胃肠外营养、必需脂肪酸缺乏者。

【用法与用量】

注射剂：静脉滴注。中心静脉或外周输入。可单独输注，在相容性和稳定性得到确证的前提下，可与其他营养素在混合袋内混合后使用，配制成含葡萄糖、脂肪、氨基酸、维生素和微量元素等的“全合一”营养混合液。亦可与葡萄糖或氨基酸注射液通过 Y 型管道混合后输入体内，或各自使用单独的静脉输注系统或静脉。不宜与电解质、其他药物或其他附加剂在同一瓶内混合。

成人常用量：按三酰甘油浓度计。10%脂肪乳注射液按一日 10～20 mL/kg，20%脂肪乳注射液按一日 5～10 mL/kg，相当于按脂肪量 1～2 g/kg，2 g/kg 为最大推荐剂量。10%和 20%脂肪乳注射液 250 mL 的滴注时间分别不少于 2. 5 h 和 5 h，按体重最大滴速：10%脂肪乳注射液一小时 1. 25 mL/kg，20%脂肪乳注射液一小时 0. 625 mL/kg。

儿童常用量：1 岁以上儿童按体重计，剂量用法同成人，一日最大量不超过 2 g/kg。

新生儿和婴儿：以三酰甘油浓度计。按一日 0. 5～3 g/kg 为宜。输注速度不超过每小时0. 17 g/kg。对早产儿及低体重新生儿应24 h连续输注，初始剂量按一日0. 5～1 g/kg，以后逐渐增加至一日2 g/kg，或遵医嘱。

【不良反应】

输入速度过快可引起体温升高，偶见发冷、恶心和呕吐等。偶见静脉炎、血管疼痛及出血倾向。罕见不良反应：(1) 即发型反应：发生于即刻和早期的过敏反应（皮疹、荨麻疹），呼吸困难如呼吸急促、发绀等，及循环影响（如高血压或低血压等）。高脂血症，凝固性过高，溶血、网织红细胞增多、头痛、胸骨痛、腹痛、潮红、发热、出汗、寒战、嗜睡、疲倦、阴茎异常勃起等。(2) 迟发型反应：发生于长期使用时，肝脏肿大，中央小叶胆汁淤积性黄疸，脾肿大，血小板减少，白细胞减少，短暂性肝功能改变及脂肪过量综合征。当患者脂肪廓清能力减退时，尽管输注速度正常仍可致脂肪超载综合征。

【禁忌证】

对本品过敏者；休克；严重脂质代谢紊乱如高脂血症；失代偿性糖尿病；急性心肌梗死；脑卒中；栓塞；不明原因的昏迷；凝血功能障碍；重度肝功能不全；伴有酮症的糖尿病。

肠外营养一般禁忌证：低钾血症；水钠潴留；低渗性脱水；不稳定性代谢酸中毒等。

【注意事项】

(1) 脂肪代谢功能减退者慎用。(2) 应密切观察三酰甘油浓度。(3) 新生儿和未成熟儿脂肪代谢能力差，特别是呼吸功能紊乱和酸中毒、伴高胆红素血症或可疑肺动脉高压应慎用，新生儿和未成熟儿长期使用应监测血小板、肝功能和三酰甘油。(4) 采血时，如本品还未从血流中完全清除，将干扰其他实验室检测项目如胆红素、乳酸脱氢酶、血氧饱和度、血红蛋白等，也说明应做廓清检查。(5) 连续使用1周以上者，或在临床上有需要时，应做脂肪廓清观察。简易观察方法是：空腹静脉取血，离心后观察血清，如果呈乳糜色或不透明，则原定的输注计划应取消或延期实施。明显高脂血症不适用脂肪乳注射液。当脂肪廓清能力有可能降低时，应再查三酰甘油。(6) 输注期间，血脂以不从原来水平有明显增加为佳。(7) 开瓶后一次未使用完的药液应丢弃，不得再次使用。

【药物相互作用】

(1) 在使用血容量扩充剂如羟乙基淀粉、右旋糖酐、胶体制剂等96 h后方可用本品。(2) 可能引起出血时间延长，抑制血小板聚集，使抗凝血药、抗血小板药作用增强。合用时应减少抗凝血药、抗血小板药的剂量，并检测出血时间。

【制剂与规格】

中/长链脂肪乳(C6-C24)注射液：250 mL（大豆油12. 5 g，中链三酰甘油12. 5 g，卵磷脂1. 5 g）；250 mL（大豆油25 g，中链三酰甘油25 g；卵磷脂3 g）。

‖ 第四节　肠内营养药 ‖

肠内营养(enteral nutrition)是对有正常或有部分正常肠道功能者提供基本营养补充及营养治疗。按蛋白质来源分为三大类:氨基酸型、短肽型、整蛋白型。近年来,分类调整为两大类。一是通用型:为一般营养型,包括含膳食纤维、不含膳食纤维、含中链三酰甘油或不含;二是疾病特异型:糖尿病型、肿瘤型、肺病型、免疫增强型、蛋白过敏型、胃肠功能障碍型、低蛋白血症型、创伤型等。两型之下又各自均包括氨基酸型、短肽型、整蛋白型。制剂有乳剂、混悬液和粉剂。本节有整蛋白型肠内营养粉剂。

整蛋白型肠内营养粉剂(Intacted Protein Enteral Nutrition Powder)

【药理作用】

整蛋白型肠内营养粉剂为营养成分完全的营养制剂,含有酪蛋白、植物油、麦芽糖糊精、矿物质、维生素和微量元素等。可通过人体必需的营养物质和能量,满足患者对必需氨基酸、必需脂肪酸、维生素和微量元素的需要。

【适应证】

用于需要进行肠内营养治疗的病人,有胃肠道功能或部分胃肠道功能,而不能或不愿进食足够数量的常规食物以满足机体的营养需求。本品不含纤维素,可用于完全胃肠道狭窄和肠瘘病人。

【用法与用量】

肠内营养粉剂:口服或管饲。按体重、营养状况和需求确定每日用量。

在洁净的容器中注入温开水 500 mL,加入本品 1 听 320 g,充分混合。待粉剂完全溶解后,再加温开水至 1 500 mL,轻轻搅拌混匀。或用所附的小匙,取 9 平匙,溶于 50 mL 温开水中充分混合,待完全溶解后,加温开水至 200 mL 以满足少量服用的要求。(1)管饲时,先置一根喂养管到胃、十二指肠或空肠上端部分,正常滴速为每小时 100～125 mL,开始时滴速宜慢。(2)口服,一次 25～50 mL,每小时 1 次。

以本品为唯一营养来源者,按一日 30 mL(30 kal)/kg。一般病人每天给予 2 000 kcal 即可满足机体对营养成份的需求。高代谢病人如烧伤、多发性创伤,每天可用到 4 000 kcal 以适应机体对能量需求的增加。以本品为辅助补充营养者,每天可用 500～1 000 mL。对初次胃肠道喂养的病人,成人,初始剂量从每天 1 000 kcal 开始,在 2～3 d 内逐渐增加至需要量;儿童,初始剂量从每天 250～500 kcal 开始,在 3～5 d 内逐渐增加至需要量。

【不良反应】

摄入过快或严重超量时可能会出现恶心、呕吐、腹泻和腹痛等胃肠道不适反应。

【禁忌证】

对本品或任一成分过敏者;对本品中任一成分有先天性代谢障碍;肠功能衰竭;

完全性肠道梗阻；严重腹腔内感染；顽固性腹泻等需要进行肠道休息处理的病人。

【注意事项】

（1）严禁静脉输注。（2）溶解配制好的液体应尽量一次用完。若有剩余，应置于加盖容器中，于 4 ℃条件下保存，但不得超过 24 h。（3）严重糖代谢异常、严重肝肾功能不全者慎用。（4）以本品为唯一营养来源者，需监测其液体平衡，根据病情确定是否静脉给予其他用药。（5）本品提供长期营养时，只适用禁用膳食纤维者。否则，应选用含纤维的营养制剂。

【药物相互作用】

含有维生素 K，对使用香豆素类抗凝剂可能有影响。

【制剂与规格】

整蛋白型肠内营养剂（粉剂）：每听 320 g。

（孙奎兴　李登友　陈晓华）

第十七章

调节水、电解质及酸碱平衡药

水、电解质和酸碱平衡为人体细胞进行正常代谢所必需，也是维持人体生命和各脏器所必要的条件。许多疾病在其发生、发展过程中常出现水、电解质、酸碱及糖等的平衡失常，表现相应的临床症状，甚至危及生命，须及时予以纠正。对摄入不足者，若经过营养风险筛查不需营养支持，合理、安全、简便的补充水、电解质，纠正酸碱失衡是最基础的治疗。

‖ 第一节 水、电解质平衡调节药 ‖

机体内环境的体液、电解质的平衡和稳定对保证机体健康非常重要。多种疾病可导致其失衡。电解质方面较为重要的为钾和钠，是维持细胞内、外和体液渗透浓度的阳离子。此外，K^+ 对保持正常的神经肌肉兴奋性有重要作用。

本节有用于治疗水、电解质失衡的口服补液盐、氯化钠、复方氯化钠、葡萄糖氯化钠和氯化钾。口服补液盐治疗急性腹泻脱水，处方组成合理，价廉易得，方便高效，纠正脱水的速度优于静脉用药。此疗法不仅适用于医疗条件较好的城市，更适宜于边远的地区。口服补液盐虽为口服制剂，但要强调规范的配制方法，使含量准确以确保疗效。

口服补液盐(Oral Rehydration Salts)

【药理作用】

口服补液盐为含氯化钠、氯化钾、葡萄糖和碳酸氢钠或枸橼酸钠的复方散剂。除具有补充水、钠和钾的作用外，对急性腹泻有治疗作用。肠黏膜吸收葡萄糖的同时吸收一定量的 Na^+，从而使肠黏膜对肠液的吸收增加。Na^+、K^+ 是维持体内恒定的渗透压所必需的电解质，而恒定的渗透压，则为维持生命所必需。体内的钠和钾丢失过多，则会出现低钠综合征或低钾综合征。经口服补液和补充电解质，用于治疗和预防急性腹泻导致脱水的方法为口服补液疗法。

【适应证】

用于防治腹泻、呕吐、大量出汗等体液丢失所引起的轻、中度失水，可补充水、钾、钠、氯和少量葡萄糖。

【用法与用量】

口服散剂：临用时，Ⅰ型或Ⅱ型1袋（Ⅲ型为2袋）溶于500 mL温开水中服。成人一般一日服3 000 mL，直至腹泻停止。

成人常用量：轻度失水，开始按50 mL/kg，4～6 h内饮完，以后酌情调整剂量。中度失水，开始按50 mL/kg，4～6 h内饮完，若症状仍无明显改善，应采用静脉补液方式。严重腹泻应以静脉补液为主，辅以口服补液盐，直到腹泻停止。

儿童常用量：轻度失水，开始按50 mL/kg，4 h内服用，直至腹泻停止；或按50～160 mL/kg，分次于6 h内服。中、重度脱水应采用静脉补液。

【不良反应】

（1）常见恶心、呕吐、刺激感，多因未按规定溶解，浓度过高而引起，此时可分次少量服。（2）罕见高钠血症、水钠潴留，应立即停药。

【禁忌证】

少尿、无尿、严重失水、有休克征象者；严重腹泻，粪便量按体重超过每小时30 mL/kg；葡萄糖吸收障碍；肠梗阻；肠麻痹；肠穿孔；由于严重呕吐等原因不能口服者。

【注意事项】

（1）早产儿不宜用。心、脑、肾功能不全及高钾血症慎用。（2）严重失水或服用后失水无明显改善者，需静脉补液。（3）随时观察病情变化，检查血压、体重等，检测血电解质（主要为Na^+和K^+）以及粪便量。（4）腹泻停止后应立即停用。

【制剂与规格】

口服补液盐散剂：（Ⅰ型）13.75 g。每袋装1大包，1小包。大包含无水葡萄糖10 g，氯化钠1.75 g；小包含氯化钾0.75 g，碳酸氢钠1.25 g。（Ⅱ型）13.95 g。每袋含无水葡萄糖10 g，氯化钠1.75 g，氯化钾0.75 g，枸橼酸钠1.45 g。（Ⅲ型）5.125 g。每袋含无水葡萄糖3.375 g，氯化钠0.65 g，氯化钾0.375 g，枸橼酸钠0.725 g。

氯化钠（Sodium Chloride）

【药理作用】

氯化钠为电解质补充剂、溶剂和稀释剂。钠和氯是机体重要的电解质，主要存在于细胞外液，对维持正常的血液和细胞外液的容量和渗透压非常重要。正常血钠浓度为135～145 mmol/L，占血浆阳离子的92%，总渗透压的90%，故血钠对渗透压起着决定性作用。正常血氯浓度为98～106 mmol/L。人体中Na^+、Cl^-主要通过下丘脑、垂体后叶和肾脏进行调节，维持体液容量和渗透压的稳定，是维持生命所必需。

【药物动力学】

静脉给予在体内广泛分布，但主要存在于细胞外液。Na^+、Cl^-均可被肾小球滤过，并部分被肾小管重吸收。经肾排泄，仅少部分从汗排出。

【适应证】

（1）多种原因引起的失水，包括低渗性、等渗性和高渗性失水。（2）高渗高血糖综合征，应用等渗或低渗氯化钠可纠正失水和高渗状态。（3）低氯性代谢性碱中毒。（4）外用冲洗眼部、洗涤伤口等。（5）产科的水囊引产。（6）浓氯化钠主要用于多种原因引起的水中毒及严重低钠血症。

【用法与用量】

高渗性失水：高渗性失水时脑细胞内和脑脊液渗透浓度高，若治疗使血浆和细胞外液钠浓度和渗透浓度下降过快，可致脑水肿。因此在治疗开始的48 h内，血钠浓度每小时下降不＞0.5 mmol/L。若存在休克，应先给予氯化钠注射液，并酌情补充胶体液，待休克纠正，血钠＞155 mmol/L，血浆渗透压＞350 mOsm/L，可给予0.6%低渗氯化钠注射液。待血浆渗透压＜330 mOsm/L，改用0.9%氯化钠注射液。补液总量根据下列公式计算作为参考：补液量（L）＝［实测血钠浓度（mmol/L）－142］÷142（mmol/L）×0.6×现体重（kg）。一般首日补给半量，余量在以后2～3 d内补给，并根据心、肺、肾功能酌情调节。

等渗性失水：原则给予等渗溶液，如0.9%氯化钠或复方氯化钠注射液，因其氯浓度明显高于血浆，单独大量使用可致高氯血症，故可将0.9%氯化钠和1.25%碳酸氢钠或1.86%（1/6M）乳酸钠以7∶3的比例配制后补给。后者氯浓度为107 mmol/L，并可纠正代谢性酸中毒。补给量可按体重或红细胞比容计算，作为参考。公式一，补给量按体重计算：补液量（L）＝体重下降（kg）×142（mmol/L）÷154（mmol/L）。公式二，按红细胞比容计算：补液量（L）＝［实际红细胞比容－正常红细胞比容］×体重（kg）×0.2÷正常红细胞比容。正常红细胞比容男性为48%，女性为42%。

低渗性失水：严重低渗性失水时，脑细胞内溶质减少以维持细胞容积。若治疗使血浆和细胞外液钠浓度和渗透浓度迅速回升，可致脑损害。一般认为，当血钠＜120 mmol/L时，治疗使血钠上升速度在每小时0.5 mmol/L（不＞1.5 mmol/L）。当血钠＜120 mmol/L时或出现中枢神经症状时，用10%氯化钠（浓氯化钠）注射液配制成3%～5%的浓度缓慢静滴。一般要求在6 h内将血钠浓度提高至120 mmol/L以上。补钠量（mmol）＝［142－实际血钠浓度（mmol/L）］×体重（kg）×0.2。待血钠升至120～125 mmol/L以上，可改用等渗溶液，或于等渗溶液中酌情加入高渗葡萄糖或10%氯化钠注射液。

低氯性碱中毒：给予0.9%氯化钠或复方氯化钠注射液500～1 000 mL，以后根据碱中毒情况决定用量。

外用：洗涤伤口、冲洗眼部等。

【不良反应】

（1）输液过多、过快，可致水钠潴留，引起水肿、血压升高、心率加快、胸闷、呼吸困难，甚至急性左心衰竭。（2）过多、过快给予低渗氯化钠可致溶血、脑水肿等。（3）不适当给予浓氯化钠可致高钠血症，甚至出现急性左心衰竭。

【禁忌证】

妊娠期高血压疾病禁用浓氯化钠。

【注意事项】

（1）使用前应详细检查，若有药液浑浊、瓶身或瓶口有细微破裂或封口松动、内有絮状物或异物等切勿使用。（2）下列情况慎用：水肿性疾病如肾病综合征、肝硬化、腹腔积液、心衰、脑水肿及特发性水肿等；急性肾衰竭少尿期，慢性肾衰竭尿量减少而对利尿药反应不佳者；高血压、低钾血症。（3）高渗或等渗失水慎用浓氯化钠。浓氯化钠不可直接静注或滴注，应加入液体稀释才可使用。（4）儿童及老人补液量和速度应严格控制。（5）注意检测血钠、钾、氯、酸碱度，心、肺、肾功能和血压等。

【药物相互作用】

作为药物溶剂或稀释剂时，应注意药物之间的配伍禁忌。

【制剂与规格】

（1）氯化钠注射液（0.9%）：10 mL；50 mL；100 mL；250 mL；500 mL；1 000 mL。（2）浓氯化钠注射液（10%）：10 mL；100 mL。

葡萄糖氯化钠（Glucose and Sodium Chloride）

【药理作用】

葡萄糖氯化钠含葡萄糖和氯化钠。葡萄糖是人体主要的热量来源之一。钠和氯是机体重要的电解质，主要存在于细胞外液，对维持人体血液和细胞外液的容量和渗透压非常重要。

【适应证】

主要用于补充热能和体液。用于多种原因引起的进食不足或大量体液丢失。

【用法与用量】

注射液：静脉滴注。根据病情，应同时考虑葡萄糖和氯化钠的需用量。参阅本章第一节氯化钠和第三节葡萄糖。

【不良反应】

输注过多、过快，可致水钠潴留，引起水肿、血压升高、心率加快、胸闷、呼吸困难，甚至急性左心衰竭。

【禁忌证】

严重脑、肾、心脏功能不全者；血浆蛋白过低；糖尿病及酮症酸中毒未控制；高渗性脱水；高渗高血糖综合征。

【注意事项】

（1）分娩时注射过多葡萄糖可刺激胎儿胰岛素分泌，发生产后婴儿低血糖。（2）应激状态或应用糖皮质激素容易诱发高血糖。（3）水肿及严重心、肝、肾功能不全者应控制输液量和速度，心功能不全者尤其要控制滴速。其他同氯化钠（1）、（2）、（4）、（5）。

【制剂与规格】

葡萄糖氯化钠注射液：100 mL；250 mL；500 mL。含 5% 或 10% 葡萄糖，0.9% 氯化钠。

复方氯化钠(Compound Sodium Chloride)

【药理作用】

复方氯化钠习称林格液（Ringer's Solution），含氯化钠、氯化钾、氯化钙。药理作用同氯化钠，除此之外，还可补充钾和钙。

【药物动力学】

静脉给药主要经肾排泄。

【适应证】

用于多种原因所致的失水，包括低渗性、等渗性和高渗性失水，高渗高血糖综合征，低氯性代谢性碱中毒。因不能进食或进食减少而需要补充每日生理需要量时，一般可给予氯化钠或复方氯化钠等。因本品含钾量极少，低钾血症根据需要另行补充钾。

【用法与用量】

注射剂：静脉滴注。根据失水程度、类型及体重等决定补液量、途径和速度。常用量一次 500～1 000 mL。参阅本章第一节氯化钠。

【不良反应】

（1）给药速度过快、过多可导致血压升高、头痛、头昏。（2）体重增加，出现水肿。（3）心率加速、胸闷、呼吸困难、肺部哮鸣音。

【禁忌证】

水肿性疾病如肾病综合征、肝硬化腹水、充血性心力衰竭、急性左心衰竭、脑水肿及特发性水肿等；急性肾衰竭少尿期；慢性肾衰竭尿量减少而对利尿药反应不佳者；

重度高血压；低钾血症。

【注意事项】

（1）使用前应详细检查，若有药液浑浊、瓶身或瓶口有细微破裂或封口松动、内有絮状物或异物等切勿使用。（2）下列情况慎用：高血压，水肿或有水肿倾向者，尤其是高度水肿伴有低钠血症，轻度心、肾功能不全，低钾血症，心功能减退的老年人。（3）应依据失水的性质属高渗或等渗等给药，同时要考虑配合其他液体以保持体内各种电解质的平衡。（4）过量可致高钠血症，并能引起碳酸氢盐丢失。（5）老年人和儿童应严格控制补液量和速度。（6）注意检测血钠、钾、氯、酸碱度，心、肺、肾功能和血压等。

【药物相互作用】

（1）与两性霉素B等配伍，有浑浊或沉淀、变色现象。（2）禁止与利血平、多黏菌素B、多黏菌素E、头孢噻吩配伍。

【制剂与规格】

复方氯化钠注射液（林格液）：250 mL；500 mL。含0.85%氯化钠，0.03%氯化钾，0.033%氯化钙。Na^+为146 mmol/L，K^+为4 mmol/L，Ca^{2+}为2.5 mmol/L，Cl^-为155 mmol/L。渗透浓度307.5 mOsm/L。

氯化钾(Potassium Chloride)

【药理作用】

氯化钾含有人体所必需的元素钾。钾是细胞内主要阳离子，其浓度为150～160 mmol/L；而细胞外主要阳离子是钠，钾浓度仅为3.5～5 mmol/L。机体主要依靠细胞膜上的Na^+-K^+-ATP酶来维持细胞内外的K^+、Na^+浓度差。体内的酸碱平衡状态对钾代谢有影响，如酸中毒时H^+进入细胞内，为了维持细胞内外的电位差，K^+释出到细胞外，引起或加重高钾血症。正常的细胞内外K^+浓度及浓度差与细胞的某些功能有着密切的关系，如碳水化合物代谢、糖原贮存和蛋白质代谢、神经与肌肉包括心肌的兴奋性和传导性等。

【药物动力学】

钾90%经肾排泄，10%由肠道排泄。

【适应证】

（1）治疗低钾血症：多种原因如进食不足、呕吐、严重腹泻、应用排钾利尿药、低钾性家族性周期性麻痹、长期应用糖皮质激素和补充高渗葡萄糖等。（2）预防低钾血症：当存在失钾情况，尤其是发生低钾血症危害较大如使用强心苷类药者，需预防性补充钾。如进食很少、严重或慢性腹泻、长期服用糖皮质激素、失钾性肾病、继发性醛固酮增多综合征（Bartter综合征）等。（3）强心苷类药中毒引起频发、多源性期前收缩或快速性心律失常。

【用法与用量】

口服剂型用于治疗轻型低钾血症或预防性用药。口服缓释片：餐后整片吞服，不要嚼碎。成人常用量：一次 0.5～1 g，bid 或 q6h。一日最大量为 6 g。

颗粒剂：稀释于温开水或饮料中分次服。成人常用量：一次 1～1.5 g，一日 1～3 g。一日最大量为 6 g。儿童常用量：(1) 按一日 0.075～0.22 g/kg 或按一日 1～3 g/m^2 给予。并按病情需要调整剂量。(2) 低钾性周期性麻痹：全身肌无力发作时，首剂按 0.1～0.2 g/kg，24 h 再给予 0.1～0.2 g/kg，分次服用维持，直到肌无力症状完全缓解。

注射剂：稀释后静脉滴注，禁止直接静滴或静注。用于严重低钾血症或不能口服者。

成人常用量：一般用法，将 10% 或 15% 氯化钾 10～15 mL 加入 5% 葡萄糖溶液 500 mL 中静滴。补钾剂量、浓度和速度根据病情和血钾浓度及心电图缺钾图形改善而定。一般补钾浓度不 > 3.4 g/L，速度不 > 0.75 g/h，一日补钾量 3～4.5 g。

体内缺钾时可引起严重快速室性心律失常，如尖端扭转型室速，短阵、反复发作的多形性室速，心室扑动等威胁生命的严重心律失常时，给予钾盐浓度要高(0.5% 甚至 1%)，滴速要快，1.5 g/h，补钾量可达一日 10 g 或 10 g 以上。若病情危急，补钾浓度和速度可超过上述规定。但须在心电监护下，并注意检测血钾等，防止发生高钾血症。

儿童常用量：(1) 按一日 0.075～0.22 g/kg 或按一日 3 g/m^2 给予，并按病情调整剂量。一般补钾浓度不高于 3.4 g/L。(2) 低钾性周期性麻痹：严重者和其他原因引起的严重低钾血症，如出现心律失常或呼吸肌麻痹时，应在心电监护下，缓慢滴注含钾液 3 g 的溶液，滴速不宜超过每小时 0.037 g/kg。注意心电监护、检测血钾等。

【不良反应】

口服制剂偶见胃肠道刺激症状如恶心、呕吐、咽部不适、胸痛(食管刺激)、腹痛、腹泻甚至消化性溃疡及出血。在空腹、剂量较大及原有胃肠道疾病者易发生。

注射剂：静滴浓度较高、速度较快或静脉管腔较细时，易引起局部疼痛。滴速较快、用量较大或原有肾功能不全及老年人，应注意可能发生高钾血症。表现软弱乏力、手足和口唇麻木、焦虑、意识模糊、呼吸困难、心率减慢、心律失常、传导阻滞甚至心脏骤停。心电图表现高而尖的 T 波，并逐渐出现 PR 间期延长、P 波消失、QRS 波增宽或正弦波。

一旦出现高钾血症应立即处理：(1) 立即停止补钾，避免饮用含钾食物，避免应用含钾药物及留钾利尿药。(2) 静脉输注高浓度葡萄糖和胰岛素，以促进 K^+ 进入细胞内，10% 或 25% 葡萄糖注射液每小时 300～500 mL。每 20 g 葡萄糖配伍胰岛素 5～10 U。(3) 若有代谢性酸中毒应立即使用 5% 碳酸氢钠，无酸中毒者可使用 11.2% 乳酸钠，特别是 QRS 波增宽者。(4) 应用钙剂对抗 K^+ 的心脏毒性。当心电图提示 P 波缺乏、QRS 波增宽、心律失常，而不使用强心苷类药时，可给予 10%葡萄糖酸钙 10 mL 在数分钟内缓慢静注，必要时可在短时间内重复使用。（5）口服降钾树脂以阻滞肠道内 K^+ 的吸收，促进肠道内 K^+ 的排泄。（6）肾衰竭严重高钾血症，可行血液透析或腹膜透析，血透清除 K^+ 的速度快、效果好。（7）应用袢利尿药，必要时同时补充 0. 9%氯化钠。

【禁忌证】

高钾血症；急性肾损伤；慢性肾衰竭；少尿和无尿。注射剂严禁直接静注或直接静滴。

【注意事项】

下列情况慎用：（1）急性脱水并代谢性酸中毒伴有少尿时。（2）肾上腺皮质功能减退者。（3）慢性肾功能不全者。（4）急性脱水，严重时可致尿量减少，尿 K^+ 排泄减少。（5）家族性周期性麻痹、低钾性麻痹应予补钾，但须鉴别高钾性或正常血钾性周期性麻痹。（6）慢性或严重腹泻可致低钾血症，同时可致脱水和低钠血症，引起肾前性少尿。（7）传导阻滞型心律失常，尤其是应用强心苷类药物时。（8）大面积烧伤、肌肉创伤、严重感染、大手术后 24 h 内和严重溶血，因可引起高钾血症。（9）先天性肾上腺皮质增生伴盐皮质激素分泌不足。

口服缓释剂应整片吞服。胃肠梗阻、慢性胃炎、溃疡病、食管狭窄、憩室、肠张力缺乏以及溃疡性肠炎，不宜口服补钾，因此时钾对胃肠道的刺激增加，可加重病情。注意检测血钾、钠、氯，酸碱度等指标，心电图、肾功能和尿量等。

【药物相互作用】

（1）肾上腺皮质激素尤其是具有较明显盐皮质激素作用和促皮质素，因能促进尿钾排泄，可降低钾盐疗效。（2）抗胆碱药、非甾体抗炎药能加重口服钾盐的胃肠道刺激作用。（3）合用库存血（库存 10 d 以下含钾 30 mmol/L，库存 10 d 以上含钾 65 mmol/L）、正服用含钾药物、与留钾利尿药合用易发生高钾血症，尤其肾功能不全者。（4）血管紧张素转换酶抑制剂和环孢素能抑制醛固酮分泌，尿钾排泄减少，合用时易发生高钾血症。（5）肝素能抑制醛固酮的合成，尿钾排泄减少，合用时易发生高钾血症。此外，肝素可使胃肠道出血机会增多。（6）口服缓释剂型能抑制肠道对维生素 B_{12} 的吸收。

【制剂与规格】

（1）氯化钾缓释片：0. 5 g。（2）氯化钾颗粒：每袋（瓶）装 1 g，1. 5 g。（3）氯化钾注射液（15%）：10 mL：1. 5 g。氯化钾 1 g 含钾量为 13. 4 mmol。

‖ 第二节　酸碱平衡调节药 ‖

正常人的体液 pH 只能在一个很小的范围内发生变化。人体能通过体液的缓冲系统，以及肺的呼吸和肾的调节作用，使血液内 H^+ 浓度仅在小范围内变动，保持血液的 pH 在 7.35～7.45 之间。各种原因引起的呼吸和代谢障碍，均可使上述平衡遭到破坏。此时，除明了病因外，尚需及时根据失衡情况予以纠正。

本节有能调节体液、电解质及酸碱平衡的乳酸钠林格，以及碱性药物碳酸氢钠。

乳酸钠林格(Sodium Lactate Ringer's)

【药理作用】

乳酸钠林格含乳酸钠、氯化钠、氯化钾、氯化钙。在正常情况下血液中有少量乳酸，主要自葡萄糖或糖原酵解生成，来自肌肉、皮肤、脑及细胞等，乳酸生成后或再被转化为糖原或丙酮酸，或进入三羧酸循环被分解成 CO_2 和水，乳酸钠的终末代谢物为碳酸氢钠，可纠正代谢性酸中毒。高钾血症伴酸中毒时，乳酸钠可纠正酸中毒并使 K^+ 自血液及细胞外液进入细胞内。乳酸主要在肝、肾降解，当体内乳酸代谢失常或发生障碍时，疗效不佳。本品电解质组成与细胞外液相似，大手术和休克时由于失血、失液，循环血容量损失的同时丧失大量细胞外液，使用本品可补充电解质和水分。

【药物动力学】

本品 pH 6.5～7.5，经肝脏氧化代谢转化为碳酸氢钠。

【适应证】

调节体液、电解质及酸碱平衡。用于代谢性酸中毒或代谢性酸中毒伴有脱水者。

【用法与用量】

注射剂：静脉滴注。成人常用量：一次 500～1 000 mL，依年龄、体重及病情不同适当增减，按 300～500 mL/h 输注。儿童按年龄、体重及病情计算用量。

【不良反应】

（1）有低钙血症（如尿毒症），在纠正酸中毒后易出现手足发麻、疼痛、搐搦、呼吸困难等，常因血钙降低所致。（2）心率加快、胸闷、气急，甚至出现肺水肿、心力衰竭。（3）血压升高、体重增加、水肿。（4）过量时出现碱中毒。（5）血钾下降甚至出现低钾血症。

【禁忌证】

心力衰竭及急性肺水肿；脑水肿；乳酸性酸中毒已显著时；高渗性脱水；重症肝功能不全者；严重肾衰竭少尿或无尿时。

【注意事项】

下列情况慎用：（1）糖尿病服用双胍类，阻碍肝脏对乳酸的利用，易引起乳酸性酸中毒。（2）水肿伴有钠潴留倾向时。（3）高血压、妊娠中毒症可能加剧水肿、血压升高。（4）心功能不全者。（5）肝功能不全时乳酸降解速度减慢，延缓酸中毒的纠正速度。

（6）休克，组织血供不足及缺氧，乳酸氧化成丙酮酸进入三羧酸循环代谢速度减慢，延缓酸中毒的纠正速度。（7）酗酒、水杨酸中毒、Ⅰ型糖原贮积症时有发生乳酸性酸中毒倾向。（8）糖尿病酮症酸中毒时乙酰乙酸、β羟丁酸和乳酸均升高，而且常伴有循环不良和脏器供血不足，乳酸降解速度减慢。（9）肾功能不全者与老年人，易出现水、钠潴留，增加心血管负荷。

用药时注意检查：（1）血钾、钠、氯、酸碱度、肝肾功能。（2）血压、心肺功能状态，有无浮肿、气急、紫绀、肺部啰音、颈静脉充盈，肝－颈静脉反流等。（3）必要时监测静脉压或中心静脉压。

【药物相互作用】

（1）大环内酯类、生物碱、磺胺类，因pH及离子强度变化而产生配伍禁忌。（2）含有钙离子，与含有枸橼酸钠的血液混合时会产生沉淀。

【制剂与规格】

乳酸钠林格注射液：500 mL。含0.31％乳酸钠，0.6％氯化钠，0.03％氯化钾，0.02％氯化钙。Na^+ 为130 mmol/L，K^+ 为4 mmol/L，Ca^{2+} 为1.5 mmol/L，Cl^- 为109 mmol/L，乳酸盐28 mmol/L。渗透浓度272.5 mOsm/L。

碳酸氢钠（Sodium Bicarbonate）

【药理作用】

碳酸氢钠的药理作用：（1）治疗代谢性酸中毒。使血浆内 HCO_3^- 浓度升高，中和 H^+，从而纠正酸中毒。（2）碱化尿液。由于尿中 HCO_3^- 浓度增加后pH升高，使尿酸、磺胺类药与血红蛋白等不易在尿中形成结晶或聚集。（3）中和胃酸。口服能迅速中和或缓冲胃酸，而不直接影响胃酸分泌。因而胃内pH迅速升高缓解高胃酸引起的症状。

【药物动力学】

口服后易从胃肠道吸收，15 min内可迅速中和胃酸，解除胃酸过多或胃灼热感等症状，但作用较弱，持续时间较短，为1～2 h，3～4 h内经尿排泄。静脉给药，血中碳酸氢钠经肾小球滤过，由尿排出。部分 HCO_3^- 与尿中 H^+ 结合生成碳酸，再分解成 CO_2 和水。前者可弥散进入肾小管细胞，与细胞内水结合生成碳酸，解离后的 HCO_3^- 被重吸收进入血循环，HCO_3^- 与 H^+ 结合生成碳酸，进而分解成 CO_2 和水，前者经肺呼出。

【适应证】

口服剂型用于缓解胃酸过多引起的胃痛、胃灼热感、反酸。注射剂用于治疗中、重度代谢性酸中毒，如严重肾脏病、循环衰竭、心肺复苏、体外循环及严重原发性乳酸性酸中毒、糖尿病酮症酸中毒等。碱化尿液，用于尿酸性肾结石的预防，减少磺胺类药的肾毒性，以及急性溶血时防止血红蛋白沉积在肾小管。感染性休克常伴有低血压、低血容量和乳酸性酸中毒，具有纠正酸中毒和扩容双重作用。对某些药物中毒有非特异性治疗作用，如巴比妥类、水杨酸类及甲醇等中毒。

【用法与用量】

口服片剂：(1) 中和胃酸：餐前服。成人，一次 0.5～1 g, tid。儿童，6～12 岁一次 0.25～0.5 g, tid；12 岁以上剂量用法同成人。(2) 碱化尿液：成人，首次 4 g，以后一次 1～2 g, q4h。6 岁以上儿童，按一日 1～10 mmol/kg。

注射剂：静脉滴注。(1) 代谢性酸血症：当血气分析 pH < 7.30 时应用。所需补充的碳酸氢钠(mmol) = 碱剩余(BE)负值 × 0.3 × 体重(kg)。因 5%碳酸氢钠 1 mL = 0.6 mmol，故所需 5%碳酸氢钠量(mL) = (-BE) × 0.5 × 体重(kg)。或补碱量(mmol) = [正常的 CO_2CP − 实际测得的 CO_2CP (mmol)] × 0.25 × 体重(kg)。或按(−2.3 − 实际测得的 BE 值) × 0.25 × 体重(kg)。一般先给予计算剂量的 1/3～1/2 量，4～8 h 内滴注完毕。(2) 心肺复苏抢救：首次按 1 mmol/kg，以后根据血气分析结果调整用量。用于新生儿窒息与复苏，在两次应用肾上腺素后心率仍然每分钟 < 60 次时，且通气良好，可将 5%的注射液稀释为 1.4%后使用，按 2～3 mL/kg 气管内给予。(3) 碱化尿液：成人，按 2～5 mmol/kg。儿童，>6 岁，按一日 1～10 mmol/kg。4～8 h 内滴注完毕。

【不良反应】

口服制剂：中和胃酸时所产生的 CO_2 可引起嗳气，继发性胃酸分泌增加。注射液：(1) 大剂量静脉注射可出现心律失常、肌痉挛、疼痛、异常疲倦虚弱等，主要由于代谢性碱中毒引起低钾血症所致。(2) 剂量偏大或存在肾功能不全时，可出现水肿、精神症状、肌肉疼痛或抽搐、呼吸减慢、口腔内异味、异常疲倦虚弱等，主要由代谢性碱中毒所致。(3) 长期应用可引起尿频、尿急、持续性头痛、食欲减退、恶心、呕吐、异常疲倦虚弱等。

【禁忌证】

对本品过敏者；限制钠盐摄入者。吞食强酸中毒时禁止用本品注射剂洗胃。

【注意事项】

口服制剂连续使用不得超过 7 d。不推荐 6 岁以下儿童使用口服制剂。

注射液：(1) 下列情况慎用：少尿或无尿，因能增加钠负荷；钠潴留并有水肿时，如肝硬化、充血性心力衰竭、肾功能不全、妊娠期高血压疾病；原发性高血压，因钠负荷增加可能加重病情。(2) 下列情况不可使用注射剂静脉用药：代谢性或呼吸性碱中毒；因呕吐或持续胃肠负压吸引导致大量氯丢失，而极有可能发生代谢性碱中毒；低钙血症时因本品引起碱中毒可加重低钙血症。(3) 应从小剂量开始，根据血气分析动态调整剂量。(4) 短时间内大量静脉输注可致严重碱中毒、低钾血症、低钙血症。(5) 当用量超过 10 mL/min 高渗溶液时可导致高钠血症、脑脊液压力下降甚至颅内出血，尤其是新生儿及 2 岁以下儿童易发生。(6) 为防止渗透压过高，应尽量避免直接静注或静滴，稀释至 1.4%最佳，或稀释 2 倍及以上后使用，尤其是儿童。(7) 以 5%

注射液输注时，滴速按钠计不能超过 8 mmol/min。但在心肺复苏时因存在致命性酸中毒，应快速静脉输注。（8）对诊断的干扰：对胃酸分泌试验或血、尿 pH 检测结果有明显影响。

【药物相互作用】

（1）与肾上腺皮质激素尤其是具有较强盐皮质激素作用者、促皮质素、雄激素合用，易发生高钠血症和水肿。（2）与苯丙胺、奎尼丁合用，后两者经肾排泄减少，易出现毒性。（3）与含钙药、含乳及乳制品合用，可致乳-碱综合征。（4）使抗凝血药如华法林、H_2 受体拮抗剂如西咪替丁等吸收减少。（5）与排钾利尿药合用，易发生低氯性碱中毒。（6）可减少麻黄碱的排泄。（7）钠负荷增加使肾排泄锂增多。（8）碱化尿液能抑制乌洛托品转化成甲醛，从而抑制后者的治疗作用，故不宜合用。（9）碱化尿液时可增加肾脏对水杨酸制剂的排泄。（10）口服制剂可降低胃蛋白酶、维生素 E 的疗效。

【制剂与规格】

（1）碳酸氢钠片：0. 3 g；0. 5 g。（2）碳酸氢钠注射液（5%）：10 mL：0. 5 g；250 mL：12. 5 g。每 1 g 碳酸氢钠相当于 12 mmol HCO_3^-。

‖ 第三节　其他 ‖

葡萄糖(Glucose)

【药理作用】

葡萄糖为机体主要的热量来源之一，在体内被氧化成 CO_2 和水并同时提供热量，以糖原形式贮存。每 1 g 葡萄糖可产生 16. 7 kJ（4 kcal）热能，用来补充热量，治疗低血糖症。当葡萄糖和胰岛素一起静滴时，糖原的合成需 K^+ 参与，从而 K^+ 进入细胞内，血钾下降，用来治疗高钾血症。高渗葡萄糖快速静注有组织脱水作用，可用作组织脱水剂。对肝脏具有保护和解毒功能，并能促进毒物排泄。另外，葡萄糖是维持和调节腹膜透析液渗透压的主要物质。

【药物动力学】

静脉给予直接进入血液循环。在体内完全氧化生成 CO_2 和水，经肺和肾排出，同时产生能量。亦可转化成糖原和脂肪贮存。一般正常人体利用葡萄糖的能力为每分钟 6 mg/kg。

【适应证】

（1）补充能量和体液：用于多种原因引起的进食不足或大量体液丢失，如呕吐、腹泻等，全静脉内营养，饥饿性酮症。（2）低血糖症。（3）高钾血症。（4）高渗葡萄糖可用作组织脱水剂。（5）配制腹膜透析液。（6）药物稀释剂。（7）静脉法葡萄糖耐量试验。（8）配制极化液（GIK）。

【用法与用量】

注射剂：静脉注射、静脉滴注。（1）补充热能：因进食少或不能进食时，可给予25%或50%葡萄糖静注，并同时补充体液。用量根据所需热能计算。（2）全静脉营养疗法：葡萄糖是此疗法重要的能量供给物质。在非蛋白质热能中，葡萄糖与脂肪供给热量之比为2∶1。具体用量依据热量需要而定。根据补液量的需要可配制使用25%～50%的浓度，必要时加入胰岛素，每5～10 g葡萄糖加胰岛素1 U。因高渗葡萄糖对静脉刺激性较大，故一般选用较大静脉滴注。（3）低血糖症：重者可先用50%葡萄糖20～40 mL静注。（4）饥饿性酮症：严重者用5%～25%葡萄糖静滴，每日100 g葡萄糖可基本控制病情。（5）失水：等渗性失水给予5%葡萄糖静滴。（6）高钾血症：10%～25%葡萄糖，每2～4 g葡萄糖加胰岛素1 U输注，可降低血钾浓度。但此疗法仅使细胞外K^+进入细胞内，体内总钾含量不变。如不采取排钾措施，仍有再出现高钾血症的可能。（7）组织脱水：50%葡萄糖快速静注20～50 mL，作用短暂，应注意防止高血糖，目前较少用。（8）调节腹膜透析液渗透压，50%葡萄糖20 mL即葡萄糖10 g，可使1L腹膜透析液渗透压提高55 mOsm/L。

【不良反应】

（1）静脉炎，多见于高渗葡萄糖滴注时，若用较大静脉发生率下降。（2）高渗葡萄糖外渗可致局部肿痛。（3）反应性低血糖：合用胰岛素量较大，原有低血糖倾向及全静脉营养疗法突然停止时易发生。（4）高渗高血糖综合征：多见于糖尿病、应激状态、使用大剂量糖皮质激素、尿毒症腹膜透析者腹腔内给予高渗葡萄糖及全营养疗法时。（5）电解质紊乱，尤其是长期单纯补给葡萄糖时易出现低钾、低钠及低磷血症。（6）原有心功能不全者，可致心悸、心律失常，甚至急性左心衰竭。（7）1型糖尿病应用高渗葡萄糖时偶见高钾血症。

【禁忌证】

糖尿病酮症酸中毒未控制者；高渗高血糖综合征。

【注意事项】

（1）使用前应详细检查，若有药液浑浊、瓶身或瓶口有细微破裂或封口松动、内有絮状物或异物等切勿使用。（2）分娩时注射过多葡萄糖可刺激胎儿胰岛素分泌，发生产后婴儿低血糖。（3）胃大部分切除者作口服糖耐量试验时易出现倾倒综合征及低血糖反应，应改为静脉葡萄糖试验。（4）周期性麻痹、低钾血症、应激状态或应用糖皮质激素时易诱发高血糖。（5）水肿及严重心肾功能不全者、肝硬化腹水易致水潴留，应控制输液量，心功能不全者尤其要控制滴速。（6）儿童及老年人用药，补液过快、过多，可致心悸、心律失常，甚至急性左心衰竭。（7）应用高渗葡萄糖时应选用大静脉输注。

【制剂与规格】

（1）葡萄糖注射液（5%，10%）：20 mL；100 mL；250 mL；500 mL；1 000 mL。（2）葡萄糖注射液（25%）：20 mL。（3）葡萄糖注射液（50%）：20 mL；100 mL。

（孙奎兴　李登友　纪秀妮）

第十八章

解毒药

解毒药(antidote)具有排出或中和毒物,拮抗毒性作用,减弱毒性反应,解除或减轻中毒症状,降低中毒死亡。根据作用机制,可分为非特异性和特异性解毒药。

非特异性解毒药有吸附剂如活性炭;沉淀剂如鞣酸、硫酸钠、硫酸镁和碳酸氢钠;中和剂如氢氧化铝凝胶和氧化镁乳;氧化剂如高锰酸钾等。

本章为特异性解毒药,为比较常见的严重急性中毒的解毒药:氰化物中毒解毒药硫代硫酸钠;有机磷酸酯类中毒解毒药氯解磷定、碘解磷定、戊乙奎醚;亚硝酸盐中毒解毒药亚甲蓝;阿片类中毒解毒药纳洛酮;鼠药中毒解毒药乙酰胺;苯二氮䓬类中毒解毒药氟马西尼;重金属离子中毒解毒药青霉胺。蛇毒中毒解毒剂见第十九章,第一节中的抗蛇毒血清。

‖ 第一节　氰化物中毒解毒药 ‖

硫代硫酸钠(Sodium Thiosulfate)

【药理作用】

硫代硫酸钠具有活泼的硫原子,在硫氰酸生成酶催化下,与体内游离的或已与高铁血红蛋白结合的氰离子(CN^-)相结合,使之变为毒性很小的硫氰酸盐,随尿排出而解毒。因其透过细胞膜较慢,发挥作用较迟,单独应用疗效不好。在静注亚硝酸钠等高铁血红蛋白形成剂后给药,作用相互增强,疗效明显提高。氰化物中毒时,CN^-与细胞色素氧化酶结合,细胞失去氧化还原功能而引起内窒息。先注射作用迅速的高铁血红蛋白形成剂,形成一定量的高铁血红蛋白,与氧化型细胞色素氧化酶竞争与CN^-结合生成氰化高铁血红蛋白,细胞色素氧化酶得以恢复活性。但氰化高铁血红蛋白中的CN^-可很快逐渐解离出来,重新出现中毒症状。本品作为供硫剂,在酶的参与下,与CN^-生成低毒的硫氰酸盐,随尿排出体外。在可溶性钡盐中毒时,与钡离子结合为不溶性硫酸钡而起解毒作用（首选硫酸钠）。与砷、汞、铅、铋等结合，形成无毒的硫化物排出体外（但作用不如二巯基类及依地酸类药物）。

【药物动力学】

静注迅速分布到各组织的细胞外液，随后以原形由尿排泄。半衰期为15～20 min。

【适应证】

（1）与高铁血红蛋白形成剂如亚硝酸钠联合用于氰化物中毒。（2）硝普钠过量中毒。（3）可溶性钡盐如硝酸钡中毒。（4）砷、汞、铅、铋等重金属中毒，但首选二巯基类及依地酸类药物。（5）过敏性皮肤病如皮肤瘙痒症、慢性荨麻疹、药疹等。

【用法与用量】

注射剂：静脉注射。注射用硫代硫酸钠用量按五水硫代硫酸钠计。用0.9%氯化钠溶液或灭菌注射用水溶解，配制成25%溶液缓慢静注，注射速度2.5～5 mL/min。

成人常用量：（1）氰化物或氢氰酸中毒：在注射高铁血红蛋白形成剂亚硝酸钠或亚甲蓝后立即注射本品。按一次0.25～0.5 g/kg，一次剂量范围为12.5～25 g；或25%溶液一次40～60 mL。必要时可在1 h后再与高铁血红蛋白形成剂联合重复半量或全量。对口服中毒者，还需用本品5%溶液洗胃，洗胃后保留适量于胃中。（2）硝普钠过量中毒：单独用25%溶液一次20～40 mL。（3）可溶性钡盐中毒：25%溶液一次20～40 mL。（4）砷、汞、铅、铋等重金属中毒：一次0.5～1 g。（5）过敏性疾病：一次0.5～1 g，qd。10～14 d为一疗程。

儿童常用量：氰化物或氢氰酸中毒，按一次0.25～0.375 g/kg，或25%溶液按一次1～1.5 mL/kg，用法同成人。

【不良反应】

头晕、乏力、恶心、呕吐等。静注后可有暂时性血浆渗透压改变，注射速度过快可引起血压下降。

【禁忌证】

对本品过敏者。

【注意事项】

（1）因其解毒作用较慢，须先使用作用快速的亚硝酸钠、亚硝酸异戊酯或亚甲蓝，然后注射本品。（2）静注不宜过快，以免引起血压下降。（3）静注时一次用量容积较大，应注意不良反应。（4）本品与亚硝酸钠从不同解毒机制治疗氰化物中毒，不能混合后同时静注。继亚硝酸钠静注后，不必拔出针头，可立即由原针头注射本品。（5）硝普钠中毒可单用本品。

【药物相互作用】

不可与其他药物配伍使用。与亚硝酸钠合用，可加重血压降低。

【制剂与规格】

（1）硫代硫酸钠注射液：10 mL：0.5 g；20 mL：1 g；20 mL：10 g。（2）注射用硫代硫酸钠：0.32 g；0.64 g。0.32 g 相当于 0.5 g 五水硫代硫酸钠，0.64 g 相当于 1 g 五水硫代硫酸钠。

‖ 第二节 有机磷酸酯类中毒解毒药 ‖

氯解磷定(Pralidoxime Chloride)

【药理作用】

氯解磷定系吡啶醛肟类化合物，其季铵基团能趋向与有机磷酸酯类杀虫剂结合的、已失去活力的磷酰化胆碱酯酶的阳离子部位，它的亲核性基团可直接与胆碱酯酶的磷酸化基团结合，随后共同脱离胆碱酯酶，使胆碱酯酶恢复原态，重新呈现活力。被有机磷酸酯类杀虫剂抑制超过 36 h，已"老化"的胆碱酯酶的复活作用效果很差。对慢性有机磷杀虫药中毒抑制的胆碱酯酶无复活作用。对有机磷杀虫剂引起的烟碱样症状作用明显，而对毒蕈碱样症状作用较弱，对中枢神经系统症状作用不明显。本品含肟量 79.5%，重活化作用强、疗效好、水溶性好、溶液较稳定、可肌注或静注，是治疗有机磷酸酯类中毒时酶重活化的首选药物。

【药物动力学】

肌注或静注后血药浓度快速升高，高峰浓度维持 2～3 h，以后逐渐下降。按 7.5 mg/kg 或 10 mg/kg 肌注，血药浓度可达有效治疗浓度 4 μg/mL。半衰期为 77 min。以原形和代谢物由尿排出。

【适应证】

用于有机磷酸酯类中毒的解救。但对有机磷杀虫剂抑制的胆碱酯酶的恢复作用，根据不同的有机磷品种不同而不同：对内吸磷、对硫磷、甲拌磷、甲胺磷、乙硫磷、肟硫磷、硫特普等疗效较好；对乐果、马拉硫磷、美曲膦酯（敌百虫）、敌敌畏、甲氟磷、丙胺氟林、八甲磷等效果较差；对谷硫磷、二嗪农有不良作用。对氨基甲酸酯类杀虫剂所抑制的胆碱酯酶无复活作用。同时，还应与阿托品合用，以消除乙酰胆碱在体内蓄积所产生的毒性。

【用法与用量】

注射剂：肌内注射、静脉注射、静脉滴注。可直接肌注，给药途径以稀释后静注为好。静注时用 0.9%氯化钠溶液 20～40 mL 稀释后缓慢注射。

成人常用量：（1）轻度中毒，0.25～0.75 g 肌注，必要时 1 h 后重复半量。（2）中度中毒，0.75～1 g 肌注，必要时 1 h 后重复 0.5～0.75 g。（3）重度中毒，1～1.5 g 分两处肌注，或用 0.9%氯化钠溶液稀释缓慢静注。30～60 min 重复注射 0.75～1 g，随后可改为静滴，但不 > 0.5 g/h。通常总量不超过 10 g。老年人应适当减量并减慢注射速度。中、重度中毒者，重复用药后肌颤消失或胆碱酯酶恢复至正常的 50%～60%以上后酌情减量或停用。

儿童常用量：(1) 轻度中毒，按一次 15～20 mg/kg，必要时 1 h 后重复 1 次。(2) 中度中毒，按一次 20～30 mg/kg，必要时 1 h 后重复首剂的 2/3 量。(3) 重度中毒，首剂按 30 mg/kg，随后每 30～60 min 重复首剂的 2/3 量。用法同成人，每次剂量和总量不超过成人。

【不良反应】

(1) 注射过快会出现恶心、呕吐、心率增快、心电图出现暂时性 ST 段压低和 QT 间期延长，以及眩晕、视力模糊、复视、动作不协调。(2) 若用量过大可抑制胆碱酯酶，抑制呼吸以及引起癫痫样发作，可出现烦躁不安、谵妄、体温升高、尿潴留和昏迷等，应及时停药并作相应处理。(3) 肌注局部疼痛。

【禁忌证】

对本品过敏者。

【注意事项】

(1) 用药越早越好。首次用药后，应根据临床症状和胆碱酯酶水平重复用药，并逐渐减量、延长间隔时间。(2) 皮肤吸收引起中毒者，同时要脱去被污染的衣服，并用肥皂清洗头发和皮肤。眼部用 2.5%碳酸氢钠或 0.9%氯化钠溶液冲洗。(3) 口服中毒者用清水或 2.5%碳酸氢钠彻底洗胃。(4) 由于有机磷杀虫剂可在下消化道吸收，因此口服中毒者用药至少要维持 48～72 h，以防延迟吸收后加重中毒，甚至致死。(5) 用药过程中要随时检测胆碱酯酶作为用药监护指标。胆碱酯酶维持在 50%～60%以上。急性中毒者胆碱酯酶水平与临床症状有关，因此密切观察临床表现亦可及时重复应用本品。(6) 因本品生物半衰期短，给药途径以稀释后静注为好，不宜静滴，尤其是首剂用药。(7) 老年人的心、肾潜在代偿功能减退，应适当减量并减慢注射速度。(8) 不易透过血脑屏障进入神经系统，对中枢的中毒酶无明显的重活化作用，故对中枢神经中毒症状效果不明显。(9) 昏迷病人要保持呼吸道通畅，呼吸抑制应进行人工呼吸。

【药物相互作用】

(1) 系胆碱酯酶复活剂，可间接减少乙酰胆碱的蓄积，对骨骼肌神经肌肉接头处有拮抗作用。而阿托品有直接拮抗乙酰胆碱积聚，对植物神经作用较强，两药联合效果好。(2) 能增强阿托品的生物效应，两药合用应减少阿托品剂量。(3) 在碱性溶液中易分解，禁与碱性药物配伍。(4) 维生素 B_1 能抑制其经肾小管排出，延长半衰期而增加血药浓度。

【制剂与规格】

氯解磷定注射液：2 mL：0. 25 g；2 mL：0. 5 g。

碘解磷定(Pralidoxime Iodide)

【药理作用】

碘解磷定为吡啶醛肟类重活化剂，含有季铵基和肟基两个不同的功能基团。季铵基为阳离子基团，能通过静电引力与磷酰化酶中的阴离子部位更牢固地结合，促使药物靠近磷酰化酶，也使药物的肟基与磷酰化酶的磷酰基接近。肟基和磷酰化酶的磷原子亲和力较强，结合形成肟类-磷酰化酶复合物。最后肟基与磷酰基结合而成磷酰肟从磷酰化酶上脱落下来，使胆碱酯酶游离出来，恢复水解乙酰胆碱的活性，从而解除有机磷化合物的毒性作用。

【药物动力学】

水溶性差，溶解度仅 5%，只能静脉用药。静注后血药浓度快速升高，2～3 h 达峰浓度，以后逐渐下降。半衰期为 1. 7 h。24 h 内完全经肾排出，27%为原形。

【适应证】

对急性有机磷酸酯类杀虫剂抑制的胆碱酯酶活力有不同程度的复活作用。用于解救多种有机磷酸酯类杀虫剂的中毒。对高毒的内吸磷、对硫磷、甲拌磷、甲胺磷、硫特普等疗效较好；对马拉硫磷、敌百虫、敌敌畏、乐果、甲氟磷、丙胺氟磷和八甲磷等的中毒效果较差；对氨基甲酸酯类杀虫剂以及二嗪农、甲氰磷、丙胺氯磷等所抑制的胆碱酯酶无复活作用。

【用法与用量】

注射剂：静脉注射、静脉滴注。用 5%或 10%葡萄糖、0. 9%氯化钠溶液 20～40 mL 稀释静脉注射 10～15 min，或适量稀释后静滴。因其生物半衰期短，不宜静滴。

成人常用量：(1) 轻度中毒，一次 0. 4～0. 8 g，必要时 1 h 后重复 1 次。(2) 中度中毒，首次 0. 8～1. 2 g，随后每 1 h 给予 0. 4～0. 8 g，共 2～3 次。(3) 重度中毒，首次 1. 2～1. 6 g，30～60 min 后根据病情可再给予 0. 8～1. 2 g，随后减量为一次 0. 4 g，qh，共 4～6 次。中、重度中毒者，重复用药后肌颤消失或胆碱酯酶恢复至正常的 50%～60%以上后酌情减量或停用。

儿童常用量：(1) 轻度中毒，按一次 15～20 mg/kg，必要时 1 h 后重复 1 次。(2) 中度中毒，按一次 20～30 mg/kg，必要时 1 h 后重复首剂的 2/3 量。(3) 重度中毒，首剂按 30 mg/kg，随后每 30～60 min 重复首剂的 2/3 量。用法同成人，每次剂量和总量不超过成人。

【不良反应】

(1) 恶心、呕吐、心率增快，心电图出现暂时性 ST 段压低和 QT 间期延长。

(2) 注射速度过快可引起乏力、头痛、眩晕、视力模糊、复视、动作不协调。(3) 大剂量或注射速度过快时可引起血压波动、阵挛性抽搐、呼吸抑制甚至呼吸衰竭。(4) 偶见咽痛和腮腺肿胀等对碘的反应。(5) 对局部组织刺激性强，若渗漏至皮下可导致剧痛及周围皮肤麻木。

【禁忌证】

对本品及碘过敏者。

【注意事项】、【药物相互作用】

对碘过敏者改用氯解磷定。其他同氯磷啶(参阅氯磷啶)。

【制剂与规格】

碘解磷定注射液：20 mL∶0. 5 g。

戊乙奎醚(Penehyclidine)

【药理作用】

戊乙奎醚是一种新型选择性抗胆碱药，其药理作用与阿托品相似。能透过血脑屏障进入脑内，既有较强的中枢抗 M 受体和抗 N 受体作用，也有较强的外周抗 M 受体作用。对 M_1 和 M_3 受体有高选择性，而对 M_2 受体作用较弱或不明显。对 N_1 和 N_2 受体均有一定作用。其半衰期长，抗胆碱作用比阿托品强，作用持续时间长，不良反应少，特别适用于毒理作用持续较长，或中毒胆碱酯酶易老化的有机磷酸酯类中毒。

【药物动力学】

肌注吸收很快，20～30 min 达峰浓度，为 13. 2 μg/L，1 h 后逐渐下降。可分布到全身各组织，以颌下腺、肺、脾、肠较多。24 h 总排泄率为给药量的 94. 2%。主要以无活性的代谢物由尿排出，少量经胆汁由粪便排出。

【适应证】

与胆碱酯酶复活剂合用，用于有机磷酸酯类中毒急救治疗，中毒后期或胆碱酯酶老化后维持阿托品化。麻醉前用药以抑制唾液腺和气道腺体的分泌。

【用法与用量】

注射剂：肌内注射。(1) 救治有机磷酸酯类中毒：根据中毒程度，轻、中、重度中毒的用药总量分别为 2～3 mg、5～7 mg、10～14 mg。首剂用量：成人，轻度 1～2 mg；中度 2～4 mg；重度 4～6 mg。同时，分别伍用氯解磷定 0. 25～0. 75 g；0. 75～1. 5 g；1. 5～2. 5 g。根据病情可重复用药。首次用药 45 min 后，如仅有恶心、呕吐、出汗、流涎等毒蕈碱样症状时只用本品 1～2 mg；仅有肌颤、肌无力等烟碱样症状，或胆碱酯酶活力低于 50%时只用氯解磷定 1 g，无氯解磷定时可用碘解磷定。如上述症状均有时应重复本品和氯解磷定，为首剂用量的半量给予 1～2 次。中毒后期或胆碱酯酶老化后可用本品 1～2 mg 维持阿托品化，每次间隔 8～12 h。儿童参照成人用法与用量减量，但儿童对本品较敏感，应慎用，尤其是伴有高热者更应当慎重。(2) 麻醉前用药：成人于术前半小时给予 0.5～1 mg。

【不良反应】

与阿托品相同，但口干、皮肤干燥和中枢神经系统症状比阿托品明显，持续时间较长。若用量过大，可出现头晕、尿潴留、谵妄和体温升高等。一般不需特殊处理，停药后可自行缓解。

【禁忌证】

对本品过敏者；青光眼。

【注意事项】

(1) 对 M_2 受体无影响，故对心率无明显影响。(2) 治疗有机磷酸酯类中毒，不能以心率加快来判断是否“阿托品化”，而应以皮肤干燥、口干、出汗消失等症状来判断。(3) 妊娠期和哺乳期用药剂量不宜过大，间隔时间不宜过短。(4) 对前列腺增生明显的老年人可加重排尿困难。(5) 心率不低于正常时，一般不伍用阿托品。

【药物相互作用】

与其他抗胆碱药伍用有协同作用，应酌情减量。其他参阅阿托品。

【制剂与规格】

盐酸戊乙奎醚注射液：1 mL：0.5 mg；1 mL：1 mg；2 mL：2 mg。

‖ 第三节　亚硝酸盐中毒解毒药 ‖

亚甲蓝(Methylthioninium Chloride)

【药理作用】

亚甲蓝为氧化还原剂。根据其在体内的不同浓度，对血红蛋白有两种相反的作用。小剂量、低浓度时本品还原为还原型亚甲蓝，能将高铁还原型蛋白还原为血红蛋白。大剂量、高浓度时直接使正常血红蛋白氧化为高铁血红蛋白。(1) 小剂量、低浓度时，在 6-磷酸-葡萄糖脱氢过程中，H^+ 经还原型三磷酸吡啶核苷传递给亚甲蓝，使其转化为还原型的白色亚甲蓝。白色亚甲蓝又将 H^+ 传递给带 Fe^{3+} 的高铁血红蛋，使其还原为带 Fe^{2+} 的正常血红蛋白，而白色亚甲蓝又被氧化为亚甲蓝。亚甲蓝的还原-氧化过程可反复进行。(2) 大剂量、高浓度时，亚甲蓝不能被完全还原为白色亚甲蓝，因而起氧化作用，将正常血红蛋白氧化为高铁血红蛋白。由于高铁血红蛋白易与 CN^- 结合形成氰化高铁血红蛋。但数分钟后两者又离解，故仅能暂时抑制 CN^- 对组织的毒性。因为对氰化物疗效差，现已不采用，仅在首选药物亚硝酸钠缺乏的情况下，才考虑使用本品。

【药物动力学】

静注后作用迅速，基本不经过代谢随尿排出。在组织内迅速还原为白色亚甲蓝。在6 d内74%由尿排出，其中22%为原形，其余为白色亚甲蓝，少量经胆汁从粪便排出。

【适应证】

（1）小剂量用于高铁血红蛋白血症，对化学物亚硝酸盐、硝酸盐、苯胺、硝基苯、三硝基甲苯、苯醌、苯肼等，以及含有或产生芳香胺的药物（乙酰苯胺、对乙酰氨基酚、非那西丁、苯佐卡因等）引起的高铁血红蛋白血症有效。用量切忌过大，否则会产生高铁血红蛋白而使症状加重。对先天性还原型二磷酸吡啶核苷高铁血红蛋白还原酶缺乏引起的高铁血红蛋白血症效果较差。对血红蛋白M病伴有高铁血红蛋白血症无效。（2）大剂量用于氰化物中毒，能暂时延迟其毒性。随后给予硫代硫酸钠，可使游离的CN^-和已与高铁血红蛋白结合的CN^-结合成毒性极低的硫氰酸盐（毒性仅为氰化物的1/200）经尿排出。

【用法与用量】

注射剂：静脉注射。一次用量用5%或10%、25%葡萄糖溶液20～40 mL稀释，注射速度2 mL/min，注射时间10～15 min。

（1）亚硝酸盐中毒：成人和儿童均按一次1～2 mg/kg。若注射后30～60 min皮肤黏膜紫绀不消退，可重复用药1次，给予全量或半量。3～4 h后，根据病情可注射半量，直至紫绀基本消退，病情平稳。（2）氰化物中毒：成人，按一次5～10 mg/kg（不超过200 mg），24 h亚甲蓝最大量范围为500～600 mg。儿童，按一次10 mg/kg。至口周发绀消失，随即注射硫代硫酸钠（见本章第一节）。

【不良反应】

（1）静注过快可有头晕、恶心、呕吐、腹泻等。（2）高浓度可刺激尿路，大剂量可使全身发蓝、红细胞脆性增加、头昏、腹痛、兴奋、谵妄、神志不清、胸闷、心前区疼痛、心率增快、心律失常、血压降低、大汗淋漓等。（3）尿呈蓝色，排尿时可有尿道口刺痛。

【禁忌证】

对本品过敏者。

【注意事项】

（1）仅用于静脉注射，静注不可过快，稀释后的药液注射速度为2 mL/min。不能皮下、肌内或鞘内注射，因前者可引起坏死，后者可引起瘫痪。（2）肾功能不全者慎用。（3）治疗高铁血红蛋白血症时，一日量约120 mg即可，重者可用2～3 d。不需大量反复应用，因本品完全排泄需3～4 d。大量反复使用可导致体内蓄积引起与治疗相反的结果。(4) G6PD 缺乏和儿童用量过大时可引起溶血。(5) 对化学物和药物引起的高铁血红蛋白血症，若 30～60 min 皮肤黏膜紫绀不消退，可重复用药。(6) 对先天性还原型二磷酸吡啶核苷高铁血红蛋白还原酶缺陷引起的高铁血红蛋白血症效果差，可每日口服本品 300 mg 和大剂量维生素 C。

【制剂与规格】

亚甲蓝注射液：2 mL∶20 mg；5 mL∶50 mg；10 mL∶100 mg。

‖ 第四节　阿片类中毒解毒药 ‖

纳洛酮(Naloxone)

【药理作用】

纳洛酮为阿片受体拮抗剂，本身几乎无药理活性，但能竞争性拮抗各类阿片受体，对 μ 受体有很强的亲和力。(1) 完全或部分纠正阿片类药中枢抑制效应，如呼吸抑制、镇静和低血压。(2) 对急性乙醇中毒有促醒作用。(3) 不具有其他阿片受体拮抗剂的“激动性”或吗啡样效应；不引起呼吸抑制、拟神经病反应或缩瞳反应。(4) 无耐受性，无生理或精神依赖性。

【药物动力学】

肌注 5～10 min 起效，作用持续 2. 5～3 h。静注起效快，1～3 min 起效，5～10 min 达峰浓度，作用持续 45～90 min。在体内分布迅速，能透过胎盘。分布半衰期约 5 min，消除半衰期为 60～90 min。在肝内代谢，主要与葡糖醛酸结合，纳洛酮-3-葡糖醛酸化合物为主要代谢物。静注后 25%～40%的药物以代谢物形式在 6 h 内由尿排出，24 h 排出约 50%，72 h 排出 60%～70%。

【适应证】

是最常用的阿片受体拮抗剂。(1) 阿片类药复合麻醉术后，拮抗其所致的呼吸抑制，促使病人苏醒。(2) 阿片类药过量，完全或部分逆转其引起的呼吸抑制。(3) 解救急性乙醇中毒。(4) 急性阿片类药过量的诊断。(5) 对疑为麻醉性镇痛药依赖者，静注 0. 2～0. 4 mg 可激发戒断症状，有诊断价值。(6) 新生儿受其母体中麻醉性镇痛药影响而致呼吸抑制者。

【用法与用量】

注射剂：肌内注射、静脉注射、静脉滴注。个体差异明显，应根据病情确定剂量或是否重复用药。静注时，0. 4～0. 8 mg 用灭菌注射用水或 5%葡萄糖溶液 10～20 mL 溶解或稀释。静滴时，2 mg 加入 0. 9%氯化钠或 5%葡萄糖溶液 500 mL 中，稀释为 4 μg/mL，根据病情调节滴速。

成人常用量：(1) 一次 0.4～0.8 mg 静注，或按一次 5 μg/kg。可根据病情间隔 15 min 后再重复 1 次。或按 10 μg/kg 肌内注射 1 次。或先给负荷量按 1.5～3.5 μg/kg 静注，继而每小时 3 μg/kg 维持静滴。(2) 急性阿片类药过量：首次 0.4～2 mg，静注或肌注。若呼吸功能未获得理想改善，可间隔 2～3 min 重复用药。若总量达 10 mg 仍未反应，要考虑诊断问题。应注意是否合并非阿片类如巴比妥类药等中毒、其他中枢神经系统疾病或严重缺氧性脑损害。(3) 术后阿片类药抑制效应：部分纠正手术使用阿片类药后的抑制效应，通常较小剂量即有效，用量应依据病人反应来确定。首次纠正呼吸抑制时，应每隔 2～3 min 静注 0.1～0.2 mg，直至产生理想的效果，即有通畅的呼吸和清醒度，无明显疼痛和不适。大于必需剂量时可明显逆转痛觉缺失和升高血压。同样，逆转太快可引起恶心、呕吐、出汗或循环负担增加。1～2 h 间隔内需要重复给予本品的剂量，取决于最后一次使用的阿片类药的剂量、给药类型（短作用型还是长作用型）与间隔时间。(4) 急性乙醇中毒：首剂 0.8～1.2 mg，必要时 1 h 后重复给予 0.4～0.8 mg。(5) 脱瘾治疗：一次 0.4～0.8 mg。在用美沙酮戒除过程中，可试用小剂量美沙酮（一日 5～10 mg），每 30 min 给予纳洛酮 1.2 mg，为时数小时（3～6 h）。然后换用纳洛酮，每周使用 3 次即可达到戒除目的。

儿童常用量：1 月龄～12 岁。(1) 阿片类药过量：首剂按 10 μg/kg 静注，若此剂量没有取得满意效果，继而给予 100 μg/kg（最大量 0.8 mg）。若不能静注可分次肌注。(2) 术后阿片类药抑制效应：首次和重复用药均按一次 5～10 μg/kg。在首次纠正呼吸抑制效应时，每隔 2～3 min 静注 1 次，直到达到理想逆转程度。12 岁以上剂量用法同成人。

新生儿：用于阿片类药引起的抑制，首次和重复用药均按 10 μg/kg。是否重复用药及用药次数，应依据反应来确定。首次纠正呼吸抑制时，应每隔 2～3 min 注射 1 次。

纳洛酮激发试验：用来诊断怀疑阿片耐受性或急性阿片过量。静注 0.2 mg，观察 30 s，看是否出现阿片戒断的症状和体征。若未出现或未达到逆转的作用，呼吸功能未得到改善，可间隔 2～3 min 重复用药，每次注射 0.6 mg 观察 20 min。若总量达到 10 mg 仍未观察到反应，则阿片类药诱导的或部分由阿片类药引起毒性的诊断可能有误。有些病人特别是阿片耐受者对低剂量本品就可发生反应，静注 0.1 mg 就可以起诊断作用。

【不良反应】

一般反应：(1) 恶心、呕吐。(2) 惊厥、感觉异常、癫痫大发作、激动、幻觉、发抖。(3) 呼吸困难、呼吸抑制、低氧血症。(4) 高血压、低血压、出汗、皮肤潮红。

特别反应：(1) 术后用药：偶见低血压、高血压、室性心动过速和心室颤动、呼吸困难、肺水肿和心脏停搏。过量使用可能逆转痛觉缺失并引起病人激动。(2) 逆转阿片类药抑制：突然逆转阿片类药抑制可能会引起恶心、呕吐、出汗、心悸、血压升高、发抖、癫痫发作、室性心动过速和心室颤动、肺水肿及心脏停搏，甚至死亡。(3) 类阿片依赖：对阿片类药产生躯体依赖者突然逆转其阿片作用可能会引起急性戒断综合征，包括但不局限于下述表现：躯体疼痛、发热、出汗、流鼻涕、喷嚏、竖毛、打呵欠、无力、寒战或发抖、神经过敏、不安或易激惹、腹泻、恶心或呕吐、腹部痛性痉挛、血压升高、心悸等。（4）术后使用和减量时可能引起肺水肿、心衰或心脏停搏、心悸、心室颤动和室性心动过速。有报道其后遗症有昏迷和脑病，甚至死亡。（5）新生儿阿片戒断症状可能有惊厥、过度哭泣和反射性活动过多。

【禁忌证】

对本品过敏者。新生儿呼吸抑制时，若母亲 4 h 内有阿片类镇痛药应用史，母亲有吸毒史或使用美沙酮者。

【注意事项】

（1）妊娠期和哺乳期慎用，仅在确有必要时使用。慎用于已知或怀疑其母亲对阿片类有依赖性的新生儿。（2）有心血管疾病史，如心功能不全和高血压慎用；有严重心血管不良反应（低血压、室性心动过速或室颤、肺水肿），接受药物治疗者慎用；严重肝肾疾病及功能不全者慎用。（3）在术后突然逆转阿片类药抑制作用可能引起恶心、呕吐、出汗、发抖、心悸、亢进、血压升高、癫痫发作、室性心动过速和心室颤动、肺水肿以及心脏停搏，甚至死亡。术后病人使用过量可能逆转痛觉缺失并引起病人激动。（4）拮抗大剂量麻醉镇痛药后，由于痛觉恢复，可产生高度兴奋。表现为血压升高、心率增快、心律失常，甚至肺水肿和心室颤动。（5）因其作用持续时间短，用药起效后，一旦其作用消失，病人可再度陷入昏睡和呼吸抑制，需注意维持药效。（6）在对抗急性阿片类药过量时，还要采取维持气道通畅、人工呼吸、给予升压药等其他复苏措施。（7）对非阿片类药引起的呼吸抑制和左丙氧芬引起的急性毒性无效。只能部分逆转部分性激动剂或混合激动剂与拮抗剂（如丁丙诺啡和喷他佐辛）引起的呼吸抑制，或需要加大本品的用量。若不能完全响应，需要机械辅助治疗呼吸抑制。（8）儿童用药：阿片类药中毒儿童对本品的反应很强，因此需要对其进行至少 24 h 的密切监护，直到本品完全代谢。在分娩开始不久给母亲使用本品，对延长新生儿生命的作用只能维持 2 h。若需要可在分娩后可直接给新生儿使用本品。

【药物相互作用】

（1）不可与含有硫酸氢钠、亚硫酸氢钠、长链高分子阴离子或任何碱性制剂混合。（2）丁丙诺啡与阿片受体的结合率低、分离速度慢决定了其作用时间长，因此在拮抗丁丙诺啡的作用时应使用大剂量纳洛酮，对丁丙诺啡的拮抗作用需要逐渐增强逆转效果，缩短呼吸抑制时间。（3）美索比妥可阻断纳洛酮诱发阿片依赖者出现的急性戒断症状。

【制剂与规格】

（1）盐酸纳洛酮注射液：1 mL：0.4 mg；1 mL：1 mg；2 mL：2 mg。（2）注射用盐酸纳洛酮：0.4 mg；1 mg；2 mg。

‖ 第五节　鼠药解毒药 ‖

乙酰胺(Acetamide)

【药理作用】

乙酰胺为氟乙酰胺和氟乙酸钠等有机氟化合物中毒的解毒剂。氟乙酰胺进入机体后，经酰胺酶作用，脱胺生成氟乙酸；氟乙酸钠可转化为氟乙酸。氟乙酸与细胞内线粒体的辅酶 A 结合成氟乙酰辅酶 A，破坏正常的三羧酸循环，阻碍细胞正常生理功能，引起细胞死亡。乙酰胺能竞争酰胺酶，使之不产生氟乙酸。另一方面，乙酰胺被酰胺酶分解生成乙酸，可阻碍已生成的氟乙酸的作用，阻断氟乙酸对机体三羧酸循环的破坏，恢复组织正常代谢功能。具有延长中毒潜伏期，制止发病、减轻发病症状的作用。

【药物动力学】

肌注后迅速分布于机体器官和组织，15 min 即可达到有效血药浓度，可维持 6 h，降解后很快经尿排泄。

【适应证】

为有机氟杀虫药和杀鼠药氟乙酰胺（有机氟农药）、氟乙酸钠（杀鼠剂）及甘氟（鼠甘氟）中毒的特效解毒剂。

【用法与用量】

注射剂：肌内注射。2.5～5 g 加入 2% 普鲁卡因 1～2 mL 或 4% 利多卡因 1～2 mL 中肌注。可缓解局部刺激症状，减轻疼痛及防治有机氟引起的心律失常。

成人常用量：一次 2.5～5 g，一日 2～4 次；或按一日 0.1～0.3 g/kg，分 2～4 次。一般连续 5～7 d。危重病人，首剂可给予一日量的 1/2，即一次 5～10 g，效果更佳。

儿童常用量：按一日 0.1～0.3 g/kg，分 2～4 次，连续 5～7 d。可根据病情严重程度调整剂量，严重者可酌情增加剂量和用药次数。

【不良反应】

使用剂量过大、过长可引起血尿。注射部位疼痛。

【注意事项】

（1）氟乙酰胺中毒应早期、及时给予足量，危重者每次剂量可加倍。（2）若用普鲁卡因稀释应先作皮试。（3）若因用药发生血尿可停药，应用糖皮质激素可使血尿减轻。

【药物相互作用】

与解痉药和半胱氨酸合用效果更好。

【制剂与规格】

乙酰胺注射液：2 mL：1 g；5 mL：2. 5 g；10 mL：5 g。

‖ 第六节　其他 ‖

氟马西尼（Flumazenil）

【药理作用】

氟马西尼为苯二氮䓬类受体拮抗剂，通过竞争性地抑制苯二氮䓬类与其受体反应，从而特异性阻断其中枢神经抑制作用。对地西泮、劳拉西泮、咪达唑仑、替马西泮等苯二氮䓬类药中毒有特异性解毒作用，还能对抗其呼吸、循环抑制。对受体的亲和力与咪达唑仑相当，比地西泮强9倍，可将激动剂的剂量－效应曲线向右移。此外，还能部分拮抗丙戊酸钠的抗惊厥作用。

【药物动力学】

为弱亲脂性碱，血浆蛋白结合率50%。单次注射作用时间15～140 min，根据中毒药物种类与剂量而异。在体内迅速经肾排出，代谢物无活性。半衰期为41～79 min，平均53 min。

【适应证】

（1）终止苯二氮䓬类药诱导及维持的全身麻醉。（2）苯二氮䓬类药过量时中枢作用的逆转。（3）用于鉴别诊断苯二氮䓬类、其他药物或脑损伤所致的不明原因的昏迷。

【用法与用量】

注射剂：静脉注射、静脉滴注。静注时，0. 5～1 mg用5%的葡萄糖或0. 9%氯化钠溶液10 mL稀释，注射时间15 s。静滴时，1～2 mg加入5%的葡萄糖或0. 9%氯化钠溶液100～200 mL中缓慢滴注。

成人常用量：一次0. 5～2 mg静注。（1）终止苯二氮䓬类药诱导及维持的全身麻醉：首剂0. 2 mg于15s内静注。1 min后唤醒病人，如达到目的不再用药。若在1 min内尚未清醒，可再次注射0. 1 mg，再等1 min再唤醒。若仍未清醒，可每次追加0. 1 mg，或以0. 1～0. 4 mg/h持续滴注，至病人清醒为止。通常使用0. 3～0. 6 mg即可，最大总量可达1 mg。（2）苯二氮䓬类药过量中毒时急救：首剂0. 3 mg静注。若在1 min内尚未清醒，可重复使用直至病人清醒，或总量达2 mg。若再度出现昏睡，可按0. 1～0. 4 mg/h持续滴注，滴速应根据清醒程度进行调整。在重症监护下，对大剂量或长时间使用苯二氮䓬类药的病人，只要缓慢给药并根据病情调整剂量并不会引起戒断症状。若出现意外的过度兴奋症状和体征，可静注地西泮5 mg或咪达唑仑5 mg，并根据病情调整用量。（3）用于鉴别诊断苯二氮䓬类、其他药物或脑损伤所致的不明原因的昏迷：按前述急救方法，若反复用药也不能使意识或呼吸功能改善，则可判断为非苯二氮䓬类药所致。

儿童常用量：终止用苯二氮䓬类药诱导及维持的全身麻醉；苯二氮䓬类药过量中毒时急救，并用于鉴别诊断，若重复使用后没有反应，须考虑到苯二氮䓬类以外的其他原因。（1）静脉注射：新生儿，按一次 10 μg/kg，若需要间隔 1 min 重复给药；1 月龄～12 岁，按一次 10 μg/kg（最大量 0. 2 mg），若需要间隔 1 min 重复给药，最大总量为 40 μg/kg（1 mg）。12 岁以上剂量用法同成人。（2）静脉滴注：若静注后仍有昏睡可持续滴注。每小时 2～10 μg/kg，根据反应调整，最大量 0. 4 mg/h。

【不良反应】

（1）在麻醉时用药，少见面色潮红、恶心、呕吐。（2）有癫痫史或严重肝功能不全者，尤其是有苯二氮䓬类药长期用药史或有混合药物过量的情况下，可能诱发癫痫发作。（3）在混合药物过量的情况下，特别是三环类抗抑郁药过量，若用本品来逆转苯二氮䓬类药的作用可能引起惊厥和心律失常。（4）有惊恐病者可能诱发惊恐发作。（5）曾长期应用苯二氮䓬类药有效者，并在本品给药前刚停药或数周前停药，注射本品过快可能出现苯二氮䓬类药的戒断症状，如兴奋、焦虑、心悸、情绪不稳、轻微混乱、感觉失真、恐惧等不适感，缓慢注射地西泮 5 mg 或咪达唑仑 5 mg 后这些症状可消失。

【禁忌证】

对本品过敏者；妊娠期 13 周内；对使用苯二氮䓬类用以控制对生命构成威胁的情况（如用于控制严重头部损伤后的颅内压或癫痫的病人）；严重抗抑郁药中毒者；麻醉后肌松药作用尚未消失者。

【注意事项】

（1）哺乳期慎用。（2）长期用苯二氮䓬类药的癫痫病人不得使用。（3）使用前应鉴别病情，应对再次镇静呼吸抑制及其他苯二氮䓬类药反应进行监控，监护时间根据苯二氮䓬类药的用量和作用时间来确定。应严密观察和分析病情变化。（4）麻醉后，肌松药作用未消失前切勿使用。（5）不推荐用于苯二氮䓬类的依赖性治疗和长期的苯二氮䓬类戒断综合征的治疗。（6）对 1 周内用过大剂量，或长时间使用苯二氮䓬类药者，应避免快速注射，以免引起戒断症状。

【药物相互作用】

可阻滞佐匹克隆的镇静催眠作用，尚未发现其他中枢神经抑制剂有相互作用。在应用本品时苯二氮䓬类的代谢动力学不变，反之亦然。

【制剂与规格】

氟马西尼注射液：2 mL：0. 2 mg；5 mL：0. 5 mg；10 mL：1 mg。

青霉胺(Penicillamine)

青霉胺用于重金属中毒。可络合铜、铁、汞、铅、砷等，形成稳定和可溶性复合物由尿排出。其驱铅作用不及依地酸钙钠，驱汞作用不及二巯丙醇。但可口服，不良反应较小，可供轻度重金属中毒或其他络合剂有禁忌时选用。肝豆状核变性（Wilson病）是染色体隐性遗传性疾病，有大量铜沉积于肝和脑组织，引起豆状核变性和肝硬化。两分子的青霉胺可结合一个铜离子，与铜结合成可溶性复合物由尿排出。参阅第十四章，免疫系统用药，青霉胺。

（栾翔宇　修建荣　王相海）

第十九章 生物制品

第一节　抗毒素及免疫血清

异体高价免疫血清也称抗毒素，是在动物（通常是马或马科动物）体内产生的，包含的抗体仅对某一种抗原。这种制品存在的问题是血清病，一种对马蛋白的免疫反应（过敏反应）。而同源人类抗体（免疫球蛋白）可避免血清病。抗毒素对相应疾病具有防治作用。因系生物制剂，其不良反应、禁忌证和注意事项等具有共性，对此一并叙述。过敏试验和脱敏注射法具有相似性。

不良反应：(1) 过敏性休克：可在注射中或注射后数分钟至数十分钟内突然发生。病人突然表现沉郁或烦躁、面色苍白或潮红、胸闷或气喘、出冷汗、恶心或腹痛、脉搏细速、血压下降，重者神志模糊，甚至昏迷、虚脱，如不及时抢救可迅速死亡。轻者注射肾上腺素后即可缓解，重者需输液吸氧，使用升压药维持血压，并使用抗过敏药及糖皮质激素等进行抢救。(2) 血清病样反应：荨麻疹、发热、淋巴结肿大、局部水肿，偶见蛋白尿、呕吐、关节痛，注射部位红斑、瘙痒及水肿。一般在注射后 7～14 d 发病，称为延缓型。也有在注射后 2～4 d 发病，称为加速型。对此可使用钙剂或抗组胺药，一般数日至十数日即可痊愈。(3) 发热反应：主要是抗毒素或抗血清中的非特异性物质和致热原引起，一般出现在注射后 1 h 至几小时，少数在 5～6 h 发生，低热或中度热，少见高热。退热较快，大多于注射当日退去，一般不需特殊处理。

禁忌证：皮肤敏感试验强阳性反应者，应避免使用。确需使用应采用脱敏注射，并做好抢救准备，一旦发生过敏性休克应立即抢救。阳性反应者，需用脱敏法进行注射。详见下述各种抗毒素及免疫血清制剂的过敏试验和脱敏注射法。

注意事项：(1) 制品浑浊，有摇不散的沉淀、异物或安瓿有裂纹、标签不清、过期失效切勿使用。安瓿打开后应一次用完。(2) 每次注射时须保存详细记录，包括姓名、性别、年龄、住址、注射次数、上次注射后的反应情况、本次过敏试验结果及注射后反应情况、所用制剂的生产单位名称及批号等。(3) 注射器宜专用。同时注射其他生物制剂时，注射器须分开。(4) 应特别注意防止过敏反应。注射前须先做过敏试验并详细询问既往过敏史。凡本人及直系亲属有哮喘、枯草热、湿疹或血管性水肿等病史，或对某种物质过敏，或本人过去曾注射马血清制剂者，须特别提防过敏反应的发生。(5) 门诊用药须观察 30 min 方可离开。

本节有破伤风抗毒素、抗狂犬病血清、抗蛇毒血清、破伤风人免疫球蛋白。

破伤风抗毒素(Tetanus Antitoxin)

【药理作用】

破伤风抗毒素系由破伤风类毒素免疫马所得的血浆，经胃酶消化后纯化制成的抗毒素球蛋白制剂。含有特异性抗体，具有中和破伤风毒素的作用，用于破伤风梭菌感染的防治。

【适应证】

用于防治破伤风。已出现破伤风或其可疑症状时，应在外科处理以及其他疗法的同时，及时使用抗毒素。开放性外伤尤其是创口深、污染严重有感染危险时，应及时进行预防。凡已接受过破伤风类毒素免疫者，应在受伤后再注射 1 针类毒素加强免疫，不必注射抗毒素；未接受过类毒素免疫或免疫史不清者，须注射抗毒素预防，但也应同时给予类毒素预防注射，以获得持久性免疫。

【用法与用量】

注射剂：本品源自动物血清蛋白，给药时应特别注意防治过敏反应。注射前必须先做过敏试验，阴性者可按用法和用量给药，阳性者必须采取脱敏注射法。冻干制剂按标示量用灭菌注射用水复溶。

用法：(1) 预防用，皮下或肌内注射。皮下注射在上臂三角肌下缘附着处。同时注射类毒素时，注射部位须分开。肌内注射在上臂三角肌中部或臀大肌外上部。(2) 治疗用，肌内注射、静注或静滴。只有经过皮下或肌内注射未发生反应者方可缓慢静注，开始不 > 1 mL/min，随后不宜超过 4 mL/min。静注时一次用量，成人不超过 40 mL，儿童不超过 0. 8 mL/kg。亦可将抗毒素加入葡萄糖或 0. 9% 氯化钠溶液中静滴。滴注前将安瓿在温水中加热至接近体温。注射中发生异常反应须立即停止。

用量：儿童与成人相同。(1) 预防：皮下或肌内注射。一次 1 500～3 000 U，伤势重者，儿童可加倍，成人可增量 1～2 倍。经 5～6 d，如破伤风感染危险未消除，应重复注射。(2) 治疗：首次 5 万～20 万 U 肌注或静注。以后视病情决定剂量与间隔时间，亦可同时用适量注射于伤口周围的组织中。

新生儿破伤风：24 h 内分次或 1 次肌注或静注 2 万～10 万 U（脐周注射 3 000 U）。

【不良反应】、【禁忌证】、【注意事项】

见本节前述。

【过敏试验】

用0.9%氯化钠溶液将抗毒素稀释10倍，即0.1 mL抗毒素加0.9%氯化钠溶液0.9 mL。在前臂掌侧皮内注射0.05～0.1 mL，观察30 min。注射部位无明显反应，或皮丘＜1 cm、红肿浸润＜2 cm，同时无其他不适者即为阴性。即使为阴性，也应先注射0.3 mL原液，观察30 min无反应，可将全量注射。如注射部位出现皮丘≥1 cm、红肿浸润≥2cm，特别是形似伪足或有痒感者，为弱阳性反应，需用脱敏法进行注射。如注射局部反应特别严重，皮丘≥1.5 cm，并伴有全身症状，如荨麻疹、鼻咽部刺痒、喷嚏等，则为强阳性反应，应避免使用本品而改用破伤风人免疫球蛋白。若不能施行而必须使用本品时，则应采用脱敏注射，并做好抢救准备，一旦发生过敏性休克，立即抢救。

无过敏史者或过敏反应阴性者，也并非没有发生过敏性休克的可能。为慎重起见，可先小剂量皮下注射进行试验，观察30 min，若无异常反应，再将全量注射于皮下或肌内。

【脱敏注射法】

使用0.9%氯化钠溶液稀释10倍的抗毒素，分小剂量数次作皮下注射，每次注射后观察30 min。第1次注射0.2 mL，观察无紫绀、无气喘、无明显呼吸短促、无脉搏加速时，即可注射第2次0.4 mL，如仍无反应则可注射第3次0.8 mL。第3次注射后如仍无反应即可将安瓿中的抗毒素全量作皮下或肌内注射。有过敏史或过敏试验强阳性者，应将第1次剂量和以后的递增量适当减少，分多次注射，以免发生剧烈反应。

【制剂与规格】

（1）破伤风抗毒素注射液：0.75 mL：1 500 U（预防用）；2.5 mL：1万U（治疗用）。（2）注射用破伤风抗毒素：1 500 U（预防用），复溶后每瓶0.75 mL；1万U（治疗用），复溶后每瓶2.5 mL。

抗狂犬病血清（Rabies Antiserum）

【药理作用】

抗狂犬病血清系由狂犬病病毒固定毒免疫马所得的血浆，经胃酶消化后纯化制成的抗狂犬病球蛋白制剂。为特异性抗狂犬病球蛋白，具有中和狂犬病毒的作用，用于狂犬病的预防。

【适应证】

配合人用狂犬病疫苗，对被疯动物咬伤如头、面、颈部或多部位咬伤者预防注射。被疯动物咬伤后注射愈早愈好，48 h内使用可明显减少发病率，7 d内仍然有效。对已有狂犬病发病症状无效。

【用法与用量】

注射剂：本品源自动物血清蛋白，给药时应特别注意防治过敏反应。注射前必须先做过敏试验，阴性者可按用法和用量给药，阳性者必须采取脱敏注射法。

用法：受伤部位进行浸润注射、肌注。受伤部位应先进行处理。若伤口曾用其他化学药品处理过的应冲洗干净。先在受伤部位浸润注射，余下的血清肌内注射。尽可能地全量用于伤口周围浸润注射，若难以做到，可将剩余的血清注射于伤口远处肌内。当伤口在头部时，可注射于颈背部肌肉；当伤口在头面部、上肢及胸部以上躯干时，可将剩余血清注射于同侧背部肌内如斜方肌；当伤口在下肢及胸部以下躯干时，剩余血清注射于同侧大腿外侧肌群内。

用量：按 40 U/kg，特别严重可酌情增至 80～100 U/kg，在 1～2 d 内分次注射。因本品效果维持时间不长，应同时使用人用狂犬病疫苗，以获得持久性免疫。但注射部位应分开。

【不良反应】、【禁忌证】、【注意事项】

见本节前述。

【过敏试验】

用 0. 9%氯化钠溶液将抗血清稀释 10 倍，即 0. 1 mL 抗血清加 0. 9%氯化钠溶液 0. 9 mL。在前臂掌侧皮内注射 0. 05～0. 1 mL，观察 30 min。注射部位无明显反应，或皮丘 < 1cm、红肿浸润 < 2 cm，同时无其他不适者即为阴性。即使为阴性，也应先注射 0. 3 mL 原液，观察 30 min 无反应，可将全量注射。如注射部位出现皮丘 ≥ 1 cm、红肿浸润 ≥ 2 cm，特别是形似伪足或有痒感者，为弱阳性反应，需用脱敏法进行注射。如注射局部反应特别严重，皮丘 ≥ 1. 5 cm，并伴有全身症状，如荨麻疹、鼻咽部刺痒、喷嚏等，则为强阳性反应，应避免使用本品而改用狂犬病人免疫球蛋白。若不能施行而必须使用本品时，则应采用脱敏注射，并做好抢救准备，一旦发生过敏性休克，立即抢救。

无过敏史者或过敏反应阴性者，也并非没有发生过敏性休克的可能。为慎重起见，可先皮下注射小剂量进行试验，观察 30 min，若无异常反应，再注射全量。

【脱敏注射法】

用 0. 9%氯化钠溶液将抗血清稀释 10 倍，分小剂量数次作皮下注射。每次注射后观察 20～30 min。第 1 次可注射 1 mL，观察无紫绀、无气喘、无明显呼吸短促、无脉搏加速时，即可第 2 次注射 2 mL，如剂量达到 4 mL 仍无反应，可将全量尽可能地用于伤口周围的浸润注射。

【制剂与规格】

抗狂犬病血清注射液：2 mL∶400 U；3. 5 mL∶700 U；5 mL∶1 000 U。

抗蛇毒血清(Snake Antivenin)

【药理作用】

抗蛇毒血清是以不同毒蛇的蛇毒或经减毒处理的蛇毒免疫马，使其产生相应抗体，采集含有抗体的血清或血浆，精制而成的特异性抗蛇毒球蛋白。具有中和相应蛇毒的作用，用于不同毒蛇的咬伤。

【适应证】

用于毒蛇咬伤的治疗。其中抗蝮蛇毒血清，对竹叶青蛇和烙铁头蛇咬伤也有效；抗五步蛇毒血清，也适用蝮蛇科的蝮蛇、烙铁头蛇、竹叶青蛇等咬伤的治疗；抗眼镜蛇毒血清和抗银环蛇毒血清，两者有交叉作用。在鉴别蛇伤的蛇种后，应尽快使用特异的抗蛇毒血清，愈早愈好，最好在 4 h 内静脉给药。用药后可迅速起效，约 30 min 至数小时后神经症状和出血有好转。半衰期 26～95 h，根据病情可连续用 3～4 d。

【用法与用量】

注射剂：通常静脉注射，亦可皮下或肌内注射，一次完成。冻干制剂按标示量加灭菌注射用水，复溶后均为 10 mL。注射前须做过敏试验，阴性者才可全量注射。

用法：静注时每次用量用 0.9%氯化钠溶液 20～80 mL 稀释，注射速度 4 mL/min。

用量：对不同种类毒蛇咬伤使用相应的抗蛇毒血清。抗蝮蛇毒血清 6 000 U，抗五步蛇毒血清 8 000 U，抗银环蛇毒血清 10 000 U，抗眼镜蛇毒血清 2 000 U，以上剂量约中和一条毒蛇的相应排毒量，可根据病情轻重酌情增减。一般注射 1 次，通常每次用量为：抗蝮蛇毒血清 6 000～12 000 U，抗五步蛇毒血清 4 000～8 000 U，抗银环蛇毒血清 10 000 U，抗眼镜蛇毒血清 2 000～10 000 U。儿童与成人等量，不得减少。

【不良反应】、【禁忌证】

见本节前述。

【注意事项】

（1）毒蛇咬伤时，应立即作局部处理，服用中成药（蛇药）及对症治疗。（2）应详细了解咬伤毒蛇的种类，用单价抗蛇毒血清。不能明确的，则给予多价抗蛇毒血清。（3）应同时注射破伤风抗毒素 1 500～3 000 U。其他见前述。

【过敏试验】

取 0.1 mL 抗蛇毒血清加 0.9%氯化钠溶液 1.9 mL，即稀释 20 倍。在前臂掌侧皮内注射 0.1 mL，经 20～30 min，注射皮丘在 2 cm 以内，且皮丘周围无红晕及蜘蛛足者为阴性，可在严密观察下直接注射。若注射部位出现皮丘增大、红肿、浸润，特别是形似伪足或有痒感者，为阳性反应。

（1）皮试阴性者，可缓慢注射本品，但不排除发生过敏反应的可能性。若注射过程中发生过敏反应，应立即停止并给予及时处理，注射肾上腺素、地塞米松等抗过敏反应措施。（2）可疑阳性者，应预先注射氯苯那敏 10 mg（儿童根据体重酌减），15 min 后再注射本品。（3）阳性者应权衡利弊，对严重中毒、有生命危险的可做脱敏注射法。

【脱敏注射法】

取0.9%氯化钠溶液将抗蛇毒血清稀释20倍。分数次做皮下注射，每次观察10～20 min，第1次注射0.4 mL。若无反应，可酌情增量。注射观察3次以上，若无异常反应者，即可做静脉、皮下或肌内注射。注射前将安瓿在37 ℃水浴加温数分钟。应缓慢注射，开始每分钟不超过1 mL，随后每分钟不超过4 mL。注射时若有异常反应须立即停止并及时处理。

【制剂与规格】

（1）抗蝮蛇毒血清注射液：10 mL∶6 000 U；注射用抗蝮蛇毒血清：6 000 U。（2）抗五步蛇毒血清注射液：10 mL∶2 000 U；注射用抗五步蛇毒血清：2 000 U。（3）抗银环蛇毒血清注射液：10 mL∶10 000 U；注射用抗银环蛇毒血清：10 000 U。（4）抗眼镜蛇毒血清注射液：10 mL∶1 000 U；注射用抗眼镜蛇毒血清：1 000 U。

破伤风人免疫球蛋白(Human Tetanus Immunoglobulin)

【药理作用】

破伤风人免疫球蛋白是由破伤风类毒素免疫的健康供血者血浆，经低温乙醇分离提取制备而成，其中90%以上是丙种球蛋白。含高效价特异性破伤风抗体，具有中和破伤风毒素的作用。进入机体使患者及时、快速获得高效价的破伤风抗体，从而起到急救治疗和被动免疫预防作用，但作用维持时间不长，可使用吸附破伤风疫苗进行主动免疫，以取得持久性免疫效果。

【药物动力学】

自注射部位缓慢吸收入血，2～4 d达峰浓度。半衰期3～4周，原药或其复合物被免疫系统清除。

【适应证】

用于预防和治疗破伤风，尤其适用于对破伤风抗毒素有过敏反应者。

【用法与用量】

注射剂：臀部肌内注射，不得静脉注射。不需作皮试。

成人和儿童：（1）预防量：一次250 U。创面严重或创面污染严重者可加倍。（2）治疗量：3 000～6 000 U，可多点注射，尽快用完。

【不良反应】

偶有注射部位红肿、疼痛感、发热。无需特殊处理，可自行恢复。

【禁忌证】

对本品及人免疫球蛋白类制品有过敏史者。

【注意事项】

（1）应用本品作被动免疫的同时，可使用吸附破伤风疫苗进行主动免疫，但注射部位和用具应分开。（2）注射液为澄清或可带乳光液体，可能出现微量沉淀，但一经摇动立即消散。若有摇不散的沉淀或异物，以及安瓿有裂纹、过期失效等情况，均不得使用。（3）开瓶后应一次注射完毕，不得分次使用。（4）仅限于臀部肌内注射，严禁血管内注射。

【药物相互作用】

（1）须严格单独注射，不得与其他任何药物混合使用。（2）伤口具有感染破伤风的倾向，并且患者从未注射过破伤风类毒素，或注射类毒素已超过10年时，可同时在其他部位注射破伤风类毒素。（3）用药时不能接种活疫苗，应用本品3个月后才可接种。

【制剂与规格】

破伤风人免疫球蛋白注射液：2. 5 mL：250 U；5 mL：500 U。

‖ 第二节　国家免疫规划用疫苗 ‖

《扩大国家免疫规划实施方案》（2008）规定，对在当时使用的乙型肝炎疫苗、卡介苗、脊灰疫苗、百白破疫苗、麻疹疫苗、白破疫苗6种国家免疫规划疫苗基础上，以无细胞百白破疫苗替代百白破疫苗，将甲肝疫苗、流脑疫苗、乙型脑炎疫苗、麻腮风疫苗纳入国家免疫规划，对适龄儿童进行常规接种。在重点地区对重点人群进行出血热疫苗接种；发生炭疽、钩端螺旋体病疫情，或发生洪涝灾害可能导致钩端螺旋体病暴发流行时，对重点人群进行炭疽疫苗和钩体疫苗应急接种。通过接种上述疫苗，预防乙型肝炎、结核病、脊髓灰质炎、百日咳、白喉、破伤风、麻疹、甲型肝炎、流行性脑脊髓膜炎、流行性乙型脑炎、风疹、流行性腮腺炎、流行性出血热、炭疽和钩端螺旋体病15种传染病。

接种疫苗可预防相应疾病。扩大国家免疫规划疫苗免疫程序见表19-1；疫苗可预防疾病与接种禁忌见表19-2。疫苗系生物制品，预防接种常见不良反应及处理等具有共性，对此一并叙述。然后再对各种疫苗一一详述。

局部反应：（1）局部肿痛：局部过敏引起的血管性水肿，可进行局部热敷，一般不超过3 d。（2）接种卡介苗2～3周，局部发生红肿，丘疹状浸润硬块，直径约1 cm，逐渐软化成白色脓疱，可自行破溃。8～12周结痂，痂脱落后可在局部形成一个稍凹陷的瘢痕，整个过程持续2～3个月。此反应为正常反应，一般不需处理。但要注意局部清洁，防止继发感染，避免接触水或用手搔抓。浅表溃疡可涂1%甲紫，使其干燥结痂，防止感染。

全身反应：（1）发热：一般不超过38. 5 ℃，3～5 d可自愈。38. 5 ℃以上者可对症处理。（2）过敏反应：全身出现荨麻疹或皮疹，一般不超过3 d。可用氯苯那敏、异丙嗪、维生素C等治疗。(3) 晕针:接种后短时间(30 min内)出现恶心、呕吐、出冷汗甚至晕厥。是由于精神紧张引起的暂时性脑缺血,经平卧休息,数分钟后可自愈。(4) 过敏性休克:罕见儿童接种后即刻或数分钟到半小时内发生,出现胸闷、气急、面色苍白、呼吸困难、脉搏细弱、血压下降,昏迷等,要立即给予1‰肾上腺素皮下注射,平卧休息,对症处理等。

表19-1 国家免疫规划用疫苗免疫程序

疫苗	接种对象月(年)龄	接种剂次	接种部位	接种途径	接种剂量/剂次	备注
乙型肝炎疫苗	0、1、6月龄	3	上臂三角肌	肌内注射	酵母苗5 μg/0.5 mL,CHO苗10 μg/mL、20 μg/mL	出生后24 h内接种第1剂次,第1、第2剂次间隔≥28天
卡介苗	出生时	1	上臂三角肌中部略下处	皮内注射	0.1 mL	
脊髓灰质炎疫苗	2、3、4月龄,4周岁	4		口服	1粒	第1、第2剂次,第2、第3剂次间隔均≥28天
百白破疫苗	3、4、5月龄,18~24月龄	4	上臂三角肌	肌内注射	0.5 mL	第1、第2剂次,第2、第3剂次间隔均≥28天
白破疫苗	6周岁	1	上臂三角肌	肌内注射	0.5 mL	
麻疹风疹疫苗(麻疹疫苗)	8月龄	1	上臂外侧三角肌下缘附着处	皮下注射	0.5 mL	
麻腮风疫苗(麻腮疫苗、麻疹疫苗)	18~24月龄	1	上臂外侧三角肌下缘附着处	皮下注射	0.5 mL	
乙型脑炎减毒活疫苗	8月龄,2周岁	2	上臂外侧三角肌下缘附着处	皮下注射	0.5 mL	
A群流脑疫苗	6~18月龄	2	上臂外侧三角肌附着处	皮下注射	30 μg/0.5 mL	第1、第2剂次间隔3个月
A群C群流脑疫苗	3周岁,6周岁	2	上臂外侧三角肌下缘附着处	皮下注射	100 μg/0.5 mL	2剂次间隔≥3年;第1剂次与A群流脑疫苗第2剂次间隔≥12个月

续表

疫苗	接种对象月(年)龄	接种剂次	接种部位	接种途径	接种剂量/剂次	备注
甲型肝炎减毒活疫苗	18 月龄	1	上臂外侧三角肌下缘附着处	皮下注射	1 mL	
出血热疫苗（双价）	16～60 周岁	3	上臂三角肌	肌内注射	1 mL	接种第 1 剂次后 14 天接种第 2 剂次，第 3 剂次在第 1 剂次接种后 6 个月接种
炭疽疫苗	炭疽疫情发生时，病例或病畜间接接触者及疫点周围高危人群	1	上臂外侧三角肌下缘附着处	皮上划痕	0. 05 mL（2 滴）	病例或病畜的直接接触者不能接种
钩端螺旋体疫苗	流行地区可能接触疫水的 7～60 岁高危人群	2	上臂外侧三角肌下缘附着处	皮下注射	成人第 1 剂 0. 5 mL，第 2 剂 1 mL。7～13 岁剂量减半，必要时 7 岁以下儿童依据年龄、体重酌量注射，不超过成人剂量的 1/4	接种第 1 剂次后 7～10 天接种第 2 剂次
乙型脑炎灭活疫苗	8 月龄（2 剂次），2 周岁，6 周岁	4	上臂外侧三角肌下缘附着处	皮下注射	0. 5 mL	第 1、第 2 剂次间隔 7～10 天
甲型肝炎灭活疫苗	18 月龄，24～30 月龄	2	上臂三角肌	肌内注射	0. 5 mL	2 剂次间隔 ≥ 6 个月

注：CHO 疫苗用于新生儿母婴阻断的剂量为 20 μg/mL。未收入药典的疫苗，其接种部位、途径和剂量参阅疫苗使用说明书。

表 19-2　疫苗可预防疾病与接种禁忌

疫苗	可预防疾病	接种禁忌
乙型肝炎疫苗	乙型肝炎	发热、患急性或慢性严重疾病；对酵母成分过敏（酵母苗）；过敏体质（CHO 苗）
卡介苗	结核病	患结核病、急性传染病、肾炎、心脏病；患湿疹或其他皮肤症；患免疫缺陷症
脊髓灰质炎疫苗	脊髓灰质炎	发热、患急性传染病；患免疫缺陷症、接受免疫抑制剂治疗；妊娠期；对牛乳制品过敏

续表

疫苗	可预防疾病	接种禁忌
百白破疫苗	百日咳、白喉、破伤风	有癫痫、神经系统疾病以及惊厥病史；急性传染病（包括恢复期）及发热，暂缓注射；有过敏史
白破疫苗	白喉、破伤风	患严重疾病、发热；有过敏史；注射白喉或破伤风类毒素后发生神经系统反应
麻疹风疹疫苗	麻疹、风疹	与“麻腮风疫苗”相同
麻腮风疫苗	麻疹、流行性腮腺炎、风疹	患严重疾病、急性或慢性感染；发热；对鸡蛋有过敏史；妊娠期
麻腮疫苗	麻疹、流行性腮腺炎	与“麻腮风疫苗”相同
A 群流脑多糖疫苗	A 群流行性脑脊髓膜炎	有癫痫、惊厥及过敏史；患脑部疾患、肾脏病、心脏病及活动性结核；患急性传染病及发热
A 群 C 群流脑多糖疫苗	A、C 群流行性脑脊髓膜炎	与“A 群流脑多糖疫苗”相同
乙型脑炎减毒活疫苗	流行性乙型脑炎	发热，患急性疾病及严重慢性病、中耳炎、活动性结核或有心脏、肾脏及肝脏等疾病；体质衰弱、有过敏史或癫痫史；先天性免疫缺陷，近期或正在接受免疫抑制剂治疗；妊娠期
甲型肝炎减毒活疫苗	甲型肝炎	身体不适，腋温超过 37.5 ℃；患急性传染病或其他严重疾病；免疫缺陷或接受免疫抑制剂治疗；过敏体质
流感疫苗	流行性感冒	发热、患急性、慢性疾病或感冒，吉兰－巴雷综合征病史，对鸡蛋过敏或有其他过敏史
水痘疫苗	水痘	患严重疾病（急性或慢性感染）、发热，有过敏史者
肺炎疫苗	肺炎链球菌性肺炎和由本疫苗包含的 23 种血清型引起的系统性肺炎链球菌感染	对疫苗中某种成分有过敏反应，发热、急性感染、慢性病急性发作期最好推迟接种
B 型流感嗜血杆菌疫苗	B 型流感嗜血杆菌引起的感染性疾病（脑膜炎、肺炎、败血症、蜂窝织炎、关节炎、会厌炎等）	在发热，或急性疾病，尤其是传染性疾病或者慢性疾病活动期应暂缓使用，已知对疫苗成分之一有过敏反应，特别对破伤风类毒素过敏者，严重心脏病、高血压、肝、肾脏病者禁用
口服轮状病毒疫苗	轮状病毒引起的腹泻	身体不适，发热，腋温 37.5℃以上者，急性传染病或其他严重疾病患者，免疫缺陷和接受免疫抑制治疗者
A 群 C 群流脑结合疫苗	A 群 C 群流行性脑脊髓膜炎	癫痫、抽风、脑部疾患及有过敏史，肾脏病、心脏病及活动结核，急性传染病及发热者，对破伤风类毒素过敏者
甲型、乙型肝炎疫苗	甲型和乙型肝炎	对本疫苗任何一种成分过敏及对单价甲型、乙型肝炎疫苗过敏者不能接种
乙型脑炎灭活疫苗	流行性乙型脑炎	发热、急性疾病及严重慢性病、神经系统疾病，过敏性疾病和既往对抗生素、生物制品有过敏史

续表

疫苗	可预防疾病	接种禁忌
甲型肝炎灭活疫苗	甲型肝炎	发热、患有肝炎等急性传染病或其他严重疾病者，过敏、免疫缺陷或接受免疫抑制剂者

注："接种禁忌"最终以《药典》或国家药监局批准的疫苗使用说明书为准。

重组乙型肝炎疫苗(Recombinant Hepatitis B Vaccine)

【作用与用途】

重组乙型肝炎疫苗利用 DNA 技术重组乙型肝炎疫苗（hepatitis B vaccine made by DNA techniques），是由重组酵母（Yeast）或重组中国仓鼠卵巢（chinese hamster ovary，CHO）细胞表达的乙型肝炎病毒表面抗原（HBsAg），经纯化加铝佐剂吸附制成。为乳白色混悬液体，可因沉淀而分层，易摇散。接种后机体产生抗乙型肝炎病毒的免疫力，用于预防乙型肝炎。

酿酒酵母苗、汉逊酵母苗、CHO 细胞苗分别由重组酿酒酵母表达的 HBsAg、重组汉逊酵母表达的 HBsAg、重组 CHO 细胞表达的 HBsAg 经纯化加佐剂制成。CHO 细胞是基因工程表达系统中最高等的宿生细胞，其表达产物更接近于天然产品。

【接种对象】

乙型肝炎易感者如 HBsAg 阴性，正常人。尤其是下列人群：(1) 新生儿特别是母亲为 HBsAg、HBeAg 双阳性者。(2) 医护人员及接触血液的实验室人员。(3) 有乙型肝炎病人或乙型肝炎病毒携带者的家庭成员。

【用法与用量】

注射剂：上臂三角肌肌内注射。免疫程序为 3 个剂次，分别在 0、1、6 个月接种，故称为"0、1、6"方案。新生儿第 1 针在出生 24 h 内。(1) 酿酒酵母苗：< 16 岁一次 10 μg；> 16 岁一次 20 μg。(2) 汉逊酵母苗：一次 10 μg。(3) CHO 细胞苗：一次 10 μg；母婴阻断的新生儿一次 20 μg。

母亲为 HBsAg、HBeAg 双阳性的新生儿，应与人乙型肝炎免疫球蛋白合用。

【不良反应】

(1) 接种后 24 h 内，少见注射局部疼痛，大多 2～3 d 自行消失。(2) 罕见：① 接种后 72 h 可有一过性发热，大多 1～2 d 自行消失。② 接种局部中度红肿、疼痛，大多 1～2 d 自行缓解。③ 接种局部出现硬结，一般 1～2 个月可自行吸收。(3) 十分罕见：① 局部无菌性化脓：一般需反复抽出脓液，严重有破溃的应扩创清除坏死组织，病程较长，最后可吸收愈合。② 过敏反应如皮疹、阿瑟反应。阿瑟反应一般出现在接种后 10 d 左右，局部红肿持续时间较长，可用糖皮质激素进行全身和局部治疗。③ 过敏性休克：一般在注射疫苗后 1 h 内发生。应及时抢救，注射肾上腺素等治疗措施。

【禁忌证】

对本品及成分过敏者；妊娠期；发热；急性疾病或慢性严重疾病；慢性疾病急性发作期；有未控制的癫痫和其他进行性神经系统疾病。

【注意事项】

(1) 慢性疾病、过敏体质者、有癫痫病史、个人和家族有惊厥史慎用。(2) 疫苗注射前应充分摇匀，有摇不散的块状物时不能使用。(3) 应备用肾上腺素，以防严重过敏反应时用。(4) 接种后应在现场观察至少 30 min。(5) 注射第 1 针后出现高热、惊厥等异常情况者，一般不再注射第 2 针。对母婴阻断的婴儿，如注射第 2、第 3 针应遵医嘱。(6) 接种后产生的抗体水平随时间逐渐下降。一般在接种 3 次后 1 个月时，97% 的人都可测到抗体，第 2 年仍保持在这一水平，第 3 年降到约 74%，抗体滴度也下降。故建议免疫后 3 年内加强一次为好。(7) 严禁冻结。

【制剂与规格】

重组乙型肝炎疫苗：(1) 酿酒酵母苗：0. 5 mL : 10 μg; 1 mL : 20 μg。(2) 汉逊酵母苗：0. 5 mL : 10 μg。(3) CHO 细胞苗：0. 5 mL : 10 μg; 1 mL : 10 μg; 1 mL : 20 μg。

卡介苗(BCG Vaccine)

【作用与用途】

卡介苗系用卡介菌经培养后收集菌体，加入稳定剂冻干制成。为白色疏松体或粉末，复溶后为均匀悬液。接种后机体产生细胞免疫应答，用于预防结核病以及肿瘤的辅助治疗。

【接种对象】

出生 3 月龄以内的婴儿，以及用结核菌素纯蛋白衍生物(PPD) 5 U 试验阴性的儿童。PPD 试验后 48～72 h 局部硬结在 5 mm 以下者为阴性。接种 4～8 周才产生免疫力。

【用法与用量】

注射剂：(1) 上臂三角肌中部略下处皮内注射，严禁皮下或肌内注射。按标示量加入稀释剂灭菌注射用水。0. 25 mg 复溶后每瓶 0. 5 mL (5 人次用剂量)；0. 5 mg 复溶后每瓶 1 mL (10 人次用剂量)。放置约 1 min，溶解摇匀后立即使用。疫苗溶解后须在 30 min 内用完。用灭菌的 1 mL 蓝心注射器(25～26 号针头)吸取疫苗，每人次皮内注射 0. 1 mL。(2) 皮肤划痕法：用灭菌注射器吸取疫苗，在消毒过的上臂外侧三角肌上部皮肤滴疫苗 2 滴。划痕时用手将皮肤绷紧，用消毒划痕针在滴疫苗处作“#”符划痕，每条痕长 1～1. 5 cm，划破表皮以出现间断性小血点为度。用同一划痕针反复涂压，使疫苗充分进入划痕处。接种后局部应裸露至少 5～10 min，然后再穿衣服。

【不良反应】

接种后2周左右，局部可出现红肿浸润，若随后化脓，形成小溃疡，可用1%甲紫涂抹，以防感染。一般8～12周后结痂，若局部淋巴结肿大软化形成脓疱，应及时诊治。淋巴结炎症：接种后1～2个月左右，颈部、腋下、锁骨上等淋巴结肿大，一般不超过1 cm。反应过强者，淋巴结肿大明显，可形成脓疡或破溃，或在接种处有小脓疤。

【禁忌证】

对本品及成分过敏者；妊娠期；湿疹或其他皮肤病；急性疾病；严重慢性疾病；慢性疾病急性发作期和发热者；免疫缺陷；免疫功能低下或正在接受免疫抑制剂治疗者；脑病；未控制的癫痫和其他进行性神经系统疾病。

【注意事项】

（1）严禁皮下或肌内注射。（2）使用前应检查包装容器、标签、外观、有效期是否符合要求。疫苗瓶有裂纹不得使用。（3）接种对象须详细登记姓名、性别、年龄、住址，疫苗批号及亚批号、制造单位和接种日期。（4）接种注射器应专用，不得用作其他注射，以防产生不良反应。（5）使用时应注意避光。（6）哺乳期、慢性疾病、过敏体质者、有癫痫史、个人和家族有惊厥史慎用。（7）应备用肾上腺素等药物，以防严重过敏反应时急救用。接种后应在现场观察至少30 min。（8）与注射免疫球蛋白应间隔1个月以上，以免影响免疫效果。（9）严禁冻结。

【药物相互作用】

（1）环孢素、来氟米特、西罗莫司、他克莫司等可致免疫力降低，活菌接种后可能发生严重甚至致命感染。（2）使用较大剂量糖皮质激素如泼尼松一日量超过10 mg或等量的其他激素，连续2周以上致免疫力抑制者，不应接种。大剂量激素所致的免疫抑制可引起减毒疫苗的不完全应答反应。但小剂量短期（少于14 d）全身使用，或局部使用或小剂量，或短效糖皮质激素长期替代治疗，以及关节内、囊内、跟腱注射糖皮质激素不应视为疫苗接种的禁忌。替代疗法中激素剂量，诸如治疗原发性慢性肾上腺皮质功能减退症，对免疫无抑制作用。（3）可使茶碱血药浓度升高。

【制剂与规格】

（1）皮内注射用卡介苗：0. 25 mg，复溶后每瓶0. 5 mL（5人次用剂量）；0. 5 mg，复溶后每瓶1 mL（10人次用剂量）。每1 mg卡介苗含活菌数不低于1×10^6CFU。（2）皮上划痕用卡介苗：0. 5 mL：50 mg；1 mL：75 mg。

脊髓灰质炎减毒活疫苗（Poliomyelitis Vaccine，Live）

【作用与用途】

脊髓灰质炎减毒活疫苗糖丸系采用脊髓灰质炎Ⅰ、Ⅱ、Ⅲ型减毒株分别接种于人二倍体细胞，经培养、收获病毒液制成的三价疫苗糖丸。脊髓灰质炎减毒活疫苗口服液，系用脊髓灰质炎Ⅰ、Ⅱ、Ⅲ型减毒株分别接种于原代猴肾细胞，经培养、收获病毒液加入稳定剂氯化镁制成的三价液体疫苗，为橘红色液体。服用疫苗后机体产生抗脊髓灰质炎病毒免疫力。用于预防脊髓灰质炎。

【接种对象】

2月龄以上儿童。

【用法与用量】

基础免疫为3次，首次从2月龄开始，连续3次，每次间隔4～6周；或于2、3、4月龄各服1次。4岁时再加强免疫1次。其他年龄组在需要时亦可服用。(1) 疫苗糖丸：每人次1粒。(2) 疫苗口服液：每人次2滴(相当于0.1 mL)。

【不良反应】

少见发热、恶心、呕吐、腹泻和皮疹。一般不需特殊处理，必要时可对症治疗。十分罕见引起脊髓灰质炎疫苗相关病例(VAPP)。

【禁忌证】

对本品及成分过敏者；妊娠期和哺乳期；急性疾病；严重慢性疾病；慢性疾病急性发作期和发热者；免疫缺陷；免疫功能低下或正在接受免疫抑制剂治疗；未控制的癫痫和其他进行性神经系统疾病。

【注意事项】

(1) 慢性疾病、过敏体质者、有癫痫史、个人和家族有惊厥史慎用。(2) 疫苗切勿接触消毒剂，开封应于当天用完。(3) 应备用肾上腺素等药物，以防严重过敏反应时急救用。(4) 与注射免疫球蛋白应间隔3个月以上，以免影响免疫效果。(5) 与其他减毒活疫苗进行预防接种时，至少间隔1个月。(6) 系活疫苗，切勿加热开水或热的食物内服。(7) 严禁冻结。

【制剂与规格】

脊髓灰质炎减毒活疫苗糖丸(人二倍体细胞)：每粒1 g。含脊髓灰质炎活病毒总量不低于5.950 lg CCID50。Ⅰ型不低于5.80 lg CCID50，Ⅱ型不低于4.80 lg CCID50，Ⅲ型不低于5.30 lg CCID50。

脊髓灰质炎减毒活疫苗口服液(猴肾细胞)：每瓶1 mL。含脊髓灰质炎活病毒总量不低于6.150 lg CCID50。Ⅰ型不低于6.0 lg CCID50，Ⅱ型不低于5.0 lg CCID50，Ⅲ型不低于5.50 lg CCID50。

注：CCID50，为细胞培养半数感染量(cell culture infective dose 50%)的缩写。

吸附无细胞百白破联合疫苗(Diphtheria, Tetanus and Acellular Pertussis Combined Vaccine, Adsorbed)

【作用与用途】

吸附无细胞百白破联合疫苗系无细胞百日咳疫苗原液、白喉类毒素原液及破伤风类毒素原液加铝佐剂制成。为乳白色悬液，放置后佐剂下沉，摇动后即成均匀悬液。用于预防百日咳、白喉、破伤风。

【接种对象】

3月龄～6岁儿童。

【用法与用量】

注射剂：臀部或上臂三角肌肌内注射。每次注射0.5 mL，共4次。(1) 基础免疫3次，自3月龄始，至12月龄完成，每针间隔4～6周；或3、4、5月龄各1次。(2) 加强免疫：在18～24月龄接种1次。

【不良反应】

(1) 少见接种部位轻度红晕、痒感或低热。(2) 罕见：① 烦躁、厌食、呕吐、精神不振等。② 重度发热反应，应给予对症处理，以防高热惊厥。局部硬结，1～2个月即可吸收。③ 严重者可伴有淋巴管或淋巴结炎，应及时就医。(3) 十分罕见：① 局部无菌性化脓：一般需反复抽出脓液，严重有破溃的应扩创清除坏死组织，病程较长，最后可吸收愈合。② 过敏性皮疹：在接种后72 h内出现荨麻疹，应及时就医，给予抗过敏治疗。③ 过敏性休克：一般在接种1 h内发生。应及时抢救，注射肾上腺素等治疗措施。④ 过敏性紫癜：应及时就医，给予糖皮质激素等治疗，防范紫癜型过敏性肾炎。⑤ 血管性水肿。⑥ 神经系统反应，抽搐、痉挛、惊厥、嗜睡及异常哭闹等，神经炎及神经根炎，变态反应性脑脊髓膜炎。

【禁忌证】

对本品及成分过敏者；有癫痫、神经系统疾病及惊厥史；急性传染病包括恢复期及发热。

【注意事项】

(1) 慢性疾病、过敏体质者、有癫痫史、个人和家族有惊厥史慎用。(2) 使用时应充分摇匀，若有摇不散凝块、异物、疫苗曾经冻结、药瓶有裂纹或标签不清楚切勿使用。(3) 注射局部可能有硬结，可逐步吸收。注射第2针时应更换另一侧部位。(4) 应备用肾上腺素等药物，以防严重过敏反应时急救用。接种后应在现场观察至少30 min。(5) 注射第1针后出现高热、惊厥等异常情况者，不再注射第2针。(6) 严禁冻结。

【制剂与规格】

吸附无细胞百白破联合疫苗：0.5 mL；1 mL；2 mL；5 mL。每1人次用剂量0.5 mL，含百日咳疫苗效价不低于 4 U，白喉疫苗效价不低于 30 U，破伤风疫苗效价不低于 40 U。

吸附白喉破伤风联合疫苗(Diphtheria and Tetanus Combined Vaccine, Adsorbed)

【作用与用途】

吸附白喉破伤风联合疫苗系用白喉类毒素原液和破伤风类毒素原液加铝佐剂制成。为乳白色均匀悬液，放置后佐剂下沉，溶液上层为无色澄明，摇动能均匀分散，含防腐剂硫柳汞。接种后机体产生免疫应答反应，用于经吸附百白破联合疫苗全程免疫后儿童的白喉和破伤风加强免疫。

【接种对象】

6 岁儿童。

【用法与用量】

注射剂：上臂三角肌肌内注射。一次 0.5 mL，注射 1 次。

【不良反应】

注射局部可有红肿、疼痛、发痒及低热、疲倦、头痛等，一般不需处理即可消退。偶见局部硬结，1～2 月即可吸收。

【禁忌证】

对本品及成分过敏者；严重疾病；发热；有过敏史者；患脑病；未控制的癫痫和其他进行性神经系统疾病；注射白喉类毒素或破伤风类毒素后发生神经系统反应者。

【注意事项】

(1) 慢性疾病、过敏体质者、有癫痫史、个人和家族有惊厥史慎用。(2) 使用时充分摇匀，若有摇不散凝块、沉淀、异物、瓶有裂纹或标签不清楚不得使用。(3) 应备用肾上腺素等药物，以防严重过敏反应时急救用。接种后应在现场观察至少 30 min。(4) 注射局部可能有硬结，1～2 个月即可吸收。(5) 严禁冻结。

【制剂与规格】

吸附白喉破伤风联合疫苗：0.5 mL；1 mL；2 mL；5 mL。每 1 人次用剂量 0.5 mL，含白喉类毒素效价不低于 30 U，破伤风类毒素效价不低于 40 U。

吸附白喉破伤风联合疫苗(成人及青少年用)(Diphtheria and Tetanus Combined Vaccine for Adults and Adolescents, Adsorbed)

【作用与用途】

吸附白喉破伤风联合疫苗(成人及青少年用)系用白喉类毒素原液和破伤风类毒素原液加铝佐剂制成。为乳白色均匀悬液，放置时佐剂下沉，上层为无色澄明，摇动能均匀分散，含防腐剂。接种后机体产生体液免疫应答。用于经白喉、破伤风疫苗基础免疫的12岁以上人群作加强免疫及预防白喉的应急接种。

【接种对象】

12岁以上人群。

【用法与用量】

注射剂：上臂三角肌肌内注射。一次0.5 mL，注射1次。

【不良反应】

（1）常见：① 注射部位红肿、疼痛、发痒。② 轻度发热、疲倦、头痛或全身疼痛等。一般不需处理，短时可自行缓解。（2）罕见：① 短暂重度发热反应，应给予对症处理，以防高热惊厥。② 局部硬结，1～2个月即可吸收。（3）十分罕见：① 过敏性皮疹：一般在接种72 h内出现荨麻疹，应给予抗过敏治疗。② 过敏性休克：一般在接种1 h内发生。应及时抢救，给予注射肾上腺素等治疗措施。③ 过敏性紫癜：应及时就医，应用糖皮质激素等治疗，防范紫癜型过敏性肾炎。④ 血管性水肿和神经系统反应。

【禁忌证】

对本品及成分过敏者；严重疾病；发热；有过敏史者；患脑病；未控制的癫痫和其他进行性神经系统疾病；注射白喉类毒素或破伤风类毒素后发生神经系统反应者。

【注意事项】

同吸附白喉破伤风联合疫苗。

【制剂与规格】

吸附白喉破伤风联合疫苗（成人及青少年用）：0.5 mL；1 mL；2 mL；5 mL。每1人次用剂量0.5 mL，含白喉类毒素效价不低于2 U，破伤风类毒素效价不低于40 U。

麻疹减毒活疫苗（Measles Vaccine, Live）

【作用与用途】

麻疹减毒活疫苗系用麻疹病毒减毒株接种原代鸡胚细胞，经培养、收获病毒液，加入适宜稳定剂冻干制成。为乳酪色疏松体，复溶后为橘红色或淡粉红色澄明液体。接种后机体产生抗麻疹病毒的免疫力，用于预防麻疹。

【接种对象】

8月龄以上麻疹易感者。

【用法与用量】

注射剂：上臂外侧三角肌下缘附着处皮下注射。按标示量加入所附灭菌注射用水，溶解摇匀后立即使用。每人次0.5 mL。

【不良反应】

在6～10 d内,可能有发热、皮疹,一般不超过2 d可自行缓解,通常不需处理。

【禁忌证】

对本品及成分过敏者;妊娠期;急性疾病;严重慢性疾病;慢性疾病急性发作期和发热者;对鸡蛋有过敏史者。

【注意事项】

(1) 慢性疾病、过敏体质者、有癫痫史者、个人和家族有惊厥史慎用。(2) 使用时应充分摇匀,若有摇不散凝块、异物、药瓶有裂纹或标签不清楚切勿使用。(3) 应备用肾上腺素等药物,以防严重过敏反应时急救用。接种后应在现场观察至少30 min。(4) 与注射免疫球蛋白应间隔3个月以上,以免影响免疫效果。(5) 本疫苗与使用其他疫苗至少间隔1个月,但风疹和腮腺炎减毒活疫苗可同时使用。(6) 育龄妇女接种后至少3个月内避免怀孕。(7) 不推荐在该病流行季节使用。

【制剂与规格】

麻疹减毒活疫苗:复溶后每瓶0.5 mL;1 mL;2 mL。每1人次用剂量0.5 mL,含麻疹活病毒不低于3.0 lg CCID50。

麻疹腮腺炎联合减毒活疫苗(Measles and Mumps Combined Vaccine, live)

【作用与用途】

麻疹腮腺炎联合减毒活疫苗系用麻疹病毒减毒株和腮腺炎病毒减毒株分别接种原代鸡胚细胞,经培养、收获病毒液,按比例混合配制,加稳定剂冻干制成。为乳酪色疏松体,复溶后为橘红色澄明液体。接种后机体产生抗麻疹病毒和腮腺炎病毒的免疫力。用于预防麻疹和流行性腮腺炎。

【接种对象】

8月龄以上的麻疹和流行性腮腺炎易感者。

【用法与用量】

注射剂:上臂外侧三角肌下缘附着处皮下注射。按标示量加入所附灭菌注射用水,溶解摇匀后立即使用。每人次0.5 mL。

【不良反应】

在6～10 d内,可能有发热、皮疹,一般不超过2 d可自行缓解,通常不需处理。

【禁忌证】

对本品及成分、庆大霉素过敏者;妊娠期;急性疾病;严重慢性疾病;慢性疾病急性发作期和发热者;对鸡蛋有过敏史者。

【注意事项】

（1）慢性疾病、过敏体质者、有癫痫史、个人和家族有惊厥史慎用。（2）使用时应充分摇匀，若有摇不散凝块、异物、药瓶有裂纹或标签不清楚切勿使用。（3）应备用肾上腺素等药物，以防严重过敏反应时急救用。接种后应在现场观察至少 30 min。（4）与注射免疫球蛋白应间隔 3 个月以上，以免影响免疫效果。（5）与使用其他疫苗至少间隔 1 个月，但风疹减毒活疫苗可同时使用。（6）育龄妇女注射本品后，至少 3 个月内避免怀孕。（7）不推荐在该病流行季节使用。（8）严禁冻结。

【制剂与规格】

麻疹腮腺炎联合减毒活疫苗：复溶后每瓶 0. 5 mL。每 1 人次用剂量为 0. 5 mL，含麻疹活病毒不低于 3. 0 lg CCID50，含腮腺炎活病毒不低于 3. 70 lg CCID50。

麻腮风联合减毒活疫苗(Measles, Mumps and Rubella Vaccine, live)

【作用与用途】

麻腮风联合减毒活疫苗系用麻疹病毒减毒株、腮腺炎病毒减毒株分别接种原代鸡胚细胞，风疹病毒减毒株接种人二倍体细胞，经培养、收获病毒液，按比例混合配制，加入适宜稳定剂冻干后制成。为乳酪色疏松体，复溶后为橘红色澄明液体。接种后机体产生对麻疹、腮腺炎和风疹病毒的免疫力，用于预防麻疹、腮腺炎和风疹。

【接种对象】

8 月龄以上的麻疹、腮腺炎和风疹易感者。

【用法与用量】

注射剂：上臂外侧三角肌下缘附着处皮下注射。按标示量加入所附灭菌注射用水，溶解摇匀后立即使用。每人次 0. 5 mL。

【不良反应】

（1）偶见轻微局部反应。（2）罕见轻度或中度发热、伴有暂时性皮疹，一般不超过 3 d，必要时可对症治疗。（3）成人接种后 2～4 周，少见一过性关节痛。一般不需处理，必要时可对症治疗。（4）罕见严重发热反应，应给予对症处理，以防高热惊厥。（5）十分罕见过敏性休克、过敏性紫癜、免疫性血小板减少症。过敏性休克一般在接种 1 h 内发生，应及时抢救，注射肾上腺素等治疗措施。过敏性紫癜应及时就医，给予糖皮质激素等规范治疗，防范紫癜型过敏性肾炎。

【禁忌证】

对本品及成分过敏者；妊娠期；急性疾病；严重慢性疾病；慢性疾病急性发作期和发热者；免疫缺陷；免疫功能低下或正在接受免疫抑制剂治疗；脑病；未控制的癫痫和其他进行性神经系统疾病。

【注意事项】

（1）慢性疾病、过敏体质者、有癫痫史、个人和家族有惊厥史慎用。（2）使用时应充分摇匀，若有摇不散凝块、异物、药瓶有裂纹或标签不清楚不得使用。（3）应备用肾上腺素等药物，以防严重过敏反应时急救用。接种后应在现场观察至少 30 min。（4）与注射免疫球蛋白应间隔 3 个月以上，以免影响免疫效果。（5）与使用其他疫苗至少间隔 1 个月。（6）育龄妇女接种后至少 3 个月内避免怀孕。（7）不推荐在该病流行季节使用。

【制剂与规格】

麻腮风联合减毒活疫苗：复溶后每瓶 0. 5 mL。每 1 人次用剂量为 0. 5 mL，含麻疹和风疹活病毒均不低于 3. 0 lg CCID50，含腮腺炎活病毒不低于 3. 70 lg CCID50。

乙型脑炎减毒活疫苗（Japanese Encephalitis Vaccine, Live）

【作用与用途】

乙型脑炎减毒活疫苗系用乙型脑炎病毒减毒株接种原代地鼠肾细胞，经培养、收获病毒液，加稳定剂冻干制成。为淡黄色疏松体，复溶后为橘红色或淡粉红色澄明液体。接种后机体产生抗乙型脑炎病毒的免疫力。用于预防流行性乙型脑炎。

【接种对象】

8 月龄以上健康儿童，以及由非疫区进入疫区的儿童和成人。

【用法与用量】

注射剂：上臂外侧三角肌下缘附着处皮下注射。按标示量加入稀释剂灭菌注射用水或磷酸盐缓冲液（PBS），复溶后每瓶为 0. 5 mL，溶解摇匀后立即使用。8 月龄首次注射 0. 5 mL，2 岁时再注射 0. 5 mL。

【不良反应】

（1）少见发热，一般不超过 2 d，可自行缓解。偶见皮疹，一般不需特殊处理。（2）罕见严重发热反应，应给予对症处理，以防高热惊厥。（3）十分罕见过敏性休克、过敏性紫癜。过敏性休克一般在接种 1 h 内发生，应及时抢救，注射肾上腺素等治疗。过敏性紫癜应及时就医，给予糖皮质激素等规范治疗，防范紫癜型过敏性肾炎。

【禁忌证】

对本品及成分、庆大霉素过敏者；妊娠期；急性疾病；严重慢性疾病；慢性疾病急性发作期和发热者；免疫缺陷；免疫功能低下或正在接受免疫抑制剂治疗；脑病；未控制的癫痫和其他进行性神经系统疾病；肾脏病；心脏病及活动性结核；HIV 感染者。

【注意事项】

（1）慢性疾病、过敏体质者、有癫痫史、个人和家族有惊厥史慎用。（2）使用时应充分摇匀，若有摇不散凝块、异物、药瓶有裂纹或标签不清楚不得使用。(3) 应备用肾上腺素等药物，以防严重过敏反应时急救用。(4) 接种后应在现场观察至少 30 min。(5) 与注射免疫球蛋白应间隔 3 个月以上，以免影响免疫效果。(6) 与其他疫苗至少间隔 1 个月。(7) 育龄妇女接种后至少 3 个月内避免怀孕。(8) 不推荐在该病流行季节使用。

【制剂与规格】

乙型脑炎减毒活疫苗：复溶后每瓶 0. 5 mL；1. 5 mL；2. 5 mL。每 1 人次用剂量为 0. 5 mL，含乙型脑炎活病毒不低于 5. 40 lg PFU。

乙型脑炎灭活疫苗(Inactivated Japanese Encephalitis Vaccine)

【作用与用途】

乙型脑炎病毒接种于猴肾细胞（Vero 细胞），经培育、收获、灭活病毒、浓缩、纯化后，加入适宜稳定剂冻干制成。为白色疏松体，复溶后为澄明液体。接种后机体产生抗乙型脑炎病毒的免疫力，用于预防流行性乙型脑炎。

【接种对象】

6 月龄至 10 岁儿童，由非疫区进入疫区的儿童和成人。

【用法与用量】

注射剂：上臂外侧三角肌下缘附着处皮下注射。按标示量加入所附灭菌注射用水，复溶后每瓶为 0. 5 mL，溶解摇匀后立即使用。每人次 0. 5 mL。基础免疫注射 2 针，间隔 7 d。加强免疫：基础免疫后 1～12 个月加强 1 次。可根据当地流行情况在 3～4 年后再加强 1 次。

【不良反应】

少见头晕、一过性发热，一般不超过 2 d，可自行缓解。偶见皮疹，一般不需特殊处理。

【禁忌证】

对本品及成分过敏者；对药物或食物有过敏史；发热；急性疾病及感冒者；慢性疾病急性发作期；体质衰弱；有抽搐病史者。

【注意事项】

(1) 疫苗浑浊、变色、有异物者、瓶有裂纹不可使用。(2) 应备用肾上腺素等药物，以防严重过敏反应时急救用。(3) 接种后应在现场观察至少 30 min。(4) 严禁冻结。

【制剂与规格】

乙型脑炎灭活疫苗：复溶后每瓶 0. 5 mL。每 1 人次用剂量为 0. 5 mL。

A群脑膜炎球菌多糖疫苗(Group A Meningococcal Polysaccharide Vaccine)

【作用与用途】

A群脑膜炎球菌多糖疫苗系用A群脑膜炎球菌培养液,经提取获得的荚膜多糖抗原,纯化后加入适宜稳定剂冻干制成。为白色疏松体,复溶后为澄明液体。接种后机体产生免疫应答。用于预防A群脑膜炎球菌引起的流行性脑脊髓膜炎。

【接种对象】

6月龄~15岁儿童。

【用法与用量】

注射剂:上臂外侧三角肌下缘附着处皮下注射。按标示量加入所附PBS,溶解摇匀后立即使用,每人次0.5 mL。基础免疫2针,从6月龄始,间隔3个月;>3岁只需注射1次。接种应于流行季节前完成。根据需要每3年复种1次。遇有流行可扩大年龄组做应急接种。

【不良反应】

(1) 接种后24 h内,注射局部疼痛和触痛或红肿浸润,大多于2~3 d内自行消失。(2) 接种后1~2周内,少见一过性发热,多为轻度发热,持续1~2 d后可自行缓解。对中度发热或发热时间超过48 h给予对症处理。(3) 偶见皮疹、血管性水肿、变态反应性脱髓鞘神经炎、变态反应性剥脱性皮炎。(4) 罕见严重发热反应,应给予对症处理,以防高热惊厥。(5) 十分罕见过敏性休克、过敏性紫癜。过敏性休克一般在接种1 h内发生,应及时抢救,注射肾上腺素等治疗措施。过敏性紫癜应及时就医,给予糖皮质激素等规范治疗,防范紫癜型过敏性肾炎。

【禁忌证】

对本品及成分过敏者;有癫痫、惊厥及过敏史者;患脑部疾病;肾脏病;心脏病及活动性结核病;急性传染病及发热者。

【注意事项】

(1) 瓶塞松动、瓶有裂纹、复溶后有异物不得使用。(2) 疫苗复溶后,应按规定人份(剂量)一次用完,不得分多次使用,剩余的疫苗应废弃。(3) 严禁冻结。

【制剂与规格】

A群脑膜炎球菌多糖疫苗:150 μg,复溶后每瓶2.5 mL,为5人次用剂量;300 μg,复溶后每瓶5 mL,为10人次用剂量。每1人次用剂量0.5 mL,含多糖不低于30 μg。

A群C群脑膜炎球菌多糖疫苗(Group A and C Meningococcal Polysaccharide Vaccine)

【作用与用途】

A群C群脑膜炎球菌多糖疫苗系用A群和C群脑膜炎球菌培养液，分别提纯取得A群和C群脑膜炎球菌荚膜多糖抗原，混合后加入适宜稳定剂后冻干制成的多糖疫苗。为白色疏松体，复溶后为澄明液。接种后机体产生体液免疫应答。用于预防A群和C群脑膜炎球菌引起的流行性脑脊髓膜炎。

【接种对象】

2岁以上儿童及成人。在流行区的2岁以下儿童可进行应急接种。

【用法与用量】

注射剂：上臂外侧三角肌下缘附着处皮下注射。按标示量加入所附PBS，溶解摇匀后立即使用。每人次0.5 mL，2岁、6岁各注射1次，2次间隔≥3年；第1剂次与A群流脑疫苗第2次间隔≥12个月。接种应于流行季节前完成。

【不良反应】

同A群脑膜炎球菌多糖疫苗。

【禁忌证】

对本品及成分过敏者；妊娠期；急性疾病；发热；严重慢性疾病；慢性疾病急性发作期；脑病；未控制的癫痫和其他进行性神经系统疾病。

【注意事项】

（1）慢性疾病、过敏体质者、有癫痫史、个人和家族有惊厥史慎用。（2）瓶有裂纹、标签不清、疫苗复溶后出现异常浑浊时不得使用。（3）应备用肾上腺素等药物，以防严重过敏反应时急救用。（4）接种后应在现场观察至少30 min。（5）与注射免疫球蛋白应间隔1个月以上，以免影响免疫效果。（6）育龄妇女接种后至少3个月内避免怀孕。（7）为减毒活疫苗，不推荐在脑膜炎流行季节使用。（8）严禁冻结。

【制剂与规格】

A群C群脑膜炎球菌多糖疫苗：100 μg，复溶后每瓶0.5 mL。每1人次用剂量0.5 mL，含A群、C群脑膜炎球菌多糖各50 μg。

A群C群脑膜炎球菌结合疫苗(Group A and C Meningococcal Conjugate Vaccine)

【作用与用途】

A群C群脑膜炎球菌结合疫苗系用A群、C群脑膜炎球菌培养液，经提取获得的荚膜多糖抗原，与破伤风类毒素蛋白共价结合后，经纯化、加入乳糖作为赋形剂冻干制成。为白色疏松体，复溶后为澄明液体。接种后机体产生记忆性免疫应答。用于预防 A 群和 C 群脑膜炎球菌引起的流行性脑脊髓膜炎。由于 2 岁以下婴幼儿的免疫系统发育不健全，导致了对脑膜炎球菌多糖疫苗（为半抗原）免疫应答较差。本品系脑膜炎球菌多糖与蛋白的偶联疫苗（为全抗原）。2 岁以下婴幼儿对本品有较好的免疫应答，克服了多糖疫苗在 2 岁以下人群低应答的缺陷。因此，推荐的主要适用人群为 2 岁以下的婴幼儿，建议 2 岁以上儿童使用多糖疫苗，但亦可使用本品。

【接种对象】

6 月龄至 15 岁儿童，最适宜 6 月龄至 2 岁的婴幼儿。

【用法与用量】

注射剂：上臂外侧三角肌下缘附着处肌内注射。按标示量加入稀释剂灭菌注射用水或 PBS，溶解摇匀后立即使用。每人次 0. 5 mL。

疫苗的持续保护时间尚不明确，加强免疫的接种时间和剂量尚未确定。接种应于流行季节前完成。遇有流行情况可扩大年龄组应急接种。

【不良反应】

偶见短暂发热、皮疹、头昏、头痛、乏力、食欲减退、腹痛、腹泻等。注射局部疼痛、瘙痒和红肿，多可自行缓解。

【禁忌证】

对本品及成分过敏者，尤其对破伤风类毒素过敏者；癫痫；惊厥；脑部疾病；肾脏病、心脏病及活动性结核；急性传染病及发热者。

【注意事项】

（1）瓶有裂纹或瓶内有异物不得使用。（2）溶解后按规定人份剂量一次用完，不得分多次使用。（3）若出现过敏反应，应迅速采取有效的治疗措施，包括使用肾上腺素。（4）针头不可刺破血管，严禁静脉或动脉内注射。（5）严禁冻结。

【制剂与规格】

A 群 C 群脑膜炎球菌结合疫苗：20 μg，复溶后每瓶 0. 5 mL。每 1 人次用剂量 0. 5 mL，含 A 群、C 群脑膜炎球菌荚膜多糖各 10 μg，破伤风类毒素蛋白 33～120 μg，乳糖 3～5 mg，氯化钠 3. 75～4. 75 mg。

双价肾综合征出血热灭活疫苗(Haemorrhagic Fever with Renal Syndrome Bivalent Vaccine, Inactivated)

【作用与用途】

双价肾综合征出血热灭活疫苗系用Ⅰ型和Ⅱ型肾综合征出血热病毒分别接种猴肾细胞（Vero 细胞）或原代地鼠肾细胞或沙鼠肾细胞，经培养后收获病毒液，病毒灭活、纯化，混合后加铝佐剂制成。为微乳白色混悬液体，含硫柳汞防腐剂。用于预防肾综合征出血热。

【接种对象】

疫区的居民及进入该区的人员，主要是16～60岁的高危人群。

【用法与用量】

注射剂：上臂三角肌肌内注射。每次1 mL，基础免疫2次，间隔14 d。基础免疫后1年加强免疫1次。

【不良反应】

（1）少见发热、头晕、皮疹，一般不需处理。（2）因疫苗含有吸附剂，少见注射局部硬结、轻度肿胀和疼痛，一般在1～3 d内自行消退。（3）罕见严重发热反应，应给予对症处理，以防高热惊厥。（4）十分罕见过敏性休克、过敏性紫癜、周围神经炎。过敏性休克一般在接种1 h内发生，应及时抢救，注射肾上腺素等治疗措施。过敏性紫癜应及时就医，给予糖皮质激素等规范治疗，防范紫癜型过敏性肾炎。

【禁忌证】

对本品及成分过敏者；妊娠期和哺乳期；发热；急性疾病；严重慢性疾病；慢性疾病急性发病；免疫缺陷；免疫功能低下或正在接受免疫抑制剂治疗者；未控制的癫痫和其他进行性神经系统疾病。

【注意事项】

（1）慢性疾病、过敏体质者、有癫痫史、个人和家族有惊厥史慎用。（2）使用前应充分摇匀，若有摇不散凝块、异物、瓶有裂纹、标签不清楚或过期失效不可使用。（3）接受免疫抑制剂治疗或免疫缺陷者接种本疫苗可能影响其免疫效果。（4）应备用肾上腺素等药物，以防严重过敏反应时急救用，接种后应在现场观察至少30 min。（5）与注射免疫球蛋白应间隔1个月以上，以免影响免疫效果。（6）严禁冻结。

【制剂与规格】

双价肾综合征出血热灭活疫苗：1 mL。每1人次用剂量1 mL，病毒量不低于6. 50 lg CCID50。

皮上划痕人用炭疽活疫苗(Anthrax Vaccine Live for Percutaneous Scarification)

【作用与用途】

皮上划痕人用炭疽活疫苗系用炭疽杆菌的弱毒菌株经培养、收集菌体后稀释制成的活菌白色悬液。接种后机体产生体液免疫和细胞免疫应答，用于预防炭疽。

【接种对象】

炭疽常发地区人群、皮毛加工与制革工人、放牧员以及其他与牧畜密切接触者。

【用法与用量】

皮上划痕液：仅供皮肤划痕接种，严禁注射。用灭菌注射器吸取疫苗，在消毒过的上臂外侧三角肌上部皮肤滴疫苗 2 滴（0. 05 mL），两者相距 3～4 cm。划痕时用手将皮肤绷紧，用消毒划痕针在每滴疫苗处作“＃”符划痕，每条痕长 1～1. 5 cm，划破表皮以出现间断性小血点为度。用同一划痕针反复涂压，使疫苗充分进入划痕处。接种后局部应裸露至少 5～10 min，然后用消毒干棉球擦净。接种后 24 h 划痕部位无任何反应者，应重新接种。

【不良反应】

（1）接种后局部微红，不需处理。（2）少见低热，可自行消退，若出现持续性体温升高，而局部出现脓肿者，应给予对症处理。（3）罕见严重发热反应，应给予对症处理，以防高热惊厥。（4）十分罕见淋巴结肿大、血管性水肿。

【禁忌证】

对本品及成分过敏者；妊娠期和 6 个月以内的哺乳期妇女；急性疾病；严重慢性疾病；慢性疾病急性发作期和发热者；免疫缺陷；免疫功能低下或正在接受免疫抑制剂治疗；未控制的癫痫和其他进行性神经系统疾病。

【注意事项】

（1）6 个月以上的哺乳期妇女、慢性疾病、过敏体质者、有癫痫史、个人和家族有惊厥史慎用。（2）仅供皮肤划痕接种，严禁注射。（3）用前应将疫苗充分摇匀。凡有摇不散凝块或安瓿有裂纹，已过失效期等不能使用。（4）消毒皮肤只用酒精，并在酒精挥发后再行接种，不可用碘酒。（5）安瓿开启后应于 3 h 内用完。（6）剩余疫苗、空安瓿及用具，需用 3% 碱水煮沸消毒 30 min。（7）应备用肾上腺素等药物，以防严重过敏反应时急救用。（8）接种后应在现场观察至少 30 min。（9）不推荐在该病流行季节使用。（10）严禁冻结。

【制剂与规格】

皮上划痕人用炭疽活疫苗：每瓶 0. 25 mL（5 人次用剂量），含菌 1×10^9；0. 5 mL（10 人次用剂量），含菌 2×10^9；1 mL（20 人次用剂量）含菌 4×10^9。每 1 人次用剂量 2 滴（0. 05 mL），活菌数不低于 8×10^7。

钩端螺旋体疫苗(Leptospira Vaccine)

【作用与用途】

钩端螺旋体由于其抗原性不同而分成不同的血清群和血清型。国内已报告 13 个血清群和 56 个血清型。本品用各地区主要的钩端螺旋体流行菌型的菌株，经培养、杀菌后，按型别配成单价或多价疫苗。外观为微带乳光的液体。接种后机体产生相应抗体，从而起到预防作用。用于预防钩端螺旋体病。

【接种对象】

流行地区 7～60 岁人群。钩体疫苗是灭活疫苗，包括常见的钩体血清型，没有交叉保护作用。钩体疫苗的保护期持续时间短，要求年年补种。

【用法与用量】

注射剂：上臂外侧三角肌下缘附着处皮下注射。共注射 2 次。14 岁儿童和成人第 1 次 0.5 mL，第 2 次 1 mL，间隔 7～10 d。7～13 岁儿童剂量减半。必要时 7 岁以下儿童酌量注射，但不超过成人剂量的 1/4。

【不良反应】

全身及局部反应一般轻微，偶见发热及局部疼痛红肿，一般可自行缓解。

【禁忌证】

对本品及成分过敏者；妊娠期和哺乳期；急性疾病；严重慢性疾病；慢性疾病急性发作期和发热者；免疫缺陷；免疫功能低下或正在接受免疫抑制剂治疗；未控制的癫痫和其他进行性神经系统疾病。

【注意事项】

（1）急性传染病、严重心脏病、高血压、肝肾疾病、慢性疾病、过敏体质者、有癫痫史、个人和家族有惊厥史慎用。（2）使用前应充分摇匀，若有摇不散凝块、异物、瓶有裂纹、标签不清楚或过期失效不可使用。（3）月经期妇女暂缓注射。（4）应备用肾上腺素等药物，以防严重过敏反应时急救用。（5）接种后应在现场观察至少 30 min。（6）与注射免疫球蛋白应间隔 1 个月以上，以免影响免疫效果。（7）接种后约 1 个月才产生免疫力，故应在流行季节或欲使其发挥作用前 1 个月接种。

【制剂与规格】

钩端螺旋体疫苗：5 mL。

甲型肝炎减毒活疫苗(Hepatitis A Live Vaccine)

【作用与用途】

甲型肝炎减毒活疫苗系用甲型肝炎病毒减毒株接种人二倍体细胞，经培养、收获病毒液、提纯，加稳定剂冻干制成。为乳白色疏松体，复溶后为澄明液体。接种后机体产生抗甲型肝炎病毒的免疫力。用于预防甲型肝炎。

【接种对象】

18 月龄以上的甲型肝炎易感者。

【用法与用量】

注射剂：上臂外侧三角肌下缘附着处皮下注射。按标示量加入稀释剂注射用水，复溶后每瓶 0.5 mL 或 1 mL，溶解摇匀后立即使用。每人次 0.5 mL 或 1 mL。

【不良反应】

（1）少见局部疼痛、红肿，多在72 h内自行缓解。偶见皮疹，不需特殊处理。（2）接种后1～2周内，可有轻度发热，持续1～2 d后可自行缓解。对中度发热或发热时间超过48 h者，可给予对症处理。（3）罕见严重发热反应，应给予对症处理，以防高热惊厥。（4）十分罕见过敏性休克、过敏性紫癜、周围神经炎。过敏性休克一般在接种1 h内发生，应及时抢救，注射肾上腺素等治疗措施。过敏性紫癜应及时就医，给予糖皮质激素等规范治疗，防范紫癜型过敏性肾炎。

【禁忌证】

对本品及成分、庆大霉素过敏者；腋窝温度超过37.5 ℃者；急性传染病或其他严重疾病；免疫缺陷或接受免疫抑制剂治疗者。

【注意事项】

（1）妊娠期和哺乳期、慢性疾病、过敏体质者、有癫痫史、个人和家族有惊厥史慎用。（2）启瓶和注射时，切勿使消毒剂接触疫苗。（3）药瓶有裂纹或复溶后出现异常浑浊、有异物不得使用。（4）应备用肾上腺素等药物，以防严重过敏反应时急救用。接种后应在现场观察至少30 min。（5）注射免疫球蛋白应间隔3个月以上接种本疫苗，以免影响免疫效果。（6）与其他减毒活疫苗接种应间隔1个月以上，以免影响免疫效果。（7）严禁冻结。

【制剂与规格】

甲型肝炎减毒活疫苗：复溶后每瓶0.5 mL或1 mL。每1人次用剂量为0.5 mL或1 mL，含甲型肝炎活病毒不低于6.50 lg CCID50。

甲型肝炎灭活疫苗(Inactivated Hepatitis A Vaccine)

【作用与用途】

甲型肝炎灭活疫苗系用甲型肝炎病毒株接种人二倍体细胞，经培养、收获，病毒纯化、灭活和铝吸附制成。为乳白色混悬液，可因沉淀而分层，易摇散。接种后机体产生抗甲型肝炎病毒的免疫力，用于预防甲型肝炎。

【接种对象】

1岁以上的甲型肝炎易感者。

【用法与用量】

注射剂：上臂三角肌肌内注射。用前摇匀。1～15岁使用儿童剂型，一次0.5 mL。16岁以上使用成人剂型，一次1 mL。基础免疫1次，于6～12个月内加强免疫1次。

【不良反应】

少见轻度发热、局部疼痛、轻微发红，一般在24～48 h内自行缓解。

【禁忌证】

对本品及成分过敏者；腋窝温度超过 37. 5 ℃；急性传染病；过敏体质者。

【注意事项】

注射前须摇匀，摇动疫苗使成轻微不透明的白色悬液，有异物者不可使用。严禁冻结。

【制剂与规格】

甲型肝炎灭活疫苗：儿童剂型：0. 5 mL：250 U（320 EU）。成人剂型：1 mL：500 U（640 EU）。

注：EU 为酶联免疫吸附测定（enzyme-linked immuno sorbent assay，ELISA）单位。

（冯　伟　于龙广　刘延庆　范江华）

第二十章

诊断用药

‖ 第一节　造影剂 ‖

为了加强某些器官的显影和人为地形成对比，应用对比剂（造影剂）有利诊断。随着影像诊断仪器设备的迅速发展，不仅有 X 线对比剂，还有超声、计算机体层摄影、数字减影动脉造影光声成像、近红外荧光成像及磁共振成像等所用的特殊对比剂，如超声微泡对比剂、载药超声微泡对比剂、金纳米颗粒、吲哚菁绿、超小超顺磁性氧化铁粒子。本节有泛影葡胺、硫酸钡、碘化油、碘海醇。

泛影葡胺（Meglumine Diatrizoate）

【药理作用】

泛影葡胺属离子型单体碘造影剂。产生对比效果的物质是一种泛影酸盐，其中牢固结合的碘可吸收较多量的 X 线，注入体内后与周围组织在 X 线下形成密度对比而显影。

【药物动力学】

血管内使用后快速分布于细胞外间隙，不渗入红细胞，不能通过正常的血脑屏障。血浆蛋白结合率 $<10\%$。经肾小球滤过，以原形清除，半衰期为 1～2 h。肾功能不全者也能经肝脏异位清除，但清除率明显降低。

【适应证】

用于静脉或逆行性尿路造影，脑、胸、腹及四肢血管造影，静脉造影及 CT 增强扫描。还用于关节腔造影、瘘管造影、子宫输卵管造影、内镜逆行胰胆管造影（ERCP）、涎管造影。不宜用于选择性冠状动脉造影。

【用法与用量】

注射剂：根据造影部位不同，可有多种给药途径。（1）排泄性尿路造影（静脉尿路造影、静脉肾盂造影）：成人常用量 20～40 mL，注射时间超过 2～3 min。剂量增加至

60 mL 可显著增强诊断效果。儿童尤其是婴幼儿的肾单位尚未成熟，肾浓缩功能在正常生理状况下较差，显影效果欠佳。（2）血管造影：剂量大小取决于被检查的血管部位及各单位设备和使用方法的差异。头颅 CT 按 1～2 mL/kg（60%），最多不 > 2 mL/kg，于 2～6 min 内静注或静滴。全身 CT 检查所需的剂量和注射速度取决于被检查的器官和诊断需要，尤其是所用扫描机的扫描速度与重建影像的时间不同。（3）体腔使用：用于逆行性尿路造影，用灭菌注射用水稀释成 30%，对逆行性尿路造影通常已足够。将对比剂加热至体温以免低温刺激和所引起的输尿管痉挛。对某些特殊检查，如需要较高的对比剂，亦可使用未稀释的注射液。

成人常用量：（1）排泄性尿路造影：60% 或 76% 注射液，一次 20～40 mL。（2）逆行性尿路造影：60% 或 76% 注射液，一次 20 mL，稀释为 30% 的浓度经尿道插管缓慢逆行注入。（3）周围血管造影：60% 或 76% 注射液，一次 10～40 mL。（4）脑血管造影：60% 注射液，一次 20 mL，颈动脉注射。（5）心血管造影：76% 注射液，一次 40 mL 经导管注入。（6）胃肠造影：76% 注射液，一次 30～90 mL。

儿童常用量：（1）排泄性尿路造影：60% 或 76% 的注射液，通常按 0. 5～1 mL/kg，婴幼儿不超过 3 mL/kg。亦可按以下剂量：① 60% 注射液，< 6 月龄 5 mL；6～12 月龄 8 mL；1～2 岁 10 mL；2～5 岁 12 mL；5～7 岁 15 mL；7～10 岁 18 mL；10～15 岁 20 mL。② 76% 注射液，< 6 月龄 4 mL；6～12 月龄 6 mL；1～2 岁 8 mL；2～5 岁 10 mL；5～7 岁 12 mL；7～10 岁 14 mL；10～15 岁 16 mL。（2）逆行尿路造影：60% 或 76% 的注射液，灭菌注射用水稀释至 30%，经尿道插管缓慢逆行注入。60% 注射液，< 1 岁 4～6 mL；2～6 岁 5～10 mL，7～14 岁 10～15 mL，> 15 岁剂量同成人。（3）心血管造影或主动脉造影：76% 的注射液经导管注入。需要相对较大的剂量：按 1～1. 5 mL/kg，重复注射总量超过 4 mL/kg。婴幼儿不超过 3 mL/kg。

【不良反应】

（1）血管内使用时：常为轻至中度而且是暂时的，但也有严重甚至致命性反应。恶心、呕吐、疼痛和热感。少见过敏反应：轻度血管性水肿、结膜炎、咳嗽、瘙痒、鼻炎、喷嚏和荨麻疹。这些反应可能是休克先兆，而与剂量及给药方式无关。对此须立即停止注入，必要时对症治疗。伴有外周血管舒张及继发性低血压的循环紊乱、反射性心动过速、呼吸困难、躁动、意识障碍和紫绀、低血压、支气管痉挛、喉痉挛或水肿等需要急救。（2）全身反应：常见热感和头痛，少见不适、寒战或出汗及血管迷走神经反应。罕见体温改变和唾液腺肿大。（3）呼吸反应：常见一过性呼吸频率改变、呼吸困难、呼吸窘迫及咳嗽。罕见呼吸停止和肺水肿。（4）心血管反应：少见心率、血压一过性改变，心律或心功能异常，罕见心肌梗死等严重血栓栓塞事件甚至心脏骤停。（5）胃肠道反应：常见恶心和呕吐，少见腹痛。（6）脑血管反应：动脉血流内高浓度对比剂进入脑部可伴发一过性神经症状，如头晕、头痛、躁动或意识模糊、遗忘，言语、视觉和听觉障碍，惊厥、震颤、不同程度的瘫痪、畏光、短暂性失明。少见嗜睡，甚至昏迷。十分罕见脑卒中等血栓栓塞事件甚至死亡。（7）皮肤反应：常见轻度血管性水肿，伴血管舒张的潮红反应、荨麻疹、瘙痒和红斑。罕见毒性皮肤反应如皮肤黏膜眼综合征、中毒性表皮坏死松解症。

【禁忌证】

（1）对碘过敏者；严重心、肝、肾功能不全者；活动性肺结核；多发性骨髓瘤及甲亢。（2）高胱氨酸尿症不宜作血管造影，否则会引起血栓栓塞事件。（3）本品不能用于脊髓造影、脑室造影或脑池造影，因可能诱发神经中毒症状。因此严禁注入脑室、颅内、椎管内、蛛网膜下隙或与蛛网膜下隙交通的囊腔和瘘管。（4）妊娠期或急性盆腔炎症时，禁止进行子宫输卵管造影。（5）急性胰腺炎时禁止进行 ERCP 检查。

【注意事项】

（1）用药前须作过敏试验，用供试验用 1 mL（0. 3 g）注射液缓慢静脉注入，密切观察 10 min，观察有无心慌、颊膜水肿、恶心、呕吐、皮疹、血压下降及其他不适等反应。阳性反应者禁用。（2）用药前应详细询问过敏史，如海味过敏等，有无枯草热、花粉症、荨麻疹、哮喘病史，有无对碘或含碘对比剂的过敏史。对有过敏倾向和已知对含碘对比剂过敏、有哮喘病史者，可以考虑给予抗组胺药、糖皮质激素作为预防用药。严重心脏疾病，特别是有心衰和冠状动脉疾病易发生严重不良反应。（3）肝、肾功能不全者慎用。罕见发生暂时性肾衰竭。预防急性肾衰的措施包括：识别高危者，如 > 60 岁、有肾脏疾病或肾功能不全者、以前使用对比剂后发生过肾衰竭、伴有肾脏疾病的糖尿病、大量体液丢失、多发性骨髓瘤、晚期血管病变、低蛋白血症、重度高血压、痛风、接受大剂量或连续用药的病人。对比剂完全清除前避免肾脏额外负荷，包括肾毒性药物、口服胆囊对比剂、动脉固定、肾动脉成形术、有风险的外科手术等。（4）对比剂使用前、后须给予充足的水分。尤其对有高危因素如多发性骨髓瘤、伴有肾脏疾病的糖尿病、多尿症、少尿症、高尿酸血症，以及新生儿、婴幼儿和老年人。检查前须纠正水和电解质平衡紊乱，检查前、后最好维持静滴，直至对比剂从肾脏清除。严重肾功能不全伴肝功能不全者，对比剂的排泄明显延迟，可能需要透析。（5）颅内肿瘤或转移瘤以及有癫痫病史者，可能诱发惊厥发作。（6）嗜铬细胞瘤血管内使用后可能发生严重的高血压急症。建议检查前预防性地给予 α 受体拮抗剂。（7）进行子宫输卵管造影前须除外妊娠的可能性。（8）本品注入冠状动脉易诱发室颤，不宜用于选择性冠状动脉造影。（9）腹部血管造影和尿路造影时，如肠内无排泄物和气体干扰，可提高诊断效果。在检查前 2 d 起，应禁食产气食品，尤其是豌豆、黄豆、扁豆、色拉、水果、黑面包和新鲜面包以及所有未烹煮过的蔬菜。（10）造影检查前一日下午 6 时后禁食，当晚宜服轻泻剂。但新生儿、婴幼儿在检查前禁忌长时间禁食和使用泻药。（11）本品在常温下黏稠度较高，注射速度宜慢，若不良反应严重时应及时停止。

【药物相互作用】

（1）服用双胍类可发生乳酸性酸中毒。（2）接受 β 受体拮抗剂者，特别是哮喘过敏反应可能加重，而且对使用 β 受体激动剂治疗过敏反应不敏感。（3）接受白介素治疗者，对比剂迟发反应如发热、皮疹、流感样症状、关节疼痛和瘙痒发生率较高。（4）使用含碘对比剂后，甲状腺组织摄取放射性同位素的能力降低，可达2周甚至更长。

【制剂与规格】

泛影葡胺注射液：1 mL：0.3 g（供做过敏试验用）；20 mL：12 g。

硫酸钡(Barium Sulfate)

【药理作用】

硫酸钡为X线双重造影剂。钡盐能吸收较多量X线，在胃肠道等腔道与周围组织结构在X线上形成密度对比，从而显示检查部位的位置、轮廓、形态、表面结构和功能活动情况等。

【药物动力学】

口服或灌入胃肠道后不被吸收，以原形从粪便排出。

【适应证】

用于食管、胃、十二指肠、小肠、结肠的造影检查，亦用于消化道双对比检查。

【用法与用量】

干混悬剂：临用前加温开水调匀，制成适当浓度和温度的混悬液，通常采用的引入方式有口服、小肠灌肠和结肠灌肠等。

成人：（1）食管检查：使用60%～250%的钡剂，口服15～60 mL后可立即观察食管及蠕动情况。在服钡剂前先服产气药物，可作食管双对比检查。（2）胃及十二指肠双对比检查：禁食6 h以上，口服产气药物，待胃内产生CO_2气体300～500 mL后，可先口服200%～250%的钡剂70～100 mL。口服后令病人转动体位，让钡剂均匀涂布于胃黏膜即可，若有必要可再加服150 mL。如在造影检查前20 min使用低张药物如山莨菪碱或阿托品等，并口服清胃酶清洗胃液，再行双对比检查，胃黏膜表面结构显示更清晰。（3）胃肠单对比随访检查：禁食6h以上，使用40%～120%的钡剂，口服240～480 mL。口服后立即观察胃与十二指肠的形态及蠕动情况。15～30 min后可观察小肠的形态及蠕动情况。1.5 h后可观察到所有小肠的形态及蠕动情况。2～6 h后可观察回盲区和右半结肠。（4）小肠灌肠检查：禁食8～12 h，使用30%～80%的钡剂，一次800～2 400 mL经特制导管直接导入十二指肠或近段空肠，进行逐段小肠检查。若有必要，可不做单对比检查而直接做双对比检查。（5）结肠灌肠检查：检查前1～3 d进流质或半流质饮食，必要时用适量泻剂，并于检查前1～2 h清洁肠道。检查时经肛门插管入结肠，注入造影剂充盈整个结肠进行造影。注入20%～60%的钡剂后进行透视和摄片，为单对比造影。然后排出大部分钡剂，再注入气体充盈结肠，为双对比造影。进行直接结肠双对比造影时，先通过导管注入60%～80%的钡剂

150～300 mL，转动体位并注入气体，使钡剂和气体充盈整个结肠。为取得良好效果，可在注入造影剂之前，肌注或静注胰高血糖素或山莨菪碱之类低张药物。

儿童：(1) 食管造影：用本品少量调成糊状吞服，观察食管及其蠕动情况。(2) 胃肠造影：检查前需禁食3～4 h，使用20%～30%的钡剂，依儿童年龄大小和检查部位，先服用10～100 mL后，转动体位让钡剂均匀涂布于胃肠黏膜，随即观察胃、十二指肠的形态及蠕动情况，再服用适量后15～30 min可观察小肠的形态及蠕动情况，间隔30～60 min观察1次。(3) 钡剂灌肠：检查前一日少食不易消化食物，检查前清洁灌肠。新生儿疑为先天性巨结肠及小肠梗阻时不宜洗肠。使用20%的钡剂，通常200 g加水1 000 mL调匀备用。经肛门插入球囊双腔管，球囊充气一般为5～20 mL，新生儿及先天性巨结肠灌肠时不充气。注入对比剂达到结肠肝曲后可停止注入，改变体位将钡剂引流至回盲部，摄片观察充盈像，然后令其在无医疗干预下排便。观察结肠的走行、形态、黏膜、排便功能及排出钡剂后黏膜影像。

【不良反应】

(1) 可引起恶心、便秘、腹泻等症状。(2) 可因硫酸钡在肠道内干结而发生肠梗阻。(3) 使用不当可能发生肠穿孔，继而发生腹膜炎、粘连、肉芽肿，甚至危及生命。

【禁忌证】

对本品过敏者；妊娠期；急性胃肠穿孔；食管气管瘘和疑先天性食管闭锁；近期内食管静脉破裂大出血；完全性幽门、小肠、结肠梗阻；咽麻痹。

【注意事项】

(1) 急性呼吸道感染，严重心、肝、肾功能不全者，精神错乱不能合作者不适宜检查。(2) 急性胃、十二指肠出血，小肠梗阻，习惯性便秘等慎作口服胃肠道检查。(3) 结肠梗阻、习惯性便秘、巨结肠、重症溃疡性结肠炎、结肠套叠、老年人慎作结肠灌肠检查。(4) 做过结肠活检后1～2周方可进行钡剂灌肠，以免发生结肠穿孔。(5) 加泻药禁用甘露醇。

【药物相互作用】

检查前3 d禁用铋剂、钙剂等。除检查需要外，检查前一日禁用对胃肠道有影响的药物，如阿托品、抗酸药及泻药等。

【制剂与规格】

硫酸钡干混悬剂：(Ⅰ型) 200 g；400 g；500 g；1 000 g。(Ⅱ型) 200 g；250 g；300 g；500 g；1 000 g。

碘化油(Iodinated Oil)

【药理作用】

碘化油的药理作用：(1) 为X线诊断用阳性造影剂，注入体内后由于比周围软组织结构能吸收更多 X 线，从而形成密度对比，显示出所在腔道的形态结构。（2）碘为合成甲状腺激素的原料。治疗量和预防量碘剂可弥补食物中碘的不足，使甲状腺素的合成和分泌保持或逐渐恢复到正常水平，腺体随之缩小。可用于防治碘缺乏症。

【药物动力学】

口服本品后，和植物油同样在肠道碱性消化液作用下吸收入血液，碘主要贮留在甲状腺和脂肪组织内，随着脂肪分解过程缓慢释碘，其他脏器含量极少。其余部分碘化油可在肠道内脱碘，并呈无机碘状态吸收。肌注后较长期贮留在局部组织内，持续而均衡地释碘进入血液。注射 30% 碘化油 2 mL 可维持有效血药浓度 6～8 μg/mL 达 2 年以上。

注入支气管内的碘化油在 3～4 h 内 60%～80% 从气管咳出，在 1～2 d 内基本排完。少量碘化油残留在肺泡内可长达数月至数年之久，引起组织异物反应，形成肉芽肿，部分被吞噬细胞缓慢吞噬。注入子宫输卵管内的碘化油大部分从阴道排出，小部分经输卵管进入腹腔缓慢吸收。进入腹腔内的少量碘化油，主要被吞噬细胞缓慢吞噬，一般需数月到数年。吸收入血液的碘化油在脂解过程中释碘，血浆内每小时脱碘约 12%。口服后最初几天经尿和粪便排泄较快，48 h 内以无机碘形式约 48% 经尿排出，1 周后趋于相对稳定，在体内半衰期约 50 d。肌注后排泄缓慢，最初 3 d 仅排出给药量的（0. 22 ± 0. 41）%，1 周左右达排泄高峰，然后迅速减慢，至 7～10 周趋于稳定，在体内半衰期约为 6 个月。

【适应证】

用于支气管、子宫输卵管、鼻窦、腮腺管以及其他腔道和瘘管造影。亦用于预防和治疗地方性甲状腺肿或甲减，肝恶性肿瘤的栓塞治疗。

【用法与用量】

注射剂（40%）：根据不同需要有多种方法，可腔内注入、经动脉插管注入、深部肌内注射。（1）支气管造影：经气管导管直接注入气管或支气管腔内。成人，单侧 15～20 mL，双侧 30～40 mL。儿童酌减。注入宜缓慢，变动体位使各叶支气管涂布均匀。（2）子宫输卵管造影：5～20 mL 经宫颈管直接注入子宫腔内。（3）各种腔室如鼻窦、腮腺管、泪腺管和窦道、瘘管等造影：依据病灶大小酌量直接注入。（4）肝癌栓塞治疗：在肿瘤供血动脉做选择性插管或肝总动脉插管，将与抗肿瘤药混合均匀的碘化油 5～10 mL 注入。（5）防治地方性甲状腺肿：多用深部肌内注射，亦可口服。肌注：学龄前儿童一次 0. 5 mL，学龄期儿童及成人一次 1 mL，每 2～3 年注射 1 次。口服：学龄前儿童一次服 0. 2～0. 3 g，学龄期至成人服 0. 4～0. 6 g，每 1～2 年服 1 次。

【不良反应】

（1）偶见过敏反应，可在给药后即刻或数小时发生。表现为血管性水肿、呼吸道黏膜刺激、肿胀和分泌物增多等。（2）进入支气管后可刺激黏膜引起咳嗽，析出游离碘后刺激性增大，且易发生碘中毒。（3）进入肺泡、腹腔等组织内可引起异物反应，形成肉芽肿。(4) 可促使结核病灶恶化。(5) 子宫输卵管造影有可能引起碘化油进入血管，发生肺动脉栓塞和盆腔粘连、结核性盆腔脓肿恶化等。

【禁忌证】

(1) 对碘过敏者；甲亢；老年结节性甲状腺肿；甲状腺肿瘤；有严重心、肝、肺疾病；急性支气管炎症和发热。(2) 下列情况禁作支气管造影：近期大咯血、急性呼吸道感染或肺炎、高热、严重肺功能不全或体质极度衰弱者。(3) 下列情况禁作子宫输卵管造影：月经期或其他子宫出血的情况、妊娠期(可致流产)；子宫内膜结核(易引起碘化油返流入血管，产生肺动脉碘油栓塞)。

【注意事项】

(1) 少数对碘有过敏反应。使用前应先做口服碘过敏试验：10%碘化钾溶液，一次 10 mL，tid，服 1～2 d。瘘管、窦道造影等，因不在体内贮留，可免做过敏试验。(2) 活动性肺结核、对其他药物或食物有过敏史或过敏性疾病者慎用。(3) 子宫癌、子宫结核慎作子宫输卵管造影。因前者有导致扩散可能，后者易引起碘化油反流入血管发生肺动脉栓塞。(4) 不宜用作羊膜囊造影，因可能引起胎儿甲状腺增生。(5) 支气管造影前要进行支气管表面麻醉。为避免进入细支气管以下呼吸单位，干扰诊断和引起肉芽肿，除在灌注时控制用量和灌注速度外，还常在碘化油内加入研磨成细末的磺胺药粉，调匀以增加稠度。一般每 20 mL 碘化油中加入 5～10 g，可视原有制品稠度和常温下适当增减。对磺胺药过敏者禁用。造影结束后利用体位引流并鼓励病人咳出对比剂，不能咽下。若有大量碘化油误入消化道宜采用机械刺激催吐或洗胃吸出，以免碘中毒。(6) 子宫输卵管造影时要控制注射压力和用量，在透视下进行，避免挤破血窦引起肺血管碘油栓塞，对子宫结核宫腔粘连者尤需注意。(7) 深部肌注，应避免损伤血管引起碘油栓塞。(8) 碘化油注射液较黏稠，注射时需选用较粗大的针头，避免用塑料注射器。(9) 注射液不宜长时间暴露于光线和空气中，析出游离碘后色泽变棕色或棕褐色不可再用。(10) 造影前应先作胸部、盆腔等影像检查。

【制剂与规格】

碘化油注射液(40%)：10 mL：4 g。

碘海醇(Iohexol)

【药理作用】

碘海醇为单环非离子型水溶性造影剂。水溶液稳定，毒性很小。由于渗透压低，毒性小，故可广泛用于蛛网膜下隙造影。

【药物动力学】

静注后 1 h 尿中浓度最高。以原形经肾排出，24 h 排出 100%。无代谢物产生。

【适应证】

用于成人及儿童尿路造影和心血管造影，成人大脑血管造影，外周各种动脉造影、静脉造影，数字减影和CT增强扫描。亦适用于成人及儿童脊髓造影、蛛网膜下隙注射后进行脑池CT扫描检查。还适用于各种体腔内检查，如关节造影、内镜逆行胰胆管造影、疝囊造影、尿路造影、子宫输卵管造影、涎管造影及各种使用口服水溶性造影剂进行胃肠道检查等。

【用法与用量】

注射剂：用于X线造影检查。根据不同需要，有多种用药方法。血管内注入、蛛网膜下隙注入、体腔内注入。各种造影用量详见表20-1、表20-2、表20-3。

【不良反应】

（1）少见温热感、疼痛、面红、恶心、呕吐、瘙痒和皮疹等。（2）脊髓造影中常见头痛、恶心、呕吐、后背痛、颈部麻木。剧烈头痛可持续数天或间断发生。偶见癫痫发作、无菌性脑炎、短暂神经错乱。（3）十分罕见虚脱、出血、休克、惊厥、昏迷、重度喉头水肿、支气管痉挛、血压升高或降低、心律失常、心脏骤停、肾衰竭，甚至死亡也有个案报道。

【禁忌证】

（1）碘过敏者；对本品有严重反应既往史者。（2）妊娠期除非确有必要，否则禁用。（3）有明显甲状腺疾病或严重甲亢。（4）有癫痫病史者不宜用于蛛网膜下隙。（5）局部或全身严重感染，可能形成血流感染，禁忌腰椎穿刺术。（6）由于剂量限制，对造影失败者，也不宜即时进行重复造影。

【注意事项】

（1）可能引起过敏反应，虽然严重反应甚少，但仍应事先制定紧急救治程序，以便发生严重反应时能立即进行治疗。有过敏性疾病或哮喘病史，或曾对含碘造影剂有不良反应者要特别谨慎，可在造影前使用糖皮质激素及抗组胺药。（2）因碘造影剂过敏试验或使用时可能激发过敏反应，因此要做好急救准备。虽然碘海醇说明书不要求做碘过敏试验，但从用药安全前提考虑，用前宜做碘过敏试验，以防发生过敏反应或降低严重过敏反应。过敏试验方法：30%注射液，皮内注射0.1 mL或静注1 mL。（3）肝、肾、心脏和循环系统功能不全者，体质虚弱、进行性脑动脉硬化、糖尿病、甲状腺肿、白血病尤其要小心，应给予特别监护，应避免脱水。（4）对腰段椎管造影，注射时间宜控制在10 s，颈段椎管造影宜控制在30 s，全椎管造影宜控制在60 s。（5）一旦发现有大量造影剂流入脑内的迹象，可考虑使用巴比妥钠。（6）病人接受脊髓造影后，须仰卧病床，头、胸部保持抬高至少6 h，并在24 h内不得自行活动。（7）碘造影剂可使重症肌无力症状加重。嗜铬细胞瘤病人静注时，应给予α受体拮抗剂，以免发生高血压急症。糖尿病肌酐大于500 μmol/L应避免使用，除非检查益处明显超过危害。（8）确保病人在接受造影剂前后有良好的水、电解质平衡。（9）妨碍甲状腺功能的检查。甲状腺组织的碘结合能力降低，需数日甚至2周才能完全恢复。(10) 哺乳期应尽量避免使用，除非确有必要，但应权衡利弊。(11) 勿与其他药物混合，应使用专用注射器。(12) 每瓶碘海醇只供一名病人使用，剩余部分弃掉。(13) 若有变色、沉淀切勿使用。(14) 造影前2 h应禁食。

【药物相互作用】

(1) 服用双胍类可发生乳酸性酸中毒，作为预防，在使用造影剂前48 h停药，在肾功能稳定后可恢复用药。(2) 在2周内接受白介素治疗者，对比剂迟发反应如发热、皮疹、瘙痒、流感样症状、关节疼痛发生率较高。(3) 可使甲状腺组织摄取放射性同位素的能力下降，达2周甚至更长。若用放射性同位素诊断甲状腺疾病，其结果会受影响。

【制剂与规格】

碘海醇注射液(30% Ⅰ)：20 mL∶6 g; 50 mL∶15 g; 100 mL∶30 g。

表20-1　碘海醇血管内注射剂量

适用范围	含碘浓度(mgI/mL)	用量(mL)	说明
泌尿系统造影			
成人	300或350	40～80 mL	在大剂量的尿路造影时最多可达90 mL
儿童＞7kg	300	2 mL/kg	最多40 mL
儿童＜7kg	300	3 mL/kg	
血管造影			
主动脉造影	300	每次30～40 mL	
选择性脑动脉造影	300	每次5～10 mL	
下肢动脉造影	300或350	每次30～50 mL	
其他动脉造影	300	取决于检查的项目	
下肢静脉造影	240或300	一侧20～100 mL	
心血管造影			
成人			
左心室和主动脉根注射	350	每次30～60 mL	
选择性冠状动脉造影	350	每次50～60 mL	
儿童	300或350	最多3 mL/kg	取决于年龄、体重和病种
数字减影			
动脉内注射	140或240或300	每次1～15 mL	取决于造影部位
静脉内注射	300或350	每次20～60 mL	

续表

适用范围	含碘浓度（mgI/mL）	用量（mL）	说明
CT 增强扫描 成人 儿童	300 或 350 300	100～180 mL 100～150 mL 1. 5～2 mL/kg	通常总含碘量为 30～60 g，一般使用偏小剂量。

蛛网膜下隙应用剂量与浓度视检查的类别、采用的技术及蛛网膜下隙的大小而定。一般注射方法是腰椎穿刺术，在腰椎第 3/4 节间穿刺（腰部及胸部脊髓造影），或在颈椎第 1/2 节间作侧颈穿刺（颈部脊髓造影）。若采用腰椎穿刺术作颈脊髓造影，把病人倾倒时要非常小心，以免大剂量的高浓度造影剂进入脑内。为减少造影剂与脑脊液混合，可采用 1～2 分钟的注射速度注入。

表 20-2　碘海醇蛛网膜下隙使用剂量

适用范围	含碘浓度（mg I/mL）	用量（mL）
成人脊髓造影		
腰及胸脊髓造影（腰椎穿刺）	180 或 240	10～15 mL 8～12 mL
颈脊髓造影（腰椎穿刺）	240 或 300	10～12 mL 7～10 mL
颈脊髓造影（颈侧面穿刺）	240 或 300	6～10 mL 6～8 mL
CT 脑室造影（腰椎穿刺）	180 或 240	5～15 mL 4～12 mL
儿童脊髓造影		
<2 岁	180	2～6 mL
2～6 岁	180	4～8 mL
>6 岁	180	6～12 mL

总含碘量不应超过 3 g，以减低产生不良反应的可能性。

表 20-3　碘海醇体腔内使用剂量

适用范围	浓度（mg I/mL）	用量（mL）
关节腔造影	300 或 350	5～15 mL 5～10 mL
内镜逆行胰胆管造影（ERCP）	300	20～30 mL
子宫输卵管造影	300	15～25 mL
涎管造影	300	0. 5～2 mL
疝囊造影	300	30 mL
胃肠道检查（口服）	180 或 350	10～200 mL

胃肠道检查，造影剂可稀释口服。成人、儿童用量因人和临床需要而异。

‖ 第二节　其他 ‖

结核菌素纯蛋白衍生物(Purified Protein Derivative of Tuberculin)

【药理作用】

结核菌素纯蛋白衍生物系用结核杆菌经培养后的滤液提取的蛋白纯化制成。为诊断试剂,用于卡介苗接种对象的选择、接种后机体免疫反应的检测以及临床诊断。亦用于检测肿瘤病人的细胞免疫功能等。对已受结核菌感染或曾接种卡介苗已产生免疫力的机体,能引起特异的皮肤变态反应即迟发型超敏反应。与旧结核菌素相比,具有反应清楚、不易产生硬结、非特异性反应少等。

致敏机体注射结核菌素后,24 h 出现红晕,48～72 h 反应明显,表现为血管充血扩张,细胞渗出浸润,主要是淋巴细胞浸润。反应分两个阶段,第一阶段是抗原与致敏淋巴细胞结合的阶段。当致敏机体注射结核菌素时,由于其刺激或趋化作用,有大量多核白细胞和淋巴细胞渗出,渗出反应的基础是抗原与致敏淋巴细胞结合后致敏淋巴细胞合成释放淋巴因子。其中移动抑制因子(MIF)抑制单核细胞或巨噬细胞的移动,在局部造成细胞积聚。第二阶段主要以单核细胞浸润为主。第一阶段反应中致敏淋巴细胞除释放 MIF 外,还释放趋化因子、凝集因子、皮肤反应因子等。由于趋化因子的作用,使单核细胞积极渗出,向反应局部移动,当到达局部时,由于 MIF 的作用而停止移动,在局部停留集聚,发育繁殖,形成更多巨噬细胞,使皮肤反应达到可见程度。这一阶段是释放淋巴因子的非特异性作用阶段。由于注射部位血管外组织间隙内纤维蛋白原从血管进入周围组织中后变为纤维蛋白,纤维蛋白的沉积、T 细胞及单核细胞的聚集而引起组织红肿和硬结。硬结为其反应的最主要特征。

【适应证】

本品 0.1 mL 含 5 U 用于结核病的临床诊断,卡介苗接种对象的选择及接种后机体免疫反应的检测。0.1 mL 含 2 U 用于临床诊断及流行病学监测。婴儿、儿童及成人均可使用。

【用法与用量】

注射剂:皮内注射。采用国际通用的皮内注射法(Mantoux 法)。将 0.1 mL 注入左侧前臂内侧上中 1/3 交界处皮内,使局部形成皮丘。

(1) 检测结核菌感染:第 1 次试验,皮内注射 0.1 mL(含 2 个结素单位)。如呈阴性,再皮内注射 0.1 mL(含 5 个结素单位),如仍属阴性,方可判定为阴性。(2) 选择卡介苗接种对象及免疫效果的考核:皮内注射 0.1 mL(含 5 个结素单位),于注射后 48～72 h 检查注射部位反应。结果判定:硬结纵横平均直径 < 5 mm 或仅有红晕为阴性;5～9 mm 为弱阳性(+);10～19 mm 为中度阳性(++);> 20 mm 为强阳性(+++);局部除硬结外,凡有水泡、坏死、淋巴管炎者属强阳性。

【临床意义】

对结果的分析与判断：(1) 结核菌素试验阳性，表示受试者对结核菌有变态反应，曾经受到过结核菌感染，或已经接种过卡介苗，但不能判定其是否患有结核病。(2) 结核菌素试验强阳性，表示体内可能有结核活动性感染，应进一步检查是否患有结核病。(3) 对3岁以下，特别是1岁以内尚未接种过卡介苗的儿童，若结核菌素试验呈阳性反应，则表示体内有新的结核病灶。年龄越小，患活动性结核的可能性越大。(4) 若2年之内结核菌素皮试结果由阴性转为阳性，或反应强度从原来的硬结直径 < 10 mm 增为 > 10 mm，提示新近感染过结核菌，或可能存在活动性病灶。(5) 结核菌素试验阴性，表示受试者未受到过结核菌感染，也未接种过卡介苗，或接种未成功。可接种卡介苗，接种后再次检测，如已转阳，表示接种卡介苗已产生免疫效果。

有以下情况存在时，结核菌素试验亦可能呈现阴性反应：(1) 初次感染结核菌8周内，由于机体的变态反应尚未建立，结核菌素试验可出现阴性结果。(2) 当机体免疫功能低下或受抑制时，如严重营养不良、重症结核、肿瘤、HIV感染、麻疹、百日咳、猩红热、重度脱水、重度水肿等，可呈假阴性反应。(3) 使用糖皮质激素、免疫抑制剂者，结核菌素反应亦可暂时消失。(4) 某些老年人的结核菌素试验结果常为阴性。

【不良反应】

偶见过敏反应。注射局部疼痛。

【禁忌证】

急性传染病如麻疹、百日咳、流行性感冒或肺炎等；急性结膜炎；急性中耳炎；广泛性皮肤病及过敏体质者；重度衰弱；细胞免疫缺陷者。

【注意事项】

(1) 注射器及针头应专用，不得做其他注射用。(2) 配制时应小心，勿触及皮肤或吸入。(3) 安瓿若有破裂、异物不可使用。(4) 注射液应在冷暗处保存。(5) 在学校等集体做试验时，应加强宣传，解除精神紧张，做好咨询与疏导工作，避免发生群体性癔症。

【制剂与规格】

结核菌素纯蛋白衍生物注射液（TB-PPD）：1 mL:20 U（0.4 μg），每人次用剂量为0.1 mL，含PPD 2 U；1 mL:50 U（1 μg），每人次用剂量为0.1 mL，含PPD 5 U。

（徐华超　刘伟华　修显科　张金梅）

第二十一章

皮肤科用药

第一节　抗感染药

抗感染药可用于细菌、病毒及真菌引起的皮肤感染，如化脓性皮肤病、单纯疱疹或带状疱疹及皮肤真菌病等。本节有红霉素、阿昔洛韦、磺胺嘧啶银、咪康唑、曲安奈德益康唑、莫匹罗星外用膏剂。

红霉素(Erythromycin)

【适应证】

红霉素用于脓疱疮等化脓性皮肤病、小面积烧伤、溃疡面感染和寻常痤疮的炎性反应。

【用法与用量】

外用软膏剂：局部外用，适量涂于患处，bid。

【不良反应】

局部烧灼感，可有干燥、发痒、红斑，偶见荨麻疹样反应。

【禁忌证】

对本品及大环内酯类过敏者。

【注意事项】

(1) 避免接触眼睛及口、鼻等黏膜部位。(2) 妊娠期和哺乳期慎用。(3) 用药部位若有烧灼感、瘙痒、红肿等情况应停药，并将局部药物洗净。

【药物相互作用】

与氯霉素、林可霉素有拮抗作用，避免合用。正在使用其他药品，应咨询医师或药师。

【制剂与规格】

红霉素软膏（1%）：4 g∶40 mg；5 g∶50 mg；8 g∶80 mg；10 g∶100 mg。

阿昔洛韦（Aciclovir）

【适应证】

阿昔洛韦用于单纯疱疹或带状疱疹。

【用法与用量】

外用乳膏剂：适量涂于患处。白天用药，成人和儿童均q2h，一日6次，连续用7 d。

【不良反应】

偶见用药局部烧灼感、疼痛、瘙痒及皮疹等。

【禁忌证】

对本品过敏者。

【注意事项】

（1）过敏体质者慎用。（2）仅用于皮肤，不可用于黏膜部位。因有刺激性，切勿用于眼内及眼周。（3）妊娠期和哺乳期慎用。（4）严重免疫功能缺陷如艾滋病等慎用。（5）涂药时应戴指套或手套。（6）局部有灼烧感、瘙痒、红肿等应停用，并将局部药物洗净。

【药物相互作用】

如正在使用其他药品，使用前应咨询医师或药师。

【制剂与规格】

阿昔洛韦乳膏（3%）：10 g∶0.3 g。

磺胺嘧啶银（Sulfadiazine Silver）

【药理作用】

磺胺嘧啶银具有磺胺嘧啶和银盐双重作用，有广谱抗微生物活性，对多数G^+菌、G^-菌均有良好抗菌作用。银盐具收敛作用，可使创面干燥、结痂和早期愈合。

【药物动力学】

与创面渗出液接触时缓慢代谢，部分药物可自局部吸收入血，一般吸收量低于用药量的1/10，磺胺嘧啶血药浓度10～20 μg/mL。当创面广泛，用药量大时，吸收增加，血药浓度增高。一般情况下银的吸收量不超过其含量的1%。本品对坏死组织的穿透性较差。吸收的药物主要经肾小球滤过随尿排出。

【适应证】

用于预防或治疗小面积、轻度烧烫伤继发创面感染。

【用法与用量】

外用乳膏剂：局部外用。直接涂敷创面，约 1.5 mm 厚度，亦可用膏剂制成油纱布外敷，每 1～2 d 换药 1 次，一日最多外涂 30 g。

【不良反应】

局部有轻微刺激性，偶见短暂性疼痛。自局部吸收后可发生多种不良反应，与磺胺药全身用药相同。（1）过敏反应如药疹，重者为渗出性多形红斑、剥脱性皮炎和大疱表皮坏死松解症等；光敏反应、药物热、关节及肌肉疼痛等。（2）中性粒细胞减少或缺乏、血小板减少及再生障碍性贫血。表现为咽痛、发热、苍白和出血倾向。（3）溶血性贫血及血红蛋白尿，G6PD 缺乏易发生，新生儿和儿童较成人多见。（4）高胆红素血症和新生儿核黄疸。由于磺胺药与胆红素竞争蛋白结合部位，可致游离胆红素增高。新生儿肝功能不完善，较易发生高胆红素血症和新生儿黄疸，偶见核黄疸。（5）肝损害，黄疸、肝功能减退，严重可发生急性肝坏死。（6）肾损害，结晶尿、血尿和管型尿。偶见间质性肾炎或肾小管坏死。（7）轻微恶心、呕吐、食欲减退、腹泻、头痛、乏力等。偶见假膜性肠炎，应停药并给予相应治疗。（8）偶见甲状腺肿大及功能减退。（9）偶见中枢神经毒性反应，表现精神错乱、定向力障碍、幻觉、欣快感或抑郁感。一旦出现应立即停药。

【禁忌证】

对本品及磺胺类药、银盐过敏者；妊娠期和哺乳期；＜2 月龄；严重肝、肾功能不全者。

【注意事项】

（1）肝肾功能不全者、G6PD 缺乏、卟啉病、失水、休克、艾滋病慎用。老年人尽量避免使用，确有指征须权衡利弊。（2）磺胺类药有交叉过敏。（3）对呋塞米、砜类、噻嗪类利尿药、磺酰脲类、碳酸酐抑制剂过敏者，对磺胺药可能过敏。（4）避免接触眼睛及口、鼻等黏膜部位。（5）不宜大面积使用，以免增加吸收中毒。（6）用药部位若有烧灼感、瘙痒、红肿等应停药，并将局部药物洗净。（7）应多饮水，以防结晶尿的发生，必要时可服碳酸氢钠碱化尿液。（8）疗程较长时检测肝、肾功能。长疗程或大剂量时定期检测血、尿常规。

【药物相互作用】

（1）尿碱化药可增加其在碱性尿中的溶解度，使排泄增多。（2）对氨基苯甲酸可代替本品被细菌摄取，两者相互拮抗，不可合用。也不宜与含对氨苯甲酰基的局麻药如普鲁卡因等合用。（3）与抗凝血药、降血糖药、甲氨蝶呤、苯妥英钠和硫喷妥钠合用，上述药物需调整剂量。因本品可取代这些药物的蛋白结合部位，或抑制其代谢，药效或毒性增加。(4) 与骨髓抑制剂合用毒副作用增加。(5) 与避孕药(雌激素类)长时间合用可降低避孕的可靠性，并增加经期外出血。(6) 与溶栓药合用可增大其潜在的毒性作用。(7) 与肝毒性药物合用增加肝毒性。(8) 使用本品时对维生素K的需要量增加。(9) 乌洛托品在酸性尿中可分解产生甲醛，与本品形成不溶性沉淀物，易发生结晶尿。(10) 可干扰青霉素类的杀菌作用，应避免同用。(11) 磺吡酮可减少本品自肾小管的分泌，其血药浓度持久升高、毒性增加。

【制剂与规格】

磺胺嘧啶银乳膏(1%)：10 g∶0.1 g；20 g∶0.2 g；50 g∶0.5 g；500 g∶5 g。

咪康唑(Miconazole)

【药理作用】

咪康唑为广谱抗真菌药，能抑制真菌细胞膜的合成，影响其代谢过程，对皮肤癣菌、念珠菌等有抗菌作用，对某些 G^+ 球菌也有一定疗效。

【适应证】

(1) 真菌引起的皮肤、指(趾)甲感染，如体股癣、手足癣、头癣、须癣、甲癣；花斑糠疹、指(趾)甲念珠菌病；口角炎、外耳炎。对 G^+ 菌有抗菌作用，用于此类细菌引起的继发性感染。(2) 由念珠菌等和 G^+ 菌引起的阴道感染和继发感染。

【用法与用量】

外用乳膏剂：局部外用，一日1～2次。(1) 皮肤感染：适量涂搽于洗净的患处，体癣、股癣、手癣、足癣及念珠菌感染，早、晚各1次，花斑糠疹可一日1次。症状消失通常需2～5周，继续用药7～10 d，以防复发。(2) 指(趾)甲感染：尽量剪尽患甲，乳膏涂擦于患处。患甲松动需2～3周，继续用药至新甲开始生长。显效需数个月，确有疗效一般需7个月左右。(3) 念珠菌阴道炎：每晚睡前用涂药器将药膏约5 g挤入阴道深处，连续2周。月经期内亦可用药。复发再用仍然有效。

【不良反应】

局部刺激症状如烧灼感、瘙痒等。偶见过敏反应。

【禁忌证】

对本品过敏者；妊娠期；<1岁儿童；皮肤损伤、糜烂或开放性伤口；病毒感染。

【注意事项】

(1) 过敏体质者、妊娠期和哺乳期、心律失常慎用。(2) 避免接触眼睛。(3) 治疗念珠菌病，避免密封包扎，否则可促使致病菌生长。(4) 用药局部若有灼烧感、瘙痒、红肿等，应停用并将局部药物洗净，必要时向医师咨询。

【药物相互作用】

如正在使用其他药品，使用前应咨询医师或药师。

【制剂与规格】

硝酸咪康唑乳膏(2%)：10 g:0.2 g；15 g:0.3 g；20 g:0.4 g；25 g:0.5 g。

曲安奈德益康唑(Triamcinolone Acetonide and econazole)

【药理作用】

曲安奈德益康唑为曲安奈德和益康唑组成的复方制剂。益康唑为咪唑类抗真菌药，对念珠菌属、着色真菌属、球孢子菌属、组织浆胞菌属、孢子丝菌属等均有抗菌作用，对皮肤癣菌等亦有抗菌活性。曲安奈德为中效糖皮质激素，外用有抗炎及抗过敏及止痒作用。能消除局部非感染性炎症引起的发热、发红及肿胀，作用时间较长，抗炎作用强。

【适应证】

用于皮肤、黏膜的真菌感染和湿疹等。

【用法与用量】

外用软膏剂：局部外用。每日早、晚各1次。挤压少许乳膏，以手指涂擦患部，随后轻轻按摩，以利药物渗入皮肤。

【不良反应】

少见皮肤灼热感、瘙痒和红肿等。大量或长期使用可发生皮肤色素沉着、毛细血管扩张、继发感染、皮肤萎缩等。

【禁忌证】

对本品过敏者；结核性皮肤损害；病毒性皮肤感染。

【注意事项】

(1)若使用面积较大或需要封包法用药，均会增加曲安奈德全身吸收的可能性。(2)妊娠期慎用，不可大量或长期使用。(3)不宜长期用于面部。

【药物相互作用】

如正在使用其他药品，使用前应咨询医师或药师。

【制剂与规格】

曲安奈德益康唑乳膏：1 g(曲安奈德1 mg与益康唑10 mg)；10 g(曲安奈德10 mg与益康唑100 mg)；15 g(曲安奈德15 mg与益康唑150 mg，曲安奈德16.5 mg与益康唑150 mg)。

莫匹罗星(Mupirocin)

【药理作用】

莫匹罗星为局部外用抗生素。对与皮肤感染有关的各种 G^+ 球菌有很强的抗菌活性，尤其是对葡萄球菌和链球菌高度敏感，对耐药金黄色葡萄球菌也有效。对某些 G^- 菌有一定的抗菌作用。与其他抗生素无交叉耐药性。

【适应证】

适用于各种细菌性皮肤感染，如脓疱病、疖肿、毛囊炎等，以及湿疹合并感染，溃疡、浅表性创伤等基础上的继发性细菌感染。

【用法与用量】

外用软膏剂：局部外用。适量涂于患处，tid。必要时可用敷料包扎或敷盖。5 d 一疗程。必要时可重复使用，但连续使用不超过 10 d。

【不良反应】

（1）偶见局部烧灼感、刺痛及瘙痒等。（2）偶见皮肤过敏反应，如皮疹、肿胀等。（3）罕见全身性过敏反应，如呼吸困难或虚脱，应及时就医。

【禁忌证】

对本品过敏者。

【注意事项】

（1）哺乳期、严重肾损害者慎用。（2）不可用于眼、鼻、口等黏膜部位。（3）用药一疗程症状无好转应就医。

【药物相互作用】

如正在使用其他药品，使用前应咨询医师或药师。

【制剂与规格】

莫匹罗星软膏(2%)：5 g:0. 1 g。

‖ 第二节　角质溶解药 ‖

角质溶解药可使角蛋白溶解变性、角质溶解，有较弱的消炎作用，用于皮肤角化症、手足皲裂、疖肿、头足癣及局部角质增生的治疗。本节有尿素、鱼石脂、水杨酸外用膏剂。

尿素(Urea)

【药理作用】

尿素使角蛋白溶解变性，增进角质层水合，从而使皮肤润泽、光滑、柔软，并可止痒、抗菌。

【适应证】

用于手足皲裂及皮肤干燥症，亦用于皮肤角化异常性皮肤病，如鱼鳞病、毛周角化病等。

【用法与用量】

外用软膏或乳膏剂：10%、20%软膏或乳膏，适量直接涂于患处，bid。

【不良反应】

偶见局部刺激和过敏反应。

【禁忌证】

对本品过敏者。

【注意事项】

(1) 妊娠期慎用。(2) 涂药面积不超过全身总面积的10%，连续用药不超过4周。(3) 涂擦部位若有灼烧感、瘙痒、红肿等，应停用并将局部清洗。(4) 本品不稳定，应密闭保存。

【药物相互作用】

如正在使用其他药品，使用前应咨询医师或药师。

【制剂与规格】

尿素软膏、乳膏：(10%) 10 g:1 g; 20 g:2 g; 30 g:3 g; 50 g:5 g。(20%) 10 g:2 g; 30 g:6 g。

鱼石脂(Ichthammol)

【药理作用】

鱼石脂为消毒防腐药，具有温和刺激性和消炎、防腐及消肿作用。

【适应证】

用于疖肿。

【用法与用量】

外用软膏剂：适量外用，涂于患处，bid。

【不良反应】

偶见皮肤刺激和过敏反应。

【禁忌证】

对本品过敏者。

【注意事项】

（1）过敏体质者慎用。（2）不得用于皮肤溃烂处。（3）避免接触眼睛及口、鼻等黏膜部位。（4）连续使用一般不超过1周。（5）用药部位若有灼烧感、瘙痒、红肿等，应停用并将局部药物洗净。

【药物相互作用】

鱼石脂遇酸生成树脂状团块，与碱性物质配伍可放出氨气，故忌与酸、碱、生物碱、碘化物和铁盐等配合。

【制剂与规格】

鱼石脂软膏（10%）：10 g∶1 g；20 g∶2 g；25 g∶2.5 g；30 g∶3 g。

水杨酸（Salicylic Acid）

【药理作用】

水杨酸具抗菌止痒、角质溶解与剥离作用。因制剂的浓度不同而作用各异，5%～10%有角质溶解作用，能将角质层中连结鳞屑的细胞间黏合质溶解，产生抗真菌作用。

【适应证】

用于银屑病、皮肤浅部真菌病、脂溢性皮炎、痤疮、鸡眼、疣和胼胝及局部角质增生。

【用法与用量】

外用软膏剂：不同皮肤病选用不同浓度的制剂。

（1）脂溢性皮炎和银屑病：2%～10%药膏适量外涂，一日1～2次。对较厚的痂皮，涂药后可封包过夜。（2）浅部真菌病：3%～6%，甲癣可用15%外涂，一日1～2次。（3）疣：5%～15%，用药前将病变部位清洁，并浸在温热水中5 min。组织松软后用刀片削除其上较厚角质层，药物涂于皮损上，周围邻近正常皮肤涂一薄层凡士林保护，一日1～2次。（4）鸡眼或胼胝：10%～15%，用药前将病变部位清洁，并浸在温热水中15～30 min。邻近正常皮肤涂凡士林保护，然后涂药，qd，连续用5 d。在14 d内不能超过5次用药，14 d为一疗程。未愈者可再次用药，直至病变去除。

【不良反应】

可引起接触性皮炎。大面积使用吸收后可出现水杨酸全身反应症状，如头晕、神志模糊、呼吸急促、持续性耳鸣、剧烈或持续头痛。

【禁忌证】

对本品过敏者。

【注意事项】

(1) 不可用于炎症或破溃的皮肤,皮肤皱褶部位慎用。(2) 避免接触眼睛、口鼻黏膜、生殖器部位。(3) 有糖尿病、四肢周围血管病慎用高浓度水杨酸软膏。(4) 可经皮肤吸收,不宜长期或大面积使用,尤其是妊娠期和哺乳期、12岁以下儿童、老年人。5岁以下儿童尽量避免使用。(5) 不同浓度的药物作用各不相同:1%～2%有角质形成作用;5%～10%有角质溶解作用,抗真菌一般在此浓度;10%～15%具有角质剥脱作用,用于治疗胼胝及明显角化过度性皮肤病;25%具有腐蚀作用,需在医师指导下用药,避免接触周围正常皮肤。(6) 禁止与金属器皿接触。

【药物相互作用】

(1) 可增强糖皮质激素对皮肤的穿透力,从而增加疗效。(2) 可增加地蒽酚的稳定性,防止其氧化。(3) 切勿与其他外用治疗痤疮或含有剥脱作用的药物合用,以免加重皮肤刺激。

【制剂与规格】

水杨酸软膏(2%,5%):10 g; 20 g; 30 g。

‖ 第三节　肾上腺皮质激素类药 ‖

氢化可的松(Hydrocortisone)

【适应证】

氢化可的松用于过敏性、非感染性皮肤病和一些增生性皮肤病,如过敏性皮炎、接触性皮炎、湿疹、神经性皮炎、脂溢性皮炎及瘙痒症等。

【用法与用量】

外用乳膏剂:适量涂于患处,并轻揉片刻。一日2～4次。

【不良反应】

长期使用可使局部皮肤萎缩、毛细血管扩张、色素沉着、毛囊炎、口周皮炎及继发感染。

【禁忌证】

对本品过敏者;感染性皮肤病如脓疱病、体癣、股癣等。

【注意事项】

（1）用药部位若有灼烧感、瘙痒、红肿等应停用并将局部药物洗净。不可接触眼睛和口鼻等黏膜部位。（2）不宜用于破损皮肤。（3）不宜长期使用并避免全身大面积使用，尤其是妊娠期和哺乳期。（4）用药1周后症状未缓解应及时就医。

【药物相互作用】

如正在使用其他皮肤科药品，使用前应咨询医师或药师。

【制剂与规格】

（1）醋酸氢化可的松乳膏（1%）：10 g∶0.1 g。（2）丁酸氢化可的松乳膏（0.1%）：5 g∶5 mg；10 g∶10 mg；15 g∶15 mg。

糠酸莫米松（Mometasone Furoate）

【药理作用】

糠酸莫米松为中强效糖皮质激素外用制剂。具有抗炎、抗过敏、止痒及减少渗出作用。

【药物动力学】

局部外用经皮肤吸收率仅0.3%，因此全身不良反应极低。吸收后主要在肝内代谢，经肾排泄。

【适应证】

用于亚急性及慢性湿疹、神经性皮炎、接触性皮炎、特应性皮炎、扁平苔藓、手足皲裂、盘状红斑狼疮、肥厚性瘢痕、掌跖脓疱病、瘙痒症和寻常性银屑病。

【用法与用量】

外用乳膏剂：适量均匀涂于患处，qd。可少量和短期外用于面部、皮肤皱褶部位及儿童，但时间不超过2周。

【不良反应】

局部烧灼感、瘙痒。长期使用可出现皮肤萎缩、色素沉着、多毛、毛细血管扩张、紫纹、表皮萎缩、继发性细菌感染、口周皮炎。

【禁忌证】

对本品过敏者；原发性细菌、真菌、病毒等感染性皮肤病。

【注意事项】

（1）不得用于皮肤破损、破溃处。（2）妊娠期和哺乳期、婴幼儿、儿童和皮肤萎缩的老年人慎用。（3）避免接触眼睛和其他黏膜如口、鼻等。（4）用药部位如有烧灼感、红肿等情况应停药，并将局部药物洗净。

【药物相互作用】

如正在使用其他皮肤科药品，使用前应咨询医师或药师。

【制剂与规格】

糠酸莫米松乳膏(0.1%)：5 g∶5 mg；10 g∶10 mg。

‖第四节　其他‖

本节有炉甘石洗剂、维A酸乳膏和依沙吖啶溶液。炉甘石洗剂用于急性瘙痒性皮肤病。维A酸乳膏用于寻常痤疮、扁平疣、黏膜白斑、毛发红糠疹、毛囊角化病、银屑病的辅助治疗。依沙吖啶溶液用于浅表皮肤、黏膜感染，以及清洗伤口或创面等。

炉甘石(Calamine)

【药理作用】

炉甘石具有收敛、止痒作用。

【适应证】

急性瘙痒性皮肤病如湿疹、痱子，以及急性、亚急性皮炎，

【用法与用量】

溶液剂：外用。用前摇匀，局部涂擦，一日2～3次。

【不良反应】

有较强的收敛作用，可使用药处皮肤变得干燥、轻微疼痛。

【禁忌证】

对本品过敏者。

【注意事项】

(1) 避免接触眼睛及口、鼻等黏膜部位。(2) 不宜用于破损、有渗出液的皮肤。(3) 用药部位若有烧灼感、红肿等情况应停药，并将局部药物洗净，必要时向医师咨询。

【制剂与规格】

炉甘石洗剂：100 mL（含炉甘石 15 g，氧化锌 5 g，甘油 5 mL）。

维A酸(Tretinoin)

【药理作用】

维A酸是维生素A的代谢中间体，为细胞诱导分化药。诱导表皮增生，促进表皮

颗粒层细胞向角质层分化，调节毛囊皮脂腺上皮角化异常过程去除角质栓，从而防止及消除粉刺皮损。影响黑色素细胞的黑色素生成，从而降低黑色素的形成，减轻皮肤色素沉着。当皮肤出现生理性老化或受药物、紫外线辐射及创伤损害时，纠正或预防有害因素对真皮结缔组织生化成分及形态结构引起的异常，刺激皮肤细胞外基质蛋白合成，在真皮上部加速形成新的结缔组织带，并可提高伤口部位的张力强度。对白细胞趋化有抑制活性，从而起到抗炎作用。

【药物动力学】

外用有少量经皮肤吸收，吸收后与维生素A在体内的主要代谢物和活性形式相同，在葡糖醛酸转移酶的催化下生成葡糖醛酸酯排出体外。约有外用量的5%随尿排出。

【适应证】

用于寻常痤疮，老年性、日光性或药物性皮肤萎缩，脂溢性皮炎，毛囊角化症，颜面部播散性粟粒狼疮，银屑病，鱼鳞病，扁平疣，寻常疣，皮肤皲裂，毛发红糠疹，色素沉着性皮肤病的辅助治疗。

【用法与用量】

外用乳膏剂：适量均匀涂于患处，一日量不超过20 g。一般1 g乳膏剂可覆盖约10 cm^2 的皮肤。温水清洁患处皮肤并擦干，10 min后涂药，每晚1次。痤疮皮损局部外用0.05%乳膏剂，对其他角化异常性皮损局部外用0.1%乳膏剂。一般先使用低浓度，适应后再换用较高浓度。每日同一时间用药效果最佳。初始可隔日用药或每3 d用1次，以后每晚睡前涂药1次。银屑病、鱼鳞病等皮肤损害位于遮盖部位的，可以一日1～3次。

【不良反应】

（1）局部皮肤刺激症状如烧灼感、红斑、刺痛、瘙痒、皮肤干燥或脱屑，对紫外线敏感性增强。（2）可能使皮损更明显，但同时表明药物正在起作用，不是病情加重的表现。皮肤刺激多半可适应可耐受，并可逐步消失。若刺激现象持续或加重，应间歇用药或暂停。（3）少见一过性皮肤色素沉着。

【禁忌证】

对本品及阿维A酯、异维A酸和其他维生素A衍生物过敏者；妊娠期和哺乳期；急性或亚急性皮炎；湿疹类皮肤病；酒渣鼻及晒伤。

【注意事项】

（1）使用后要洗手，不要接触眼、口鼻等黏膜部位。（2）不要与具有干燥作用的局部外用品如收缩水和碱性物同时使用。避免同时使用含磨砂剂、易引起粉刺或有收敛作用的化妆品。（3）不宜用于皮肤皱褶部位，避免用于大面积严重痤疮。（4）不宜大面积和大剂量长期使用，一日最大量不超过20 g。（5）为避免严重的皮肤刺激和皮肤脱屑，开始治疗可采取隔天或每 3 d 用药 1 次的方法。(6) 日光可加重其对皮肤的刺激，导致维 A 酸分解，动物实验提示维 A 酸可增强紫外线致癌能力，因此最适宜在晚间及睡前用药。避免日晒或采用遮光措施，避免同时采用局部光疗照射。(7) 育龄妇女使用时须避孕。

【药物相互作用】

(1) 与光敏性药合用可有光敏反应。(2) 肥皂等清洁剂、含脱屑药的制剂、含乙醇的制剂、异维 A 酸等，可加剧皮肤刺激或干燥，应避免使用或合用。(3) 与过氧苯甲酰在同一部位使用时应早、晚交替。

【制剂与规格】

维 A 酸乳膏：(0.025%) 10 g:2.5 mg；(0.05%) 10 g:5 mg；(0.1%) 10 g:10 mg，20 g:20 mg，30 g:30 mg。

依沙吖啶(Ethacridine)

【药理作用】

依沙吖啶作为外用杀菌防腐药时，对 G^+ 菌及少数 G^- 菌有较强的抑菌作用。尤其对链球菌和产气荚膜杆菌作用较强。其抗菌效果不受脓血蛋白质的影响，无刺激性，毒性低，作用缓慢。

【适应证】

用于敏感 G^+ 菌及 G^- 菌引起的浅表皮肤感染，如创伤性伤口感染、化脓性皮肤感染等。膀胱、尿道的冲洗，黏膜感染等消毒。化脓性皮肤病的湿敷或用于漱口。

【用法与用量】

外用溶液剂：局部外用。(1) 清洗伤口或创面，湿敷及口腔含漱等：用 0.1%～0.2%溶液。湿敷一次 20～30 min；漱口一次 10 mL，饭后口腔鼓漱 2～3 min。(2) 皮肤、黏膜的感染性创口：用 0.1%～0.2%溶液洗涤或用浸泡过药液的敷料湿敷。湿敷一次 20～30 min。用于黏膜湿敷时，浸液棉片要保持药液饱和状态，湿敷后若病损结痂未变软，则应继续湿敷，直至结痂变软。(3) 经耳给药：化脓性中耳炎可用 0.2%的乙醇(用 50%乙醇配制)滴耳。(4) 经鼻给药：鼻窦炎可用 0.1%溶液滴鼻。

【不良反应】

少见接触性皮炎。偶见皮肤烧灼感、皮疹、瘙痒等。

【禁忌证】

对本品过敏者。

【注意事项】

应避光保存，遇光颜色渐深且毒性增强，颜色变为褐色时即失效，不可再用。用于冲洗伤口、膀胱、尿道时，须灭菌后使用，不经消毒不能使用。

【药物相互作用】

不要与含氯溶液、氯化物、氯化汞、苯酚、碘制剂、碱性药物配伍。

【制剂与规格】

乳酸依沙吖啶外用溶液（0. 1%）：10 mL∶10 mg; 100 mL∶0. 1 g; 500 mL∶0. 5 g。

（左付广　王璐瑜）

第二十二章

眼科用药

第一节　抗感染药

眼科抗感染药用于治疗细菌、病毒、真菌等引起的眼部感染，主要是局部用药。本节有氯霉素、左氧氟沙星、红霉素、利福平、阿昔洛韦。

氯霉素(Chloramphenicol)

【药理作用】

氯霉素抗菌谱广，其作用机制是抑制细菌蛋白质合成。对多数G^-菌和某些G^+菌、沙眼衣原体、立克次体等有杀灭或抑制作用。

【药物动力学】

本品脂溶性高，有良好的眼内通透性，滴眼后在眼内有较高的药物浓度。

【适应证】

治疗敏感菌引起的眼部感染，如结膜炎、角膜炎、睑缘炎、沙眼等，以及眼科围术期的无菌化治疗。

【用法与用量】

滴眼剂：滴入结膜囊内。一次1～2滴，一日3～5次。

【不良反应】

(1)偶见眼睛疼痛、视力改变、持续性发红或刺激感。(2)大剂量长期使用(超过3个月)可引起视神经炎或视神经乳头炎(尤其是儿童)，并可出现骨髓抑制、进行性贫血、出血倾向和反复感染等。(3)偶见儿童使用后出现不可逆性再生障碍性贫血。(4)偶见心肌损害，严重者可引起循环衰竭。(5)罕见“灰婴综合征”，表现为腹胀、面色青灰、体温降低和休克。

【禁忌证】

对本品过敏者。

【注意事项】

（1）妊娠期和哺乳期、12岁以下儿童及老年人慎用，确需使用须权衡利弊。（2）若出现不良反应，应立即停用并及时就医。（3）口腔苦味为其物理特性，可继续使用。（4）需长时间用药，应先检查眼部，并密切注意视觉功能，一旦出现异常立即停药。同时服用维生素C和维生素B。（5）应避光、避热，在常温下保存。本品在启用后最多可使用4周。

【药物相互作用】

与林可霉素、红霉素等大环内酯类药合用可发生拮抗作用，不宜同时使用。

【制剂与规格】

氯霉素滴眼剂（0.25%）：8 mL：20 mg。

左氧氟沙星（Levofloxacin）

【药理作用】

左氧氟沙星为喹诺酮类抗菌药物。能阻碍细菌DNA回旋酶，抑制DNA的合成和复制，导致细菌死亡。抗菌谱较广，对G^+、G^-菌均有较强作用，特别对铜绿假单胞菌作用较强，但对厌氧菌和肠球菌作用差。

【适应证】

用于葡萄球菌、肠球菌、链球菌、铜绿假单胞菌等敏感菌引起的眼部感染，如结膜炎、角膜炎、角膜溃疡、泪囊炎、睑缘炎、睑腺炎等，以及眼科围术期无菌化疗法。

【用法与用量】

滴眼剂：滴入结膜囊内。一次1～2滴，一日3～6次。在炎症急性期可以每15～30 min滴眼1次，对严重者在开始的30 min内可每5 min滴眼1次，病情控制后逐渐减少滴眼次数。

【不良反应】

（1）眼部有轻微的刺激症状，如畏光、暂时性眼热、眼痛、眼睑水肿、干燥及瘙痒，偶见轻微似蛰样的刺激。（2）偶见过敏反应，如皮疹、瘙痒等，甚至出现血压降低、呼吸困难。（3）偶见暂时性视力下降、咽炎及发热、头痛。（4）长期频繁使用偶见胃肠道、神经系统不良反应以及肾损害，并可引起关节病变，抑制骨骼成长等。

【禁忌证】

对本品及喹诺酮类过敏者。

【注意事项】

（1）妊娠期和哺乳期慎用，不推荐1岁以下婴儿使用。（2）不宜长期使用，以免产生耐药性而诱发耐药菌或真菌感染。（3）若出现过敏症状应立即停用。（4）老年人使用应酌情减量。

【药物相互作用】

（1）可增加茶碱的血药浓度。（2）干扰咖啡因的代谢，导致其消除减少。（3）增加抗凝血药华法林及其衍生物的作用。

【制剂与规格】

左氧氟沙星滴眼剂(0.3%)：5 mL∶15 mg；8 mL∶24 mg。

红霉素(Erythromycin)

【药理作用】

红霉素是大环内酯类抗生素。主要作用于细菌细胞核糖体，通过阻碍细胞蛋白质的合成发挥抗菌作用。对 G^+、G^- 球菌作用强，对 G^+ 杆菌也有抗菌作用，对耐药金黄色葡萄球菌有效。对沙眼衣原体、支原体和螺旋体等有较强抑制作用。

【适应证】

用于敏感菌引起的眼部感染，如沙眼、结膜炎、角膜炎、睑缘炎等。也用于预防新生儿淋球菌及沙眼衣原体眼部感染。

【用法与用量】

眼膏剂：一次挤出约1 cm长的眼膏涂入下结膜囊内，闭眼约1 min，一日2～3次。最后一次宜在睡前用，或只在睡前使用。

【不良反应】

偶见眼睛发红、刺痛等过敏反应，并可出现自觉的假性视物不清(短时间视力改变)。

【禁忌证】

对本品过敏者；过敏体质者。

【注意事项】

（1）避免接触其他黏膜，如口、鼻黏膜。（2）用药部位若有烧灼感、瘙痒、红肿等情况应立即停药，并将局部药物洗净。（3）妊娠期和哺乳期应在医生指导下使用，儿童须在成人监护下使用。（4）如正在使用其他药品，使用本品前应咨询医师或药师。

【药物相互作用】

不可与氯霉素滴眼剂同用。

【制剂与规格】

红霉素眼膏(0.5%)：1 g：5 mg；2 g：10 mg；2.5 g：12.5 mg。

阿昔洛韦(Aciclovir)

【药理作用】

阿昔洛韦阻止病毒 DNA 合成，为高效广谱抗病毒药。对单纯疱疹病毒Ⅰ、Ⅱ型均有效，对水痘－带状疱疹病毒也有效，而对 EB 病毒及巨细胞病毒作用较弱。

【药物动力学】

有良好的眼内通透性，角膜、房水可达有效治疗浓度。

【适应证】

用于单纯疱疹或带状疱疹所致的眼部感染(病毒性角膜炎)。

【用法与用量】

滴眼剂：滴入结膜囊内。一次 1～2 滴，q2h。

【不良反应】

(1) 眼局部轻微疼痛和烧灼感，大多可耐受。(2) 偶见浅层点状角膜病变、结膜充血、滤泡性结膜炎、眼睑过敏和泪点阻塞等。(3) 长期频繁使用偶见头晕、头痛、呕吐，暂时性肾功能损害及癫痫样症状。

【禁忌证】

对本品过敏者；有严重并发症者。

【注意事项】

(1) 妊娠期和哺乳期、儿童、肾功能不全者应在医师指导下使用。(2) 本品水溶性差，在寒冷气候下易析出结晶，用时需使之溶解。

【药物相互作用】

尚不明确。

【制剂与规格】

阿昔洛韦滴眼剂(0.1%)：8 mL：8 mg。

利福平(Rifampicin)

【药理作用】

利福平抑制细菌核糖核酸的合成。抗菌谱较广，对 G^+、G^- 菌及沙眼衣原体和某些病毒均有较强的抑制作用。对结核杆菌敏感，对沙眼衣原体高度敏感，作用强。对金黄色葡萄球菌、链球菌属和肺炎链球菌作用较强。

【适应证】

用于治疗敏感微生物引起的眼部感染，如沙眼、结核性眼病及某些病毒性眼病。

【用法与用量】

滴眼剂：滴入结膜囊内。一次 1～2 滴，一日 4～6 次。用前洗净手，打开上盖可见利福平药丸。不要用手拿药丸，将装有溶剂(无色液体)的瓶塞打开后，将瓶盖上的药丸直接对准瓶口倒入瓶内，振摇使其完全溶解。药液外观呈粉红色。操作时切勿用手碰触药丸及瓶口处，以防污染。治疗沙眼疗程为 6 周。

【不良反应】

(1) 偶见头痛、头晕、嗜睡、畏寒、发热、眶周或眼部水肿、呼吸困难、共济失调等。(2) 可引起皮肤发红或皮疹、瘙痒等。(3) 可能引起白细胞和血小板减少，并导致齿龈出血和伤口愈合延迟等，此时应避免拔牙等手术，刷牙也需谨慎。

【禁忌证】

对本品过敏者；严重肝功能不全者；严重胆道阻塞。

【注意事项】

(1) 妊娠期和哺乳期慎用。(2) 5 岁以下儿童及老年人、乙醇中毒、肝功能不全者慎用。(3) 使用后泪液呈橘红色或红棕色等。

【药物相互作用】

尚不明确。

【制剂与规格】

利福平滴眼剂：10 mL∶5 mg；10 mL∶10 mg。每盒配套包装，包括 1 粒滴丸含利福平 5 mg 或 10 mg；1 瓶装溶剂 10 mL。

‖ 第二节　青光眼用药 ‖

青光眼是一组威胁和损害视神经及视功能的眼病，表现为与病理性眼压升高及房水流畅系数降低有关的致盲性眼病。降低眼内压至靶水平是治疗青光眼的首要任务。青光眼用药可通过不同的作用机制降低眼内压及改善房水流畅系数。常用的药物有拟胆碱药如毛果芸香碱；α 受体激动药如阿可乐定、溴莫尼定等；β 受体拮抗剂如噻吗洛尔、左布诺洛尔、卡替洛尔等；碳酸酐酶抑制剂如乙酰唑胺、布林佐胺等；前列腺素衍生物如拉坦前列素、曲伏前列素、贝美前列素等；高渗脱水剂如甘露醇等。复方制剂有拉坦噻吗、曲伏噻吗、贝美索噻吗洛尔、布林佐胺噻吗洛尔。本节有毛果芸香碱、噻吗洛尔、乙酰唑胺。

毛果芸香碱(Pilocarpine)

【药理作用】

毛果芸香碱为拟胆碱药。能兴奋瞳孔括约肌上M受体，使瞳孔缩小和睫状肌收缩而解除虹膜对小梁网的阻塞，使房角重新开放，增加房水排出率而降低眼压。并使前睫状动脉收缩，脉络膜静脉扩张，眼压下降。

【药物动力学】

维持降眼压作用时间与药物浓度有关。2%滴眼剂30 min房水中药物达峰浓度；1%滴剂约75 min达峰浓度。缩瞳持续时间4～8 h。

【适应证】

(1) 用于急慢性闭角型青光眼、开角型青光眼、某些继发性青光眼等。可与其他缩瞳剂、β受体拮抗剂、碳酸酐酶抑制剂、α受体激动剂或高渗性脱水剂联合使用。(2) 散瞳后，如检眼镜检查后，可用本品滴眼缩瞳以抵消睫状肌麻痹剂或散瞳药的作用。(3) 白内障人工晶状体植入手术中缩瞳。(4) 用于激光虹膜造孔术之前，使虹膜伸展便于激光打孔，以及防止激光手术后的反应性眼压升高。(5) 注射剂可用于阿托品中毒的对症治疗。

【用法与用量】

滴眼剂：滴入结膜囊内。用药次数根据病情决定。为避免吸收过多引起全身副作用，滴眼时要压迫泪囊区3～5 min以减少吸收。(1) 慢性青光眼：0. 5%～4%滴眼剂一次1滴，一日1～4次。(2) 急性闭角型青光眼急性发作期：1%～2%滴眼剂一次1滴，每5～10 min滴入1次，3～6次后改为每1～3 h滴入1次，直至眼压下降到预期水平。若效果不明显，应及时改用其他药物。同时，对侧眼若为临床前期或前驱期，一次1滴，每6～8 h一次，以预防对侧眼闭角型青光眼的发作。(3) 缩瞳：① 手术前缩瞳，1%～2%滴眼剂一次1滴，4～6 min一次，共2～3次或根据瞳孔缩小情况而定；② 先天性青光眼前房角切开或外路小梁切开术前，1%滴眼剂一次1滴，1～2次；③ 周边虹膜切除术前，2%滴眼剂一次1滴，4～6 min一次，达到效果满意，一般用4次。(4) 对抗胆碱药的散瞳作用：1%滴眼剂一次1滴，4～6 min滴入1次，共2～3次。

注射剂：(1) 一次2～10 mg皮下注射。(2) 术中稀释后注入前房，剂量根据病情确定。

【不良反应】

(1) 局部用药可出现眼刺痛感、烧灼感，结膜充血、流泪、颞侧或眶周疼痛，视物模糊、暗适应困难。(2) 长期用药能致睫状肌痉挛，诱发近视或使原有近视加重，瞳孔僵直、虹膜睫状体炎、浅表性角膜炎、滤泡性结膜炎、晶状体混浊 以及视网膜脱离、黄斑裂孔等。(3) 少见流涎、出汗、恶心、呕吐、腹泻等。(4) 罕见记忆力障碍甚至精神错乱、头痛、全身无力、肌震颤、脉搏缓慢、血压下降、支气管痉挛、肺水肿、呼吸困难等全身反应。

【禁忌证】

对本品过敏者;不应缩瞳的眼病,如瞳孔阻滞、睫状环阻滞性青光眼、新生血管性和葡萄膜炎性青光眼、老年白内障、可疑视网膜脱离、急性角膜炎、急性结膜炎、虹膜睫状体炎或其他活动性眼内炎症等。

【注意事项】

(1) 妊娠期和哺乳期、儿童、哮喘、消化性溃疡、甲亢慎用。哺乳期使用应暂停哺乳,或改用其他药物。(2) 长期使用会引起瞳孔括约肌纤维化和瞳孔开大肌功能减退,从而导致持续性瞳孔缩小,甚至产生虹膜炎致瞳孔后粘连,影响视野及暗视力;也可能导致房角狭窄、前房变浅、晶状体前移和变厚。故眼前节短者、膨胀期白内障、外伤所致晶状体前移者应联合使用高渗脱水剂等药物,可减轻本品引起的晶状体前移造成前房过浅等作用。(3) 如出现毒性反应,可用抗胆碱药阿托品治疗。(4) 定期检查眼压及视力,根据病情变化及时调整用药及治疗方案。(5) 避免夜间驾驶或从事照明不好的危险职业。(6) 遇光不稳定,应避光保存。

【药物相互作用】

(1) 与噻吗洛尔、拉坦前列素合用,降眼压作用增强。(2) 与碳酸酐酶抑制剂、α受体激动药、高渗性脱水剂合用有协同作用。(3) 局部抗胆碱药可干扰其降眼压作用。全身用抗胆碱药,因到达眼部的浓度很低,通常不影响降眼压作用。(4) 本品水溶液呈弱酸性,勿与碱性药物、碘、阳离子表面活性剂配伍。

【制剂与规格】

(1) 硝酸毛果芸香碱滴眼剂:(0.5%,1%,2%):5 mL;10 mL。(2) 硝酸毛果芸香碱注射液:1 mL:2 mg。

噻吗洛尔(Timolol)

【药理作用】

噻吗洛尔为非选择性β受体拮抗剂,通过减少房水生成而降低眼压。不影响瞳孔,对病理性高眼压及正常眼压均有降低作用。

【药物动力学】

滴眼后20～30 min眼压即开始下降,经1～2 h达作用高峰,可持续12 h以上。长期用药效应会减弱,停用一段时间后再用,仍然有效,即所谓的漂移现象。

【适应证】

适用于各种类型的青光眼及高眼压症的治疗,其中对原发性开角型青光眼有良好的降眼压疗效,对其他类型青光眼加用本品可进一步增强降眼压效果。

【用法与用量】

滴眼剂：滴入结膜囊内。一次1滴，一日2次。滴后用手指压迫内眦角泪囊区3～5 min。如眼压已控制可改为qd。原用其他药物在改用本品时，不宜突然停用原用药，应自滴用本品的第2 d起逐渐停用。对病情较重者，更应谨慎或遵医嘱。

【不良反应】

（1）常见眼局部烧灼感及刺痛、异物感、眼痒、流泪等，偶见视力减退。（2）罕见心动过缓、心脏传导阻滞、心衰、心绞痛等。（3）头晕、嗜睡、失眠、噩梦、抑郁、精神错乱、幻觉等，可使重症肌无力症状加重。（4）罕见支气管痉挛、呼吸困难、鼻腔充血、咳嗽、上呼吸道感染。（5）掩盖糖尿病使用胰岛素或降血糖药后的低血糖症状；掩盖甲亢的心动过速。

【禁忌证】

对本品过敏者；1岁以下婴儿；哮喘或有哮喘病史；重度慢阻肺；窦性心动过缓；二度或三度房室传导阻滞；难治性心衰；心源性休克。

【注意事项】

（1）妊娠期和哺乳期、自发性低血糖及接受胰岛素或口服降血糖药治疗者、甲亢、重症肌无力、心脑血管供血不足、轻中度慢阻肺、支气管痉挛或有病史者、运动员慎用。（2）有心功能不全时避免与钙通道阻滞剂合用。（3）不宜单独用于治疗闭角型青光眼。与其他滴眼剂合用应间隔10 min以上。（4）使用一段时间后降眼压效果减弱或消失，停用一段时间后再用仍然有效，即所谓的漂移现象。（5）全麻前应渐停β受体拮抗剂。（6）出现全身不良反应时应立即停药。（7）需定期复查眼压，根据眼压变化调整用药方案。（8）用前应摇匀，避免瓶口接触眼睛，以防污染。（9）应遮光、密闭保存。

【药物相互作用】

（1）与毛果芸香碱、拉坦前列素合用，降眼压作用增强。（2）不主张两种局部β受体拮抗剂同时应用，因为降低眼压作用不会加强，反而增加药物不良反应。（3）与强心苷类药和钙通道阻滞剂合用可进一步延长房室传导时间，引起房室传导阻滞、左心衰竭及低血压。（4）与肾上腺素合用可引起瞳孔扩大。（5）正在服用儿茶酚胺耗竭药如利血平者，使用时应严密观察，因可引起低血压和明显的心动过缓。

【制剂与规格】

马来酸噻吗洛尔滴眼剂：5 mL：12. 5 mg；5 mL：25 mg。

乙酰唑胺(Acetazolamide)

【药理作用】

乙酰唑胺为碳酸酐酶抑制剂，能减少房水生成。通过抑制睫状体上皮的碳酸酐酶活性，使 HCO_3^- 生成减少，从而减少房水生成 50% ～ 60%，使眼压下降。此外，尚有较弱的利尿作用。

【药物动力学】

口服 0. 5 g 后 1～1. 5 h 起效。2～4 h 达峰浓度，可维持 8～12 h。在 24 h 内给药量的 90% ～100% 以原形经肾排泄，半衰期为 2. 4～5. 8 h。

【适应证】

适用于各种类型青光眼及高眼压症的治疗，也可作为 β 受体拮抗剂的协同用药。

【用法与用量】

口服片剂：与食物同服以减少胃肠道反应。成人，初始剂量一次 0. 25 g，一日 1～4 次，首剂加倍。维持量根据病情决定，尽量使用小剂量使眼压得到控制。儿童，按一次 5～10 mg/kg，一日 2～3 次；或按一日 0. 3～0. 9 g/m^2，分 2～3 次。

【不良反应】

用药时间较长可有：(1) 疲劳、困倦、抑郁、体重减轻、头晕、头痛、性欲减低、颜面及四肢麻木、刺痛感等，偶有听力减退、耳鸣。(2) 金属样味觉、口苦、口渴、恶心、食欲不振、消化不良、腹泻。(3) 多尿、肾绞痛、肾结石、血尿等，罕见肾损害甚至肾衰竭。(4) 可出现暂时性近视、皮疹、剥脱性皮炎。(5) 罕见急性溶血性贫血、中性粒细胞或血小板减少、嗜酸性粒细胞增多、再生障碍性贫血。(6) 引起和加重低钾血症、低钠血症、电解质紊乱及代谢性酸中毒、血糖升高及尿糖。

【禁忌证】

对本品及磺胺类过敏者；妊娠期和哺乳期；肝硬化和肝性脑病；低钾血症；低钠血症；高氯性酸中毒；肾上腺衰竭及原发性慢性肾上腺皮质功能减退症；有尿路结石、菌尿和膀胱手术者；严重糖尿病。

【注意事项】

(1) 肺功能不全、糖尿病、肝肾功能不全者、儿童、老年人慎用。哺乳期使用应暂停哺乳。(2) 前房积血引起的继发性青光眼慎用。(3) 不宜长期使用。若需长期使用要检测血常规、血电解质等。(4) 某些不能耐受或久服无效者，可改用其他碳酸酐酶抑制剂如双氯非那胺。(5) 需长期用药时，除应加服钾盐外，在治疗前还需有 24 h 的眼压、视力、视野、血压、血常规及尿常规等记录，以便在治疗过程中评价疗效及发现可能产生的不良反应，根据病情调整药量。

【药物相互作用】

(1) 与拉坦前列素、甘露醇合用增强降眼压作用。(2) 同时服用等量的碳酸氢钠，可减轻病人的感觉异常和胃肠道症状，还可缓冲电解质失调，减少酸中毒和低钾血症的发生。(3) 与枸橼酸钾合用，不仅能控制眼压，还能防止尿结石的发生。(4) 与促皮质素、糖皮质激素尤其与盐皮质激素合用，可导致严重低钾血症，应注意检测血钾及心脏功能。长期合用可增加低钙血症，导致骨质疏松症甚至骨折，因为这些药物都能增加钙的排泄。（5）与苯丙胺、奎尼丁、抗胆碱药合用，因形成碱性尿本品排泄减少，可使不良反应加重或延长。（6）可降低口服降血糖药和胰岛素的作用。（7）与苯巴比妥、卡马西平、苯妥英钠等合用，可使骨软化病发病率上升。（8）可增加强心苷类药的毒性，易发生低钾血症。

【制剂与规格】

乙酰唑胺片：0. 25 g。

‖ 第三节　其他 ‖

本节有阿托品眼膏、复方托吡卡胺滴眼剂，用于散瞳、调节麻痹；可的松眼膏剂及滴眼剂，用于治疗眼部炎症；康柏西普眼用注射液，用于湿性年龄相关性黄斑变性等引起的黄斑水肿。

阿托品(Atropine)

【药理作用】

阿托品为抗胆碱药，能阻断眼内肌 M 胆碱能受体，使瞳孔括约肌和睫状肌松弛，导致去甲肾上腺素能神经支配的瞳孔开大肌的功能占优势，从而使瞳孔扩大。睫状肌松弛，拉紧悬韧带使晶状体变扁平，减低其屈光度，同时造成调节麻痹。

【药物动力学】

引起瞳孔散大和睫状肌麻痹作用，局部用药后 30 min 起效，持续时间 12～14 d。约 30% 以原形经肾排出，其余为水解和与葡糖醛酸结合为代谢物。

【适应证】

用于散瞳。主要用于角膜炎、葡萄膜炎；散瞳验光；术后防止粘连；继发性青光眼和睫状环阻滞性青光眼的辅助用药等。

【用法与用量】

眼膏剂：适量涂于下结膜囊内，一日 2～3 次，或根据需要使用。儿童验光，一次适量，一日 3 次，检查前 3～5 d 使用。

【不良反应】

（1）用药后瞳孔散大，出现视力模糊、怕光。看近物时模糊，影响学习和工作。（2）长期用药可引起刺激性结膜炎，眼睑发痒、烧灼感、红肿，结膜充血等。（3）经鼻泪管吸收，可产生全身症状，如口干、眩晕、唾液减少、皮肤干燥、面部潮红、心率加快、兴奋、心悸、体温升高。少见皮疹或脱屑。(4) 可引起眼压升高。

【禁忌证】

对本品过敏者；未经手术治疗的闭角型青光眼及40岁以上的浅前房者；前列腺增生明显者；儿童脑外伤及痉挛性瘫痪者；唐氏综合征。

【注意事项】

(1) 角膜穿孔或即将穿孔的角膜溃疡慎用。(2) 妊娠期和哺乳期、婴幼儿、老年人慎用。哺乳期使用应暂停哺乳。(3) 脑损害、心脏病、胃食管反流病、食管与胃的运动减弱、下食管括约肌松弛、溃疡性结肠炎慎用。(4) 用药后调节力丧失，短时间内避免开车、操作机器和进行有危险的工作，在阳光或强光下戴太阳镜。(5) 对正常房角者无明显影响，但对40岁以上的具有窄房角、浅前房者，可使眼压明显升高，易诱发青光眼急性发作，不可使用。(6) 出现眼睑过敏反应或接触性皮炎应立即停药。

【药物相互作用】

(1) 与尿碱化药、含镁或钙的抗酸药、碳酸酐酶抑制剂、碳酸氢钠、枸橼酸盐等合用，本品排泄延迟，作用时间与副作用增加。(2) 其他抗胆碱药、金刚烷胺、扑米酮、普鲁卡因胺、吩噻嗪类、三环类抗抑郁药、单胺氧化酶抑制剂可增加其尿储留、便秘、口干等不良反应或副作用。(3) 新斯的明、毒扁豆碱、毛果芸香碱对其有对抗作用。

【制剂与规格】

硫酸阿托品眼膏(1%)：2 g；3 g。

复方托吡卡胺(Compound Tropicamide)

【药理作用】

复方托吡卡胺为托吡卡胺和盐酸去氧肾上腺素组成的复方制剂。前者具有阿托品样抗胆碱作用，有散瞳及调节麻痹效应。后者主要激动α受体，有散瞳及局部血管收缩效应。药物吸收后引起散瞳、调节麻痹及局部血管收缩。合用有协同作用，可减少用量及减轻不良反应。

【药物动力学】

滴眼后5～10 min开始散瞳，15～20 min作用达峰值，维持1.5 h，停药5～10 h瞳孔恢复至滴药前。

【适应证】

用于诊断及治疗为目的的散瞳、调节麻痹。

【用法与用量】

滴眼剂：滴入结膜囊内。(1) 散瞳检查：一次1滴，间隔5 min再滴第2次，15～20 min后即可作散瞳检查。(2) 屈光检查：一次1滴，每5 min滴眼1次，连续滴

4 次，20 min 后可作屈光检查。

【不良反应】

（1）偶见眼局部刺激症状如眼睑红肿，全身红肿、皮疹等过敏症状，罕见过敏性休克。（2）可诱发急性闭角型青光眼大发作，也可能使开角型青光眼眼压暂时轻度升高。

【禁忌证】

对本品过敏者；未经手术治疗的闭角型青光眼。

【注意事项】

（1）有眼压升高因素的房角狭窄、浅前房者慎用，必要时测量眼压或用缩瞳药。（2）高血压、动脉硬化、冠状动脉供血不足、糖尿病、甲亢慎用。（3）具有作用强、起效快、持续时间短的特点，但瞳孔散大后有 5～10 h 的畏光及近距离阅读困难。（4）婴幼儿有脑损伤、痉挛性麻痹、唐氏综合征反应避免使用。（5）有未成熟新生儿滴药后发生心率减缓、呼吸停止的报道，应谨慎。（6）由于存在残余调节力，故不适合于 12 岁以下儿童散瞳验光。（7）若出现不良反应，如过敏症状、眼压升高等应立即停药并对症处理。

【药物相互作用】

与单胺氧化酶抑制剂或三环类抗抑郁药合用可引起血压升高。

【制剂与规格】

复方托吡卡胺滴眼剂：1 mL；5 mL。每 1 mL 含托吡卡胺 5 mg，盐酸去氧肾上腺素 5 mg。

可的松(Cortisone)

【药理作用】

可的松为糖皮质激素类药。有抗炎、抗过敏和免疫抑制、改善新陈代谢等作用。对抗细菌内毒素对眼部细胞的损害，能抑制结缔组织的增生及上皮生长，减少炎性渗出，并能抑制组胺及其他毒性物质的形成与释放等。

【适应证】

用于角膜基质炎、巩膜炎、虹膜炎、交感性眼炎、过敏性结膜炎、内眼手术后等。

【用法与用量】

滴眼剂：滴于结膜囊。一次 1～2 滴，一日 2～3 次。眼膏剂：适量涂于下结膜囊内，tid，或每天晚睡前用。

【不良反应】

长期频繁用药可能发生。（1）眼压升高或视野缺损，导致激素性青光眼，但所引起的眼压升高是可逆的，停药后可恢复正常。但青光眼导致的视功能损害往往是不可逆的。(2) 罕见引发视神经损害、视力下降以及引发白内障。(3) 偶见继发性眼部感染，如诱发角膜疱疹、角膜真菌感染及延迟角膜伤口愈合等。(4) 过量使用可引起全身性不良反应。

【禁忌证】

对本品过敏者；单纯疱疹性角膜炎或溃疡性角膜炎；眼部真菌感染。

【注意事项】

(1) 妊娠期和哺乳期慎用，确有需要时不可频繁、长期使用；儿童慎用。(2) 连续用药不超过 2 周。(3) 用药时勿将管口接触手及眼睛。(4) 细菌性或病毒性感染不宜单独使用，应与抗感染药物合用。(5) 用药期间应密切观察眼压。(6) 不可突然停药，应逐渐减停。

【药物相互作用】

尚不明确。

【制剂与规格】

(1) 醋酸可的松眼膏(0.25%，0.5%，1%)：1 g；2 g；4 g。(2) 醋酸可的松滴眼剂(0.5%)：3 mL：15 mg。

康柏西普(Conbercept)

【药理作用】

康柏西普是新一代抗血管内皮生长因子(VEGF)的融合蛋白，通过结合 VEGF，竞争性地抑制 VEGF 与受体结合并阻止 VEGF 家族受体的激活，从而抑制内皮细胞增殖和病理性新生血管生长，达到治疗目的。

【药物动力学】

经玻璃体腔内注射，主要在局部发挥作用。玻璃体腔内的药物浓度很低。而且本品作为 142×10^3 的生物大分子，很难透过正常的血眼屏障。

【适应证】

用于治疗湿性年龄相关性黄斑变性、糖尿病及视网膜静脉阻塞(RVO)等引起的黄斑水肿(DME)及新生血管性疾病。

【用法与用量】

眼用注射剂：玻璃体腔内注射给药。应在有玻璃体腔内注射技术的眼科医师操作。推荐给药方案为：初始 3 个月，每个月玻璃体腔内给药 1 次，单眼一次 0.5～1 mg，之后每 3 个月玻璃体腔内给药 1 次。

【不良反应】

（1）常见注射部位结膜出血、结膜充血和眼内压增高。程度较轻，大多数无需治疗即可恢复。（2）少见结膜炎、玻璃体混浊、视觉灵敏度减退、前房闪辉、白内障和角膜上皮缺损等。（3）偶见虹膜睫状体炎、葡萄膜炎、视网膜破裂、眼内炎等。

【禁忌证】

对本品过敏者；眼部或眼周感染；活动性眼内炎症。

【注意事项】

（1）妊娠期和哺乳期避免使用，除非利大于弊。（2）用药后可引起眼压升高，因此须同时对眼压和视神经乳头的血流灌注进行监测和治疗。（3）注射后1周内注意监测视力变化情况，若出现显著的视力下降，要小心眼内炎，以便早期发现感染并治疗。（4）两次注射间隔时间不得小于1个月。（5）有出现潜在免疫反应的可能。（6）在给药前后的28d已接受或计划接受眼科手术，应暂停用药。（7）用药后可引起短暂的视觉障碍，不得驾驶和机械操作。（8）在2℃～8℃避光保存和运输，不得冷冻。

【药物相互作用】

不得与其他抗血管内皮生长因子的药物局部或全身同时使用。

【制剂与规格】

康柏西普眼用注射液：10 mg/mL，0.2毫升/支。

（李良平）

第二十三章

耳鼻喉科用药

本章有麻黄碱滴鼻剂、羟甲唑啉滴鼻剂和鼻喷雾剂，用于鼻炎、鼻窦炎、鼻充血等；氧氟沙星滴耳剂，用于中耳炎、外耳道炎、鼓膜炎。抗眩晕药地芬尼多，用于多种原因所致的眩晕、恶心和呕吐等。丙酸氟替卡松、糠酸莫米松鼻喷雾剂用于季节性或常年性变应性鼻炎。

麻黄碱(Ephedrine)

【药理作用】

麻黄碱作为血管收缩药鼻腔内用药，通过激动α受体引起血管收缩。其血管收缩作用比较持久而缓和，对鼻黏膜上皮纤毛活动影响较少。减轻局部炎症，减轻鼻黏膜充血肿胀，缓解鼻塞，促进鼻窦引流，改善鼻腔通气。

【适应证】

用于急、慢性鼻炎及鼻窦炎，缓解鼻黏膜充血肿胀引起的鼻塞，减少鼻腔分泌物。也用于鼻出血辅助治疗。

【用法与用量】

滴鼻剂：滴鼻，每侧一次2～4滴，一日3～4次。连续使用一般不超过3 d。滴药前把鼻涕尽量擤干净。若鼻腔有干痂，可用温盐水清洗，待干痂变软取出后再滴药。滴药时平卧，肩背部垫高，头往后仰起，鼻孔朝上，双侧鼻腔同时滴药，然后轻轻按压双鼻翼，左右摇头数次，使药液充分到达病灶，3～5 min后再坐起。鼻窦炎滴完药应保持原体位3～5 min，药物到达副鼻窦开口，使窦口黏膜收缩，窦腔内的分泌物容易流出。此时把鼻腔中的分泌物擤干净，再滴一次药。药液可经窦口进入窦腔，起到消炎作用。

【不良反应】

（1）偶见轻微烧灼感、干燥感、头痛、头晕、心率加快。（2）频繁、长期使用对鼻黏膜有损害，可致药物性鼻炎。(3) 偶见心悸、焦虑不安、失眠等。

【禁忌证】

对本品过敏者；鼻腔干燥；萎缩性鼻炎。

【注意事项】

(1) 妊娠期、儿童、运动员、冠心病、高血压、甲亢、糖尿病、闭角型青光眼慎用。(2) 连续使用不超过 3 d。频繁、连续长时间使用可产生“反跳”现象，出现更为严重的鼻塞，并可导致鼻黏膜损伤。

【药物相互作用】

不能与单胺氧化酶抑制剂、三环类抗抑郁药合用。

【制剂与规格】

盐酸麻黄碱滴鼻剂(1%)：8 mL∶80 mg；10 mL∶100 mg。

氧氟沙星(Ofloxacin)

【药理作用】

氧氟沙星抗菌谱较广，对葡萄球菌属、链球菌属、变形杆菌属、铜绿假单胞菌、流感嗜血杆菌等具有抗菌活性。

【适应证】

用于敏感菌引起的中耳炎、外耳道炎及鼓膜炎。

【用法与用量】

滴耳液：用药前将耳内脓液拭净。患耳朝上滴入耳内。成人一次 6～10 滴，儿童一次 3～5 滴，一日 2～3 次。滴耳后进行耳浴约 10 min。头位恢复后可用药棉拭去流出的药液和感染性分泌物。根据症状适当增减滴耳次数。疗程一般不超过 4 周。

【不良反应】

偶见短暂灼痛及瘙痒感，药液较凉时可能引起眩晕。

【禁忌证】

对本品及喹诺酮类过敏者。

【注意事项】

(1) 妊娠期慎用。一般不用于婴幼儿。(2) 用于中耳炎局限在中耳黏膜部位的局部治疗。若炎症已蔓延及鼓室周围时，除局部治疗外，成人应同时口服喹诺酮类药(18 岁以下禁用)或其他抗菌药物。(3) 出现过敏症状时应立即停药。(4) 疗程不宜超过 4 周。(5) 使用时若药温过低，可能会引起眩晕。因此，使用温度应接近体温。

【药物相互作用】

长期大量使用经局部吸收后，可产生与全身用药相同的药物相互作用，如可使环孢素、丙磺舒等血药浓度升高，干扰咖啡因的代谢等。

【制剂与规格】

氧氟沙星滴耳剂(0.3%)：5 mL：15 mg。

地芬尼多(Difenidol)

【药理作用】

地芬尼多能改善椎基底动脉血流量，调节前庭系统功能，抑制其冲动。抑制呕吐中枢或延髓催吐化学敏感区，有较强的抗眩晕及止吐作用，尤其对内耳前庭和迷路引起的眩晕和呕吐有效。有较弱的周围性抗M受体作用。无明显镇静催眠作用。

【药物动力学】

口服吸收较完全，1.5～3 h达峰浓度，半衰期为4 h。＞90%以原形经肾排泄。

【适应证】

防治多种原因或疾病引起的眩晕、恶心与呕吐，如缺血性脑血管病、梅尼埃病、自主神经功能紊乱、颈性眩晕、血压异常、放化疗等，以及晕动病如乘车、乘船、乘机等。

【用法与用量】

口服片剂：成人，一次25～50 mg，tid。预防晕动病应在出发前30 min服用。6月龄以上儿童，按一次0.9 mg/kg，tid。

【不良反应】

(1)常见口干、心悸、头昏、头痛、嗜睡、不安和轻度胃肠不适。(2)偶见幻听、幻视、定向力障碍、精神错乱、抑郁等。(3)罕见皮疹、一过性低血压。

【禁忌证】

对本品过敏者；6月龄以内婴儿；严重肾功能不全者。

【注意事项】

妊娠期、青光眼、肾功能不全者、胃肠道或泌尿道梗阻性疾病、心动过速者慎用。出现精神紊乱或严重不良反应时，立即停药并及时就医。

【药物相互作用】

可降低阿扑吗啡治疗中毒时的催吐作用。

【制剂与规格】

盐酸地芬尼多片：25 mg。

羟甲唑啉(Oxymetazoline)

【药理作用】

羟甲唑啉为咪唑啉类衍生物，具有良好的外周血管收缩作用。直接激动血管 α_1 受体而引起鼻腔黏膜血管收缩，从而减轻炎症所致的充血和水肿。

【药物动力学】

经鼻给药由鼻黏膜吸收，局部起效迅速（1～5 min），作用可持续 8～12 h。给药后 72 h，给药量的 30% 以原形经肾排出，10% 的原形随粪便排泄。原形消除半衰期为 5～8 h。

【适应证】

（1）急性鼻炎，慢性单纯性鼻炎，急、慢性鼻窦炎。（2）变态反应性鼻炎（过敏性鼻炎）、鼻息肉。（3）气压损伤性病变，如航空性鼻窦炎、航空性中耳炎。（4）其他疾病，如鼻出血、鼻阻塞、打鼾和其他鼻阻塞性疾病。

【用法与用量】

滴鼻剂和鼻喷雾剂：鼻腔内用药。一日 2 次，于早晨和睡前各一次。连续使用不得超过 7 d。若需长时间用药，可采取连续使用 7 d 停药数天（2～3 d）再使用的间断性用药方式。

成人和 6 岁以上儿童：滴鼻剂：鼻腔内滴入。每侧鼻腔一次 1～3 滴。鼻喷雾剂：鼻腔内吸入，将 1/4 喷头伸入鼻孔内，按压喷头吸入鼻腔内。每侧鼻腔一次 1～3 喷。2～6 岁儿童：酌情减量。

【不良反应】

少见轻微烧灼感、针刺感、鼻黏膜干燥以及头痛、头晕、心率加快等反应。用药过频易致反跳性鼻充血，久用可致药物性鼻炎。

【禁忌证】

对本品过敏者；鼻腔干燥；萎缩性鼻炎；妊娠期；2 岁以下儿童。

【注意事项】

（1）哺乳期、高血压、冠心病、甲亢、糖尿病慎用。（2）6 岁以下儿童慎用喷雾剂。（3）不可大剂量长期连续应用，每次连续使用不 > 7 d。

【药物相互作用】

（1）禁止与单胺氧化酶抑制剂、三环类抗抑郁药同时使用。（2）不可同时使用其他收缩血管类滴鼻剂。

【制剂与规格】

（1）盐酸羟甲唑啉滴鼻剂：3 mL : 1. 5 mg; 5 mL : 2. 5 mg; 10 mL : 5 mg。（2）盐酸羟

甲唑啉喷雾剂：5 mL：2. 5 mg；10 mL：5 mg。

丙酸氟替卡松(Fluticasone Propionate)

【药理作用】

丙酸氟替卡松为糖皮质激素类药，具有强效的局部抗炎与抗过敏作用。与糖皮质激素受体亲和力较高，局部抗炎作用较强。可能是通过抑制磷脂酶 A_2 而影响前列腺素、白三烯等炎性介质的合成，从而发挥抗炎作用。

【药物动力学】

吸入给药生物利用度在 12%～26%。起效较慢，数天后才能产生明显疗效。

【适应证】

本品鼻喷雾剂用于预防和治疗季节性变应性鼻炎（包括花粉症）和常年性变应性鼻炎。

【用法与用量】

鼻喷雾剂：鼻腔内喷入。用前轻轻摇动药瓶。

成人和 12 岁以上儿童：每侧鼻腔一次各 2 喷（100 μg），qd，以早晨用药为好。个别需要一日 2 次，早、晚各 1 次。每侧鼻腔一日最大量不 > 4 喷（200 μg）。当症状得到控制时，维持量为每侧鼻腔各 1 喷（50 μg），qd。若症状复发，可相应增加剂量，每侧鼻腔一日最大量不 > 4 喷（200 μg）。老年人不需作剂量调整。

4～11 岁的儿童：每侧鼻腔一次各 1 喷（50 μg），qd，每侧鼻腔最大剂量不 > 2 喷（100 μg）。维持量同成人。

【不良反应】

（1）鼻腔干燥感、喷嚏。（2）轻微的血性分泌物或鼻出血。（3）偶见荨麻疹、皮疹、皮炎、血管性水肿。（4）罕见溃疡和鼻中隔穿孔。

【禁忌证】

对本品及所含成分过敏者。

【注意事项】

（1）妊娠期和哺乳期、肺结核、糖尿病、全身性感染、过敏体质者、运动员慎用。（2）已经全身应用糖皮质激素类药并造成肾上腺功能损伤者，改用本品局部治疗时，也应注意检查垂体-肾上腺系统功能。（3）大剂量长期使用时亦可出现糖皮质激素引起的全身不良反应。

【药物相互作用】

强效 CYP 抑制剂如酮康唑、利托那韦可抑制本品代谢，使其生物利用度及血药浓度升高，增加其引起全身不良反应的危险性，应避免合用。

【制剂与规格】

丙酸氟替卡松鼻喷雾剂（0.05%）：每喷 50 μg。

糠酸莫米松（Mometasone Furoate）

【药理作用】

糠酸莫米松为局部用糖皮质激素，发挥局部抗炎的剂量并不引起全身作用。起效快，能显著改善各种鼻部症状以及眼部症状。为无味剂型，对鼻黏膜刺激更小，病人依从性良好。

【药物动力学】

吸入给药起效较快，首次给药后 12 h 可产生明显疗效。

【适应证】

用于治疗成人、青少年和 3 岁以上儿童季节性或常年性鼻炎。

【用法与用量】

鼻喷雾剂：鼻腔内喷雾吸入。一日只喷入 1 次。首次使用时，通常先手揿喷雾器 6～7 次作为启动，直至看到均匀的喷雾，然后鼻腔内喷入给药。对于曾有中、重度季节性变应性鼻炎，在花粉季节开始前 2～4 周作预防性治疗。

成人和 12 岁以上儿童：常用量为每侧鼻腔 2 揿（100 μg），总量 200 μg。症状控制后，可减至每侧鼻腔 1 揿（50 μg），总量 100 μg，即能维持疗效。若症状未被有效控制，可增量至每侧鼻孔 4 揿（200 μg）的最大量，总量 400 μg。在症状控制后减小剂量。3～11 岁的儿童：常用量为每侧鼻腔 1 揿（50 μg），qd，总量 100 μg。

【不良反应】

（1）少见局部症状，如鼻出血、带血黏液和血斑。（2）咽炎、鼻灼热感及鼻部刺激感。（3）儿童可有头痛。（4）罕见过敏反应和血管性水肿。

【禁忌证】

对本品及所含成分过敏者；鼻黏膜局部感染未经治疗者。

【注意事项】

（1）妊娠期和哺乳期、肺结核、过敏体质者慎用。（2）未经治疗的真菌、细菌、全身性病毒感染，以及眼单纯疱疹慎用。（3）对于新近接受鼻部手术或受外伤，在伤口愈合前不应使用本品。（4）使用达数月或更长时间，应定期检查鼻黏膜。（5）如果鼻咽部发生局部真菌感染或持续存在鼻咽部刺激，应停用并给予适当治疗。（6）大剂量长期使用时亦引起继发感染，应当注意。

【药物相互作用】

与氯雷他定合用有协同作用。

【制剂与规格】

糠酸莫米松鼻喷雾剂（0.05%）：每揿 50 μg。每支 60 揿；120 揿。

（于 伟 杨 杰 刘 楠 陈华良）

第二十四章

妇产科用药

‖ 第一节　子宫收缩药 ‖

子宫收缩药为选择性子宫平滑肌兴奋药。由于药物的不同、剂量的不同，以及子宫的生理状态不同，用药后可表现为子宫节律性收缩或强直性收缩。节律性收缩作用，用于产前的催产、引产及流产；强直性收缩作用，则多用于产后止血或产后子宫复原。本节有缩宫素、麦角新碱、垂体后叶素、米非司酮、米索前列醇、卡前列甲酯、依沙吖啶。

缩宫素(Oxytocin)

【药理作用】

缩宫素又称催产素(pitocin)，为多肽类激素子宫收缩药。其作用机制为刺激子宫平滑肌收缩，模拟正常分娩的子宫收缩作用，导致子宫颈扩张。对子宫收缩的强度，取决于子宫的生理状态和用药剂量。子宫对其反应在妊娠过程中逐渐增加，足月时达高峰。小剂量可激发并增强子宫的节律性收缩，其性质和正常分娩相似，故可用于引产和临产后子宫收缩乏力时加强宫缩；大剂量则引起子宫强直性收缩，压迫子宫肌肉内的血管而止血，可用于产后出血或难免流产及不全流产后的出血。刺激乳腺的平滑肌收缩，有助于乳汁自乳房排出，但并不增加乳腺的乳汁分泌量。

【药物动力学】

滴鼻经黏膜吸收快，作用时效约 20 min。肌注在 3～5 min 起效，作用持续 30～60 min。静滴立即起效，15～60 min 内子宫收缩的频率与强度逐渐增加，然后稳定，滴注完毕后20 min，其效应逐渐减退。半衰期为1～6 min。经肝、肾代谢，经肾排泄，极少量为原形。

【适应证】

用于催产、引产、产后及流产后因宫缩无力或缩复不良而引起的子宫出血。了解胎盘储备功能(缩宫素激惹试验)。滴鼻可促使排乳。

【用法与用量】

注射剂:静脉滴注、肌内注射、滴鼻。用于引产或催产,必须稀释后作静滴,不可肌注。因肌注用量难以调节,可造成子宫收缩过强及胎儿窘迫。静滴时需用滴速调节器控制用量。(1) 引产或催产:一次 2.5～5 U,用 0.9%氯化钠或 5%葡萄糖溶液稀释为 0.005～0.01 U/mL 后缓慢静滴。初始滴速按 0.001～0.002 U/min,每 15～30 min 增加 0.001～0.002 U,直至达到宫缩与正常分娩期相似,最快滴速不 > 0.02 U/min,通常为 0.002～0.005 U/min。(2) 控制产后出血:按 0.02～0.04 U/min 滴速静滴。胎盘排出后肌注 5～10 U。

【不良反应】

(1) 偶见恶心、呕吐、心率增快或心律失常。(2) 可能引起过敏反应如皮疹、药物热、面部潮红或苍白、气喘、心悸、胸闷、腹痛、过敏性休克。(3) 大剂量时可引起高血压或水钠潴留,新生儿可出现低钠血症、惊厥,可因宫缩过强而引起相关并发症,如子宫破裂、胎儿窘迫等。(4) 罕见血栓形成。

【禁忌证】

对本品过敏者;骨盆过窄;产道受阻;明显头盆不称及胎位异常;脐带先露或脱垂;完全前置胎盘;前置血管;胎儿窘迫;宫缩过强;子宫收缩乏力反复用药无效;产前出血与胎盘早剥;多胎妊娠;羊水过多、严重妊娠期高血压疾病;需要立即手术的产科急症;有剖宫产史、子宫肌瘤剔除术史。

有用过前列腺素类药,因两种药物的作用叠加,在阴道用前列腺素类药的 6 h 内禁用。

【注意事项】

(1) 本品只能在医院有医护监测时才能给药。产前使用时禁止快速静脉注射和肌内注射。(2) 下列情况慎用:心脏病、临界性头盆不称、部分性前置胎盘、早产、胎头未衔接、胎位或胎儿的先露部位不正常、宫颈癌、多胎经产、子宫过大、曾有宫腔内感染史、宫颈曾经手术、妊娠年龄已超过 35 岁,应警惕胎儿异常及子宫破裂的可能。(3) 用于催产时须明确指征并在密切监护下进行,以免产妇和胎儿发生危险。(4) 有心脏病、肾脏病、高血压者,要减小用量。(5) 遇有宫缩乏力,用药不超过 6～8 h。(6) 骶管阻滞时用缩宫素可发生重度高血压,甚至脑血管破裂。(7) 用药前和用药时需检查及监护:子宫收缩频率、持续时间及强度,孕妇脉搏及血压,胎儿心率,静止期间子宫平滑肌张力,胎儿成熟度,骨盆大小及胎先露下降情况,出入液量的平衡尤其是长时间使用者。(8) 当出现宫缩过强或胎儿窘迫时必须立即停药。(9) 静滴时出现胎儿心率明显下降,则表示子宫胎盘储备不足,应终止妊娠。(10) 不得用于选择性引产。

【药物相互作用】

（1）碳氢化合物类吸入全麻药吸入全麻时，使用缩宫素可导致产妇出现低血压、窦性心动过缓、房室节律失常。（2）恩氟烷浓度 > 1.5%，氟烷浓度 > 1%吸入全麻时，子宫对缩宫素的效应减弱。恩氟烷浓度 > 3%可消除反应，并可导致子宫出血。（3）不可与其他子宫收缩药同用，因可使子宫张力过高，甚至发生子宫破裂、宫颈撕裂。（4）与前列腺素类合用可使二者作用增强，经阴道使用前列腺素类药的6 h内禁用本药。

【制剂与规格】

缩宫素注射液：1 mL∶5 U；1 mL∶10 U。

麦角新碱(Ergometrine)

【药理作用】

麦角新碱为子宫收缩药，可直接作用于子宫平滑肌，作用强而持久。大剂量可使子宫平滑肌强直收缩，能使胎盘种植处子宫肌内血管受到压迫而止血，在妊娠后期子宫对其敏感性增加。

【药物动力学】

肌注吸收快而完全，2～3 min后开始宫缩，作用持续3 h。静注后立即见效，作用持续约45 min，节律性收缩可持续3 h。在肝内代谢，经肾随尿排出。

【适应证】

用于防治产后或流产后子宫收缩无力或缩复不良所致的子宫出血；产后子宫复原不良，加速子宫复原。

【用法与用量】

注射剂：肌内注射、静脉注射。（1）用于产后出血、子宫复原不全。一次0.2 mg肌注。必要时2～4 h重复注射1次，最多5次。或每次用量加入25%葡萄糖溶液20 mL中缓慢静注，静注时间 > 1 min。（2）子宫颈注射：用于产后止血。一次0.2 mg注射于子宫颈左右两侧。

【不良反应】

（1）由于产后或流产后子宫出血的用药时间较短，不良反应较其他麦角生物碱少。静脉给药可有头痛、头晕、耳鸣、腹痛、恶心、呕吐、胸痛、心悸、呼吸困难、心动过缓。也有可能突然发生重度高血压，在用氯丙嗪后可有所改善甚至消失。（2）若使用不当，可能发生麦角样中毒，表现为持久腹泻、手足和下肢皮肤苍白、发冷、心跳弱、持续呕吐、惊厥。

【禁忌证】

胎儿娩出前；胎盘未剥离娩出前；妊娠期及合并严重妊娠期高血压疾病。

【注意事项】

不得过量或过长时间用药，超量时可发生麦角样中毒及麦角性坏疽。下列情况应尽量避免使用：（1）冠心病，血管痉挛时可导致心肌梗死。（2）肝肾功能不全者。（3）重度高血压与妊娠期高血压疾病。（4）低钙血症。（5）可能加重闭塞性周围血管病。（6）血流感染。

【药物相互作用】

（1）不得与其他血管收缩药或局麻药液中含有的血管收缩药以及升压药合用。（2）避免与其他麦角碱制剂同用。（3）使用本品时勿用强心苷类药。

【制剂与规格】

马来酸麦角新碱注射液：1 mL：0. 2 mg；1 mL：0. 5 mg。

垂体后叶注射液(Posterior Pituitary Injection)

【药理作用】

垂体后叶注射液含缩宫素和抗利尿激素。缩宫素又称催产素，主要用于引产。抗利尿激素又称加压素，能收缩血管，使血压升高，主要用于治疗尿崩症和肺出血。

对平滑肌有强烈收缩作用，尤其对血管及子宫作用更强。由于剂量不同，可引起子宫节律收缩至强直收缩。对肠道及膀胱亦能增加张力而使其收缩。此外，尚有抗利尿作用。

【药物动力学】

肌注吸收良好，3～5 min 开始起效，可维持 20～30 min。静注或静滴起效更快，但维持时间很短。不与血浆蛋白结合，消除半衰期约为 20 min，大部分经肝和肾脏清除。

【适应证】

（1）产后出血、产后子宫复原不全，促进宫缩、引产。（2）咯血及门静脉高压引起的消化道出血。（3）术后肠麻痹和尿潴留。（4）治疗尿崩症。

【用法与用量】

注射剂：皮下注射、肌内注射、静脉注射、静脉滴注。（1）引产或催产：一次 2. 5～5 U，用 0. 9% 氯化钠溶液稀释至 0. 01 U/mL。开始时滴速不超过 0. 001～0. 002 U/min，每 15～30 min 增加 0. 001～0. 002 U，至达到宫缩与正常分娩期相似，最快滴速不超过 0. 02 U/min，通常为 0. 002～0. 005 U/min。（2）控制产后出血：滴速按 0. 02～0. 04 U/min，胎盘排出后可肌注 5～10 U。（3）产后子宫出血：须在胎儿和胎盘均已娩出后再肌注 10 U，如作预防性用药，可在胎儿前肩娩出后立即静注 10 U。（4）临产阵缩弛缓不正常者：偶尔亦用于催产，但需慎用。一次 5～10 U，以 5% 葡萄糖溶液 500 mL 稀释后缓慢滴注，并严密观察。（5）咯血：6～12 U 加入 0. 9% 氯化钠或5%葡萄糖溶液500 mL中缓慢滴注；或5 U加入5%葡萄糖溶液20 mL中缓慢静注，大咯血可静注10 U。（6）门静脉高压食管胃底静脉曲张破裂出血：6～12 U溶于5%葡萄糖溶液200 mL中，以0.2 U/min缓慢持续滴注，视治疗反应，可逐渐增加滴速至0.4 U/min。必要时每3～4 h可重复应用，但每日用药次数以不超过3次为宜。

【不良反应】

偶见面色苍白、出汗、心悸、胸闷、腹痛、过敏性休克等，应立即停药。

【禁忌证】

（1）对本品过敏者；高血压；冠心病；心力衰竭；肺心病。（2）胎位不正、骨盆过窄、产道阻碍等禁用本品引产。

【注意事项】

（1）肾炎、心肌炎、血管硬化、双胎、羊水过多、子宫膨胀过度、子宫颈尚未完全扩大不宜用。（2）用药后若出现面色苍白、出汗、心悸、胸闷、腹痛、过敏性休克等应立即停药。（3）治疗食管胃底静脉曲张破裂出血，与硝酸甘油5～10 μg/min合用，可减少部分不良反应，提高止血效果。（4）用于催产时须明确指征，并在密切监护下进行。

【药物相互作用】

同缩宫素（参阅缩宫素）。

【制剂与规格】

垂体后叶注射液：0.5 mL：3 U；1 mL：6 U。

米非司酮（Mifepristone）

【药理作用】

米非司酮为孕激素受体水平的拮抗剂，具有终止早孕、抗着床、诱导月经及促进宫颈成熟等作用。抗早孕机制主要是通过与孕酮竞争受体，使孕酮维持蜕膜发育的作用受到抑制，胚囊从蜕膜剥离。能明显增加妊娠子宫对前列腺素类药米索前列醇的敏感性，二者序贯用药，可提高完全流产率。

【药物动力学】

口服吸收迅速，有首过消除。半合成及合成米非司酮达峰时间分别为1.5 h和0.8 h，峰浓度分别为0.8 μg/mL和2.34 μg/mL，但有明显个体差异。用药后72 h仍可维持约0.2 μg/mL。口服1～2 h后血中代谢物水平可超过母体化合物，其中90%在肝内代谢，然后经胆汁随肠道排出，其余经肾排泄。在体内消除缓慢，半衰期β相20～34 h。

【适应证】

与前列腺素类药米索前列醇序贯使用，用于终止停经49 d内的妊娠。

【用法与用量】

口服片剂:(1) 终止妊娠:停经 ≤ 49 d之健康早孕妇女,空腹或进食 2 h 后服。每次服药后禁食 2 h。方法 1:一次 25 mg,bid,连服 3 d,总量 150 mg。方法 2:一次 25～50 mg,bid,连服 2～3 d,总量 150 mg。方法 3:一次 200 mg 顿服。随后于第 3d 或第 4 d 清晨或上午 8 时于阴道后穹窿放置卡前列甲酯栓 1 枚 0.5 mg 或 1 mg,或口服米索前列醇片 0.4～0.6 mg。卧床休息 1～2 h,观察 6 h。注意用药后出血情况,有无胎囊排出和副作用。对总量 150 mg 不能耐受的,可把总量减至 75 mg。服药前、后 2 h 禁食,第 1 d 晨服 30 mg,12 h 后服 15 mg,第 2 d 晨服 15 mg,12 h 后服 15 mg,总量 75 mg。于第 3 d 清晨口服米索前列醇 0.6 mg。(2) 紧急避孕:用于无保护性生活后或避孕措施失败后,如避孕套破损、滑脱,体外排精失败,安全期计算错误等,72 h 内服用 25 mg,最好在空腹或餐后 2 h 服。服药后禁食 2 h。作为预防妊娠的补救措施,用药越早效果越好,最长不超过 120 h。(3) 异位妊娠保守治疗:一次 150 mg,qd,连服 3 d。空腹或餐后 2 h 后服。服药后禁食 2 h。(4) 宫内死胎引产:一次 200 mg,bid,或一次 400～600 mg,qd。连服 2 d。(5) 扩宫颈:一次 100～200 mg。宫内手术前软化和扩张宫颈:术前 48 h 顿服 600 mg。(6) 皮质醇增多症:一次 200 mg,bid。

【不良反应】

(1) 少见轻微恶心、呕吐、眩晕、乏力和下腹痛、肛门坠胀感和子宫出血过多。(2) 少见皮疹、面部潮红或有麻木感。(3) 使用前列腺素类药后可有腹痛,少见呕吐、腹泻。

【禁忌证】

对本品过敏者;妊娠期(终止宫内妊娠除外)和哺乳期;带宫内节育器妊娠;怀疑宫外孕;35 岁以上吸烟妇女(一日 10 支或 10 支以上);有异常出血史者;遗传性卟啉病;不明原因或除外子宫肌瘤外其他原因的阴道出血;心、肝、肾功能不全及肾上腺皮质功能减退症。

【注意事项】

(1) 确认为早孕,停经天数不应超过 49d,孕期越短效果越好。(2) 早孕有严重反应,恶心、呕吐频繁者不宜使用,以免加重反应。(3) 青光眼、哮喘、过敏体质者不宜使用。(4) 须在具有急诊刮宫手术和输液、输血条件下使用。(5) 用药后一般会较早出现少量阴道出血,部分流产后出血时间较长。少数服用后即可自然流产。约 80% 在使用前列腺素类药后 6 h 内排出绒毛胎囊,约 10% 在用药后 1 周内排出妊娠物。(6) 用药后 8～15 d 应去原诊疗单位复诊,以确定流产效果。必要时做 B 型超声波检查、检测绒促性素,如确诊为流产不全或继续妊娠,应及时处理。(7) 本品终止早孕失败者,须进行人工流产终止妊娠。

【药物相互作用】

服用本品 1 周内,避免同服阿司匹林及其他非甾体抗炎药。不可与糖皮质激素、巴比妥钠、苯妥英钠、卡马西平、利福平合用。

【制剂与规格】

米非司酮片：10 mg；25 mg；200 mg。

米索前列醇（Misoprostol）

【药理作用】

米索前列醇为前列腺素 E_1 类似物。（1）可软化宫颈、增强子宫张力和宫内压。与米非司酮序贯应用，可显著增强和诱发子宫自发收缩的频率和幅度，用于终止早孕。（2）具有较强抑制胃酸作用。通过刺激胃黏液分泌，增加碳酸氢钠的分泌和磷酸酯的生成；增加胃黏膜血流，加强胃黏膜屏障，防止胃酸侵入，保护胃黏膜，促进溃疡愈合。

【药物动力学】

口服吸收迅速，1. 5 h 完全吸收，其活性代谢物米索前列醇酸达峰时间为 15 min。口服 0. 2 mg，平均峰浓度为 0. 31 μg/L，消除半衰期为 20～40 min。主要经尿排出。

【适应证】

（1）作为终止早孕药，与米非司酮序贯使用（严禁单独使用），终止停经 ≤ 49 d 内的早孕。（2）消化性溃疡、急慢性胃炎，胃酸过多、胃灼热、腹胀、消化不良。（3）防治非甾体抗炎药相关消化性溃疡。

【用法与用量】

口服片剂：（1）终止早孕：在服用米非司酮 36～48 h 后，空腹顿服 0. 6 mg。（2）消化性溃疡：一次 0. 2 mg，qid，于三餐前和睡前服。一疗程 4～8 周，如溃疡复发可继续延长疗程。（3）防治非甾体抗炎药相关消化性溃疡：一次 0. 2 mg，qid，或一日 2～4 次。应根据个体差异，临床情况而定。

【不良反应】

（1）腹泻、腹痛、消化不良、肠胀气、恶心及呕吐。（2）月经过多、阴道出血、经期前后阴道出血。（3）皮肤瘙痒。（4）偶见眩晕、头痛、倦怠、震颤、惊厥、呼吸困难、发热、心悸、低血压、心动过缓。

【禁忌证】

（1）对本品及前列腺素类过敏者；心、肝、肾功能不全者及肾上腺皮质功能减退症；青光眼；哮喘；过敏性结肠炎；过敏体质者。（2）用于治疗消化性溃疡、预防非甾体抗炎药相关消化性溃疡时，妊娠期和哺乳期。（3）用于终止妊娠时，带宫内节育器妊娠和怀疑宫外孕。

【注意事项】

一般注意事项：(1) 脑血管和冠状动脉病、低血压、癫痫慎用。(2) 妇女用药，治疗开始前 2 周内妊娠试验须是阴性，用药期间须采用有效的避孕方法。若怀疑妊娠应立即停用。

终止早孕注意事项：(1) 须与米非司酮配伍，严禁单独使用。(2) 须医师处方，不得在药房自行出售。(3) 须详细告知治疗效果及可能出现的不良反应。用药后出血过多或其他异常情况应及时就医。其他注意事项参阅米非司酮。

【药物相互作用】

(1) 用于终止妊娠，1 周内避免同服阿司匹林及其他非甾体抗炎药。(2) 可增强其他子宫收缩药的活性，不宜与其他子宫收缩药合用。(3) 与环孢素和泼尼松联用可降低肾移植排斥反应的发生率。

【制剂与规格】

米索前列醇片：0. 2 mg。

卡前列甲酯(Carboprost Methylate)

【药理作用】

卡前列甲酯对子宫平滑肌有直接收缩作用。与米非司酮或丙酸睾酮联合，有协同抗早孕作用。

【药物动力学】

吸收、作用较快，栓剂给药直接到达作用部位，部分通过阴道黏膜吸收入血，血药浓度很低，给药后 6～9 h 主要由尿排出。

【适应证】

(1) 与米非司酮序贯合并使用，用于终止停经 ≤ 49 d 内的早期妊娠。特别适合高危妊娠者，如多次人工流产史、子宫畸形、剖宫产后以及哺乳期妊娠者。(2) 扩张宫颈，早期人工流产和终止 12～14 周妊娠钳刮术前。(3) 预防和治疗宫缩乏力所引起的产后出血。

【用法与用量】

外用栓剂：阴道内用药，置入阴道后穹窿处。(1) 终止妊娠(抗早孕)：用于停经 ≤ 49 d之健康早孕妇女。① 与米非司酮联合用药，具体方法参阅本节米非司酮。② 与丙酸睾酮联合用药，第 1 d 肌注丙酸睾酮 100 mg，连续 3 d，总量 300 mg。第 4 d 放置本品 1 mg，2～3 h 后再放置 1 mg。然后卧床休息，观察 6 h。注意用药后出血情况，有无妊娠物排出和不良反应。(2) 中期引产：一次 1 mg，2～3 h 重复放置 1 mg，直至流产。平均总用量约为 6 mg。(3) 预防和治疗宫缩乏力所引起的产后出血：于胎儿娩出后，立即戴无菌手套将本品 1 mg 放入阴道，贴附于阴道前壁上 1/3 处，约 2 min。

【不良反应】

（1）常见腹泻、恶心、呕吐、腹痛等。（2）少见面部潮红，但很快消失。（3）罕见宫颈阴道部裂伤。

【禁忌证】

对本品过敏者；前置胎盘及宫外孕；急性盆腔感染等。

【注意事项】

（1）终止早期妊娠，须与米非司酮或丙酸睾酮联合序贯合并使用。（2）宫颈硬化、子宫肌瘤、胎膜早剥、宫颈炎、阴道炎、贫血、哮喘、糖尿病、高血压、青光眼、有癫痫病史，严重心、肝、肾疾病及功能不全者慎用。（3）本品不能用于足月妊娠引产。（4）使用时必须戴无菌手套将药品置入阴道内，以免发生继发感染。（5）应在医师监护下使用，如发现不可耐受的呕吐、腹痛或阴道大出血，应立即停药。

【药物相互作用】

同时使用子宫收缩药，可使宫缩过强或张力过大，可能导致子宫破裂或宫颈撕裂，尤其是子宫颈扩张不全时更易发生。不建议与缩宫素合用。

【制剂与规格】

卡前列甲酯栓：0. 5 mg；1 mg。

依沙吖啶(Ethacridine)

【药理作用】

依沙吖啶作用机制是综合性的。可使蜕膜组织变性坏死，溶酶体崩解，释放磷脂酶，促使花生四烯酸转化为前列腺素，从而引起子宫收缩，导致流产，成功率达 95%左右。用药后除宫缩疼痛外，无其他不适症状，胎儿排出快，效果好。

【适应证】

用于中期妊娠引产，终止 14～27 周的妊娠。亦用于胎儿异常或死胎需做羊膜腔内注射引产终止妊娠。

【用法与用量】

注射剂：羊膜腔内给药或宫腔内羊膜腔外给药。粉针用灭菌注射用水 10 mL 溶解，不可用 0. 9%氯化钠注射液溶解。安全剂量一次 50～100 mg，极量 120 mg，中毒剂量为 500 mg。一般用量在 100 mg 以内。（1）羊膜腔内给药：排空膀胱后，取仰卧位，选择宫体最突出部位，羊水波动明显处为穿刺点，用纱布持 7 号腰穿针垂直刺入腹壁，进入羊膜腔时有落空感，再继续进针 0. 5～1 cm 后拔出针芯，有羊水涌出后，将装有本品 100 mg 的注射器接在穿刺针上，再回抽羊水证实无误后将药液缓缓注入，拔针前须回抽羊水。拔针前将针芯插入针内快速拔针后，敷盖消毒纱布压针眼。（2）宫腔内羊膜腔外给药：膀胱排空后取膀胱截石位，常规外阴、阴道、宫颈消毒后，用宫颈钳夹住宫颈前唇，将橡皮导管沿宫颈向宫腔送入，将已配制的 50 mL 溶液（含 100 mg）注入导管。导管下端双折用线扎紧，卷折在阴道内，塞入纱布用以固定，于术后 24 h 取出纱布和导管。

【不良反应】

（1）可有阵缩痛、出血，少见心慌、胸闷。（2）中毒时表现为少尿、无尿及黄疸，严重肝、肾损害。（3）有 3% ～ 4% 发热可达 38 ℃以上，偶见过敏反应。（4）引产易发生胎盘滞留或部分胎盘、胎膜残留而引起出血过多。（5）少见软产道损伤，多为宫颈撕裂、宫颈管前唇或后唇损伤。

【禁忌证】

对本品过敏者；心、肝、肾功能不全者。

【注意事项】

（1）羊膜腔内给药不良反应轻，但须在妊娠 16 周以后，经腹壁能注入羊膜腔内才能使用此种给药途径。用药后出血偏多，故用于 16～24 周引产为宜。（2）妊娠小于 16 周，常用宫腔内给药，将导管经阴道放入宫腔内羊膜腔外，经导管将药物注入，这种途径不良反应较大，感染发生率也较高，故现已少用。（3）用本品引产同时，慎用其他引产药如缩宫素静滴，以免导致软产道损伤。（4）若出现体温在 39 ℃以上，白细胞 $> 20 \times 10^9/L$ 时，应给予抗生素。（5）引产时应严格掌握剂量，安全剂量为 50～100 mg，极量 120 mg，一般用量在 100 mg 以内，且不可超量使用。其中毒剂量为 0. 5 g，若超过 1 g 可引起肾衰竭甚至致死。

【药物相互作用】

不能与氯化物或含氯化物以及碱性的溶液配伍，以免引起沉淀。

【制剂与规格】

乳酸依沙吖啶注射液：2 mL：50 mg。

‖ 第二节　其他 ‖

本节有用于治疗真菌的咪康唑、克霉唑，治疗厌氧菌及滴虫性阴道炎的甲硝唑。还有溴隐亭，可降低泌乳激素的分泌，恢复正常的月经周期，并且能够治疗与高泌乳素血症有关的生育功能障碍，还可阻止和减少乳汁的分泌。溴隐亭参阅第五章第一节，抗震颤麻痹药。

咪康唑（Miconazole）

【药理作用】

咪康唑为广谱抗真菌药，对多种真菌，尤其是念珠菌有抗菌作用，对某些 G^+ 菌也有效。其作用机制是抑制真菌细胞膜的合成，影响其代谢过程。用于念珠菌性外阴、阴道炎和 G^+ 菌引起的重复感染。

【适应证】

用于念珠菌性外阴阴道炎。

【用法与用量】

阴道栓剂、软胶囊：阴道内给药。非月经期睡前外阴清洁后，戴上指套将栓剂或软胶囊置于阴道深处。栓剂：(1) 规格一枚 0.2 g：每晚 1 枚，连续用 7 d 为一疗程。亦可采用 3 d 疗法：第 1 d 晚上 1 枚，随后 3 d 早、晚各 1 枚。(2) 规格一枚 0.4 g：每晚 1 枚，连续用 3 d 为一疗程。软胶囊：阴道内给药。局部洗净后将软胶囊置于阴道深处。每晚 1 粒。连续用 3 d 为一疗程。

上述治疗，用药后即使症状迅速消失，也要完成疗程。治疗时应考虑到避开行经期，以免月经来潮时停药影响治疗的连续性。若外阴病变较重时，可同时使用 2% 的乳膏涂抹外阴。

【不良反应】

(1) 常见局部刺激、瘙痒和灼热感、用药部位不适，尤其在开始时。(2) 偶见过敏反应，荨麻疹、丘疹，盆腔痉挛等。(3) 十分罕见血管性水肿、湿疹、阴道分泌物增多。

【禁忌证】

对本品过敏者。

【注意事项】

(1) 妊娠期和哺乳期慎用，无性生活史的女性应在医师指导下使用。(2) 注意个人卫生，防止重复感染，使用避孕套或避免房事。(3) 用药时应洗净双手，戴指套或手套。(4) 有滴虫混合感染者应同时治疗。(5) 用药部位若有烧灼感、瘙痒、红肿等应停药，并将局部药物洗净，必要时向医师咨询。

【药物相互作用】

(1) 服用华法林时使用含咪康唑的阴道制剂，可能发生齿龈、鼻等出血和血肿。(2) 应避免与某些乳胶产品接触，如阴道避孕隔膜或避孕套。

【制剂与规格】

(1) 硝酸咪康唑栓剂：0.2 g；0.4 g。(2) 硝酸咪康唑阴道软胶囊：0.4 g。

克霉唑（Clotrimazole）

【药理作用】

克霉唑为唑类广谱抗真菌药，对多种真菌尤其是白色念珠菌具有较好抗菌作用。其作用机制是抑制真菌细胞膜的合成，影响其代谢过程。

【药物动力学】

局部用药可穿透表皮，很少吸收至全身，阴道用药吸收量甚微。消除半衰期为4.5～6 h。

【适应证】

用于念珠菌性外阴阴道病。

【用法与用量】

栓剂、阴道片：阴道给药。非月经期睡前，外阴清洁后将栓剂置于阴道深处。将手洗净擦干戴上指套，或用投药器将其置于阴道深处。栓剂规格0.15 g：一次1枚，连续7 d为一疗程。阴道片规格0.5 g：一次1片，一般用药1次即可，必要时可在4 d后进行第2次治疗。若外阴病变较重时，可同时使用1%或3%的软膏涂抹外阴。

【不良反应】

偶见局部刺激，如瘙痒或烧灼感。

【禁忌证】

对本品过敏者。

【注意事项】

同咪康唑（参阅咪康唑）。

【药物相互作用】

尚不明确。

【制剂与规格】

（1）克霉唑栓剂：0.15 g。（2）克霉唑阴道片：0.5 g。附一次性专用投药器。

甲硝唑（Metronidazole）

【适应证】

甲硝唑用于厌氧菌、滴虫性阴道炎及混合感染。

【用法与用量】

阴道栓剂、泡腾片：阴道给药。在月经期后睡前清洗外阴后，戴上指套将其塞入阴道深处。栓剂一次1枚；或泡腾片一次1～2片。7 d为一疗程。可同时服甲硝唑口服制剂，一次0.2 g，tid，连续7 d。因在月经后容易复发，故下次月经后需再用一个疗程预防复发。

【不良反应】

局部使用不良反应少见。因可自黏膜吸收，长期大剂量使用后亦可发生与全身用药相同的不良反应。（1）常见胃肠道反应。（2）可诱发癫痫发作和周围神经病变。

(3) 可逆性中性粒细胞减少。(4) 过敏反应、皮疹、荨麻疹、瘙痒等。(5) 神经系统症状如头痛、眩晕、晕厥、感觉异常、肢体麻木、共济失调和精神错乱等。(6) 少见转氨酶(ALT 及 AST)升高、发热、膀胱炎、排尿困难、尿色发黑等。均属可逆性，停药后自行恢复。

【禁忌证】

对本品及硝基咪唑类过敏者；妊娠期和哺乳期，尤其是妊娠期 13 周内；有活动性中枢神经疾病和血液病。

【注意事项】

(1) 应避开月经期用药。(2) 肝肾功能不全者慎用。(3) 阴道滴虫病需同时治疗其性伴侣，口服甲硝唑一次 2 g 顿服，连续 7 d。(4) 合并阴道念珠菌病需同时抗真菌治疗。(5) 不可长期反复使用。(6) 忌酒和含乙醇的饮料。(7) 疗程结束症状未缓解应就医。

【制剂与规格】

(1) 甲硝唑栓剂：0. 5 g。(2) 甲硝唑阴道泡腾片：0. 2 g。

（王晓丹　王　娜　张　红　高素丽）

第二十五章

计划生育用药

第一节　口服避孕药

一、短效口服避孕药

短效口服避孕药大多由孕激素和雌激素配伍组成。孕激素能抑制排卵、阻止孕卵着床，并使宫颈黏液黏稠度增加，阻止精子穿透。雌激素能抑制促性腺激素分泌，从而抑制卵巢排卵。两者配伍既能增强避孕作用，又能减少不良反应。目前常用的有炔诺酮、炔诺孕酮、左炔诺孕酮、甲地孕酮等孕激素，与炔雌醇组成多种复方制剂。(1) 单相片：整个周期中雌、孕激素剂量固定。如复方炔诺酮、复方左炔诺酮、复方甲地孕酮、复方环丙孕酮、去氧孕烯炔雌醇和复方孕二烯酮。(2) 三相片：三相片模拟正常月经周期激素水平的变化，为不同含量的孕激素、雌激素组成的复方制剂。如左炔诺孕酮炔雌醇（三相），前 6 片含低剂量的雌、孕激素，中间 5 片两种激素含量均较高，后 10 片孕激素含量高而雌激素含量低。三种片剂序贯服用，比较适合生理情况，使孕激素用量减少 30%～40%，既可达到避孕目的，又可明显减少不良反应，避孕效果几近 100%。

本节短效口服避孕药有复方炔诺酮、复方左炔诺孕酮、复方甲地孕酮和左炔诺孕酮炔雌醇（三相）。

复方炔诺酮(Compound Norethisterone)

【药理作用】

复方炔诺酮为炔诺酮与炔雌醇组成的复方制剂。炔诺酮能阻止孕卵着床，并使宫颈黏液黏稠度增加，阻止精子穿透。炔雌醇能抑制促性腺激素分泌，从而抑制卵巢排卵。二者配伍，既增强了避孕作用，又减少了不良反应。

【适应证】

用于女性避孕。

【用法与用量】

最好在每天同一时间用药，如在晚餐后或睡前。用药一个周期可以避孕 1 个月，因此需要每个月用药一个周期。

（1）复方口服片：从每次月经来潮的第 5 d 开始用药，每日 1 片，连服 22 d，不能间断或漏用。（2）阴道用药膜：阴道内给药。从月经周期第 5d 开始，每日取药膜 1 片置阴道深处，连续用 22 d，不能间断。

大多停药后 3～7 d 内行经，等月经来潮后的第 5d 再继续下一周期用药。产后或流产后应先排除妊娠及妊娠相关疾病，在月经复潮后再用。

【不良反应】

（1）类早孕反应：恶心、呕吐、困倦、头晕、食欲减退。（2）突破性出血，多发生在漏服时，必要时可每晚加服炔雌醇 10 μg；闭经。（3）精神压抑、头痛、疲乏、体重增加，面部色素沉着等。（4）肝损害或使肝良性腺瘤相对危险性增高。（5）＞ 35 岁的吸烟妇女，易引起缺血性心脏病。（6）可能引起高血压。（7）偶见过敏反应。

【禁忌证】

对本品过敏者；妊娠期；乳腺癌；生殖器官癌；阴道不规则出血；近期有肝病或黄疸史；肝、肾功能不全者；深静脉血栓；脑血管意外；高血压等心血管病；糖尿病；高脂血症；精神抑郁症；40 岁以上妇女。

【注意事项】

（1）使用本品时应每年进行体检，并说明正在用药。（2）出现下列情况时应停药：怀疑妊娠、血栓性疾病、听力或视觉障碍、高血压、肝功能异常、精神抑郁、缺血性心脏病、胸部锐痛或突然气短、偏头痛、乳腺肿块、癫痫发作次数增加、严重腹痛或腹胀、皮肤黄染或全身瘙痒等。（3）应按规定方法用药，漏用不仅可发生突破性出血，还可导致避孕失败。一旦发生漏用，除按常规用药外，应在 24 h 内加用 1 次。漏用 2 次，补用后要同时采取其他避孕措施。漏用 3 次则应停药，待出血后开始下一周期用药。（4）哺乳期应于产后半年开始用药。（5）用药一个周期后，一般在停药 3～4 d 内即来月经。如停药 7 d 内不来月经（所谓闭经，需排除妊娠），应立即开始下一周期用药。（6）如连续发生闭经，应停止用药，并由医务人员检查处理，若继续避孕待月经来潮第 5 d 再开始用药。（7）若需生育，应停药并采取其他避孕措施，半年后再怀孕。（8）过敏体质者慎用。若出现严重不良反，应立即就医。

【药物相互作用】

（1）抗菌药物尤其是口服广谱抗菌药，药酶诱导药如利福平、苯巴比妥、苯妥英钠等可使避孕效果降低，应避免同用。（2）可减弱抗高血压药、抗凝血药、降血糖药的疗效。（3）可增强三环类抗抑郁药的疗效。

【制剂与规格】

（1）复方炔诺酮片（避孕片 1 号）：22 片。每片含炔诺酮 0. 6 mg，炔雌醇 35 μg。

（2）复方炔诺酮膜（避孕膜1号）：22片膜。每片膜含药量同上。

复方左炔诺孕酮(Compound Levonorgestrel)

【药理作用】

复方左炔诺孕酮为左炔诺孕酮与炔雌醇组成的复方制剂。左炔诺孕酮能阻止孕卵着床，并使宫颈黏液黏稠度增加，阻止精子穿透。炔雌醇能抑制促性腺激素分泌，从而抑制卵巢排卵。二者配伍，既增强了避孕作用，又减少了不良反应。

【适应证】

用于女性避孕。

【用法与用量】

最好在每天同一时间服，如在晚餐后或睡前。服药一个周期可以避孕1个月，因此需要每个月服药一个周期。

复方口服片、滴丸：从每次月经来潮的第5 d开始用药，每日1片（粒），连服22 d，不能间断和漏服。大多停药后3～7 d内行经，等月经来潮后的第5d再继续一周期用药。产后或流产后应先排除妊娠及妊娠相关疾病，在月经复潮后再服。

复方口服片（21+7）：在月经来潮的第1 d，开始服用标有相同日期的淡黄色药片。服完21片淡黄色药片后，再服用淡粉色药片（安慰剂）。服完所有的淡黄色、淡粉色药片共28片，不管是否还在出血，在停药第2 d应开始下一周期用药。

【不良反应】、【禁忌证】、【注意事项】、【药物相互作用】

同复方炔诺酮片（参阅复方炔诺酮）。

【制剂与规格】

（1）复方左炔诺孕酮片（滴丸）：22片（丸）。每片（丸）含左炔诺孕酮0. 15 mg，炔雌醇30 μg。（2）复方左炔诺孕酮片（21+7）：淡黄色复方左炔诺孕酮片21片，每片含左炔诺孕酮0. 15 mg，炔雌醇30 μg；淡粉色安慰片7片，含淀粉、蔗糖、糊精、硬脂酸镁等。

复方甲地孕酮(Compound Megestrol)

【药理作用】

复方甲地孕酮为甲地孕酮与炔雌醇组成的复方制剂。甲地孕酮能阻止孕卵着床，并使宫颈黏液黏稠度增加，阻止精子穿透。炔雌醇能抑制促性腺激素分泌，从而抑制卵巢排卵。二者配伍，既增强了避孕作用，又减少了不良反应。

【适应证】

用于女性避孕。

【用法与用量】

复方口服片：最好在每天同一时间服，如在晚餐后或睡前。服药一个周期可以避孕 1 个月，因此需要每个月服药一个周期。

从每次月经来潮的第 5 d 开始用药，每日 1 片，连服 22 d，不能间断和漏服。大多停药后 3～7 d 内行经，等月经来潮后的第 5 d 再继续下一周期用药。产后或流产后应先排除妊娠及妊娠相关疾病，在月经复潮后再服。

【不良反应】、【禁忌证】、【注意事项】、【药物相互作用】

同复方炔诺酮片（参阅复方炔诺酮）。

【制剂与规格】

复方醋酸甲地孕酮片（避孕片 2 号）：22 片。每片含醋酸甲地孕酮 1 mg，炔雌醇 35 μg。

左炔诺孕酮炔雌醇（Levonorgestrel and Ethinylestradiol）

【药理作用】

左炔诺孕酮炔雌醇为左炔诺孕酮与炔雌醇组成的复方制剂。左炔诺孕酮为强效孕激素，作用较炔诺酮强，并有雄激素、雌激素和抗雌激素的作用，既可抑制卵巢排卵，又可增加宫颈黏液稠度和抑制子宫内膜发育。炔雌醇能抑制促性腺激素分泌，从而抑制卵巢排卵，二者配伍既提高避孕效果，又减少了不良反应。

【适应证】

用于女性避孕。

【用法与用量】

复方口服片：按顺序服用。首次从月经周期的第 3 d 开始，即月经来潮的第 3 d，每晚 1 片，连续 21 d，停药 7 d 后开始下一个周期用药。每天在同一时间用药。先服黄色片，连服 6 d；再服白色片，连服 5 d；最后服棕色片，连服 10 d。第二周期以后自月经第 3 d 开始按以上顺序服，连服 21 d。停药 7 d 后再开始下一周期用药。服完 21 d 停药后的 2～3 d 开始月经来潮。需注意：在开始下一周期用药时，出血可能尚未结束；也有停药 7 d 内无撤退性出血，则应从第 8 d 开始下一周期用药。首次服药从月经的第 3 d 开始时，在第 1 个治疗周期服药的前 7 d 内，推荐加用屏障避孕法。

【不良反应】、【禁忌证】、【注意事项】、【药物相互作用】

同复方炔诺酮片（参阅复方炔诺酮）。

【制剂与规格】

左炔诺孕酮炔雌醇（三相）片：21 片。第一相黄色片 6 片，每片含左炔诺孕酮 50 μg，炔雌醇 30 μg。第二相白色片 5 片，每片含左炔诺孕酮 75 μg，炔雌醇 40 μg。第三相棕色片 10 片，每片含左炔诺孕酮 125 μg，炔雌醇 30 μg。

二、速效口服避孕药

甲地孕酮(Megestrol)

【药理作用】

甲地孕酮为高效孕激素，具有显著抑制排卵作用，还能影响宫颈黏液稠度和子宫内膜正常发育，从而阻止精子穿透，使孕卵不易着床达到避孕目的。作为孕激素避孕药，具有改变宫颈黏液，加速受精卵运行速度，干扰子宫内膜转化，使之不利于孕卵着床等多方面的作用，从而达到避孕效果。单独使用适用于1个月以内的短期避孕，例如探亲期内避孕。也是短效复方口服避孕片、长效复方注射用避孕药的孕激素成分。

【适应证】

用于女性避孕，作为探亲避孕药可单独使用。还用于治疗月经不调、功能失调性子宫出血、子宫内膜异位症。用于激素依赖性肿瘤姑息治疗，包括子宫内膜癌和晚期乳腺癌。对肾癌、前列腺癌和卵巢癌也有一定疗效。并可改善晚期肿瘤病人的食欲和恶病质。

【用法与用量】

口服片剂、胶囊：(1) 用于避孕：于探亲期(需用期)开始的当日中午和晚上各服2 mg，以后每晚服2 mg。直至探亲期结束的次日再服2 mg。探亲期超过1个月，于月经第5 d改用口服短效避孕药。(2) 闭经(雌激素水平足够时)：一次4 mg，一日2～3次，连服2～3 d，停药2周内即有撤退性出血。(3) 功能失调性子宫出血：一次2～4 mg，q8h，严重情况下可q3h。待流血明显减少再改为q8h。然后将剂量每3 d递减1次，减量不超过原日剂量的1/2，直至维持量一日4 mg，连服20 d。流血停止后，每天加服炔诺酮50 μg，或己烯雌酚1 mg，共20 d。(4) 子宫内膜异位症：自月经周期第5 d服，一次4 mg，bid，连服7 d后改为一次4 mg，tid，7 d后再改为一次8 mg，bid，再服7 d；然后增至一日20～40 mg，6个月为一疗程。(5) 晚期乳腺癌：一次40 mg，qid；或一次160 mg，qd。连续治疗2个月。(6) 晚期子宫内膜癌：一次10～80 mg，qid，一日量40～320 mg；或一次160 mg，qd。连续治疗2个月，方能决定其有效性。(7) 肾癌、前列腺癌和卵巢癌：一日160 mg，连续治疗2～3个月。

【不良反应】

(1) 有轻度恶心、呕吐、头晕、乏力、嗜睡等，一般继续用药后自行消失，仅必要时作对症处理。(2) 偶见突破性出血，可每晚加服炔雌醇10～15 μg，连服3～5 d，若出血量较多接近下次月经时则作为一次月经，不需处理。(3) 对月经周期或经量大多无影响，但也偶见闭经，可注射复方黄体酮注射液，或服用复方甲地孕酮每日2片，连服3 d。(4) 用于乳腺癌等，由于疗程较长，可有体重增加。(5) 其他可引起乳房疼痛、溢乳、阴道流血、月经失调、面潮红、满月脸、高血压、高血糖。(6) 罕见血栓栓塞，包括血栓性静脉炎及肺动脉栓塞。罕见呼吸困难、心力衰竭、皮疹等反应。

【禁忌证】

（1）对本品过敏者；妊娠期和哺乳期；活动性肝、肾疾病；严重肝、肾功能不全者；乳房肿块；严重血栓性静脉炎；血栓栓塞症；脑血管意外；心血管病；因骨转移产生的高钙血症。（2）用于女性避孕时禁用于患有乳腺癌、生殖器官癌及40岁以上妇女。

【注意事项】

（1）有子宫肌瘤，血栓性疾病史及高血压、糖尿病、哮喘、癫痫、偏头痛、精神抑郁者慎用。（2）为了保证避孕效果，须按规定服药，不能漏服。（3）探亲期（需用期）超过1个月时，应换用短期避孕药如复方甲地孕酮。（4）不主张用于乳腺癌术后的辅助治疗。（5）长期用药应检查乳房、肝功能。

【制剂与规格】

（1）醋酸甲地孕酮片：2 mg；4 mg；160 mg。（2）醋酸甲地孕酮分散片：160 mg。（3）醋酸甲地孕酮胶囊：80 mg；160 mg。大规格制剂主要用于晚期乳腺癌、晚期子宫内膜癌等癌症的治疗。

三、辅助口服避孕药

炔雌醇（Ethinylestradiol）

【药理作用】

炔雌醇为强效雌激素，其活性为雌二醇的7～8倍，己烯雌酚的20倍。对下丘脑和垂体有正、负反馈作用。小剂量可刺激促性腺素分泌；大剂量则抑制其分泌，从而抑制卵巢排卵，达到抗生育作用。是短效复方口服避孕片中的最常用的雌激素成分。

【药物动力学】

口服吸收好，生物利用度40%～50%。大部分以原形经尿排出。半衰期6～14 h。

【适应证】

（1）补充雌激素不足，治疗女性性腺功能不良、闭经、围绝经期综合征等。（2）用于晚期乳腺癌（绝经期后妇女）、晚期前列腺癌的治疗。（3）口服避孕药的辅助用药。用以调节体内雌激素的水平，治疗阴道出血。（4）与孕激素类药配伍，对抑制排卵有协调作用，增强避孕效果。

【用法与用量】

口服片剂：用于口服避孕药所致的不规则出血：常用量10～20 μg。服用避孕药时因激素水平失调，少见阴道出血，可按下列办法处理：（1）出血量不多，每天服炔雌醇10～20 μg即可止血，直至服完本周期为止。（2）若出血量不多，并在用药周期的最后数天，可不加炔雌醇片，提前停服口服避孕片，而视为一次月经，仍于出血第5d再开始下个周期用药。（3）若出血量较多，接近下次月经时停用避孕药，作为月经处理，亦于出血的第5d开始下个周期用药。若屡次发生服药期出血时，除在出血的周期加服炔雌醇片外，在下一个周期开始服用时即可同用。（4）若口服避孕药后有闭经连续发生时，可加大炔雌醇用量。

用于其他疾病：（1）性腺发育不全，一次 20～50 μg，qn，连服 3 周。第 3 周配用孕激素进行人工周期治疗，可用 1～3 个周期。（2）围绝经期综合征，一日 5 μg，qd，连服 21 d，间隔 7 d 再用。有子宫的妇女，于周期后期服用孕激素 10～14 d。（3）乳腺癌，一次 1 mg，tid。（4）前列腺癌，一次 50～500 μg，一日 3～6 次。

【不良反应】

少见恶心、呕吐、头痛、乳房胀痛、腹胀等。偶见阴道不规则流血、闭经、尿频、尿痛、头痛、血压升高、皮疹、乳腺小肿块等。

【禁忌证】

对本品过敏者；妊娠期和哺乳期；与雌激素有关的肿瘤如乳腺癌、子宫颈癌（癌症治疗除外）；血栓性静脉炎；肺栓塞。

【注意事项】

青春期前儿童慎用。心、肝、肾疾病，子宫肌瘤，癫痫，糖尿病慎用。不明原因的阴道出血者不宜用。

【药物相互作用】

维生素 C 可提高其生物利用度，作用增强。与孕激素合用，具有抑制排卵的协同作用。

【制剂与规格】

炔雌醇片：5 μg；12. 5 μg；20 μg；50 μg；500 μg。

‖ 第二节　注射用避孕药 ‖

复方庚酸炔诺酮(Compound Norethisterone Enanthate)

【药理作用】

复方庚酸炔诺酮为雌激素和孕激素配伍的长效避孕药。通过抑制垂体促性腺激素分泌而抑制排卵，达到避孕作用，对宫颈黏液与子宫内膜的直接作用亦与其避孕机制有关。

【药物动力学】

肌注后可贮存于局部组织，逐步释放而发挥长效作用，主要在肝内代谢，经肾排泄。单次肌注，4～6 d 活性产物炔诺酮达血药峰浓度。消除半衰期为 4～7 d。连续用药一年后，炔诺酮庚酸酯在体内无积蓄。

【适应证】

女用长效避孕。尤其是不能耐受或坚持口服避孕药及放置宫内节育器易脱落者。

【用法与用量】

注射剂：深部肌内注射，每月1次。第一周期，分别于月经来潮的第5 d和第12 d各注射1 mL；或于月经来潮第5 d注射2 mL。自第2个月起，按第二次注射日期计算，每隔30～31 d注射1 mL，或于月经周期的第10～12 d注射1 mL。

【不良反应】

少见月经改变，如周期缩短、经量减少、不规则出血及闭经。偶见恶心、头晕、乳房胀痛等。一般均较轻微，不需处理，必要时可对症处理。

【禁忌证】

对本品过敏者；妊娠期和哺乳期；急、慢性肝炎；肾炎；高血压；乳房有肿块者。

绝对禁忌证：(1) 产后6周内母乳喂养者。(2) > 35岁，日吸烟量 ≥ 15支。(3) 重度高血压，收缩压 ≥ 160 mmHg或舒张压 ≥ 100 mmHg，合并血管疾病的高血压。(4) 现患或曾患深静脉血栓或肺栓塞、缺血性心脏病、脑血管意外者。(5) 有合并症或病史长达20年以上的糖尿病。(6) 存在多种动脉、心血管疾病高危因素如年龄大、吸烟、糖尿病或高血压。(7) 有并发症的心脏瓣膜病。(8) > 35岁或有局灶神经症状的偏头痛。(9) 活动性肝炎、肝硬化失代偿期、肝肿瘤。(10) 现患乳腺癌。

相对禁忌证：(1) 产后6周至6个月内母乳喂养者，产后21 d内的不哺乳产妇。(2) > 35岁，日吸烟量 < 15支。(3) 高血压收缩压140～159 mmHg或舒张压90～99 mmHg。(4) 高脂血症。(5) 患乳腺癌5年内无复发迹象者。(6) 轻型糖尿病。(7) 肝硬化代偿期或胆道疾病。(8) 服用影响肝酶代谢药如利福平及某些抗惊厥药等。

【注意事项】

须按时用药，将药液全部抽取干净，完全注入深部肌内。本品在气温低流动性差时，可置热水中温热，待恢复流动性后即可使用。

【制剂与规格】

复方庚酸炔诺酮注射液：1 mL。含庚酸炔诺酮50 mg，戊酸雌二醇5 mg。

第三节　外用避孕药

壬苯醇醚(Nonoxinol)

【药理作用】

壬苯醇醚为外用杀精子药，系非离子型表面活性剂，通过降低精子细胞膜表面活性，改变精子渗透性而杀死精子或使其不能游动，难于穿过宫颈口而无法使卵受精，从而达到避孕效果。具有高效、对人体无害，不影响正常阴道杆菌生态和无致癌等特点，安全可靠。具有良好的阴道清洁作用，可有效地预防性病，减轻生殖系统炎症。

【药物动力学】

药膜放入阴道深处后溶解成凝胶体约 10 min，作用持续 2 h。栓剂用药后 10 min 生效，作用持续 2～10 h。

【适应证】

女性阴道用短期避孕。

【用法与用量】

栓剂：阴道内给药。一次 1 粒于房事前 10 min 放入阴道深处。取塑料指套一只套在示指上，取出栓粒，仰卧，圆锥头部分朝向阴道，用带套示指将避孕栓缓慢送入阴道深部后穹窿处（深约一示指长），约 10 min 后再进行房事。重复房事者，需再次放药。

凝胶：阴道内给药，于房事前 10 min 使用。（1）规格每支 3 g 或 5 g。每次一支。拧下药管塑料盖，再取出一支注入器，旋于药管螺丝口上。将注入器缓缓推入阴道深处，挤压药管管身，将药剂全部挤出，抽出注入器即可行房事。（2）规格每支 30 g。旋去药管盖，将注入器旋于药管螺丝口上，压挤药管，使药剂进入注入器到刻度为止。将注入器从药管上旋下，盖好药管。仰卧位将注入器缓缓推入阴道深处，再将注入器活塞慢慢推入，使凝胶剂完全进入阴道后抽出注入器。注入器取出后用温开水洗净、揩干，用清洁纸包好，下次可再用。

膜剂：可男用亦可女用，一般以女用为好。女用阴道内给药，于房事前 10 min，取药膜一张，对折二次或揉成松软小团，以示指或中指将其推入阴道深处，10 min 后可行房事。男用将药膜对折贴敷于阴茎头推入阴道深处，房事时间与女用相同。

【不良反应】

少见局部轻度刺激症状，阴道分泌物增多。偶见过敏反应，女性外阴或阴道甚至男性阴茎发生较严重的刺激症状，如局部瘙痒、疼痛等。

【禁忌证】

对本品过敏者；可疑生殖道恶性肿瘤；有不规则阴道出血；阴道炎症；子宫脱垂或阴道壁松弛；怀疑妊娠者。

【注意事项】

（1）须按要求使用放入阴道深处，覆盖在宫颈口或附近，否则易导致避孕失败。规格每支 3 g 或 5 g 的凝胶制剂，药管及注入器均为一次性。（2）须在药物溶解后，即放入 10 min 后方可进行房事。若放入 30 min 内未进行房事，欲行房事时须再次放药。重复时需再次放药。（3）房事后 6～8 h 内不要冲洗阴道。（4）用药时应洗净双手或戴指套、手套。（5）过敏体质者慎用。（6）可致胎儿畸形，避孕失败者应尽早终止妊娠。

【药物相互作用】

不宜和其他阴道用药同用。如正在使用其他药品，在使用前应咨询医师或药师。

【制剂与规格】

壬苯醇醚：(1) 栓剂：50 mg。(2) 4%凝胶：3 g∶0.12 g；5 g∶0.2 g；30 g∶1.2 g。(3) 药膜：50 mg，面积 5 cm × 10 cm，5 cm × 7 cm，5 cm × 5 cm。

第四节　皮下埋置避孕药

左炔诺孕酮硅胶棒(Levonorgestrel Silastic Implants)

【药理作用】

左炔诺孕酮为全合成的孕激素。具有较强抑制垂体分泌促性腺激素的作用而抑制排卵。可使宫颈黏液变稠，阻碍精子穿透，又能使子宫内膜萎缩不利于孕卵着床，因而起到避孕作用。

【药物动力学】

埋植于皮下，属零级释放型。每日释放 68 μg，以后每日释放量逐渐下降，一年末为 40 μg，5 年末为 30 μg。

【适应证】

需要长期避孕的育龄妇女。

【用法与用量】

人体植入剂：皮下植入。于月经周期的第一周内（从月经来潮的第 1 d 算起），局部麻醉无菌条件下，在上臂或股内侧皮肤上作一 0.2 cm 切口，用套管针将埋植物呈扇形放人皮下。不要深埋，若深埋入肌肉或脂肪较难取出。外敷创可贴，纱布包扎。植入 6 根型（Ⅰ型）6 枚，或植入 2 根型（Ⅱ型）2 枚，有效避孕期 3～4 年。

【不良反应】

(1) 可有月经紊乱：月经过频、经期延长、月经稀发、闭经或点滴出血等。(2) 类早孕反应：恶心、头晕、乏力、嗜睡等，乳房胀痛。(3) 偶见体重增加、血压上升、痤疮、精神抑郁或性欲改变等。(4) 罕见埋植局部感染。

【禁忌证】

急、慢性肝病；肾炎；肿瘤；糖尿病；甲亢；癫痫；重度高血压；血栓性疾病；血红蛋白 S 病；原因不明的阴道流血；可疑妊娠和应用抗凝血药者。

【注意事项】

(1) 既往月经不调，经常有闭经史者，产后或流产后尚未恢复正常月经者，哺乳期或45岁以上妇女不宜用。(2) 若有不耐受反应可对症治疗，必要时可取出药棒。(3) 计划妊娠者，需在取出6个月后方可受孕。(4) 应在县级医院或计划生育指导站及以上医疗单位进行植入，观察和取出。(5) 手术操作人员须经严格的技术培训取得资格后方能开展此项手术。植入后应定期到手术医疗单位进行随访观察。(6) 埋植期间发生妊娠，应人工流产终止妊娠，并取出埋植物。取出埋植时须谨慎仔细，降低破损率。

【药物相互作用】

正在常则使用巴比妥类、苯妥英钠、解热镇痛药、利福平和四环素等可影响避孕效果。

【制剂与规格】

(1) 左炔诺孕酮硅胶棒(六根型、Ⅰ型)：每套6根植入棒。每根含左炔诺酮36 mg。(2) 左炔诺孕酮硅胶棒(二根型、Ⅱ型)：每套2根植入棒。每根含左炔诺酮75 mg。

（王晓丹　王　娜　刘伟华）

第二十六章

儿科用药

本章儿科用药有咖啡因注射液，用于治疗早产新生儿原发性呼吸暂停；注射用牛肺表面活性剂，用于新生儿呼吸窘迫综合征；培门冬酶注射液，用于急性淋巴细胞白血病。

咖啡因(Caffeine)

【药理作用】

咖啡因在结构上类似于茶碱和可可碱，其大部分作用归因于拮抗腺苷受体。主要是作为中枢神经系统刺激剂而发挥作用，这是治疗早产新生儿呼吸暂停的基础。可能的作用机制包括：刺激呼吸中枢、增加通气量、提高机体对血 CO_2 升高的敏感性和反应、增强骨骼肌张力、减轻膈肌疲劳、增加代谢率、增加耗氧量。

【药物动力学】

输注后几分钟内起效。快速分布至脑，早产新生儿脑脊液中接近于血药浓度。易通过胎盘屏障，可进入乳汁。由于早产新生儿肝酶系统还不成熟，所以在体内代谢有限，大多活性物质由尿排泄。3%～8%咖啡因转化为茶碱。半衰期 3～4 d。

【适应证】

用于治疗早产新生儿原发性呼吸暂停。

【用法与用量】

注射液：使用微量注射泵以便更准确地控制给药速率。本品可不经稀释直接使用，亦可用 5%葡萄糖、0.9%氯化钠或 10%葡萄糖酸钙溶液稀释。

应在配备适当监测和监护设备的新生儿重症监护病房内使用。负荷量按 20 mg/kg，缓慢静脉输注 30 min，随后每 24 h 按 5 mg/kg 的维持量输入(10 min) 1 次；或通过口服给药途径如通过鼻胃管给药，每 24 h 给予维持量 5 mg/kg。

若早产新生儿对负荷量的效应不佳，可在 24 h 后按 10～20 mg/kg 给予第 2 次负荷量。亦可考虑采用较高的维持量按 10 mg/kg。

一般疗程持续 1 个多月。临床治疗中，治疗通常持续到新生儿矫正胎龄满 37 周，此时早产导致的呼吸暂停常自行好转。可根据个体临床疗效情况，在治疗过程中呼吸暂停症状发作的持续状况，以及其他临床因素对疗程时间进行调整，若持续 5～7 d 无明显的呼吸暂停发作可停药。若呼吸暂停症状有反复，则应考虑重新开始用药，根据停用本品至呼吸暂停复发之间的间隔时间，可采用维持量，亦可以是半负荷量。因药物在体内清除缓慢，所以停药前不需逐渐减量。停药后存在呼吸暂停复发的风险，故应持续监护约 1 周。

【不良反应】

(1) 少见烦躁、易激惹、颤抖、惊厥、听力下降、心动过速、血压升高、脑部损伤等。(2) 甲状腺素短暂下降，在治疗中可恢复正常。(3) 可抑制促红素的合成，长期用药可能导致血红蛋白降低。

【禁忌证】

对本品过敏者。

【注意事项】

(1) 早产新生儿呼吸暂停的诊断是排除性的，应排除其他原因引起的呼吸暂停，如中枢神经系统障碍、原发性肺部疾病、贫血、败血症、代谢紊乱、心血管异常或阻塞性呼吸暂停，或给予适当治疗后再开始给予本品治疗。若对治疗无应答时，可能是其他原因引起的呼吸暂停。(2) 有心脏病、肝肾损害的早产新生儿慎用。

【药物相互作用】

(1) 不宜与茶碱同时使用。(2) 严禁与其他药物混合，不能在同一条静脉给药通道内与其他药物混合或同时使用。

【制剂与规格】

枸橼酸咖啡因注射液：1 mL：20 mg。

牛肺表面活性剂(Calf Pulmonary Surfactant)

【药理作用】

牛肺表面活性剂是从健康新生小牛肺中分离提取的肺表面活性物质。主要组分包括磷脂、胆固醇、三酰甘油、游离脂肪酸和少量肺表面活性物质蛋白，其中总磷脂不少于 80%，卵磷脂不少于 55%，蛋白含量 1%～2%。主要作用是降低肺泡气-液界面表面张力，保持肺泡稳定，防止肺不张。在伴有呼吸障碍的早产儿，肺表面活性物质使肺泡扩张和稳定，可改善肺的顺应性和气体交换。

【药物动力学】

肺表面活性物质是体内固有的，其成分十分复杂，且主要在肺泡表面起作用，难以进行药物动力学研究。本品滴入气管后，部分在肺泡发挥作用，其他则进入肺组织进行再循环，再利用。其代谢主要在肺内，基本不进入其他部位进行代谢。

【适应证】

用于治疗经临床和胸部 X 线检查诊断明确的新生儿呼吸窘迫综合征（RDS），又称肺透明膜病。

【用法与用量】

注射剂：仅用于气管内给药，需进行气管插管。

给药时间：要在出现 RDS 早期征象后尽早给药，通常在出生后 12 h 以内，不宜超过 48 h，用药越早效果越好。

给药剂量：常用量 70 mg/kg，应根据具体情况灵活掌握，首剂用药可在 40～100 mg/kg。若能早期及时用药，70 mg/kg 即可取得良好效果。病情较重，胸片显示病变明显，动脉血氧分压较低，或有合并症，偏大剂量可有更好效果。

用法：检查药品外观有无变色，用灭菌注射用水 2 mL 溶解，将其复温至常温，可在常温放置 20 min 或用手复温，轻轻振荡，勿用力摇。若有少量泡沫属正常现象。按剂量抽吸于 5 mL 注射器内，以细塑料导管经气管插管注入肺内，插入深度以刚到气管插管下口为宜。总剂量分 4 次，按平卧、右侧卧、左侧卧、半卧位顺序注入。每次注入时间 10～15 s，注入速度不要太快，以免药液呛出或堵塞气道，每次给药间隔加压给氧（频率每分钟 40～60 次）1～2 min，注意切勿气量过大以免发生气胸。注药全过程约 15 min。操作应由 2 名医务人员合作完成，注药过程中应密切监测呼吸循环情况，肺部听诊可有一过性少量水泡音，不必做特殊处理。给药后 4 h 内尽可能不要吸痰。

给药次数：通常只用 1 次即可，如呼吸情况无明显好转，需继续应用呼吸机，明确呼吸衰竭是由 RDS 引起，必要时在第 1 次用药后 12～24 h（至少 6 h）可应用第 2 次，重复给药最多 3 次，剂量与首剂相同。

【不良反应】

本品给药过程中由于气道部分阻塞可发生一过性紫绀、呛咳、呼吸暂停，以上症状在药液注毕，手控通气 1 min，药物分布于肺泡内后即消失，未见过敏反应及其他不良反应。给药后肺顺应性可在短时间内好转，应及时调低呼吸机通气压力，以免发生肺通气过度或气胸。吸入氧浓度根据血氧变化相应调整。

【禁忌证】

对本品过敏者；有气胸应先进行处理然后再给药，以免影响呼吸机的应用。

【注意事项】

（1）仅用于气管内给药，需进行气管插管。（2）气管插管的位置适中，勿插入过深，以防药液只流入一侧。（3）混悬液应均匀，溶解时轻轻振荡约 10 min，勿用强力，以免产生过多泡沫，有少量泡沫属正常。注意勿将混悬液中的小颗粒注入气管，可用4号细针头吸取药液。(4) 要在有新生儿呼吸急救经验的医师指导下进行，在完善的新生儿综合治疗和有经验的呼吸急救工作基础上才能成功，特别是呼吸机的应用。(5) 给药过程中由于一过性气道阻塞可有短暂的血氧下降和心率、血压波动，发生不良反应时应暂停给药，给以相应处理，病情稳定后再继续给药。

【药物相互作用】

早产儿的母亲产前应用糖皮质激素，可促进肺结构和功能的成熟，增加肺表面活性物质的分泌，提高本品的治疗效果。

【制剂与规格】

注射用牛肺表面活性剂：70 mg。

培门冬酶(Pegaspargase)

【药理作用】

培门冬酶通过选择性耗竭血中的门冬酰胺而杀伤白血病细胞。这些白血病细胞由于缺乏门冬酰胺合成酶不能合成门冬酰胺，而需依赖外来的门冬酰胺存活。通过门冬酰胺酶来耗竭门冬酰胺，可以杀死白血病细胞。正常细胞含有门冬酰胺合成酶，不缺乏门冬酰胺，不受药物影响。其抗原性比天然*L*-门冬酰胺酶低。

【药物动力学】

起效慢，急性淋巴细胞白血病肌注后14 d起效，可分布于胸水、腹水等渗出液中。其代谢部位与门冬酰胺酶相似，通过蛋白酶分解和单核-巨噬细胞系统清除。消除半衰期为5.73 d。几乎不通过肾脏排出。

【适应证】

用于急性淋巴细胞白血病。已对天然*L*-门冬酰胺酶过敏，甚至十分严重过敏反应者，也能耐受本品。常与其他药物联合，如长春新碱、甲氨蝶呤、阿糖胞苷、柔红霉素和多柔比星等。仅在确认多种化疗药物不适用时才可单用。其疗效与天然*L*-门冬酰胺酶类似。

【用法与用量】

注射剂：主要经肌内注射，亦可静脉滴注。

其作用持续时间长，比天然*L*-门冬酰胺酶用量小，给药次数少。肌注不良反应较少，肌注时单部位给药容量限于2 mL，若 > 2 mL应多部位注射。静滴时，加入0.9%氯化钠或5%葡萄糖溶液100 mL中滴注1～2 h。

儿童：体表面积 > 0.6 m^2者，一次2 500 U/m^2，每2周1次；体表面积 < 0.6 m^2者，按一次82.5 U/kg，每2周1次。成人：一次2 500 U/m^2，每1～2周1次。10周为一疗程。

【不良反应】

（1）恶心、呕吐、腹泻、腹痛等。（2）发热、体重减轻、嗜睡、精神错乱、血脂异常、低钙血症和氮质血症等。（3）凝血酶原时间和凝血因子Ⅰ出现异常、转氨酶（ALT 及 AST）升高。（4）罕见胰腺炎。

【禁忌证】

对本品过敏者；既往使用门冬酰胺酶出现急性血栓症、胰腺炎、严重出血事件。

【注意事项】

（1）妊娠期和哺乳期避免使用。（2）糖尿病或血糖高于正常、肝功能不全者慎用。（3）注意检测血常规、血糖、淀粉酶、凝血功能、肝肾功能。

【药物相互作用】

（1）避免与华法林、肝素、阿司匹林、双嘧达莫、非甾体抗炎药等合用，以免引起出血。（2）可抑制细胞复制而阻断甲氨蝶呤等的抗肿瘤作用。（3）本品损耗血清蛋白，因此可能增强高血浆蛋白结合率药物的毒性。（4）用药期间禁止接种活疫苗，处于缓解期的白血病，化疗结束后至少间隔 3 个月才能接种活疫苗。

【制剂与规格】

培门冬酶注射液：2 mL：1 500 U；5 mL：3 750 U。

（李忠翠　王美英）